口腔颌面部疾病 CT 诊断与鉴别诊断

CT Diagnosis and Differential Diagnosis for Oral and Maxillofacial Diseases

主　　编　马绪臣　李铁军

主编助理　孙志鹏

编　　委（按姓氏笔画排序）

马绪臣　刘木清　孙志鹏　孙丽莎

李　刚　李铁军　陈　艳　张　刚

张万林　张建运　张祖燕　罗海燕

柳登高　赵燕平　傅开元　谢晓艳

编委单位：北京大学口腔医学院

北京大学医学出版社

KOUQIANG HEMIANBU JIBING CT ZHENDUAN YU JIANBIE ZHENDUAN

图书在版编目（CIP）数据

口腔颌面部疾病CT诊断与鉴别诊断 / 马绪臣，李铁军主编. —北京：北京大学医学出版社，2019.5

ISBN 978-7-5659-1941-1

Ⅰ.①口… Ⅱ.①马… ②李… Ⅲ.①口腔颌面部疾病－计算机X线扫描体层摄影－诊断学 Ⅳ.① R816.98

中国版本图书馆CIP数据核字（2018）第293613号

口腔颌面部疾病CT诊断与鉴别诊断

主　　编： 马绪臣　李铁军
出版发行： 北京大学医学出版社
地　　址：（100191）北京市海淀区学院路38号　北京大学医学部院内
电　　话： 发行部 010-82802230；图书邮购 010-82802495
网　　址： http://www.pumpress.com.cn
E-mail： booksale@bjmu.edu.cn
印　　刷： 北京圣彩虹制版印刷技术有限公司
经　　销： 新华书店
责任编辑： 杨　杰　　**责任校对：** 靳新强　　**责任印制：** 李　啸
开　　本： 889 mm×1194 mm　1/16　　**印张：** 24.5　　**字数：** 710 千字
版　　次： 2019年5月第1版　2019年5月第1次印刷
书　　号： ISBN 978-7-5659-1941-1
定　　价： 220.00元

本书由

北京大学医学出版基金资助出版

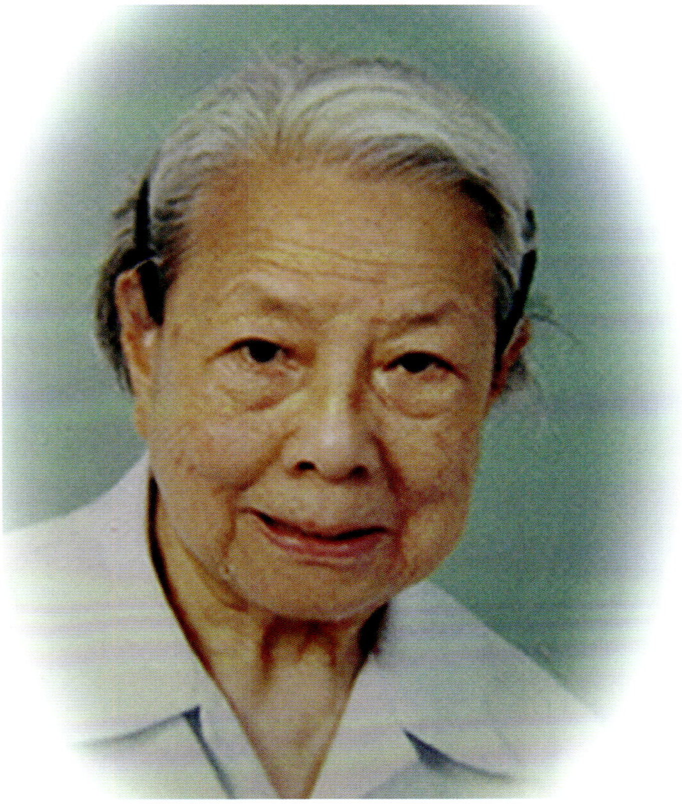

（1918.10—2018.10）

谨以此书纪念我国口腔颌面放射学奠基人、敬爱的老师邹兆菊教授100周年诞辰！

主编简介

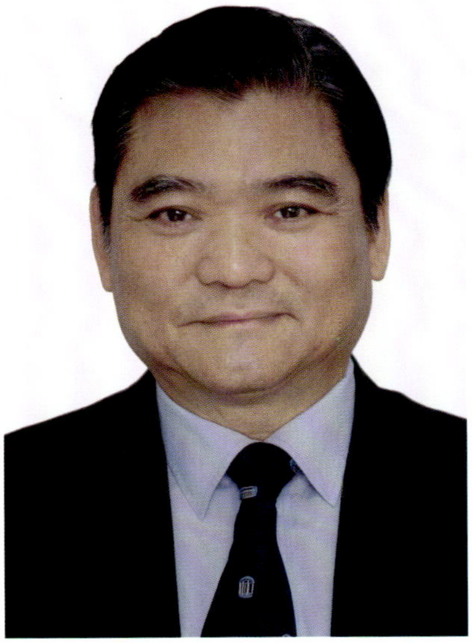

马绪臣，北京大学口腔医学院·口腔医院主任医师、教授，博士研究生导师。现任北京大学医学部学位与研究生教育教学委员会委员，北京大学口腔医学院院务委员会委员，*Chinese Journal of Dental Research* 名誉主编，*Dentomaxillofacial Radiology* 等多个专业杂志编委。曾任北京大学口腔医学院·口腔医院副院长、放射科主任、颞下颌关节病及口颌面痛诊治中心主任；中华口腔医学会口腔颌面放射学专业委员会主任委员（第一、二届）、顾问；中华口腔医学会颞下颌关节病学及𬌗学专业委员会主任委员（第一、二届）、顾问；《中华口腔医学杂志》副总编，国际口腔颌面放射学会主席等。国内外发表论文二百余篇，主编专著 5 部，主编高等医学院校教材 2 部；作为课题负责人先后获国家自然科学基金七项、国家科技攻关项目一项以及北京大学“十五”211、教育部博士点基金等多项基金；先后获北京市、卫生部及国家教委等多项科技成果奖。1993 年被国务院学位委员会授予“有突出贡献中国博士学位获得者”称号，1993 年开始享受国务院政府特殊津贴，1996 年获卫生部有突出贡献“中青年专家”称号，2001 年所指导的博士研究生获全国优秀博士论文，主持的长学制及本科课程《口腔颌面医学影像学》分别于 2007 年和 2008 年获北京市及国家级精品课程，2013 年获北京大学医学部桃李奖，2016 年获中国医师奖。

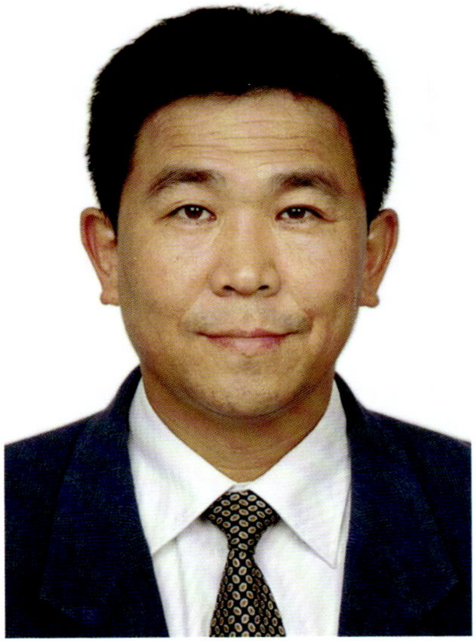

李铁军，现任北京大学口腔医学院副院长，口腔病理科主任，教授、博士生导师。兼任中华口腔医学会常务理事、中华口腔医学会口腔病理学专业委员会前任主任委员、中华口腔医学会口腔生物医学专业委员会候任主任委员等职。主要研究方向为颌骨牙源性囊肿和肿瘤的生长特征与临床行为。迄今在国内外发表学术论文 100 余篇，其中 SCI 收录 61 篇；2014—2018 年爱思唯尔 Scopus 数据库发布的中国高被引学者榜单上，连续 4 年被列在医学类前 100 位学者；主编专著 4 部；2001 年获中国高校自然科学奖二等奖，2005 年获教育部提名国家科学技术奖自然科学奖二等奖，2006 年获北京市科技进步三等奖；先后获国家自然科学基金（重点、面上）、863 子课题、北京市自然科学基金等多项科研基金。2006 年获国家杰出青年科学基金资助，享受国务院颁发的政府特殊津贴待遇，2011 年获卫生部有突出贡献中青年专家称号，2012 年获中国科协全国优秀科技工作者称号。

前　言

口腔颌面锥形束CT机的问世使口腔颌面放射学的发展取得了革命性的进步，它彻底改变了自1885年伦琴宣布发现X线之后仅2周Otto Walkhoff即进行牙科X线检查至今120余年来口腔放射学设备仅能提供二维图像的历史，使口腔颌面放射学进入了以三维图像观察病变的时代。意大利工程师P. Mozzo于1998年首先报道Quantitative Radiology公司生产的NewTom 9000卧式口腔颌面锥形束CT机。几乎是在同一时期，日本口腔颌面放射学家Y. Arai报道了坐式口腔颌面锥形束CT机。我国于1999年引入第一台口腔颌面锥形束CT机，之后在全国逐渐普及。目前，口腔颌面锥形束CT机已广泛应用于我国口腔医学牙体牙髓疾病、牙周疾病、颌面骨炎症与创伤、颞下颌关节紊乱病等多个临床领域，促进了口腔颌面放射学的进展。

虽然我国口腔颌面放射学者早在20世纪80年代即将传统的医用CT用于口腔颌面部疾病的检查和诊断，但将医用CT设备引入我国口腔医学院校的口腔专科医院仅有短暂的10余年历史。多层螺旋CT在我国部分口腔医学院校口腔专科医院的设置，弥补了口腔颌面锥形束CT密度分辨率较低而不能用于软组织病变诊断的缺陷，为口腔颌面部多种疾病的检查，特别是对多种口腔颌面颈部肿瘤、严重口腔颌面部感染与外伤、唾液腺疾病、颞下颌关节疾病等的检查提供了便利，从而极大地提高了口腔颌面医学影像学的诊断水平。希望本书能适应我国口腔颌面医学影像学发展和口腔医学临床工作的需要，有助于我国口腔颌面医学影像学医师、口腔医学各专业医师更好地将CT检查用于口腔医学临床，提高口腔医学诊治水平。

本书编撰着重于对口腔颌面部疾病CT诊断和鉴别诊断的描述，同时对多种疾病的病理学表现进行描述，以便于读者更全面地了解疾病性质，了解与疾病CT诊断征象相关的可能的病理学基础，从而对疾病有更深入的理解。此外，本书对牙位描述统一采用国际牙科联合会系统（Federation Dentaire International System）的二位数牙位记录方法。

2018年是我国口腔颌面放射学奠基人邹兆菊教授诞辰100周年，谨以此书献给敬爱的邹老师，表达我们对于她的无限怀念、尊敬和感激之情。邹兆菊教授对于我国口腔颌面放射学的历史性贡献和无私的奉献精神将永远留在我们心中。

本书编撰工作得到北京大学医学出版社和北京大学口腔医学院的大力支持，得到北京大学口腔颌面医学影像科和口腔病理科诸多技术人员和相关工作人员的帮助，谨此一并致谢。

本书中的医学影像学资料来自北京大学口腔医学院医学影像科，相关病理学资料来自北京大学口腔医学院病理科。虽然所有参编作者倾心尽力，但终因学术水平及临床经验不足所限，其中缺陷乃至错误在所难免，诚望广大同道批评、指正。

马绪臣　李铁军

2017-10

目 录

第一章 CT 基本原理 1

第一节 多层螺旋 CT 基本原理……1
一、CT 成像的基本原理……1
二、CT 的发展……1
三、CT 相关基本概念……2
四、PET-CT……4
第二节 口腔颌面锥形束 CT 基本原理……4

第二章 口腔颌面部 CT 扫描及图像后处理技术 6

第一节 口腔颌面部螺旋 CT 扫描及图像后处理技术……6
一、口腔颌面部螺旋 CT 扫描技术……6
二、螺旋 CT 图像后处理技术……9
第二节 口腔颌面锥形束 CT 扫描重建及图像后处理技术……11
一、口腔颌面锥形束 CT 扫描重建技术……11
二、锥形束 CT 图像后处理技术……11

第三章 口腔颌面颈部正常 CT 解剖 16

第一节 牙体及牙周组织……16
第二节 颌骨……28
第三节 颅骨……37
一、颅顶骨……37
二、颅底骨……37
第四节 唾液腺……44
第五节 颞下颌关节……49
第六节 口腔颌面颈部组织间隙……50
第七节 舌和舌下区……57
第八节 颌面颈部淋巴结……60

第四章 牙颌面发育异常 67

第一节 牙数量、位置异常……67
一、额外牙……67
二、阻生牙……68
第二节 牙形态及大小发育异常……70
一、融合牙……70
二、过小牙……73
三、弯曲牙……74
第三节 牙结构发育异常……75
一、畸形中央尖……75
二、牙内陷……77
三、釉质发育不全……79
四、遗传性乳光牙本质……81
第四节 颌面骨发育异常……82
一、牙槽嵴裂及腭裂……82
二、单侧下颌骨肥大……84
三、单侧颜面发育不全……87
四、颅骨锁骨发育不良……90

第五章 牙体及牙周组织疾病 96

第一节 龋病……96
第二节 牙髓病……98
第三节 根尖周病……102
一、慢性根尖周炎……102
二、牙根外吸收……108
三、牙根折裂……113
第四节 牙周炎……115

第六章 口腔颌面部炎症 123

第一节 颌骨骨髓炎……123
一、牙源性化脓性颌骨骨髓炎……123

二、婴幼儿颌骨骨髓炎 ……124
三、Garré 骨髓炎 ……125
四、慢性硬化性颌骨骨髓炎 ……128
五、颌面骨结核 ……130
第二节 颌骨放射性骨坏死 ……132
第三节 颌骨化学性骨坏死 ……133
一、砷毒性骨坏死 ……133
二、双膦酸盐相关颌骨坏死 ……134
第四节 口腔颌面部软组织炎症 ……136
一、口腔颌面部间隙感染 ……136
二、牙源性上颌窦炎 ……137
三、真菌性上颌窦炎 ……139

第七章 颌面骨创伤 143

第一节 牙槽突骨折 ……143
第二节 下颌骨骨折 ……144
一、髁突骨折 ……144
二、下颌角骨折 ……146
三、颏孔区骨折 ……147
四、颏部正中骨折 ……149
五、冠突骨折 ……150
第三节 上颌骨骨折 ……150
第四节 颧上颌骨骨折 ……153
第五节 鼻骨骨折 ……155

第八章 颌面骨囊肿 157

第一节 根尖周囊肿 ……158
第二节 牙旁囊肿 ……160
第三节 含牙囊肿 ……162
第四节 根侧牙周囊肿 ……166
第五节 牙源性角化囊肿 ……168
第六节 牙源性钙化囊肿 ……174
第七节 鼻腭管囊肿 ……177
第八节 鼻唇囊肿 ……180

第九章 颌骨肿瘤及骨相关病变 182

第一节 牙源性良性肿瘤 ……185
一、成釉细胞瘤 ……185
二、牙源性腺样瘤 ……190
三、牙瘤 ……193
四、牙源性纤维瘤 ……197
五、牙源性黏液瘤 ……198
六、成牙骨质细胞瘤 ……202
第二节 牙源性恶性肿瘤 ……204
一、成釉细胞癌 ……204
二、颌骨原发性骨内癌 ……206
第三节 非牙源性良性肿瘤 ……210
一、骨瘤 ……210
二、骨化纤维瘤 ……211
三、颌骨中央性血管畸形 ……214
第四节 非牙源性恶性肿瘤 ……216
一、骨肉瘤 ……216
二、软骨肉瘤 ……220
三、浆细胞骨髓瘤 ……222
四、转移肿瘤 ……225
第五节 颌骨瘤样病变 ……226
一、骨纤维异常增殖症 ……226
二、牙骨质-骨结构不良 ……230
三、巨颌症 ……233
四、颌骨中心性巨细胞病变 ……235
五、单纯性骨囊肿 ……236
六、动脉瘤样骨囊肿 ……240

第十章 口腔颌面颈部软组织囊肿、肿瘤及瘤样病变 244

第一节 颌面颈部软组织囊肿 ……244
一、皮样囊肿和表皮样囊肿 ……244
二、鳃裂囊肿 ……248
三、甲状舌管囊肿 ……250
第二节 颌面颈部软组织良性肿瘤及瘤样病变 ……252
一、牙龈瘤 ……252
二、脂肪瘤 ……254
三、神经鞘瘤 ……256
四、神经纤维瘤 ……258
五、颈动脉体瘤 ……258
六、血管瘤及脉管畸形 ……263
七、异位甲状腺 ……269
第三节 颌面颈部软组织恶性肿瘤 ……271
一、鳞状细胞癌 ……271
二、恶性淋巴瘤 ……283

三、软组织肉瘤 …………286
四、恶性黑色素瘤 …………294
五、颈部淋巴结转移性肿瘤 …………295

第十一章 唾液腺疾病 303

第一节 唾液腺发育异常 …………303
第二节 唾液腺结石病 …………305
第三节 唾液腺瘘 …………308
第四节 唾液腺炎症 …………309
第五节 唾液腺肿瘤 …………313
一、多形性腺瘤 …………313
二、沃辛瘤 …………317
三、基底细胞腺瘤 …………318
四、腺样囊性癌 …………320
五、黏液表皮样癌 …………322
六、腺泡细胞癌 …………323
第六节 舍格伦综合征 …………325
第七节 唾液腺良性肥大 …………327

第十二章 颞下颌关节疾病 329

第一节 颞下颌关节紊乱病 …………329
第二节 髁突发育异常 …………336
第三节 颞下颌关节化脓性关节炎 …………339
第四节 颞下颌关节结核 …………340
第五节 类风湿性关节炎累及颞下颌关节 …………341
第六节 强直性脊柱炎累及颞下颌关节 …………343
第七节 颞下颌关节创伤性关节炎 …………344
第八节 髁突特发性吸收 …………346
第九节 颞下颌关节脱位 …………348
第十节 颞下颌关节强直 …………350
第十一节 颞下颌关节囊肿 …………352
一、滑膜囊肿 …………352
二、腱鞘囊肿 …………353
第十二节 颞下颌关节肿瘤及瘤样病变 …………355
一、髁突骨瘤 …………355
二、髁突骨软骨瘤 …………357
三、滑膜软骨瘤病 …………359
四、色素绒毛结节性滑膜炎 …………361
五、成软骨细胞瘤 …………362
六、髁突动脉瘤样骨囊肿 …………365
七、二水焦磷酸钙结晶沉积病 …………366
八、髁突朗格汉斯组织细胞增生症 …………368
九、骨肉瘤 …………369
十、软骨肉瘤 …………371
十一、转移瘤 …………373

索引 376

第一章

CT 基本原理

第一节　多层螺旋 CT 基本原理

世界上第一台计算机体层成像（computed tomography，CT）装置诞生于 1971 年英国的 Atkinson Morley 医院。英国工程师 Godfrey Hounsfield 和神经放射学家 James Ambrose 将计算机断层成像技术首次应用于脑部扫描，获得了第一幅 CT 图像。1972 年 4 月，Hounsfield 在英国放射学年会上首次公布了这一结果，正式宣告了 CT 的诞生，成为医学影像学发展史上一个划时代的里程碑[1-4]。装置、扫描技术、成像软件不断更新和改进，CT 已成为当今医学影像学技术中不可缺少的重要手段。

一、CT 成像的基本原理

CT 成像的原理是利用 X 射线穿透人体后的衰减特性。当 X 射线穿过某种物质时，部分被吸收，其强度呈指数关系衰减，未被吸收的 X 射线穿过物体后被检测器接收，经放大并转换成电子流，再转换成数字信号输入计算机进行处理，最终以图像的形式呈现。检测器接收到的信号强弱取决于人体横断面内组织的密度，密度较高的组织吸收的 X 射线较多，检测器接收到的信号较弱，如骨骼等；反之，密度较低的组织吸收的 X 射线较少，检测器接收到的信号较强，如脂肪组织。X 射线通过均匀物质后的强度 I_{out} 与入射强度 I_{in} 的关系为：$I_{out} = I_{in} \cdot e^{-\mu\Delta d}$。其中，Δd 为 X 射线在物质中传播的距离，μ 为该物质对 X 射线的衰减系数。若 X 射线穿过一组衰减系数不同的物质，则入射 X 射线的强度与透射的 X 射线强度具有如下关系：

$$I_{out} = I_{in} e^{-\sum_i \mu_i \Delta d_i}$$

其中，μ_i 和 Δd_i 分别表示不同组织的衰减系数和 X 射线的传播距离。该公式表明，X 射线在穿过不均匀物质时，其强度遵循指数规律衰减，衰减率为 X 射线在其传播途径中物质吸收系数的线积分值。I_{out} 只能反映 X 射线在传播路径上衰减的综合效果，不能反映在该传播路径上不同密度物质的分布情况。传统 X 射线二维图像（如胸片等）反映的是各个组织叠加后的图像，高密度物质（如骨骼、金属异物等）的图像会掩盖低密度组织的影像。CT 设备克服了二维平片成像的缺陷，通过获取人体组织沿多个方向上的累加衰减值，利用数学方法分解出每个体素的衰减系数，从而得到能够反映人体组织三维密度分布的体层图像[5]。

二、CT 的发展

自问世的几十年来，扫描和成像技术逐步完善，极大地提升了 CT 的成像速度和图像质量。根据发展的时序和扫描方式可将 CT 大致分为五代，而发展到螺旋扫描方式的 CT 一般不再以代命名。第一代 CT 扫描方式为射线源旋转—探测器平移式，采用单一 X 线束和单一探测器。第二代 CT 扫描方式与第一代相同，采用扇形 X 线束，多个探测器呈扇形排列。第三代 CT 扫描方式为旋转—旋转式，扇形角涵盖整个扫描野，数百个探测器呈扇形排列。第四代 CT 扫描方式为旋转—固定式，探测器呈 360° 排列，仅采用 X 线管旋转扫描。第五代 CT 即电子束 CT，没有球管和探测器的转动，电子束由偏转线圈控制转动[2]。

20 世纪 80 年代螺旋 CT 的问世是 CT 发展史上的重大飞跃，其名称来源于扫描过程中 X 射线的螺旋式运动轨迹。螺旋 CT 装置的基本结构仍归类为第三代 CT，但采用滑环技术，在 X 线管围绕被检者 360° 旋转的过程中，检查床匀速前进，扫描与图像采集连续进行，从而以螺旋状的扫描轨迹获得容积数据，保证采集数据的完整性，并使扫描时间明显缩短。但螺旋 CT 仍然存在缺陷和不足，主要是扫描速度、分辨率和覆盖面这三个方面互相制约。1998 年，多家公司推出了多层螺旋 CT（multi-slice spiral computed tomography，MSCT），成为 CT 发展史上的又一里程碑。与单层螺旋 CT 相比，MSCT 最重要的贡献就是改变了信息的采集模式，以多排探测器代替了传统的单排探测器（图 1-1-1）。MSCT 的优势在于体积覆盖范围大，扫描速度快，有利于一些特殊检查的开发，如冠状动脉成像、脑及肝等 CT 灌注成像等；另外，MSCT 的扫描层面薄，z 轴分辨率提高，可以重建获得薄层图像，使 X、Y、Z 三轴方向分辨率达到一致，实现各向同性图像，显著提高了重建图像质量[2]。

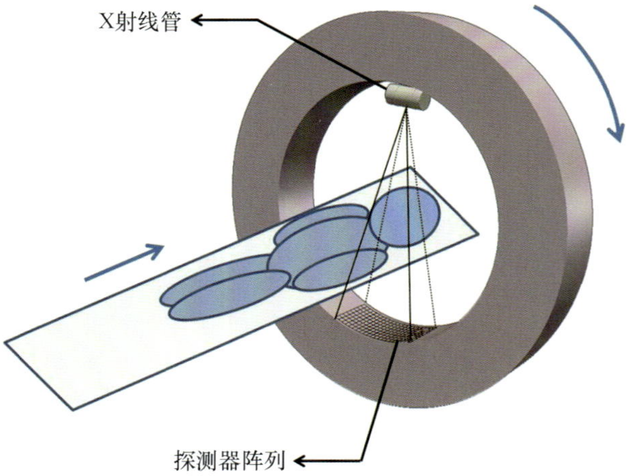

图 1-1-1　多层螺旋 CT 示意图

近年来，CT 成像技术在多层螺旋 CT 的基础上又有了新的进展。例如，多源螺旋 CT 采用多套 X 射线源和探测器，能够进一步缩短扫描时间，提升了运动器官（如心脏）的成像质量。多能谱 CT 通过采集不同 X 射线能量下的投影数据，不仅能够提高组织成像的质量，而且能够提供除组织形态之外的其他信息。此外，随着对 X 线辐射损伤的重视，低剂量 CT 也成为另外一个重要的发展方向。

三、CT 相关基本概念

1. *体素与像素*　在 CT 的扫描过程中，根据设置的厚度、矩阵的大小，能被识别的最小的体积单位称为体素（voxel）（图 1-1-2）。体素越小，空间分辨率越高。像素（pixel）是体素在二维图像中的反映，是构成 CT 二维图像的最小单位。

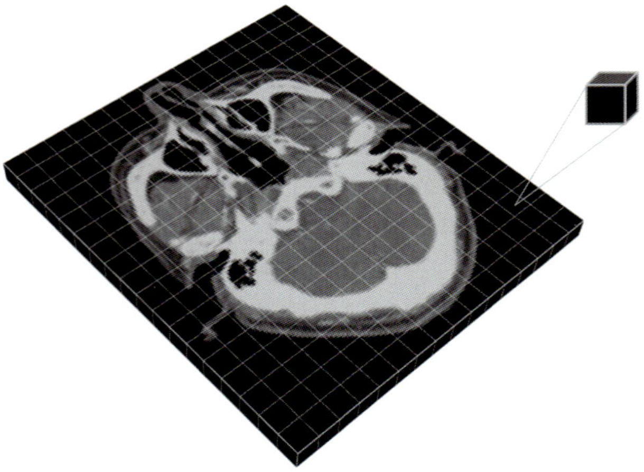

图 1-1-2　CT 体素示意图

体素是 CT 能识别的最小体积单位

2. *准直宽度与层厚*　准直宽度（collimation width）是指 CT 球管侧和患者侧所采用准直器的宽度。在非螺旋扫描和单层螺旋扫描时，准直器宽度决定了层厚（slice thickness），即层厚等于准直器宽度。在多层螺旋扫描时，同样的准直宽度可由多排探测器接收，层厚决定于所采用的探测器排的宽度。

3. *螺距*　多层螺旋 CT 与单层螺旋 CT 的螺距（pitch）定义有所不同。在单层螺旋扫描中，螺距是扫描架旋转 360° 后床移动距离与射线束宽度的比值。螺距增加，探测器接收的射线量减少，图像质量下降。而在多层螺旋 CT 中，存在准直螺距与层厚螺距两个概念。准直螺距是扫描架旋转一圈后床移动距离与射线束宽度的比值，和单层螺旋扫描中螺距的概念近似。而层厚螺距是扫描架旋转一圈后床移动距离与单排准直器宽度的比值。由于射线束宽度＝层厚数 × 单排准直器宽度，因此，层厚螺距＝层厚数 × 准直螺距[5]。

4. *CT 值*　CT 值（CT value）代表 CT 重建图像中一个像素组织密度的相对数值，由不同组织对

X 射线的吸收系数 μ 决定。物质的 CT 值越高，表明其密度越大。为了纪念 Hounsfield，将这一单位命名为 HU（亨氏单位）。CT 值的计算以水的 X 线吸收系数作为参考，一般定义如下：

$$X\text{组织的 CT 值} = 1000 \times \frac{\mu_X - \mu_{H2O}}{\mu_{H2O}}$$

如空气的 CT 值为－1000 Hu，水为 0 Hu，脂肪为－90±10 Hu，软组织为 30～70 Hu，密质骨大于 250 Hu。CT 值并不是绝对不变的数值，它与 X 线管的电压有关。此外，某一组织的 CT 值还会受部分容积效应的影响。

5. CT 窗口技术　CT 图像的每个像素都有其 CT 值，以灰阶的形式表现。未经处理的 CT 图像中所有像素的 CT 值通常在 2000 以上，而人眼能够识别的灰阶却十分有限。CT 窗口技术（CT window techniques）即利用 CT 灰阶调节程序使 CT 图像适应人眼视觉的灰阶范围，用以观察不同密度的组织或病变。窗宽（window width）是指选定的可显示的 CT 值范围，用 W 表示。窗位（window level）是指窗宽范围的中心值，用 L 表示。例如窗宽是 200 Hu，窗位是 100 Hu，则可显示的 CT 值范围为 0～200 Hu，这个范围内表现为灰阶，低于 0 Hu 的部分表现为全黑，高于 200 Hu 的部分为全白（图 1-1-3）。各种组织器官或病变具有不同的 CT 值，因此要观察某一结构时，应选择该组织或病变的 CT 值为窗位以获得最佳显示效果（图 1-1-4）。通常来说，窗宽增大，图像的灰度对比降低；反之，窗宽减小，图像的灰度对比增高。较大的窗宽适用于密度差较大的组织，如骨骼和肺；较小的窗宽适用于密度差较小的软组织部位[2]。

6. 空间分辨率　空间分辨率（spatial resolution）是指 CT 对物体空间大小及几何尺寸的分辨能力，通常有两种表示方式。一种是用每厘米或毫米内的线对数（LP/cm，LP/mm）来表示，线对数越高，代表空间分辨率越高；另一种是用可辨别最小物体的直径（mm）来表示。

7. 密度分辨率　密度分辨率（density resolution）是指 CT 对于组织密度差别的分辨能力，以百分数表示。例如，密度分辨率为 0.3%，表示当两种物质的密度差大于 0.3% 时，CT 可以将它们区分开。CT 的密度分辨率明显高于普通 X 线检查，可更好地显示软组织情况。

8. 时间分辨率　时间分辨率（temporal resolution）是指 CT 系统的采样速率。例如肺部扫描时，必须在患者屏气的时间内完成扫描，这就需要 CT 系统有较高的采样速率。多层螺旋 CT 在这方面有着明显的优势。

9. 伪影　扫描后重建的图像中出现了在实物中不存在的成分，称为伪影（artifact）。伪影可分为两

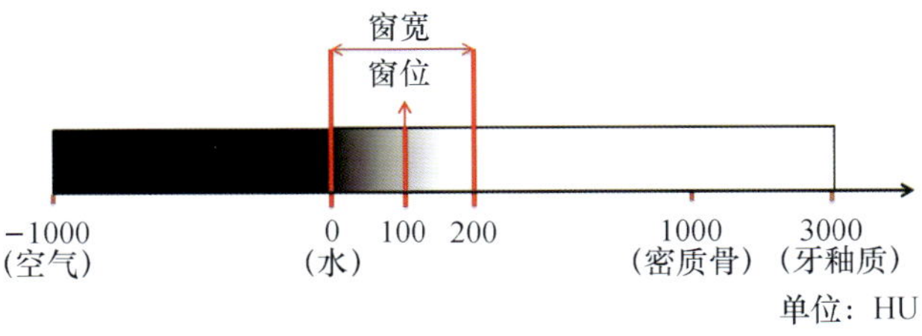

图 1-1-3　窗宽、窗位示意图

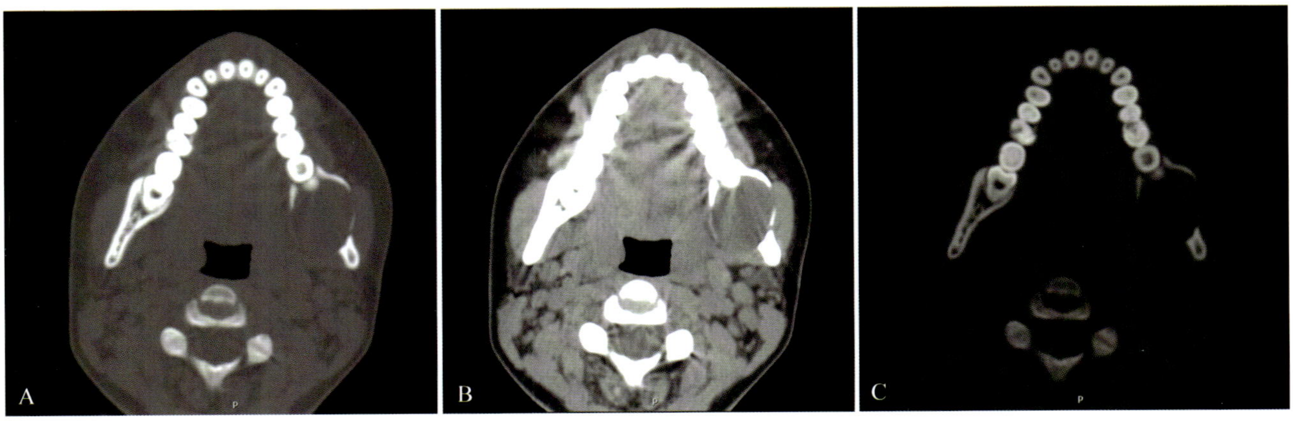

图 1-1-4　颌面部螺旋 CT 不同窗宽、窗位表现

A、B、C 为同一幅 CT 图像在不同窗宽和窗位的表现。A：通过骨窗（L 800，W 300）可观察密质骨与松质骨结构，软组织结构则无法分辨；B：通过软组织窗（L 50，W 300）可观察肌肉等软组织结构；C：L 4000，W 1600 可更好地显示牙体结构，包括牙釉质、牙本质及髓腔

大类：患者造成的伪影和设备引起的伪影。由设备系统性能造成的伪影是不可避免的，常由于设备运行不稳定所造成。患者引起的伪影主要包括运动伪影（如扫描时移动、吞咽、呼吸等），以及由于有高密度的结构（如金属异物、牙釉质、颅底骨等）存在，组织密度差异大而导致的伪影（图 1-1-5）[3]。

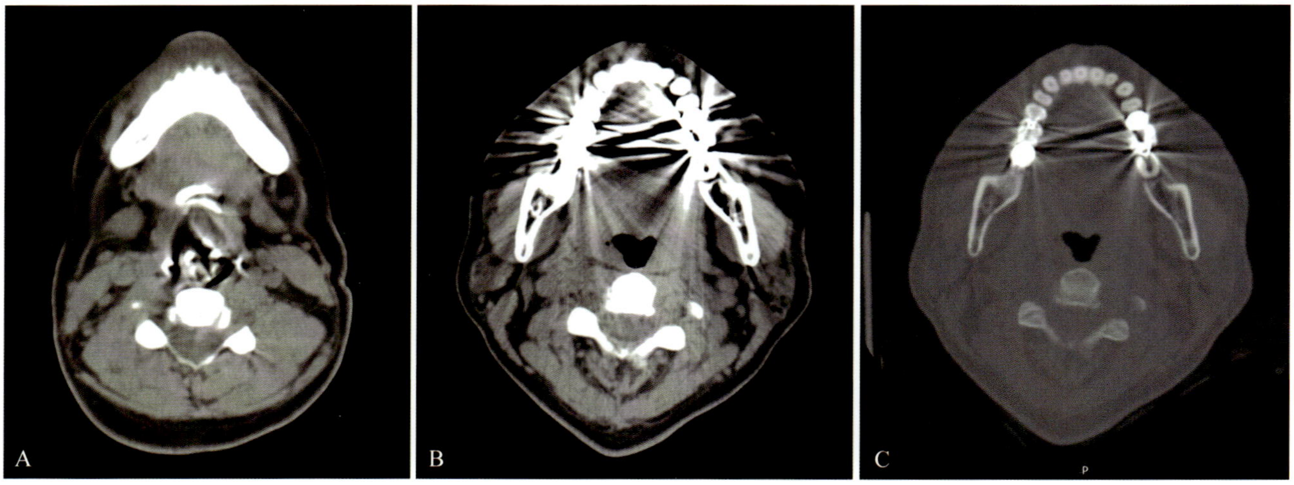

图 1-1-5　颌面部螺旋 CT 影像中常见的伪影

A：由吞咽引起的运动伪影，可见舌骨重影；**B**、**C**：金属修复体引起的放射状金属伪影，**B**：软组织窗；**C**：骨窗

四、PET-CT

正电子发射体层成像-计算机体层成像（positron emission tomography-computed tomography，PET-CT）诞生于 2001 年，是将 PET（功能代谢显像）和 CT（解剖结构显像）两种影像技术结合在一起的新型成像技术。它使用同一个检查床和同一个图像处理工作站，将 PET 图像和 CT 图像融合。PET 根据示踪剂来选择性地反映组织、器官的代谢情况与功能状态，但图像解剖结构显示不清楚。CT 采用 X 线对 PET 图像进行衰减校正，缩短了数据采集时间，提高了图像分辨率。利用 CT 图像可对 PET 图像病变部位进行解剖定位和鉴别诊断。PET-CT 提供的高质量解剖与功能融合图像有助于早期发现病灶，实现疾病的准确定位和定性诊断[7]。

PET 最常用的示踪剂是 ^{18}F 标记的氟代脱氧葡萄糖（^{18}F-fluorodeoxyglucose，^{18}F-FDG），特别适用于肿瘤组织显像，以反映肿瘤细胞的糖代谢。PET-CT 在头颈部肿瘤疾病诊断及治疗方面的意义包括：①可用于早期诊断及鉴别诊断恶性肿瘤或病变；②可用于进行精确的肿瘤临床分期；③有利于指导或调整临床治疗方案，辅助制订肿瘤放疗计划。

（刘木清）

第二节　口腔颌面锥形束 CT 基本原理

口腔颌面锥形束 CT（cone beam computed tomography，CBCT）由意大利工程师 P. Mozzo 研发，1998 年意大利 Q.R 公司生产了其成品机型 NewTom 9000[8]。几乎与此同时，日本的口腔颌面放射学家 Y. Arai 教授也进行了相关研究，并于 1999 年报道了以“Ortho-CT”命名的口腔颌面锥形束 CT 样机，这是后来日本森田公司生产的 3D-Accuitomo 和东芝公司生产的 CB Mercury 的前身[9]。与螺旋 CT 相比，口腔颌面锥形束 CT 具有空间分辨率高、辐射剂量低、体积小、价格便宜等优点。但是，其密度分辨率较低、软组织成像能力差，限制了其在临床中更广泛的应用。

口腔颌面锥形束 CT 与螺旋 CT 的工作原理不尽相同，本节将主要介绍口腔颌面锥形束 CT 机的基本组成和工作原理。

口腔颌面锥形束 CT 机由硬件和软件两部分组

成。硬件部分主要包括：① X 线源和影像探测器组成的影像拍摄系统；②作为操作软件系统和图像显示、储存载体的计算机系统；③固位支架；④用于患者拍摄的移动床或可移动座椅（图 1-2-1）。软件部分主要用于操控影像拍摄系统，完成图像信号的采集、传输、处理，图像在矢状位、冠状位和轴位的重建，以及三维立体图像的获取。

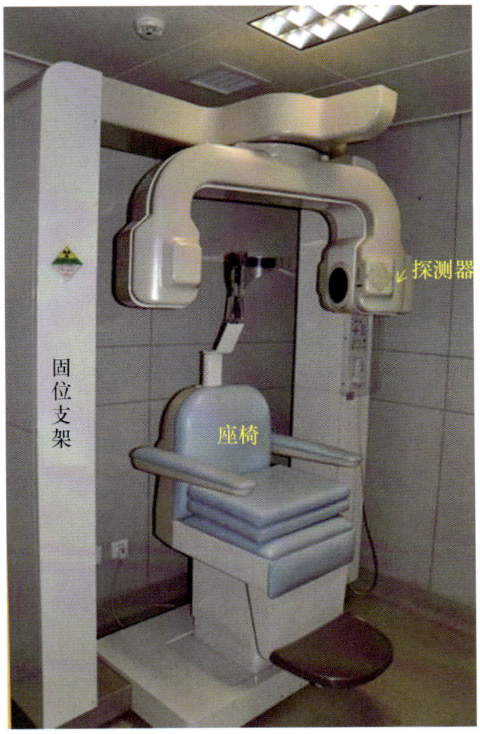

图 1-2-1 市场上的成品口腔颌面锥形束 CT 机

大多数口腔颌面锥形束 CT 图像的采集是由其图像拍摄系统围绕扫描兴趣区旋转 360° 完成的，少数采用 180° 或 270°。在这个过程中，X 射线呈锥形发出，通过人体组织，投照到对侧的面积影像探测器。探测器则将接收到的图像信号经过模拟-数字，数字-模拟转换器转换后，以数字图像显示在电脑屏幕上。对于数字图像，以旋转一圈后获取的扫描区域内的容积数据为基础，可进行轴位、矢状位和冠状位的重建。不同的口腔颌面锥形束 CT 机型所采用的扫描方式也各不相同，有的采用脉冲式扫描，即 X 线球管实际曝光时间远小于围绕患者旋转一圈所需的扫描时间，有的则采用连续照射，即 X 线球管实际曝光时间与围绕患者旋转一圈所需的扫描时间基本相同。各种口腔颌面锥形束 CT 机旋转 360° 后所摄取的原始图像数也因生产厂家的不同而各不相同，有的超过 600 桢，即不到 1° 就拍摄一幅图像，而有的则不到 180 桢，即超过 2° 才能拍摄一幅图像。各种口腔颌面锥形束 CT 机所采用的影像探测器也不相同，可简单概括为两种类型，即平板型和非平板型。平板型（flat-panel）口腔颌面锥形束 CT 探测器主要基于互补性金属氧化物半导体（complementary metal-oxide-semiconductor，CMOS）或非晶硅薄膜晶体管（amorphous silicon thin-film-transistor）技术；而非平板型口腔颌面锥形束 CT 的探测器主要由电荷耦合器件（charge-coupled device，CCD）和影像增强器（image intensifier）构成。二者的主要区别在于由 X 线信号转换为电信号的不同。目前大多数厂家生产的口腔颌面锥形束 CT 机采用的是平板探测器技术，其优点是占地面积小，扫描视野较大，最大可达 25 cm×22 cm，图像空间分辨率相对较高，几何失真小等；缺点是整机价格较高，图像比较容易产生伪影[6]。

（李　刚）

参考文献

［1］金征宇. 医学影像学. 北京：中国协和医科大学出版社，2006.

［2］唐光健，秦乃姗. 现代全身 CT 诊断学. 3 版. 北京：中国医药科技出版社，2013.

［3］王骏，刘小艳，李秀娟，译. CT 成像：基本原理、伪影与误区. 天津：天津科技翻译出版有限公司，2015.

［4］Seeram E. Computed tomography：Physical principles，clinical applications，and quality control. 3rd ed. St. Louis：Saunders，2009.

［5］田捷，包尚联，周明全. 医学影像处理与分析. 北京：电子工业出版社，2003.

［6］马绪臣. 口腔颌面锥形束 CT 的临床应用. 北京：人民卫生出版社，2011.

［7］孙涛，韩善清，汪家旺. PET/CT 成像原理、优势及临床应用. 中国医学物理学杂志，2010（1）：1581-1587.

［8］Arai Y，Tammisalo E，Iwai K，et al. Development of a compact computed tomographic apparatus for dental use. Dentomaxillofac Radiol，1999，28（4）：245-248.

［9］Mozzo P，Procacci C，Tacconi A，et al. A new volumetric CT machine for dental imaging based on the cone-beam technique：preliminary results. Eur Radiol，1998，8（9）：1558-1564.

第二章

口腔颌面部 CT 扫描及图像后处理技术

第一节 口腔颌面部螺旋 CT 扫描及图像后处理技术

一、口腔颌面部螺旋 CT 扫描技术

口腔颌面部常用的螺旋 CT 扫描技术包括普通扫描（即平扫），以及增强 CT 扫描（contrast-enhanced CT）。增强 CT 扫描是指在血管内注射含碘对比剂后的 CT 扫描，可增加病变组织和正常组织的密度差，使病变显影更为清晰。含碘高密度对比剂进入血液循环到达扫描器官，其中血供丰富的组织器官或病变部位因含碘量增加而密度升高，血供少的病变部位或组织含碘量较低，使正常组织与病变组织间形成密度差。软组织病变、血管疾病或血管成像时需行增强扫描（图 2-1-1）。螺旋 CT 扫描速度快，可进行多期扫描，能够更准确地显示病变部位的血供情况。动态增强 CT（dynamic enhanced CT）即在注射对比剂后对兴趣区域进行连续快速多次扫描，可分为动态单层扫描、动态序列扫描和动态多层扫描等，所获得的系列图像通过软件计算可得到扫描层面的对比剂–时间增强曲线，有助于一些疾病的诊断[1-3]。

1. *检查前准备* 患者在 CT 扫描前应取下头颈部异物以及口内可摘义齿等金属物。在 CT 检查前应与患者充分沟通，嘱患者在检查时保持头颈部静止，避免扫描过程中吞咽、咀嚼、发声等口腔运动。对于儿童或者其他不能配合检查的患者，需在镇静麻醉下进行检查。

2. *增强扫描前准备* 增强扫描时应选择非离子型对比剂，选择等渗或次高渗对比剂，避免使用高渗对比剂。注射对比剂时使用高压注射器，非离子型碘对比剂总量为 1.5 ～ 2 ml/kg，注药速度为 2.0 ～ 3.0 ml/s。根据病变的性质决定是否需要进行延迟扫描。碘对比剂使用的禁忌证包括：①绝对禁忌证：对碘对比剂过敏者及甲状腺功能亢进未治愈患者不能使用含碘对比剂。②应慎用碘对比剂的情况：心、肺疾病，妊娠和哺乳期妇女，副蛋白血症（包括骨髓瘤等），以及高胱氨酸尿等。此外，应注意避免大剂量或短期内重复使用碘对比剂。使用对比剂时应将其充分水化[4]。

在行增强 CT 检查前应做如下工作：①告知患者或其监护人对比剂使用的适应证、禁忌证，以及可能发生的不良反应和注意事项。②询问患者或监护人，了解患者既往有无碘对比剂使用史，是否有中、重度不良反应史；了解患者有无使用肾毒性药物或其他影响肾小球滤过率的药物及疾病；了解患者有无脱水、充血性心力衰竭。③需要高度关注的情况：甲状腺功能亢进尚未治愈是使用碘对比剂的禁忌证；对糖尿病肾病患者使用碘对比剂前，需要咨询内分泌专科医师和肾病专科医师，患者或其监

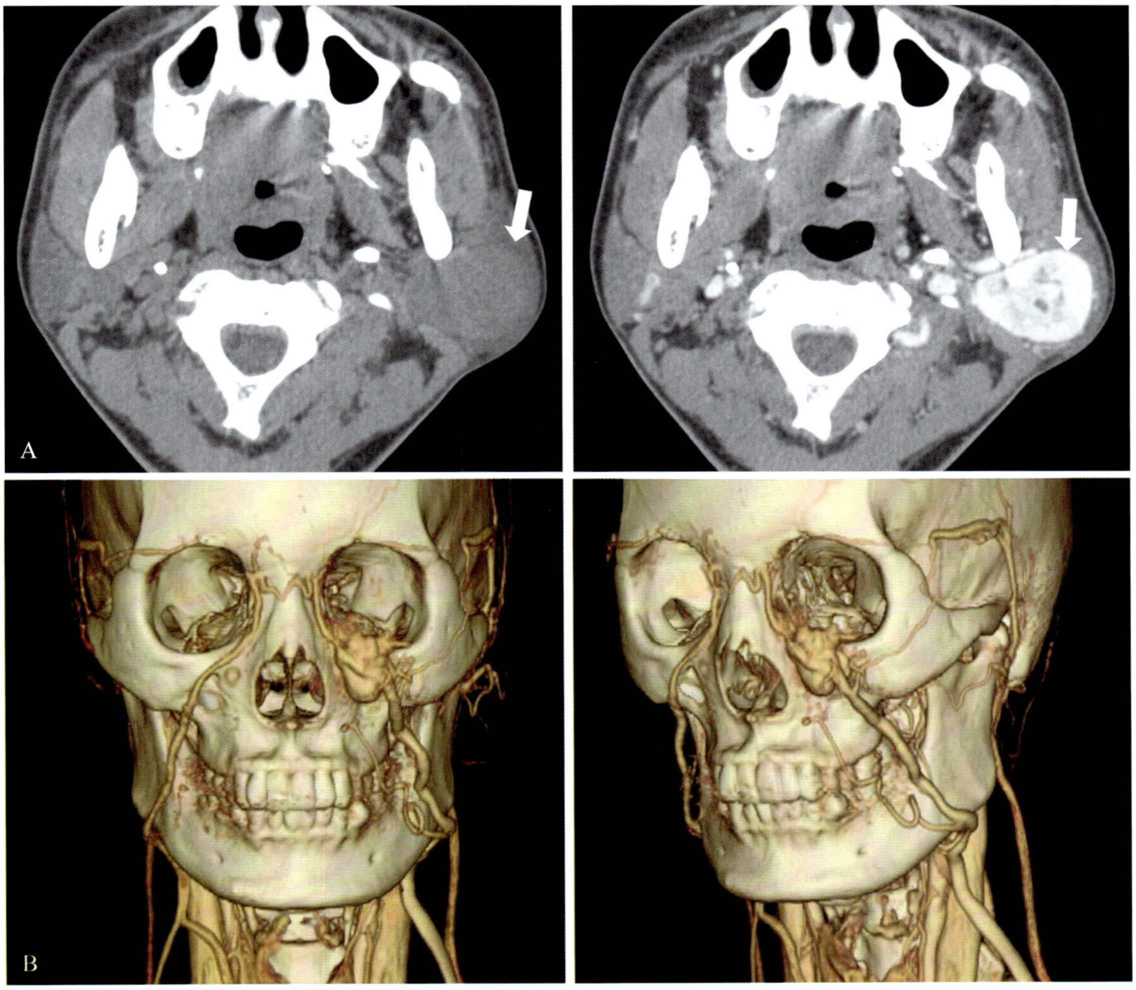

图 2-1-1 不同病变的增强 CT 影像

A：左腮腺基底细胞腺瘤 CT 影像：左图为平扫，右图为增强扫描。基底细胞腺瘤增强 CT 影像可见明显强化，边界清楚，为基底细胞腺瘤的特征性表现；B：左侧眶下区血管畸形容积再现成像。左眶下区可见异常血管团，左侧面静脉明显增粗

护人须签署知情同意书。

3. 患者体位　患者一般取仰卧位，头颅正中矢状面固定在正中央。检查时，可嘱患者在扫描过程中保持闭口、鼓颊动作，利用空气作为天然对比剂，可以更好地显示颊、舌、牙龈、腭、口底等部位的解剖结构及病变部位的轮廓。一些牙科充填材料或固定修复体会产生伪影而影响重要兴趣区的观察，应在首次定位相扫描中观察金属物与兴趣区的位置关系，调整头部的俯仰角度和机架倾斜角度，尽量使金属伪影远离兴趣区。

4. CT 扫描方法　使用螺旋扫描方式，扫描及重建参数如下：电压≥ 120 kV；自动曝光设置，准直器宽度 1.25 ～ 3.75 mm；扫描层厚 1.25 ～ 2.5 mm；螺距 1∶1 ～ 1.625∶1；扫描野 20 cm×20 cm ～ 25 cm×25 cm；矩阵≥ 512×512。根据检查目的选择软组织算法或骨组织算法进行重建[1]。

口腔颌面部 CT 扫描范围的确定：原则是在满足临床需要的前提下，尽量减少对患者的辐射剂量。常规扫描范围自颅底至下颌骨下缘 2 cm，扫描平面与听眦平面平行。对于怀疑有占位性病变者，特别是恶性肿瘤，通常要扩大扫描范围，需要包括全部病变及可能受累的淋巴结。根据临床需要扫描范围上可至颅顶，下可至颈根部[1]。

腮腺和下颌下腺的 CT 检查包括平扫、常规静脉增强扫描、动态扫描及唾液腺导管造影后扫描四种。平扫易于观察腺体或肿物的钙化情况及导管的阳性结石（图 2-1-2）。下颌下腺由于腺体密度与实性软组织肿物密度近似，平扫通常不能很好地显示肿物边界及形态，这种情况下增强 CT 就显示出其必要性（图 2-1-3）。此外，增强 CT 还有助于明确腺体内肿瘤等病变的血供、囊性变、坏死等情

况。对于与颈动脉鞘邻近的肿瘤，特别是怀疑肿瘤与颈动脉有粘连时，可采用多层动态增强扫描。唾液腺导管造影 CT 检查可用于显示导管病变、鉴别腺体内及腺体邻近部位的肿瘤和炎症等病变（图 2-1-4），所用造影剂可分为碘油造影剂与水溶性碘造影剂两大类。

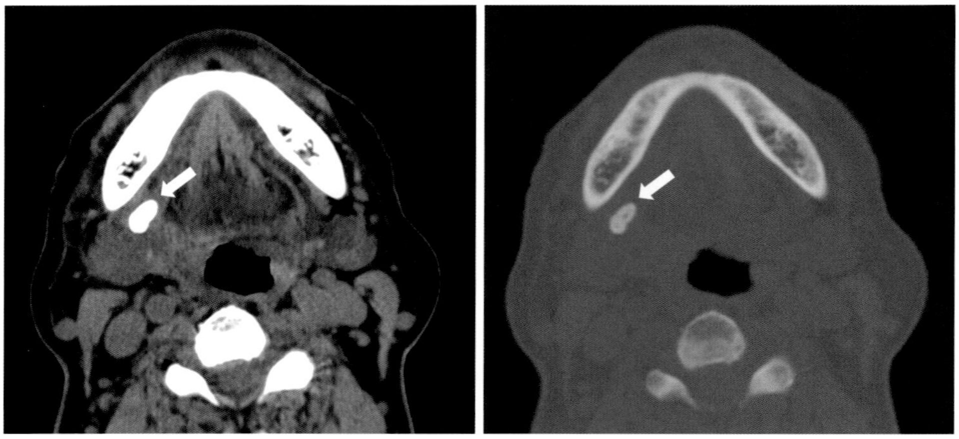

图 2-1-2　不同窗位下颌下腺结石的螺旋 CT 影像

右下颌下腺导管腺门段结石的 CT 影像。左图为软组织窗，右图为骨窗。右下颌下腺主导管腺门段可见椭圆形结石影像，右下颌下腺腺体肿胀

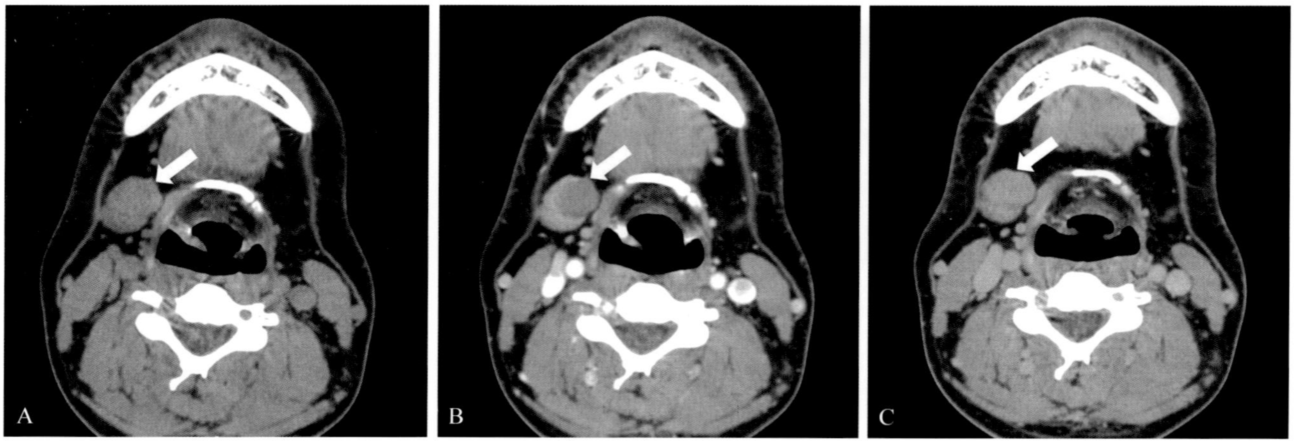

图 2-1-3　颌下腺多形性腺瘤平扫与增强扫描影像

A：右侧颌下腺前下极肿物平扫密度与正常腺体近似，边界不易区分；**B**：增强扫描可见早期肿物强化程度较正常腺体低，肿物边界清楚；**C**：延迟期肿物强化程度较早期增加，并高于正常腺体

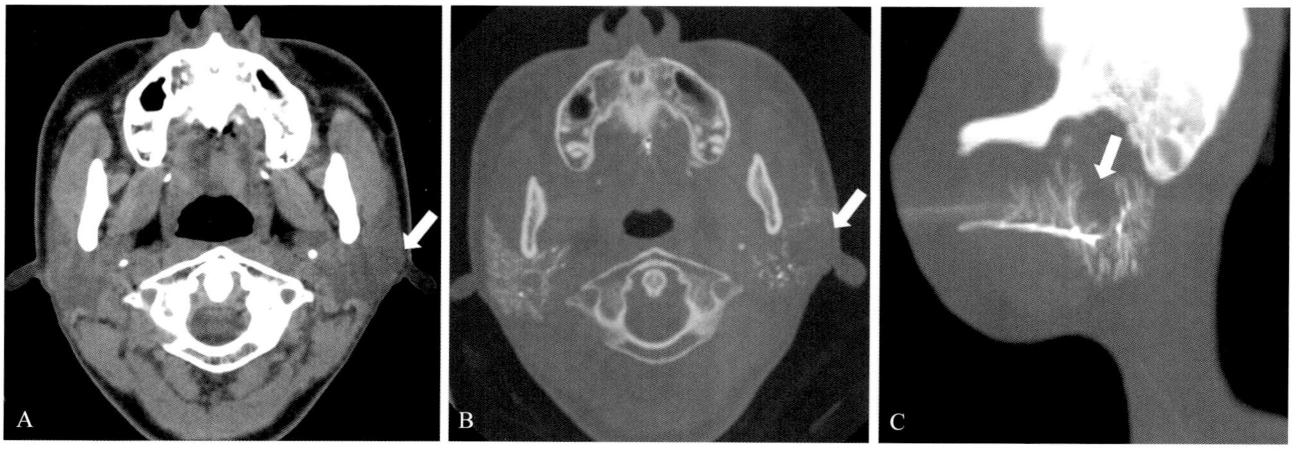

图 2-1-4　腮腺导管造影螺旋 CT 影像

A：平扫左腮腺浅叶肿物边界不清楚；**B**：腮腺造影轴位图像示左腮腺浅叶圆形充盈缺损区；**C**：腮腺造影斜矢状位图像示充盈缺损区位于主导管上方

二、螺旋 CT 图像后处理技术

图像后处理功能强大是多层螺旋 CT 的主要优势之一，运用后处理技术可以使断层图像变为最佳重组图像，便于临床观察和分析。下面简述较为常用的二维及三维图像后处理技术[5-7]。

1. 螺旋 CT 二维图像后处理技术　多平面重组（multi-planar reformation，MPR）是最常用的 CT 二维图像后处理技术，是将原始的横断面图像数据通过后处理，使体素重新排列，依据诊断的需要显示任意方向的二维断面图像，包括冠状面、矢状面及斜面（图 2-1-5）。

曲面重组（curved planar reformation，CPR）是 MPR 的一种特殊形式，可在一个指定参照平面上，由操作者沿兴趣器官划一条曲线，并沿该曲线做曲面图像重组，从而获得曲面重组的图像。该方法可使弯曲器官拉直、展开，显示在同一个平面上，使观察者能够看到器官的全貌。进行口腔颌面部 CT 检查时，可以利用此技术获得颌骨的重组图像，便于全面观察颌骨情况（图 2-1-6）。但由于曲面重组对于所选择曲线的准确性依赖程度很高，因此操作中应该注意层厚和角度的选择。

2. 螺旋 CT 三维图像后处理技术　CT 三维图像重组技术是指 CT 扫描获得的原始数据经计算机程序处理，在 X 轴、Y 轴的二维图像上对 Z 轴进行投影转换及负影显像处理，以重组出直观的三维立体图像，在诊断、制订外科手术计划、仿真模拟、整形及放疗方案设计等方面有着广泛的应用。具体技术包括容积再现技术、表面遮蔽显示技术、最大密度投影技术、仿真内镜等。

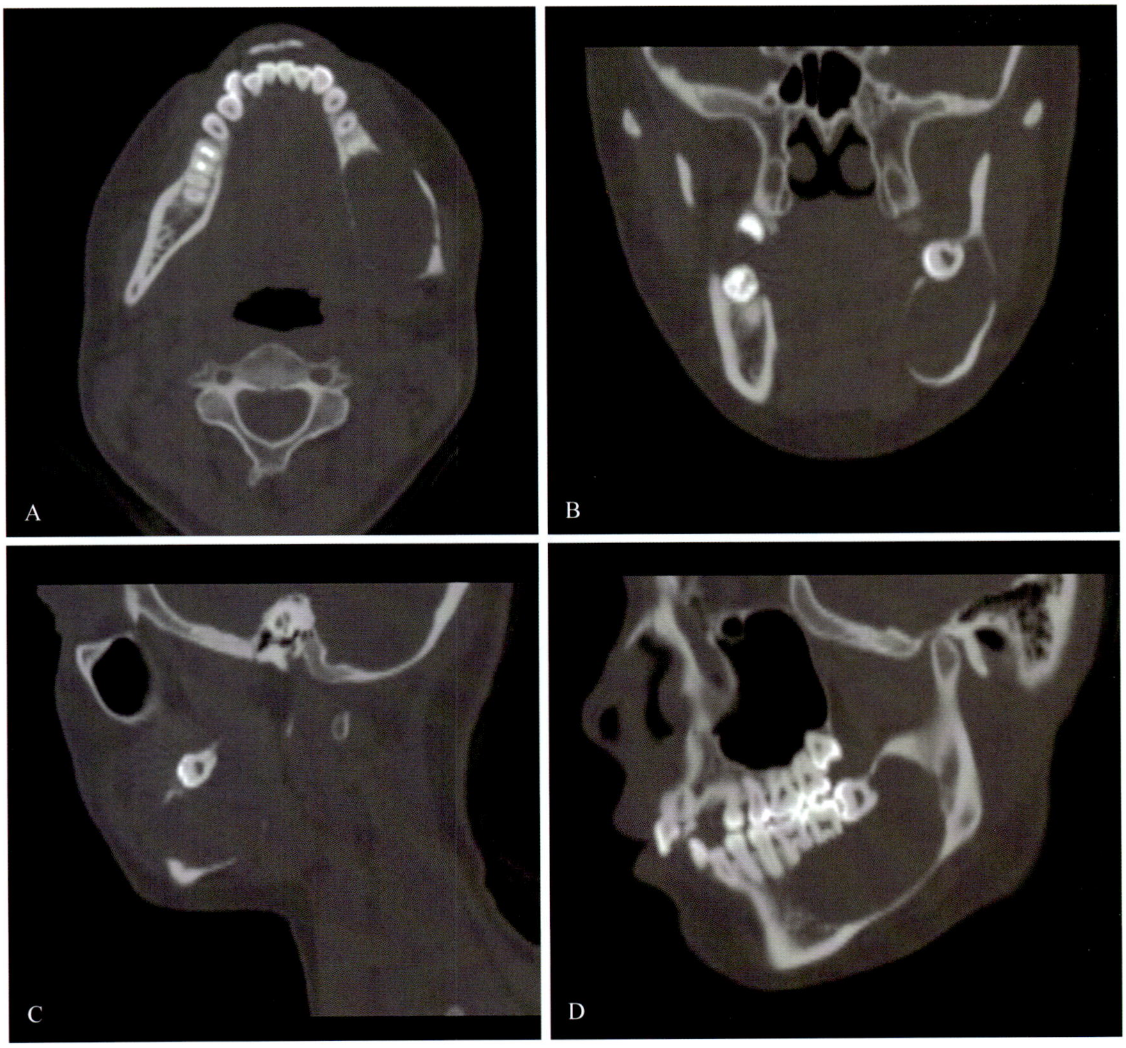

图 2-1-5　左侧下颌骨囊肿多平面重组图像

A、B、C 和 D 分别为水平位、冠状位、矢状位及斜矢状位图像。通过多平面重组可多角度观察病变范围、颊舌侧颌骨膨隆情况、颊舌侧和下颌下缘密质骨连续性，以及受累牙根吸收情况

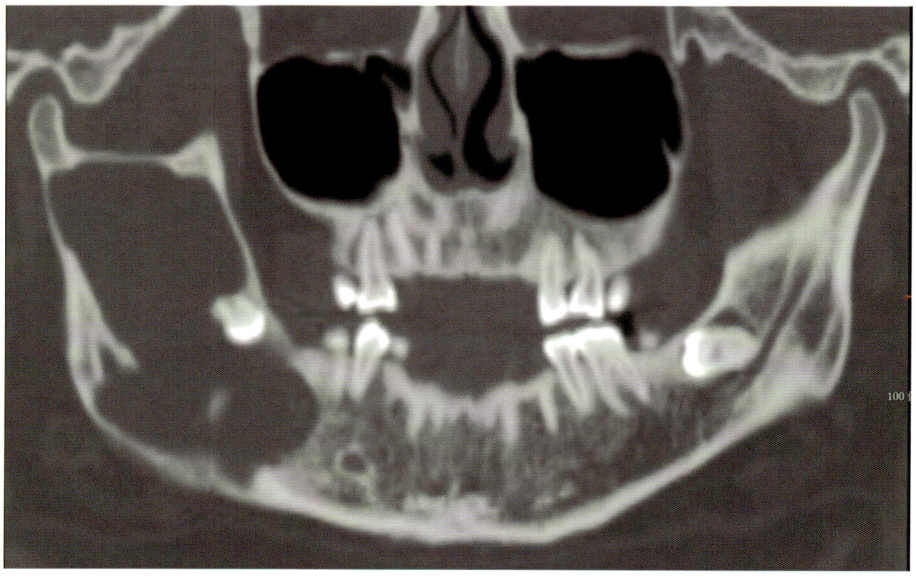

图 2-1-6　下颌骨病变曲面重组图像

曲面重组可显示下颌骨的全貌，但对于所选择曲线及重建的厚度依赖程度很高，图像可能会出现变形

（1）容积再现成像：容积再现三维成像（volume rendering，VR）是利用采集矩阵中容积数据的全部体素，并通过计算机的重组直接投影，以二维图像的形式显示，以不同灰阶及不同的透明度三维显示扫描容积内的各种结构。其图像的主要特点是分辨率高，可以同时显示软组织、血管和骨骼，三维空间解剖关系清晰，适用范围广。容积再现是目前多层螺旋 CT 三维图像后处理中最常用的技术之一，适用于显示骨骼、血管系统、泌尿系统等器官和系统的病变（图 2-1-7）。

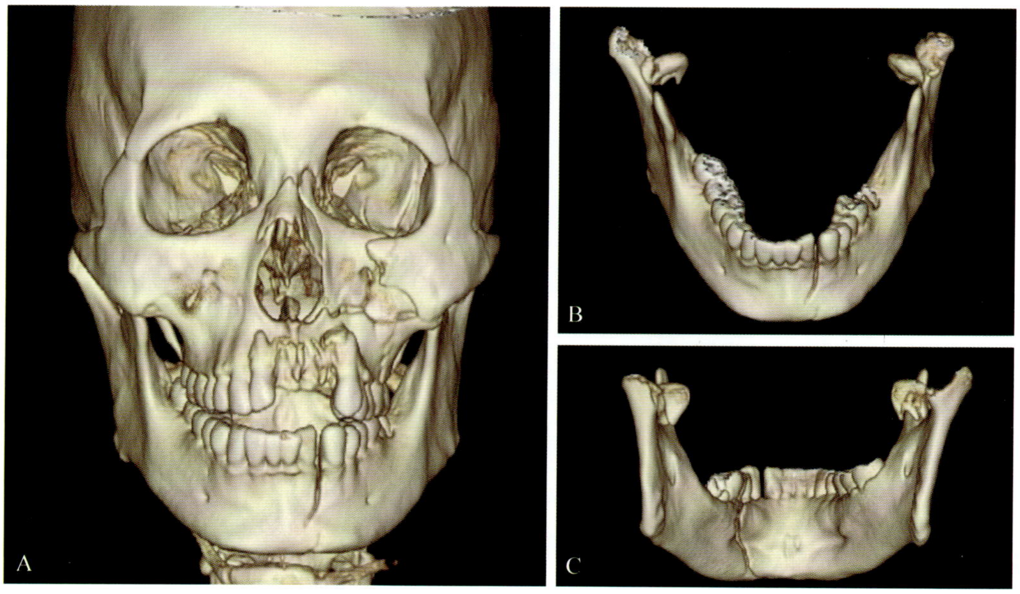

图 2-1-7　颌面部多发骨折螺旋 CT 容积再现成像

A：容积再现成像显示下颌骨、左侧颧上颌骨及鼻骨多发骨折；**B**、**C**：容积再现成像还可通过剪切处理仅显示局部解剖结构，避免了其他部位的遮挡，下颌骨颏部、双侧髁突均可见骨折；**B**：前面观；**C**：后面观

（2）表面遮蔽显示：表面遮蔽显示（shaded surface display，SSD）采用阈值法成像，将 CT 值大于某个确定阈值的所有像素连接而来的数学模型，可逼真地显示骨骼系统及增强血管的空间解剖结构，能获得仿生学效果，适用于胸腹部大血管、骨与关节的三维显示，但图像显示准确性受图像处理中分割参数（阈值）的影响较明显。SSD 的主要缺点是结果图像不能显示物体内部结构，也不提

供物体的密度信息。

（3）最大密度投影：最大密度投影（maximum intensity projection）是利用容积数据中在视线方向的最大密度（强度）体素值作为结果图像的像素值，低于该像素值的组织结构都被去除，只留下这些高密度部分三维结构的二维投影（图 2-1-8）。

（4）最小密度投影：最小密度投影（minimum intensity projection）是通过容积数据在视线方向上密度最小的体素值成像的投影技术。主要用于显示密度低的含气器官，如胃肠道、支气管。

（5）CT 仿真内镜：CT 仿真内镜（CT virtual endoscopy，CTVE）是在 CT 采集容积数据后，采用表面遮蔽显示法或容积再现法重组出空腔器官内表面的立体图像，由于效果类似于纤维内镜所见，所以被称为仿真内镜，多用于观察各种管腔结构。比起传统纤维内镜的侵入性检查，仿真内镜检查无创，患者无痛苦，视点不受限制，能从狭窄或梗阻病变的远端进行观察。

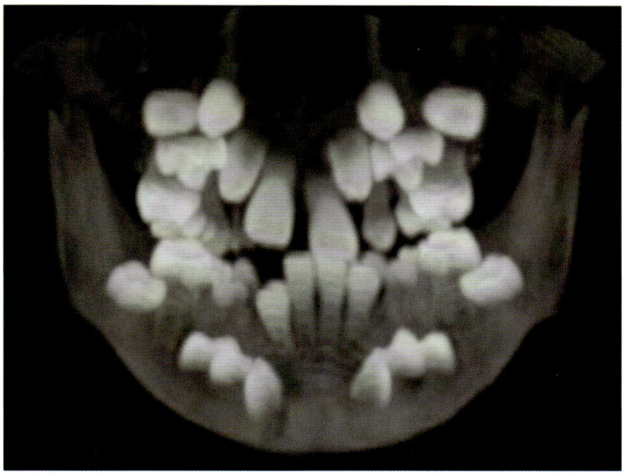

图 2-1-8　混合牙列最大密度投影影像

（刘木清）

第二节　口腔颌面锥形束 CT 扫描重建及图像后处理技术

一、口腔颌面锥形束 CT 扫描重建技术

口腔颌面锥形束 CT 是围绕人体兴趣区进行旋转扫描获取所需影像数据，采用的是面积探测器。锥形束 CT 旋转角度可以是 360°，也可以是 180°或者 270°。这一过程所获得的图像是 CBCT 重建过程中所必需的基础图像，为 300 ～ 600 幅。由于采用的是面积探测器，所获得的基础图像类似于在不同角度拍摄的头颅 X 线影像。现在，大多数口腔颌面锥形束 CT 采用的重建技术与螺旋 CT 相同，即滤波反投影技术（filtered backprojection）。这一技术能够对构成三维图像的数据进行精确计算，缺点是对投照的精确度和患者的稳定性要求高，所需要的数据量大。目前，在口腔颌面锥形束 CT 中应用最广泛的重建算法是 Feldkamp 等人在 1984 年针对锥形束几何圆形扫描轨迹提出的一种近似三维图像重建算法 -FDK 算法。这种算法简便、易行，在锥角适度的情况下，计算误差小[8-9]。

口腔颌面锥形束 CT 的基础图像数据经滤波反投照技术处理后，所有的图像数据被整合为一个容积数据，以相互垂直的三维平面（即冠状位、矢状位和轴位）的形式显示在电脑屏幕上（图 2-2-1）。

二、锥形束 CT 图像后处理技术

图像后处理技术是在重建的三维图像基础上对图像信息进行的二次处理，以满足临床诊断和治疗的特殊需求。这既包括对图像窗宽、窗位等信息的选择，也包括对图像的放大以及多方位和三维重组等。

1. 窗宽、窗位的选择　由于口腔颌面锥形束 CT 的固有缺陷，对软组织成像能力比较差，所以从严格意义上讲，口腔颌面锥形束 CT 不存在利用窗宽、窗位的调节来着重显示图像内软组织或骨组织的概念。所有口腔颌面锥形束 CT 图像均相当于螺旋 CT 骨窗下显示的内容。由于骨组织与牙体组织密度不同，有时需要通过调节亮度和对比度的方法满足临床要求。

2. 图像的放大　在图像显示中，为观察微小病变和细微的解剖结构，可采用放大技术。图像放大有 2 种形式：一是放大扫描，即缩小扫描野；二

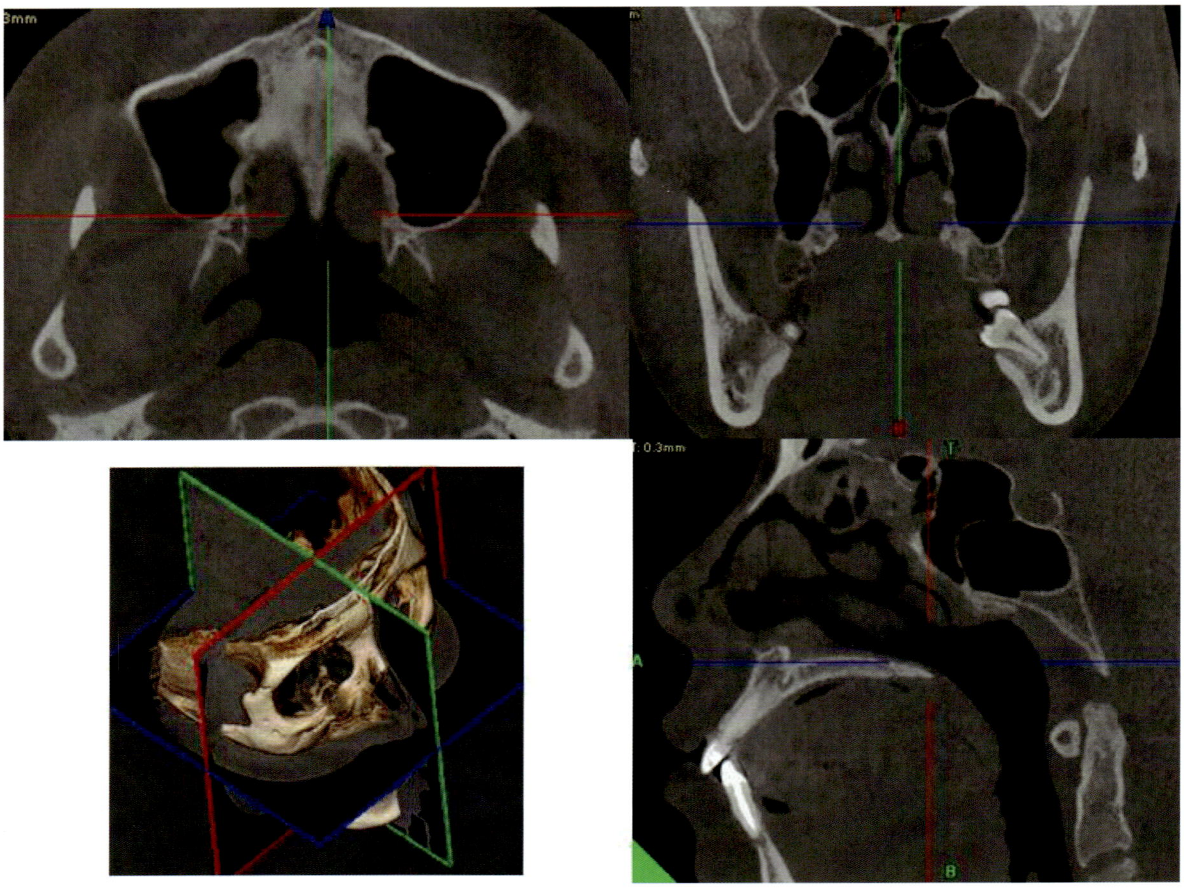

图 2-2-1　口腔颌面锥形束 CT 显示的轴位、冠状位和矢状位图像

是电子增强放大。后处理中的图像放大不同于扫描时放大，它是一种电子增强的放大，随着放大倍数的增加，图像的清晰度也随之下降。对兴趣区进行局部图像放大，常用方法有 2 种：一种是使用放大镜功能，类似于生活中的放大镜，放大的倍数和范围是固定的；另一种则是使用图像的缩放功能来实现（图 2-2-2）。

3. 多平面重组　由于口腔颌面锥形束 CT 各向同性的特点，即体素在 X 轴、Y 轴和 Z 轴三个方向上的值相等，它的图像可以在任意方向上重组，以更好地显示兴趣区内的解剖结构和病变组织。最常用的多平面重组（multi-planar reformation，MPR）包括局部的系列体层图像和任意方向上的体层图像（图 2-2-3）。

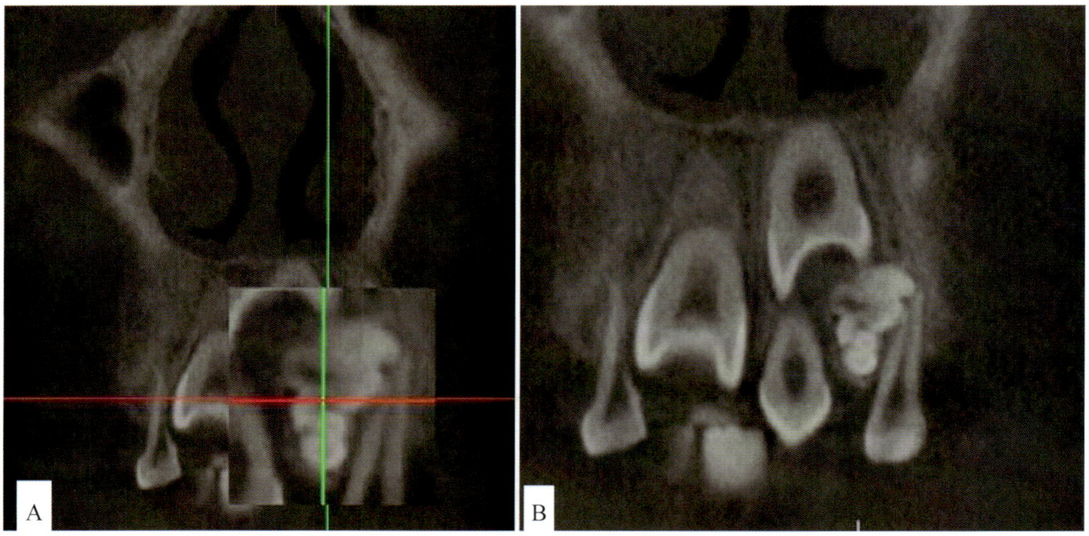

图 2-2-2　应用放大镜功能（A）和缩放功能显示的图像（B）

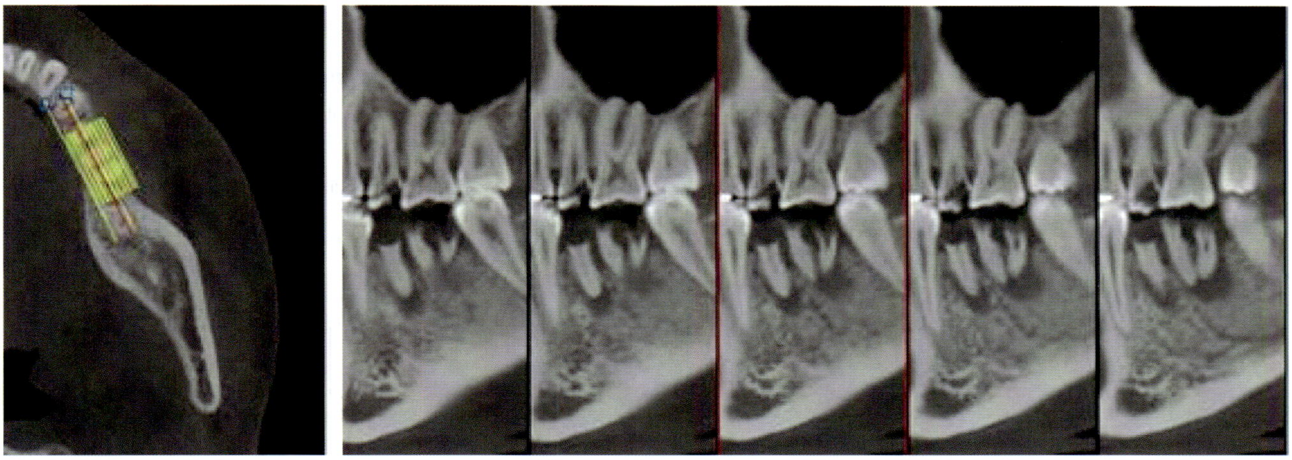

图 2-2-3　多平面重组中的系列断层图像

4. 曲面重组　曲面重组（curved planar reformation，CPR）实际上是多平面重组的一种特殊类型。由于应用此项功能可模仿重组出临床常用的曲面体层片，所以在这里单独介绍。重组的曲面体层片与应用曲面体层机拍摄出的 X 线片相比，具有组织结构等大（1∶1）、没有变形等优点（图 2-2-4）。但是，重组的曲面体层片显示的内容与层厚密切相关。如果选层过厚，则重组后的影像欠清晰；如果选层过薄，图像清晰，但是包含图像信息会过少。另外，口腔颌面锥形束 CT 的辐射剂量远高于拍摄一张曲面体层片的辐射剂量，所以在临床实际工作中，应该首选曲面体层成像对颌面部硬组织病变的概况进行显示以辅助诊断，而不应使用曲面重组功能生成的图像来完全取代曲面体层成像在临床中的应用。

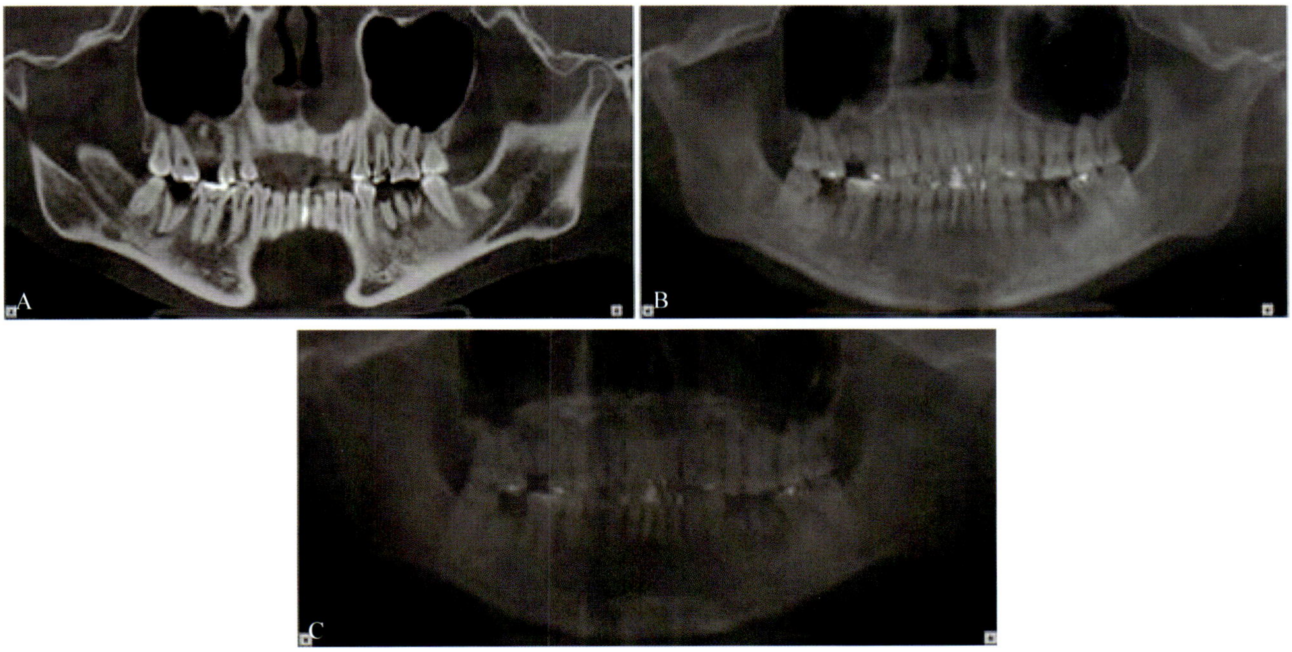

图 2-2-4　应用曲面重组功能模仿的不同层厚曲面体层片

A. 1 mm 层厚；**B**. 20 mm 层厚；**C**. 50 mm 层厚

5. 三维容积重建　三维容积重建（three dimensional volume reconstruction）是三维可视化技术的一种，用来模仿人体组织的三维形态，并将其显示在二维的屏幕上。常用的三维容积重建技术包括最大密度投照（maximum intensity projection，MIP），容积再现三维成像（volume rendering，VR）和透明显示（ray sum，ray casting）等。最大密度投照是应用最为广泛的三维可视化技术，它是把 CT 扫描后的若干层图像叠加起来，将其中的高密度部分进行投影，低密度部分则删掉，形成这些高密度部分三维结构的二维投影（图 2-2-5 A）。容积再现三维成像是将多个平面的图像合成三维图像的方法，将所有体素的 CT 值设定为不同的透明度，即从完全不透明到透明，同时利用虚拟照明效应，用不同的灰阶或伪彩显示三维立体图像（图 2-2-5 B）。透明显示则是在任意多平面重组图像的基础上，通过增加图像厚度的方法，将一定容积的三维结构显现出来，并使之呈透明状态（图 2-2-5 C）。应用透明显示的方法产生的全头颅矢状位图像类似于投影测量侧位片。与常规 X 线片相比，透明显示产生的图像没有放大和变形，但是影像内解剖结构重叠，会影响影像结果的判读。

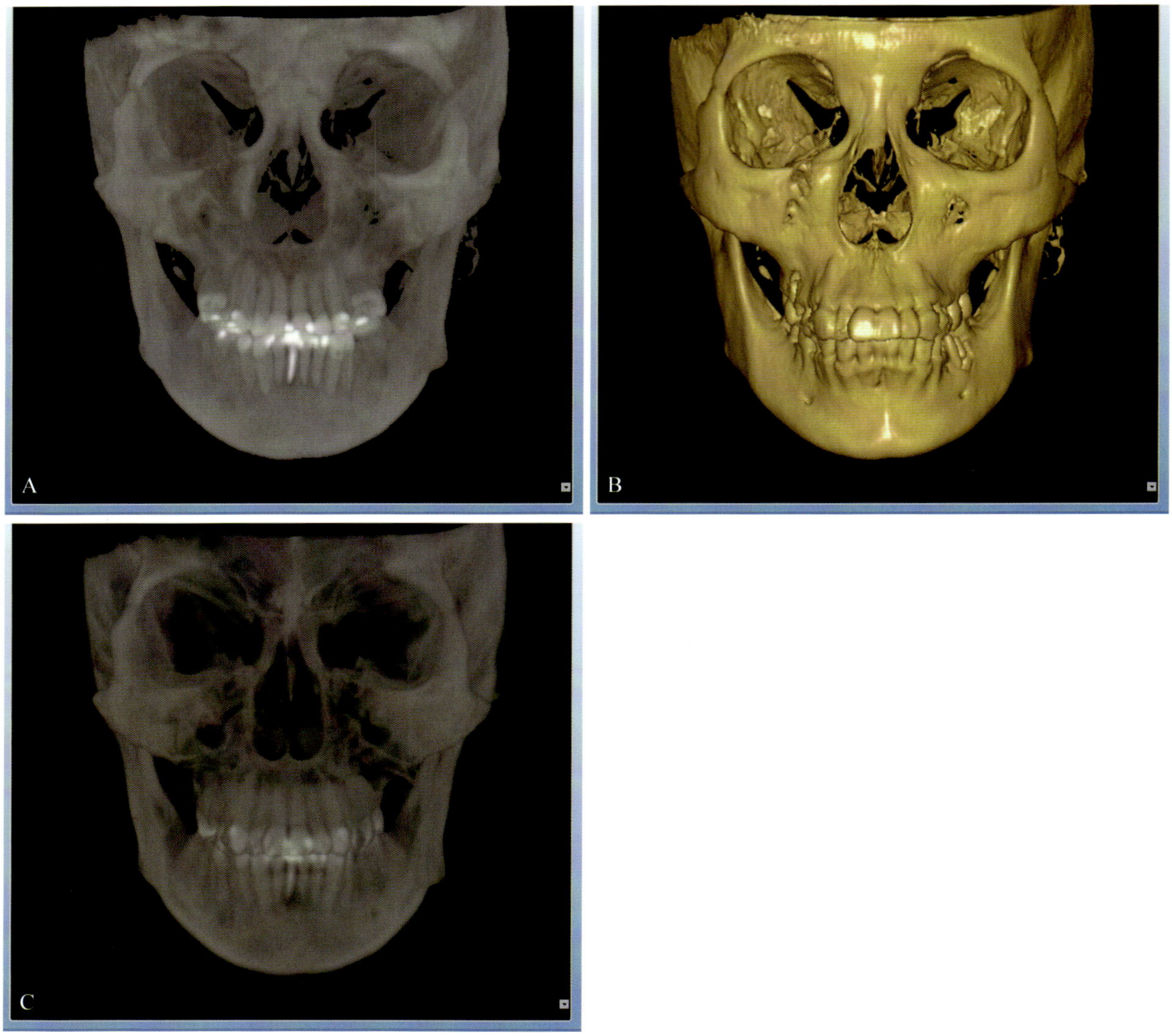

图 2-2-5　重建的三维立体图像

A：应用最大密度投照技术重建的三维立体图像；**B**：应用容积再现技术重建的三维立体图像；**C**：应用透明显示技术重建的三维立体图像

（李　刚）

参考文献

[1] 唐光健，秦乃姗 . 现代全身 CT 诊断学 . 3 版 . 北京：中国医药科技出版社，2013.

[2] 黄仲奎，龙莉玲，李文美 . 医学影像检查操作技术 . 北京：人民军医出版社，2009.

[3] 孟存芳，李德超，苗波 . 口腔颌面部疾病 CT 诊断学 . 北京：人民卫生出版社，2008.

[4] 中华医学会放射学分会对比剂安全使用工作组. 碘对比剂使用指南. 2 版. 中华放射学杂志，2013，47（10）：869-872.
[5] 田捷，包尚联，周明全. 医学影像处理与分析. 北京：电子工业出版社，2003.
[6] 余晓锷，龚剑. CT 原理与技术. 北京：科学出版社，2014.
[7] 金征宇. 医学影像学. 北京：中国协和医科大学出版社，2006.
[8] 张剑，陈志强. 三维锥形束 CT 成像 FDK 重建算法发展综述. 中国体视学与图像分析，2005（2）：116.
[9] Scarfe WC，Farman AG. What is cone-beam CT and how does it work？Dent Clin North Am 2008，52（4）：707.

第三章

口腔颌面颈部正常 CT 解剖

第一节　牙体及牙周组织

【概述】

人一生共有两副牙，第一副是乳牙，共 20 颗；第二副为恒牙，共 32 颗，牙齿位于上、下颌骨的牙槽骨内，分上、下、左、右四个区域，左右同名牙的解剖形态相同。根据形态和功能特点，将乳牙分为乳切牙、乳尖牙和乳磨牙三类；将恒牙分为切牙、尖牙、前磨牙和磨牙四类（图 3-1-1）。

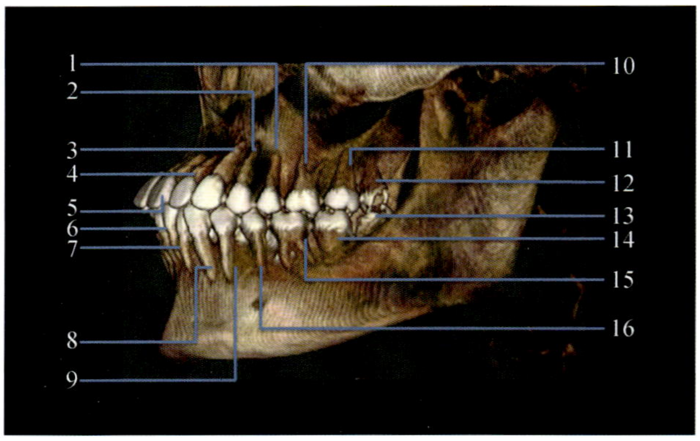

图 3-1-1　恒牙列

1. 上颌第二前磨牙；**2.** 上颌第一前磨牙；**3.** 上颌尖牙；**4.** 上颌侧切牙；**5.** 上颌中切牙；**6.** 下颌中切牙；**7.** 下颌侧切牙；**8.** 下颌尖牙；**9.** 下颌第一前磨牙；**10.** 上颌第一磨牙；**11.** 上颌第二磨牙；**12.** 上颌第三磨牙；**13.** 下颌第三磨牙；**14.** 下颌第二磨牙；**15.** 下颌第一磨牙；**16.** 下颌第二前磨牙

【正常解剖及 CT 表现】

1. 牙体及牙周组织正常解剖

（1）牙体组织：从外部观察，牙（tooth）包括牙冠、牙颈和牙根三部分（图 3-1-2）。牙冠与牙根的线形交界为牙颈。以牙颈为界，牙釉质覆盖的部分是解剖牙冠，牙骨质覆盖的部分为解剖牙根；以龈缘为界，暴露于口腔的部分是临床牙冠，在口腔内不能见到的部分为临床牙根[1]。

通过牙体的纵剖面观察可见，牙体由牙釉质、牙骨质、牙本质及牙髓组成（图 3-1-2）。

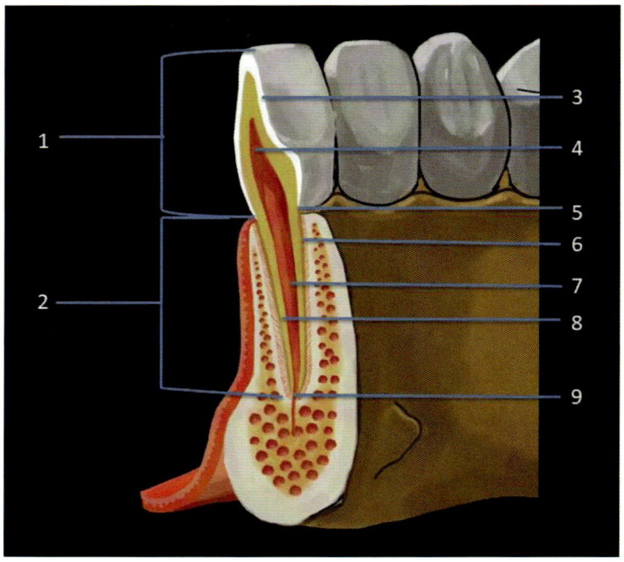

图 3-1-2　经下颌中切牙正中矢状面牙体组织示意图

1. 牙冠；**2.** 牙根；**3.** 牙釉质；**4.** 髓室；**5.** 釉牙骨质界；**6.** 牙骨质；**7.** 根管；**8.** 牙本质；**9.** 根尖孔

（2）牙周组织：包括牙龈、牙周膜和牙槽骨。由于牙骨质来源于牙周膜细胞，且与牙龈、牙周膜和牙槽骨共同构成了一个功能系统，因此牙骨质虽属于牙体组织，但也可将其视为牙周组织的组成部分[1]（图 3-1-3）。

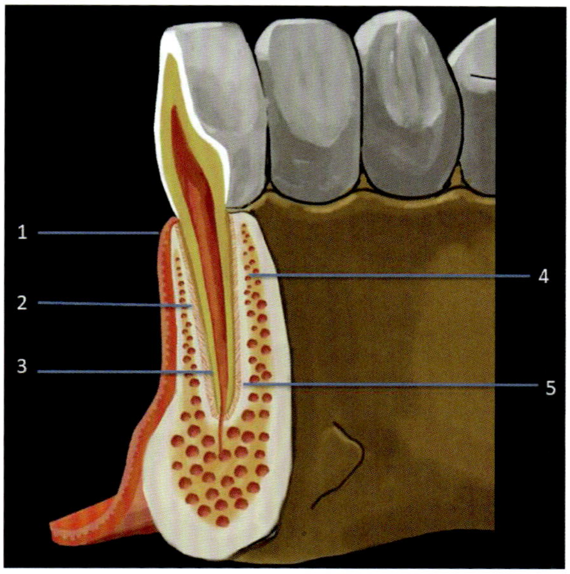

图 3-1-3　经下颌中切牙正中矢状面牙周组织示意图

1. 牙龈；2. 牙周膜；3. 牙骨质；4. 牙槽骨；5. 骨硬板

2. 牙体及牙周组织正常 CT 表现概述　由于 CBCT 的高空间分辨率和相对较低的辐射剂量，目前对于牙体及牙周组织的 CT 检查仅使用 CBCT 而不用螺旋 CT。CBCT 可清晰显示牙体的三种组织构成，即釉质、牙本质及牙髓腔（牙骨质在 CT 片上与牙本质不易区别），也可显示牙周膜、牙槽骨、牙龈等牙周组织（图 3-1-4）。

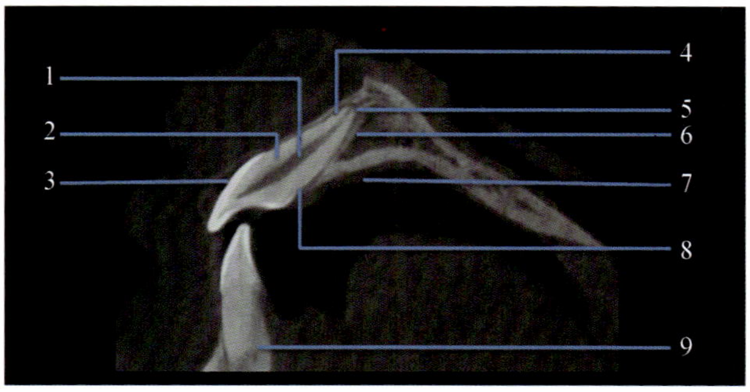

图 3-1-4　上颌中切牙矢状面 CBCT 图像

1. 牙髓腔；2. 牙本质；3. 牙釉质；4. 牙周膜；5. 根尖孔；6. 骨硬板；7. 牙龈；8. 釉牙骨质界；9. 牙槽骨

（1）牙釉质：是人体钙化程度最高的组织，在 CT 片上影像密度最高。牙釉质似帽状被覆于冠部牙本质表面，前牙切缘及后牙咬合面牙釉质最厚，向侧方至牙颈部逐渐变薄，终止于牙颈部[2]。

（2）牙本质：围绕牙髓构成牙的主体，矿物质含量较牙釉质少，CT 片上显示的影像密度较牙釉质稍低。

（3）牙髓腔：在 CT 片上显示为低密度影像，其解剖结构复杂。

（4）牙槽骨：在 CT 片上显示的影像密度比牙稍低。上颌牙槽骨的密质骨较薄，松质骨多，骨小梁呈交织状，CT 片显示为网状影像。下颌牙槽骨的密质骨厚而松质骨少，骨小梁呈网状结构，牙间骨小梁多呈水平方向排列，而根尖部有时见放射状排列[2]（图 3-1-5）。

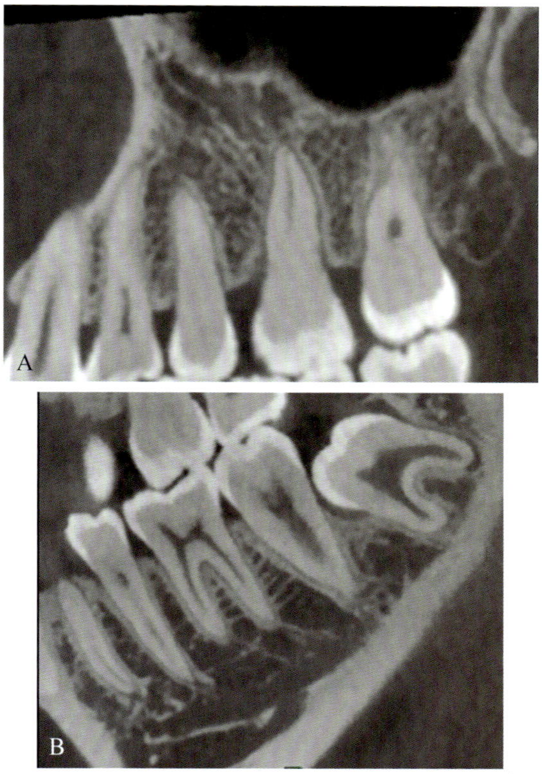

图 3-1-5　上、下颌后牙区矢状面 CBCT 图像

A：上颌牙槽骨的密质骨薄，松质骨多，骨小梁呈交织状、网状影像；B：下颌牙槽骨的密质骨厚而松质骨少，牙间骨小梁多呈水平方向排列

（5）骨硬板：即固有牙槽骨，为牙槽窝的内壁，围绕牙根，CT 片上显示为包绕牙根的、连续的高密度线条影。

（6）牙周膜：CT 片上显示为包绕牙根的连续不断、均匀一致的低密度线条影，宽度为 0.15 ～ 0.38 mm[2]。

（7）牙龈：是附着在牙颈和牙槽突部分的黏膜组织，在螺旋 CT 片上显示为软组织密度影。

CBCT 可提供根管系统的三维影像，对根管精细解剖结构的评估非常确切，可以对根管的数目和位置、走行、分叉、融合和根尖孔的具体位置提供更准确的图像，从而避免临床操作中遗漏根管的可能，提高对变异根管的检出率，为疑难根管治疗提供了直观而准确的信息，有效弥补了 X 线根尖片的二维局限性。

同时，CBCT 可三维显示牙槽骨、骨硬板、根分叉区、牙周膜、根尖周的情况，获得比根尖片更加准确、全面的信息，能用于准确判断牙周病变的具体位置、形态和严重程度，对于复杂牙周病的诊断和治疗具有重要意义[3]。

3. 牙髓腔正常 CT 表现

（1）概述：牙髓腔由髓室、根管系统及根尖孔组成。

1）髓室：髓室是牙髓腔的膨大部分，位于牙冠和根颈内部。完整的髓室结构有六壁：髓室顶、髓室底、唇（颊）侧髓壁、舌（腭）侧髓壁、近中髓壁和远中髓壁。前牙及部分前磨牙髓室与根管多互为移行，无髓室底；磨牙具有典型的六面髓壁（图 3-1-6）。

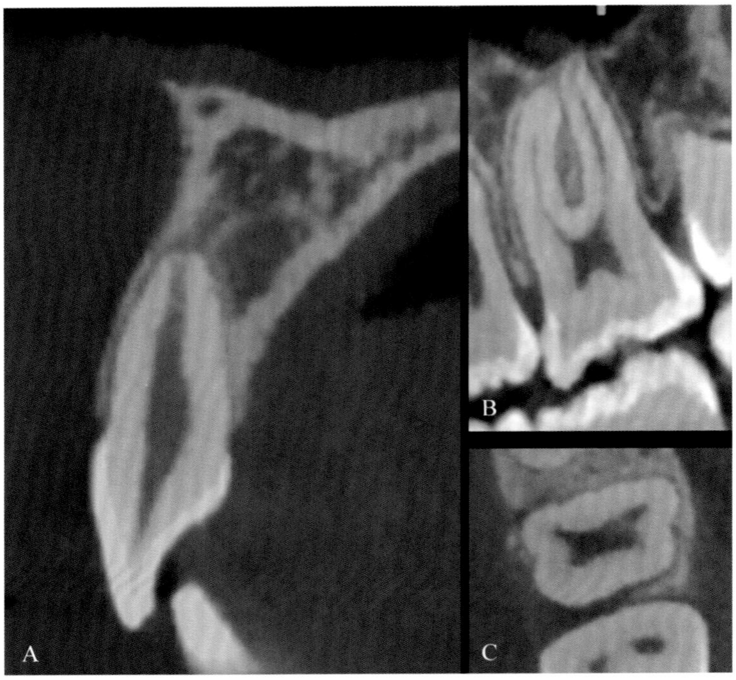

图 3-1-6　前牙和后牙的髓室形态

A：前牙无髓室底，髓室与根管互为移行；**B**、**C**：上颌第一磨牙有典型的六面髓壁：髓室顶、髓室底、颊侧髓壁、腭侧髓壁、近中髓壁和远中髓壁

2）根管系统：根管系统包括根管及侧副根管。根管是髓腔除髓室以外的管道部分，起于根管口，贯穿牙根，形态极其复杂。在牙根内至少有 1 条根管，也可以是 2 条或者更多；可以先分后合，或先合后分，最后经根尖孔通向牙体外。侧副根管包括根管侧支、根尖分歧、根尖分叉、管间吻合、旁管及副根管[4]。

较圆的牙根内常有 1 条根管，但较扁的牙根内则可能有 1 条根管、2 条根管或 1 条和 2 条根管的混合形式，偶见 3 条根管。国内外有多种根管形态的分类方法，其中 Vertucci 数字命名分类法以牙根内的根管数目为依据进行归类分型（图 3-1-7），具有很强的实用意义[5]：

Ⅰ型（1-1）：从髓室至根尖孔的单一根管，有一个根管口，一个根尖孔。

Ⅱ型（2-1）：2 条独立的根管离开髓室，中途融合成 1 条根管，开口于一个根尖孔。

Ⅲ型（1-2-1）：1 条根管离开髓室，中途分为 2 条独立的根管，再融合为 1 个根管，只有一个根尖孔。

Ⅳ型（2-2）：2 条独立的根管从髓室一直到根尖，分别开口于两个根尖孔。

Ⅴ型（1-2）：1 条根管离开髓室，中途分成两条独立的根管，分别开口于两个根尖孔。

Ⅵ型（2-1-2）：2 条独立的根管离开髓室，中途融合成 1 条根管，再分成 2 条根管，分别开口于两个根尖孔。

Ⅶ型（1-2-1-2）：一条根管离开髓室，中途分

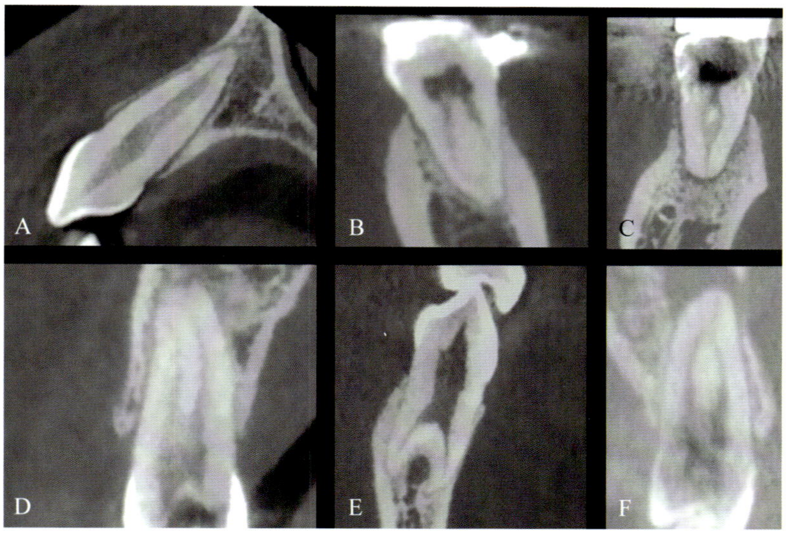

图 3-1-7　根管常见类型

A：1-1 型；**B**：2-1 型；**C**：1-2-1 型；**D**：2-2 型；**E**：1-2 型；**F**：2-1-2 型

成 2 条根管，再融合成 1 条根管，至根尖段又分为 2 条根管，分别开口于两个根尖孔。

Ⅷ型（3-3）：3 条根管离开髓室，分别开口于三个根尖孔。

但是采用常规的分类方法无法对一些特殊形态的根管进行归类，如 C 型根管及哑铃型根管[4]。

C 型根管：近、远中牙根在颊侧融合，舌侧仍保持原双根外形，故在髓室底上的根管口融合呈“C”形。常见于下颌第二磨牙，其次是下颌第一前磨牙，偶见于下颌第二前磨牙及上颌磨牙。C 型根管可细分为多个类型，即 C1 型（C 型）、C2 型（分号型）和 C3 型（分离型）（图 3-1-8）。

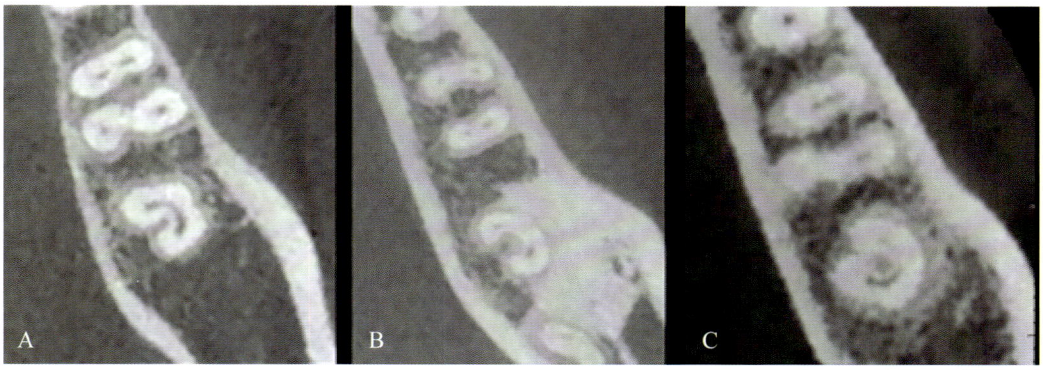

图 3-1-8　C 型根管

A：C 型；**B**：分离型；**C**：分号型

哑铃型根管：牙根横截面上根管的颊-腭两处宽大，之间有缝隙状连接，多见于上颌第一前磨牙。

3）根尖孔：牙髓腔经根尖孔与牙体外相连通。

根尖孔并非都位于牙根的根尖顶点，约有半数的根尖孔位于根尖段的某一侧，以舌（腭）侧和远中侧常见，近中侧和颊侧较少见（图 3-1-9）。根尖孔的最狭窄处与开口部位约有 1 mm 距离。

（2）不同牙位牙髓腔正常 CT 解剖

1）上颌前牙牙髓腔形态：上颌前牙是口内所有牙中髓腔形态最简单的，其共同特点是根管粗大，较少弯曲；髓室与根管之间没有明确的界限；根管变异较少。上颌前牙根管多为单根，偶尔为双根，极少数出现三根[4]。①上颌中切牙，多为单根单管型[6]（图 3-1-10），多根管非常少见，且多根管多与过大牙、融合牙、牙中牙及多余牙根等发育异常有关。研究显示，约有 32.4% 的上颌中切牙存在侧支根管[7]（图 3-1-11）。②上颌侧切牙，与上颌中切牙类似，上颌侧切牙也多为单根单管型，偶尔有报道双根管甚至三根管，且多与过大牙、融合牙、牙中牙及多余牙根等发育异常有关。与上颌中切牙相比，上颌侧切牙发育异常的风险更

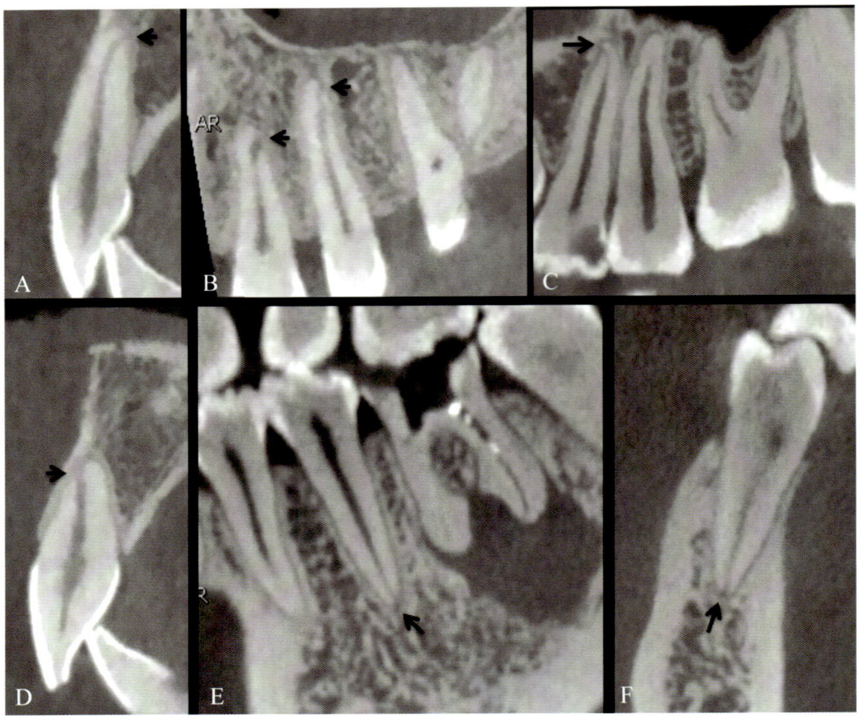

图 3-1-9 根尖孔的位置

A：根尖孔位于腭侧；B：根尖孔位于远中侧；C：根尖孔位于近中侧；D：根尖孔位于唇侧；E、F：根尖孔位于根尖顶点

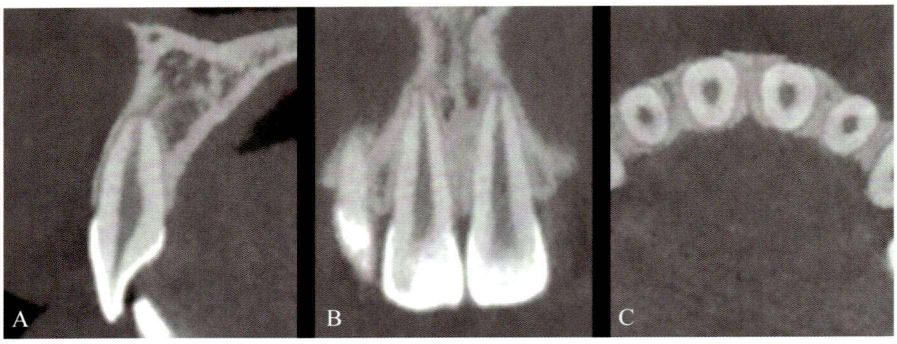

图 3-1-10 上颌中切牙单根单管型髓腔形态

A：上颌中切牙矢状面；B：上颌中切牙冠状面；C：上颌中切牙横断面

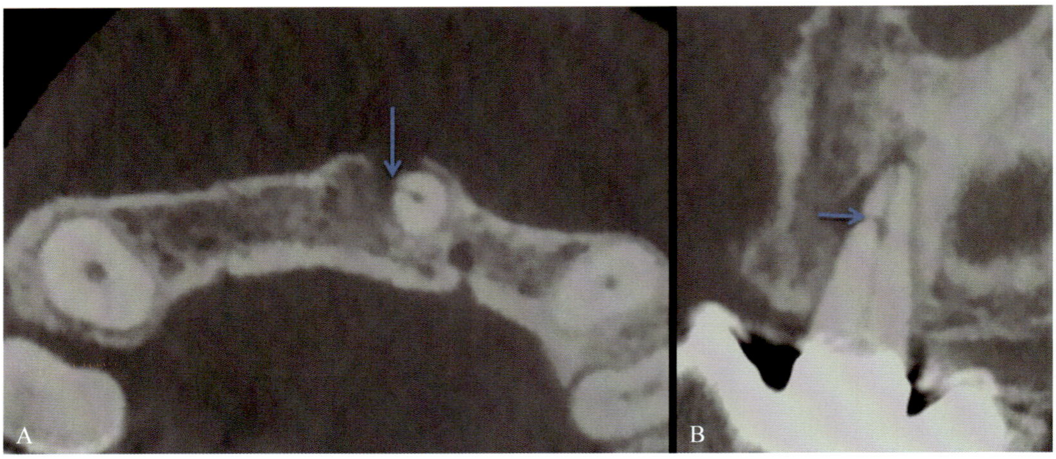

图 3-1-11 21 侧支根管 CBCT 图像

A：横断面见 21 牙根近中侧支根管（箭头所示），对应牙槽骨低密度区，唇侧骨皮质欠连续；B：冠状面可见 21 近中、根尖与根中 1/3 交界处侧支根管（箭头所示），对应近中牙槽骨骨密度减低

高，根管形态变异更大，多根管的发生率较上颌中切牙更高。上颌侧切牙的侧支根管发生率较上颌中切牙高，有研究统计结果为 44.4%[7]。上颌侧切牙牙根的根尖 1/3 段常向远中弯曲（图 3-1-12），有时也可向唇侧弯曲，因此根管末端常呈明显的弯曲。③上颌尖牙，绝大多数为单根单管型，有研究显示上颌尖牙Ⅰ型根管约占 97.96%（图 3-1-13），Ⅱ型、Ⅲ型、Ⅳ型根管共占 2.04%[8]（图 3-1-14）。上颌尖牙的根管粗而长，是所有牙中最长的根管，牙根末端常向远中弯曲。

2）下颌前牙牙髓腔形态：下颌前牙的髓腔通常较同名的上颌前牙狭窄，约有 40% 的根管呈弯曲状态，弯曲的方向不恒定。①下颌切牙，下颌切牙是恒牙中体积最小的牙齿，根管解剖形态复杂，变异较多。下颌切牙为单根，根管以单根管多见（图 3-1-15），多根管中以双根管为主（图 3-1-16），达 30% 左右，以根中 1/3 检出率最高[4, 9-10]。不同年龄段的下颌切牙双根管检出率不同。刘成

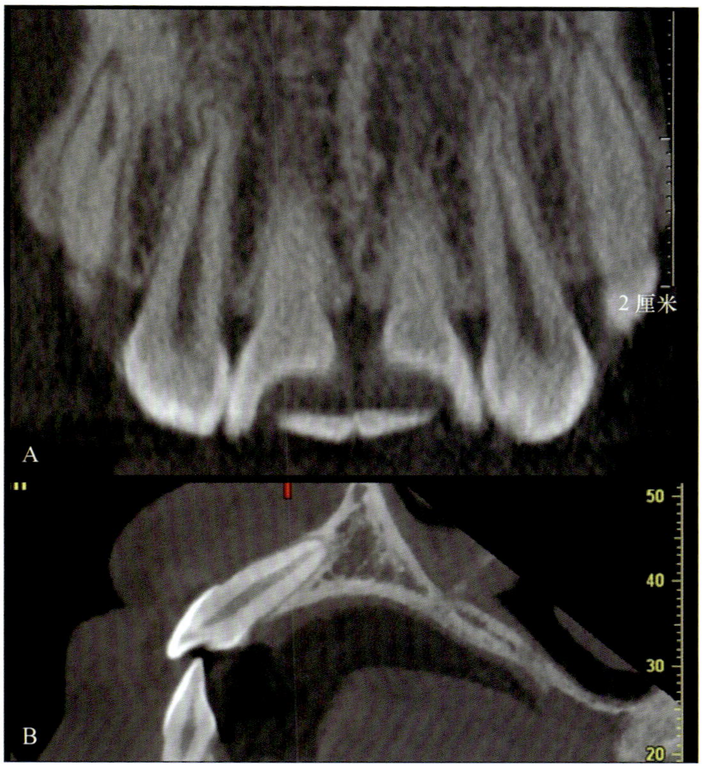

图 3-1-12　上颌侧切牙的 CBCT 图像

A：上前牙冠状面 CBCT 图像，可见 12、22 根尖向远中弯曲；**B**：矢状断层图像显示 22 为单根单管

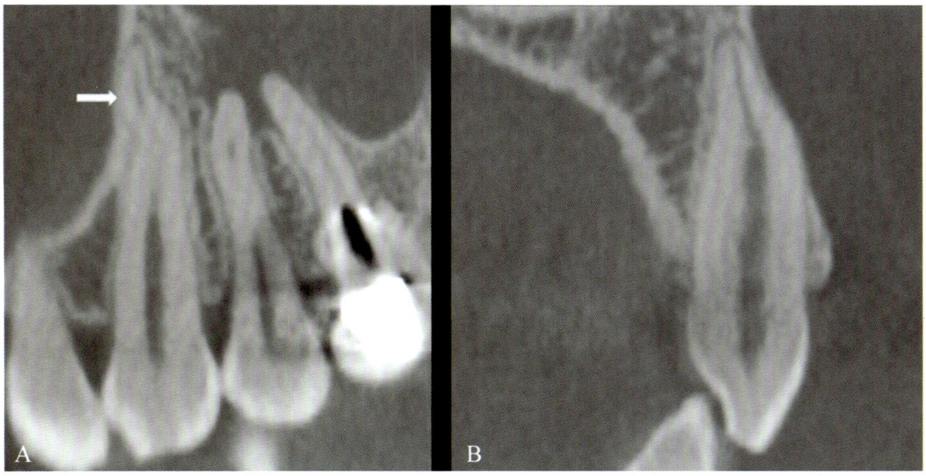

图 3-1-13　上颌尖牙的 CBCT 图像

A：23 冠状面图像（如箭头所示），见 23 根管粗而长，牙根末端弯曲；**B**：矢状面显示 23 为单根单管

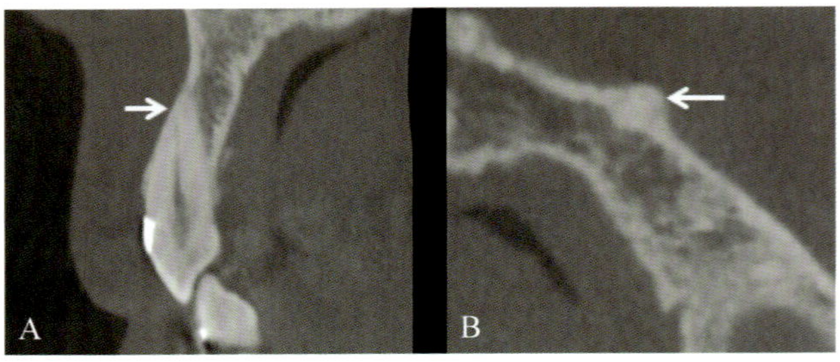

图 3-1-14　上颌尖牙双根管的 CBCT 图像

A：矢状面图像示 23 在根尖 1/3 处分为唇、腭两根管；B：横断面示 23 唇、腭侧双根管

霞、黄定明等人研究结果表明，下颌切牙双根管在 20 ～ 29 岁和 30 ～ 39 岁两个年龄段检出率较高，分别占 36.8% 和 36.5%，10 ～ 19 岁双根管检出率仅占 17.2%，40 岁后双根管检出率也下降，60 岁及以上人群双根管检出率最低。这是因为年轻切牙多为单个粗大的根管，增龄性改变、磨损等原因致使大量的第三期牙本质在根管壁之间的最狭窄处沉积，一个粗大的根管分为两个，而 40 岁后根管变得细小、甚至钙化，使根管变得简单化[9]。双侧同名

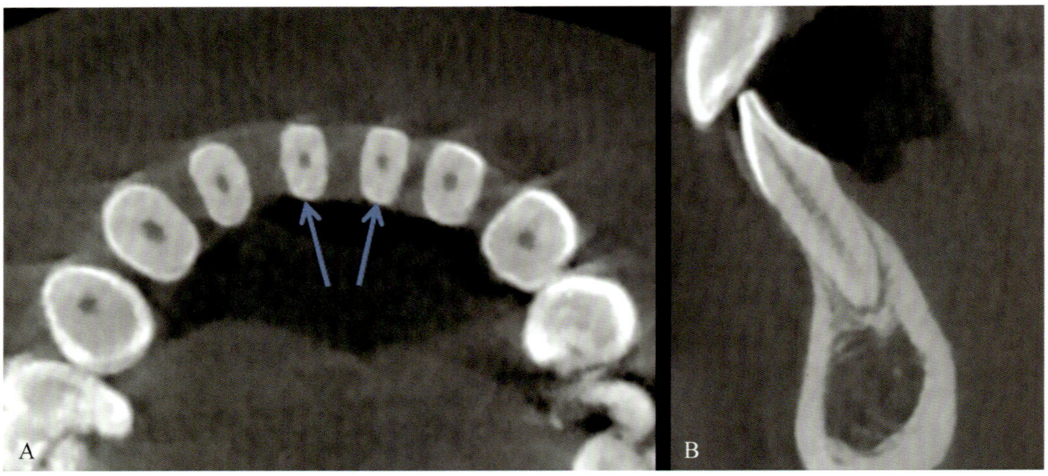

图 3-1-15　下颌中切牙单根单管 CBCT 图像

A：横断面见 31、41 均为单根管（见箭头）；B：矢状面显示 31 为单根单管

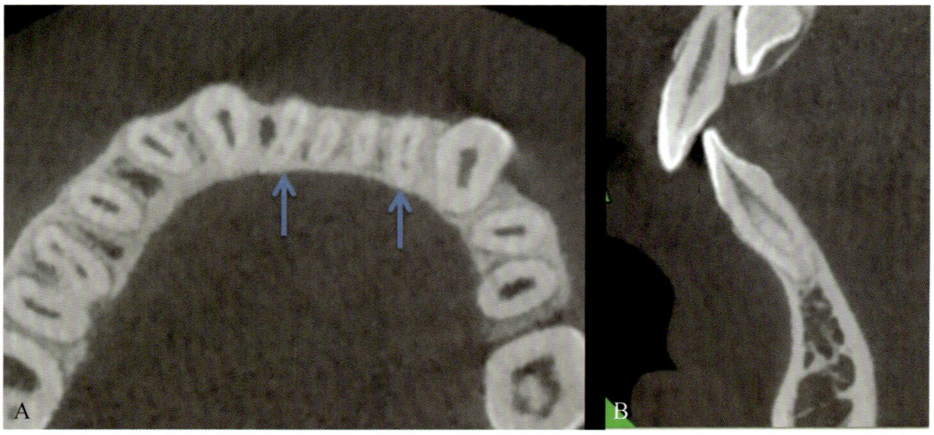

图 3-1-16　下颌侧切牙双根管 CBCT 图像

A：横断面见 32、42 均为双根管（见箭头）；B：矢状面显示 42 为双根管

下切牙的双根管发生有对称性，在临床上如果发现一侧下颌切牙是双根管，那么对侧同名牙也可能含有双根管。下颌中切牙双根管和侧切牙双根管也具有相关性，中切牙发生双根管时，侧切牙发生双根管的概率也比较高。下颌侧切牙双根管的检出率高于下颌中切牙。下颌切牙双根管类型以Ⅲ型为主，多为 1 个根管口，在根中 1/3 段分为颊、舌向 2 支，到根尖段又融合成 1 个根管，这是在根中 1/3 双根管检出率最高的原因。因此在进行下颌切牙根管治疗时，应仔细探查第二根管的存在，特别是在舌侧方向，采用 CBCT 对根管系统进行三维分析，可提高诊断准确性。②下颌尖牙，与上颌尖牙比较，下颌尖牙体积较小，多为单根（图 3-1-17），偶有双根（图 3-1-18）。下颌尖牙的根管形态呈多

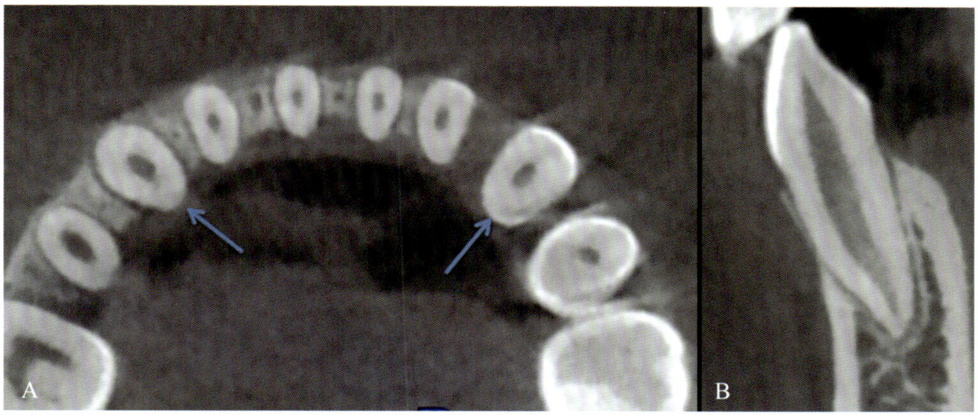

图 3-1-17　下颌尖牙单根单管的 CBCT 图像

A：横断面见 33、43 单根管（见箭头）；**B**：矢状面见 33 单根单管，根管稍显弯曲

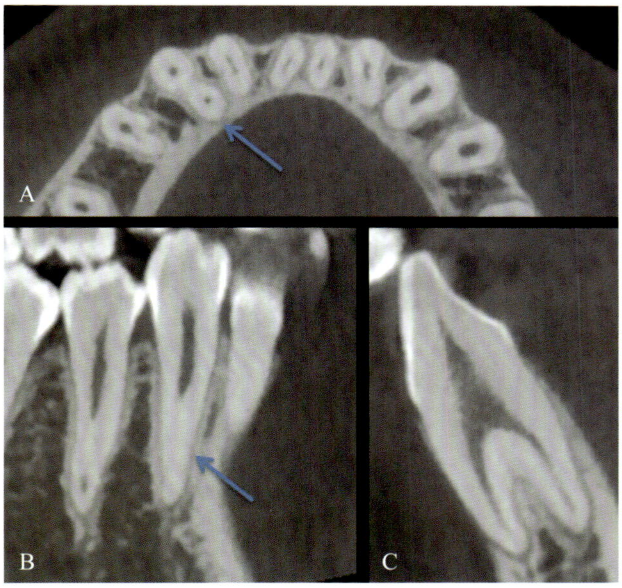

图 3-1-18　下颌尖牙双根的 CBCT 图像

A：横断面可见 43 双根双管；**B**：43 冠状面；**C**：矢状面示 43 双根双管

种类型，单根单管型（Ⅰ型）比例最高，多存在明显的弯曲；单双混合型根管可为Ⅱ、Ⅲ、Ⅳ型。

3）上颌第一前磨牙牙髓腔形态：上颌第一前磨牙是前磨牙中体积最大者，牙根形态多样，根管形态类型复杂。牙根呈扁形，可在根中或根尖 1/3 分为颊舌两根，偶见三根。程晓莉等人的研究结果显示单根比例为 57.4%，双根比例为 41.5%，三根比例为 1.1%[11]。

根管数目往往与牙根形态和数目相关，通常单根的上颌第一前磨牙常见 1～2 条根管（图 3-1-19）；双根牙至少有两条根管；若为三根，则为三根管。因此，上颌第一前磨牙常见 1～2 条根管，偶见 3 条根管。双根管比例最高，其次为单根管（图 3-1-20），偶见三根管（图 3-1-21）。程晓莉等人的研究显示单根管比例 10.1%，双根管比例 88.0%，三根管比例 1.9%。出现双根管的牙根在外形上有以下特征：扁形单根，在牙根邻面有根面沟者更易出现双根管；双牙根多为双根双管；根部出现根分叉为双根管[4]。

4）上颌第二前磨牙牙髓腔形态：上颌第二前磨牙多为单根，双根少见，偶有三根形态。文献

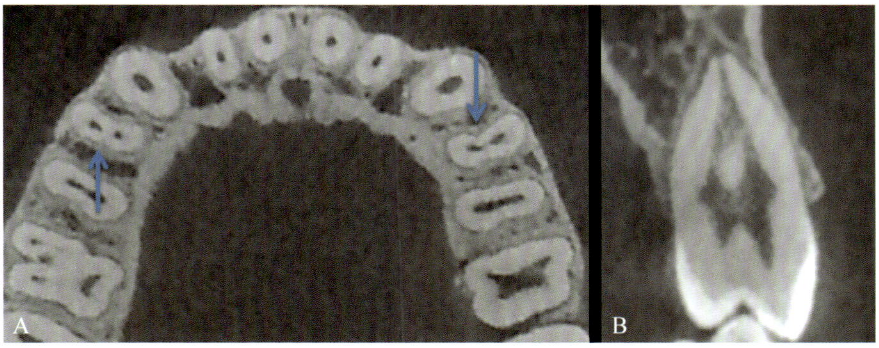

图 3-1-19　上颌第一前磨牙双根管的 CBCT 图像

A：横断面见 14、24 扁形单根，牙根邻面有根面沟（如箭头所示），14、24 均为双根管；**B**：24 冠状面示颊、腭侧双根管的走行

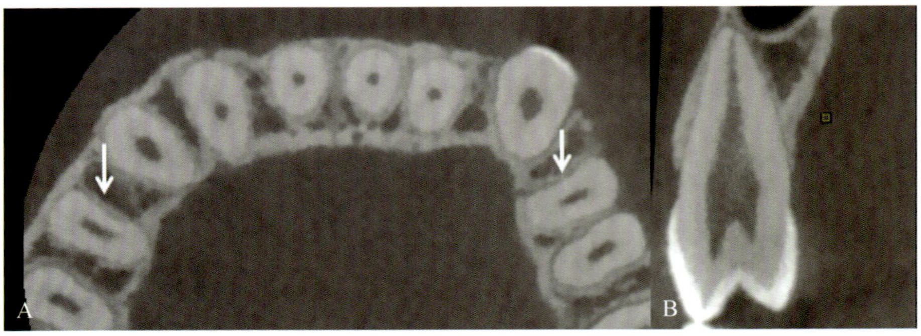

图 3-1-20　上颌第一前磨牙单根管的 CBCT 图像

A：横断面见 14、24 扁形单根，14、24 均为单根管；**B**：14 冠状面示单根管的走行

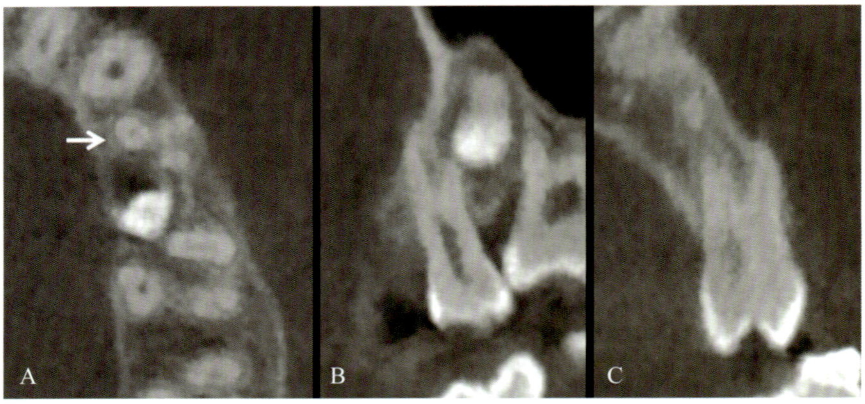

图 3-1-21　上颌第一前磨牙三根管的 CBCT 图像

A：横断面见 24 近中颊根、远中颊根、腭根三根，有三根管（如箭头所示）；**B**：矢状面示 24 近中颊根及远中颊根；**C**：冠状面示 24 近中颊根及腭根

报道中上颌第二前磨牙的牙根外形和根管形态相差较大：汪平等人的研究显示上颌第二前磨牙单根比例约 87%，双根比例约 13%，单根管比例约 43%，双根管比例约为 57%[12]（图 3-1-22）；而

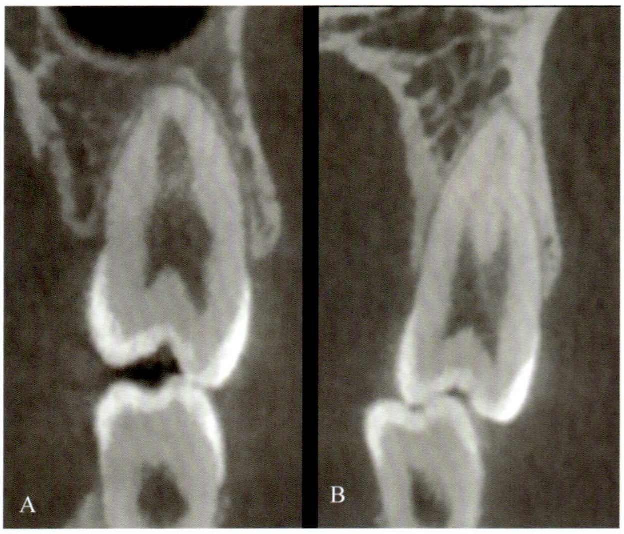

图 3-1-22　上颌第二前磨牙的 CBCT 图像

A：上颌第二前磨牙单根单管型；**B**：上颌第二前磨牙双根管

Pecora 等人的研究结果为单根约占 90.3%，双根约占 9.7%，单根管比例约 67.3%，双根管比例约 32.4%，三根管比例约 0.3%[13]。上颌第二前磨牙的双根管比例明显高于双根的比例，这是由于单根双管型的存在。

5）下颌第一前磨牙牙髓腔形态：下颌第一前磨牙多为单根，偶有双根，三根罕见。Cleghorn 等人研究结果显示单根比例约 98%，双根比例为 1.8%，三根比例约 0.2%，四根比例小于 0.1%。单根单管型是下颌第一前磨牙最常见的类型（图 3-1-23），约占 75.8%，多根管比例约为 24.2%[14]。当牙根的近中面或远中面有长形凹陷时（主要分布在近中根面），内多为多根管形态（图 3-1-24）。下颌第一前磨牙偶见 C 型根管，Yang H 等人研究表明 C 型根管的比例约为 1.14%[15]。

6）下颌第二前磨牙牙髓腔形态：与下颌第一前磨牙相似，下颌第二前磨牙多为单根，偶有双根，三根罕见。Bürklein 等人的研究结果显示单根约占 98.6%，双根约为 1.3%，三根约为 0.1%[16]。

下颌第二前磨牙的根管多为单根单管型，呈扁形，根管横切面颊舌径大于近远中径（图 3-1-25）。Bürklein 等人的研究显示人群中约有 96% 为单根单管型，其余多为双根管，三根管或四根管非常少见，约占 0.4%[16]。

7）上颌第一磨牙牙髓腔形态：上颌第一磨牙的牙冠呈立方体，牙根由近中颊根、远中颊根、腭根组成，且三根之间分叉度较大。上颌第一磨牙偶有一个或两个牙根，这种情况可能是由于腭根先天没发育，或者是颊侧两牙根融合，LinYH 报道双根比例 1.0%，单根比例 1.5%[17]。

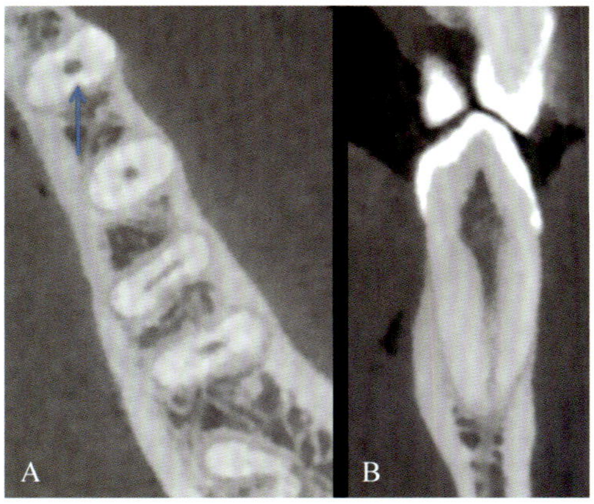

图 3-1-23　下颌第一前磨牙单根管 CBCT 图像

A：横断面示 34 单根管（见箭头）；**B**：冠状面显示 34 单根管走行

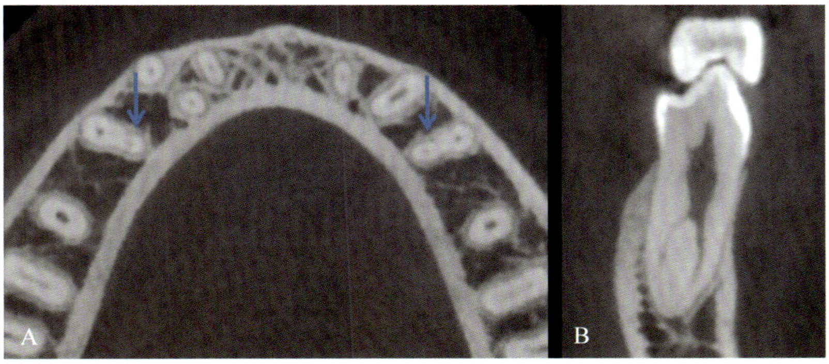

图 3-1-24　下颌第一前磨牙双根管 CBCT 图像

A：横断面示 34、44 双根管，34、44 牙根近中面可见凹形下陷的凹沟（见箭头）；**B**：冠状面显示 34 分为颊、舌侧两条根管

上颌第一磨牙的根管系统较复杂，尤其是近中颊根。早在 1925 年，Hess 和 Zurcher 就提出上颌磨牙近中颊根常有两个根管：近中颊根根管（MB1）和近中颊根第二根管（MB2）。上颌第一磨牙近中颊根双根管型比例较高，达 56% ～ 80%[17-19]，其双根管形态是目前研究热点之一，表明上颌第一磨牙发生 MB2 根管的现象较普遍。临床医生在诊断与治疗上颌第一磨牙时应对 MB2 根管进行积极探查，以避免因根管遗漏而造成治疗失败。上颌第一磨牙的近中颊根偶有 MB3（图 3-1-26）。

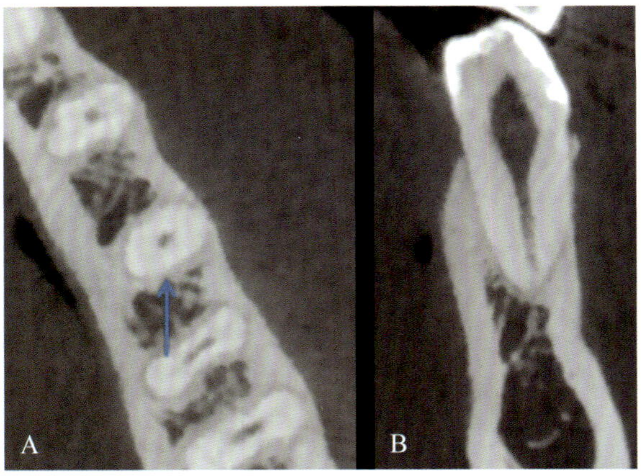

图 3-1-25　下颌第二前磨牙单根管 CBCT 图像

A：横断面示 35 单根管；**B**：冠状面示 35 单根管走行

远中颊根及腭根根管形态较近中颊根简单，多为单根单管型，多根管罕见[20-21]（图 3-1-27，图 3-1-28）。

8）上颌第二磨牙牙髓腔形态：上颌第二磨牙在外形上与上颌第一磨牙相似，牙髓腔的结构特征均相似，但细节上存在差异：上颌第二磨牙的牙冠形态近似梯形或圆三角形，三个牙根之间的夹角逐渐变锐或几乎接近平行。上颌第二磨牙出现单根或双根的融合根形态比例较上颌第一磨牙高。LinYH 等人报道上颌第二磨牙双根比例约为 24.2%，单根比例为 7.1%[17]，而 Pérez-Heredia 等人报道双根比例为 4.2%，单根比例为 17%[19]。

上颌第二磨牙的根管总数通常有 3 ～ 4 条，双根管多见于近中颊根，但出现概率较上颌第一磨牙低，Pérez-Heredia 等人报道上颌第二磨牙 MB2 出现比例约为 47.3%[19]。上颌第二磨牙远中颊根和腭根根管形态简单，变异较少，以单根单管型为

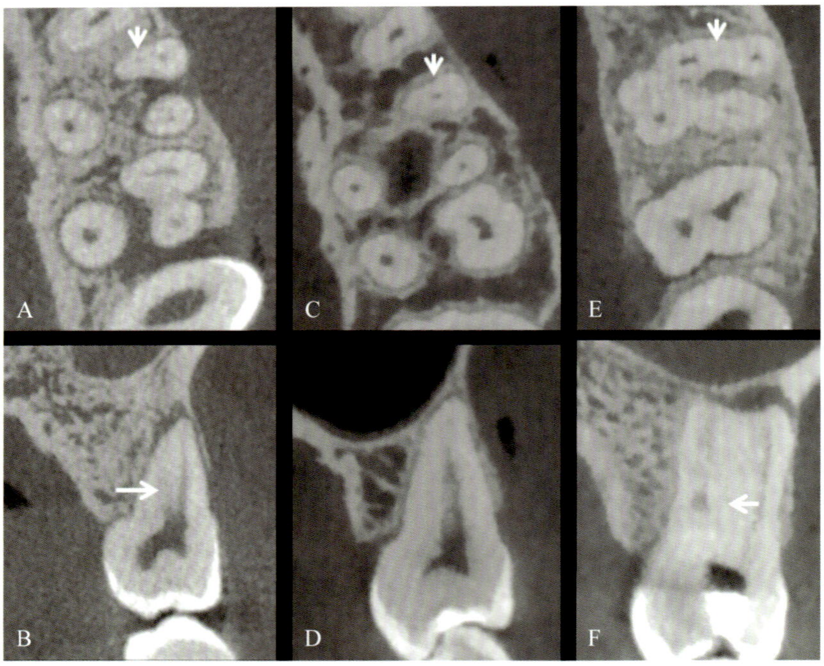

图 3-1-26　上颌第一磨牙近中颊根的 CBCT 图像

A：26 横断层面图像示近中颊根双根管（如箭头所示）；**B**：经 26 近中颊根的冠状面示 26 近中颊根分为颊、舌侧双根管；**C**：26 横断层面图像示近中颊根单根管（如箭头所示）；**D**：经 26 近中颊根的冠状层面示 26 近中颊根单根管走行；**E**：26 横断层面图像示近中颊根三根管（如箭头所示 MB3）；**F**：经 26 近中颊根的冠状层面示 26 近中颊根三根管走行（箭头指示钙化的 MB3）

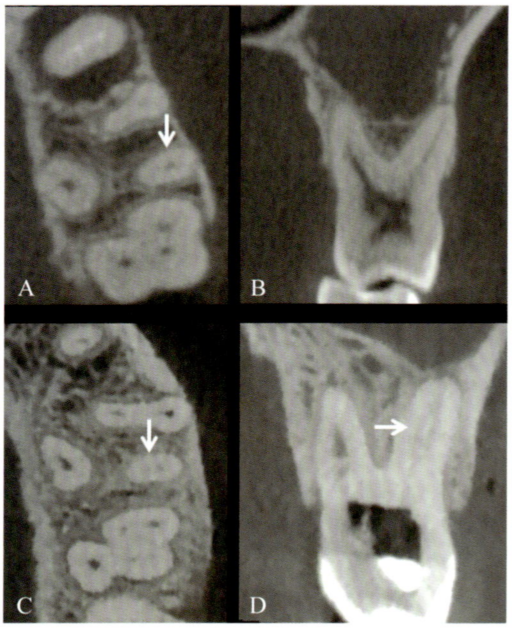

图 3-1-27　上颌第一磨牙远中颊根的 CBCT 图像

A：26 横断面图像示远中颊根单根管（如箭头所示）；**B**：经 26 远中颊根的冠状面示 26 远中颊根单根管走行；**C**：26 横断面图像示远中颊根双根管（如箭头所示）；**D**：经 26 远中颊根的冠状面示 26 远中颊根分为颊、舌侧双根管（如箭头所示）

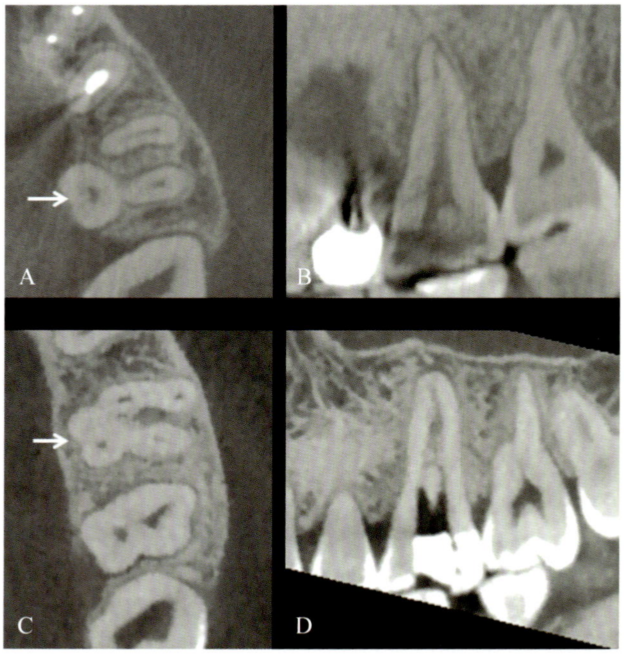

图 3-1-28　上颌第一磨牙腭根的 CBCT 图像

A：26 横断面图像示腭根单根管（如箭头所示）；**B**：经 26 腭根的矢状面示 26 腭根单根管走行；**C**：26 横断面图像示腭根双根管（如箭头所示）；**D**：经 26 腭根的矢状面示 26 腭根分为近、远中双根管（如箭头所示）

主，极少发现多根管。

上颌磨牙的根管系统中，有一种根管变异是上颌磨牙的外形及根管形态与上颌前磨牙极其相似，这是由于两个颊根融合，使得原来穿行在牙根内的近、远中两条根管，变异成一条扁形的根管[4]（图 3-1-29）。

9）下颌第一磨牙牙髓腔形态：下颌第一磨牙是下颌磨牙组中牙体体积及髓腔容积最大者，髓室顶呈长方形，颊舌径小于近远中径。

下颌第一磨牙多为双根形态，三根较少，单根罕见。文献报道差异较大，Zhang R 等人报道双根比例为 70%，三根比例 29%[22]，而 Pérez-Heredia 等人研究显示下颌第一磨牙 94.2% 为双根，三根比例为 4.1%[19]，这些差异与种族差异及研究方法不同有关。

下颌第一磨牙的主根管通常有 3～4 条，以三根管最为常见，其次为四根管，Zhang R 等人报道三根管比例为 56%，四根管比例为 43%[22]。下颌第一磨牙偶有五根管，双根管及七根管罕见。

下颌第一磨牙近中根多为单根双管，Pérez-Heredia 等人报道的双根管比例为 90%，三根管比例为 6.7%[19]。远中根则多是单根单管。四根管的牙齿常见远中根有颊、舌两根管（图 3-1-30），有时则为近中根存在三根管。下颌第一磨牙 C 型根管的发生率较低，仅有个案报告。

10）下颌第二磨牙牙髓腔形态：下颌第二磨牙的髓腔形态与下颌第一磨牙明显不同，牙根及根管系统相对复杂多变。下颌第二磨牙有双根、三根、融合根等多种形态，双根多见（Zhang R 报道双根比例为 76%，Pérez-Heredia 为 83.5%）[19, 22]，

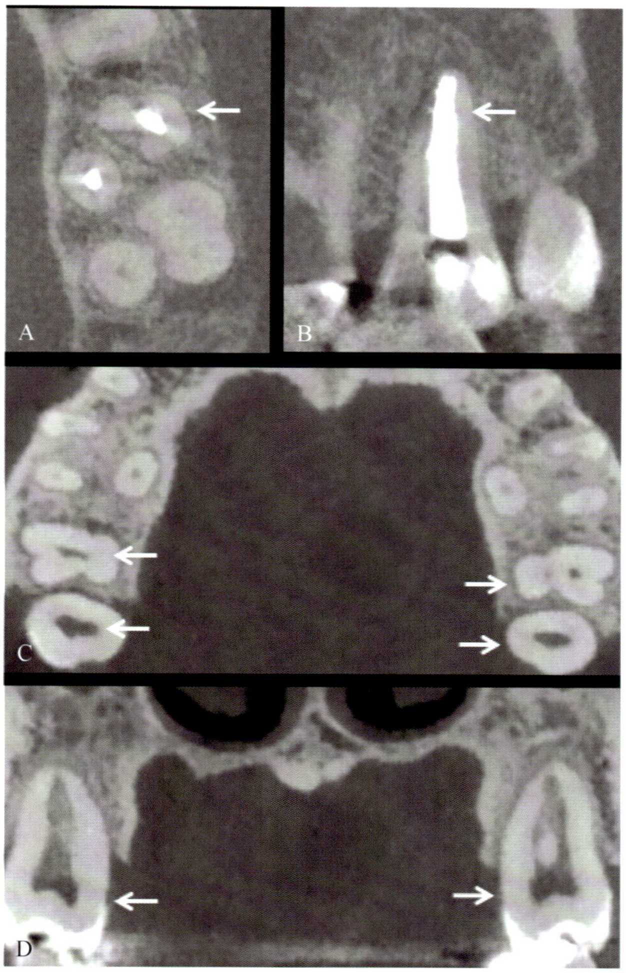

图 3-1-29　上颌磨牙融合根 CBCT 图像

A：横断面示 26 颊侧两个牙根融合，颊侧根管变异成一条扁形的根管（如箭头所示）；B：矢状面示 26 颊侧根为单根单管（如箭头所示）；C：横断面示双侧第二、第三磨牙融合根（如箭头所示）；D：冠状面示 17 为单根单管，27 为单根双管。A、B 为同一名患者，C、D 为同一名患者

从而根管也出现多种类型，其中 C 型根管在该牙较常见，常呈双侧对称性分布（图 3-1-31）。von

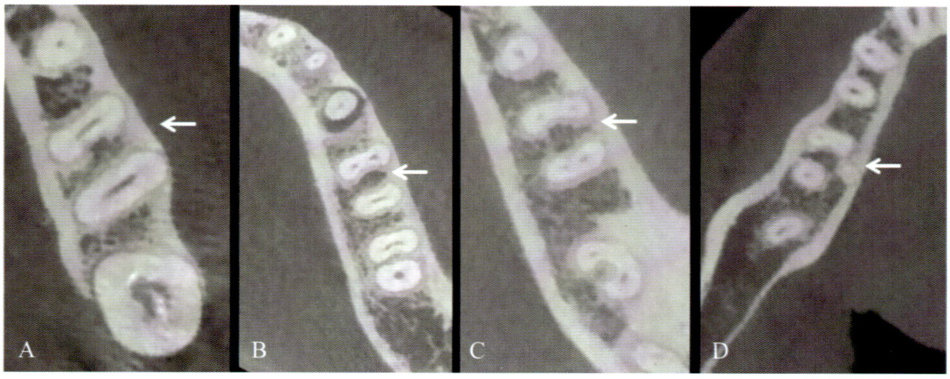

图 3-1-30　下颌第一磨牙横断面的 CBCT 图像

A：36 可见近中、远中两条主根管；B：36 可见近中颊、近中舌、远中三条主根管；C：36 可见近中颊、近中舌、远中颊、远中舌四条主根管；D：46 可见近中根、远中颊根及远中舌根三条牙根，有四条主根管

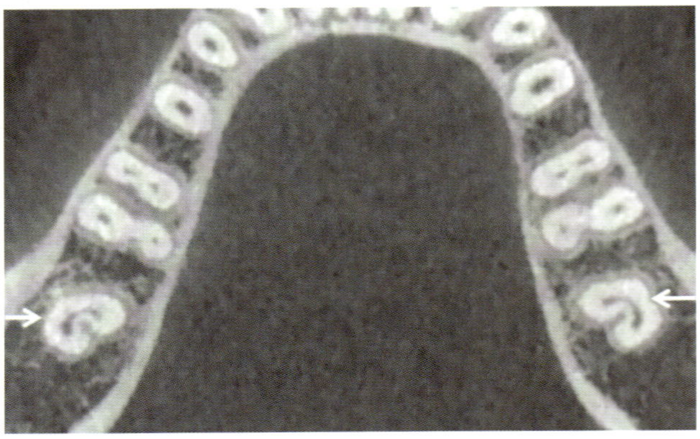

图 3-1-31　下颌第二磨牙 C 型根管
横断面示 37、47 C 型根管，呈对称分布（如箭头所示）

Zuben 等人的研究表明不同人群 C 型根管系统的发生率差异较大，在巴西人群中仅为 6.8%，西欧国家人群为 7.8% ～ 11.0%，亚洲人中 C 型根管的发生率最高，约占 44%[23]。

11）第三磨牙牙髓腔形态：第三磨牙由于受功能退化的影响多有变异，它是全口牙中形态变化最大的牙之一。髓腔变化亦有其特点，主要表现为髓腔大、根管粗、髓角较矮等特点。

（谢晓艳）

第二节　颌　骨

【概述】

颌骨分为上颌骨（maxilla）和下颌骨（mandible）（图 3-2-1）。上颌骨位于颜面中部，左、右两块上颌骨相互对称，构成面中部的支架。下颌骨位于面下 1/3，其后上方的髁突与颞骨的关节窝参与颞下颌关节的构成，是面骨中唯一可以通过关节活动的骨[1，24]。

【正常解剖及 CT 表现】

1. 上颌骨　上颌骨的解剖形态不规则，可分为一体和四突[1，24]（图 3-2-1）。

上颌体是上颌骨的主体部分，内有上颌窦，略呈锥体形，分为前、后、上、内四面。

（1）前面：朝向前外，上界为眶下缘，眶下缘中点下方约 0.5 cm 处为椭圆形的眶下孔（图 3-2-2）。下界为牙槽突。内界为鼻切迹，双侧鼻切迹在正中融合，形成鼻前棘。后界为颧突及颧牙槽嵴。

（2）后面：朝向后外，构成颞下窝及翼腭窝的前壁。

（3）上面：构成眶底的大部分。其后缘参与构成眶下裂前缘，中部有眶下沟，向前、内、下经眶下管以眶下孔开口于上颌体的前面。

（4）内面：参与构成鼻腔外侧壁。

（5）上颌窦：为上颌骨内的锥形气腔，窦尖伸向颧突，鼻腔外侧壁为窦底。窦前壁为上颌体的前面，后壁朝向后外，上壁为眶面，底壁与上壁相对。上颌窦的大小、形态存在个体差异，而多数同一个体双侧上颌窦形态、大小基本对称（图 3-2-3）。

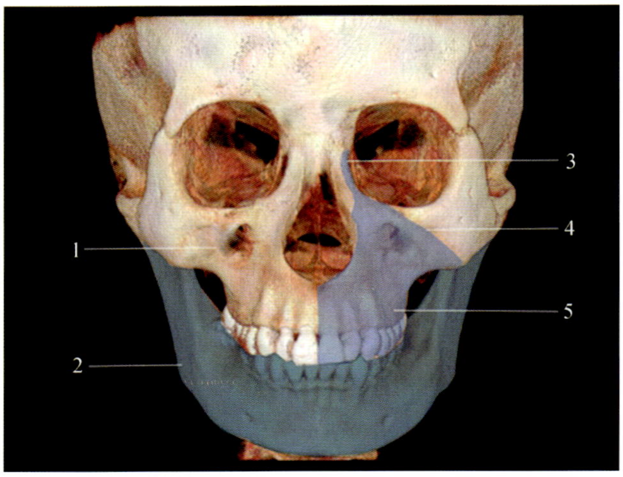

图 3-2-1　面颅正面观（CBCT 的 3D 重建图像）
1. 上颌体；2. 下颌骨；3. 上颌骨额突；4. 上颌骨颧突；5. 上颌骨牙槽突

上颌骨的四突为额突、颧突、腭突和牙槽突（图 3-2-1）。①额突位于上颌体的内上方，与额骨连接。②颧突向外上与颧骨相接，向下至第一磨牙处形成颧牙槽嵴。③腭突与对侧腭突在中线相接，构成鼻腔底部和硬腭的前 3/4。腭突后缘与腭骨水平部呈锯齿状相接。腭突的前端有切牙孔，是腭中缝与两侧尖牙连线的交点，向上后通入切牙管（图 3-2-4）；腭突的后外侧有腭大孔（图 3-2-5）。④牙槽突呈弓形，其容纳牙根的部分称为牙槽窝。牙周

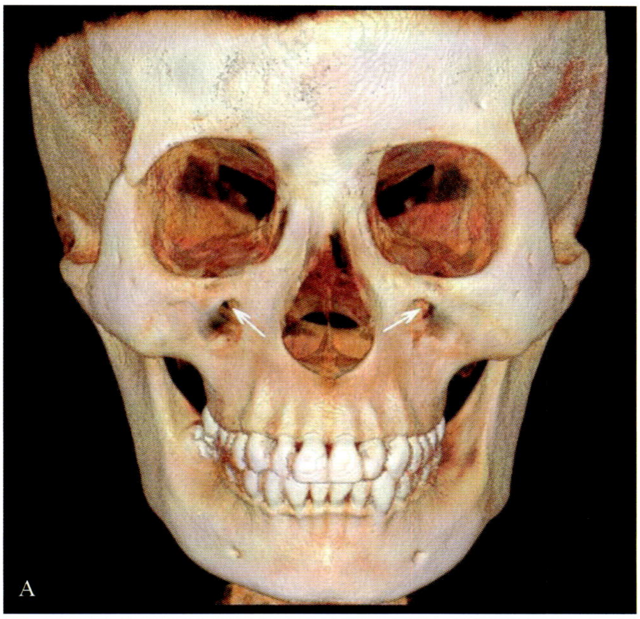

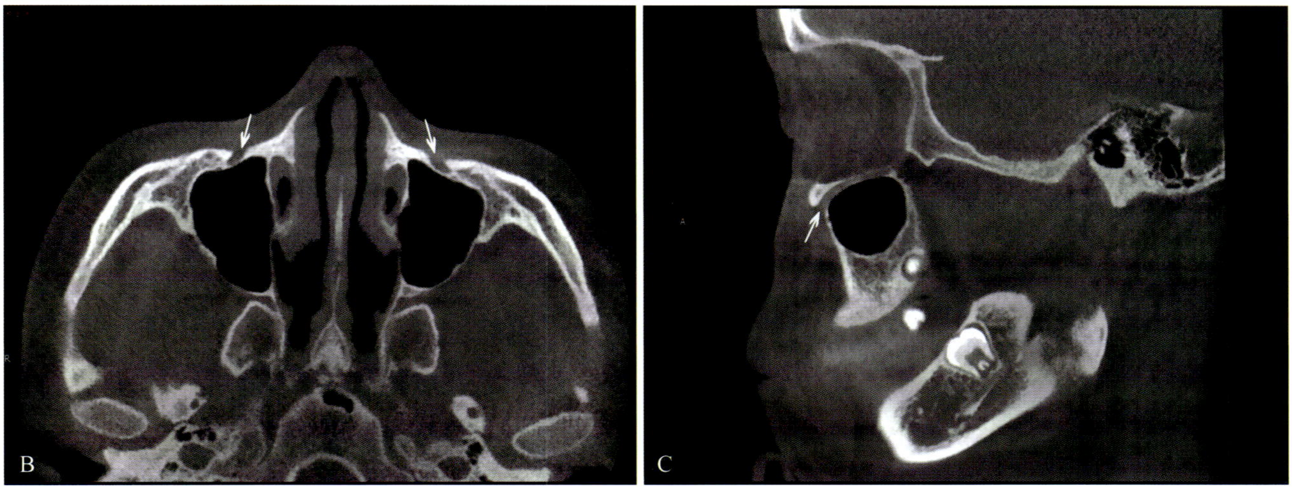

图 3-2-2　眶下孔

A：头颅 CBCT 的 3D 重建图像显示双侧眶下孔位于眶下缘中点下方（如箭头所示）；**B**、**C**：CBCT 的横断面、矢状面显示眶下孔位于上颌骨前面（如箭头所示）

膜的外围、牙槽窝的内壁为固有牙槽骨，因其骨质致密，CT 片上呈现为包绕在牙周膜周围的高密度线条影[1，24]。

2. 下颌骨　下颌骨分为下颌体（水平部）和下颌支（垂直部），下颌体下缘与下颌支后缘连接处为下颌角（图 3-2-6）。

（1）下颌体呈弓形：①外面观，中线处可见正中联合，胚胎时期双侧下颌骨借纤维软骨在此融合，出生 1 年左右形成骨性联合。正中联合下部的隆起为颏结节。在前磨牙根尖区有颏孔，孔内有颏神经、血管通过。自升支前缘经颏孔之下延至颏结节的骨嵴为外斜线。②内面观，在下颌体内面，与外斜线相对应的骨嵴为内斜线。下颌体内面近中线处有上、下两对突起，分别称为上颏棘和下颏棘。舌下腺与内斜线上方、颏棘两侧的三角形凹陷相邻，称为舌下腺窝。下颌下腺与内斜线下方的轻度凹陷相邻，称为下颌下腺窝。二腹肌前腹起始于内斜线下方、中线两侧近下颌体下缘处的凹陷处，称为二腹肌窝。③下颌体下缘，是下颌骨骨质最致密处。下颌角前方的下颌体下缘切迹称角前切迹[1，24]。

（2）下颌支为几乎垂直的长方形骨板：①外面观，下方咬肌附着处骨面粗糙，称为咬肌粗隆。②内面观，下颌支中央略偏后上方处有下颌孔，开口朝向后上方，呈漏斗状。自下颌孔向前下经下颌支、下颌体到颏孔的骨松质间的骨密质管道为下颌管，管内有下牙槽神经和血管走行，分支进入牙根和牙槽窝。下颌管在前磨牙根尖区分为颏管和切牙管，颏管与颏孔相接，下颌管继续向前走行于切牙之下为切牙管。③髁突，是下颌骨的主要生长中心。髁突上端为关节面，横嵴将关节面分为前斜面和后斜面。髁突下方较窄处为髁

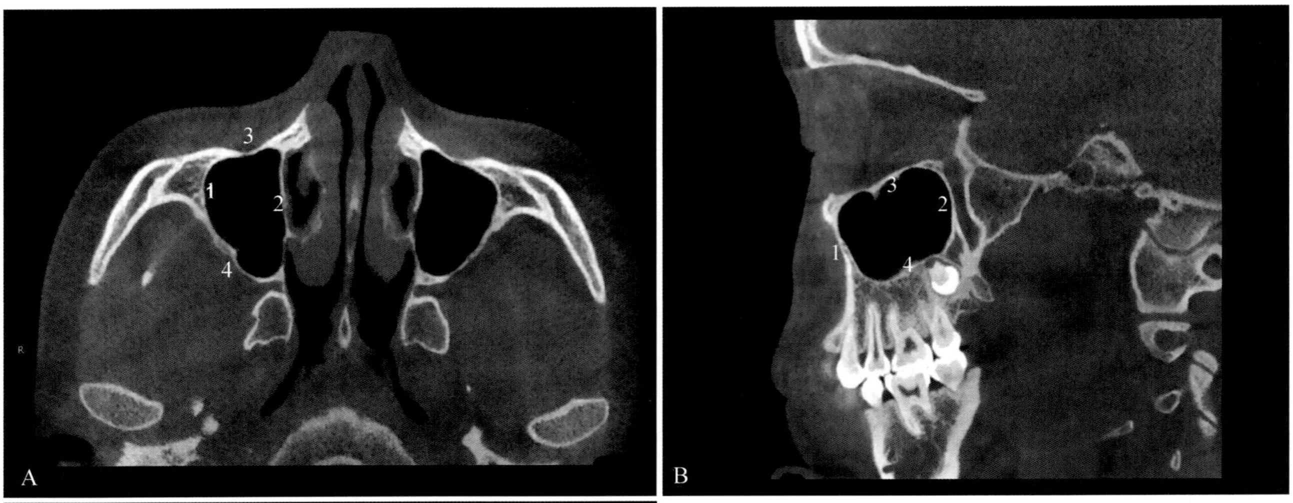

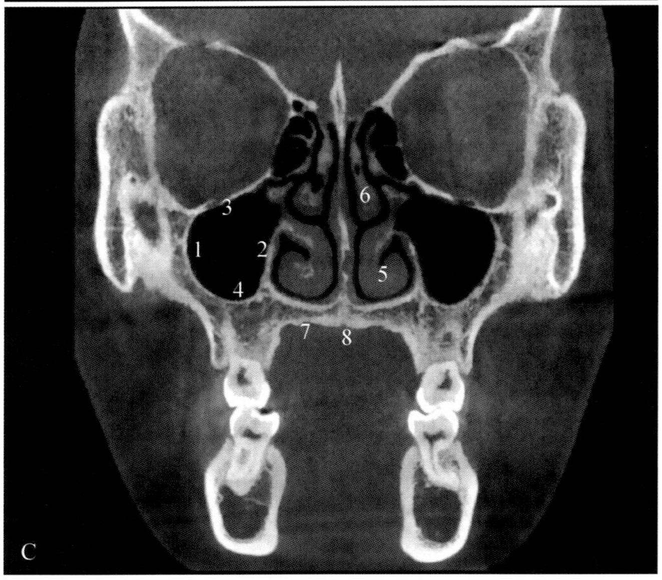

图 3-2-3　上颌窦

A：CBCT 横断面显示上颌窦窦尖（1）伸向颧突，鼻腔外侧壁为窦底（2），窦前壁（3）为上颌体的前面，后壁（4）朝向后外；**B**：CBCT 矢状面显示上颌窦的前壁（1）、后壁（2）、上壁（3）、下壁（4），上壁为眶面，底壁与上壁相对；**C**：CBCT 冠状面显示上颌窦的窦尖（1）、窦底（2）、上壁（3）、底壁（4），还可显示下鼻甲（5）、中鼻甲（6）、上颌骨腭突（7）、腭中缝（8）

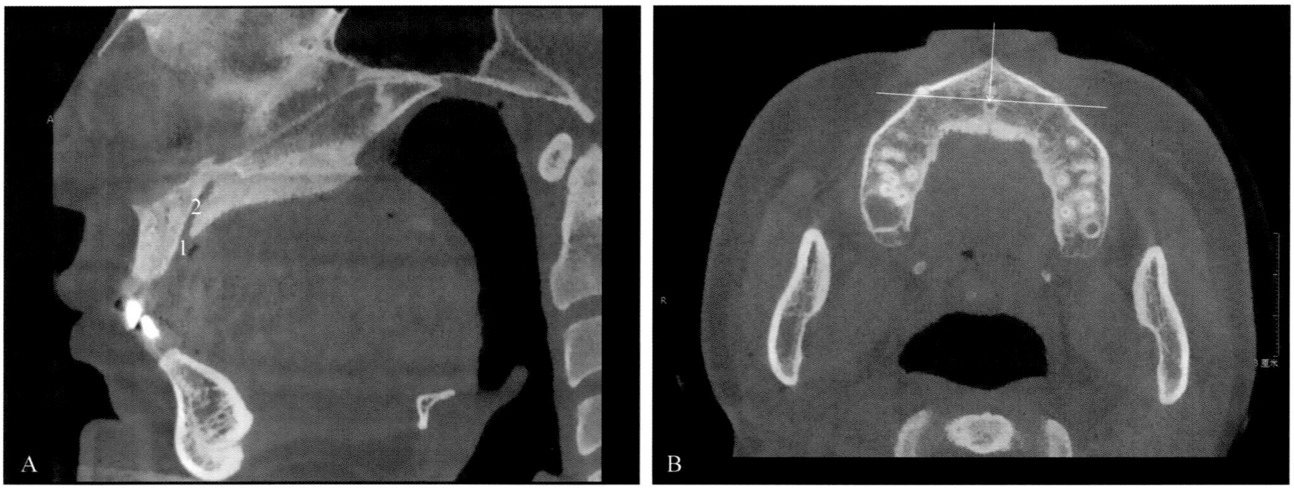

图 3-2-4　切牙孔

A：CBCT 矢状面显示腭突的前端有切牙孔（1），向上后通入切牙管（2）；**B**：CBCT 横断面显示腭突的前端有切牙孔（如箭头所示），是腭中缝与两侧尖牙连线的交点（水平线为 13、23 连线，箭头方向为腭中缝方向）

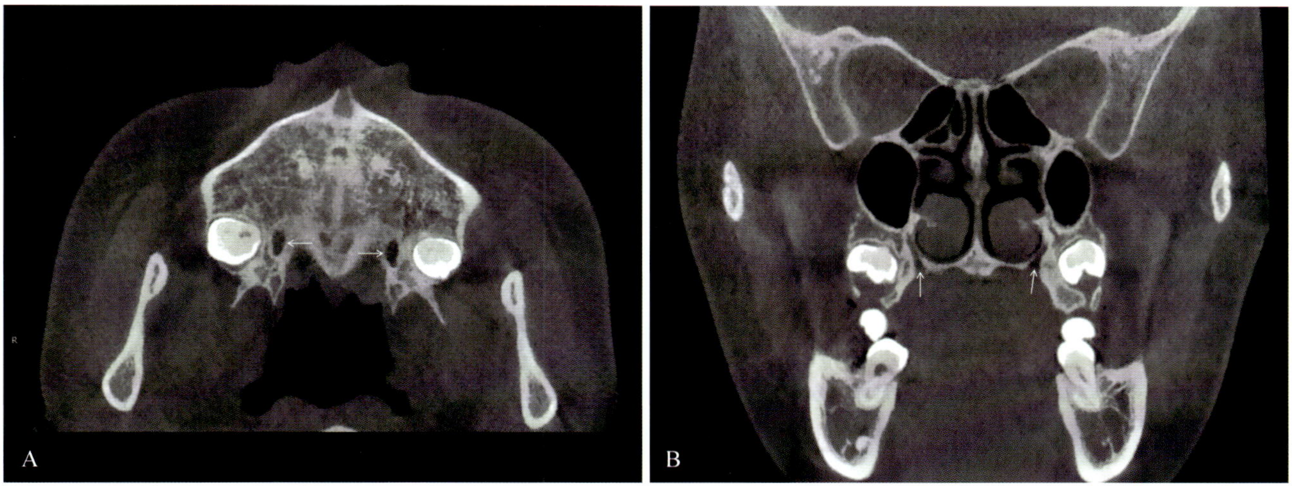

图 3-2-5　腭大孔

A、B：CBCT 横断面、冠状面显示硬腭的后外侧近牙槽突处可见腭大孔

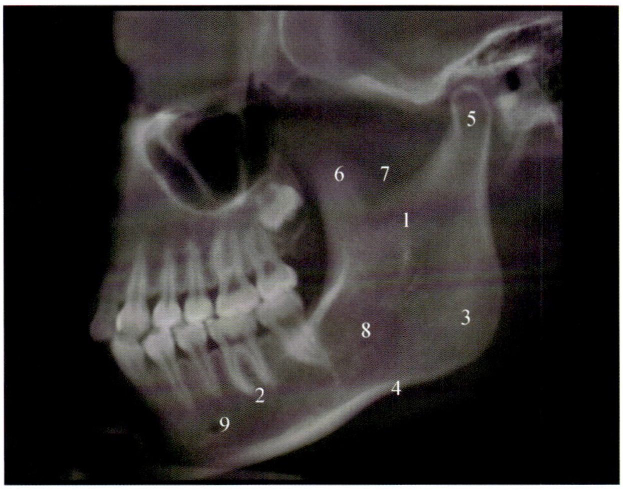

图 3-2-6　下颌骨

CBCT 斜矢状位厚层重建显示：**1.** 下颌支；**2.** 下颌体；**3.** 下颌角；**4.** 角前切迹；**5.** 髁突；**6.** 喙突；**7.** 乙状切迹；**8.** 下颌管；**9.** 颏孔

突颈。④喙突，呈扁三角形，与髁突之间有乙状切迹，为下颌支的上缘。喙突外侧由向下附着于下颌支的咬肌前部覆盖，边缘和内侧面有颞肌附着[1，24]。

【颌骨的解剖结构特点及变异】

1. 上颌窦的解剖结构特点及变异　上颌窦个体形态差异较大，上颌窦分隔、上颌窦发育不良、筛上颌窦、上鼻道上颌窦口引流及过度气化上颌窦等是常见的上颌窦变异[25]。

（1）上颌窦分隔：上颌窦分隔是上颌窦壁的皮质骨突起，把窦腔分成 2 个或多个窦腔（图 3-2-7）。1910 年英国解剖学家 Arthur S. Underwood 首次报道约有 33% 的上颌窦表现为上颌窦分隔，因此又名 Underwood’s 分隔[26]。当前文献报道上颌窦分隔的发生率为 13% ～ 35%[26-33]，该差异可能与研究方法和人种不同有关。

上颌窦分隔包括原发性上颌窦分隔和继发性上颌窦分隔。原发性分隔是生长发育过程中形成的分隔，而继发性分隔是由缺牙后上颌窦底的不规则气化引起的。因此，上颌后牙缺失的人群上颌窦分隔的比例要高于无缺失牙的人群。

Underwood 将上颌窦分为前（对应前磨牙区）、中（对应第一磨牙区）、后（对应第二磨牙区）三部分。对于上颌窦分隔的好发部位，不同的研究结果差异很大。Underwood 认为上颌窦分隔好发于上颌窦后部[26]；Ulm 和 Krennmair 报道发生在前磨牙区的上颌窦分隔分别占 73.3% 及 75%[28-29]；Kim 研究发现第一磨牙区出现上颌窦分隔的比例最高。不同的研究方法和研究对象可能是造成这些差别的重要原因[31]。

（2）上颌窦发育不良：上颌窦发育不良可分为原发性发育不良和继发性发育不良。原发性上颌窦发育不良是由于生长发育引起的，而继发性发育不良可由手术或外伤等引起。

上颌窦发育不良的分型最早由 Bolger 等人于 1990 年提出[34]：1 型，钩突发育正常，上颌窦腔轻度发育不良（漏斗通道发育良好，受累窦腔黏膜增厚程度不等）；2 型，钩突发育不良或缺如，上颌窦腔明显发育不良（漏斗通道不清晰或不可见，受累窦腔密度增高）；3 型，钩突缺如，上颌窦严

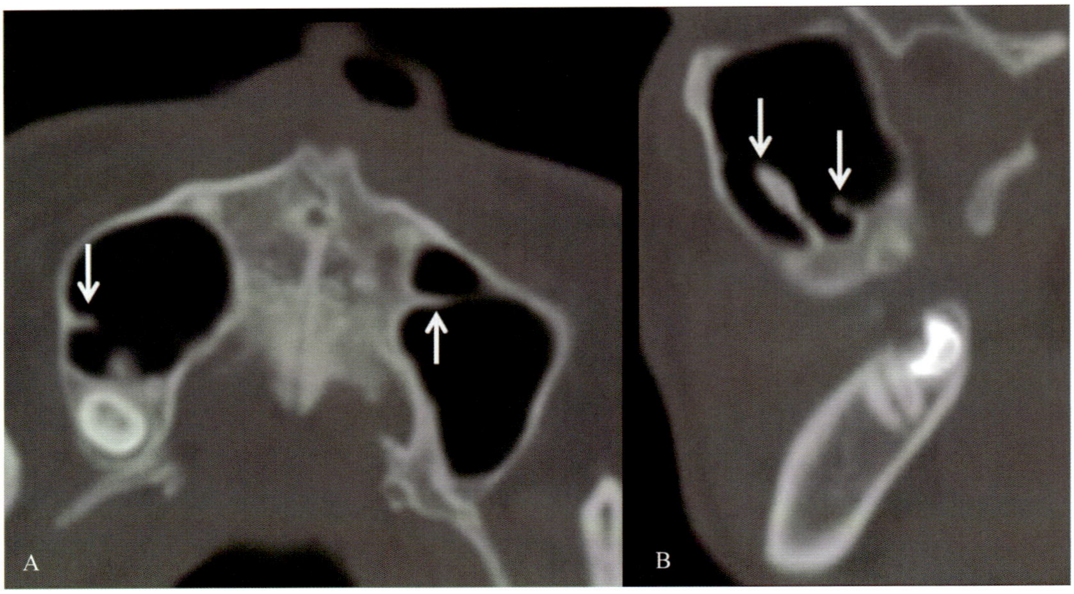

图 3-2-7　上颌窦分隔的 CT 图像

A：横断面见双侧上颌窦分隔（如箭头所示）**B**：矢状面见右侧上颌窦两处分隔（如箭头所示）

重发育不良（表现为鼻腔侧壁的浅裂口）。后来，Sirikci 等人将眶腔增大纳入 2 型和 3 型的诊断标准中[35]。Geraghty 和 Dolan 等人报道眶腔增大、尖牙窝抬高、侧位眶下管、眶上裂增宽和翼腭窝增宽等为上颌窦发育不良的诊断标准[36]。另外，上颌窦发育不良可伴发中鼻甲气化、继发性中鼻甲等变异。

X 线检查显示单侧上颌窦密度增高的原因可能是肿瘤、感染性疾病引起的黏膜增厚或者重度上颌窦发育不良，有时难以通过普通 X 线检查明确诊断。CT 检查可以获得更准确的解剖及变异信息，进而促进准确诊断及治疗。

（3）筛上颌窦：后组筛房扩大，突入上颌窦内，称为筛上颌窦。筛上颌窦的发生率为 0.7% ~ 2%，常伴发上颌窦发育不良[37-38]。

（4）上鼻道上颌窦口引流：上颌窦一般开口于中鼻道，如果开口在上鼻道，则称为上鼻道上颌窦口引流。

（5）过度气化上颌窦：上颌窦向前可达前磨牙根方，甚至到尖牙根方，向外可达甚至进入颧突，向后可达上颌骨后壁，向上可达到眶底，下可达到牙槽突。随着年龄的增长，上颌窦气化程度增加，上颌窦体积也逐渐增大。如果上颌窦水平或垂直方向的最大径大于其眶腔直径的 90% 及以上，则称为过度气化。过度气化根据是单轴（水平向或垂直向）还是双轴以及是否伴发其他变异分为 1 型、2 型和 3 型[25, 39]。

（6）异型上颌窦：多数情况下，上颌窦底在第一与第二磨牙区域位置最低。一些人上颌磨牙牙根可以伸入上颌窦底，在上颌窦底形成间隔突起，形成许多小凹陷，称为牙槽隐窝。当上颌窦底局限性膨出，尤其向牙槽突膨出时，如果同时伴有局部横行骨嵴，则呈现出“水滴样”结构，其与上颌窦的主体结构实际上是通连的，但是在曲面体层片或传统平片上，可能表现为上、下两部分分隔形态，容易与上颌骨囊肿混淆，CBCT 及螺旋 CT 的三维成像可以进行鉴别（图 3-2-8）。

（7）上颌窦发育不对称：不同个体上颌窦的形态、大小差异较大，但同一个体双侧上颌窦形态、大小一般基本对称，但也存在同一个体双侧上颌窦形态、大小不对称的情况（图 3-2-9）。

2. 下颌神经管的解剖结构特点及变异

（1）下颌切牙神经管解剖结构特点及变异：下颌管在前磨牙区下方分支为颏管和切牙神经管，内有颏神经和切牙神经及伴行血管走行（图 3-2-10）。颏管向后上外方走行，终止于颏孔，而切牙神经管继续向前走行，在下颌体前部形成一个向下的弯曲，至中切牙远中又向上前行，在行程中，发出较大的尖牙神经和较细小的侧切牙神经，这两条神经均行向上前，分别至下尖牙和侧切牙（图 3-2-11）。为了与上颌切牙管区别，下颌管前端水平延续的部

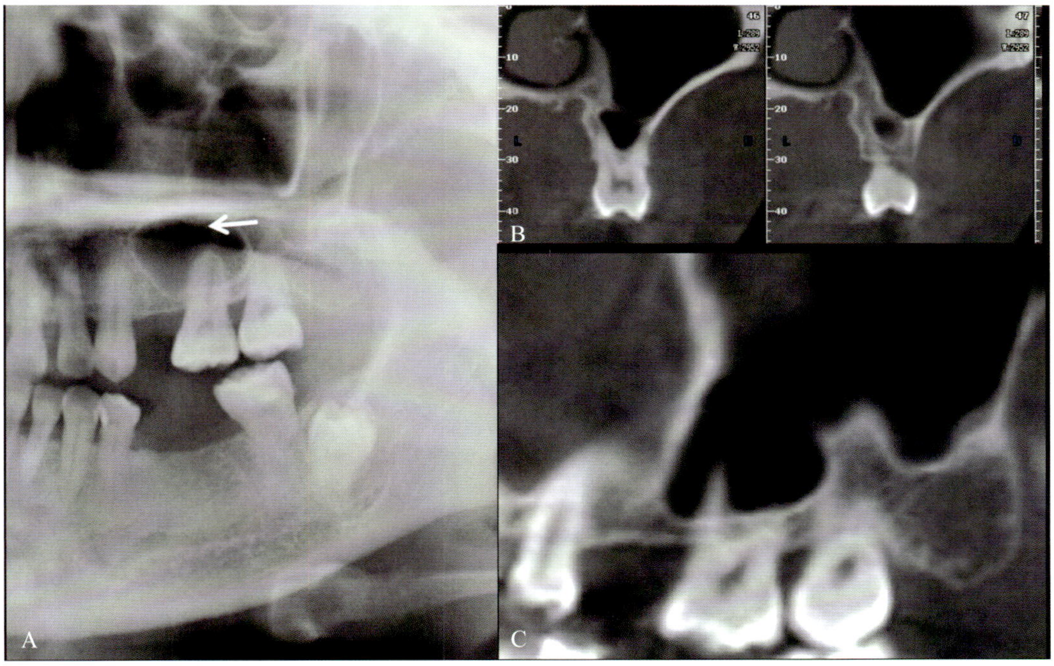

图 3-2-8 异型上颌窦的曲面体层及 CBCT 图像

A：曲面体层示左上颌窦底局限性向 26 牙槽突膨出，易与上颌骨囊肿混淆；B、C：CBCT 冠状位及矢状位示左上颌窦底向 26 牙槽突膨出，与上颌窦主体相通

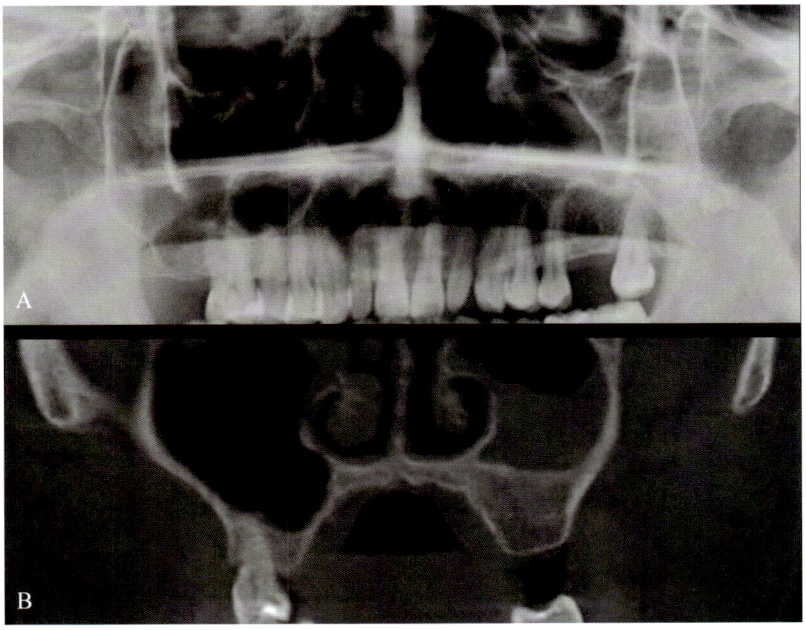

图 3-2-9 双侧上颌窦发育不对称

A：曲面体层示双侧上颌窦形态、大小不对称，右侧上颌窦窦腔较左侧大；B：CBCT 冠状面示双侧上颌窦形态、大小不对称，右侧上颌窦窦腔较左侧大

分可称之为切牙神经管。

下颌切牙神经管能否被检出主要取决于两个因素：切牙神经管本身解剖结构和检查手段。孔娜娜等通过 CBCT 观察，发现下颌切牙神经管的检出率为 100%，明显高于曲面体层及根尖片的检出率[40]。

下颌切牙神经管呈垂直方向位于下颌骨中 1/3，偶可见双侧切牙神经吻合（图 3-2-12）。下颌切牙神经管的走行在不同个体中的变异很大，有时只能在松质骨的小梁中看到一些模糊间断的增厚骨壁，看不到完整的骨管，有时下颌切牙神经血管束甚至直接走行在骨小梁间。

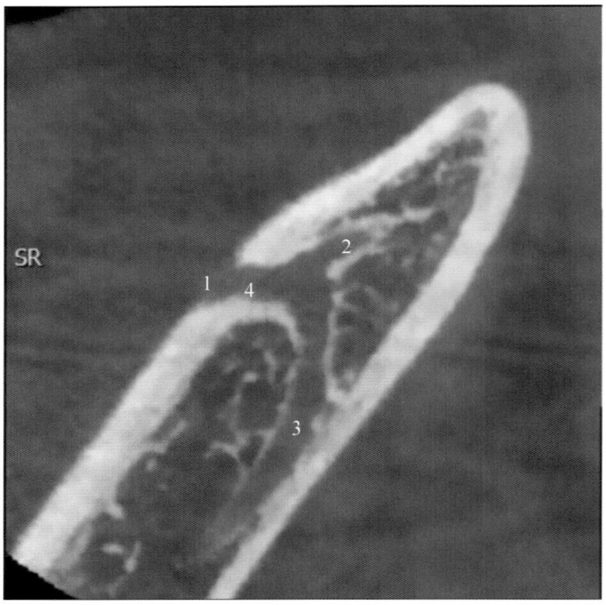

图 3-2-10　下颌管前磨牙区的 CBCT 图像

下颌管（**3**）在前磨牙区下方分支为颏管（**4**）及切牙神经管（**2**），颏管向后上外方走行，终止于颏孔（**1**）

（2）颏孔解剖结构特点及变异：颏孔在颌骨上的垂直方向位置多在中 1/3 处，颏管则为下颌管向颌骨后上外方反折形成的骨性管腔结构（图 3-2-10）。颏孔大致是圆形或卵圆形，开口以朝向后上为主，颏孔的大小一般为 2 ～ 5 mm，平均为 3.5 mm 左右。

颏孔的位置在水平方向和垂直方向上都有很大的变异。中国人颏孔在水平方向上大部分位于第二前磨牙的长轴线上。万盼通过 CBCT 观察发现颏孔大部分位于第二前磨牙根尖下方（47%），其次是第一、第二前磨牙之间下方（38%），再次为第二前磨牙与第一磨牙之间下方（13.8%），位于第一前磨牙下方（1.2%）的最少见，偶见颏孔位于第一磨牙下方[41]。垂直方向上，颏孔一般位于牙槽嵴顶和下颌神经管之间的位置，可能位于根尖下方、根尖水平或根尖与冠部牙槽嵴顶之间。无牙

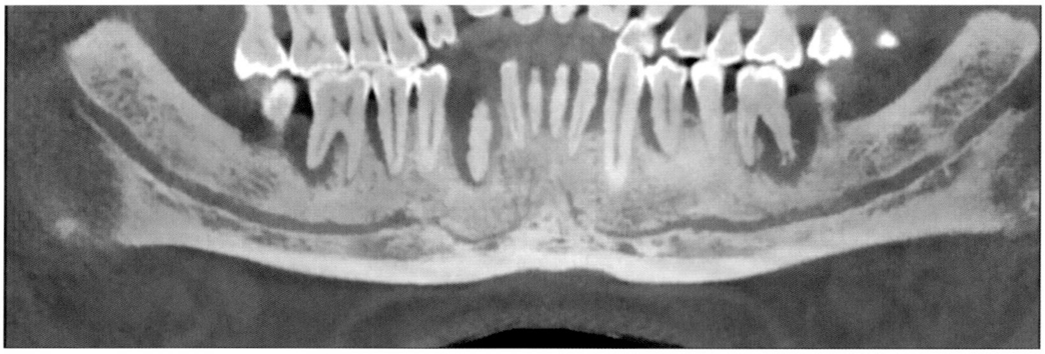

图 3-2-11　下颌切牙神经管的 CBCT 图像

CBCT 的曲面重建图像示下颌切牙神经管向前走行，在下颌体前部形成一个向下的弯曲，至中切牙远中又向上前行

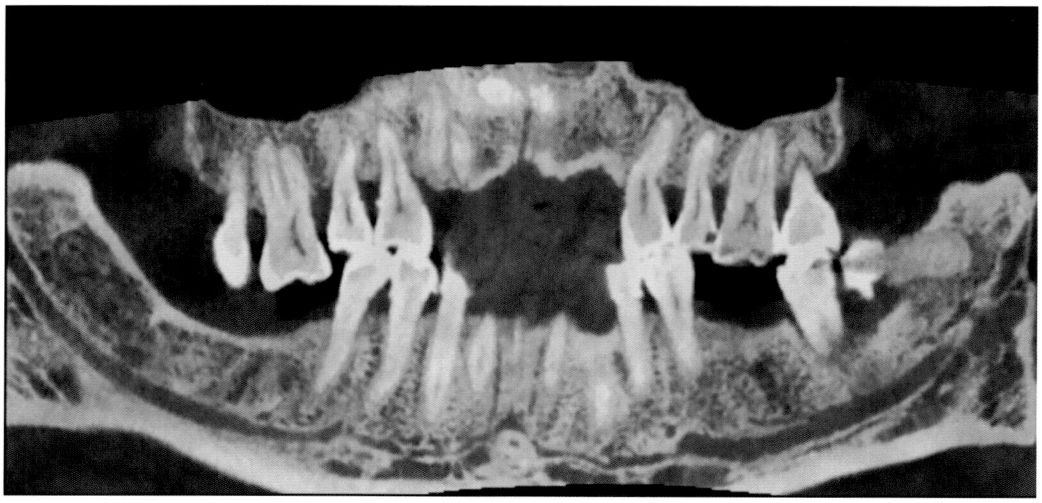

图 3-2-12　下颌切牙神经管

CBCT 的曲面重建图像示双侧下颌切牙神经管在中线吻合

殆的患者，可能因为牙槽嵴顶的吸收而使下颌神经管、颏孔和下颌切牙管的位置上移。在严重牙槽嵴顶吸收的病例，甚至可以看到颏孔开口在牙槽嵴顶的表面（图 3-2-13）。

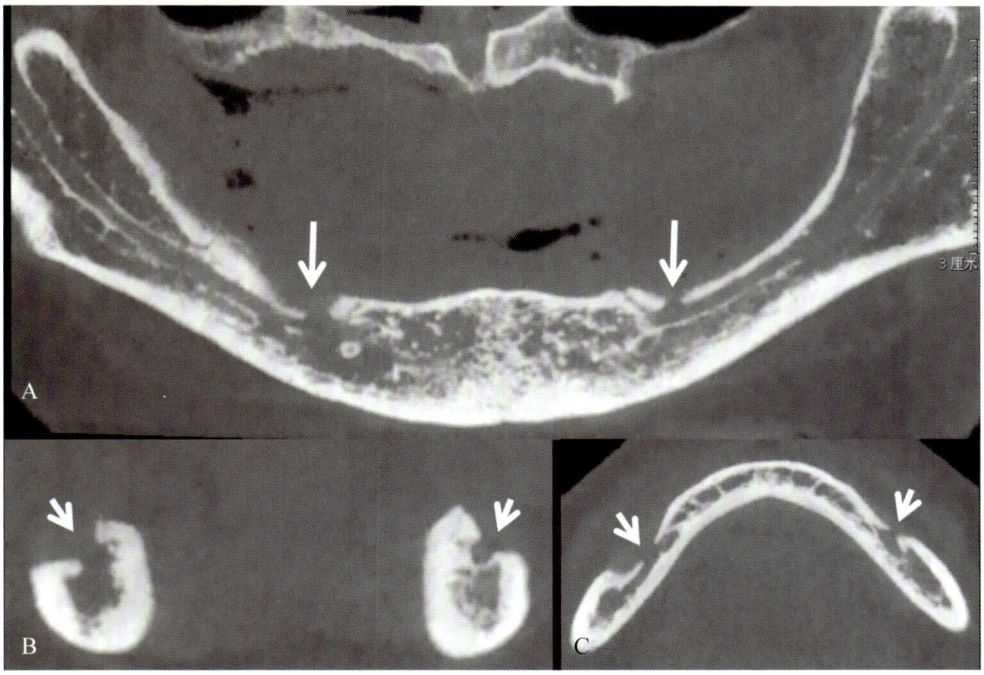

图 3-2-13　牙槽骨重度吸收的下颌神经管及颏孔的位置

A、B、C：CBCT 的曲面重建、冠状面、轴状面示无牙殆患者的牙槽骨重度吸收，下颌神经管和颏孔的位置上移，可见颏孔开口在牙槽嵴顶的表面（如箭头所示）

颏孔的数量一般为左、右各一个，但出现颊侧第二颏孔的情况也不少见，称为副颏孔，表现为颏孔周围区域的颊侧骨壁上出现的孔径较小的、可能连接有下颌管侧支的骨性解剖标志（图 3-2-14）。这些副颏孔和副颏管中可能存在下颌神经、血管的分支，与颏神经、血管一样，穿出颊侧皮质骨，支配部分下颌唇部皮肤和黏膜。副颏孔的孔径一般较细，大小上很容易和颏孔区分，偶有与颏孔孔径接近的（图 3-2-15）。副颏孔的位置一般集中在第一磨牙根尖下，也有个别位于颏孔之前。连接副颏孔的副颏管有时可与主颏管相连。

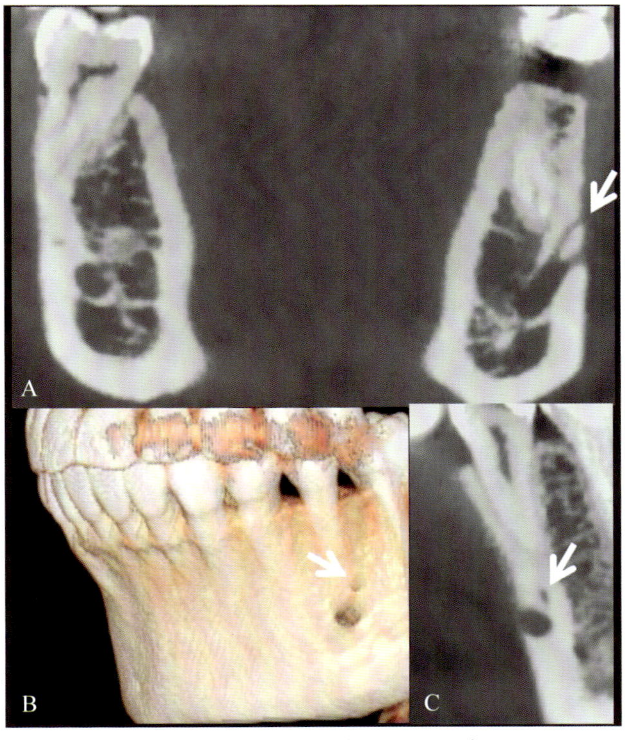

图 3-2-14　副颏孔的 CBCT 图像

A、B、C：CBCT 冠状面、3D 重建图像及斜矢状面示左侧颏孔上方可见孔径较小的副颏孔（如箭头所示）

（3）下颌舌侧管、舌侧孔解剖结构特点及变异：下颌舌侧孔是位于下颌骨舌侧面的副孔，根据在颌骨的位置分为两组，即正中舌侧孔及侧面舌侧孔[42-43]（图 3-2-16）。

下颌骨体部舌侧正中的孔状结构称为正中舌侧孔，内部有左、右双侧舌动脉的舌下分支的吻合支动脉，而承载动脉分支的管道称为正中舌侧

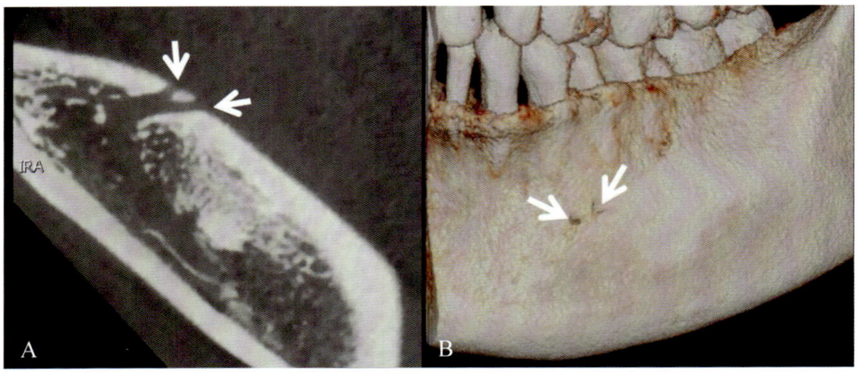

图 3-2-15　副颏孔与颏孔孔径相近

A：CBCT 横断面示副颏孔自颏管分出，达下颌骨颊侧面，孔径与颏孔相近（如箭头所示）；**B**：CBCT 的 3D 重建图像示副颏孔与颏孔孔径相近（如箭头所示）

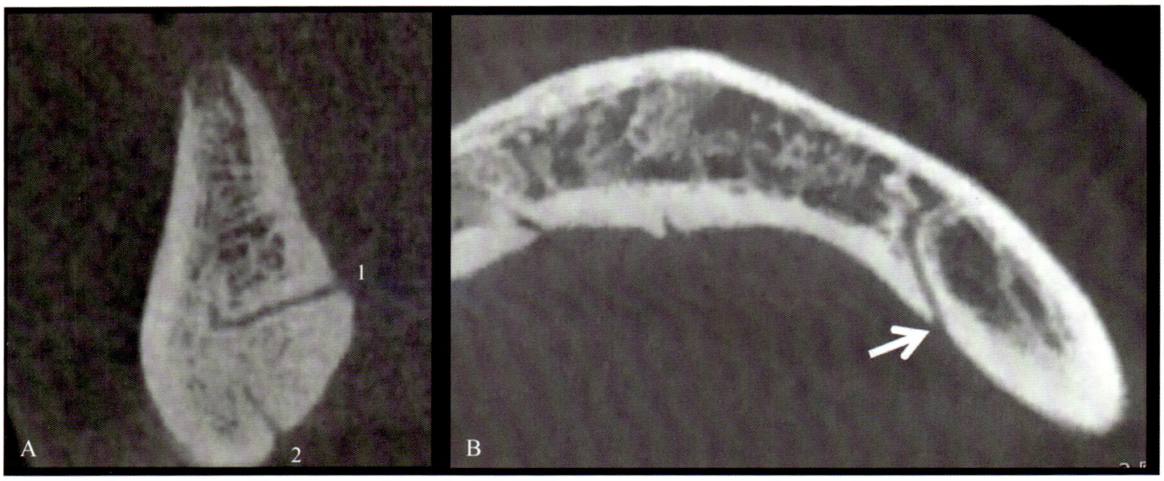

图 3-2-16　下颌舌侧管的 CBCT 图像

A：CBCT 矢状面示正中舌侧孔及正中舌侧管，分别位于颏棘上（1）和颏棘下（2）；**B**：CBCT 横断面示左侧侧面舌侧管及侧面舌侧孔（如箭头所示）

管。McDonnell 通过对 314 副下颌骨标本进行研究后发现，舌侧孔存在于 311 例标本中，舌侧管在下颌骨内延伸至颊舌方向中 1/3[44]。这项比较全面的研究证实了这些解剖结构是真实存在于下颌骨前牙区舌侧的。但是相关系统解剖书及口腔解剖书中并没有出现舌侧孔及舌侧管的名称，仅在口腔影像相关的解剖书中有描述。在常规的根尖片中，这些解剖结构的检出率很低，显示为圆形低密度影，周围有线状高密度影围绕。而 CBCT 的运用很好地弥补了二维影像学的不足。Babiuc 和 Sahman 研究了患者的 CBCT 影像学检查结果，均发现了正中舌侧孔的存在[45-46]。舌侧孔的数量通常为 1～4 个，分别位于颏棘上方、颏棘下方、下颌中线附近。中央舌侧孔以两个最多，如果出现单个中央舌侧孔，则多位于颏棘上方[42-43]。在种植手术或者颏部植骨术中，如果伤及舌侧管内较大的动脉分支，或者穿通舌侧骨皮质时，可能引起出血等并发症。

其他远离中线的舌侧孔称为侧面舌侧孔，范围自中切牙至第三磨牙，最常见位于下颌第二前磨牙舌侧，其次是下颌第一磨牙，对应的管道称为侧面舌侧管[42-43]。

综上所述，下颌颏孔前区不再被认为是各项口腔手术的安全区域，因为此区域存在下颌管前环、下颌切牙管、舌侧孔和舌侧管等重要解剖结构，术中如果伤及这些解剖结构，可能引起出血、神经损伤等并发症。

（4）下颌管分支：下颌管是下颌骨内的重要解剖结构，是位于下颌骨松质骨内的骨性管腔，在下颌支内向前下延伸，然后在下颌骨体内水平向前，内有下颌神经及血管走行。在颌骨内还有很多下颌管的细小分支走行，肉眼可见的分支称为下颌管副管（图 3-2-17）。在基础研究及临床实践中发现，下颌管及其分支的走行存在很大的个体差异，有时可见下颌管向磨牙后区的细小分支。与 X 线检查相比较，通过 CBCT 及螺旋 CT 检查可以更好地观察下颌管及其分支的走行及分布。

（5）下颌骨副孔：下颌骨除了有下颌孔、颏孔、舌侧孔外，其颊侧面及舌侧面还可能有其他孔，称为下颌骨副孔，动脉和神经的分支经这些孔穿出或穿入下颌骨。

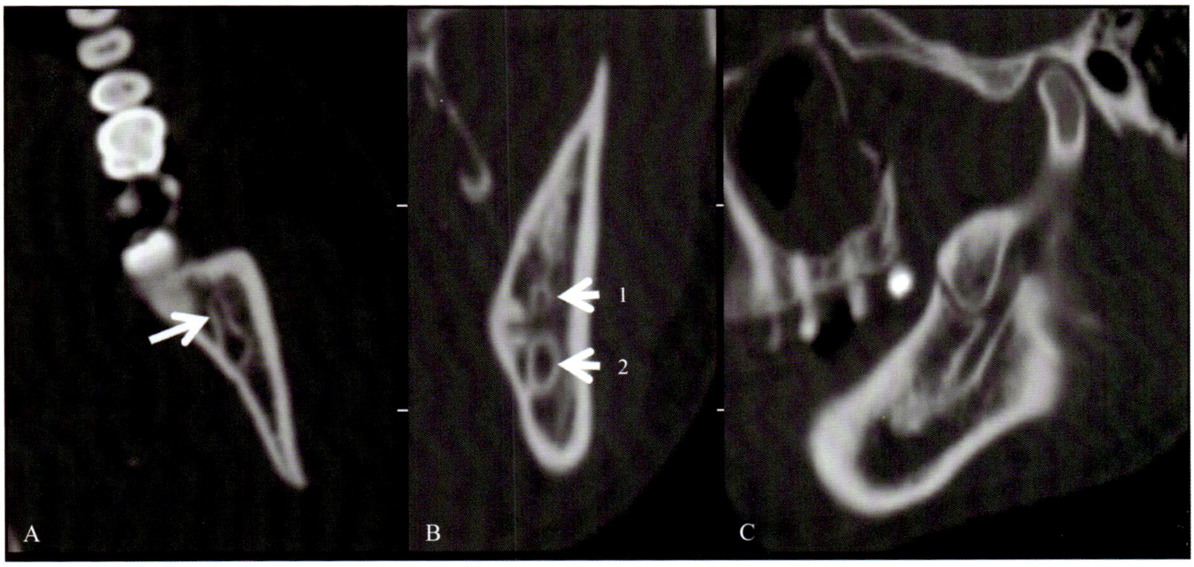

图 3-2-17　下颌管副管的 CBCT 图像

A：螺旋 CT 横断面示副管自左下颌神经管分出（如箭头所示）；**B**：冠状面示左下颌神经管断面（2）上方可见副管断面（1）；**C**：斜矢状面示左下颌神经管上方可见副管分出（如箭头所示）

（谢晓艳）

第三节　颅　骨

一、颅顶骨

【概述】

脑颅骨由枕骨、额骨、颞骨、顶骨、蝶骨和筛骨组成（图 3-3-1，2）。颅顶以眶上缘、颞下嵴、乳突基底、枕骨隆突为界与颅底分开。颅顶骨分为三层，即外板、板障和内板[1, 47]（图 3-3-3）。

【正常解剖及 CT 表现】

成人颅顶骨内板、外板为密质骨，新生儿板障密度较低。50 岁以后板障层逐渐钙化，与内板、外板融合为致密层。成人颅顶骨外板较厚，内板较薄，质地亦较脆弱。板障是内、外板之间的松质骨，含有骨髓，并有板障静脉位于板障管内。板障管在 X 线片上呈裂纹状，有时可被误认为骨折线，应注意鉴别。

颅骨之间以骨缝连接，包括冠状缝、人字缝、鳞缝。颅骨表面被覆皮肤。颅骨发育不全时，颅缝可终身不闭合。

颅顶骨表面所覆盖的结构依次为皮肤、皮下组织、帽状腱膜、腱膜下结缔组织以及骨膜层。由于皮下组织中含有脂肪成分，因此，皮下组织可在 CT 中显示为低密度脂肪结构，在 MRI T1 和 T2 加权像中表现为高信号影像。

二、颅底骨

【概述】

颅底（skull base）分内、外两面，由额骨、筛

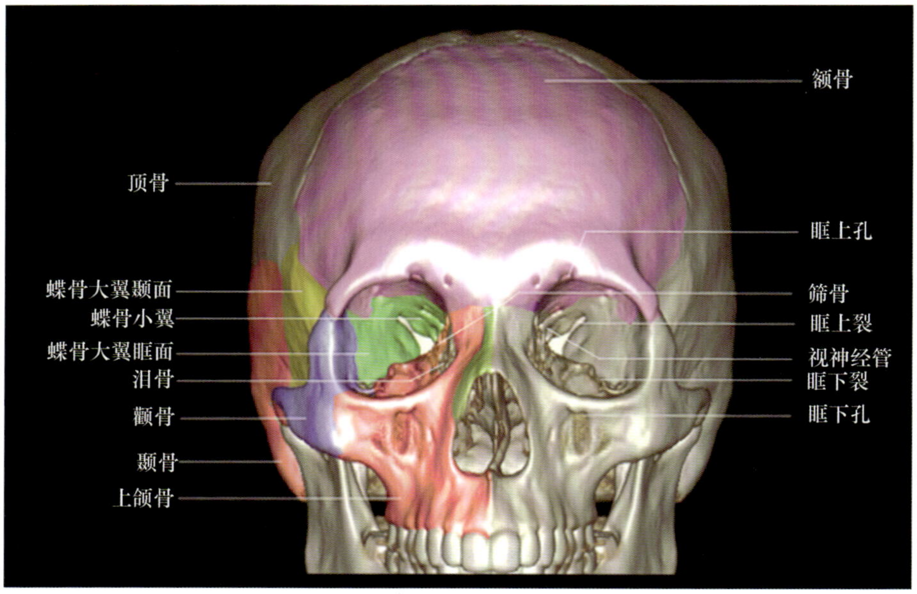

图 3-3-1 颅骨正面观

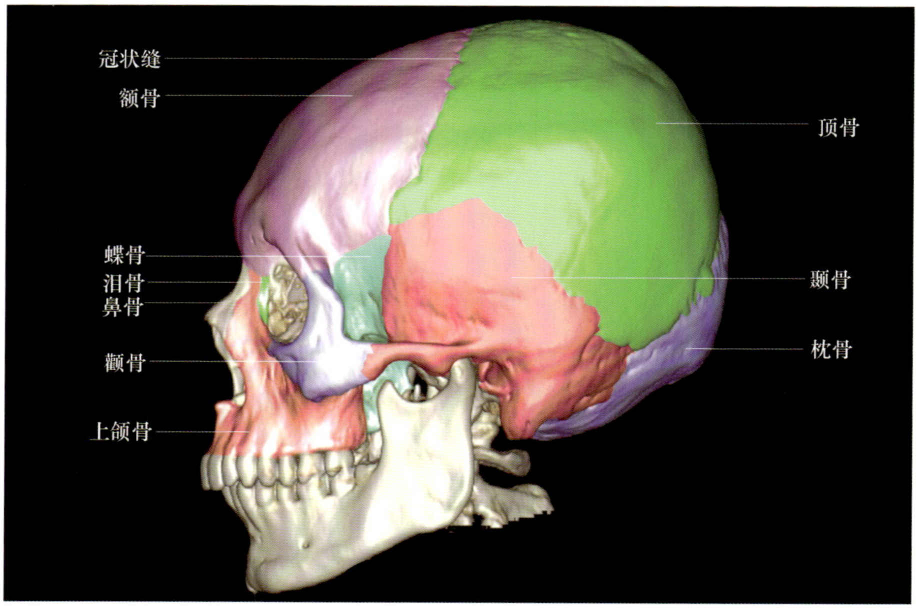

图 3-3-2 颅骨侧面观

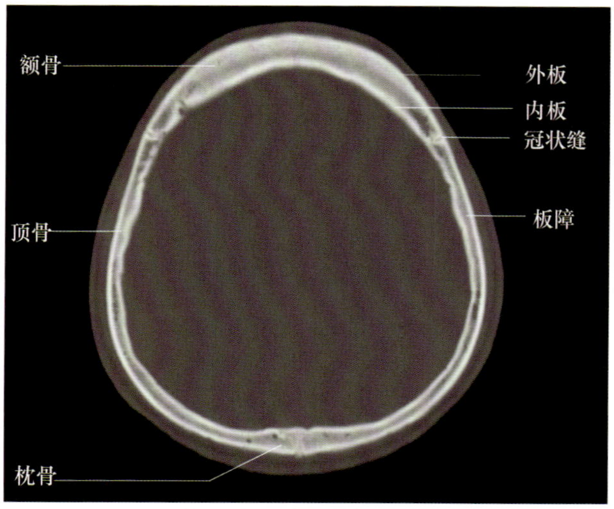

图 3-3-3 颅骨轴位 CT

骨、蝶骨、颞骨及枕骨连接而成（图 3-3-4，5）。颅底骨的内侧面借蝶骨嵴和颞骨岩部骨嵴分为颅前窝、颅中窝和颅后窝（图 3-3-4，5）。颅底骨的外侧面通过两侧颞下颌关节窝前界的连线分为前、后两个部分。前部包括硬腭、蝶骨翼突和颞下窝顶。颞下窝顶由颞骨和蝶骨大翼的颞下面组成。后部主要由颞骨和枕骨构成[1，47]（图 3-3-5）。

【正常解剖及 CT 表现】

1. 颅底骨内侧面

（1）颅前窝：由额骨眶部、筛骨筛板、蝶骨小翼和蝶骨体的一部分构成，借蝶骨小翼的

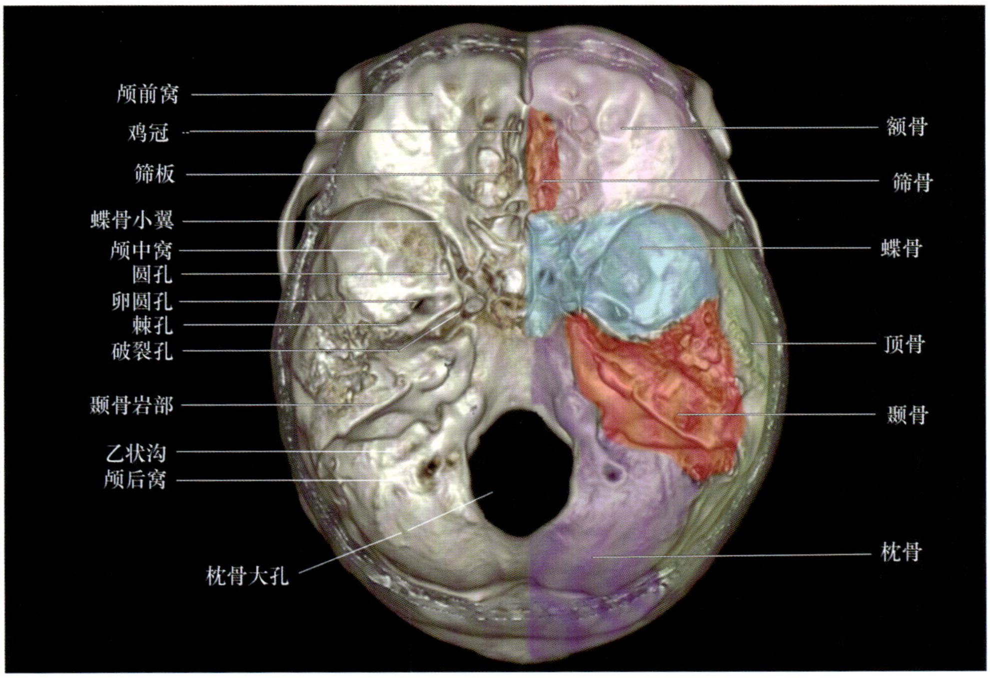

图 3-3-4　颅底骨上面观

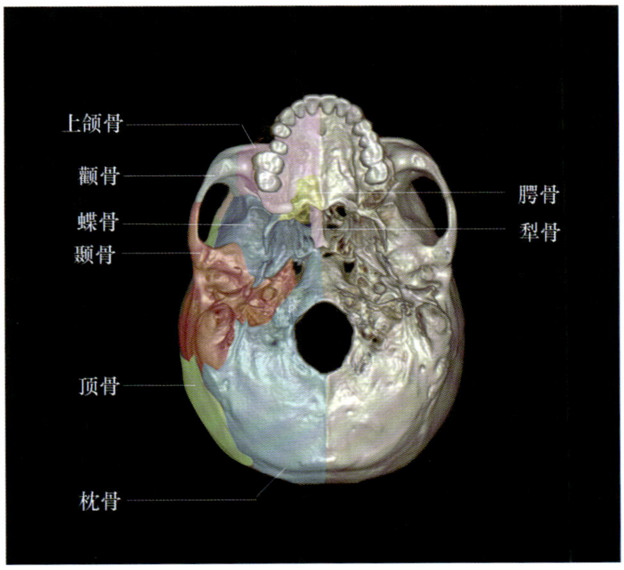

图 3-3-5　颅底骨下面观

后缘及交叉沟前缘与颅中窝分界。颅前窝整体呈漏斗状，最低处为筛板，通常低于眶顶内侧缘，呈窝状，称嗅窝。

筛骨筛板（图 3-3-6，7）位于颅前窝中央，上有筛孔，嗅丝通过筛孔（cribriform foramina）连于筛板上方的嗅球。筛板菲薄，易发生骨折，产生脑脊液漏。上颌骨肿瘤也易通过筛窦、筛板途径累及前颅底。前颅底内侧与大脑半球额叶相邻。筛板的下方是筛骨迷路，内有筛窦。筛板正中是鸡冠（crista galli），鸡冠前方是盲孔（foramen caecum）。筛前神经及伴行血管经鸡冠前部两侧的窄裂进入颅腔。筛板借蝶筛缝（sphenoethmoidal suture）与蝶骨相连。

额骨眶板（orbital plates）位于筛板两侧，构成眶顶，是颅前窝最薄的区。

蝶骨平台（图 3-3-6）为一较宽阔的骨面，位于蝶骨体的上面，前方接筛板，后方为视交叉沟，外侧移行为蝶骨小翼（图 3-3-8）。蝶骨小翼为三角形薄骨板，外侧端尖细；内侧端以两支连于蝶骨体前上部，两支之间为视神经管。后缘内侧端突向内后方，形成前床突。

（2）颅中窝：由蝶骨体和蝶骨大翼、颞骨岩部的前面及鳞部组成，前界是蝶骨小翼后缘、前床突和交叉沟，后界是颞骨岩部上缘骨嵴和蝶骨体部后缘，外界是颞骨鳞部、顶骨和蝶骨大翼（图 3-3-4）。颅中窝容纳大脑颞叶，垂体窝容纳脑下垂

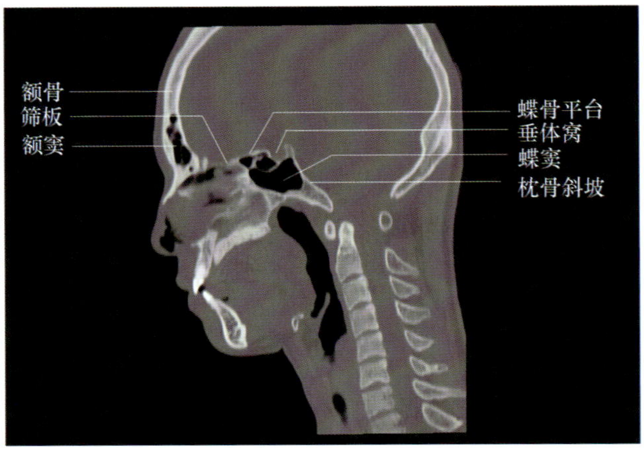

图 3-3-6　颅底骨正中矢状位 CT 图像

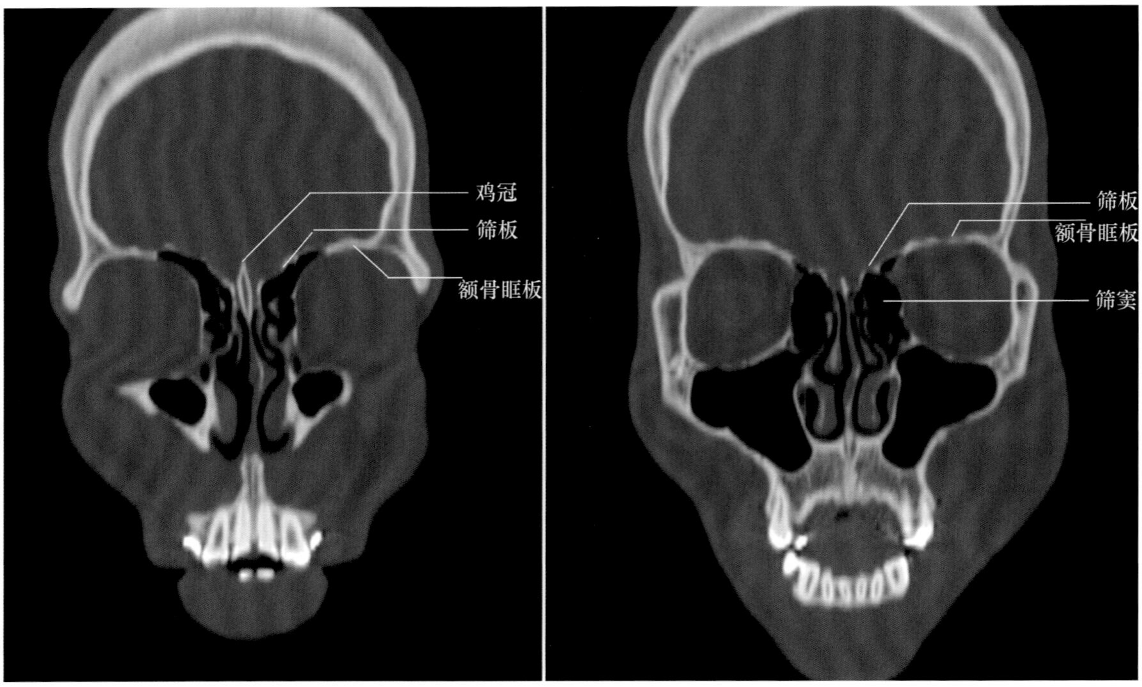

图 3-3-7　冠状位 CT 筛骨层面

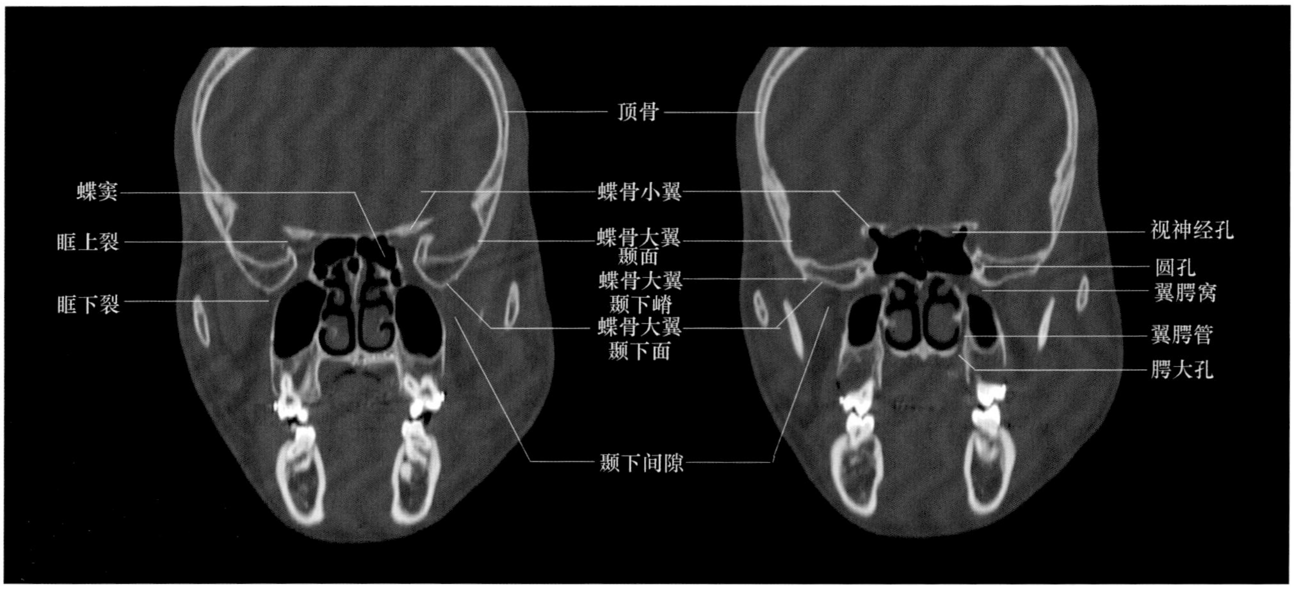

图 3-3-8　冠状位 CT 蝶骨层面

体，鞍前有横行的视交叉沟与两侧神经孔相通。

蝶鞍（sella turcica）位于颅中窝底的中部，呈马鞍形，其前部正中有鞍结节，鞍结节后方为垂体窝。窝底构成蝶窦顶的一部分，小儿垂体窝底较厚。蝶窦随年龄增长而扩大，窝底也随之变薄，成人厚度多数为 1 mm。

海绵窦（cavernous sinus）位于蝶鞍两侧，是由两层硬脑膜组成的腔隙。在前床突和后床突之间的海绵窦外侧壁的内层中，由上而下依次排列着动眼神经、滑车神经、眼神经和上颌神经。海绵窦腔内有颈内动脉和展神经通过，颈内动脉在窦内上升并折转向前，展神经位于颈内动脉和眼神经之间，或在窦的外侧壁内。回流至海绵窦的静脉包括眼上静脉、部分或全部眼下静脉、大脑中静脉、大脑半球额叶眶面静脉和蝶顶窦。海绵窦内的血流方向，主要是向后经岩上窦、岩下窦分别汇入乙状窦或横窦和颈内静脉。海绵窦的前端经眼静脉、翼丛与面静脉相交通，两侧海绵窦经鞍膈的前后海绵间窦相交通。

颈动脉沟（carotid groove）位于蝶鞍的两侧，为颈动脉管的延续（图 3-3-9）。颈动脉管位于颞骨

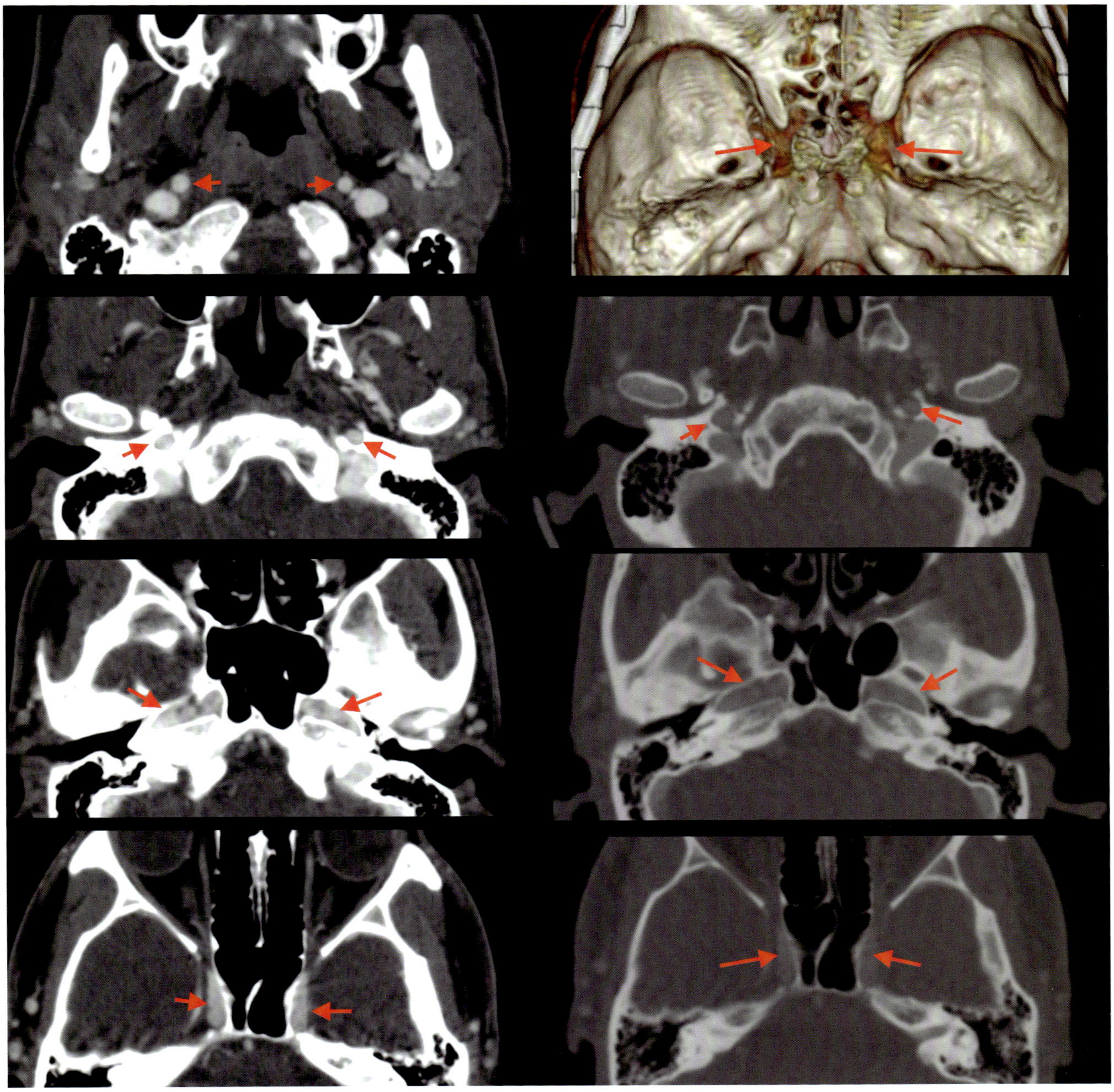

图 3-3-9　颅底骨 CT 示颈动脉管

岩部前壁内，其内侧部邻近破裂孔处形成裂口。颈动脉管内侧端以蝶小舌为界，它续于破裂孔上面。沟内侧缘小的突起为中床突，它可连接到前床突。

颅中窝重要的孔、管和裂包括视神经管、眶上裂、圆孔、卵圆孔、棘孔和破裂孔（图 3-3-4）。

视神经管（optic canal）位于蝶鞍前交叉沟的两侧（图 3-3-10）。视神经管为颅-眶沟通的重要通道，颅内视神经和眼动脉由此进入眶内。其颅腔侧入口为卵圆形，外邻蝶骨小翼根部及前床突基底部，下有颈内动脉床突上段。

眶上裂（superior orbital fissure）位于蝶骨大翼和小翼之间（图 3-3-8），是颅中窝与眼眶相沟通的通道之一，位于眶上壁与眶外壁的交界处、视神经管的外侧。动眼神经、滑车神经、三叉神经眼神经支、外展神经以及眼上静脉经由此处入眶。眶上裂的后端与眶下裂相汇合（图 3-3-11）。

圆孔（foramen rotundum）位于眶上裂内端后方，三叉神经分支上颌神经由此向前达翼腭窝（图 3-3-12）。

卵圆孔（foramen ovale）（图 3-3-13）位于圆孔后外方，有三叉神经分支下颌神经及连接翼丛和海绵窦的导血管经此向下进入颞下区，脑膜副动脉经此入颅。

棘孔（foramen spinosum）（图 3-3-13）位于

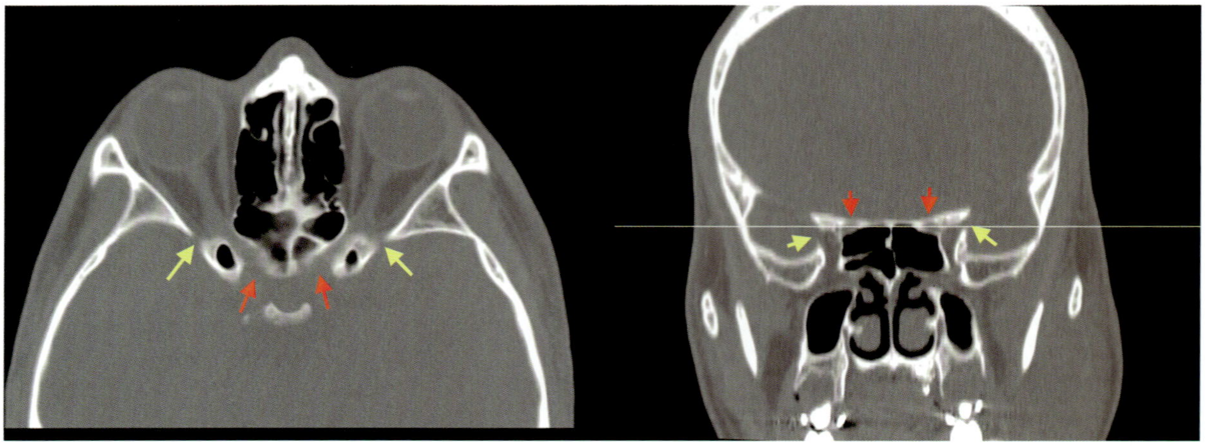

图 3-3-10　视神经孔和眶上裂

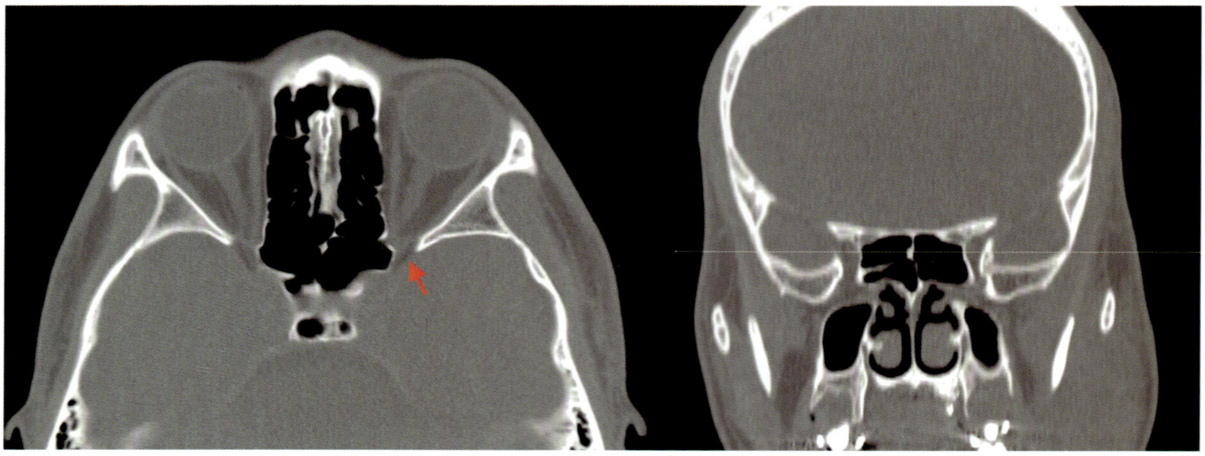

图 3-3-11　眶下裂

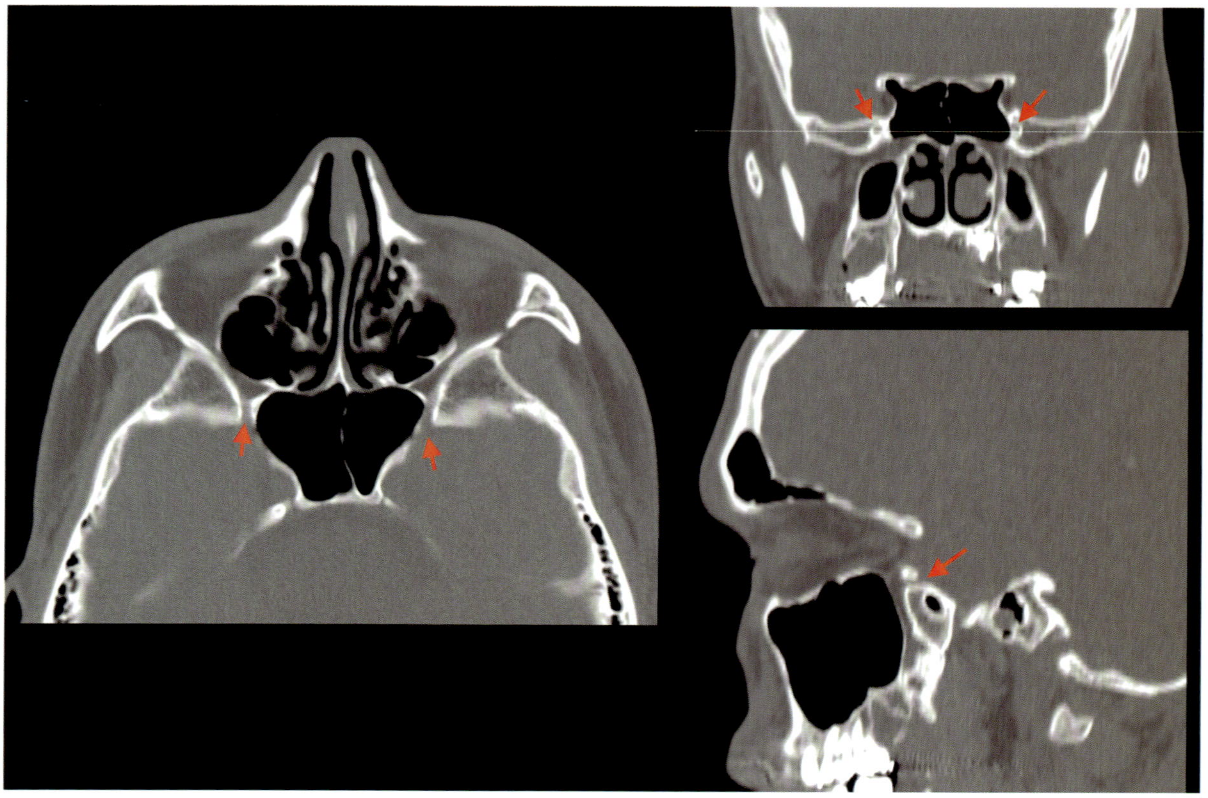

图 3-3-12　圆孔

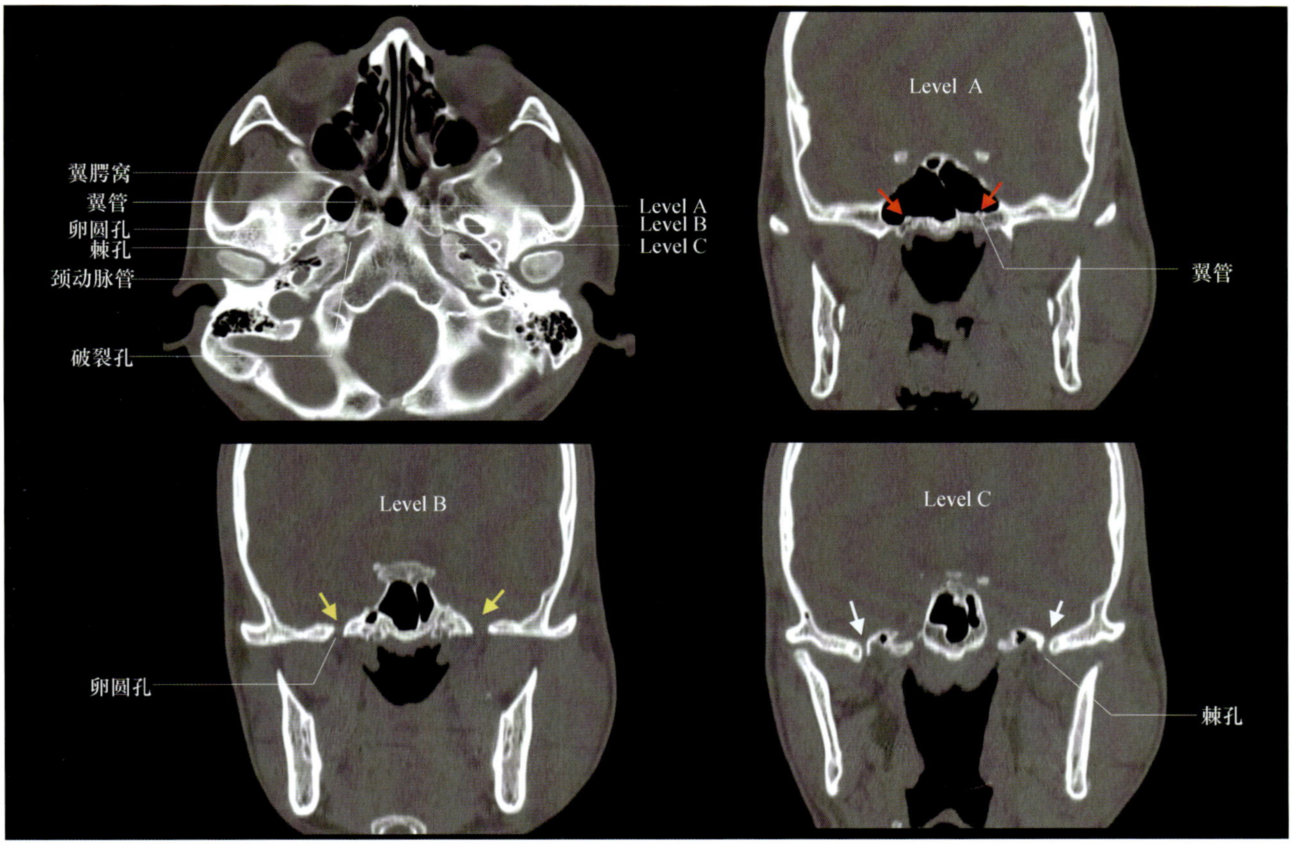

图 3-3-13　卵圆孔、棘孔和翼管

卵圆孔的后外方，有脑膜中动脉和下颌神经返支经此入颅腔。

破裂孔（foramen lacerum）（图 3-3-13）位于颞骨锥体尖端和蝶骨体之间，颈内动脉由此入颅。

（3）颅后窝：颅后窝前界为鞍背、蝶骨体后面和枕骨基底部，后界为枕鳞下部，外侧界为颞骨岩部、颞骨乳突部和枕骨侧部，上后界为顶骨乳突角（图 3-3-4）。颅后窝容纳小脑、脑桥和延髓。蝶骨体和枕骨基底部构成斜坡（clivus）（图 3-3-14），两骨在青春期之前以蝶枕结合相连，至青春期则融合为骨性结合。枕骨和颞骨岩部之间有岩下窦沟和岩枕结合，后者在经过浸渍处理的颅骨标本上呈一裂隙状，称岩枕裂，岩下窦沟终于颈静脉孔。

颅后窝的中央为枕骨大孔（foramen magnum），该孔两侧主要有三对孔，分别是舌下神经管、颈静脉孔和内耳门。舌下神经管（hypoglossal canal）位于枕骨大孔的前外侧缘上方，有舌下神经通过。内耳道（internal acoustic meatus）开口于颞骨岩部的后面。前庭水管外口则隐藏于内耳门外侧一小骨嵴的下面。颈静脉孔（jugular foramen）由颞骨和枕骨的颈静脉切迹对合而成。枕骨的颈静脉切迹的前界是凸起的颈静脉结节，颈静脉孔被颞骨的颈静孔内突不完全分隔。乙状窦沟（groove for sigmoid sinus）向前内通入颈静脉孔，向后与横窦沟相延续。后者延伸至枕内隆凸（internal occipital protuberance）。枕内嵴 internal occipital crest 自枕内隆凸行向枕骨大孔[48]。

2. *颅底骨外侧面*　蝶骨构成颅底骨前部，可见蝶骨体部、蝶骨大翼颞下面和翼突。蝶骨大翼颞下面位于颞下嵴内侧，构成颞下窝的上壁（图 3-3-8），在颞下面可以见到卵圆孔和棘孔（图 3-3-13），颞下面的后端有突向下方的蝶骨角棘，为蝶下颌韧带的附着点。蝶骨翼突（pterygoid process）为一对从蝶骨体与大翼连接处伸向下方的突起，由外板和内板组成，内板和外板的前上部融合，下部分离形成翼切迹，其内侧有腭骨锥突，内、外板之间的窝称为翼突窝，为翼内肌的起始部位。翼突与上颌结节之间的裂隙为翼上颌裂（pterygomaxillary fissure），上颌动脉的末端经此处进入翼腭窝。

颞骨的关节窝、鼓板、乳突、颞骨岩部参与构成颅底骨的外侧面。关节窝的后界为鼓鳞裂和岩鳞裂，关节窝顶部与颅中窝之间仅有一层薄骨

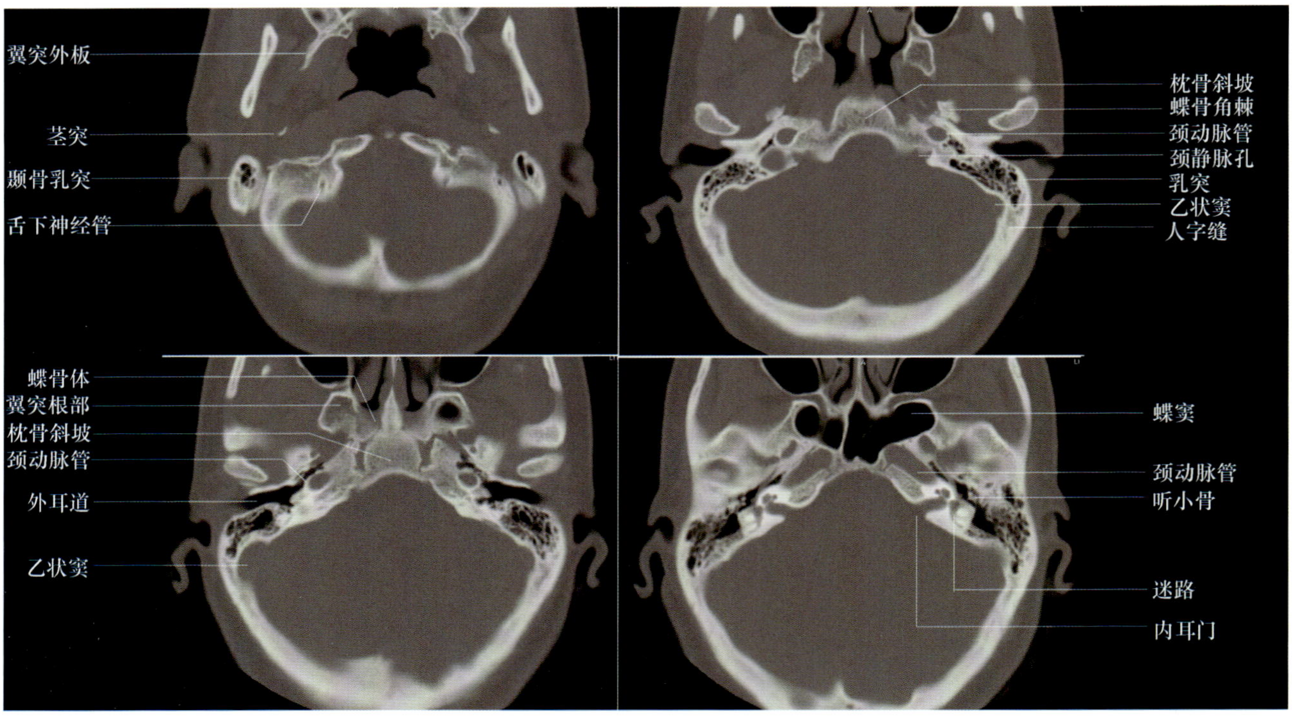

图 3-3-14　颅后窝 CT

板相隔。颞骨岩部呈锥体形，外侧可见颈动脉管外口、颈静脉窝、茎乳孔等结构。颞骨鼓板构成骨性外耳道，鼓板与乳突之间的骨缝为鼓乳裂，鼓板前方与颞鳞之间的骨缝为鼓鳞裂。鼓板后方为乳突和乳突内侧的乳突切迹，分别为胸锁乳突肌和二腹肌后腹的附着处。乳突与茎突之间为茎乳孔，为面神经管垂直段的颅外开口，面神经由此出颅。

茎突是颅底外侧面的重要解剖标志，有保护其深面大血管和神经的作用[1, 47]。茎突根部的内方为颈静脉孔，颈静脉孔外缘距茎突根部约 3 mm，其内有颈内静脉、舌咽神经、迷走神经和副神经走行。颈动脉管外口位于颈静脉孔的前内侧，颈动脉管外口前外方有蝶骨角棘，角棘外侧为颞下颌关节窝内缘，角棘之前为棘孔。茎突上附着有茎突舌肌、茎突舌骨肌、茎突咽肌、茎突舌骨韧带和茎突下颌韧带。

（孙志鹏）

第四节　唾 液 腺

【概述】

唾液腺（salivary glands）由腮腺、下颌下腺及舌下腺三对大唾液腺和许多个口腔黏膜固有层及黏膜下层的小唾液腺组成，属于外分泌腺[49]。

大唾液腺通过长的导管系统排出唾液，小唾液腺导管较短，直接通过口腔黏膜或间接通过微小导管排出唾液，其中 85%～90% 的唾液由腮腺和下颌下腺产生，5% 为舌下腺，5%～10% 为口内小唾液腺产生[49]。

【正常解剖及 CT 表现】

1. 腮腺　腮腺（parotid gland）是人体最大的一对唾液腺，其大小因人而异，但对于同一个体而言，左、右两侧的腮腺是基本对称的。

腮腺位于面侧部耳前区，在胸锁乳突肌前方、下颌骨后方，上起自颅底与外耳道软骨及颞下颌关节后部相邻，下至下颌角后下方，向前至咬肌后 1/3 部的浅面，在升支内侧向前延伸达翼内肌，向后与颞骨乳突、二腹肌后腹、茎突及附着于茎突的肌群相邻[1, 24, 49]。

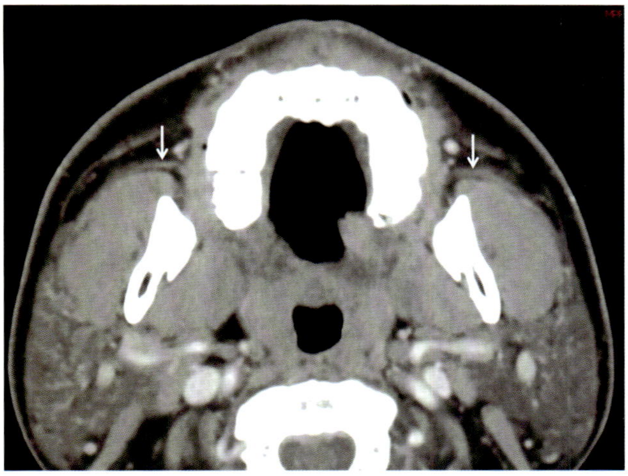

图 3-4-1　腮腺导管

螺旋 CT 横断面显示双侧腮腺导管自腮腺前缘发出，向前横过咬肌浅面，至咬肌前缘，几乎成直角转向内侧（如箭头所示），穿过颊脂垫及颊肌，开口于平对上颌第二磨牙的颊黏膜处

腮腺导管自腮腺前缘发出，向前横过咬肌浅面，至咬肌前缘，几乎成直角转向内侧，穿过颊脂垫及颊肌，开口于平对上颌第二磨牙的颊黏膜处（图 3-4-1）。

腮腺为脂性腺体组织，在 CT 平扫片上，其密度介于脂肪和肌肉之间。儿童腮腺的密度与软组织接近，随着年龄的增长，腮腺腺体内的脂肪组织会增加[50]（图 3-4-2）。

腮腺造影 CT 扫描时，能清楚勾画出导管系统的解剖结构，显示其粗细、走行、变异及病变等（图 3-4-3）。

通过 CT 检查可以从横断面、冠状面、矢状面观察腮腺、腮腺导管及其周围组织的解剖结构。增强 CT 图像上可以看到穿行于腮腺内的下颌后静脉和颈外动脉（图 3-4-4 ～ 6）。

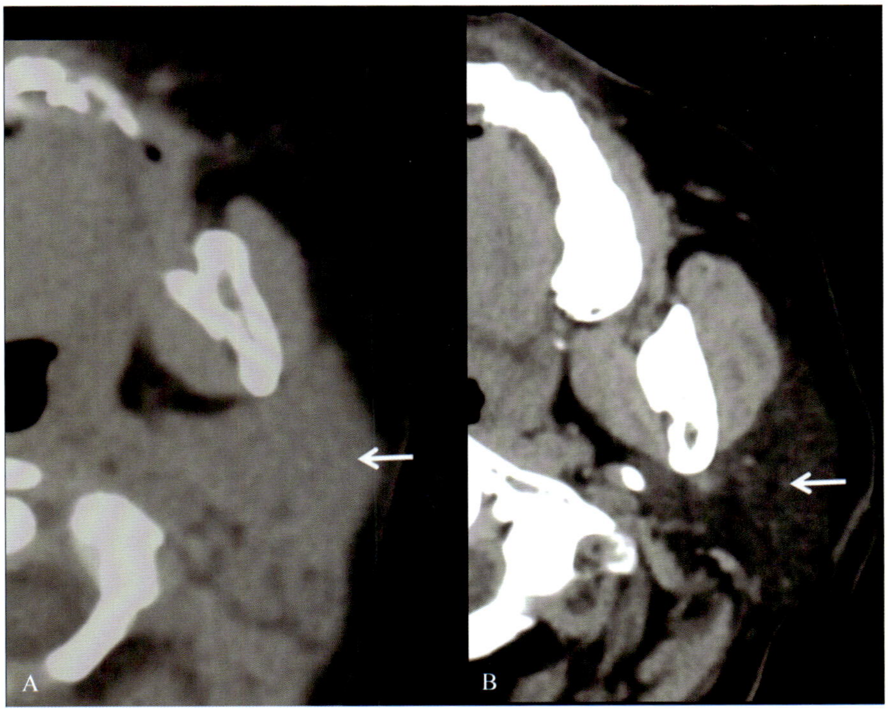

图 3-4-2　婴儿腮腺密度与成人腮腺密度

A：8 个月婴儿的腮腺密度与软组织接近（如箭头所示）；B：成人腮腺的脂肪组织增加（如箭头所示）

在腮腺前缘、颧弓和腮腺导管之间，少数人存在形态、大小不一，与腮腺不连续而独立存在的小腺体，称为副腮腺（accessory parotid gland）（图 3-4-7），其排泄导管直接汇入腮腺主导管[49]。Frommer 的解剖学研究表明，正常人群中副腮腺的发生率约为 21%。副腮腺与腮腺的组织结构相同，故发生在腮腺的肿瘤同样可见于副腮腺[51]。

临床以面神经为界，将腮腺分为浅、深两叶及峡部，但是 CT 检查不能直观地看到腮腺内的面神经，因此，有学者试图找出一条能替代面神经对肿瘤进行术前影像定位的线。在横断面上通过下颌后静脉最背侧点到同侧椎体最背侧点的连线称为 U 线（图 3-4-8）。De Ru 通过测量分析发现与其他定位线相比，U 线不仅在各个层面上到面神经的距离最短，而且其走向均比较符合面神

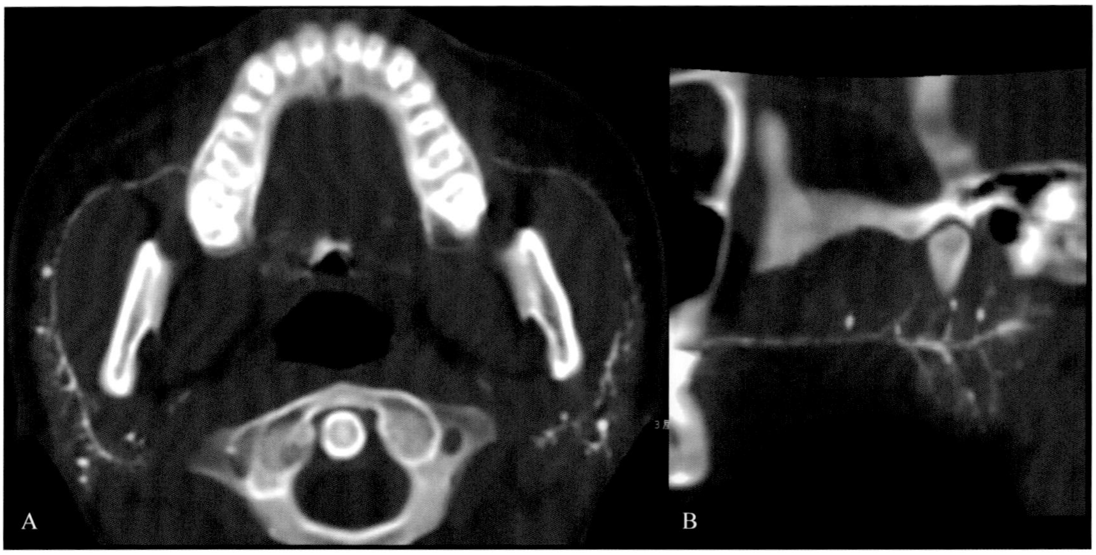

图 3-4-3　双侧腮腺造影 CT 图像

A：双侧腮腺造影 CT 横断面图像可显示腮腺导管的粗细、走行及变异，可见双侧腮腺末梢导管扩张；**B**：右侧腮腺造影曲面重建图像可见末梢导管扩张

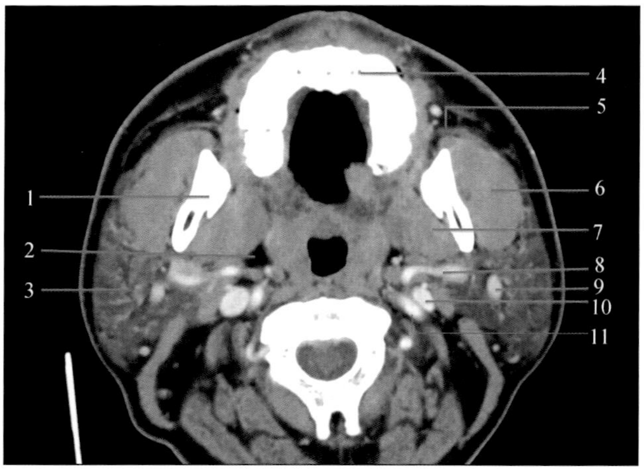

图 3-4-4　经腮腺导管水平横断面螺旋 CT 强化图像

1. 下颌骨；**2**. 咽旁间隙；**3**. 腮腺；**4**. 上颌骨；**5**. 腮腺导管前段；**6**. 咬肌；**7**. 翼内肌；**8**. 颈外动脉；**9**. 下颌后静脉；**10**. 颈内静脉；**11**. 颈内动脉

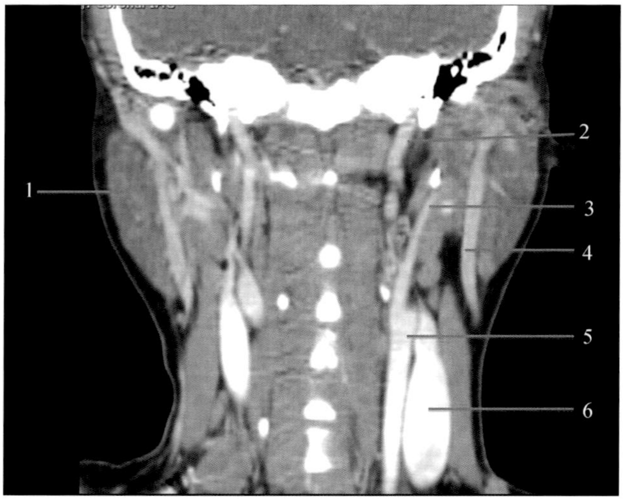

图 3-4-5　经腮腺冠状面螺旋 CT 强化图像

1. 腮腺；**2**. 颈内动脉；**3**. 颈外动脉；**4**. 下颌后静脉；**5**. 颈总动脉；**6**. 颈内静脉

经的走行，并且对 U 线进行临床定位的验证表明，符合率高达 85.7%[52-53]。Lim 等人对四种定位线进行比较，结果表明 U 线预测腮腺肿瘤位置的准确率最高[54]。

腮腺深叶组织与咽旁间隙相接，咽旁间隙在螺旋 CT 上为脂肪密度影，是鉴别腮腺深叶肿瘤和咽旁肿瘤的重要解剖标志。当腮腺深叶的肿物较大时，肿物从远中向近中推压咽旁间隙，且茎突下颌间隙增宽。

2. 下颌下腺　下颌下腺（submandibular gland）为第二对大唾液腺。

下颌下腺位于下颌下三角内，前缘达二腹肌

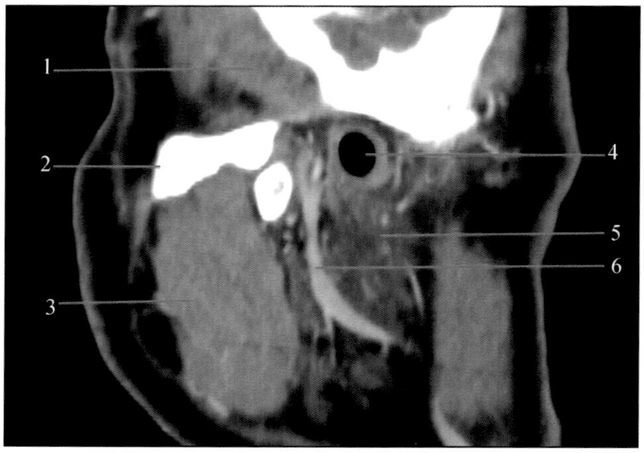

图 3-4-6　经腮腺矢状面螺旋 CT 强化图像

1. 颞肌；**2**. 颧弓；**3**. 咬肌；**4**. 外耳道；**5**. 腮腺；**6**. 下颌后静脉

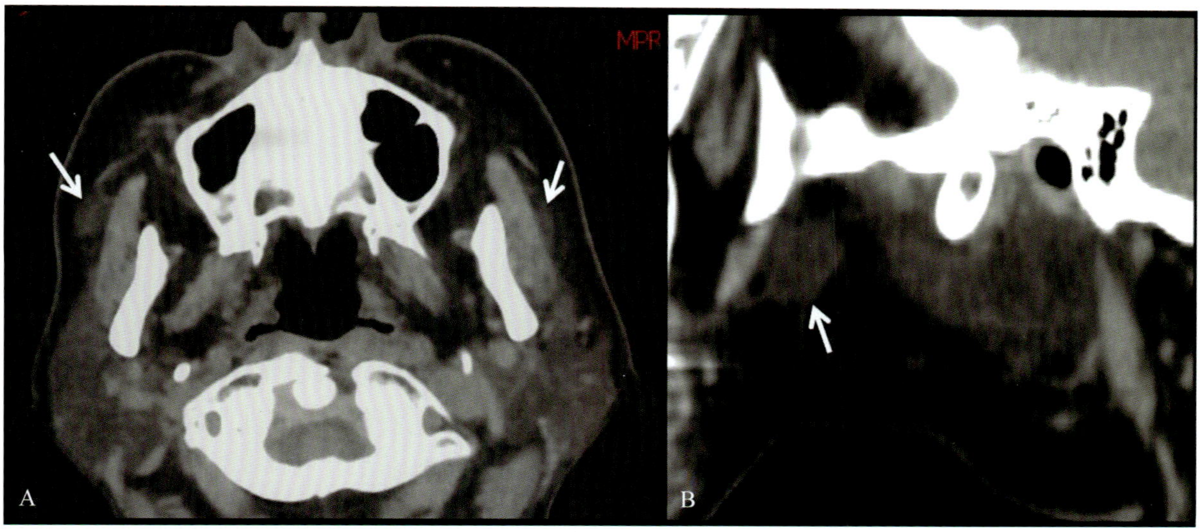

图 3-4-7　副腮腺

A：螺旋 CT 横断面图像示双侧咬肌浅面的副腮腺影像（如箭头所示）；**B**：螺旋 CT 矢状面示左颧弓下方可见副腮腺影像（如箭头所示）

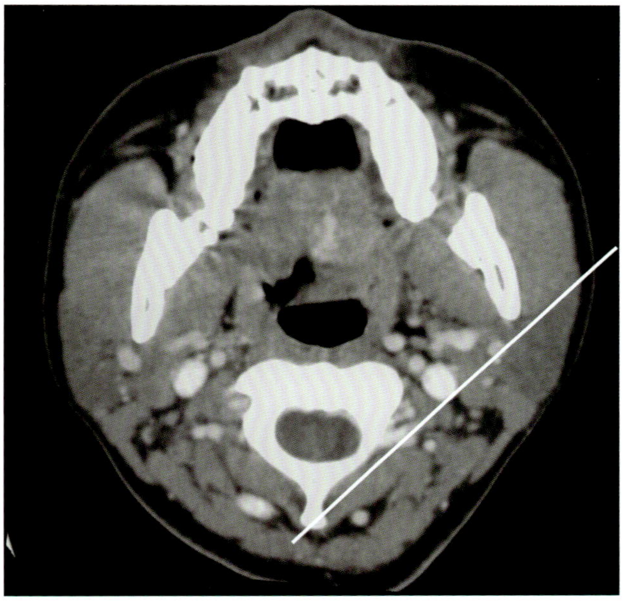

图 3-4-8　U 线示意图

通过下颌后静脉最背侧点到同侧椎体最背侧点的连线称为 U 线

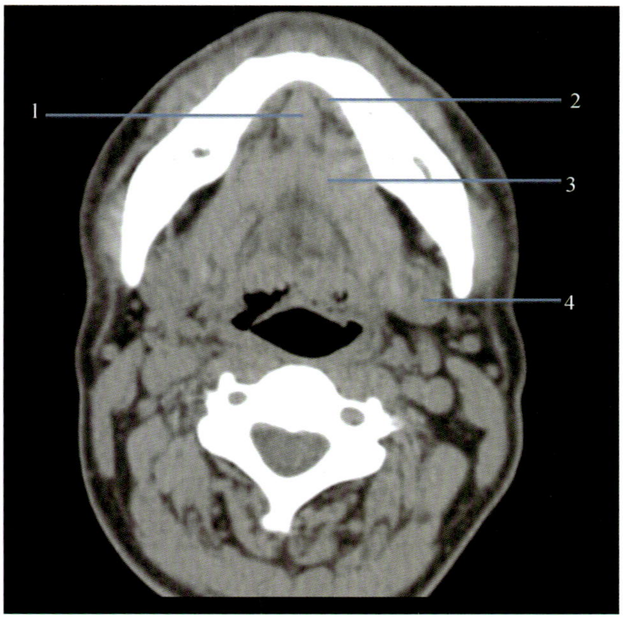

图 3-4-9　下颌下腺的横断面 CT 图像

1. 颏舌肌；**2**. 舌下腺；**3**. 颏舌骨肌；**4**. 下颌下腺

前腹，后缘借茎突下颌韧带与腮腺分隔。外面紧邻下颌骨内侧面的下颌下腺窝，并与翼内肌相邻，向下常覆盖于二腹肌中间腱及茎突舌骨肌的舌骨附着[1，24，49-50]。

在 CT 图像上，下颌下腺比腮腺及周围脂肪组织的密度高，但稍低于周围的肌肉密度，可在横断面、冠状面和矢状面上进行观察（图 3-4-9 ～ 11）。

下颌下腺可分为较大的浅部和较小的深部，浅部位于双侧的下颌下三角内，深部绕过下颌舌骨肌后缘，并在下颌舌骨肌与舌骨舌肌之间向前延伸进入舌下间隙，与舌下腺后端相邻[1，24，49]。

下颌下腺导管长且弯曲，自后下斜向前上方走行，导管开口于口底舌系带两侧的舌下肉阜。导管走行途中有部分舌下腺导管汇入其中。正常的下颌下腺导管系统在平扫 CT 图像上很难观察，而通过下颌下腺造影 CT 可以清楚显示导管的粗细、走行。

3. 舌下腺　舌下腺（sublingual gland）在三对大唾液腺中是最小的一对。

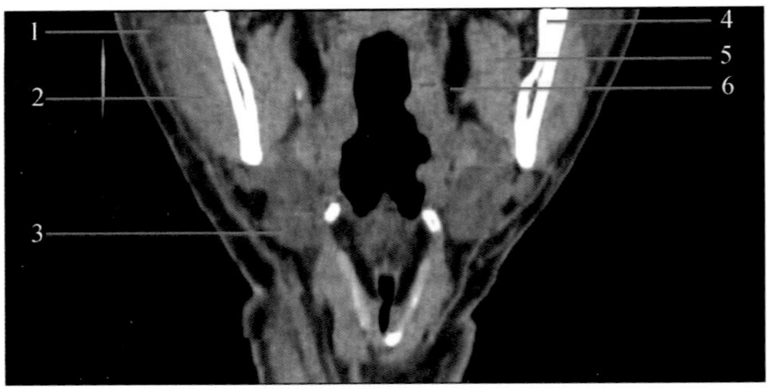

图 3-4-10　下颌下腺的冠状面 CT 图像

1. 腮腺；**2**. 咬肌；**3**. 下颌下腺；**4**. 升支；**5**. 翼内肌；**6**. 咽旁间隙

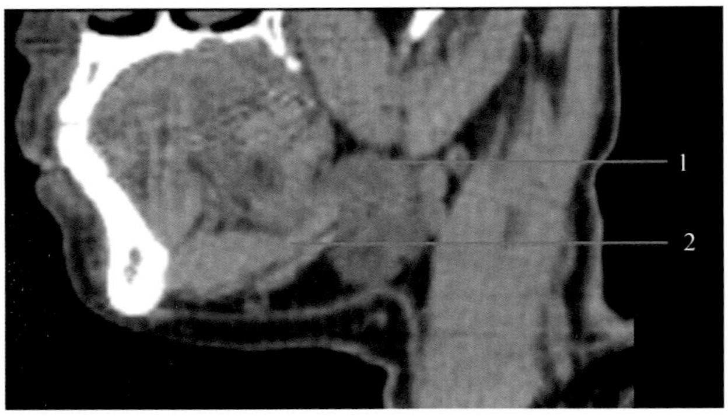

图 3-4-11　下颌下腺的矢状面 CT 图像

1. 下颌下腺延长部；**2**. 下颌舌骨肌

舌下腺外形小，位于舌下区，其外侧与下颌骨的舌下腺窝相邻，内侧为颏舌肌。舌神经和下颌下腺导管在腺体与颏舌肌之间通过。腺体前端在中线与对侧舌下腺靠近；后端与下颌下腺深部相邻[1, 24, 49]。

舌下腺 CT 横断面表现为略低于肌肉密度影，呈扁平状，位于颏舌肌与下颌骨之间，平扫相上不易辨认，增强相可见强化[50]（图 3-4-12）。

舌下腺的大部分分泌液排入舌下腺大管，经下颌下腺导管外侧，或单独开口于舌下肉阜，或与下颌下腺导管共同开口于舌下肉阜，这是下颌下腺造影时偶有舌下腺显影的原因。腺体的小部分分泌液排入舌下腺小管，部分小管开口于口腔，部分小管汇入邻近的下颌下腺导管。舌下腺的导管系统在 CT 图像上很难显示。

4. 小唾液腺　小唾液腺（minor salivary gland）分布于口腔黏膜固有层和黏膜下层。根据所在部位，分别命名为唇腺、颊腺、舌腺、腭腺和磨牙后腺等，每个小腺体直接开口于口腔黏膜上。正常小唾液腺因体积较小，CT 一般不显示。

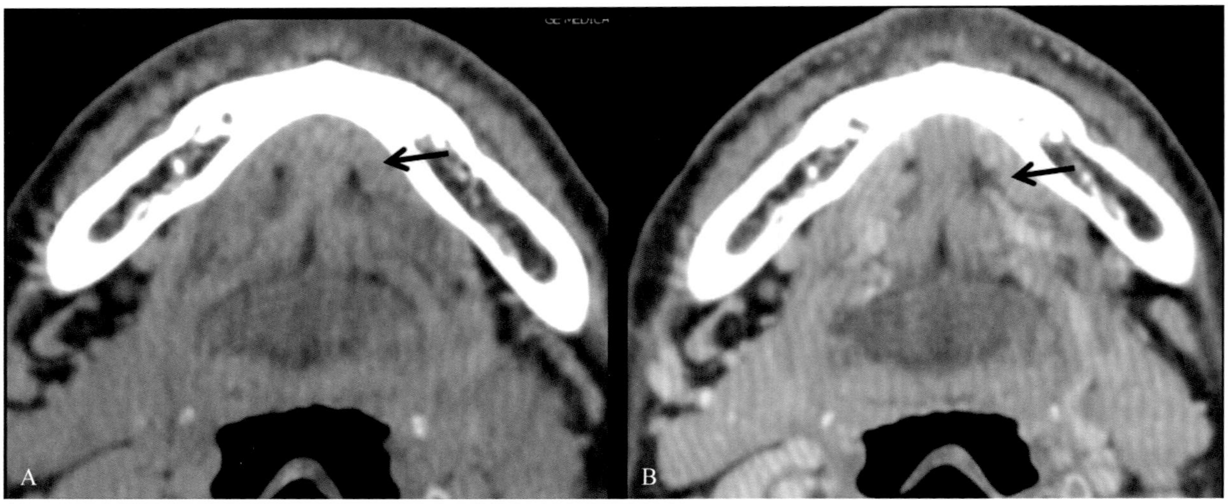

图 3-4-12　舌下腺的横断面 CT 图像

A：舌下腺 CT 横断面表现为略低于肌肉密度影，呈扁平状，位于颏舌肌与下颌骨之间（如箭头所示）；**B**：增强相可见舌下腺有强化

（谢晓艳　张祖燕）

第五节　颞下颌关节

【概述】

颞下颌关节由下颌骨的髁突、颞骨的关节窝及介于两者之间的关节盘构成。在 CT 扫描图像上，髁突、关节结节、关节窝等骨性结构呈高密度影，边缘光滑。关节腔呈相对低密度影。咀嚼肌包括咬肌、颞肌、翼内肌和翼外肌。肌性成分在 CT 图像上呈中等密度影。

【正常解剖和 CT 表现】

1. 髁突　髁突为下颌支的后突。成人髁突呈横轴形，内外径为 15 ～ 20 mm，前后径为 8 ～ 10 m。两侧髁突横轴的延长线相交于枕骨大孔前，成 145° ～ 160° 角。髁突顶部呈嵴状，嵴之前呈一约 4 mm 的小斜面，与关节盘中带接触。在 CT 图像上，髁突表面有薄层致密的密质骨边缘（图 3-5-1）。髁突形态的变异较常见。

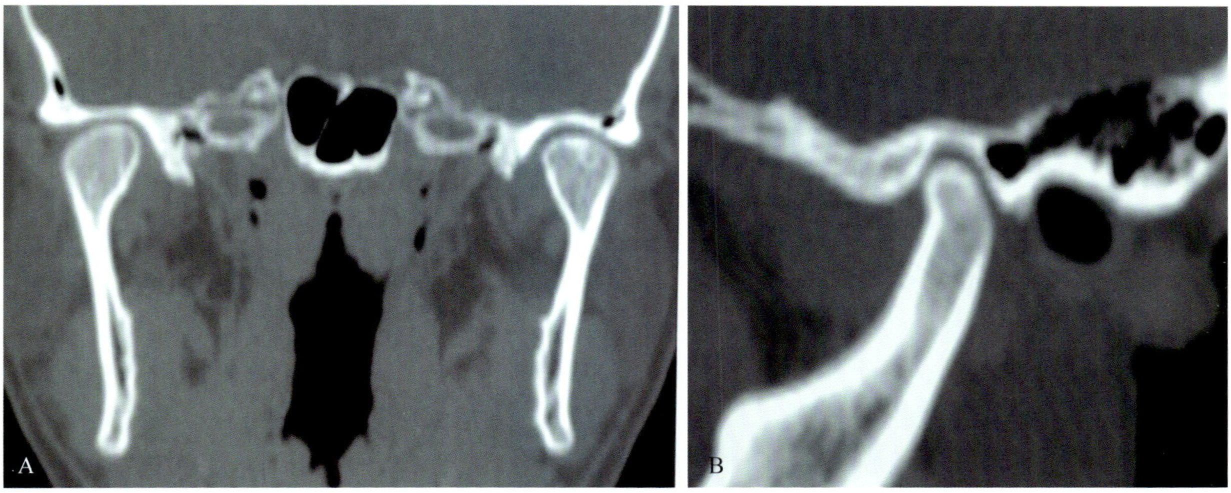

图 3-5-1　颞下颌关节正常 CT 图像

A. 冠状位；**B.** 矢状位

2. 关节窝　颞骨鳞部的下面呈一个大的凹形，称下颌窝。以鳞鼓裂为界，鳞鼓裂之前为颞下颌关节的关节窝。关节窝的外形呈三角形，其底边在前，明显突起，称为关节结节；其后缘为鼓板，鼓板也是外耳道的前壁。关节结节在出生时较平，随年龄的增长，关节窝逐渐加深，关节结节日益明显，成为髁突在关节窝内保持正常位且相对稳定的屏障。

3. 关节盘　关节盘位于髁突与关节窝之间，由坚韧的纤维组织构成。关节盘在矢状方向分为前、中、后三带，后带最厚，介于髁突顶与关节窝之间；中带最薄，位于髁突前斜面与关节结节后斜面之间；前带稍厚，位于关节结节后下面下方。关节盘前方延伸为前附着并与关节囊融合；关节盘后方为后附着或称双板区，分为上、下两束。双板区主要为纤维结缔组织，上板富含弹力纤维。双板区的弹性纤维组织使髁突能够向前运动越过关节结节，是开口度达 40 mm 以上的基础。关节盘内侧和外侧分别附着于髁突内极和外极。关节盘和双板区在 CT 图像上不能清楚显示。

4. 咀嚼肌　咬肌是颌面部一块最强有力的肌。咬肌分深、浅两层，分别附着于颧弓的下缘和内侧。翼内肌位于下颌支内侧（图 3-5-2）。颞肌起于颞骨的颞下窝骨面，肌纤维呈扇形分布。翼外肌分为上、下两头，上头起于蝶骨大翼的颞下面和颞下嵴，止于髁突关节囊的前方和关节盘；下头起于翼外板的外面，大部分止于髁突前方的翼肌窝（图 3-5-3）。

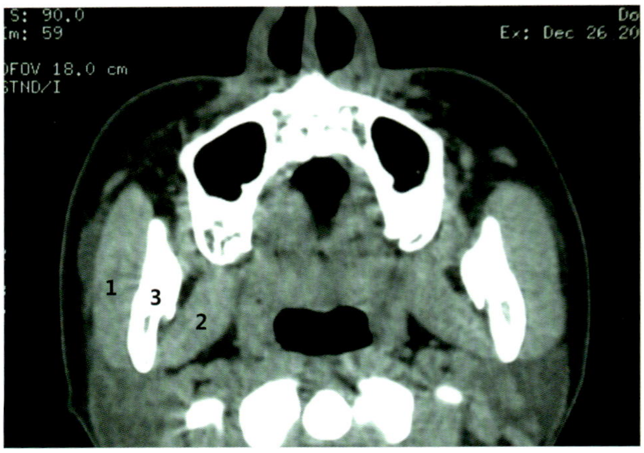

图 3-5-2　咀嚼肌轴位 CT 图像
1. 咬肌；2. 翼内肌；3. 升支

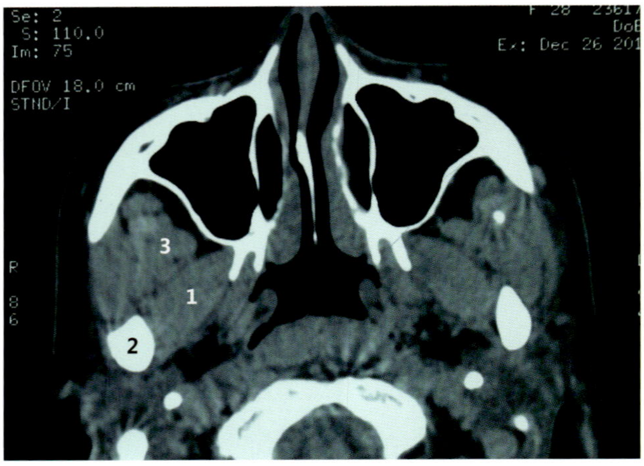

图 3-5-3　咀嚼肌轴位 CT 图像
1. 翼外肌；2. 髁突；3. 颞肌

（赵燕平）

第六节　口腔颌面颈部组织间隙

【概述】

口腔颌面颈部组织间隙是指位于筋膜间、筋膜与肌肉间、肌肉与骨膜间以及骨膜与骨膜之间的潜在间隙[1, 24, 47, 55-58]。颈部筋膜可以分为五层，由浅入深依次为颈浅筋膜、颈深筋膜浅层、颈深筋膜中层、颈脏器筋膜和椎前筋膜（颈深筋膜深层）（图 3-6-1）。颈浅筋膜是全身浅筋膜的一部分，呈一薄层，包绕颈部，颈阔肌在此层中。颈深筋膜浅层上方附于下颌骨下缘、颧弓、乳突基底、上项线及枕外隆凸，下方附于胸骨柄的前缘、锁骨、肩峰及第七颈椎棘突。颈深筋膜浅层形成一个完整的封套包围颈部，包绕斜方肌、胸锁乳突肌、腮腺及下颌下腺。颈深筋膜中层是一梯形筋膜屏障，上连舌骨，两侧至肩胛舌骨肌外缘，向下附着于锁骨和胸骨柄的后缘，并包被舌骨下肌群，形成其肌鞘。颈脏器筋膜分脏层和壁层，脏层贴附于喉、气管、甲状腺、咽及食管等颈部脏器的表面，壁层包于全部脏器的外围并形成颈动脉鞘。椎前筋膜又名颈深筋膜深层，上达颅底，下续胸内筋膜，覆盖于椎前肌和斜角肌的前面，其浅面为颈深淋巴结、颈鞘的血管和神经，其深面为膈神经、颈交感神经干及颈丛。

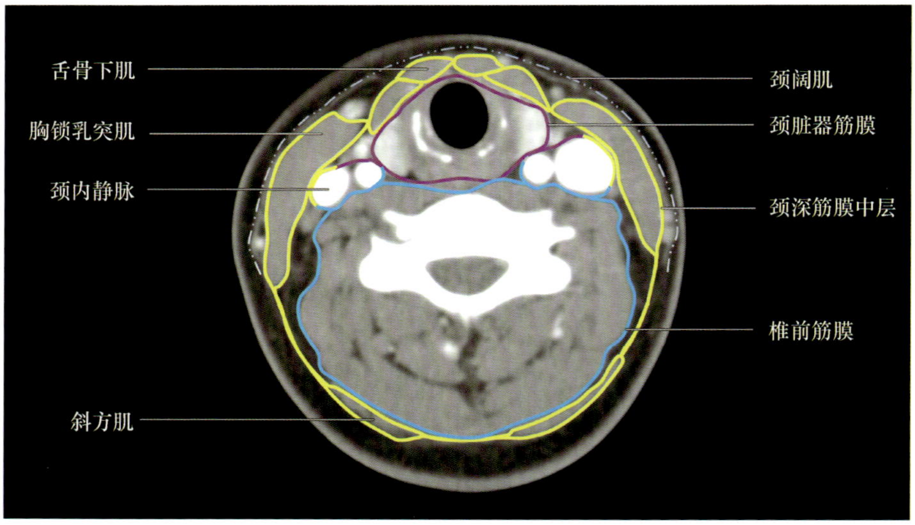

图 3-6-1　颈部组织间隙与筋膜 CT 表现

口腔颌面部组织间隙多与颈部组织间隙相互延伸相连。各组织间隙内是口腔颌面部肿瘤和炎症的好发部位。掌握各组织间隙的解剖范围和组织结构对于影像学诊断十分重要。对颈部组织间隙，通常以舌骨上颈部和舌骨下颈部分别描述。舌骨上颈部组织间隙包括咽旁间隙、咽黏膜间隙、咀嚼肌间隙、腮腺间隙、颈动脉间隙、颊间隙、咽后间隙和椎旁间隙[55]（图 3-6-2，3）。舌骨下颈部组织间隙包括脏器间隙、颈后间隙、颈动脉间隙、咽后间隙和椎旁间隙，其中，颈后间隙、颈动脉间隙、咽后间隙和椎旁间隙跨越舌骨上颈部和舌骨下颈部。

【正常解剖及 CT 表现】

1. 咽旁间隙　咽旁间隙（parapharyngeal space）位于翼内肌、腮腺深叶与咽侧壁之间（图 3-6-2），上起颅底，下至舌骨平面（图 3-6-3），前界为翼下颌韧带，后界为椎前筋膜。有观点认为，咽旁间隙由茎突及茎突诸肌将其分为咽旁前间隙和咽旁后间隙，也有观点认为咽旁前间隙实际上应该是茎突前方的咽旁间隙，而咽旁后间隙实际上是颈动脉间隙（carotid space）。从影像观察的角度来分析，可见茎突深面即为颈鞘，将咽旁后间隙命名为颈动脉间隙更有利于影像学诊断分析和交流。

咽旁间隙内容物是以脂肪为主的结缔组织，其 CT 呈现影像密度为－100 HU 左右的脂肪影像。

咽旁间隙前外侧与咀嚼肌间隙相邻，后外侧与腮腺深叶腮腺间隙相通，后外侧为颈动脉间隙，后内侧为咽后间隙，内侧为咽黏膜间隙。其上方为

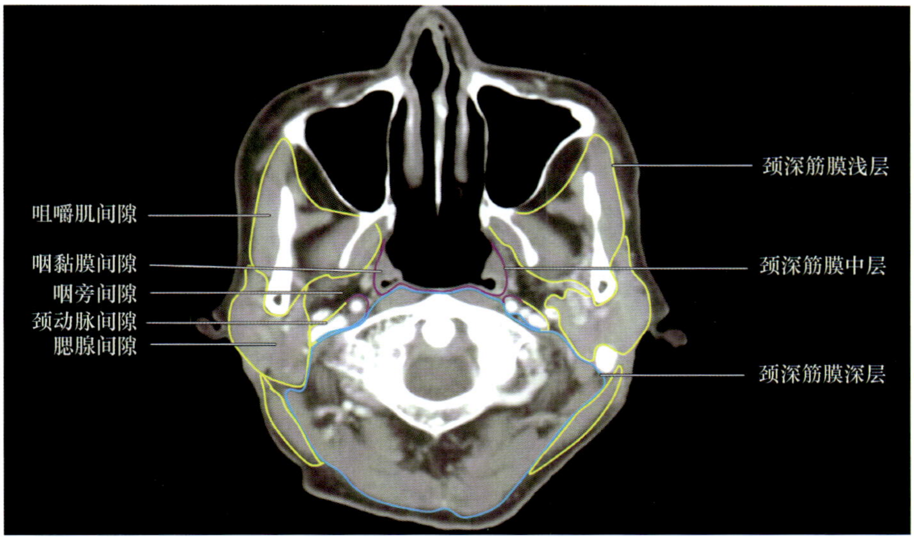

图 3-6-2　颌面部组织间隙 CT 轴位表现

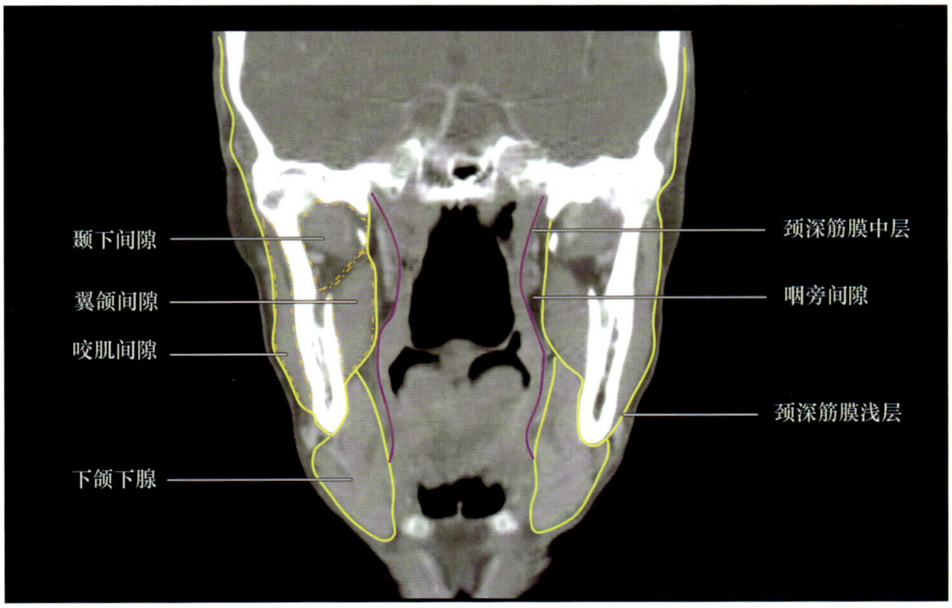

图 3-6-3　颌面部组织间隙 CT 冠状位表现

颅底颞骨岩部前端无骨孔的三角形区域。其下方与下颌下间隙相邻，且无筋膜分隔。

咽旁间隙内含大量脂肪组织，原发性咽旁间隙肿瘤较少，可见多形性腺瘤、脂肪瘤或鳃裂囊肿等。根据咽旁间隙的形态变化，可以分析此部位肿瘤的原发部位。咽黏膜间隙来源肿瘤将咽旁间隙向外侧推压，咀嚼肌间隙来源肿瘤将咽旁间隙向后方推压，腮腺深叶来源肿瘤将咽旁间隙向内侧推压，颈动脉间隙来源肿瘤将咽旁间隙向前方推压。而咽旁间隙原发性肿瘤周围常包绕一层来自于咽旁间隙的脂肪层。此外，口腔颌面部蜂窝组织炎症经常累及咽旁间隙，咽旁间隙组织密度增高多提示炎症受累。

2. 咽黏膜间隙　咽黏膜间隙（pharyngeal mucosal space）是指鼻咽、口咽、喉咽部和软腭部黏膜层、肌层至颈深筋膜浅层的组织结构[55]（图 3-6-4，6）。咽黏膜间隙形成了舌骨上颈部组织间隙的内层。颈深筋膜中层形成咽黏膜间隙的深面界限。

咽黏膜间隙内容结构包括咽黏膜、咽部 Waldeyer 淋巴环、小唾液腺、咽颅底筋膜（pharyngobasilar fascia）、咽缩肌、腭帆提肌（levator velipalatini）、咽鼓管咽肌（salpingopharyngeus muscle）和咽鼓管圆枕（torus tubarius）[55]。咽黏膜间隙表面为咽部黏膜，为自颅底鼻咽顶部至喉咽部咽黏膜表面。咽淋巴环又称为 Waldeyer 淋巴环，包括腺样体、腭扁桃体和舌扁桃体。咽颅底筋膜是连接咽上缩肌

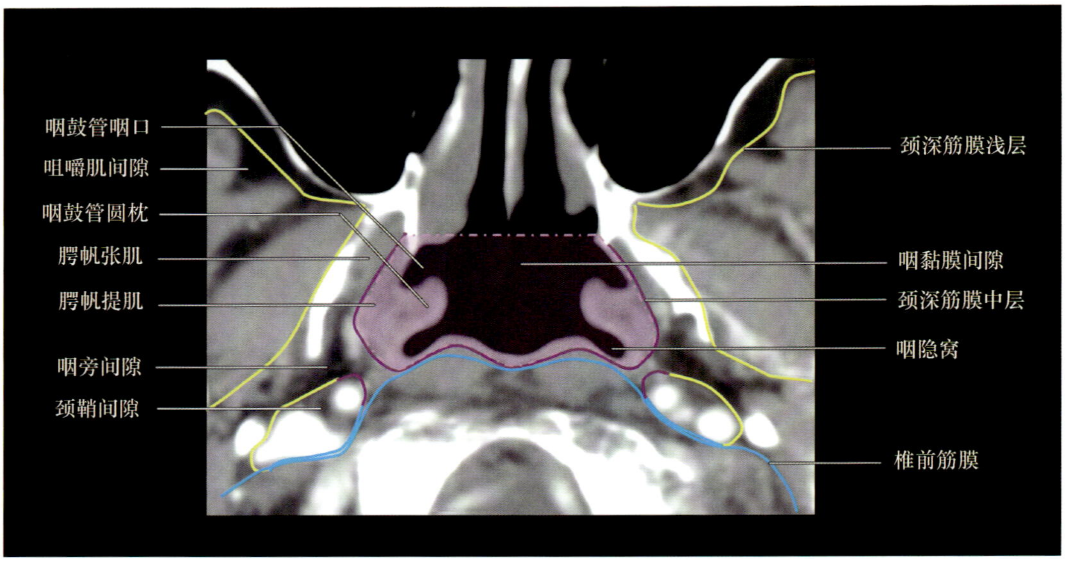

图 3-6-4　咽黏膜间隙、咽旁间隙及颈动脉间隙 CT 轴位表现

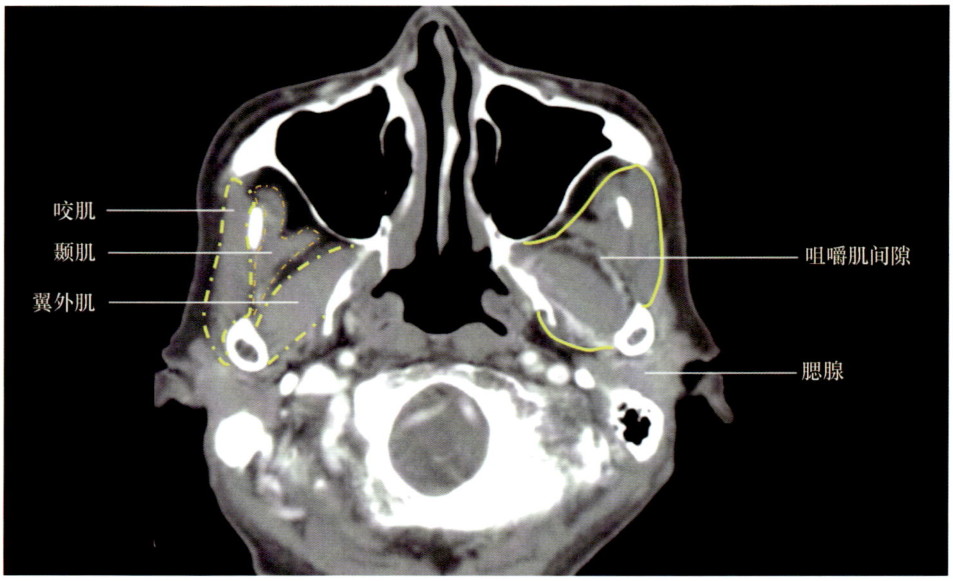

图 3-6-5　咀嚼肌间隙 CT 轴位表现

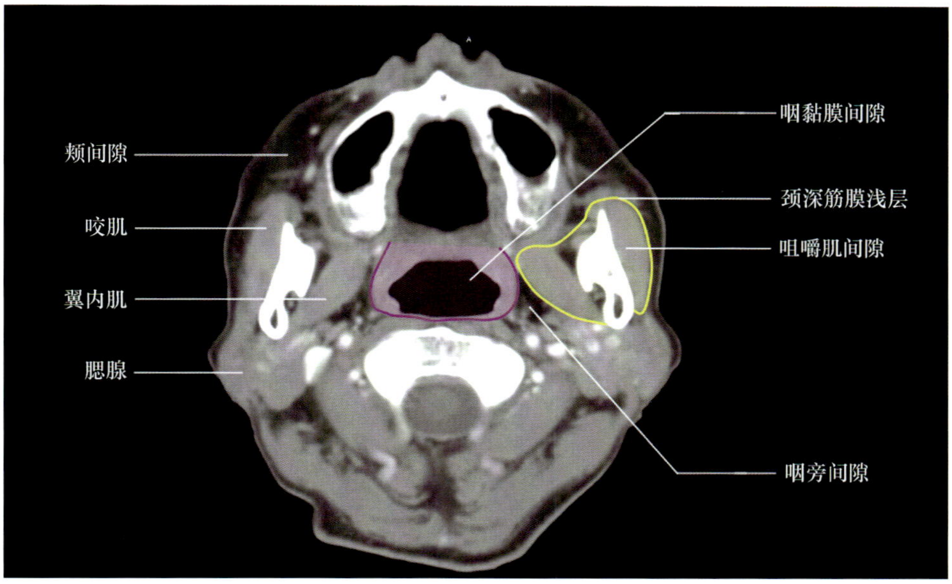

图 3-6-6　咽黏膜间隙、咽旁间隙及咀嚼肌间隙 CT 轴位表现

与颅底的致密筋膜结构。咽缩肌包括咽上缩肌、咽中缩肌和咽下缩肌。

咽黏膜间隙上邻颅底的部分为蝶窦下壁及枕骨斜坡前部，包括颞骨岩部破裂孔中颈内动脉管前部软骨壁，此处形成鼻咽癌沿血管途径侵犯颅内结构的通道。咽黏膜间隙的外侧为咽旁间隙，后方为咽后间隙。

咽黏膜间隙常见病变包括来源于黏膜的鳞状细胞癌，来源于淋巴组织的淋巴瘤，来源于小唾液腺的恶性肿瘤，来源于咽缩肌或腭帆提肌的横纹肌肉瘤等。咽黏膜间隙原发肿瘤的特点是：位于咽旁间隙内侧；压迫咽旁间隙向外侧移位；破坏咽黏膜及黏膜下结构的连续性。咽黏膜、咽隐窝、咽扁桃体结构生理性不对称较常见，应避免误诊为病变。

3. 咀嚼肌间隙　咀嚼肌间隙（masticator space）是包含咬肌、翼内肌、翼外肌和颞肌等咀嚼肌的解剖间隙，可分解为咬肌间隙、翼下颌间隙、颞间隙和颞下间隙[55-56]（图 3-6-5，6，7）。狭义的咬肌间隙（masseteric space）指的是咬肌与下颌支之

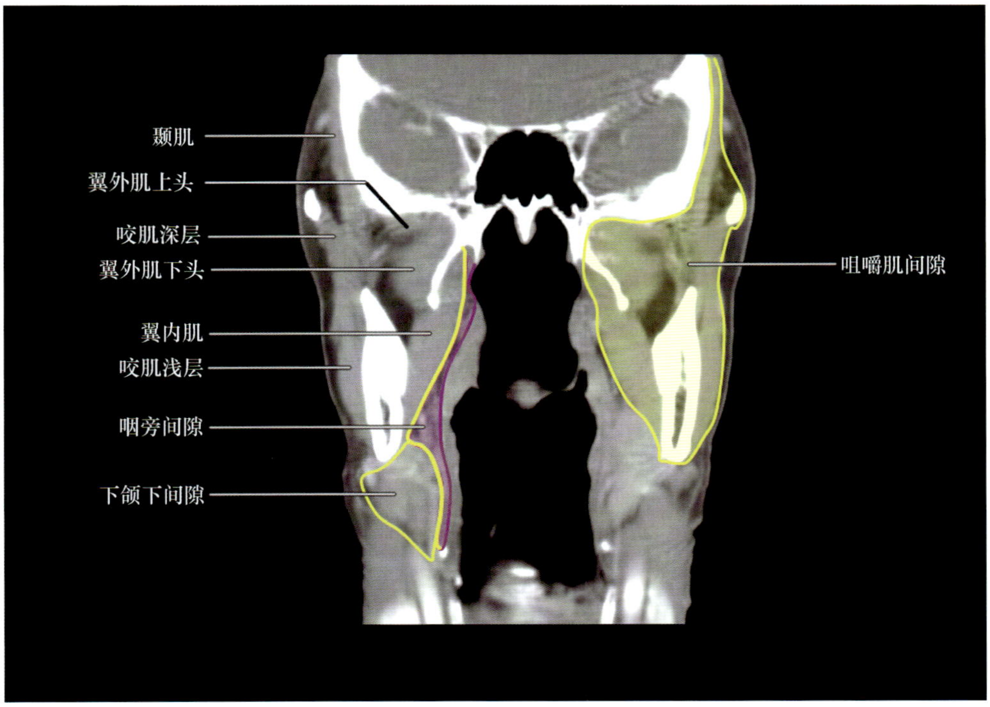

图 3-6-7　咀嚼肌间隙、咽旁间隙 CT 冠状位表现

间的潜在间隙，又称为咬肌下间隙（submasseteric space）[1, 47]。广义的咬肌间隙是包括咬肌在内的咬肌筋膜与下颌支骨膜之间的间隙。翼下颌间隙（pterygomandibular space）是指位于翼内肌与升支内侧面之间的间隙。颞下间隙（infratemporal space）位于翼下颌间隙上方，以翼外肌下缘为分界线，上达颅底骨蝶骨大翼颞下面和颞下嵴，内达蝶骨翼突外板，外界为下颌支和颧弓。颞间隙（temporal space）位于颧弓和颞下嵴平面以上的颞区，颞肌浅面为颞浅间隙，颞肌深面为颞深间隙[1]。

咀嚼肌间隙内除咬肌、翼内肌、翼外肌和颞肌外，还包括下颌骨体后部及升支[1, 57]。三叉神经分支包括下颌神经的分支咬肌神经、下牙槽神经、舌神经、下颌舌骨肌神经和耳颞神经。在翼外肌与颞肌之间、翼内外肌之间可见翼丛。颌内动脉走行于翼外肌浅面。

咀嚼肌间隙上界为颞上线，下界为下颌骨体后部及升支下缘[58]。颞下间隙与颅底骨卵圆孔与棘孔区相邻。在咬肌间隙的前方为颊间隙，后方为腮腺间隙。在翼下颌间隙的内侧为咽旁间隙。颈深筋膜浅层在下颌骨下缘分为两层，浅层形成腮腺咬肌筋膜，与颞深筋膜相连；深层沿翼内、外肌深面上行至颅底卵圆孔内侧。

咀嚼肌间隙内可见咀嚼肌、骨、牙、神经、脉管、脂肪和淋巴等多种组织来源的肿瘤。同时，咀嚼肌间隙也是炎症蔓延的途径。咀嚼肌之间的结缔组织间隙以脂肪成分为主，脂肪密度的增高多提示炎症累及。颞下间隙内较常见有三叉神经下颌支来源的神经鞘瘤，发生时位于翼外肌深面至翼下颌间隙，有时可累及下颌神经管。

4. 腮腺间隙　腮腺间隙（parotid space）位于腮腺鞘内[55]。腮腺鞘来源于颈深筋膜浅层，筋膜分深浅两层包被腮腺，在腺体前缘复合形成咬肌筋膜[1]（图 3-6-2）。腮腺鞘浅层较致密，并形成许多分隔伸入腺体组织内。腮腺筋膜层的 CT 影像密度通常高于腺体组织，可以作为判断腮腺区肿物是否位于腮腺间隙内的重要依据。该间隙由腮腺及通行于腺体内的血管、神经及淋巴组织所构成。腮腺间隙的浅面为腮腺咬肌筋膜，内侧面未封闭，与咽旁间隙和翼下颌间隙相通。

腮腺间隙内除腮腺组织外，还包括面神经、颈外动脉分支面横动脉、下颌后静脉、淋巴结以及脂肪组织等结构。约 20% 的个体中可以观察到副腮腺（accessory parotid gland）。

腮腺间隙上邻颅底颞骨鼓部及乳突部，下界至下颌角下方。咽旁间隙位于腮腺间隙的内侧，咀嚼肌间隙位于腮腺间隙前方，颈鞘间隙与腮腺间隙之间以二腹肌后腹相分隔（图 3-6-2）。

腮腺肿物是最常见的腮腺间隙内原发肿瘤。其次，腮腺间隙还可见淋巴组织、脉管组织、神经组织等来源的肿瘤。腮腺深叶肿瘤可向咽旁间隙延伸，将咽旁间隙影像向内侧推压（图 3-6-8）。

5. 颈动脉间隙　颈动脉间隙（carotid space）是由颈动脉鞘包绕颈动脉、颈内静脉和脑神经（舌咽神经、迷走神经、副神经和舌下神经）所形成的组织间隙[55]（图 3-6-9）。

舌骨上颈部颈动脉间隙内包含颈内动脉、颈内静脉、舌咽神经、迷走神经、副神经和舌下神经。舌骨下颈部颈动脉间隙内包含颈总动脉、颈内静脉、副神经。颈动脉鞘由三层颈深筋膜共同构成，舌骨上颈部颈动脉鞘不完整，而舌骨下颈动脉鞘结构致密、完整[55]。

颈动脉鞘起自颅底颈动脉管外口及颈静脉窝，下至纵隔主动脉弓，全长可以分为鼻咽段、口咽段、颈段和纵隔段。颈交感丛位于颈动脉鞘后方、椎前筋膜深面。舌骨上颈动脉间隙前方为咽旁间隙，外侧为二腹肌后腹和腮腺间隙，后方为椎旁间隙，内侧为咽后间隙。舌骨下颈动脉鞘内侧为颈内脏间隙和咽后间隙，后方为椎旁间隙，前方为颈前间隙，外侧为颈后间隙。

原发于颈动脉鞘内的病变常见有颈动脉体瘤、动脉瘤、动脉夹层、神经源性肿瘤（神经鞘瘤等）以及静脉血栓等。原发颈动脉鞘内肿瘤具备以下特点：病变位于咽旁间隙后方，咽旁间隙可向前移位，病变位于二腹肌后腹深面，导致颈内动脉和颈内静脉分离，可以包绕颈内动脉或颈外动脉（颈动脉体瘤）。颅外段颈内动脉随年龄增长可出现不同程度的迂曲变形，可呈“C”形甚至“U”形。

6. 咽后间隙　咽后间隙（retropharyngeal space）是位于咽和食管后方、颅底至纵隔第 3 胸椎椎前的潜在间隙[1]（图 3-6-9）。

在舌骨上颈部的咽后间隙由脂肪和淋巴结组成。淋巴结又分为外侧咽后淋巴结和内侧咽后淋

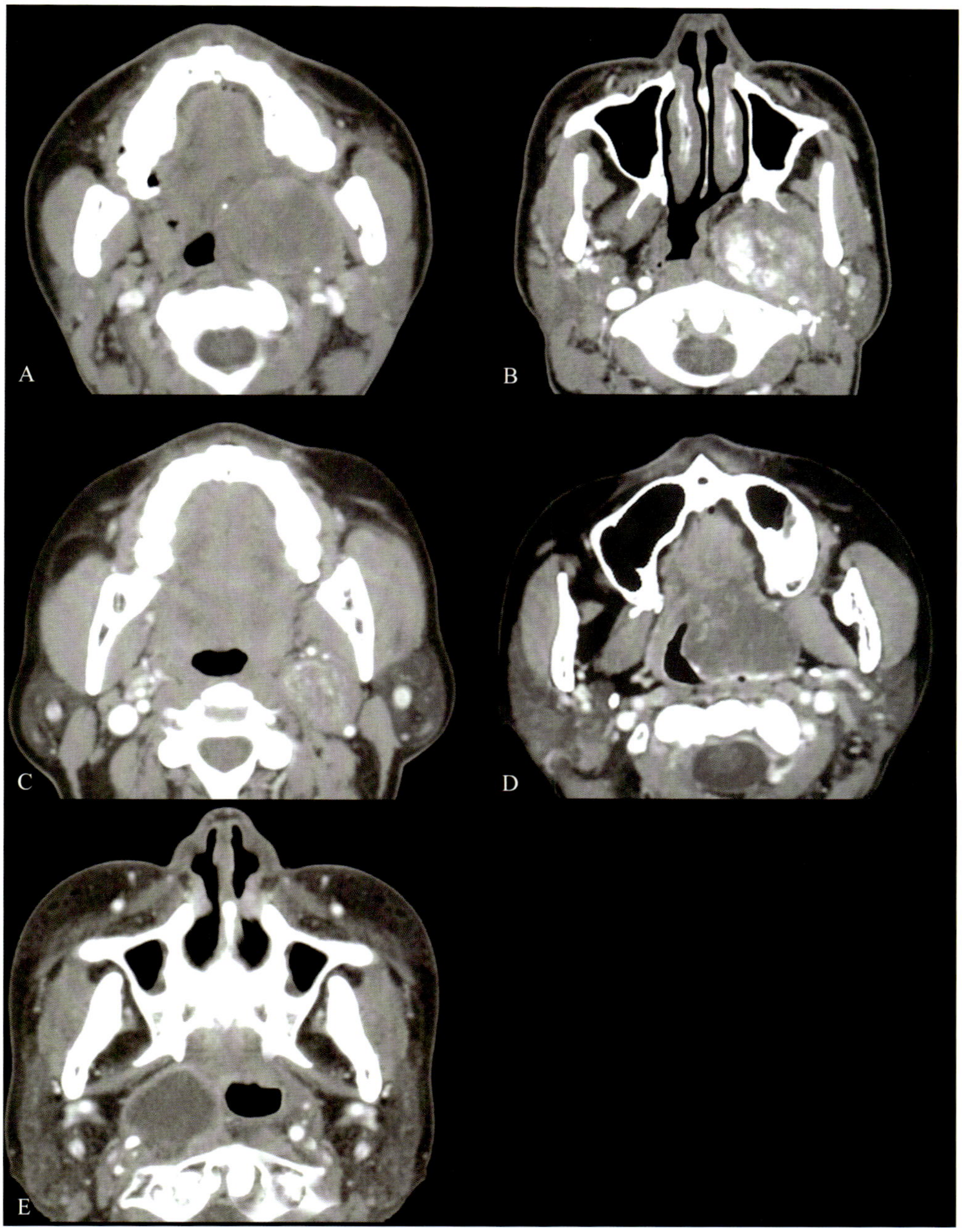

图 3-6-8　咽旁间隙及其周围间隙来源肿瘤的定位诊断

A：咽旁间隙肿瘤，可见肿瘤周围脂肪间隙；**B**：腮腺深叶肿瘤突入咽旁间隙时，将咽旁间隙脂肪影像向内侧推压移位；**C**：颈动脉间隙肿物：咽旁间隙向前移位；**D**：咽黏膜间隙肿物：咽旁间隙向外侧移位；**E**：咽后间隙肿物，位于颈动脉鞘深面

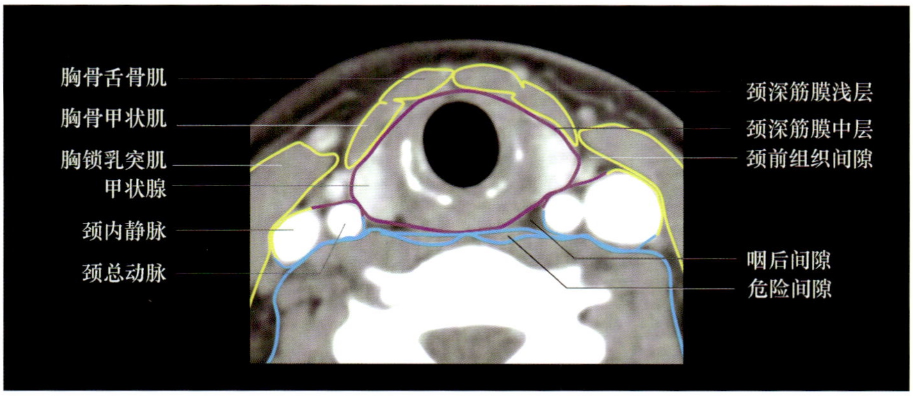

图 3-6-9　咽后间隙、颈动脉间隙

巴结。外侧咽后组淋巴结又称为 Rouviere 淋巴结。舌骨下至第 3 胸椎的咽后间隙主要由脂肪构成。

咽后间隙的前壁为颈深筋膜中层，此层筋膜位于咽黏膜间隙中咽缩肌后方。咽后间隙的后壁是颈深筋膜深层，此层筋膜位于椎前肌的前方，并又分为两层，其间的组织间隙称为危险间隙（danger space）。咽后间隙外侧以颈动脉鞘为界，外界为颈深筋膜，又称为 alar 筋膜。咽后间隙中线处由中缝（median raphe）分隔为左、右两部分，此结构在咽后间隙的上部较连续[55]。

咽后间隙上起自颅底，下通纵隔，口颌面部组织间隙感染可通过咽后间隙扩散至纵隔，故称为“危险区域”。咽后间隙肿物的位于颈动脉鞘深面、咽旁间隙后方、椎前肌前方，应首先排查淋巴结病变。咽后淋巴结在鼻咽癌、口咽癌及口腔癌中易发生转移（图 3-6-10），由于其位置隐匿，不易早期发现。发现咽后间隙可疑转移性淋巴结时，应仔细观察头颈部是否存在可疑恶性病变。同时，对头颈部癌症患者应注意观察咽后间隙淋巴结是否存在异常。咽后淋巴结外侧即为颈内动脉，淋巴结发生液化坏死后可导致颈内动脉粘连甚至破裂。

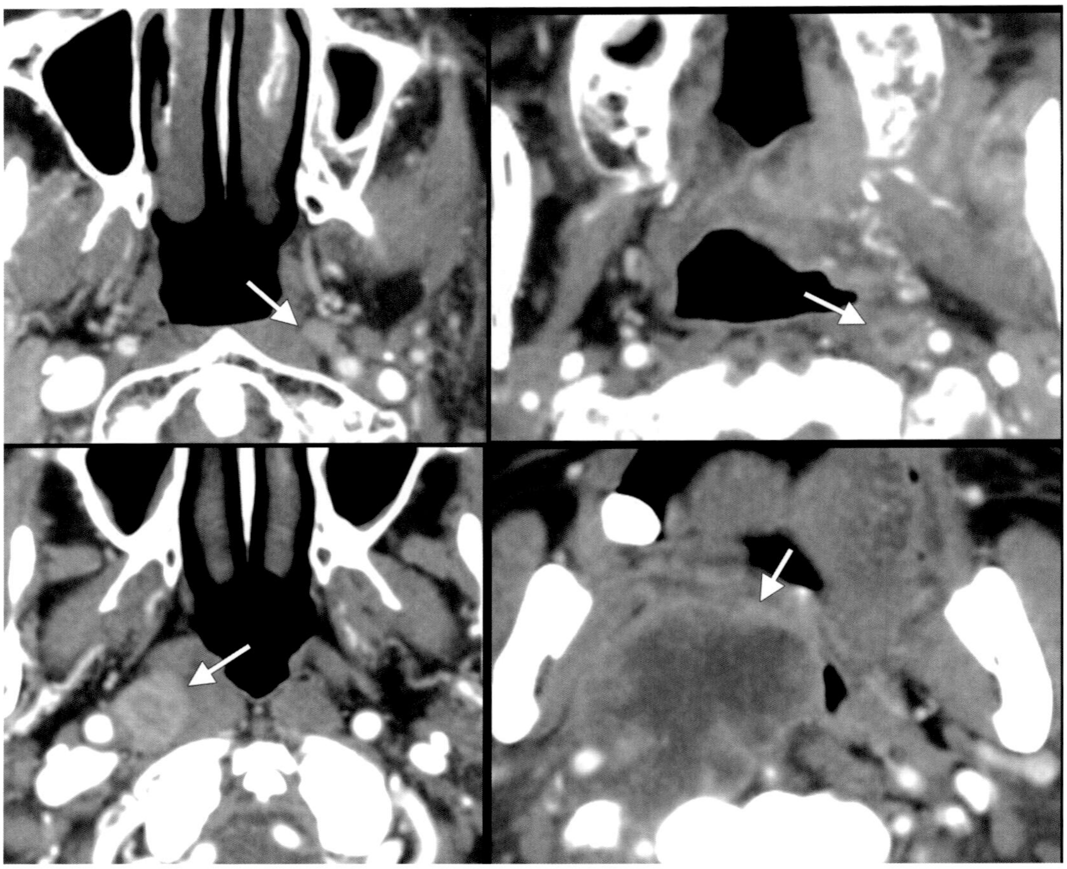

图 3-6-10　咽后淋巴结

如图白色箭头所示。正常情况下，咽后间隙淋巴结不易观察到。在头颈部癌症患者中可见咽后淋巴结异常

7. *椎旁间隙*　椎旁间隙（paravertebral space）指的是颈深筋膜深层深面、脊柱前方及后方的组织间隙，可以分为椎前间隙（prevertebral space）和脊柱旁间隙两个部分[55]（图 3-6-1，2，4）。

椎前间隙内有椎前肌、斜角肌、颈丛根、膈神经、椎动脉、椎静脉和椎体。椎前肌位于脊柱颈段的前方，包括头长肌（longus scapitis）、颈长肌（longus colli）等。斜角肌包括前、中、后斜角肌。脊柱旁间隙包括脊柱旁肌和脊椎后部。臂丛（branchial plexus）也位于椎旁间隙内，由第 5 ～ 8 颈神经前支和第 1 胸神经前支构成，与锁骨下动脉并行于前斜角肌后方的斜角肌间隙内。

椎旁间隙上达颅底，下至第 4 胸椎层面后纵隔内。在颈部椎前间隙紧邻于咽后间隙的后部，椎前间隙的外侧即为颈动脉间隙和颈后间隙的前部。脊柱旁间隙位于颈后间隙的深面、脊椎横突的后方。颈深筋膜深颈层完整包绕椎旁间隙。

椎前和脊柱旁间隙内可见有原发性神经源性肿瘤。脊椎感染或肿瘤可以累及椎旁间隙。

8. 颈后间隙 颈后间隙（posterior cervical space）是位于颞骨乳突至锁骨、胸锁乳突肌的深面和后方、椎旁间隙浅面的组织间隙[55]。

脂肪是颈后间隙最主要的组成成分，其他的关键结构还包括副神经、淋巴结（颈Ⅴ组）、腋前臂丛、肩胛背神经。

颈后间隙是颈深部组织间隙的一部分，上达乳突，下至锁骨。深面为颈深筋膜深层和椎旁间隙，其前方为颈动脉间隙。颈后三角指的是胸锁乳突肌后缘和斜方肌前缘之间的区域，被肩胛舌骨肌下腹分为枕三角和锁骨下三角。

原发于颈后间隙的肿物具有以下特点：位于颈后间隙的脂肪结构中；压迫颈鞘向前内侧移位；胸锁乳突肌向外侧移位；有椎旁间隙内肌肉受压表现。颈后间隙内淋巴结炎症、转移癌和淋巴瘤等淋巴组织增生性疾病在颈后间隙疾病中所占比例较大，与头颈部恶性肿瘤密切相关。也可见神经源性肿瘤、脂肪肿瘤、脉管畸形等。

（孙志鹏）

第七节 舌和舌下区

【概述】

舌（tongue）是口腔内的重要器官，其上方邻腭，下方过渡为舌下区，两侧为下颌骨，后方过渡为咽部。舌背分为前 2/3 和后 1/3，两部分以人字形界沟分界。界沟尖端有盲孔，为胚胎甲状舌管咽端的遗迹。甲状舌管囊肿可以发生于舌盲孔至甲状腺的任何部位。舌前 2/3 称为舌体，位于口腔内；舌后 1/3 称为舌根，参与咽前壁的构成。舌分为舌背、舌腹和肌层[1, 24, 47]。

【正常解剖及 CT 表现】

舌黏膜

舌背表面被覆舌背黏膜，舌背黏膜与味觉感受和咀嚼有关，表面遍布丝状乳头、菌状乳头、轮廓乳头和叶状乳头。舌背黏膜呈粉红色，上皮为复层鳞状上皮，无黏膜下层，有许多舌肌纤维分布于固有层，故舌背黏膜牢固地附着在舌肌而不易滑动。

舌根部黏膜表面可见圆形或卵圆形舌滤泡（lingual follicle），每个滤泡含 1 个或 1 个以上的淋巴小结。舌根部的舌滤泡统称舌扁桃体（图 3-7-1），

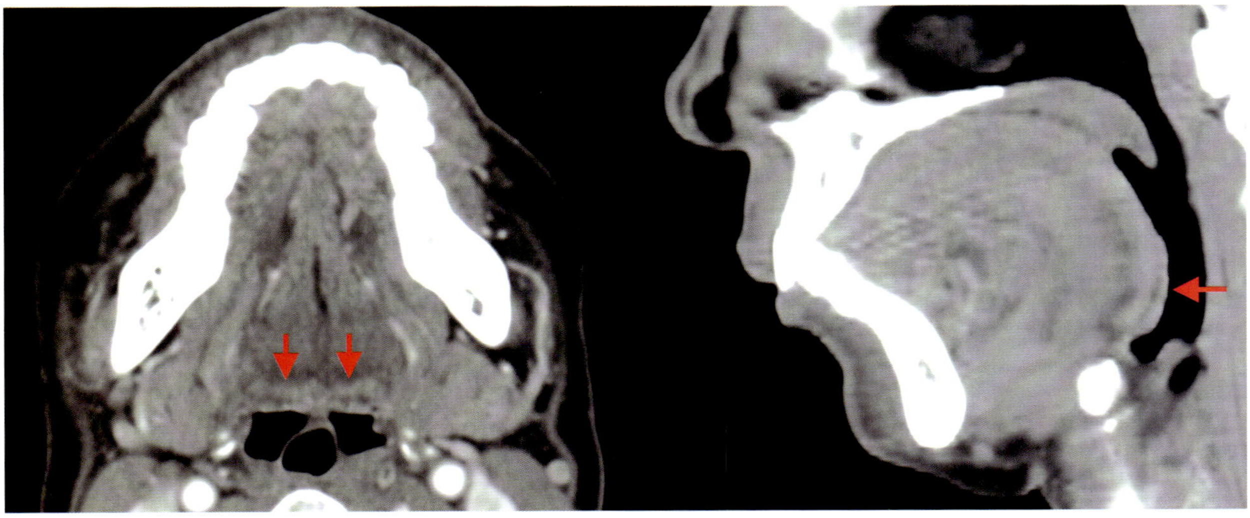

图 3-7-1 舌淋巴滤泡
红色箭头所示为舌淋巴滤泡

与腭扁桃体和咽扁桃体一起构成口咽部淋巴环。多数舌滤泡的中心都有 1 个小凹陷，称舌隐窝，隐窝内衬复层鳞状上皮，含小涎腺的开口。舌根部常见有鳞状细胞癌、唾液腺肿瘤、淋巴来源肿瘤等。

舌腺

唇、颊、磨牙后区、腭和舌等处是小涎腺主要的分布部位，因此，这些部位是黏液囊肿和涎腺肿瘤的好发部位。舌腺（lingual gland）属于小涎腺，分成几组。舌前腺位于舌腹面舌系带两侧近舌尖处黏膜下，以黏液性腺泡为主。舌根部和舌边缘区有舌后腺，是黏液腺。轮廓乳头环沟下方的味腺是浆液腺，也称 von Ebner 腺。正常舌腺在影像检查中难以区分，舌实性肿物表面黏膜完整的情况下应该考虑到有腺源性肿瘤的可能性。

舌肌

舌肌为横纹肌，分为舌内肌和舌外肌两部分。舌内肌起始均位于舌内，分别是舌上纵肌、舌下纵肌、舌横肌及舌垂直肌（图 3-7-2）。舌上纵肌（superior longitudinal muscle）是覆盖于舌背表面黏膜下由多层肌束组成的肌组织，贯穿于舌尖至舌根部（图 3-7-3）。在冠状位和矢状位，舌上纵肌显示最清楚，由舌中线向舌侧缘走行，舌上纵肌逐渐变薄。舌下纵肌（inferior longitudinal muscle）起自舌根部，向前与其他舌肌融合，并止于舌尖。舌上和舌下纵肌在正中矢状位时可见呈圆弧形排列的肌束，其间可见较低密度间隔，为舌横肌和舌垂直肌走行区域（图 3-7-3）。舌横肌（transverse muscle of tongue）于冠状位中水平排列，起自舌中隔，止于双侧舌侧缘。舌横肌与舌垂直肌的肌束交错分隔走行。舌垂直肌（vertical muscle of tongue）于冠状位中水平排列，起自舌中隔，止于双侧舌侧缘。在舌中线 1/3 区域，舌垂直肌肌束与颏舌肌肌束相延续。在舌侧 2/3 区域，舌垂直肌起自舌下纵肌表面结缔组织，贯穿舌上纵肌止于舌背。

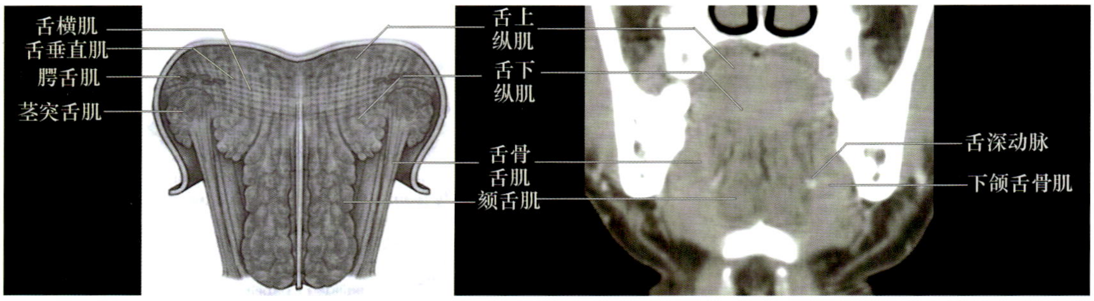

图 3-7-2　舌内肌

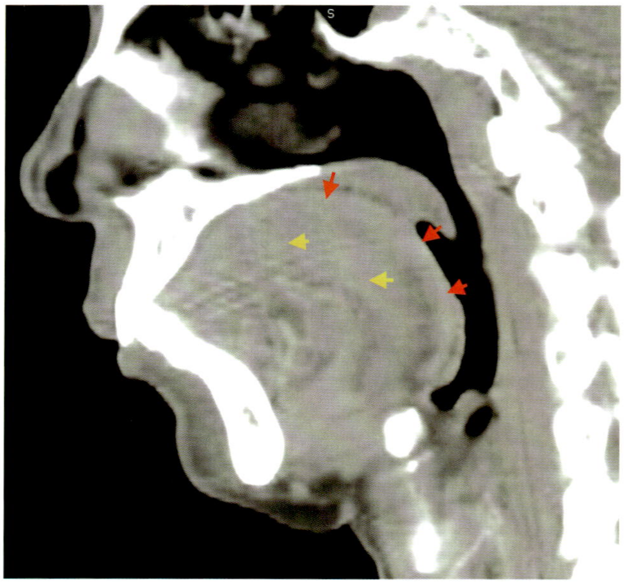

图 3-7-3　舌上纵肌与舌下纵肌矢状位观

舌外肌包括颏舌肌、舌骨舌肌、茎突舌肌及腭舌肌，它们分别起始于下颌骨颏部内侧颏棘、舌骨大角、茎突和软腭，止于舌内（图 3-7-4，5，6，7）。

舌腹

舌腹指舌的下面。舌腹表面黏膜薄而平滑，与舌下区黏膜相延续，在中线形成舌系带。舌系带两侧各有一条黏膜皱襞（伞襞）向前内方行向舌尖。舌深静脉距伞襞和舌腹黏膜较近，位置表浅，透过黏膜即清晰可见。舌腹部黏膜光滑而薄，上皮无角化。黏膜下层不明显，黏膜紧接舌肌束周围的结缔组织。

舌下区

舌下区位于舌和口底黏膜之下，双侧下颌骨体

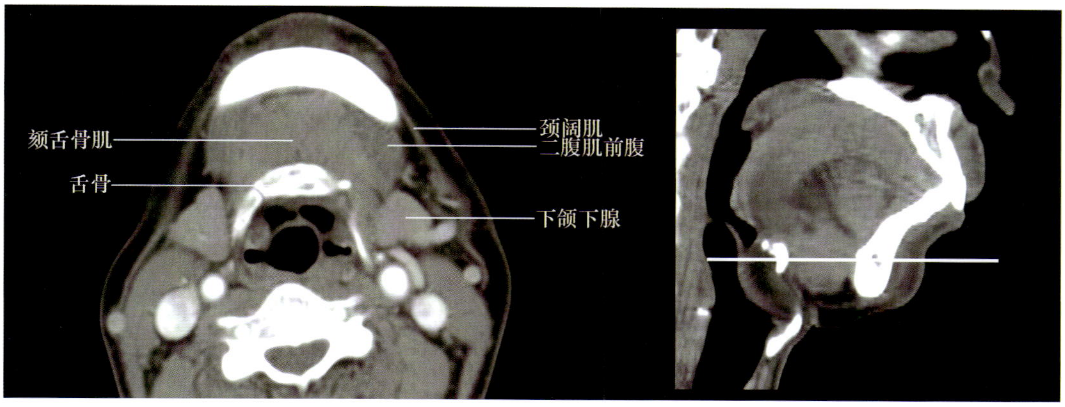

图 3-7-4　颏舌骨肌层面轴位 CT 图像
示颏舌骨肌与二腹肌前腹

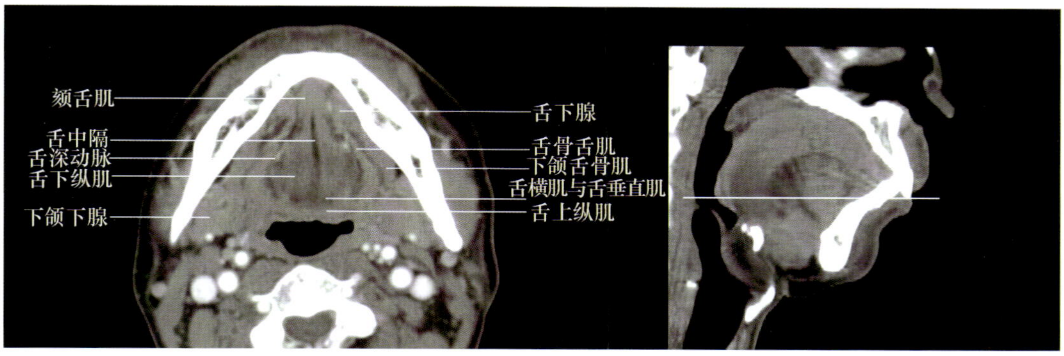

图 3-7-5　颏舌肌中间层面轴位 CT 图像
示舌肌

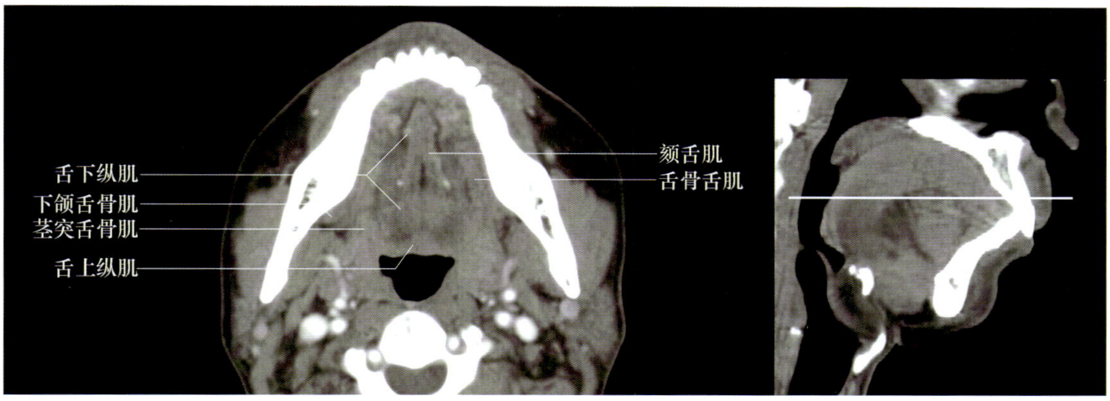

图 3-7-6　颏舌肌上部层面轴位 CT 图像
示舌肌

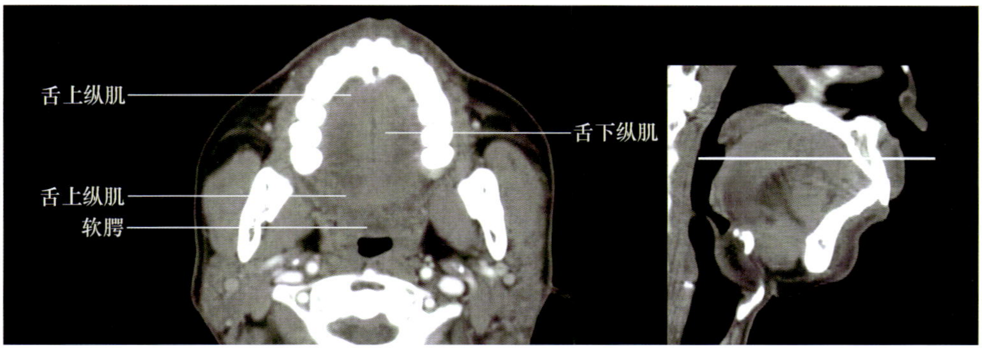

图 3-7-7　舌下纵肌层面轴位 CT 图像
示舌肌

之间，下颌舌骨肌及舌骨舌肌之上，舌根之前，由起自下颌骨颏棘的颏舌肌将其分为左、右两部分[1]。舌下区通过下颌舌骨肌与舌骨舌肌之间的裂隙与下颌下间隙相通。舌下区由两侧下颌骨体部至中线依次排列有下列结构：舌下腺及下颌下腺延伸部、下颌下腺导管及舌神经、舌下神经及舌下神经伴行静脉、舌下动脉。于CT图像中可以观察到的有舌下腺（图3-7-8）、下颌下腺延伸部、下颌下腺导管等。舌下腺肿物、下颌下腺导管结石、口底癌等疾病常累及舌下区[55]。

舌骨上肌群

舌骨上肌群为咀嚼肌，与舌关系密切，构成肌性口底。舌骨上肌群位于舌骨至下颌骨和颅底之间，包括二腹肌、下颌舌骨肌、颏舌骨肌和茎突舌骨肌。

下颌舌骨肌（图3-7-2、5）起自下颌骨内斜线，在中线处与对侧下颌舌骨肌汇合构成肌性口底，其最后部的纤维止于舌骨体的前面。下颌舌骨肌是区分舌下区、下颌下区与颏下区的解剖标志。

二腹肌由前腹、后腹和中间腱构成。二腹肌前腹（图3-7-4、8）位于下颌舌骨肌下方，起于下颌骨颏部舌侧二腹肌窝，止于舌骨大角上方二腹肌中间腱。双侧二腹肌前腹构成颏下区的外侧边界。二腹肌中间腱由腱膜样结缔组织包裹，附着于舌骨体与舌骨大角的交界处。二腹肌中间腱的密度高于普通肌组织，在轴位CT中表现为椭圆形致密影像。二腹肌后腹起自颞骨乳突切迹，向前下止于中间腱。二腹肌后腹是上颈部重要的影像解剖标志，位于颈内静脉的浅面。

颏舌骨肌（图3-7-4、8）位于中线两侧、下颌舌骨肌上方，起自颏棘，止于舌骨体上部。颏舌骨肌于矢状位正中层面观察最佳。

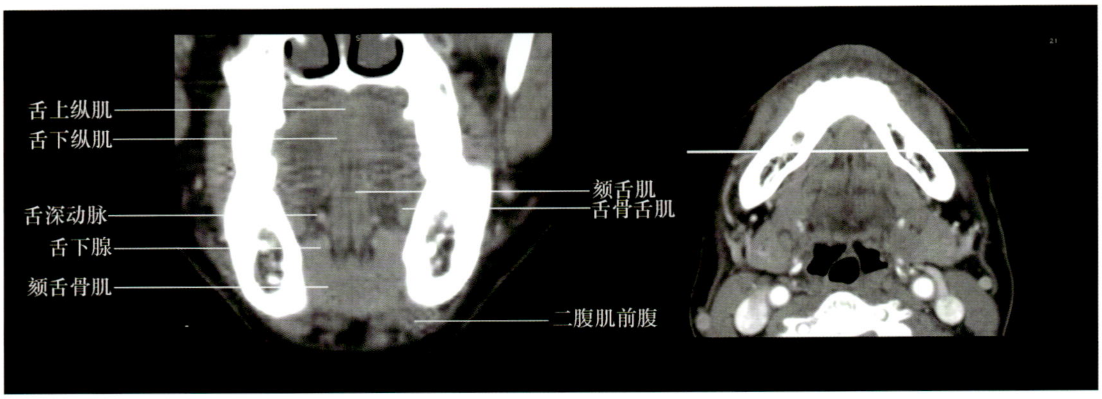

图3-7-8 沿舌下腺冠状位图像
示舌下区

茎突舌骨肌起自茎突，止于舌骨体与舌骨大角的连接处，位于二腹肌后腹的外侧和上方。

舌相关组织间隙

舌深部间隙包括颏舌肌间隙和颏舌肌-舌骨舌肌间隙。颏舌肌间隙位于左、右颏舌肌之间。该间隙正中矢状位呈扇形，冠状位呈长条形，内含蜂窝组织。该间隙的上界为舌中隔，下界为颏舌骨肌，向前通舌下间隙。颏舌肌-舌骨舌肌间隙位于此二肌之间，左、右各一[1, 55]。

（孙志鹏）

第八节　颌面颈部淋巴结

【概述】

淋巴结（lymph nodes）是淋巴系统外周的主要淋巴器官之一，分布在淋巴管向心行程中，主要功能是过滤淋巴液、产生淋巴细胞，并参与机体局部或全身的免疫反应。头颈部的淋巴结和淋巴管十分丰富。全身约有 800 多个淋巴结，其中 300 多个集中在颈部。头颈部的淋巴结常沿血管、神经走行成群分布，构成区域性的淋巴回流通路，成为头颈部的重要防御系统[47，56，59-60]。颈部淋巴结不仅引流头颈部的淋巴，同时也是全身淋巴的汇总区，易为远处炎症、肿瘤转移所累。

【正常解剖及 CT 表现】

1. 淋巴结解剖　淋巴结通常呈椭圆形或咖啡豆样，正常淋巴结长径为 2 ～ 20 mm，切面呈灰粉色，质地软，形态均一。淋巴结表面有结缔组织包裹，出入被膜的有细小动静脉分支、支配淋巴结的神经以及淋巴输入管、淋巴输出管。一个淋巴结的输出管亦为下一站淋巴结的输入管。淋巴结一侧稍隆，有数条输入淋巴管进入；另一侧凹陷，为淋巴结门，是血管、神经等出入处，有 1 ～ 2 条输出淋巴管[47，56，59]。正常淋巴结门富含脂肪组织。

2. 头颈部淋巴结分布及分区方法

（1）颈部淋巴结分布：头颈部淋巴结的大小和个数存在一定的变异，但分布的位置相对固定，通常以颈深筋膜为界，将淋巴结分为浅、深两群。颈浅淋巴结位于颈深筋膜浅面，头颈部恶性肿瘤转移时较少累及。颈深淋巴结沿颈内静脉、副神经和颈横血管分布，上至颅底，向下与纵隔淋巴结相延续[47]。

根据口腔颌面及颈部淋巴结的部位和排列方向，可将其划分为环行组和纵行组两大淋巴结群。环行组淋巴结主要指分布于面部、下颌下、颏下、耳周及枕部的区域淋巴结，由前向后环绕头颈部交界处分布，包括面淋巴结、颏下淋巴结、下颌下淋巴结、腮腺淋巴结、耳后淋巴结及枕淋巴结。纵行组淋巴结是指沿颈部血管、神经或器官附近呈纵行排列的淋巴结，多为口腔颌面部淋巴回流的二级淋巴结，其输出管汇集成颈淋巴干，左侧颈淋巴干汇入左侧胸导管，右侧淋巴干汇入右侧的淋巴导管。纵行组淋巴结可分为颈外侧群、颈前群及咽后群淋巴结，其中颈外侧群分为颈外侧浅淋巴结和颈外侧深淋巴结。颈外侧深淋巴结是颈部防御系统最重要的淋巴结，数量为 15 ～ 30 个，是颈部最大的一群淋巴结，按位置可分为副神经淋巴结、锁骨上淋巴结、颈深上淋巴结和颈深下淋巴结，其中颈深上淋巴结收纳颏下、下颌下、腮腺、耳后、枕淋巴结输出管以及鼻、舌、咽、喉、气管和食管颈部的淋巴，具有重要的临床意义[47，61]。

（2）颈部淋巴结分区方法：颈部淋巴结的分区对于疾病诊断、分级及治疗计划具有重要的临床意义。从 20 世纪 30 年代起，关于颈淋巴结分区曾提出过多种方法，早期的分区依据都是基于临床触诊及手术所见。1981 年 Shah 等提出以较简单的“level”进行颈淋巴结分区，在较长时期内被接受[62]。1991 年美国头颈外科及肿瘤委员会发布了颈部淋巴结临床六区分区法，包括：Ⅰ. 颏下区及下颌下区淋巴结；Ⅱ. 颈内静脉淋巴结上组；Ⅲ. 颈内静脉淋巴结中组；Ⅳ. 颈内静脉淋巴结下组；Ⅴ. 颈后三角淋巴结；Ⅵ. 颈部脏器周围淋巴结[63]。这一分区方法得到了口腔颌面外科及耳鼻咽喉科医师的赞同。随着体层影像学的发展，通过 CT 及 MRI 检查可获得高质量的颈部软组织图像，需要一个更精确的且同时被影像医师及外科医师共同认可的颈淋巴结分区法。1999 年 Som 等在以往分区方法的基础上提出了基于影像学的颈淋巴结分区法（表 3-8-1、图 3-8-1）[64]。以往分区方法中有的标志点是基于手术所见的解剖结构，对于那些不需要手术治疗而采用放、化疗的患者来说并不适用。Som 提出的分区解剖标志包括颅底颈静脉窝、舌骨体、环状软骨、二腹肌前腹、下颌舌骨肌、胸骨柄、下颌下腺、胸锁乳突肌、前斜角肌、斜方肌、颈总动脉、颈内静脉及锁骨；将颈部淋巴结分为Ⅰ～Ⅶ区，以及单列的锁骨上区、咽后区。此分区法标志物明确，可重复性好，得到了广泛的认可及应用[65]。这一分区方法要求患者在 CT 或 MRI 检查时，头部处于舒适的中性位，硬腭与水平面垂直，双肩展开。淋巴结的观察在轴位图像上进行。当一个淋巴结同时跨越两个区域时，以淋巴结大部分所在的区域为准。

2013 年 11 月，欧洲放疗学与肿瘤学协会（European Society of Radiotherapy & Oncology，ESTRO）发表了新的颈部淋巴结分区标准，用于指导放疗计划的颈部淋巴结区域勾画[66]。这一版淋巴结分区方法包括了 TNM 分期系统所有的淋巴结区域，与六区颈淋巴结分区法相比，增加了Ⅶ区（咽后淋巴结）、Ⅷ区（腮腺淋巴结）、Ⅸ区（颊部

表 3-8-1　基于影像学的颈部淋巴结分区法

分区		解剖部位			
		上界	下界	前界	后界
Ⅰ区 颏下区及下颌下区淋巴结	ⅠA 颏下区	下颌舌骨肌	舌骨	对侧二腹肌前腹	同侧二腹肌前腹
	ⅠB 下颌下区			二腹肌前腹	下颌下腺后缘
Ⅱ区 颈内静脉淋巴结上组	ⅡA	颅底	舌骨体下缘	下颌下腺后缘	颈内静脉后方的脂肪间隙
	ⅡB			颈内静脉后方的脂肪间隙	胸锁乳突肌后缘
Ⅲ区 颈内静脉淋巴结中组		舌骨体下缘	环状软骨下缘	内界：颈总动脉或颈内动脉内侧缘	胸锁乳突肌后缘
Ⅳ区 颈内静脉淋巴结下组		环状软骨下缘	锁骨	内界：颈总动脉内侧缘	胸锁乳突肌后缘与前斜角肌后外侧缘连线
Ⅴ区 颈后三角淋巴结	ⅤA	颅底，胸锁乳突肌附着处后缘	环状软骨下缘	胸锁乳突肌后缘	斜方肌前缘
	ⅤB	环状软骨下缘	锁骨	胸锁乳突肌后缘与前斜角肌后外侧缘连线	
Ⅵ区 颈部脏器周围淋巴结		舌骨体下缘	胸骨柄上端	内界：对侧颈总动脉或颈内动脉内侧缘	外界：同侧颈总动脉或颈内动脉内侧缘
Ⅶ区 上纵隔淋巴结		胸骨柄上端	无名静脉	内界：对侧颈总动脉内侧缘	外界：同侧颈总动脉内侧缘
锁骨上淋巴结		锁骨水平及锁骨以下，颈总动脉外侧的淋巴结			
咽后淋巴结		颅底以下 2 cm 范围内，双侧颈内动脉之间的淋巴结			

此表引自 Som PM. An imaging-based classification for the cervical nodes designed as an adjunct to recent clinically based nodal classification. Arch Otolaryngol Head Neck Surg.1999；125（4）：388-396.

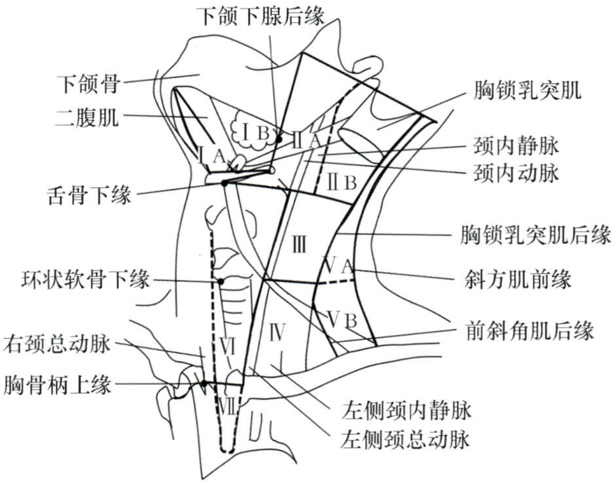

图 3-8-1　颈淋巴结分区示意图

淋巴结）、Ⅹ区（耳后和枕淋巴结）。

3. 颈部淋巴结螺旋 CT 表现　CT 影像上淋巴结显示为椭圆形或咖啡豆样软组织影，密度均匀，常通过与周围脂肪组织比衬而被识别（图 3-8-2A）。CT 平扫淋巴结的密度与肌肉近似。在增强后，淋巴结均匀强化，强化程度与肌肉近似或稍高（图 3-8-2B）。

颈深上区及下颌下区淋巴结是口腔及口咽区域引流的主要途径，由于口腔及咽部常存在感染，因此这两区的淋巴结常较其他区域淋巴结大，淋巴结最大径一般不超过 15 mm。而头颈部其他区域

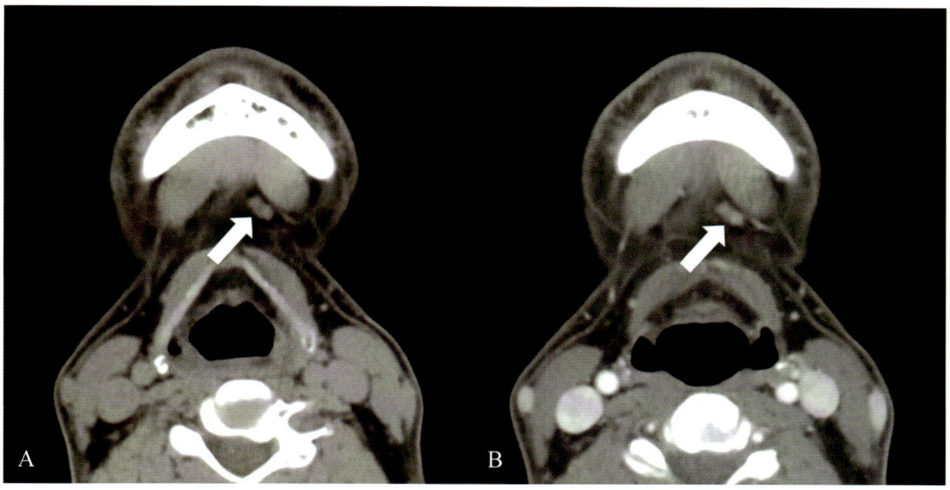

图 3-8-2　正常淋巴结螺旋 CT 影像

螺旋 CT：**A.** 淋巴结 CT 平扫影像；**B.** 淋巴结 CT 增强扫描影像

的淋巴结最大径通常不超过 10 mm[67]。另外，颈深上区及下颌下区的淋巴结可出现由于慢性刺激导致的淋巴结门脂肪增生，CT 影像上表现为低密度区（图 3-8-3）。

临床触诊是颈部淋巴结的重要检查方法，但由于检查者的经验不一，以及淋巴结的大小、部位、术后瘢痕、放疗后改变等因素，准确率受到一定影响。即便有经验的外科医生也难以触诊到位于深部的淋巴结。B 超、CT、MRI 等影像技术的出现，明显提高了颈部淋巴结病变的检出率及诊断的准确率，并为治疗方案的计划和实施提供了影像学依据。

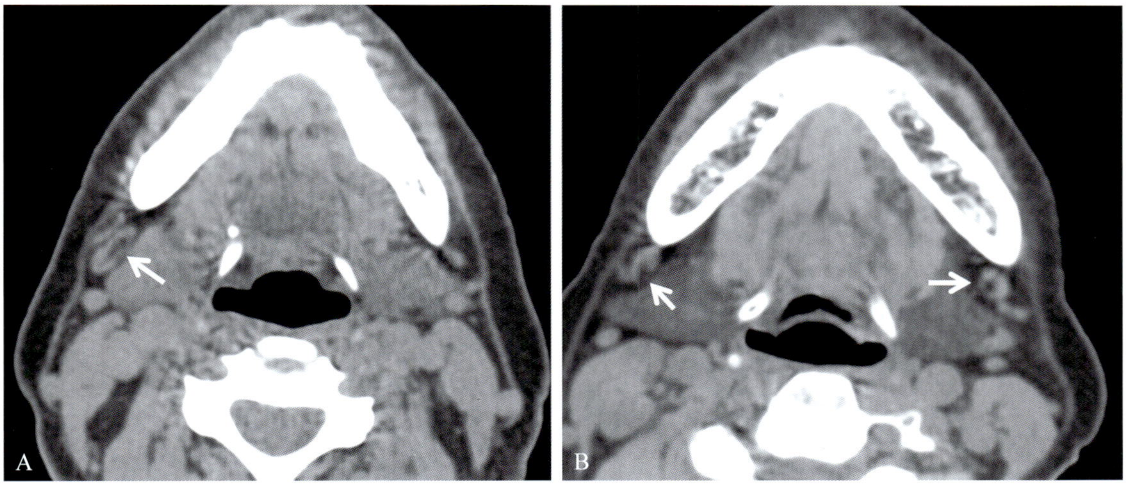

图 3-8-3　淋巴结门脂肪化生

螺旋 CT：淋巴结门的脂肪化生表现为边界清楚的低密度区，密度与脂肪相同（如箭头所示）

注：图 3-8-1 参考 Cummings CW. Otolaryngologyh：Head and Neck Surgery. 4th ed. Mosby Inc.，2005. 改绘

（刘木清）

参考文献

［1］皮昕 . 口腔解剖生理学 . 5 版 . 北京：人民卫生出版社，2004.

［2］马绪臣 . 口腔颌面医学影像诊断学 .6 版 . 北京：人民卫生出版社，2012.

［3］马绪臣 . 口腔颌面锥形束 CT 的临床应用 . 北京：人民卫生出版社，2011.

［4］朱友家，杜昌连，陈作良 . 实用牙髓腔解剖学 . 北京：人民卫生出版社，2012.

［5］Vertucci FJ. Root canal anatomy of the human permanent

teeth. Oral Surg Oral Med Oral Pathol，1984；58：589-99.
[6] Kasahara E，Yasuda E，Yamamoto A，Anzai M. Root canal system of maxillary central incisor. J Endod，1990，16：158-161.
[7] 翁希里 . 关中地区汉族人群恒牙形态学研究（硕士学位论文）. 第四军医大学，2007.
[8] 陶小玲，彭彬，边专等 . 400 颗上颌前牙根管弯曲情况的研究 . 华西口腔医学杂志，2007，25（2）：135-138.
[9] 刘成霞，宁晖丽，管东华，黄定明 . 下颌切牙根管解剖特点的锥形束 CT 影像学研究 . 广东牙病防治，2013，21：634-637.
[10] 朱艳玲，杨健 . 下颌切牙根管解剖显微 CT 研究 . 实用口腔医学杂志，2014，30：530-534.
[11] 程晓莉，翁雨来 .422 颗上颌第一前磨牙牙根及根管解剖形态的观察 . 上海口腔医学，2008，17：525-528.
[12] 汪平，王宇，杨亚宁等 . 离体上颌第二前磨牙根管和牙根情况的研究 . 现代口腔医学杂志，2004，18：562-563.
[13] Pecora JD，Sousa Neto MD，Saquy PC，Woelfel JB. In vitro study of root canal anatomy of maxillary second premolars. Braz Dent J，1993，3：81-85.
[14] Cleghorn BM，Christie WH，Dong CC. The Root and Root Canal Morphology of the Human Mandibular Second Premolar.A Literature Review. J Endod，2007，33：1031-1037.
[15] Yang H，Tian C，Li G，Yang L，Han X，et al. A Cone-beam Computed Tomography Study of the Root Canal Morphology of Mandibular First Premolars and the Location of Root Canal Orifices and Apical Foramina in a Chinese Subpopulation. J Endod，2013，39（4）：435-438.
[16] Bürklein S，Heck R，Schäfer E. Evaluation of the Root Canal Anatomy of Maxillary and Mandibular Premolars in a Selected German Population Using Cone-beam Computed Tomographic Data. J Endod，2017，43：1448-1452.
[17] Lin YH，Lin HN，Chen CC，Chen MS. Evaluation of the root and canal systems of maxillary molars in Taiwanese patients：A cone beam computed tomography study. Biomed J，2017，40：232-238.
[18] Smadi L，Khraisat A. Detection of a second mesiobuccal canal in the mesiobuccal roots of maxillary first molar teeth. Oral Surg Oral Med Oral Pathol Oral Radiol Endod，2007，103：e77-81.
[19] Pérez-Heredia M，Ferrer-Luque CM，Bravo M，Castelo-Baz P，Ruíz-Piñón M，et al. Cone-beam Computed Tomographic Study of Root Anatomy and Canal Configuration of Molars in a Spanish Population. J Endod，2017，43：1511-1516.
[20] Fogel HM，Cunha RS. Maxillary First Molars with 2 Distobuccal Canals：A Case Series. J Endod，2017，43：1925-1928.
[21] Nosrat A，Verma P，Hicks ML，Schneider SC，Behnia A，et al. Variations of Palatal Canal Morphology in Maxillary Molars：A Case Series and Literature Review. J Endod，2017，43：1888-1896.
[22] Zhang R，Wang H，Tian YY，Yu X，Hu T，Dummer PM，et al. Use of cone-beam computed tomography to evaluate root and canal morphology of mandibular molars in Chinese individuals. Int Endod J，2011，44：990-999.
[23] von Zuben M，Martins JNR，Berti L，Cassim I，Flynn D，et al. Worldwide Prevalence of Mandibular Second Molar C-Shaped Morphologies Evaluated by Cone-Beam Computed Tomography. J Endod，2017，43：1442-1447.
[24] 赵士杰，皮昕 . 口腔颌面部解剖学 . 北京：北京大学医学出版社，2005.
[25] Selcuk A，Ozcan KM，Akdogan O，Bilal N，Dere H.Variations of maxillary sinus and accompanying anatomical and pathological structures.J Craniofac Surg，2008，19：159-64.
[26] Underwood AS. An Inquiry into the Anatomy and Pathology of the Maxillary Sinus. J Anat Physiol，1910，44：354-369.
[27] Selcuk A，Ozcan KM，Akdogan O，Bilal N，Dere H. Variations of Maxillary Sinus and Accompanying Anatomical and Pathological Structures. J Craniofacial Surg，2008，19：159-164.
[28] Ulm CW，Solar P，Krennmair G，Matejka M，Watzek G. Incidence and suggested surgical management of septa in sinus-lift procedures，Int J Oral Maxillofac Implants. 1995，10：462-465.
[29] Krennmair G，Ulm CW，Lugmayr H，Solar P. The incidence，location，and height of maxillary sinus septa in the edentulous and dentate maxilla，J Oral Maxillofac Surg. 1999，57：667-671.
[30] Velásquez-Plata D，Hovey LR，Peach CC，Alder ME. Maxillary sinus septa：a 3-dimensional computerized tomographic scan analysis. Int J Oral Maxillofac Implants，2002，17：854-860.
[31] Kim MJ，Jung UW，Kim CS，Kim KD，Choi SH，Kim CK，et al. Maxillary sinus septa：prevalence，height，location，and morphology.A reformatted computed tomography scan analysis. J Periodontol，

2006，77：903-908.
[32] González-Santana H，Peñarrocha-Diago M，Guarinos-Carbó J，Sorní-Bröker M. A study of the septa in the maxillary sinuses and the subantral alveolar processes in 30 patients. J Oral Implantol，2007，33：340-343.
[33] Maestre L，Galán S，Rubio M，Peñarrocha M. Maxillary sinus septa：a systematic review. Med Oral Patol Oral Cir Bucal，2010，15：383-386.
[34] Bolger WE，Woodruff WW Jr，Morehead J，et al. Maxillary sinus hypoplasia：classification and description of associated uncinate process hypoplasia. Otolaryngol Head Neck Surg，1990，103：759-765.
[35] Sirikci A，Bayazit Y，Gumusburun E，et al. A new approach to the classification of maxillary sinus hypoplasia with relevant clinical implications. Surg Radiol Anat，2000，22：243-247.
[36] Geraghty JJ，Dolan KD. Computed tomography of the hypoplastic maxillary sinus. Ann Otol Rhinol Laryngol，1989，98：916-918.
[37] Sirikci A，Bayazit Y，Bayram M，et al. Ethmomaxillary sinus：a particular anatomic variation of the paranasal sinuses. Eur Radiol，2004，14：281-285.
[38] Khanobthamchai K，Shankar L，Hawke M，et al. Ethmomaxillary sinus and hypoplasia of maxillary sinus. J Otolaryngol，1991，20：425-427.
[39] Kalavagunta S，Reddy KT. Extensive maxillary sinus pneumatization. Rhinology，2003，41：113-117.
[40] 孔娜娜，袁华，苗芬 . 健康成人下颌切牙管的锥形束 CT 测量分析 . 中华口腔医学杂志，2015，50：69-73.
[41] 万盼，韦健，陈美玲等 .CBCT 观察颏孔与下颌第二前磨牙根尖位置关系 . 临床口腔医学杂志，2015，31：239-242.
[42] Patil S，Matsuda Y，Okano T.Accessory mandibular foramina：a CT study of 300 cases.Surg Radiol Anat，2013，35（4）：323-30.
[43] He P，Truong MK，Adeeb N，Tubbs RS，Iwanaga J. Clinical anatomy and surgical significance of the lingual foramina and their canals. Clin Anat，2017，30：194-204.
[44] McDonnell D，Reza Nouri M，Todd ME. The mandibular lingual foramen：a consistent arterial foramen in the middle of the mandible. J Anat，1994，184：363-369.
[45] Babiuc I，Tarlungeanu I，Pauna M. Cone beam computed tomography observations of the lingual foramina and their bony canals in the median region of the mandible. Rom J Morphol Embryol，2011，52：827-829.
[46] Sahman H，Ercan Sekerci A，Sisman Y，Payveren M. Assessment of the visibility and characteristics of the mandibular incisive canal：cone beam computed tomography versus panoramic radiography. Int J Oral Maxillofac Implants，2014，29：71-78.
[47] 赵士杰，皮昕 . 口腔颌面部解剖学 . 2 版 . 北京：北京大学医学出版社，2014.
[48] 柏树令，应大君 . 系统解剖学 . 8 版 . 北京：人民卫生出版社，2013.
[49] 俞光岩，马大权 . 唾液腺病学 . 2 版 . 北京：人民卫生出版社，2014.
[50] 孟存芳 . 口腔颌面部 CT 诊断学 . 2 版 . 北京：人民卫生出版社，2014.
[51] Frommer J. The human accessory parotid gland：its incidence，nature，and significance.Oral Surg Oral Med Oral Pathol，1977，43（5）：671-676.
[52] De Ru JA，Bleys RL，Van Benthem PPG，Hordijk GJ. Preoperative determination of the location of parotid gland tumors by analysis of the position of the facial nerve.J Oral Maxillofac Surg，2001，59：525-528.
[53] De Ru JA，Van Bentbem PPG，Hordijk GJ. The location of parotid gland tumors in lelation to the facial nerve on magnetic resonance images and computed tomography scans.J Oral Maxillofac Surg，2002，60：992-994.
[54] Lim CY，Chang HS，Nam KH，et al. Preoperative Prediction of the Location of Parotid Gland Tumors using Anatomical Landmarks.World J Surg，2008，32：2200-2003.
[55] Harnsberger H.R.，Diagnostic and surgical imaging anatomy. Brain，head & neck，spine. Salt Lake City，Utah：Amirsys，2006.
[56] Som P.M.，Curtin H.D. Head and neck imaging. 4th ed. St.Louis，Missouri：Mosby，2003.
[57] White S.C.，Pharoah M.J. Oral radiology：principles and interpretation. 6th ed. St. Louis，Missouri：Mosby，2009.
[58] Logan B.M.，Reynolds P.A.，Hutchings R.T. McMinn's color atlas of head and neck anatomy. 4th ed. Philadelphia，PA：Mosby，2009.
[59] 毛驰译 . Janfaza P. 头颈外科解剖学 . 北京：中国医药科技出版社，2006.
[60] 沙炎，罗德红，李恒国 . 头颈部影像学—耳鼻咽喉头颈外科卷 . 北京：人民卫生出版社，2014.
[61] 石木兰 . 肿瘤影像诊断学 . 北京：科学出版社，2003.
[62] Shah JP，Strong E，Spiro RH，Vikram B. Surgical

grand rounds. Neck dissection：current status and future possibilities. Clin bull，1981，11：25-33.

［63］Robbins KT，Medina JE，Wolfe GT，Levine PA，Sessions RB，Pruet CW. Standardizing neck dissection terminology. Official report of the Academy's Committee for Head and Neck Surgery and Oncology. Arch Otolaryngol Head Neck Surg，1991，117：601-605.

［64］Som PM，Curtin HD，Mancuso AA. An imaging-based classification for the cervical nodes designed as an adjunct to recent clinically based nodal classifications. Arch Otolaryngol Head Neck Surg，1999，125（4）：388-396.

［65］Robbins KT，Clayman G，Levine PA，et al. Neck dissection classification update：revisions proposed by the American Head and Neck Society and the American Academy of Otolaryngology-Head and Neck Surgery. Arch Otolaryngol Head Neck Surg，2002，128：751-758.

［66］Gregoire V，Ang K，Budach W，et al. Delineation of the neck node levels for head and neck tumors：A 2013 update. DAHANCA，EORTC，HKNPCSG，NCIC CTG，NCRI，RTOG，TROG consensus guidelines. Radiother Oncol，2014，110（1）：172-181.

［67］屠规益，唐平章，徐震纲. 颈淋巴结转移癌临床—经典与现代理念. 北京：人民卫生出版社，2010.

第四章

牙颌面发育异常

第一节　牙数量、位置异常

一、额外牙

【概述】

多生牙（supernumerary tooth）表现为牙齿数目增多，是一种常见的牙源性发育异常，也称额外牙[1-2]。其发病原因尚不确定。多生牙的不良影响包括恒牙迟萌、移位、拥挤、牙列缝隙、牙根吸收以及含牙囊肿形成等。多生牙在人群中发病率约为3%，男性多于女性，约70%的患者为单个多生牙。90%的多生牙位于上颌前牙区，其中80%位于中切牙区，又名正中牙（中间牙）。其余部位包括前磨牙、磨牙区、硬腭以及下颌尖牙区等。上切牙间隙常是上颌正中多生牙患者就诊的主要原因。

尽早拔除上颌正中多生牙对中切牙间隙的自行关闭有重要意义，前牙在萌出过程中有明显的近中移动趋势，在侧切牙未萌出前拔除上颌正中多生牙，中切牙间隙大部分可自行关闭，即使剩余小的间隙，一般也会在尖牙萌出后自行调整。拔除上颌正中多生牙前，需要精准定位多生牙的深度、位置、方向，确定多生牙是否弯根，其与邻牙、上颌窦、切牙管或者鼻底的关系，以便临床医生决定是否手术、手术入路、如何去骨以及如何避免断根等。

【CT表现】

CT检查可以明确多生牙的数量、位置、方向及与周围组织的关系等。多生牙可以位于牙列的唇侧、腭侧或牙列中。上颌多生牙经常与切牙管关系密切（图4-1-1）。多生牙可以伴有邻牙的牙根吸收。多生牙可以形成含牙囊肿、牙瘤、或其他畸形（图4-1-2）。

【比较影像学】

诊断多生牙最常用的X线检查方法包括全口曲面体层片、根尖片、咬合片，这些常规的检查方法是发现多生牙的首选方法。但这些检查方法有一定的局限性，当我们需要明确多生牙的颊舌向位置、方向以及与邻近组织的关系时，这些片位常因结构前后重叠、影像变形等问题，不易得出准确的结论。

CBCT辐射剂量相对较低，空间分辨率高，可全方位显示多生牙的形态、数目、唇腭侧位置，提供三维影像及任一角度的二维图像，可以精确测量埋伏牙与周围骨及邻牙之间的距离。在其他片位无法显示多生牙或邻牙是否有吸收时，CBCT可清晰显示吸收是否存在以及吸收的程度。在观察多生牙的牙根情况时，CBCT也可以发挥其特殊的优势，可以多角度显示牙根是否存在弯曲或者其他畸形。

螺旋CT检查虽然也可提供多生牙的三维信息，但其辐射剂量较大、价格较高、空间分辨率较低，对牙齿细小结构的表达有一定局限性，一般不用于多生牙的诊断。

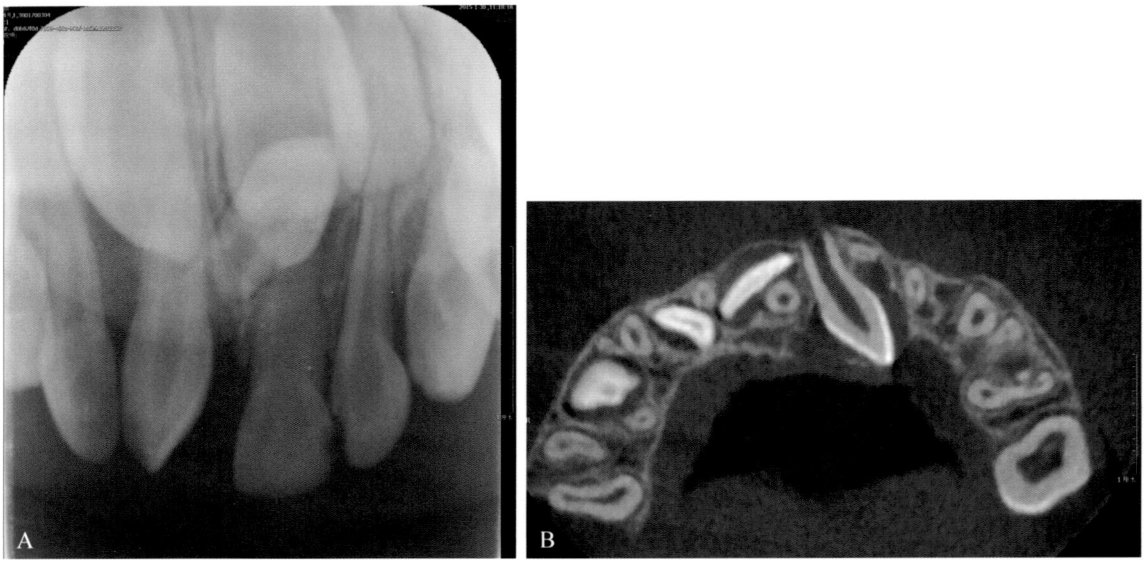

图 4-1-1　多生牙

A：根尖片显示未萌中切牙之间冠方一枚多生牙；**B**：CBCT 轴位显示多生牙牙冠位于 21 的腭侧，且与切牙管关系密切，未引起邻牙吸收

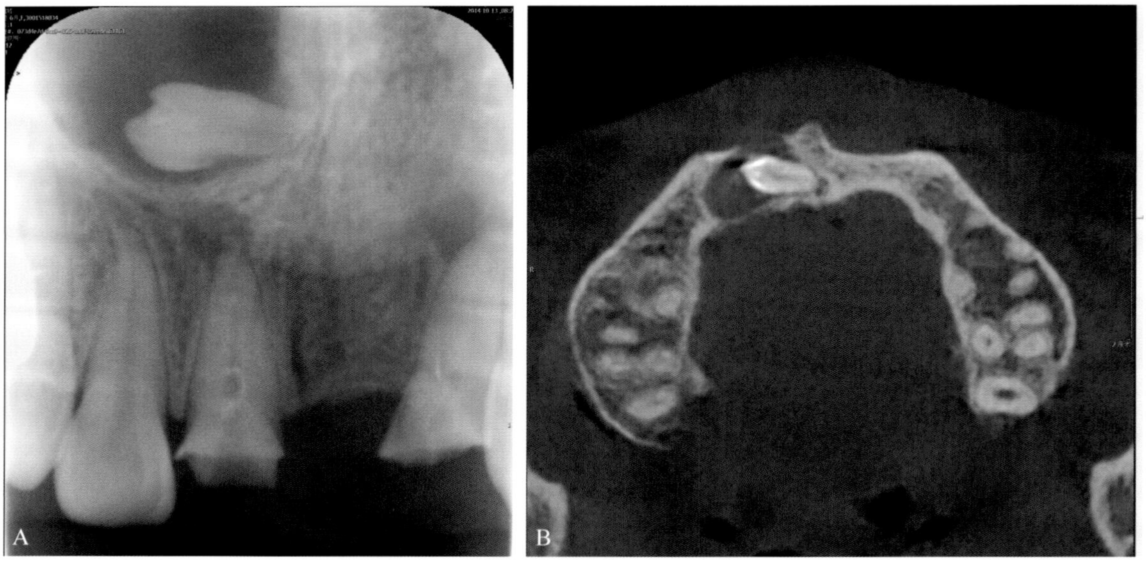

图 4-1-2　多生牙伴含牙囊肿

A：根尖片显示 11 残冠伴根尖周炎，其根方可见多生牙及含牙囊肿；**B**：CBCT 轴位显示多生牙牙冠位于囊肿内，牙根接触切牙管

二、阻生牙

【概述】

阻生牙（impacted tooth）常见于上颌中切牙、上颌尖牙和第三磨牙阻生。

阻生上颌中切牙是指由于各种原因（骨或软组织阻碍等）导致的只能部分萌出或完全不能萌出的上颌中切牙。上颌中切牙埋伏阻生发病率仅次于第三磨牙和上颌尖牙，国外文献报道为发病率 0.06% ～ 0.2%，国内报道发病率为 1.5% ～ 4.22%，男性多于女性，96% 为单侧阻生，4% 为双侧阻生。临床研究表明，埋伏中切牙的位置形态对于正畸治疗的预后影响较大。上颌中切牙正畸治疗的预后主要由阻生牙是否弯曲以及其所在位置和角度决定。垂直埋伏阻生预后优于倾斜埋伏阻生，倾斜埋伏阻生预后优于倒置埋伏阻生。垂直且没有弯根的埋伏中切牙预后最好。另一个重要因素是埋伏牙根周的骨质越丰富，其正畸治疗的预后越好。因此，很有必要对阻生上颌中切牙进行详细的定位评估。

上颌尖牙的位置对患者脸型有较大影响，在美观及功能上具有重要意义。上颌尖牙埋伏阻生在正畸临床中比较常见。其发病率仅次于第三磨牙，但其危害性要明显高于埋伏阻生的第三磨牙。文献报道，国人中上颌尖牙埋伏阻生发生率约为 3%，唇侧阻生约占 65%，腭侧阻生约占 31%；欧洲人群上颌尖牙阻生腭侧为主。阻生尖牙经常会出现异位萌出，其较大的危害是造成邻近切牙的牙根吸收。文献报道，在 9 ～ 15 岁的青少年中，48% 的切牙牙根吸收是由于埋伏阻生尖牙造成的。有些阻生尖牙已经引起切牙牙根吸收却没有任何临床症状，甚至累及牙髓也无临床症状，这时正畸治疗的难度较大，对于已经发生牙根吸收的切牙可能需要拔除。阻生上颌尖牙在位置和角度上有较大的变异，其治疗依赖于精确的定位诊断。

下颌第三磨牙阻生是非常普遍的现象，据统计下颌第三磨牙大约 52% 阻生，30% 正常萌出，18% 先天缺失。根据下颌第三磨牙阻生的方向可分为正位阻生、近中倾斜阻生、水平阻生、倒置阻生及颊舌向阻生。根据阻生的深度可分为高位阻生、中位阻生或低位阻生。阻生第三磨牙可引起邻牙的外吸收。有学者统计，拔除下颌阻生第三磨牙时下牙槽神经损伤率为 0.4% ～ 8.4%。下颌阻生第三磨牙与下颌管之间的距离是术中损伤下牙槽神经的解剖学基础。下颌第三磨牙与下颌管关系越密切，血管神经束受损的风险越大。下颌阻生第三磨牙的临床放射检查中，重要任务之一是评估拔牙术中下颌血管神经束受损风险的大小。

【CT 表现】

CBCT 的应用为阻生上颌阻生中切牙和尖牙的诊断和定位提供了强有力的工具（图 4-1-3AB，4），可以准确地判断阻生牙的位置、方向、根尖孔发育状况以及与邻牙位置关系，以利于临床治疗。阻生中切牙和尖牙的牙根可伴有明显的弯曲、邻牙外吸收情况或形成含牙囊肿。阻生上颌尖牙近远中向变异较大，尖牙牙冠可位于切牙区、双尖牙区甚至达到磨牙区，可以为咬合面方向、水平方向或倒置阻生。

CBCT 可以用于评估阻生下颌第三磨牙损伤下颌血管神经束的风险（图 4-1-5），下颌第三磨牙根尖可位于下颌管上方、舌侧或颊侧，以便术前医生准备必要的应对措施及器械，与患者进行必要的沟通及准备。下颌第三磨牙阻生常伴有第二磨牙远中龋或骨吸收。

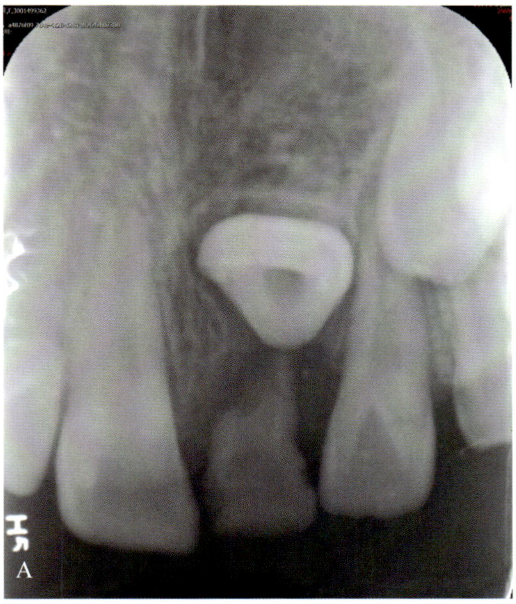

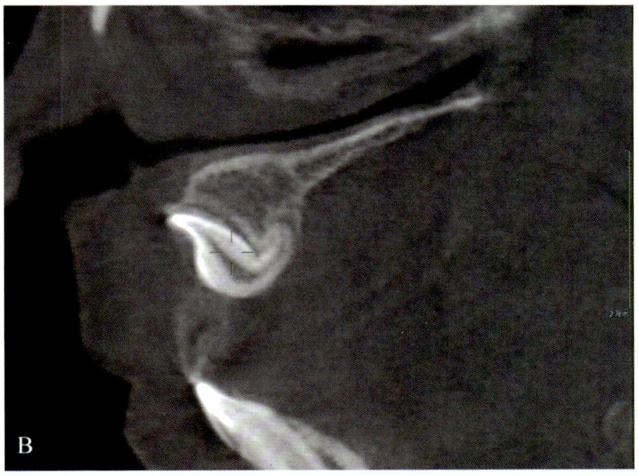

图 4-1-3　上颌中切牙弯曲阻生

A：根尖片显示 21 阻生，无法辨别牙冠位于牙列的唇侧还是腭侧，以及阻生牙是否有牙根弯曲；**B**：CBCT 矢状位显示阻生的 21 切缘指向唇侧上方并且牙根向上弯曲明显

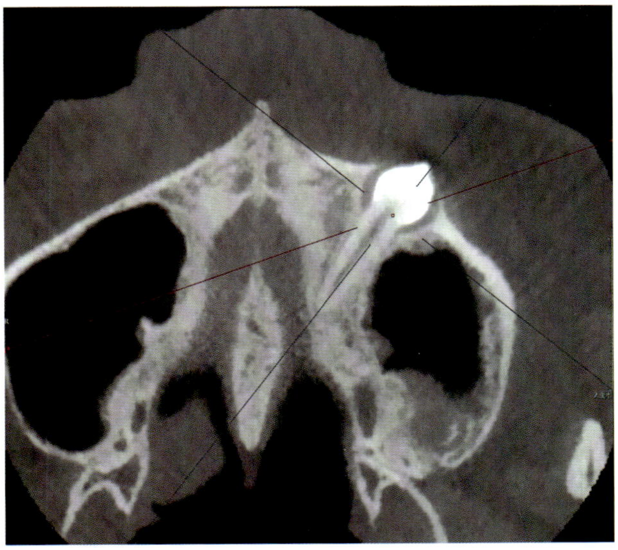

图 4-1-4　左上尖牙阻生

CBCT 显示 23 水平阻生，牙冠突出到唇侧骨板

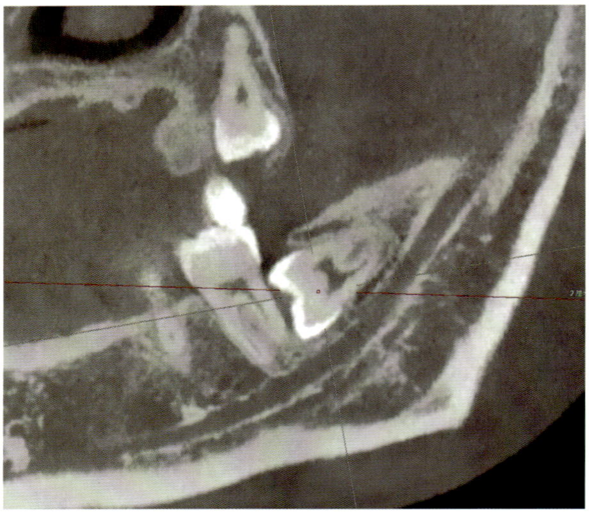

图 4-1-5　第三磨牙阻生

CBCT 矢状位显示 38 水平阻生，其牙根位于下颌管上方并且与下颌管平行

【比较影像学】

X 线检查对于埋伏牙的诊断和治疗具有十分重要的意义。曲面体层片、根尖片等 X 线检查对于埋伏牙是否存在的定性诊断十分有必要，经常作为临床初步筛查的主要检查方法。但是，这些将三维结构用二维图像显示的方法存在影像变形，结构重叠，不能清晰显示埋伏牙在牙弓中的位置，较难用于判断牙根形态以及评估埋伏牙与周围组织关系，在埋伏牙分类和定位时有一定的局限性。

CBCT 与 X 线检查相比，不仅解决了影像重叠的问题，而且扫描后可进行多方向、多层面的影像重建，可以模拟曲面体层图像或者进行三维重建。另外，还可以任意旋转和移动三维重建影像，任意切割三维图像的断面，排除其他结构的干扰，可用于深入分析埋伏牙的位置、形态、弯曲的角度和程度、与邻牙以及其他骨性结构的关系等。同时，CBCT 检查还具有检查便捷、辐射剂量相对较小、金属伪影较小、空间分辨率较高等优点，成为对埋伏牙精准定位和分类的比较理想的检查方法。

螺旋 CT 检查在口腔颌面部放射诊断中具有十分重要的作用。这种检查方法不仅可以显示颌面骨结构整体情况，而且可以较清晰地反映软组织情况，但这种检查方法存在空间分辨率相对较低、辐射剂量较大、设备和检查费用较高等不足，不太适合用于对埋伏牙进行定位和分类。

第二节　牙形态及大小发育异常

一、融合牙

【概述】

融合牙（fused tooth）是由两个正常牙胚的牙釉质或牙本质融合在一起而形成的[3]。国内统计其发生率为 2% ～ 3%，亚洲高于欧美地区，男女性别之间无差异。融合牙发生原因不明确，有学者认为是发育期外伤、放射线照射、化学药物、病理代谢产物、微生物等外界因素所致，也有学者认为与外显不全的常染色体遗传有关。

乳牙列及恒牙列均可发生融合牙，但乳牙列多见。融合牙的好发牙位为下颌侧切牙与尖牙，其次为下颌中切牙与侧切牙，然后是上颌中切牙与侧切牙，下颌多于上颌，前牙多于后牙，单侧多于双侧。乳牙融合可以伴有继承恒牙的缺失。融合牙牙冠宽度明显小于正常两牙的宽度。同时存在 2 枚融合牙的患者，其牙量丧失度大于或等于 1 枚牙位的宽度。融合牙所在颌的牙列长度、牙弓宽径和长径均要小于正常，导致咬合关系异常。融合牙的融合线处是龋病易感部位，患龋风险较高。

【CT 表现】

融合牙在下颌较常见，可以分为完全融合、冠融合及根融合三种类型：①完全融合是指牙冠及牙根完全融合（图 4-2-1）。②冠融合是冠部融合而根部分离（图 4-2-2），甚至可以为牙釉质融合而牙本质分离。③根融合则是牙冠分离而根部融合（图 4-2-3）。有些融合牙的牙本质融合而髓腔没有相互融合（图 4-2-4），有些融合牙则髓腔紧密相连（图 4-2-5），有些融合牙的髓腔仅有较窄的通道相连（图 4-2-6）。磨牙区的融合牙常有十分复杂的髓腔结构。

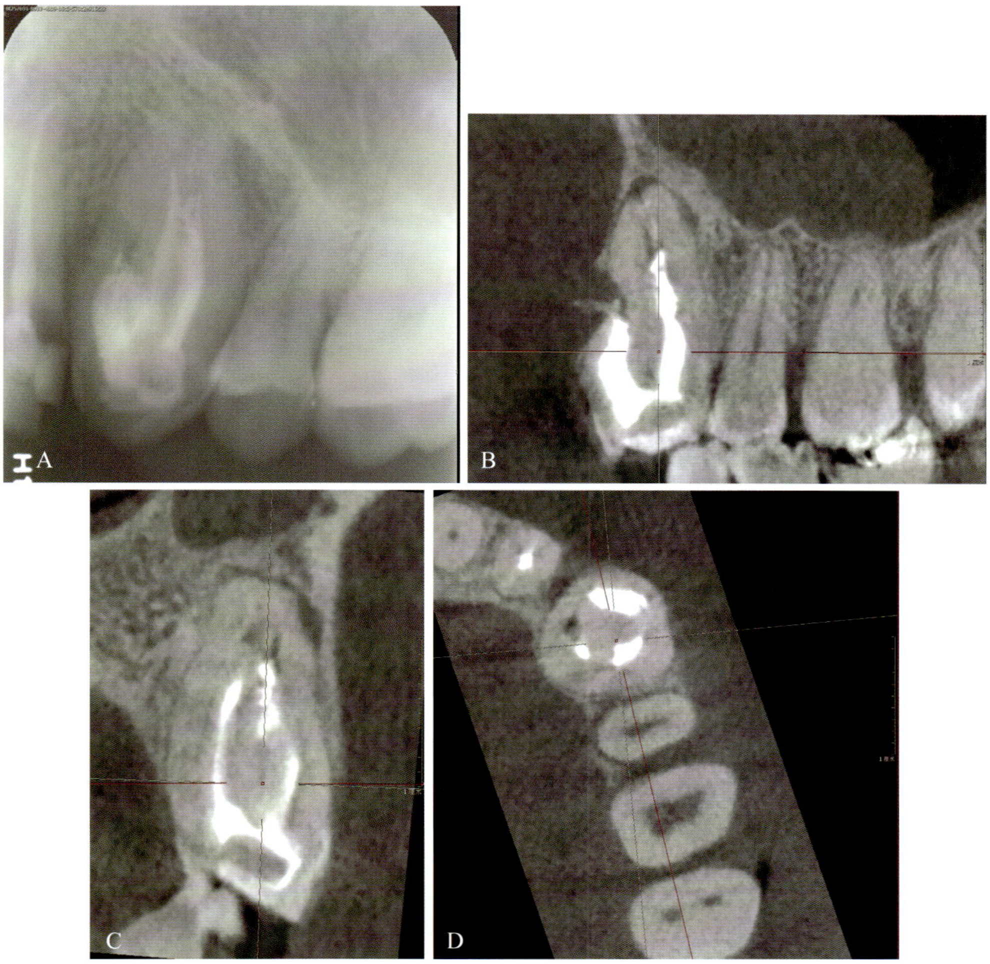

图 4-2-1　完全融合牙

A：根尖片显示左上前牙畸形，无法分辨结构；**B**：CBCT 矢状位显示 23 与 24 完全融合而髓腔分离；**C**：CBCT 冠状位显示 23 与 24 完全融合而髓腔分离；**D**：CBCT 轴位显示 23 与 24 完全融合而髓腔分离

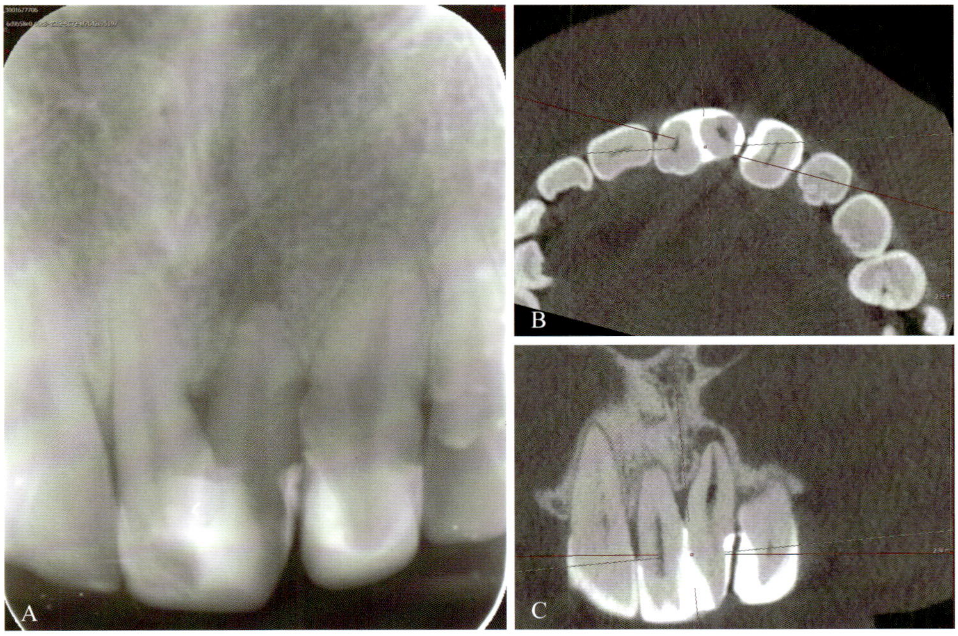

图 4-2-2　牙冠融合

A：根尖片显示 11 与 21 牙冠影像重叠，难于确切分辨具体的结构；**B**：CBCT 轴位显示 11 与 21 的牙釉质相互融合，牙本质及髓腔没有融合；**C**：CBCT 冠状位显示 11 与 21 的牙釉质相互融合，牙本质及髓腔没有融合，21 根尖周病变

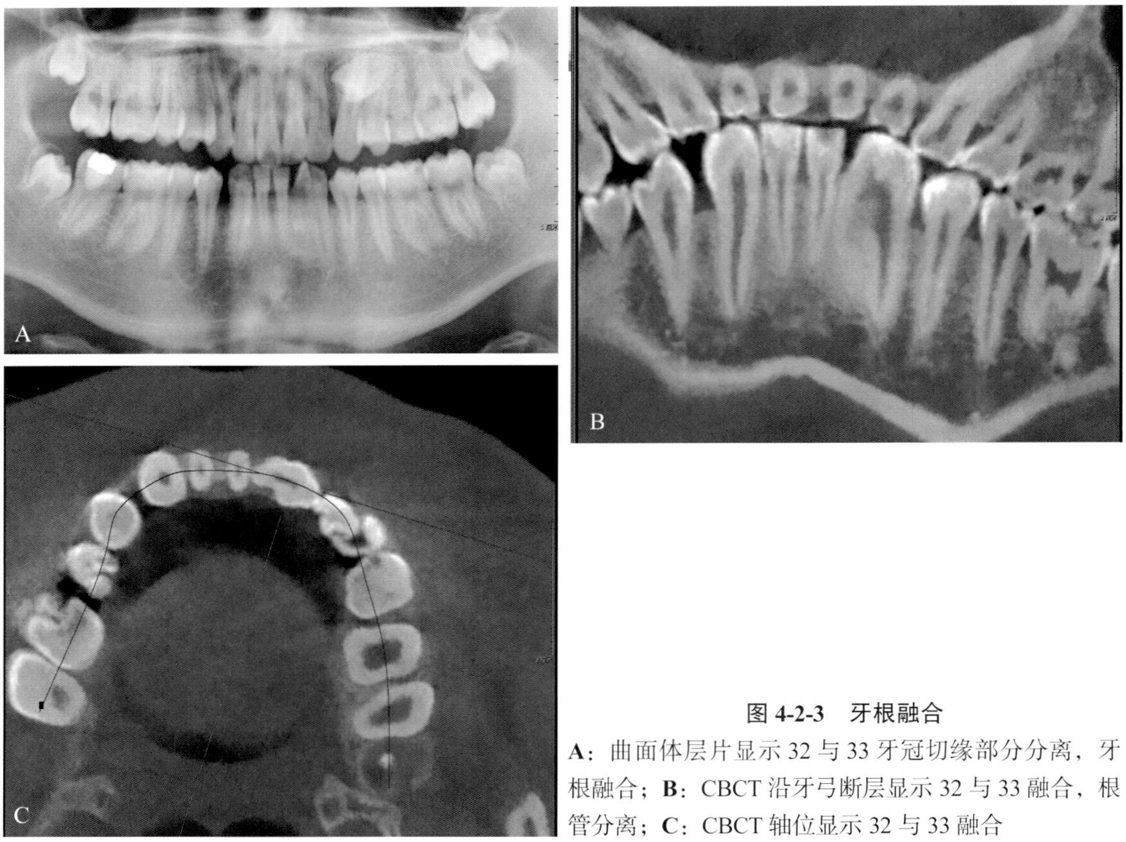

图 4-2-3　牙根融合

A：曲面体层片显示 32 与 33 牙冠切缘部分分离，牙根融合；**B**：CBCT 沿牙弓断层显示 32 与 33 融合，根管分离；**C**：CBCT 轴位显示 32 与 33 融合

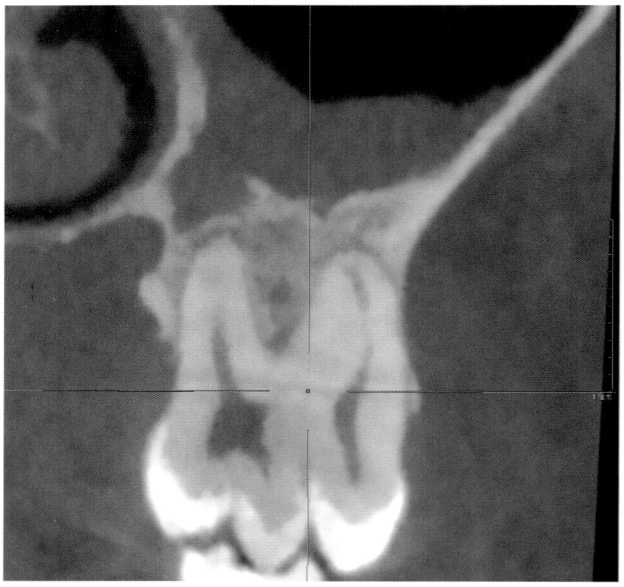

图 4-2-4　融合牙

CBCT 冠状位显示 26 与 27 颊舌向大部分牙根相互融合，但是二者的髓腔没有融合

【比较影像学】

由于融合后的牙齿髓腔形态十分复杂，通过根尖片或曲面体层检查往往难于细致观察髓腔形态，CBCT 检查已经成为恒牙融合牙诊断的重要工具。在牙髓治疗前，往往需要进行 CBCT 检查。

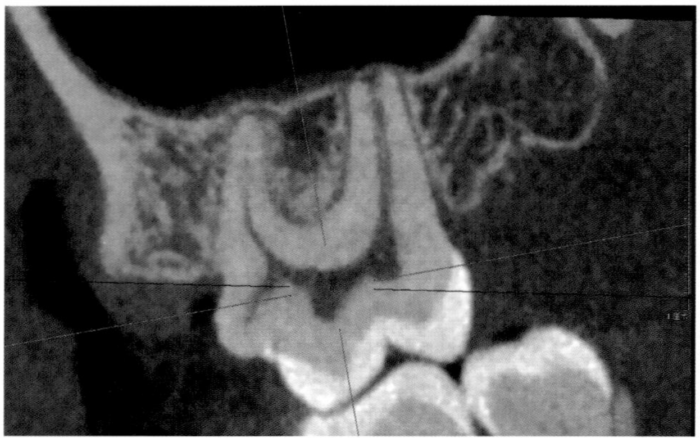

图 4-2-5　完全融合牙

CBCT 冠状位显示 17 近中颊侧与过小的第三磨牙融合，两者髓腔融合

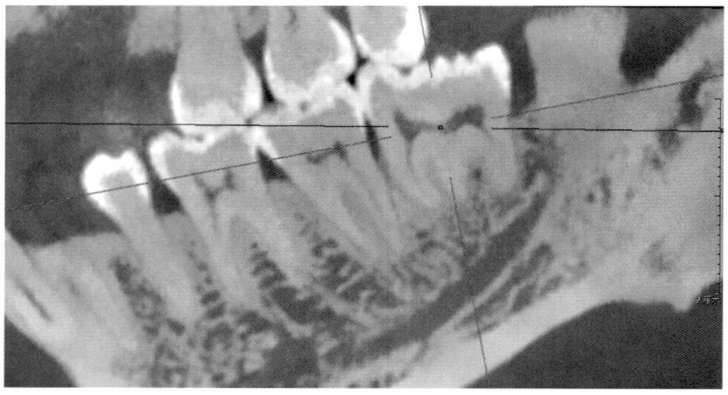

图 4-2-6　第三磨牙与多生牙完全融合

CBCT 矢状位显示 38 与其远中的多生牙完全融合，髓腔经狭窄通道相连，部分根管分离

乳牙虽然发生融合更为常见。但考虑到减少辐射危害，如果单纯乳牙融合，没有其他症状，可以不做 CT 检查，必要时仅用根尖片即可。

【鉴别诊断】

如果进行根尖片或曲面体层检查，融合牙有时需要与牙列拥挤进行鉴别诊断。在这种情况下，使用 CBCT 可以清晰地显示两者的差异，融合牙可见明确的牙体硬组织融合，牙列拥挤则仅为牙排列混乱。

二、过小牙

【概述】

过小牙（microdontia）指牙发育完成后体积明显小于正常同名牙。过小牙多为个别发生，过小牙常见于侧切牙或者第三磨牙，以上颌多见。

【CT 表现】

通过 X 线检查可以确定已经萌出或者尚未萌出的过小牙，常见于侧切牙（图 4-2-7），过小磨牙可以发生形态变化，甚至形成锥形牙。多生的第四磨牙常为过小牙。

【比较影像学】

使用曲面体层片可以全面观察四个象限的整体情况，在显示过小牙时比根尖片更有优势。少数情况下，位于正常牙颊舌侧的过小磨牙有可能在根尖片或曲面体层片上难于分辨，这时 CBCT 可以清晰显示（图 4-2-8）。CBCT 还可显示尚未萌出的

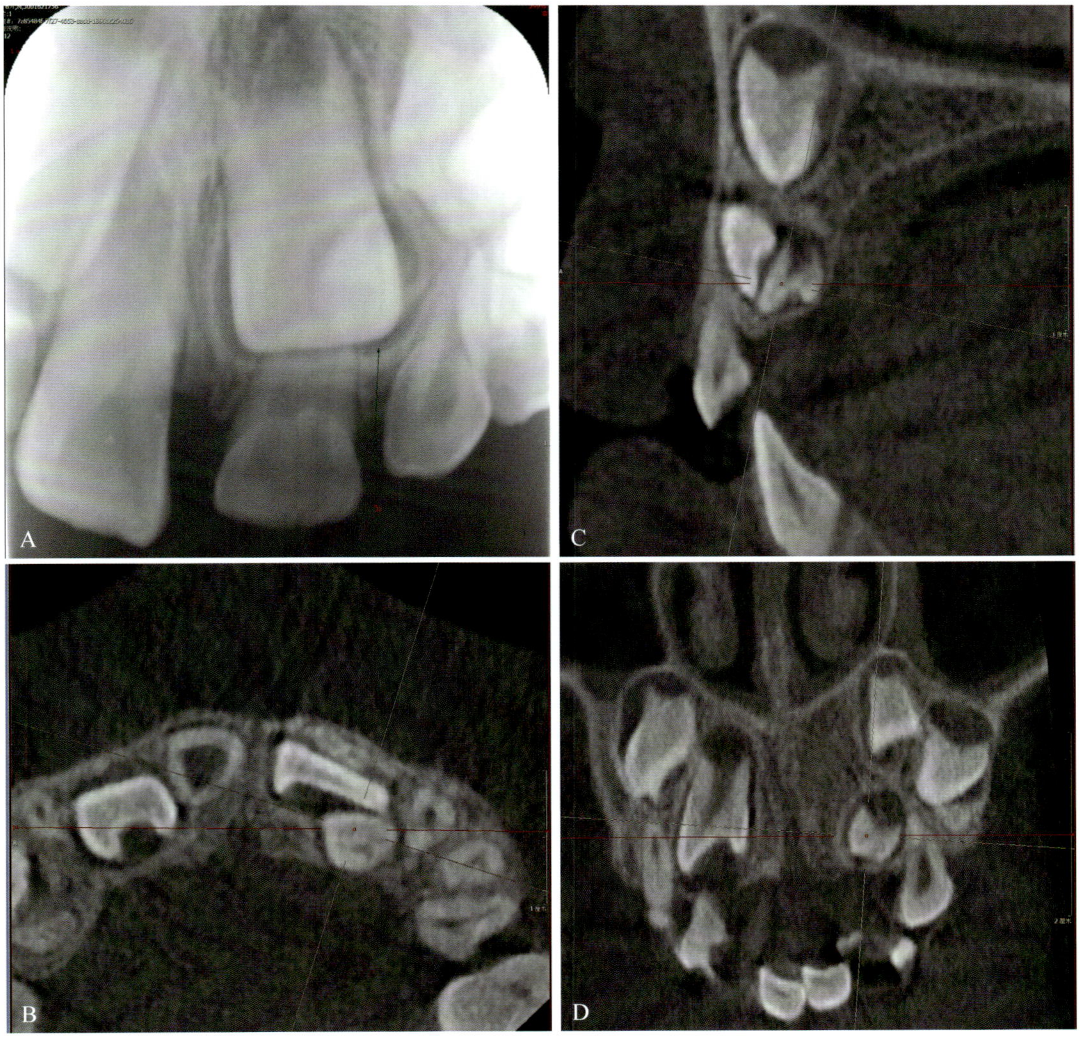

图 4-2-7 侧切牙过小畸形

A：根尖片显示 21 远中可见过小的 22，未见牙根影像，乳牙中切牙与侧切牙融合；**B**：同一患者 CBCT 轴位显示 21 腭侧过小畸形的 22；**C**：同一患者 CBCT 矢状位显示 21 腭侧过小畸形的 22 牙根尚未形成；**D**：同一患者 CBCT 冠状位显示过小畸形的 22 牙根尚未形成

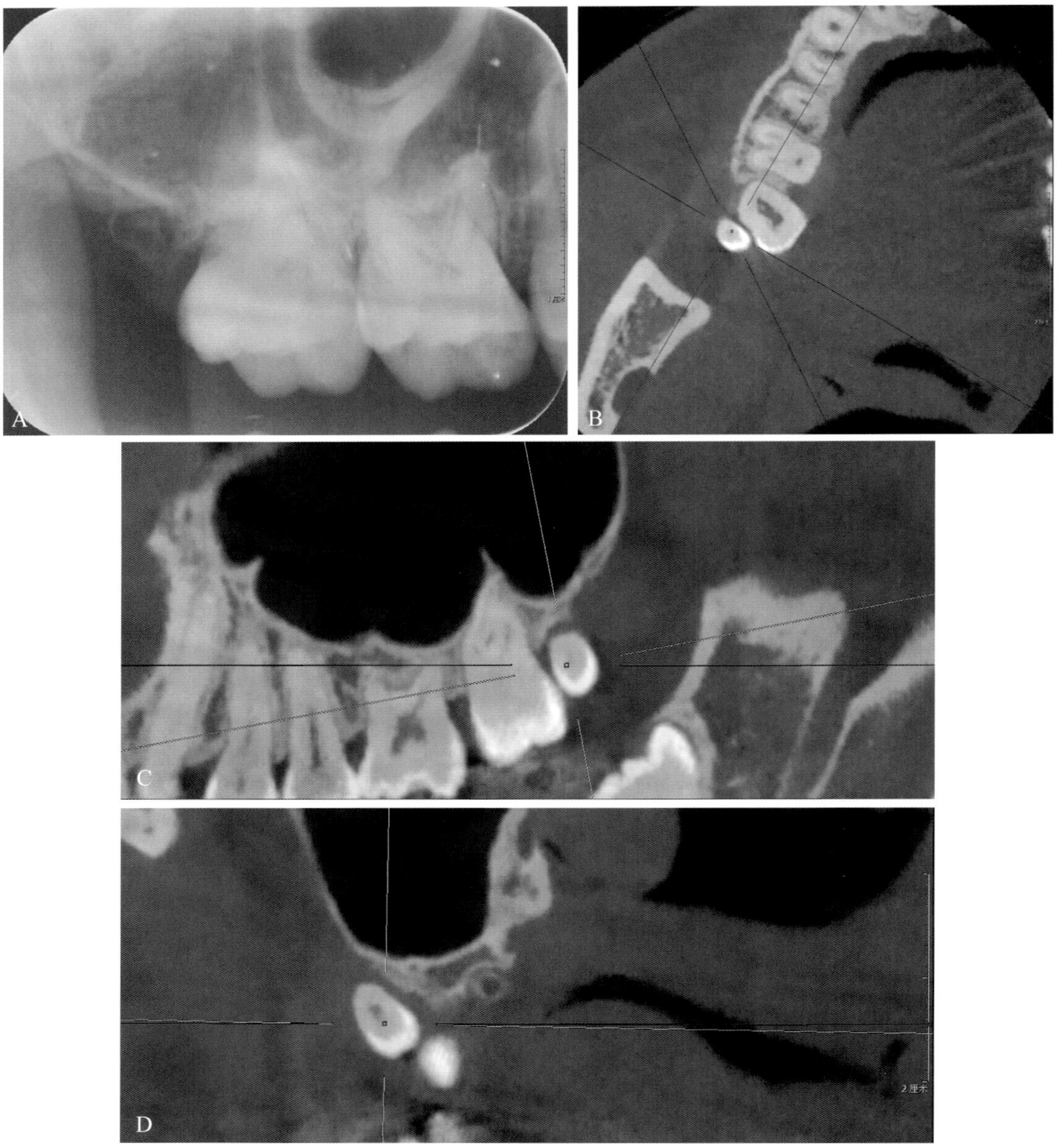

图 4-2-8　第三磨牙过小畸形

A：根尖片几乎看不到与 17 重叠的 18 影像；**B**：同一患者 CBCT 轴位显示 18 为过小牙，位于 17 的远中颊侧；**C**：同一患者 CBCT 矢状位显示 18 为过小牙，位于 17 的远中；**D**：同一患者 CBCT 冠状位显示 18 为过小牙

过小牙的形态和与邻牙的关系（图 4-2-7）。

【鉴别诊断】

尚未萌出的过小侧切牙在根尖片上常观察不满意，容易被误认为多生牙，这时应该仔细辨认全部切牙的数量之后再确认是否有多生牙（图 4-2-7A）。

三、弯曲牙

【概述】

弯曲牙（dilaceration）是牙体明显而急剧的弯曲畸形。有人认为弯曲牙形成的原因可能是牙钙化期间受到外力导致钙化方向发生改变。弯曲牙常发生于上颌恒切牙，大多数发生于单个牙，也可发生于多枚牙。弯曲牙的弯曲点可见于牙冠，也可见于牙根，有些弯曲牙不能正常萌出，常被临床诊断为牙缺失。

【CT 表现】

上颌恒切牙弯曲牙比较常见，通过 CT 检查可以精确地判断弯曲的程度、牙髓情况以及弯曲牙与邻牙的关系。牙冠切缘指向唇侧的弯曲牙，其牙根常位于牙列腭侧并向上弯曲（图 4-2-9）。切缘指向腭侧的弯曲牙，其根尖常位于牙列唇侧并指向上方（图 4-2-10）。阻生的尖牙、前磨牙也可发生牙根弯曲。CBCT 可以清晰地显示上颌前磨牙弯曲牙根与上颌窦的关系，有利于防止牙拔除时牙根意外进入上颌窦。有时，弯曲的前磨牙可伴随有牙发育的畸形。磨牙牙根弯曲常导致拔牙困难，第三磨牙的牙根弯曲较常见。

【比较影像学】

根尖片或曲面体层检查常较难显示弯曲牙的牙冠和牙根的方向，这时 CBCT 影像则可以清晰显示牙冠及牙根的位置及弯曲的角度，并且可以清晰显示与邻牙的关系。CBCT 在弯曲牙附近牙列拥挤时更可以发挥显示复杂情况的优势。有时根尖片或曲面体层检查无法判断牙根是否有弯曲，而进行 CBCT 检查可以清晰显示真实情况。根尖片或曲面体层检查显示前磨牙弯曲根与邻牙重叠时往往无法判断与邻牙关系，CBCT 则可以清晰显示弯曲程度及与邻牙关系。

【鉴别诊断】

弯曲牙一般不易与其他疾病混淆，特别是在应用 CBCT 后，牙根弯曲的方向和角度、弯曲牙与邻牙是否有吸收，弯曲牙与周围正常解剖结构之间的关系等均可清晰显示，鉴别诊断的难度不大。

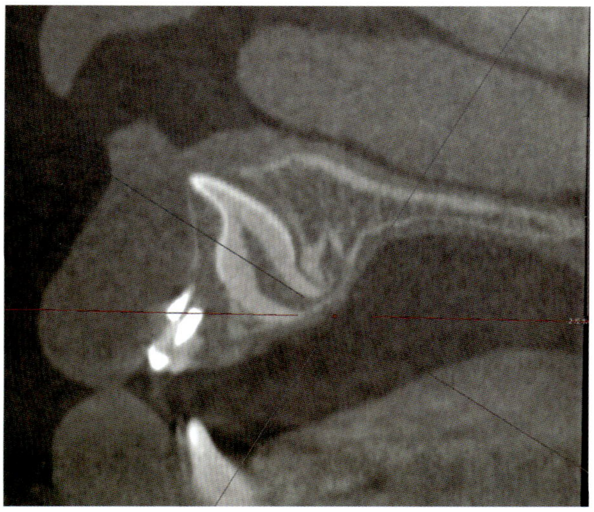

图 4-2-9　上切牙唇向弯曲埋伏阻生

CBCT 矢状位显示 11 埋伏阻生，牙根向上弯曲明显，切缘指向唇侧上方

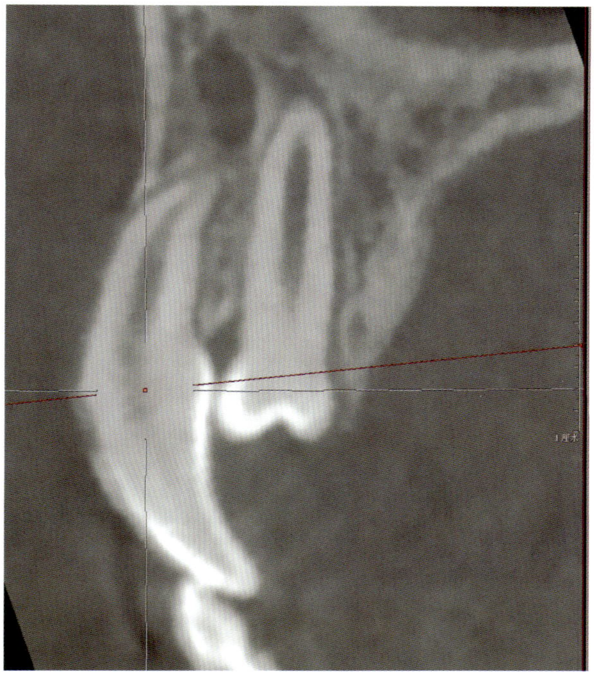

图 4-2-10　上切牙冠腭向弯曲

CBCT 矢状位显示 11 弯曲部位接近颈部，切缘向下指向牙列腭侧，根尖位于牙列唇侧并指向上方

第三节　牙结构发育异常

一、畸形中央尖

【概述】

畸形中央尖（central cusp deformity）是发育过程中位于咬合面中央的牙釉质外翻形成结节状畸形，半数畸形中央尖内有牙髓深入。畸形中央尖主要发生于前磨牙，但磨牙、尖牙、切牙也可发生，下颌多于上颌，以下颌第二前磨牙为最常见，而且下颌第二前磨牙畸形中央尖的患者有半数会左、右双侧同时发生。本病的人群发病率为 3.8% ～ 4.9%，患者中有 16% 可能累及 3 颗以上的牙。本病的主要临床表现为前磨牙咬合面或前牙舌面突起的额外牙尖或结节，多见于恒牙。畸形中央尖萌出后与对颌牙建立咬合过程中易磨损或折断，这时如果畸形中央尖含有牙髓，则可导致牙髓暴露、牙髓感染或根尖周病变等，继而引起牙根发育停止。如果畸形中央尖内不含有牙髓组织，则对患者几乎没有影响。

【CT 表现】

通过 CBCT 检查不仅可以准确诊断牙髓组织

是否深入到畸形中央尖内，而且可以判断中央尖内髓腔的大小和高低，为临床治疗提供参考依据。CBCT 同时可以清晰显示患牙的根尖周病变情况，用于判断患牙的发育是否终止以及根尖孔附近是否已经有修复的迹象（图 4-3-1）。

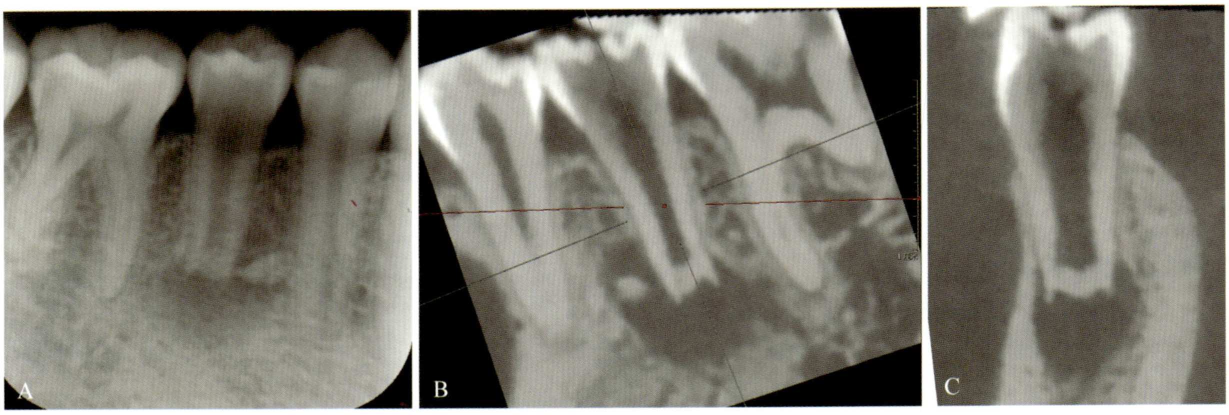

图 4-3-1　畸形中央尖伴根尖周炎

A：根尖片显示 45 根尖周密度减低影；**B**：同一患者 CBCT 矢状位显示 45 畸形中央尖已经磨平，并且中央尖内的牙髓腔与外界相通，根尖位置可见钙化组织，根尖周骨质吸收；**C**：同一患者 CBCT 冠状位显示 45 畸形中央尖，并且中央尖内的牙髓腔与外界相通，根尖位置可见钙化组织，根尖周骨质吸收，颊舌侧骨板完整

【比较影像学】

畸形中央尖的临床诊断并不困难，困难的是判断畸形中央尖内是否包含部分牙髓组织，以往使用根尖片或曲面体层检查的方法很难确定牙髓组织是否深入到畸形中央尖内。CBCT 检查在这里具有十分明显的优势。考虑到下颌第二前磨牙是畸形中央尖最好发的部位，并且约有半数的这个牙位畸形中央尖会双侧同时发生，所以有必要在一次检查中同时检查双侧的前磨牙情况。通过 CBCT 可以十分便利地实现一次投照检查双侧前磨牙，并且可清晰显示患牙的根尖周情况，为临床全面诊断，避免漏诊提供了有利条件（图 4-3-2）。

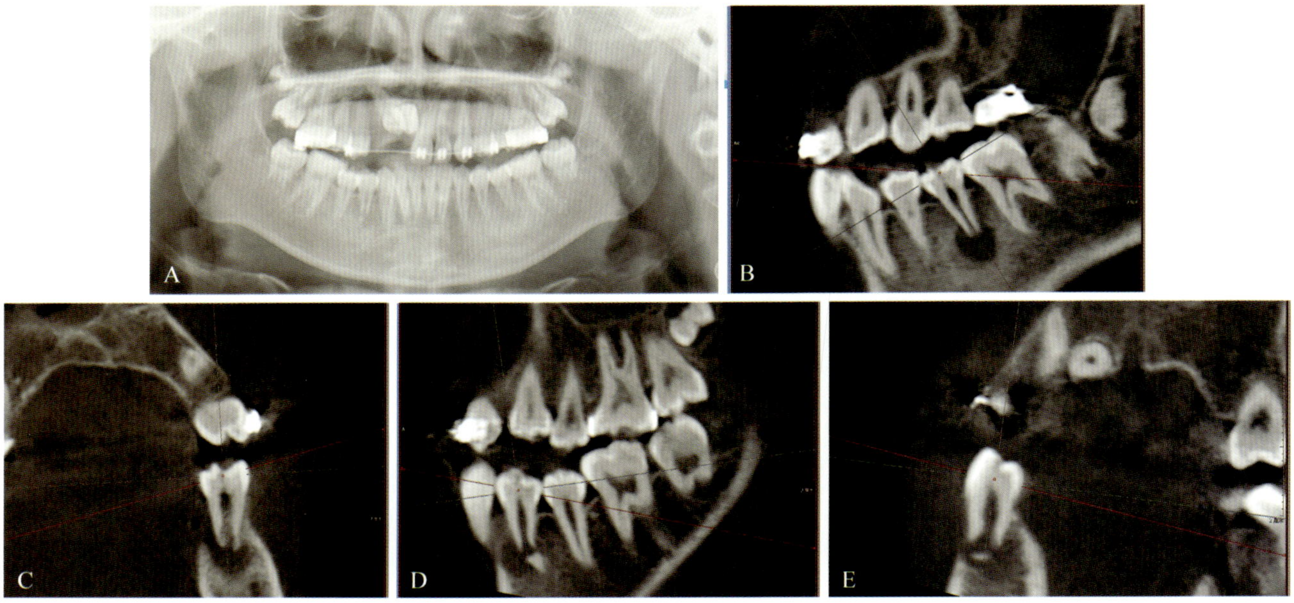

图 4-3-2　多个牙畸形中央尖

A：曲面体层片显示 35 及 44 均有根尖周病变，44 已经有根折，其余前磨牙不能确定是否有畸形中央尖；11 及 13 阻生，12 缺失；**B**：同一患者 CBCT 矢状位显示 35 畸形中央尖磨平，隐约可见低密度影从髓腔直通中央尖，伴有根尖周炎；**C**：同一患者 CBCT 冠状位显示 35 畸形中央尖并隐约可见髓腔影像直通咬合面，根尖周炎；**D**：同一患者 CBCT 矢状位显示 44 畸形中央尖开始磨平，可见局部牙釉质中断，牙根折断伴根尖周炎；**E**：同一患者 CBCT 冠状位显示 44 畸形中央尖局部牙釉质中断，牙根折断伴根尖周炎，唇侧骨板不连续

鉴于通过 CBCT 检查可以高效、精准地发现畸形中央尖，因此临床怀疑有畸形中央尖时，特别是对于已经发生牙髓炎或根尖周炎的患者，建议进行包含双侧上、下前磨牙的 CBCT 检查，不仅可以发现临床尚未注意到的其他牙位的畸形中央尖，还可发现畸形中央尖内是否有牙髓，针对不同情况采取相应的治疗措施，避免再次发生牙髓炎或根尖周炎的可能性。

【鉴别诊断】

畸形中央尖常因牙髓感染导致牙根发育停止，这时有可能与正常萌出过程中的恒牙胚相混淆，两者均表现为根管下端呈喇叭口状。特别是当畸形中央尖咬合面的突出部分被磨平之后，通过根尖片和曲面体层检查往往观察不到突出的异常的中央尖形态。比较简单的鉴别诊断方法是，正常发育中的牙胚在根尖周可见恒牙胚周围的骨皮质白线，而畸形中央尖导致的根尖周炎则根尖周没有骨白线存在，病变边界比较模糊不规则。另外，仔细观察 CBCT，可以在畸形中央尖的髓室顶内观察到较细的牙髓腔的影像直通咬合面，正常发育的牙胚则没有这个表现。

二、牙内陷

【概述】

牙内陷（dens invaginatus）是指发育过程中牙的一部分表面组织向内翻卷造成的畸形。如果向内翻卷的不仅有牙表面组织还有部分牙髓，X 线影像看起来类似在牙内部形成另外一枚牙，这种情况称为牙中牙[3]。牙内陷是一种较常见的口腔疾病，在人群中的发生率约为 5%，患者常因龋病或牙痛而就诊。该病是否有遗传倾向尚无定论，有学者认为以下基因可能与牙内陷等畸形的发生有关：*MSX1*、*DLX1*、*DLX2*、*PAX9*、*PITX2*。有些学者认为在生长发育过程中，牙胚受到细菌、精神因素、感染等外界因素刺激，导致成釉器细胞向内卷曲进入牙乳头增殖生长而致牙内陷。牙内陷多发生于牙冠。牙冠的牙内陷最常发生于恒牙上颌侧切牙，其次为上颌中切牙、上颌前磨牙和上颌尖牙。发生于牙根的牙内陷可能由于赫特维希上皮根鞘向内陷造成牙根表面的纵向沟痕。与牙冠牙内陷不同的是，内陷的牙本质沟可以纵贯牙根全长，内有一层牙骨质、骨和牙周上皮剩余。沟可以深达根管内。

通过临床检查可以发现牙冠舌侧的隆突（畸形舌侧尖）或者深陷的沟（畸形舌侧沟），沟内的牙釉质常比较薄弱。牙髓腔经过内陷的沟与口腔相通，引起牙髓炎。牙根牙内陷的患者就诊的主诉常是牙髓感染或者根尖周炎，往往需要根据放射检查确定诊断。

【CT 表现】

牙内陷最多见于上颌侧切牙，有时可见于上颌中切牙。往往牙冠两侧边缘嵴在舌侧向内靠拢，有时可见舌隆突凸起形成畸形舌侧尖，有时可见一个纵向沟将舌隆突分裂为二，成为畸形舌侧沟（图 4-3-3）。内陷较深者牙冠宽度进一步缩窄，甚至呈圆锥状，牙冠内可见牙釉质衬里不同形状的组织，典型表现为泪滴样结构（图 4-3-4）。

如果牙表面组织内陷很深，形成在牙体内部的小牙，则称为牙中牙（图 4-3-5），有些牙中牙可见明显的牙釉质衬里。严重的牙中牙可以反复内卷，呈现似乎包含两枚牙的情况。

牙冠牙内陷极少发生于上颌磨牙，有时可发生在下颌恒牙，少数情况下牙中牙可以发生于下颌切牙。

牙内陷常引起牙髓炎症，导致根尖周病变，严重的牙内陷可以一直向根方下陷到接近牙根的水平，这种牙内陷更加容易引起牙髓病变及根尖周病变。

牙根牙内陷的牙冠外观不一定异常，仅靠临床检查较难发现，大多数牙根牙内陷的诊断需要放射检查，有时必须使用 CBCT 检查方可确诊。放射检查可见牙根一侧沿着牙长轴的深沟样结构，有时可以看到牙釉质衬里，根管内边界不清。牙根的牙内陷可以发生于上颌磨牙。

【比较影像学】

程度很轻的牙内陷在 X 线检查时可以看到侧切牙的舌隆突稍显凹陷，牙冠形态基本正常，牙髓腔形态没有异常，这时根尖片或曲面体层检查已经足以确诊，CBCT 检查没有更多的优越性。如果畸形舌侧沟较深，已经引起牙冠明显变形，则仅靠根尖片或曲面体层检查不足以判断内陷的牙釉质是否波及牙髓腔，应该加做 CBCT 检查，明确内陷的组织与髓腔的关系。

部分牙内陷患者的患牙舌隆突有一个类似牙尖

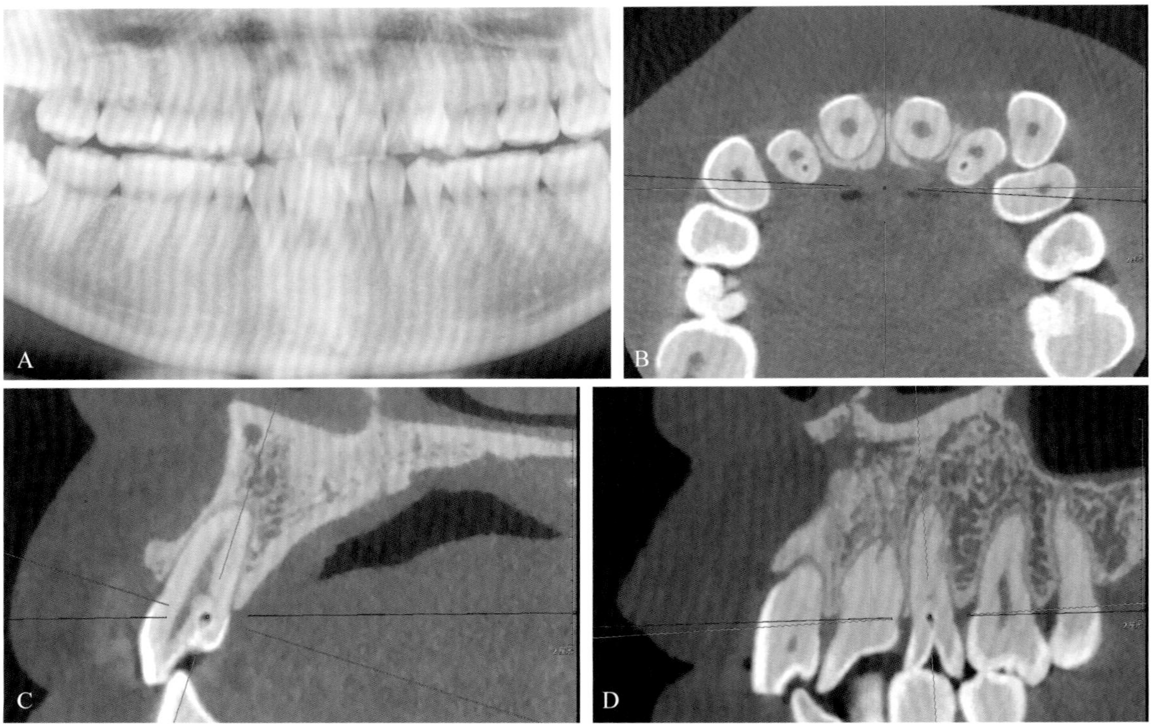

图 4-3-3　牙内陷（畸形舌侧沟）

A：曲面体层片显示 12 及 22 均有畸形舌侧沟；**B**：同一患者 CBCT 轴位显示 12 及 22 的舌侧均有圆孔状的结构；**C**：同一患者 CBCT 矢状位显示 22 的舌侧圆形内陷的牙釉质结构，形成所谓泪滴样结构；**D**：同一患者 CBCT 冠状位显示 22 的畸形舌侧沟与内陷的牙釉质的关系

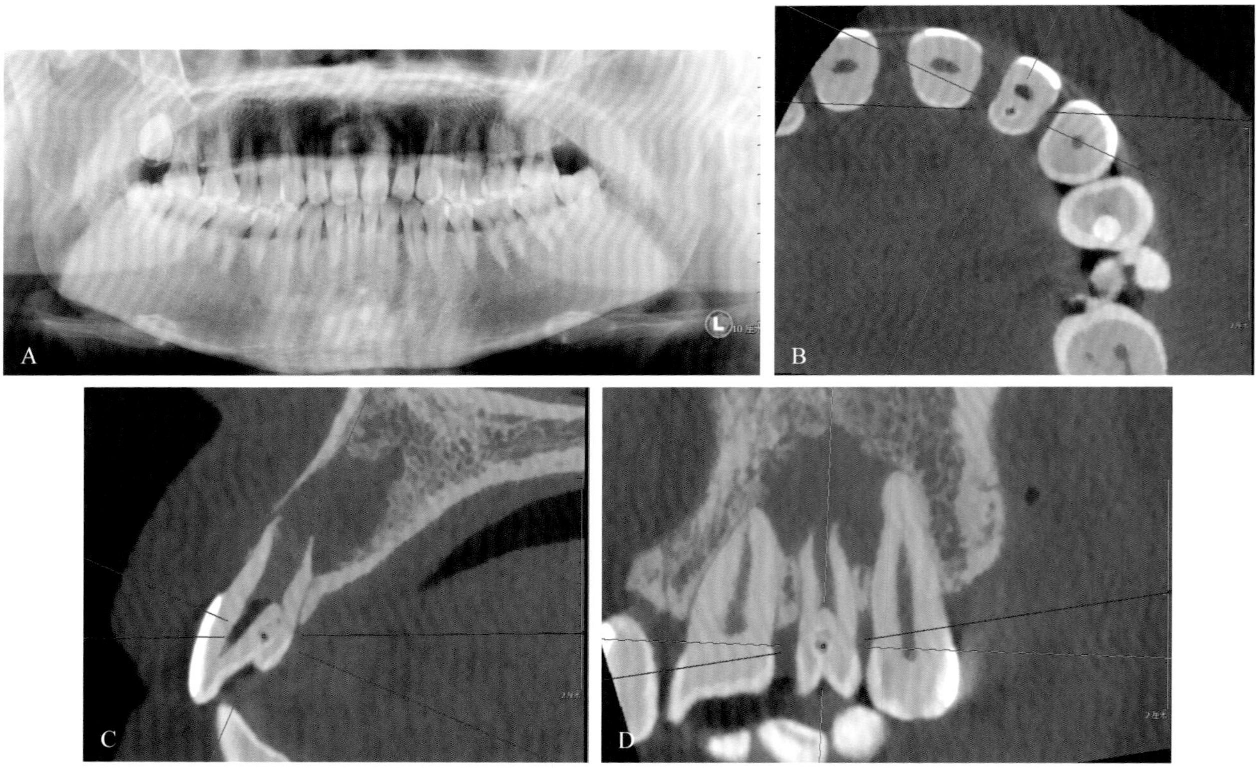

图 4-3-4　牙内陷（畸形舌侧沟）

A：曲面体层片显示 12 及 22 均有小的畸形舌侧沟；**B**：同一患者 CBCT 轴位显示 22 畸形舌侧沟的内部结构；**C**：同一患者 CBCT 矢状位显示 22 畸形舌侧沟根方的泪滴样结构，牙根发育不完全，根尖周病变；**D**：同一患者 CBCT 冠状位显示 22 畸形舌侧沟内陷的牙釉质，牙根发育不完全，根尖周病变

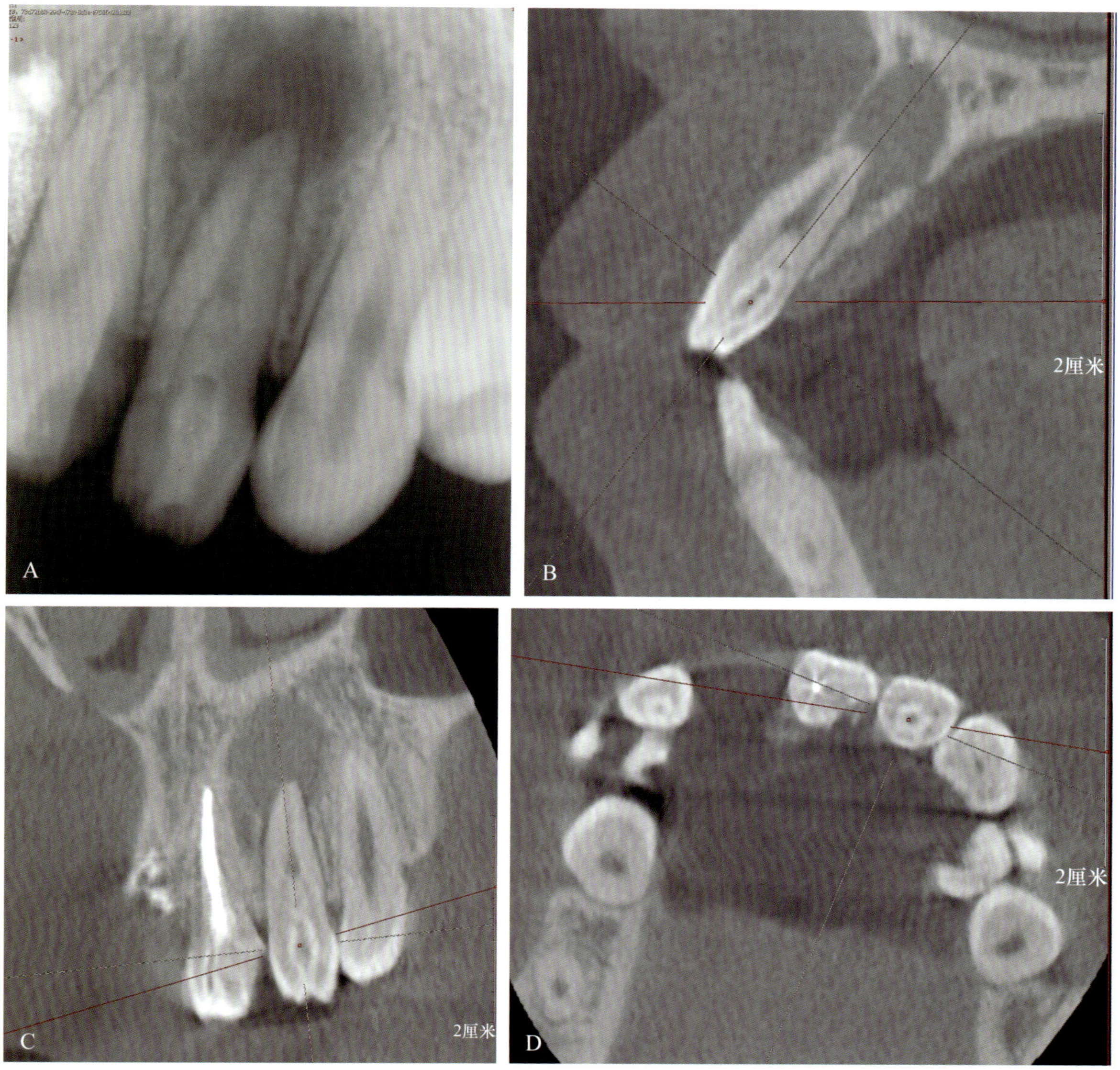

图 4-3-5　牙内陷（牙中牙）

A：根尖片显示 22 牙中牙；**B**：同一患者 CBCT 矢状位显示 22 牙中牙内陷的牙本质和牙釉质，根尖周病变；**C**：同一患者 CBCT 冠状位显示 22 内陷的牙本质和牙釉质，根尖周病变，21 根充后改变；**D**：同一患者 CBCT 轴位显示 22 牙中牙内陷的牙本质和牙釉质

的影像，称为畸形舌侧尖。对于这种类型的患者，通过根尖片或曲面体层片等 X 线检查即可诊断。除非为了观察牙根管形态，否则 CT 检查没有优势。

牙内陷的程度越严重，内部结构越复杂，越需要 CBCT 检查。这时仅仅根据根尖片或曲面体层片是不够的。通过 CBCT 可以清晰地显示牙内陷的程度和与牙髓腔及根管的关系，正确评估疾病严重程度，决定下一步治疗措施。

【鉴别诊断】

牙冠内陷因其部位和形态的特殊性，不易与其他疾病混淆，鉴别诊断难度不大，偶尔牙根内陷需要与其他牙根畸形相鉴别，这时需要进行 CBCT 检查。CBCT 可以清晰地显示牙根内陷的牙根表面有凹槽，甚至可显示牙髓腔内有卷入的牙本质。

三、釉质发育不全

【概述】

釉质发育不全（amelogenesis imperfecta）是釉质有机物质异常所导致的不同类型釉质结构异常的一组疾病，这里不包括由于疾病或饮食造成的牙釉质和其他牙组织异常。造成釉质发育不全的因素很多，如在牙齿发育期间严重的营养障碍、代谢及内分泌系统缺陷、严重的局部因素等。一般情况下，局部因素影响单枚牙或多枚牙，全身因素影响同一时期发育的成组牙。遗传性釉质发育不全是由于相关釉质蛋白的基因缺陷，导致釉质沉积、矿化、成熟过程障碍，遗传因素常影响全口牙。

釉质发育不全可以有多种不同形态的釉质缺陷：釉质表面散在的点状凹陷、线状凹陷、垂直的沟状凹陷或釉质缺如。釉质发育不全好发生于出生前后形成的釉质，患牙无论是前牙还是后牙，都容易发生龋齿。

【CT 表现】

釉质发育不全 CT 影像上可以看到多数牙或者个别牙的釉质厚度不正常，牙釉质薄（图 4-3-6）。

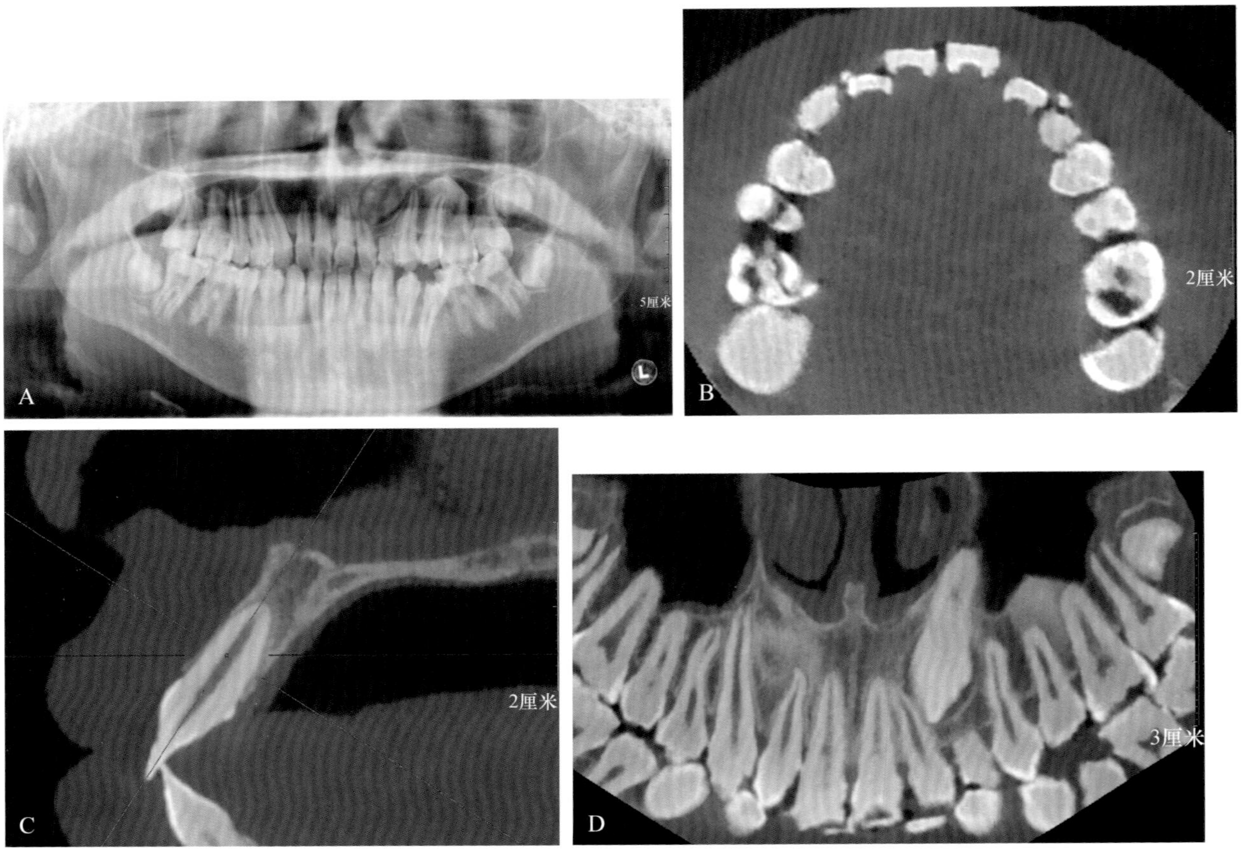

图 4-3-6　釉质发育不全（釉质变薄）

A：曲面体层片显示全口恒牙釉质发育不全；B：同一患者 CBCT 轴位显示多数牙冠的釉质不均匀变薄；C：同一患者 CBCT 矢状位显示牙冠唇腭侧的釉质不均匀变薄；D：同一患者 CBCT 沿上颌牙弓断层显示上、下颌多数牙冠的釉质不规则变薄

牙冠密度减低，可见多枚牙的牙冠釉质残缺不全，牙齿严重磨耗，失去正常接触关系。牙根及髓腔形态正常，牙周膜及骨硬板正常（图 4-3-7）、有些患者伴有多数牙埋伏阻生，尚未萌出的阻生牙的牙冠釉质已经残缺不全（图 4-3-8）。

【比较影像学】

釉质发育不全常规的放射检查方法是曲面体层片。曲面体层片可以全面显示已经萌出和尚未萌出的牙齿的牙釉质钙化情况，对于全面反映疾病情况有明显的优势。相对而言，CT 检查的特长在于精确反映牙髓腔形态以及牙根形态的细节，对于釉质发育不全则没有明显的优势。在已经有曲面体层片的情况下也可不进行 CT 检查，以减少患者放射剂量。

【鉴别诊断】

釉质发育不全应与遗传性乳光牙本质鉴别，遗传性乳光牙本质的髓腔明显缩小甚至消失，而釉质发育不全患者的髓腔没有异常的改变。

釉质发育不全与氟牙症和四环素牙的鉴别诊断主要根据临床检查进行：釉质发育不全缺损边界整齐、圆滑，病变在牙列上分布有明显的发育年代特征。氟牙症患者有明显的地区分布性。氟牙症患牙表面的缺损呈打孔样或鸟啄状，大小不一，牙列分布与发育年代特征无关。四环素牙是在牙胚发育期服用了四环素类药物，四环素对牙齿的影响主要是着色。

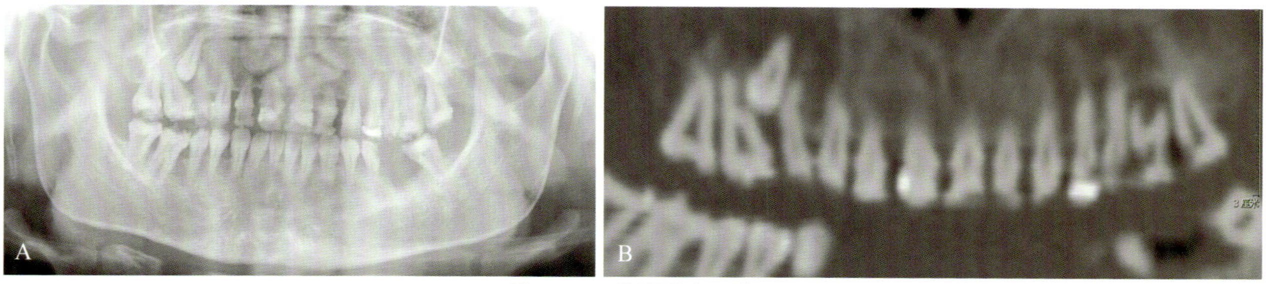

图 4-3-7　釉质发育不全

A：曲面体层片显示全口牙釉质发育不全；**B**：同一患者 CBCT 沿上颌牙弓断层显示上颌牙釉质残缺不齐

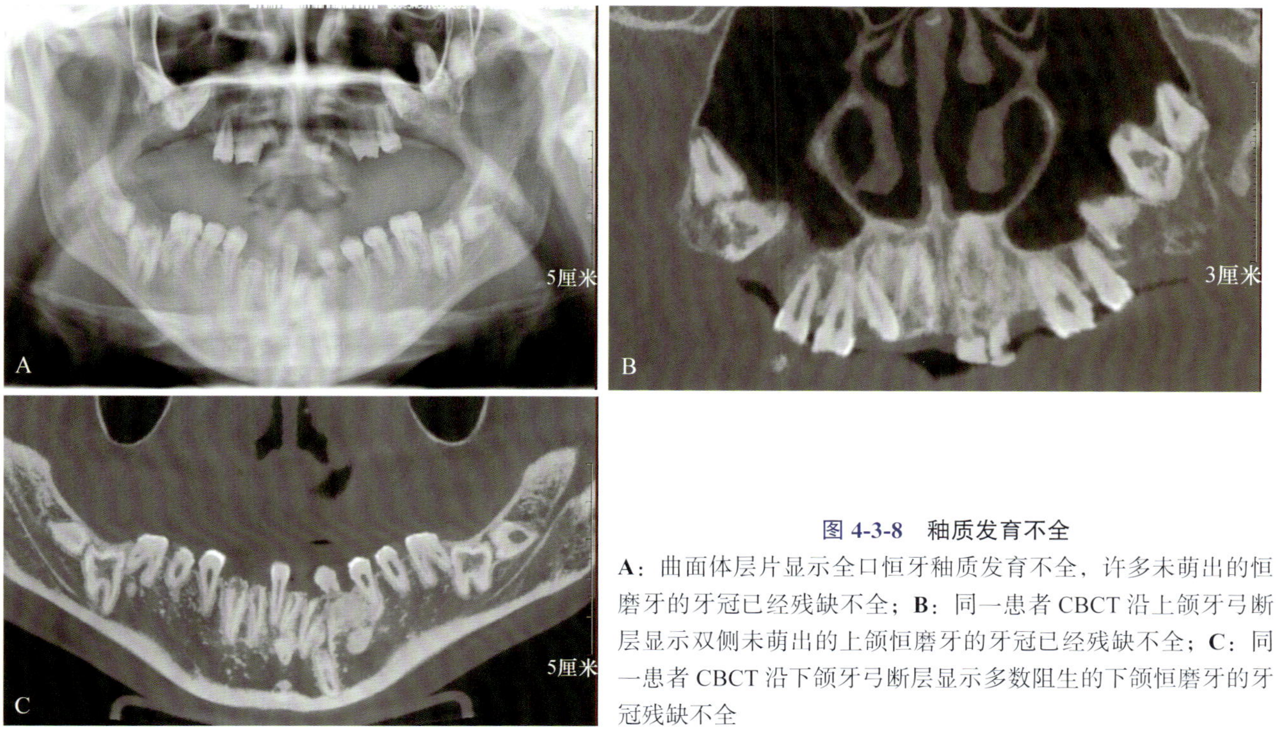

图 4-3-8　釉质发育不全

A：曲面体层片显示全口恒牙釉质发育不全，许多未萌出的恒磨牙的牙冠已经残缺不全；**B**：同一患者 CBCT 沿上颌牙弓断层显示双侧未萌出的上颌恒磨牙的牙冠已经残缺不全；**C**：同一患者 CBCT 沿下颌牙弓断层显示多数阻生的下颌恒磨牙的牙冠残缺不全

四、遗传性乳光牙本质

【概述】

遗传性乳光牙本质（hereditary opalescent dentin）是一种牙齿结构发育异常的疾病，临床上比较少见，人群患病率为 1/6000 ～ 1/8000。遗传性乳光牙本质属于常染色体显性遗传病，乳恒牙均可受累，子代患病率为 50%，男女患病率均等。有研究认为其发病机制是基因突变导致牙本质磷蛋白合成障碍，严重影响牙本质的矿化所致。临床上，乳、恒牙列全部牙皆受累。牙冠呈浅蓝色至深棕色并伴有乳光。牙冠呈球形，颈部明显缩窄，易从此处折断。牙釉质易于剥脱，从而使牙本质迅速磨损。

【CT 表现】

可见全口牙冠短小，呈严重磨耗表现，牙间隙大，冠根交界处变窄，牙根较短而细，牙本质 X 线反差降低。遗传性乳光牙本质患牙的髓腔和根管部分或完全闭锁，成人的牙髓腔可大部闭锁，以上改变也可见于未萌出的恒牙（图 4-3-9）。

【比较影像学】

遗传性乳光牙本质的 X 线表现比较典型，曲面体层片可以全面显示全口乳恒牙发育、磨耗和牙髓增生的情况，是比较理想的放射检查手段。除非临床为了其他检查的需要，否则可以不必进行 CT 检查（图 4-3-9A，图 4-3-10，图 4-3-11）

【鉴别诊断】

遗传性乳光牙本质需要与牙釉质发育不全鉴别诊断，本病的主要特点是全口多数牙的髓腔缩小，而釉质发育不全患者的牙髓腔影像基本正常。

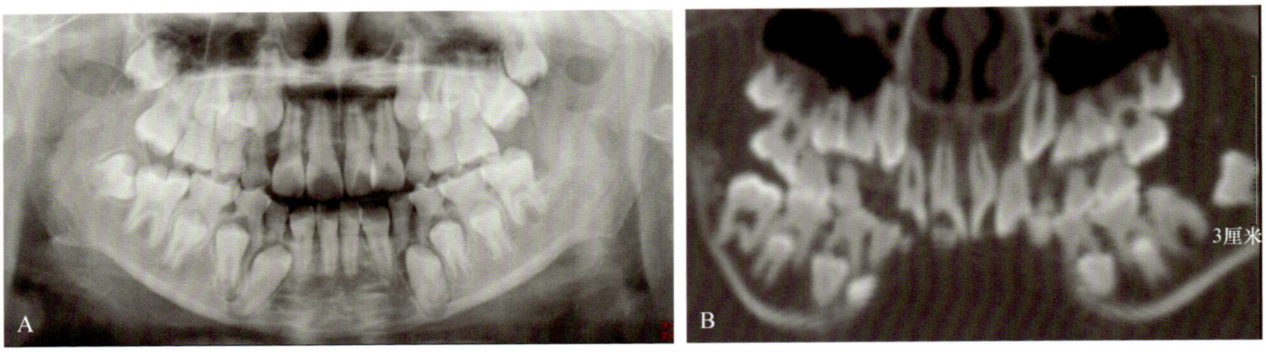

图 4-3-9　遗传性乳光牙本质

A：曲面体层片显示几乎全部乳牙的髓腔闭锁消失；B：CBCT 沿牙弓断层显示几乎全部乳牙髓腔闭锁消失

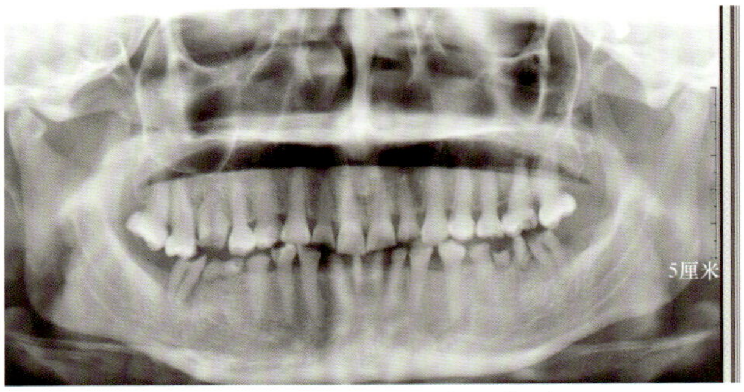

图 4-3-10　遗传性乳光牙本质

曲面体层片显示全口牙髓腔均消失，牙根较细，牙颈部缩窄，部分牙釉质脱落

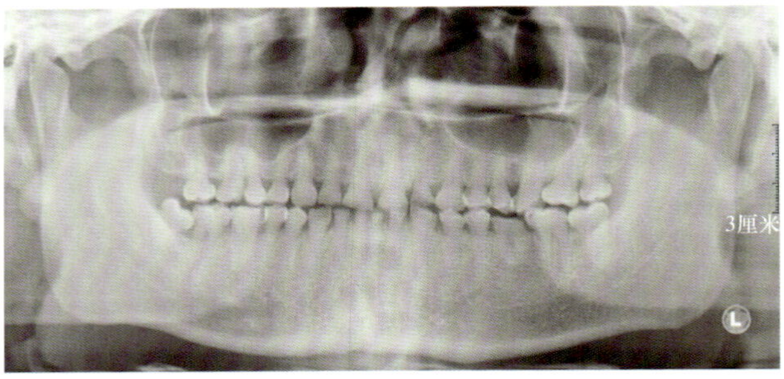

图 4-3-11　遗传性乳光牙本质

曲面体层片显示全口牙髓腔消失，牙根较细，部分釉质脱落

第四节　颌面骨发育异常

口腔颌面骨发育异常包括许多表现各异的疾病，有些属于遗传性疾病。颌面骨发育异常患者在外貌、功能以及心理上存在一系列的障碍[4]，常需多学科的系统检查及治疗，而放射学检查成为重要的依据。涉及 CT 诊断的疾病主要包括腭裂、单侧下颌骨肥大、单侧颜面骨发育不全、颅骨锁骨发育不良等。CT 检查已经成为诊断这些疾病、评估治疗效果强有力的工具。

一、牙槽嵴裂及腭裂

【概述】

唇腭裂是口腔颌面部最常见的先天畸形，腭裂（cleft palate）的发生率为 1/1200 ～ 1/600，轻度腭裂仅为悬雍垂裂隙，或者触诊发现硬腭后缘有裂隙而黏膜正常。严重病例则唇部、牙槽嵴及硬腭等软硬组织均裂开。腭裂的发生被认为与遗传因素、营养紊乱、环境因素、激素、局部血管供应障碍有关。CT 检查可用于比较复杂的腭裂患者的诊断及治疗效果评估。

【CT 表现】

对腭裂患者进行 CT 检查可以发现牙槽嵴及（或）后方的硬腭有不同程度的裂隙，裂隙边缘可以整齐，裂隙附近可伴有各种牙发育异常，包括上颌侧切牙缺失或多生牙。CT 表现可以分为以下三种情况：①牙槽嵴裂（alveolar cleft），单侧或双侧牙槽嵴裂隙，没有腭裂表现（图 4-4-1）。②牙槽嵴裂伴腭裂，出现牙槽嵴裂的同时可有不同程度的腭裂，腭裂不一定与牙槽嵴裂相通，可表现为牙槽嵴裂伴硬腭后缘小裂隙，或者牙槽嵴裂合并硬腭后部较大裂隙，但是中部骨质还连接。比较常见的畸形是牙槽嵴裂合并完全腭裂（图 4-4-2）。③腭裂，腭裂可以不伴有牙槽嵴裂。腭裂根据程度不同，可以分为完全腭裂、不完全腭裂（图 4-4-3）或者腭隐裂。

【比较影像学】

对唇腭裂患者大多需要进行 CT 检查，以便全

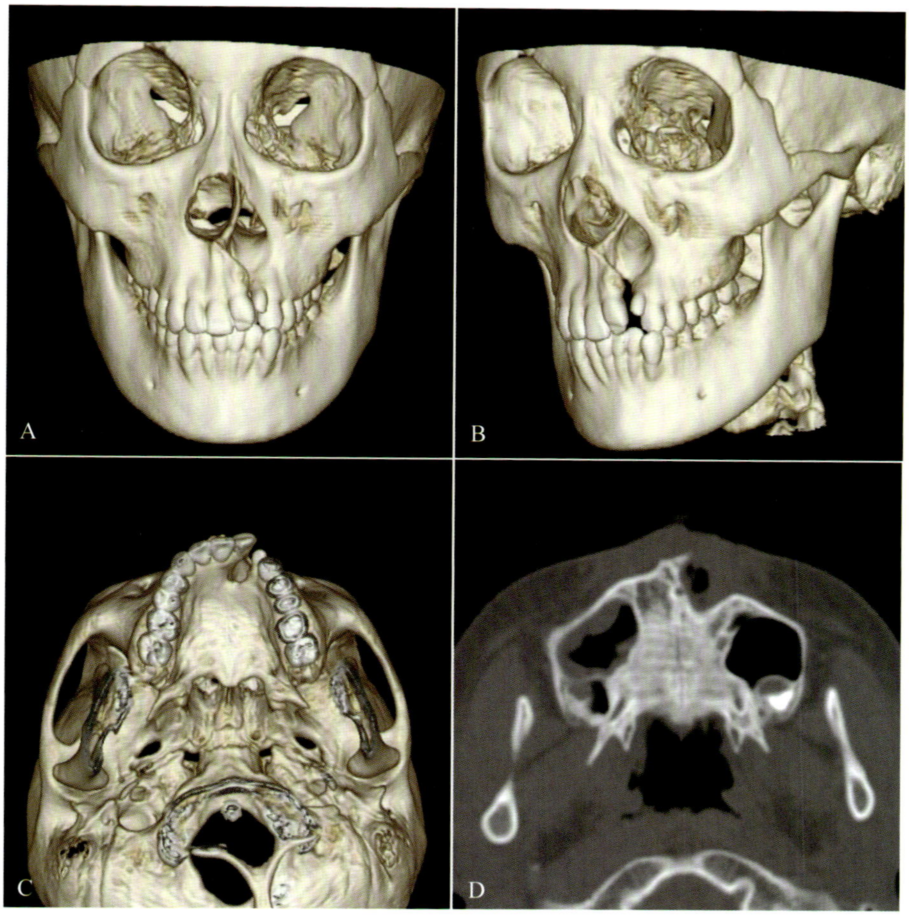

图 4-4-1　单侧牙槽嵴裂
多层螺旋 CT（**A**、**B**、**C**：三维重组；**D**：轴位）显示左侧上颌牙槽嵴裂，硬腭后部连续

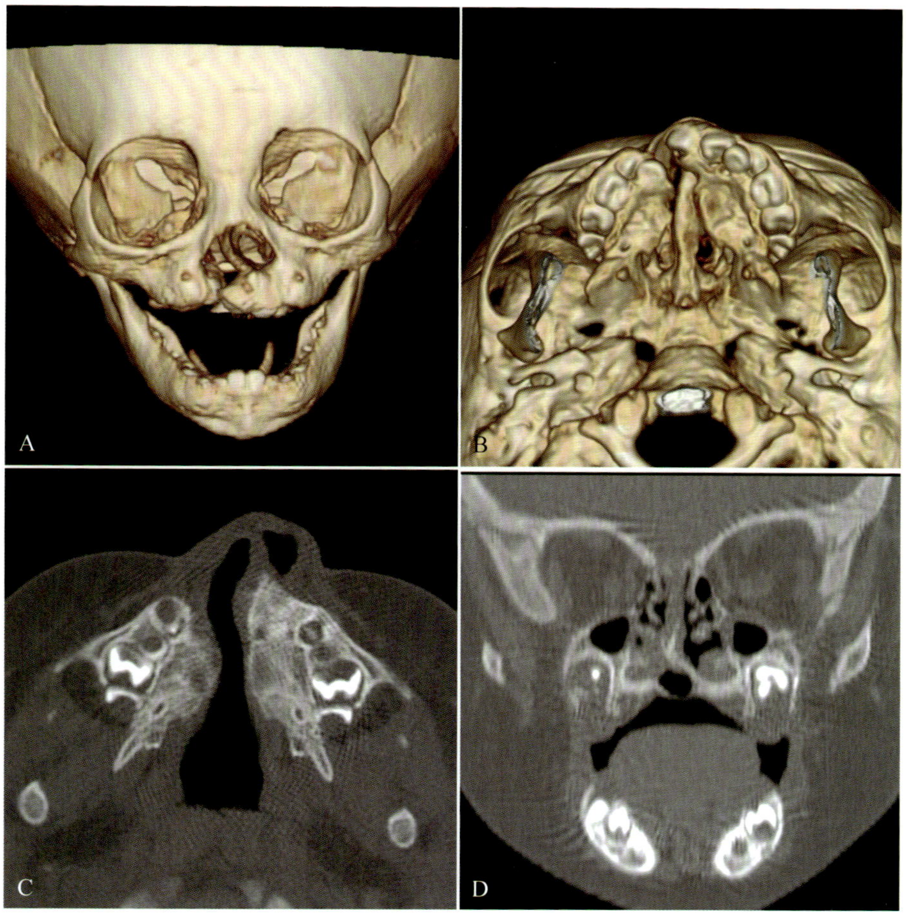

图 4-4-2　牙槽嵴裂合併完全腭裂
多层螺旋 CT（**A**、**B**：三维重组；**C**：轴位；**D**：冠状位）显示右侧牙槽嵴裂及完全性腭裂

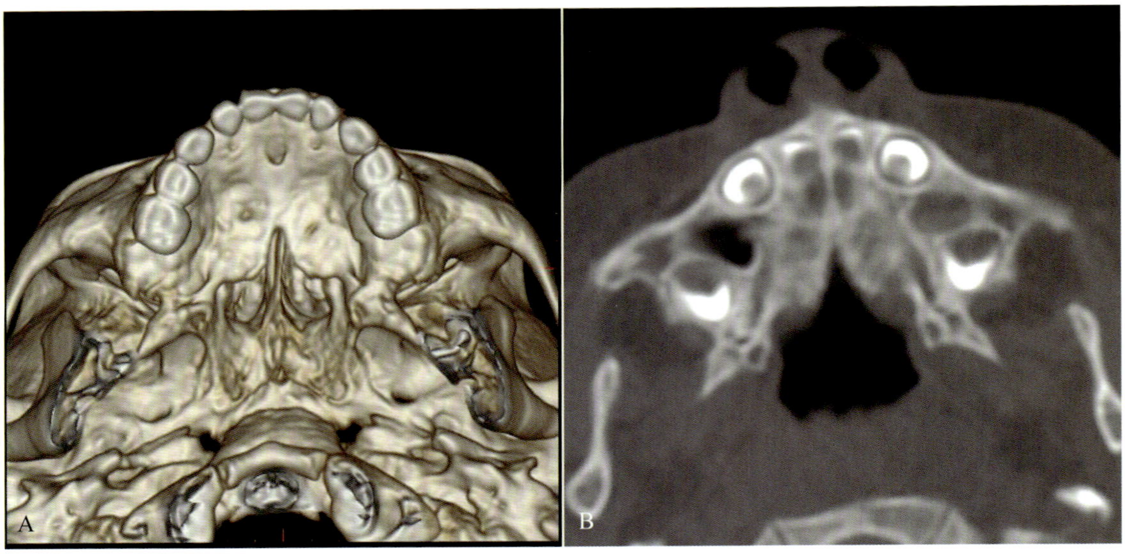

图 4-4-3　不完全腭裂

多层螺旋 CT（**A**：三维重组；**B**：轴位）显示硬腭后部不完全腭裂

面评估颌面部软硬组织的发育情况。曲面体层片检查辐射剂量少，可以便捷地显示上、下颌骨发育的整体情况及牙齿发育的情况，十分适合作为唇腭裂患者初步筛查的常规手段，但曲面体层片显示上颌前牙区影像往往欠清晰，并且无法清楚、全面地显示腭裂情况，有一定的局限性。临床需要详细评估疾病程度或者治疗效果时应选择螺旋 CT 检查。进行螺旋 CT 检查不仅可以逐个层面和角度详细分析颌面骨及牙的发育情况，而且可以通过三维重建的方式直观地显示牙槽嵴裂及腭裂的程度，仔细观察腭部的软组织裂隙情况，了解是否存在口鼻腔相通，以及是否合并上颌窦炎症等情况。

二、单侧下颌骨肥大

【概述】

单侧下颌骨肥大（hemimandibular hypertrophy）多由一侧下颌骨生长过度所致，表现为一侧下颌骨体积显著增大，其特点是髁突、髁突颈、下颌支以及体部弥散性增生过长。一般不涉及其他颌面骨，并且软组织一般没有明显异常。

【CT 表现】

CT 表现大致可分为三种类型：①均匀肥大型，表现为一侧下颌骨体、升支和髁突均匀肥大，骨纹理未见异常，牙齿数量及发育未见异常，上颌窦未见异常（图 4-4-4）。②下颌骨体增生为主型，下颌骨体部的长度及高度均较对侧明显增加，骨结构基本正常，升支长度增加，但宽度变化不明显，髁突可以较大（图 4-4-5）。③髁突增生为主型，半侧下颌骨肥大，骨结构正常，但是髁突前后径及上下径均明显增大，可以表现为髁颈增粗明显（图 4-4-6），或者髁颈上下径明显增加，或者髁突肥大明显。

【比较影像学】

X 线检查对于单侧下颌骨肥大患者是必不可少的，其中首先需要曲面体层片的检查，这个检查可以对比显示下颌骨发育的情况，借此较好地评估下颌骨的哪个部分增生最明显，以便制订治疗计划。CT 检查对于单侧下颌骨肥大的放射诊断没有特别的优势。从上面几组图像（图 4-4-4 ～ 6）可以看出，CT 显示的信息不比曲面体层片更多。考虑到减少辐射的因素，一般情况下可以不进行 CT 检查，除非需要观察周围肌肉或软组织，以便鉴别半侧颜面肥大的患者。

【鉴别诊断】

有时本病需要与半侧颜面肥大鉴别，后者除了下颌骨肥大之外还同时伴有半侧颜面软组织肥大，必要时可以进行螺旋 CT 检查对照双侧软组织情况。

少数情况下，单侧下颌骨肥大需要与髁突病变鉴别诊断。主要鉴别诊断的依据是髁突病变一般不伴有下颌升支和下颌骨体的肥大。详细描述请参见本书颞下颌关节疾病的相关内容，如髁突骨瘤、

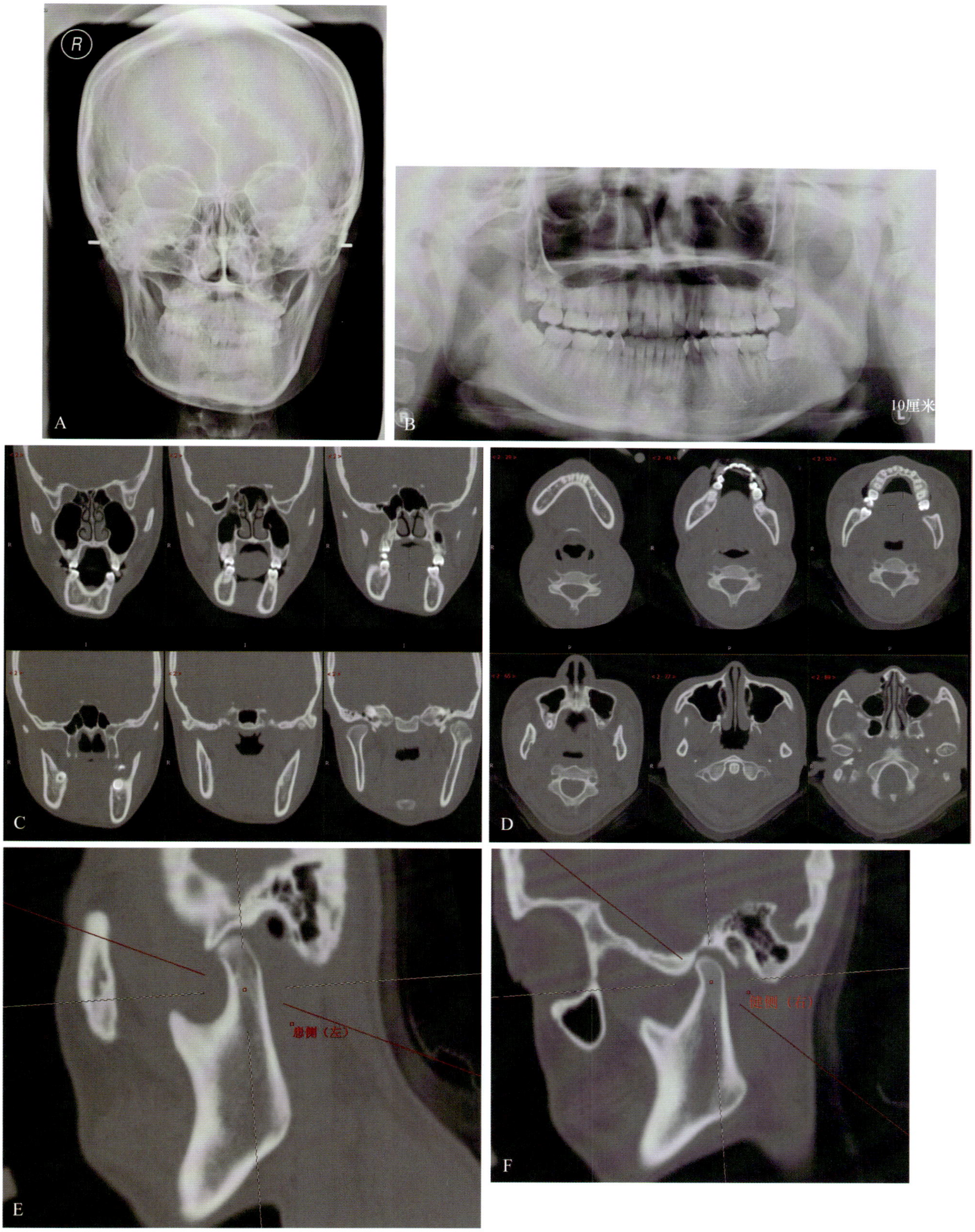

图 4-4-4　单侧下颌骨肥大

A：头颅正位片显示左侧下颌升支及体部较对侧延长；**B**：同一患者曲面体层片显示左侧下颌骨体、升支及髁突均增大，骨纹理未见明确的异常；**C**：同一患者螺旋 CT 冠状位显示左侧下颌骨体、升支及髁突均较大，下颌体厚度增加不明显；**D**：同一患者螺旋 CT 轴位显示左侧髁突升支及下颌体均匀增大；**E**：同一患者螺旋 CT 矢状位患侧（左）；**F**：同一患者螺旋 CT 矢状位健侧（右），显示患侧（左）整体形态较健侧（右）增大，其余结构基本正常

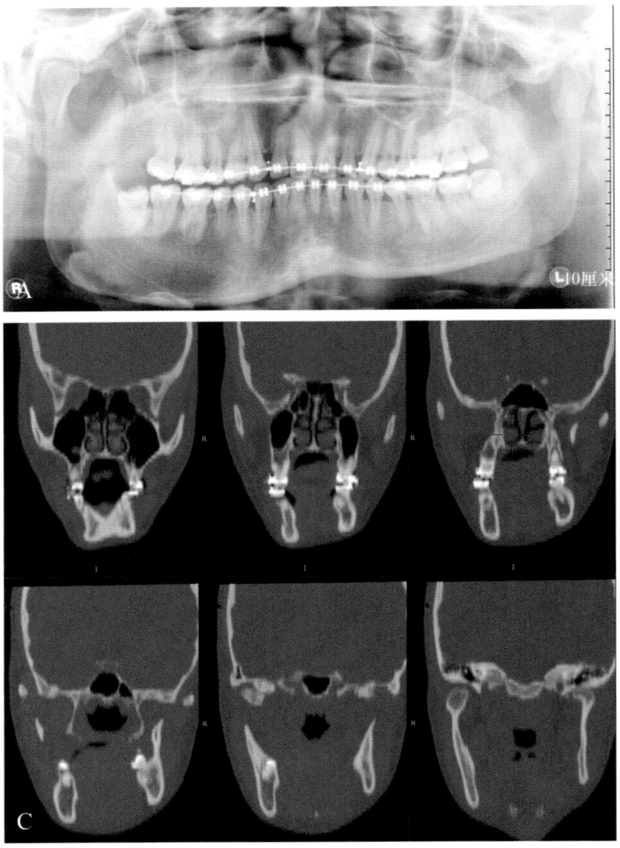

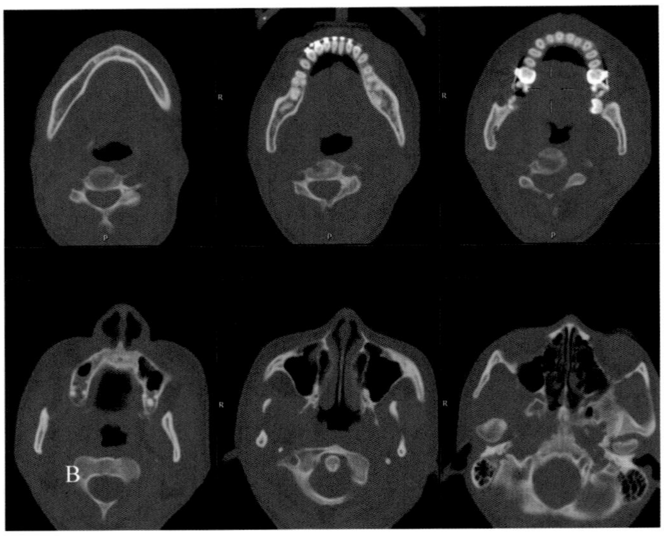

图 4-4-5　单侧下颌骨肥大

A：曲面体层片显示右侧下颌骨均增大，相对来说下颌体部更加明显；**B**：同一患者螺旋 CT 轴位显示右侧髁突前后径增加，升支宽度没有增加，下颌骨体部长度明显增加；**C**：同一患者螺旋 CT 冠状位显示右侧髁突内外径增加不明显，升支长度增加明显，下颌骨体高度增加明显，宽度改变不大

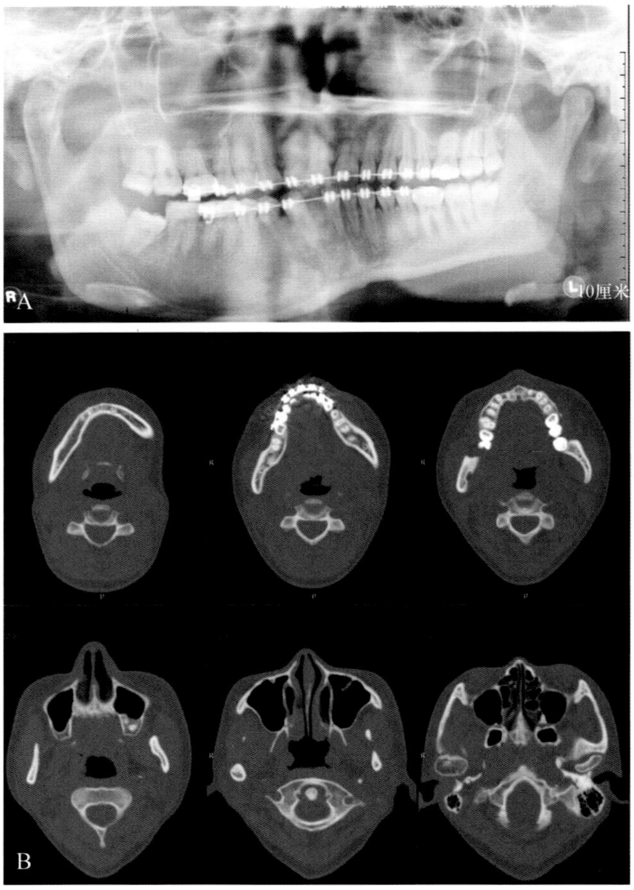

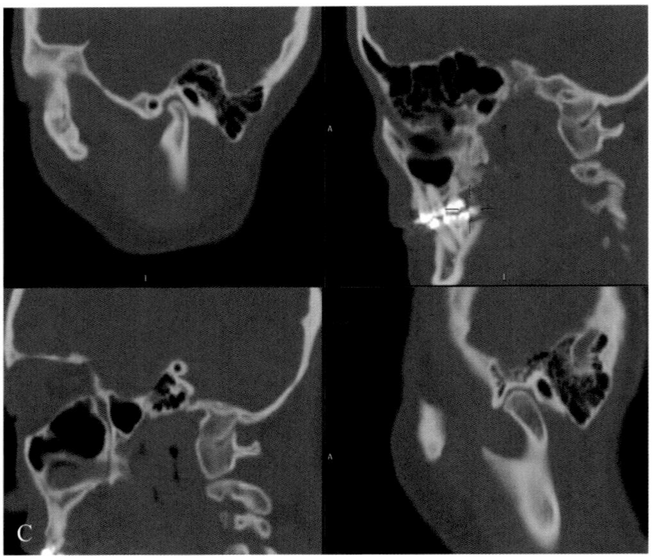

图 4-4-6　单侧下颌骨肥大

A：曲面体层片显示右侧下颌骨增大，髁突颈部增大明显，升支长度增加；**B**：同一患者螺旋 CT 轴位显示右侧髁突及髁颈部明显增粗，升支宽度及厚度增加不明显，右侧下颌体的厚度增加不明显；**C**：同一患者螺旋 CT 矢状位显示右侧髁突长度，前后径均较对侧明显增大

髁突骨软骨瘤等。

三、单侧颜面发育不全

【概述】

单侧颜面发育不全（hemifacial hypoplasia）又称为第一、二鳃弓综合征，是一种主要累及胚胎第一、二鳃弓组织的面部不对称先天畸形，发病率为 1/5600 ～ 1/4000，以散发为主，在先天性颅颌面畸形中发病率仅次于唇腭裂。本病临床表现多种多样，70% ～ 85% 的患者为单侧面部受累，少数可累及双侧，也可累及中枢神经系统、骨骼系统和心血管系统等。颅颌面以外区域畸形的严重程度与面部畸形的严重程度相关。目前本病的病因及病理生理情况尚不明确。

本病临床有多种分类方法，对于主要考虑下颌骨手术者，多选择 Pruzansky 分型法。其他分类方法有 SAT 分型、OMENS 分型。对于不同患者采取不同手术方案时，可能选择不同的分类方法。

【CT 表现】

本病的表现十分繁杂多样，详细检查颌面部软硬组织三维结构的变化，对于制订治疗计划、评估治疗后果均有重要作用，螺旋 CT 检查对于本病全面细致的分析和评估十分重要。本病可以归纳为以下几种表现：①下颌骨发育不全，通常认为，下颌骨发育不全是本病的基本要素，下颌骨体可出现各个方向的缩小，并有下颌角的角度增加。轻微的下颌骨发育不全表现为髁突头轻微扁平，严重者可出现髁突、关节窝和下颌支的完全不发育。颞下颌关节也可有不同程度的畸形，轻者出现关节的轻微错位，重者关节结构完全消失。按照 Pruzansky 分型，可以将本病分为如下 3 型。Ⅰ型：关节结构基本正常，只是较正常侧短小，关节功能基本正常。ⅡA 型：髁突及升支大小、形态均不同于正常，但是仍然保留了髁突与关节窝的连接，关节窝的位置前移不明显，颞下颌关节功能尚可。ⅡB 型：一侧下颌骨发育明显不足，髁突明显移位，患侧颞下颌关节的功能基本丧失，不能维持双侧的平衡活动（图 4-4-7）。Ⅲ型：一侧下颌骨发育明显不足，下颌升支残留骨质不多，甚至完全缺如，颞下颌关节不存在（图 4-4-8）。②同侧上颌骨发育受到影响，明显发育不全的下颌骨限制了同侧上颌骨的发育，可能导致同侧上颌骨的形态及大小异常。患者可能出现面裂，甚至双侧上颌骨裂。患侧咬合平面向上倾斜，下颌骨和上颌骨发育不全常引起错咬合畸形，咬合平面向患侧上方倾斜。本病牙列拥挤十分常见，患者可能有牙缺失或牙发育不全。③患侧颧骨、眶部可有发育不全，颞骨的鳞部、鼓室、茎突、乳突以及蝶骨的翼突等都可能受累。④本病 23% 的患者出现巨口畸形。⑤耳部畸形也常见，如小耳畸形或耳廓畸形。耳前的皮肤或软骨构成的小丘最为常见。多生的耳丘可出现在耳屏至口角的任何部位。外耳及中耳可以有程度不同的发育不全，从轻度外耳结构异常、完全外耳道闭锁，到中耳发育不全。⑥患侧咀嚼肌及腮腺发育不全比较常见（图 4-4-9），患侧翼外肌有可能发育不全。⑦本病患者还可以出现脊柱侧弯、肋骨异常、四肢和拇指异常等。

【比较影像学】

单侧颜面发育不全累及颅面部的软组织和硬组织，临床表现十分繁杂，仅依靠 X 线检查常不能充分显示病变的情况，需经多种检查进行综合性评估。

曲面体层片可较全面地显示颌面骨发育的整体情况，是评估双侧上、下颌骨以及牙列发育的重要检查方法。但曲面体层片显示前牙区结构往往不满意，不能全面显示双侧颧骨和颧弓发育情况，无法显示颅骨特别是内耳的发育情况，并且无法显示颜面软组织情况。在本病的诊断中，常需要将曲面体层片与螺旋 CT 相结合。

螺旋 CT 不仅可以从多个角度显示颌面骨的发育情况，可用三维重组的方式直观显示颌面骨之间的关系，同时可用于检查内耳、颅骨及颌面骨发育异常的情况，并可以充分展示各个部位软组织发育的情况，如咀嚼肌及腮腺的发育，甚至显示颜面外观或耳廓的情况，是比较理想的检查方法。螺旋 CT 唯一的缺陷是辐射剂量较大。本病接受治疗的多为幼儿，对辐射比较敏感，在满足诊断要求的前提下，应尽量减少螺旋 CT 的检查次数。

CBCT 可以精细显示牙齿及颌骨的结构，但由于 CBCT 的灰度分辨率过低，不能显示软组织情

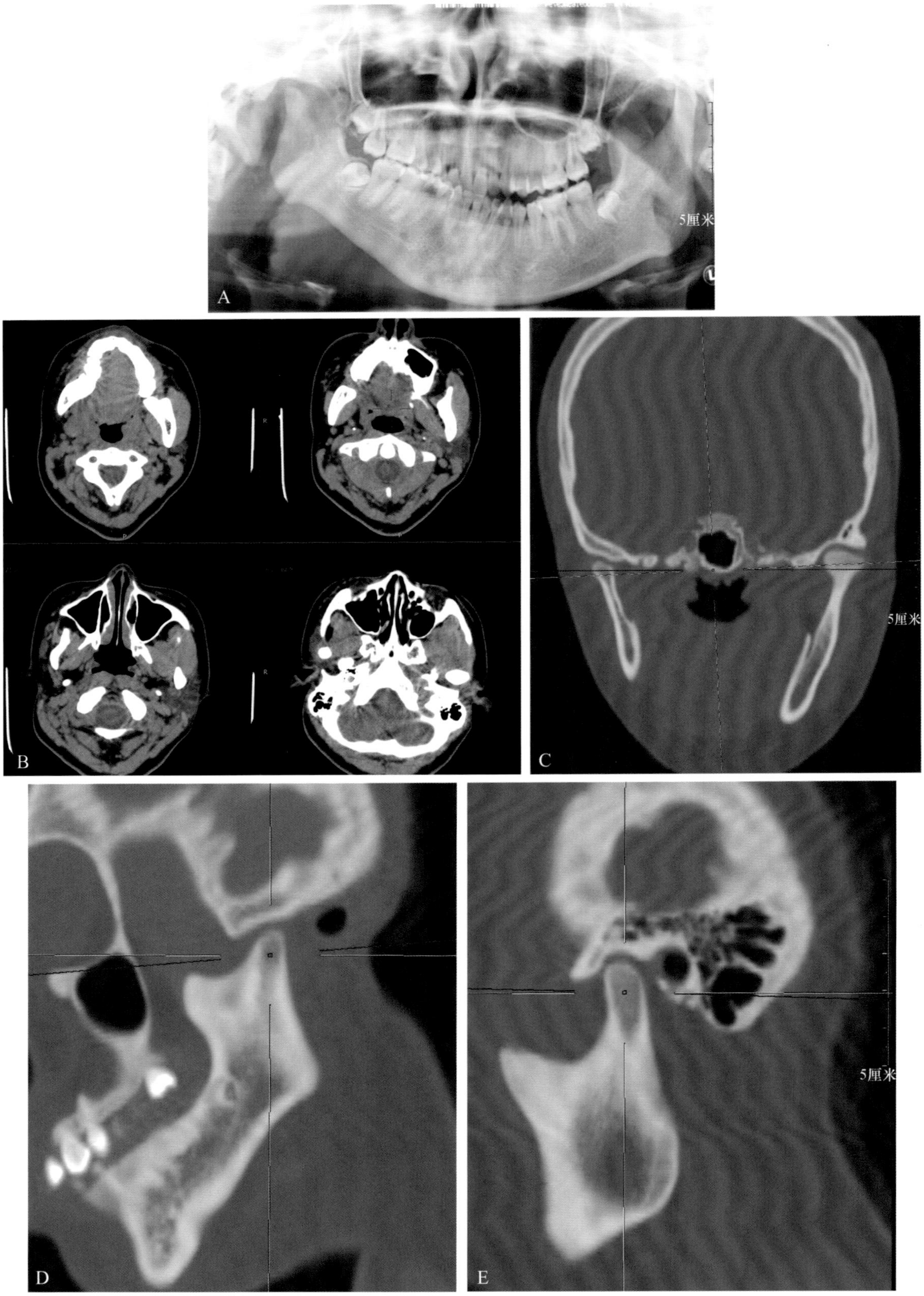

图 4-4-7　单侧颜面发育不全（Pruzansky Ⅱ B 型）

A：曲面体层片显示右侧下颌骨体、升支、喙突及髁突明显短小，右侧关节间隙明显增宽，右侧关节前结节未显示，右侧上颌发育不全，右侧咬合平面上移位；**B**：同一患者螺旋 CT 软组织窗轴位显示右侧咬肌及腮腺明显发育不良，右侧升支及髁突明显短小，双侧乳突蜂房发育对称；**C**：同一患者螺旋 CT 骨窗冠状位显示右侧升支及髁突均较短小；**D**：同一患者螺旋 CT 骨窗矢状位显示右侧升支及髁突明显短小，右侧关节明显前移位，关节窝扁平，关节前结节基本消失；**E**：同一患者螺旋 CT 骨窗矢状位显示健侧关节正常

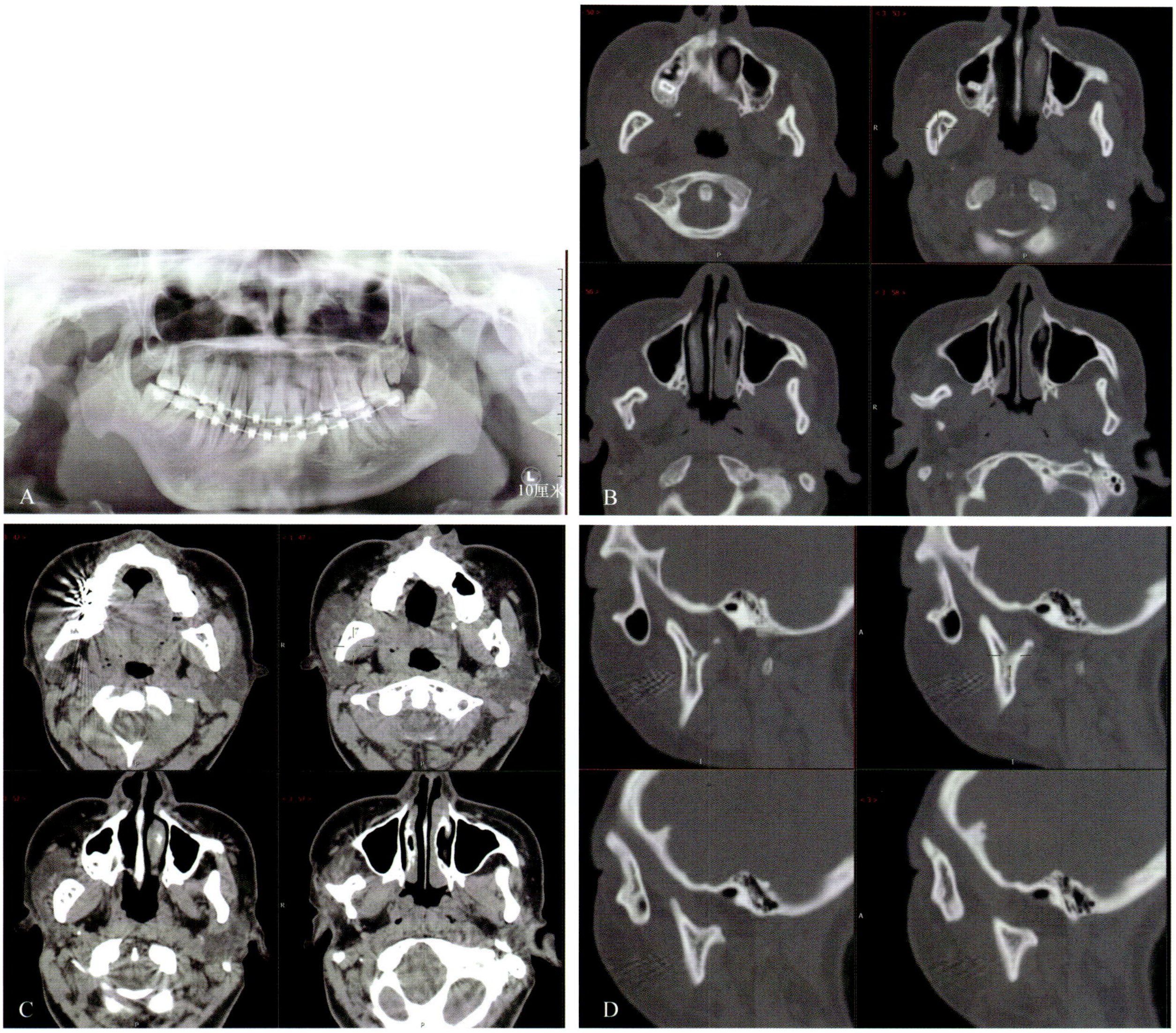

图 4-4-8　单侧颜面发育不全（Pruzansky Ⅲ型）

A：曲面体层片显示右侧下颌骨体及升支明显发育不全，右侧髁突几乎没有发育，右侧颞下颌关节失去正常结构；**B**：同一患者螺旋 CT 骨窗轴位显示右侧升支发育不全，升支上部的断面呈“V”形，髁突没有发育；**C**：同一患者螺旋 CT 软组织窗轴位显示右侧升支发育不全，升支上部的断面呈“V”形，髁突没有发育，右侧腮腺发育不良，右侧外耳异常；**D**：同一患者螺旋 CT 骨窗矢状位显示右侧升支明显发育不全，髁突未发育，关节窝的结构基本消失

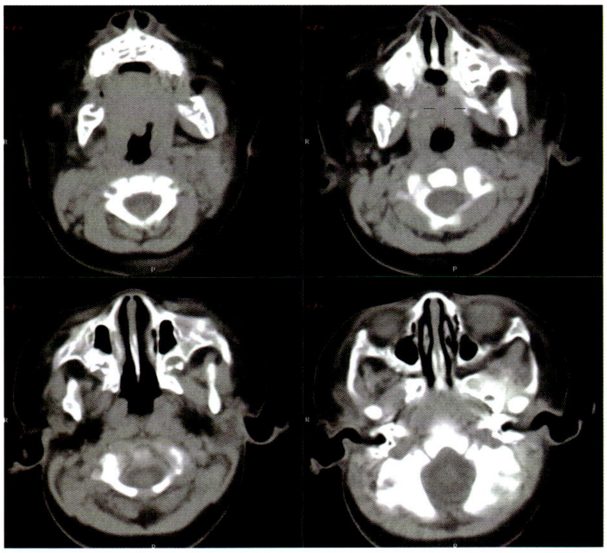

图 4-4-9　单侧颜面发育不全

螺旋 CT 软组织窗轴位显示右升支发育不良，右侧髁突较小，右侧腮腺及咬肌发育不良

况，在本病的诊断中没有优势，因此不建议将其作为本病的常规检查方法。

在本病的放射诊断中，曲面体层片与螺旋 CT 有互补作用，不应偏废。

【鉴别诊断】

单侧颜面发育不全有时需要与单侧下颌骨肥大鉴别诊断，二者均表现为一侧颌骨较大，另一侧颌骨较小。初学者有可能混淆。仔细观察会发现两者有各自的特点。单侧下颌骨肥大一般伴随增生侧颌骨形态的改变，特别是髁突与髁颈部的比例不协调，关节窝的改变往往不明显。有时会发现增生侧的升支高度与宽度不协调，下颌角的角度往往改变不明显。单侧颜面发育不全则往往是病变侧的形态较小，伴随病变侧下颌角的角度增大，髁突位置改变，可以伴随关节窝形态的改变，颌面骨甚至全身其他畸形的发生。病变侧软组织也可以发育不良

单侧颜面发育不全有时需要与上颌骨部分复制畸形（duplication of maxilla）鉴别，本病可见上颌骨发育不全、上颌骨裂，以及面裂畸形。上颌骨部分复制畸形则是上颌骨大致完整，在颧骨上可以另外多出一部分骨质，这部分骨质中甚至可以有牙齿存在（图 4-4-10）。

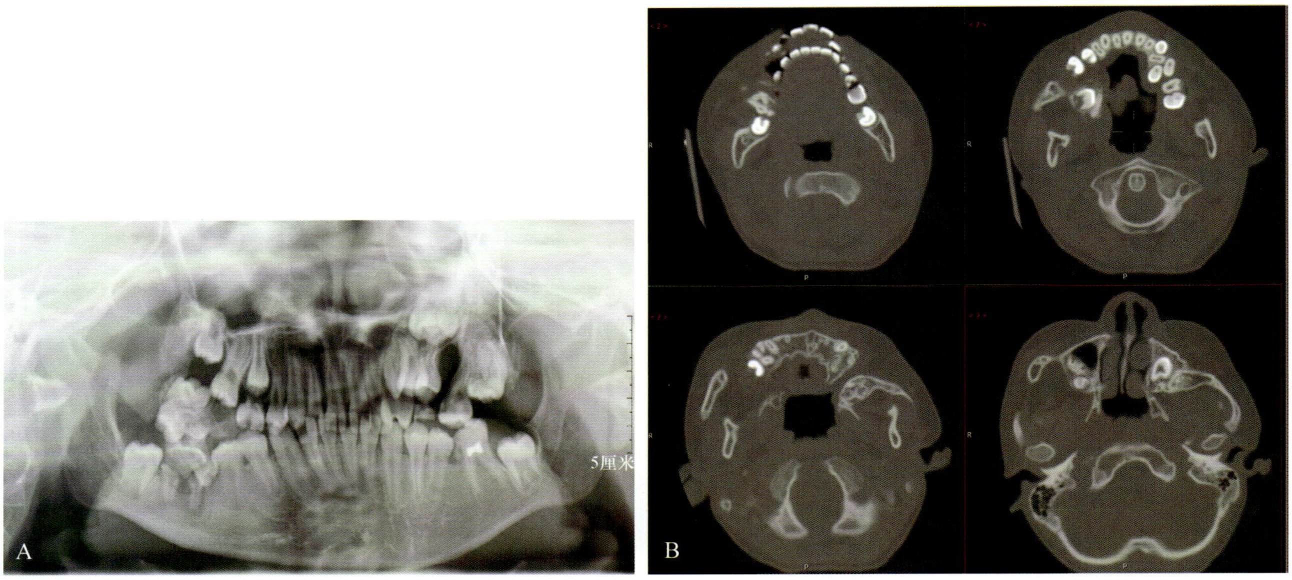

图 4-4-10　上颌骨部分复制畸形

A：曲面体层片显示双侧颧骨增生出来的部分骨质，其中可见牙齿；**B**：同一患者螺旋 CT 骨窗轴位显示右侧上颌骨部分复制畸形位置较低，左侧的上颌骨部分复制畸形位置较高

四、颅骨锁骨发育不良

【概述】

颅骨锁骨发育不良（cleidocranial dysplasia）是一种少见的常染色体显性遗传疾病，出生发病率为百万分之一。本病具有很高的外显率，患者半数以上有家族史，患病率无性别间及种族差异。疾病主要影响牙及骨骼系统，包括颅面部、锁骨、胸部、骨盆、脊柱等。本病患者的特征性面容是头大面小，短头畸形；额骨、顶骨隆起，正中额沟；鼻梁凹陷，眼距增宽；面中凹陷。

【CT 表现】

本病在颌面骨的主要表现是双侧上、下颌骨的骨小梁增粗；下颌角的角度增加，双侧升支前后缘平行，失去正常的生理弧度。下颌升支内侧骨密度增加明显，骨髓腔变小，接近骨皮质的部分骨密度增加，从骨髓腔到骨皮质形成骨密度逐渐增加的趋势，骨皮质表面正常，上颌骨唇侧皮质骨增厚，上颌骨整体密度增加。另一个表现是上颌骨外形发育明显不足，垂直向生长受限，下颌骨则相对上颌骨显得前凸，腭部可见腭穹窿高拱，宽度减小，可伴有不同程度的腭裂。颅骨密度增加，板障与皮质骨的分界模糊。（图 4-4-11，12，13）。

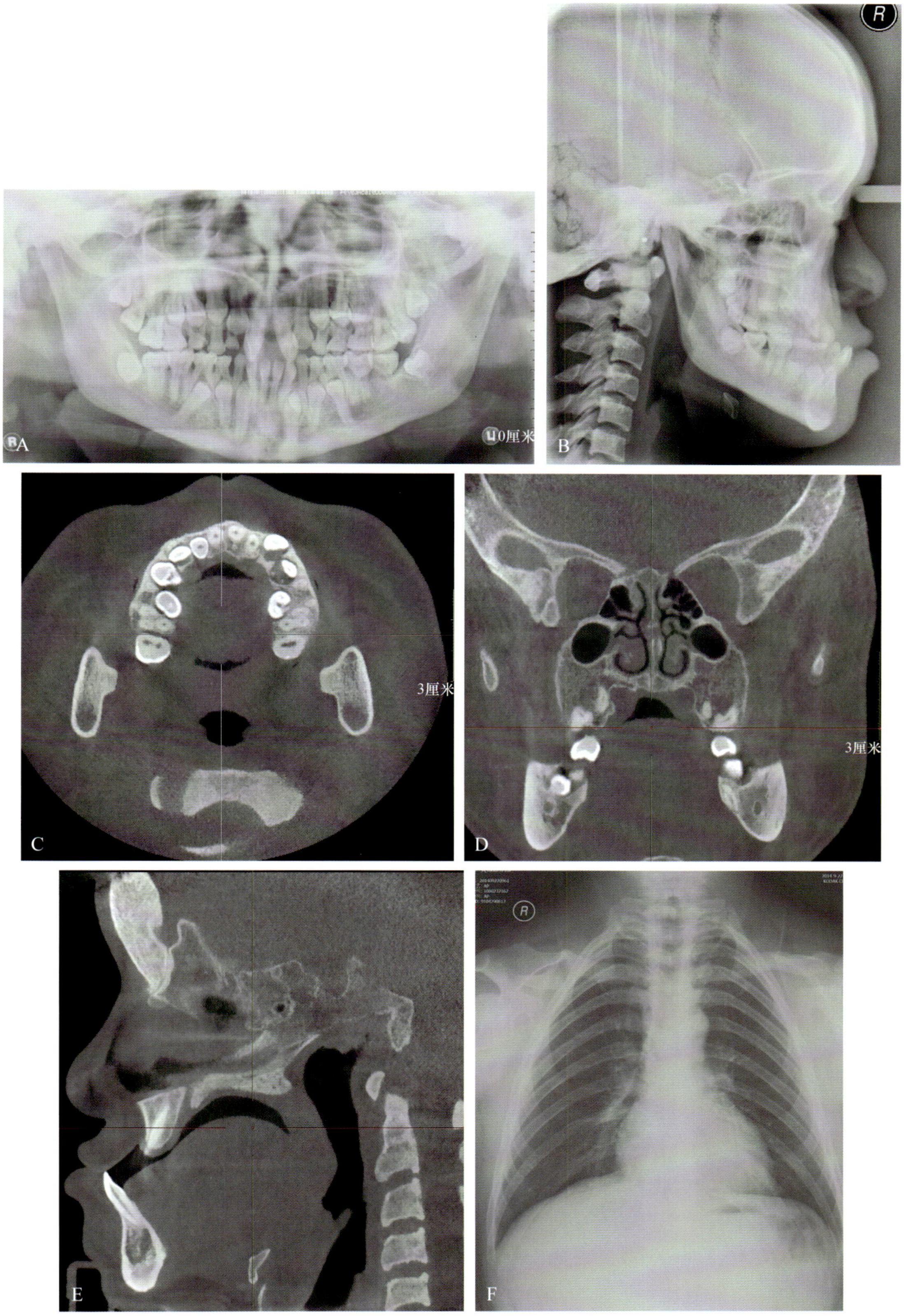

图 4-4-11　颅骨锁骨发育不良

A：曲面体层片显示双侧升支前、后缘接近平行，喙突较小，下颌骨密度增高，乳牙列滞留，多数恒牙萌出障碍。双侧颧弓向下呈弧形弯曲。**B**：头颅侧位显示上颌骨明显发育不良，鼻骨没有发育，颅缝明显延迟愈合。**C**：CBCT 轴位显示双侧上颌及下颌升支骨密度增高，骨小梁增粗，自骨髓腔至骨皮质有密度逐渐增加的趋势，骨皮质表面正常，上颌唇侧骨密度增高明显。**D**：同一患者 CBCT 冠状位显示双侧下颌体骨密度增高，骨小梁增粗，自骨髓腔至骨皮质有密度逐渐增加的趋势，骨皮质表面正常，颅骨密度增高。**E**：CBCT 矢状位显示下颌骨前部骨密度增高，额骨密度增高。**F**：胸部 X 线检查显示双侧锁骨的肩峰段发育不良

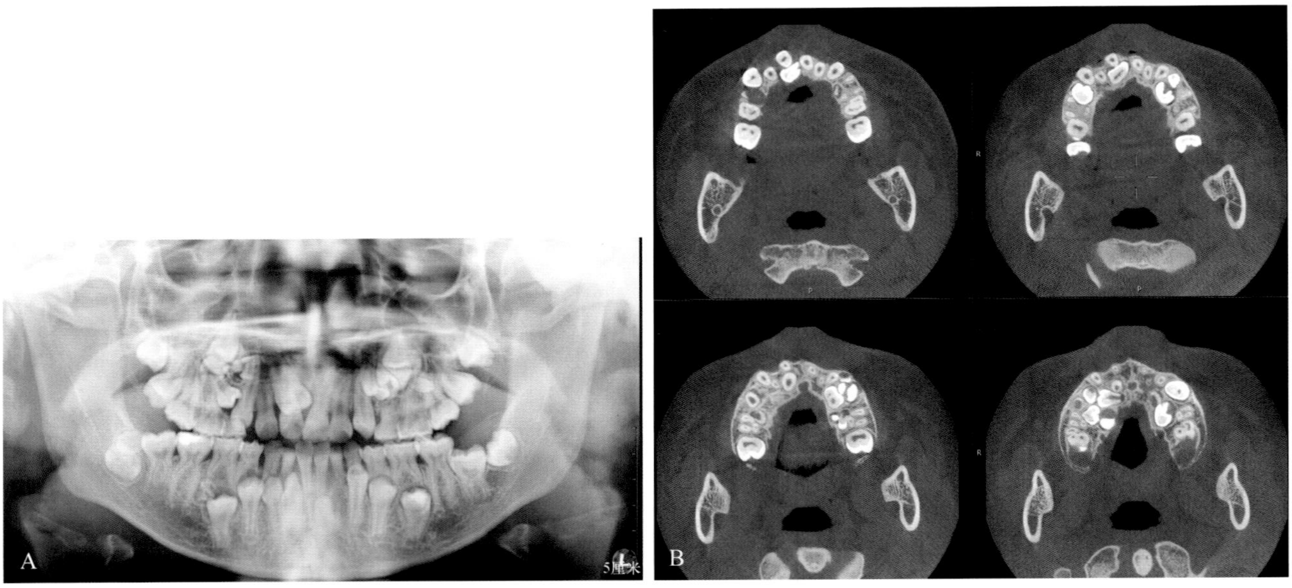

图 4-4-12　颅骨锁骨发育不良

患者，女性，14 岁。**A**：曲面体层片显示下颌骨密度增高，下颌骨体的骨小梁明显增粗，双侧升支前后缘接近平行，乳牙列滞留，多数恒牙阻生，双侧上颌前磨牙区可见多枚多生牙，双侧颧弓呈弧形向下弯曲；**B**：CBCT 轴位显示上颌骨密度增高，唇侧骨板密度较高，上颌可见多枚多生埋伏牙位于牙列的腭侧

【比较影像学】

本病的放射诊断主要依靠曲面体层片、头颅正侧位以及胸部正位 X 线检查，其主要表现如下。

曲面体层片表现：①下颌升支缩窄，喙突变小，喙突与髁状突平行，下颌正中联合也可发生延迟闭合。下颌升支的前后缘接近平行，下颌角前切迹不明显（图 4-4-12A，图 4-4-13C，图 4-4-14A，图 4-4-15）。②对称性的颧骨、颧弓发育不良或停止发育，颧弓向下弯曲（图 4-4-12A，图 4-4-13C，图 4-4-14A，图 4-4-15）。③牙齿表现：乳牙发育及萌出正常，但乳牙根吸收延迟或停止，致几乎全牙列脱落延迟或滞留。恒牙萌出严重滞后甚至停止，可伴有牙根弯曲，牙冠形态异常（图 4-4-12A，图 4-4-13C，图 4-4-14A，图 4-4-15），可以伴有含牙囊肿。多生牙的数目及形态有较大的差异，一般在恒牙冠发育完成后开始形成，多生牙的发育平均比正常牙晚 4 年左右，前磨牙区多见，多位于牙列的舌侧，其排列可以整齐也可以十分紊乱（图 4-4-15，图 4-4-12A）。

头颅正侧位片：①上颌骨发育明显不足，垂直向生长受限，下颌骨则相对上颌骨显得前凸，鼻骨发育不良、额窦及鼻旁窦缺失或面积减小（图 4-4-11B，图 4-4-13B，图 4-4-14C）。②前囟、矢状缝延迟闭合或不闭合。前额增宽并隆起，额中缝骨化不良而出现额沟，双眶间距增宽，颅底及蝶鞍发育不良，后床突凸起；乳突气化不良，顶骨、枕骨也可隆起，枕骨可出现缝间骨，头颅不成比例增大（图 4-4-14BC）。

其他部位 X 线表现：①锁骨部分缺如或发育不全，肩胛骨小，肩峰端发育不良（图 4-4-11F）。②脊柱侧弯，胸廓较小而呈锥形；肋骨短并向下倾斜，可见肋骨缺如或骨化不良（图 4-4-14D）。③骨盆发育不全，耻骨联合间隙增宽，髂骨翼发育不良且前部旋转致骨盆上口变形，骶髂关节增宽。可出现髋关节内翻。④身材较矮，四肢显得更短，上肢较下肢更加明显。第二掌骨、跖骨的近远中骨骺过长，而手、足的其他部位骨骼显得过短，特别是第二和第五指（趾）的指（趾）骨远端和中部。指（趾）骨末端发育不全而呈锥形，可出现扁平足以及膝关节内翻。

在本病的放射诊断中，头颅正侧位，曲面体层，胸片正位等 X 线检查可以作为主要的诊断手段，CT 检查为辅助的作用，X 线检查提供的信息已经足以作为诊断的主要证据。

【鉴别诊断】

需要与颅骨锁骨发育不良鉴别诊断的疾病有：

（1）多生牙、阻生牙：多生牙、阻生牙的数

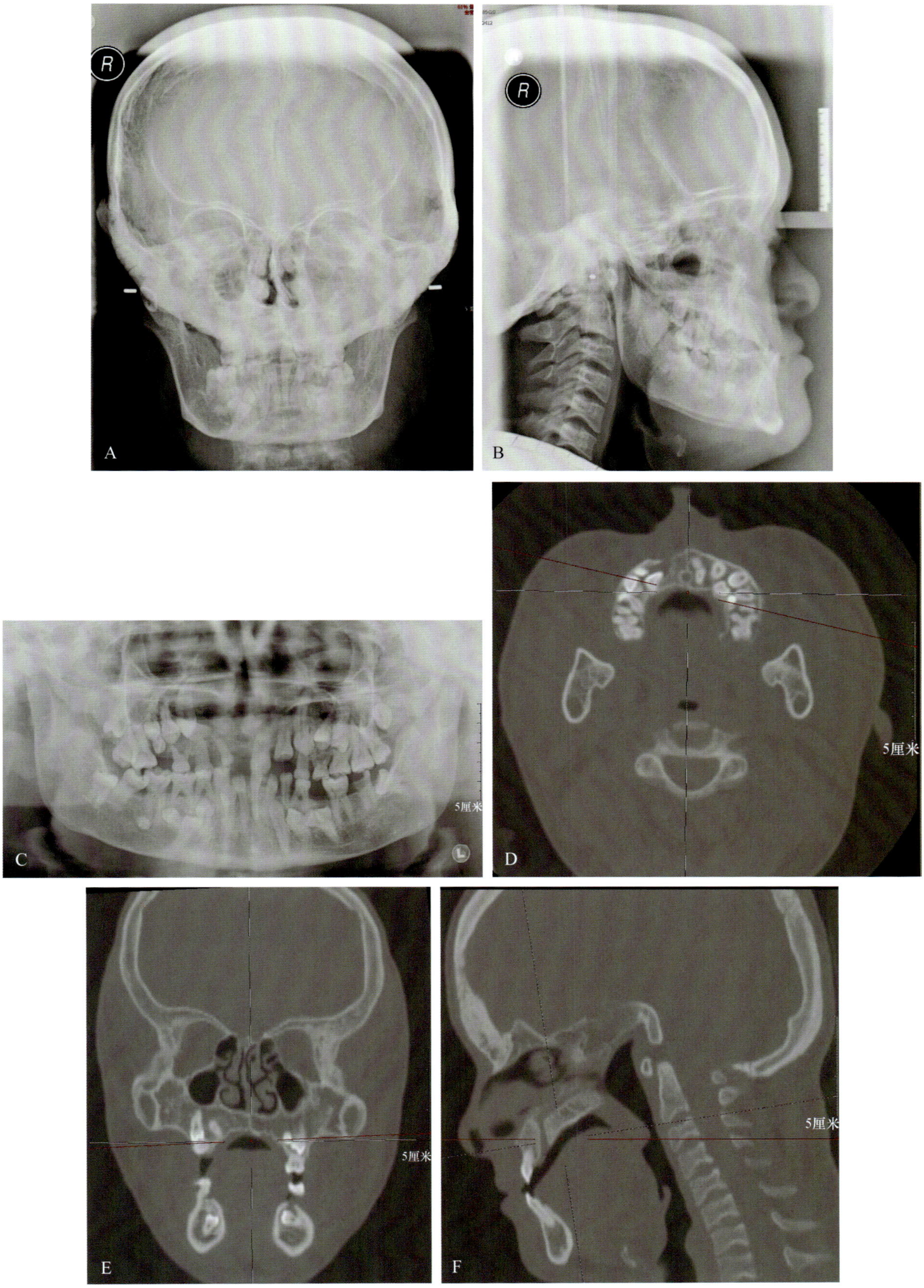

图 4-4-13　颅骨锁骨发育不良

患者，男性，28 岁。**A**：头颅正位片显示颅骨缝间骨形成；**B**：头颅侧位片显示上颌骨发育不良；**C**：曲面体层片显示双侧下颌骨密度增高，双侧升支前后缘接近平行，乳牙列滞留，多数恒牙阻生，双侧颧弓呈弧形向下弯曲；**D**：螺旋 CT 骨窗轴位显示下颌骨密度增高；**E**：螺旋 CT 骨窗冠状位显示下颌骨及颅骨密度增高；**F**：螺旋 CT 骨窗矢状位显示颅骨密度增高

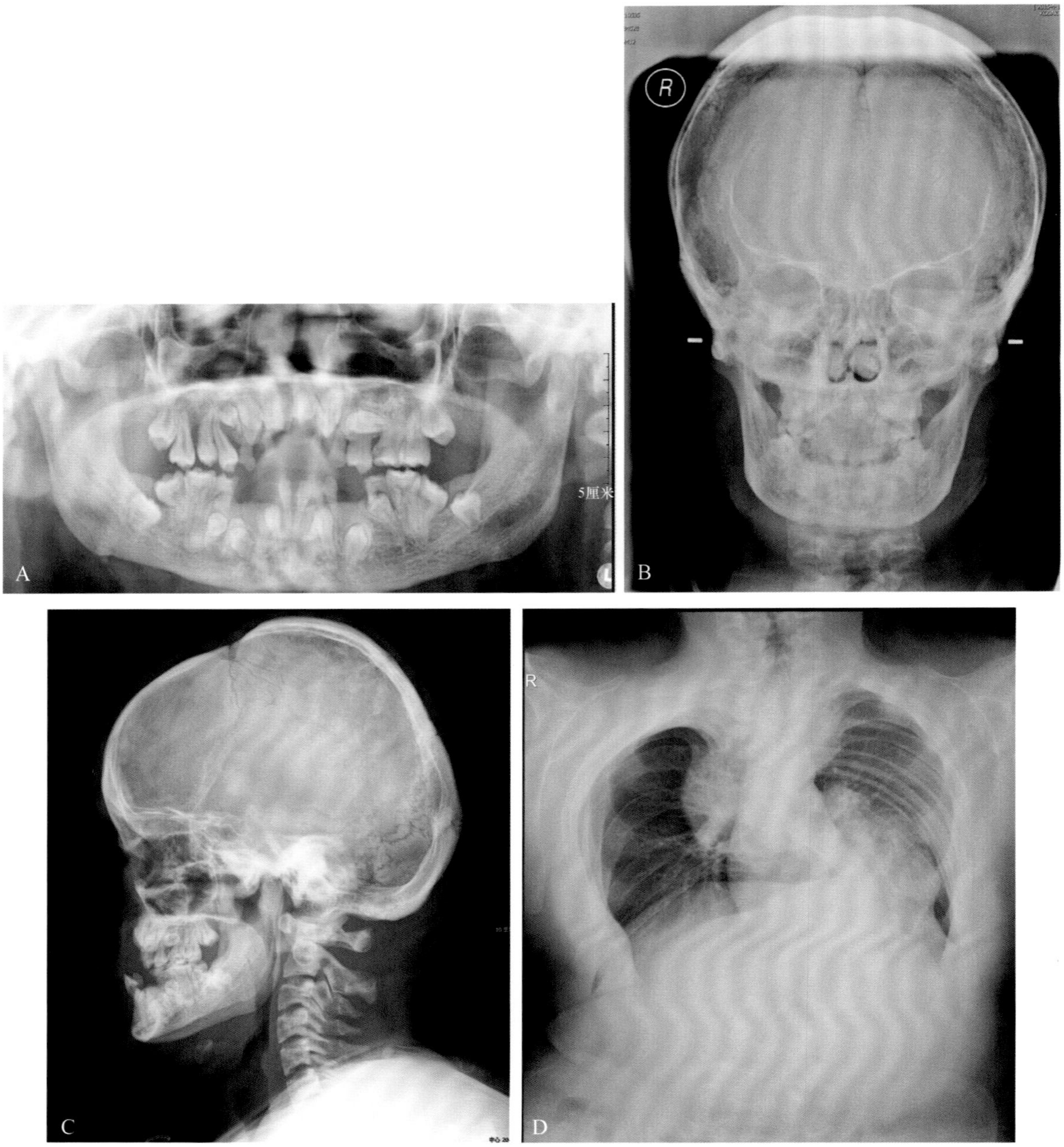

图 4-4-14　颅骨锁骨发育不良

患者，男性，25 岁。**A**：曲面体层片显示双侧下颌骨密度增高，骨小梁粗大，双侧升支前、后缘接近平行，下颌角前切迹较浅，多枚乳牙滞留，多数恒牙阻生，双侧颧弓向下弯曲；**B**：头颅正位片显示颅缝闭合延迟，可见缝间骨；**C**：头颅侧位片显示上颌骨发育不良，鼻骨未发育，前囟门未闭合，额骨及顶骨突出，下颌骨及颅骨密度增加；**D**：胸部正位 X 线检查显示锁骨缺失，脊柱弯曲，颈椎的椎弓未闭合，双侧胸廓发育不对称，肋骨发育异常

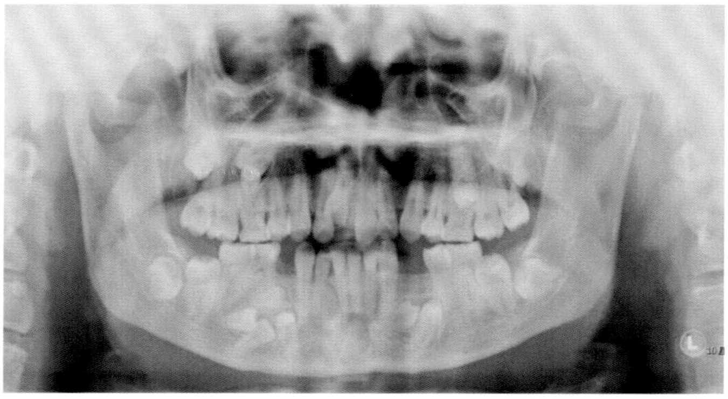

图 4-4-15　颅骨锁骨发育不良

患者，女性，22 岁。曲面体层片显示双侧下颌骨密度增加，骨小梁粗大，双侧升支前后缘接近平行，下颌角前切迹消失，多数恒牙阻生，右侧上颌及下颌前磨牙区可见多生牙，多生牙形态类似前磨牙，双侧颧弓向下弯曲并且发育不完全

目一般较少，恒牙的排列顺序较整齐，罕见乳牙列滞留。一般没有颌骨骨质及升支形态的改变。

（2）单纯性牙颌面畸形：大多为不对称发育畸形，一般不累及全身其他器官的遗传性发育异常。

参考文献

[1] 马绪臣．口腔颌面医学影像学．2版．北京：北京大学医学出版社，2014.
[2] White SC.Oral Radiology：principles and interpretation. 7th ed. St. Louis：Elsevier，2013.
[3] 高学军，岳林．牙体牙髓病学．2版．北京：北京大学医学出版社，2013.
[4] 马莲．头颈部综合征．4版．北京：人民卫生出版社，2006.

（张　刚）

第五章

牙体及牙周组织疾病

第一节　龋　病

【概述】

龋病（caries）是一种常见慢性感染性牙体硬组织疾病，可在人类的任何年龄发病，以青少年多见。我国的流行病学调查显示：我国城市人口中12岁年龄组中龋病发病率为48.3%；15岁年龄组中龋病发病率为55.7%；35～44岁的中年人中，64.6%患有龋病；65～74岁的老年人中，65%患有龋病[1]。X线检查是龋病诊断的重要辅助检查手段之一，尤其对于那些位置隐蔽、肉眼不宜观察到的邻面龋和继发龋等。𬌗翼片是临床中首选的龋病检查片位，通常用来观察病变部位和病变深度，监测病变发展情况以及治疗效果等。但是，由于二维平片检查固有的缺陷，如影像重叠，扭曲、变形等，对于龋病，尤其是早期局限于牙釉质内的病损，应用𬌗翼片的检出率还不高。CT虽早已应用于临床，但一直未见有报道将其应用于龋病诊断中，这可能与其价格相对昂贵，辐射剂量较高，图像空间分辨率相对较低等因素有关。口腔颌面锥形束CT的问世，使口腔临床医师第一次有机会应用三维影像检查手段对龋病进行诊断。然而，现有实验研究表明，对于早期釉质龋的诊断，口腔颌面锥形束CT与𬌗翼片和根尖片相比并没有优越性，诊断的准确率为54%～57%。对于侵蚀到牙本质的病损，口腔颌面锥形束CT在诊断龋病深度上明显优于𬌗翼片和根尖片[2-6]。由于大量实验研究采用的样本是离体牙，实验条件比较理想，拍摄过程中没有患者移动和牙齿金属修复体产生的伪影等影响，文献中所提供的诊断准确率可能偏高[3-4]。加之口腔颌面锥形束CT的辐射剂量是拍摄一张𬌗翼片和根尖片的数十倍至上百倍，临床中也很难预先判断不明显的龋病是否已侵及牙本质，所以对于是否将口腔颌面锥形束CT应用于龋病的临床诊断一直有争论[3-4, 7]。

【CT表现】

在临床需要时，可采用CBCT对龋病进行检查。CBCT主要表现为牙齿邻面与𬌗面的低密度透影区。病损程度越大，透影区面积越大。早期局限于牙釉质内的龋病，多为凹陷性透影区。随着病变对牙体损害程度的加深，透影区大多数表现为基底位于牙表面的三角形，也可表现为弥散的透影区或较大的圆形缺损（图5-1-1，2）。

【比较影像学】

根尖片是目前临床上诊断龋病的最常用片位。X线检查主要表现为位于牙釉质或牙釉质、牙本质区的三角形透影区或较大的圆形缺损。

临床常用𬌗翼片来诊断邻面龋和判断牙槽骨吸收与否。在龋病诊断上，主要依据邻面的透影区大小，分为浅龋、中龋和深龋。浅龋是指X线影像上病变超过釉质厚度的1/2，但未达到釉质

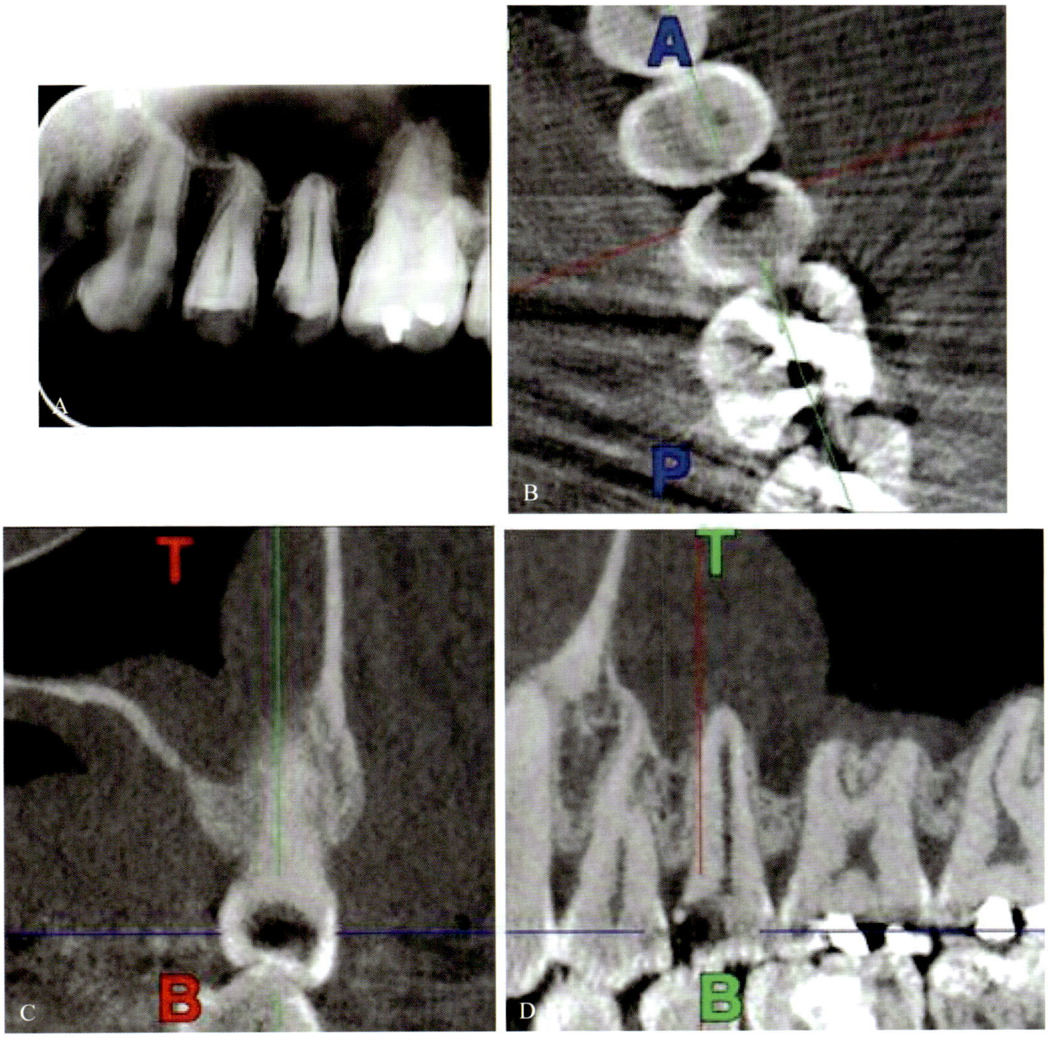

图 5-1-1　牙邻面龋

A：根尖片；**B**、**C**、**D**：分别为同一患者 CBCT 轴位、冠状位及矢状位图像

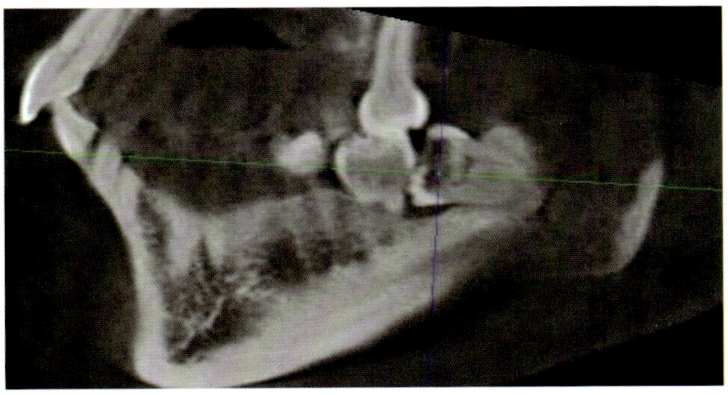

图 5-1-2　牙殆面龋的 CBCT 矢状位图像

牙本质界；中龋是指病变已经达到釉质牙本质界；深龋则是指龋已经超过牙本质厚度的 1/2 并接近牙髓腔。

由于 CBCT 能够从三维（即矢状位、冠状位和轴位）的角度显示龋病的范围，避免了组织结构间的影像重叠，所以与根尖片和殆翼片相比，更能够比较真实地反映病变的大小。螺旋 CT 不用于龋病检查。

【病理学表现】

龋病是在以细菌为主的多因素作用下，牙无机物脱矿和有机物分解，导致牙硬组织逐渐溶解、消失而形成的一种疾病。早期病损区的釉柱横纹和生长线特别明显，随着病变发展，釉柱分解崩溃，形成三角形病损。三角形的顶部向着釉质牙本质界，基底部向着釉质表面，三角形顶部为病变最早、最活跃的部分。病变继续向下侵犯牙本质，使牙本质小管扩张，管壁基质脱钙，有机物分解，形成牙本质龋。牙髓-牙体为一复合体，龋病发生时，甚至在龋到达牙本质前，牙髓组织即可出现防御反应，表现为修复性牙本质、硬化性牙本质的形成（图 5-1-3）。

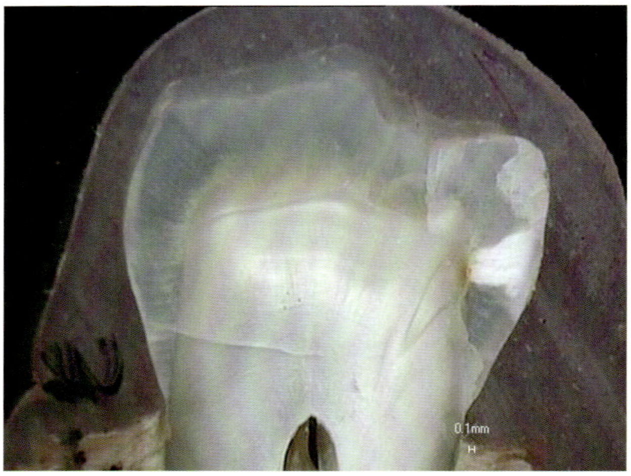

图 5-1-3　前磨牙牙体硬组织病理切片

光学显微镜下显示牙右侧的邻面龋坏已侵犯到牙本质，病损周围有黄褐色的修复性牙本质形成

【鉴别诊断】

龋病的 X 线表现主要为三角形或较大的圆形透影区，诊断比较明确。但是，随着 CBCT 的应用，由于射线束硬化伪影的影响，使得以金属冠或金属为基底的烤瓷冠周围健康牙齿出现阴影区（图 5-1-4），易与龋病相混淆，应结合临床判断。

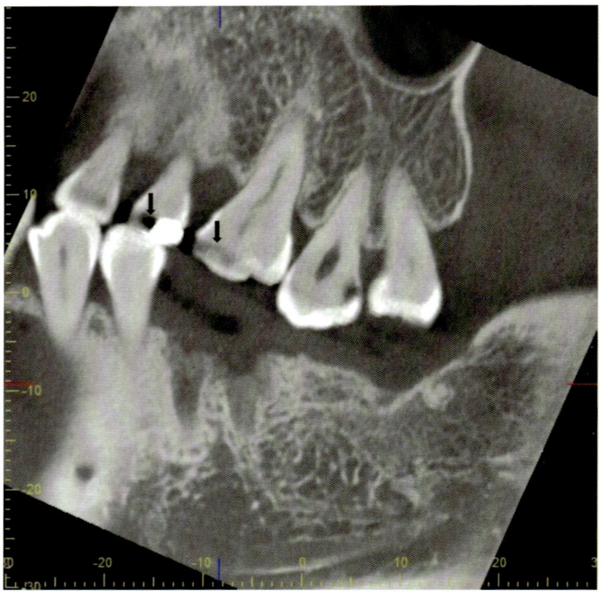

图 5-1-4　左侧后牙 CBCT 图像

射线束硬化伪影（箭头所示）形成透影区，需注意与继发龋或邻面龋鉴别

（李　刚）

第二节　牙 髓 病

【概述】

牙髓病（pulp disease）是指发生于牙髓组织的一系列疾病，包括牙髓充血、炎症、变性、坏死和牙内吸收。X 线检查仅对牙髓变性中的牙髓钙化（pulp calcification）和牙内吸收（internal resorption）有诊断价值。对于牙髓病中最常见的牙髓炎，其诊断主要还是依据病史及临床检查。

目前对于牙髓病的影像学诊断仍首选根尖片，但根尖片为二维成像技术，对于存在复杂髓腔、根管解剖及疑难的病例，往往还需辅以 CBCT 技术进行观察，以明确诊断、辅助治疗。CBCT 可以提供真实的三维图像，并且空间分辨率高于螺旋 CT，而辐射剂量小于螺旋 CT，花费也比螺旋 CT 低，在牙体牙髓疾病的诊断及治疗中得到了广泛的运用[8-9]。

1. 牙髓钙化　是指牙髓由于营养不良性变性，钙盐不断在退变的牙髓上沉积形成髓石（pulp stone）或弥漫性钙化（diffuse calcification）[1，10]。髓石多以大块形式游离或附着于冠部的髓腔内。弥漫性钙化呈广泛分布，为细砂状钙化物，多见于根髓内。前、后牙均可发生，磨牙最常见，可单发或多发[11]。牙髓钙化的原因和具体机制现在并不明确。长期慢性刺激（如龋齿、牙体充填、磨耗及正畸治疗等）可促进髓石的形成。一些遗传性疾病及系统性疾病也与髓石的发生相关，如 Van der Woude 综合征[12-13]。

牙髓钙化一般无临床症状，多于 X 线检查时无意发现。个别情况出现与体位有关的自发痛，通常与温度刺激无关。临床检查对牙髓活力测验有反应，常表现为反应敏感或迟缓[1，9]。

2. 牙内吸收　是指牙体硬组织从髓腔内部吸收，形成不可复性的损害，可累及牙冠及牙根。病因包括创伤、龋坏、修复治疗及特发性牙内吸收等[1，9，14]。发生机制不十分清楚，可能与牙髓的肉芽性变、成牙本质细胞损伤或局部前期牙本质形成受阻相关。只要活髓存在，吸收就可持续，最终导致牙髓和牙周膜相通[15]。

牙内吸收临床一般无自觉症状，多于X线检查时偶然发现。若牙冠内吸收较多，可使牙冠呈粉红色。严重者可发生病理性牙折。少数病例可出现自发性阵发痛、放射痛、温度刺激痛等牙髓炎症状。牙髓测验反应可正常，也可表现为迟钝[1, 9]。

【CT表现】

1. 牙髓钙化　髓石表现为髓腔中的钙化团块影，形态与髓腔的形状有一定关系，如后牙髓腔中的髓石可为圆形、卵圆形或不规则形（图5-2-1、5-2-2），前牙髓腔中的髓石可呈点状、条状或针状（图5-2-3）。髓石可游离于髓腔中或附着于髓壁。弥散性钙化可表现为正常髓腔及根管影像消失（图5-2-4）。

2. 牙内吸收　发生于冠髓时患牙髓腔可见局限性扩大，髓室壁变薄（图5-2-5、5-2-6）。发生于牙根时，根管形态改变，根管壁变薄，边界可不规则（图5-2-7）；可伴发根管侧穿、根尖周病变、牙根外吸收。严重者可发生牙根折裂。

【比较影像学】

对于牙髓病的诊断及治疗，X线检查的主要目的包括明确龋损范围、协助诊断牙体发育畸形，评价根尖周及牙周情况，以及辅助根管治疗。治疗前了解髓腔和根管解剖形态，治疗过程中确定工作长度和检查根管预备中出现的问题，治疗后检查根管充填结果，复查时评价疗效。目前牙髓病的首选影像学检查手段仍为根尖片，包括普通

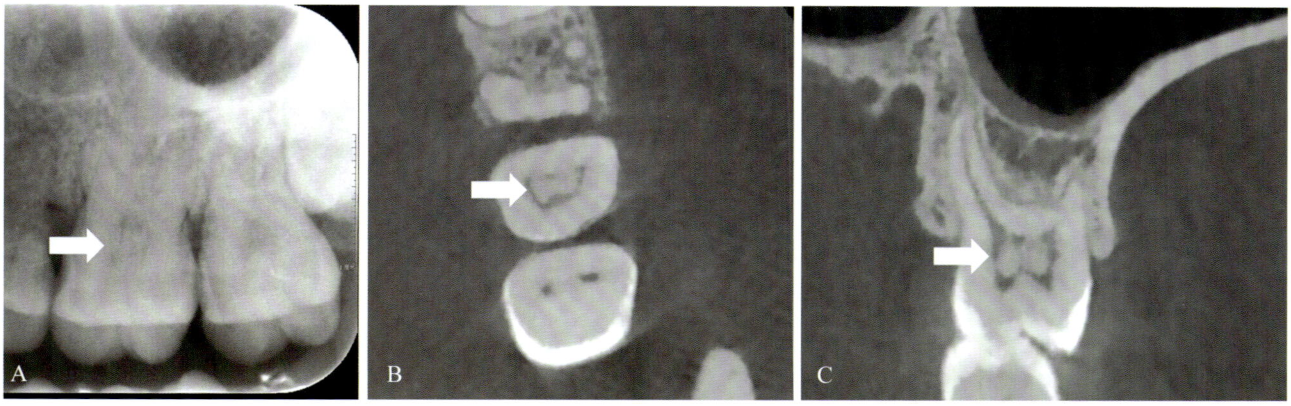

图5-2-1　第一磨牙冠髓内髓石

A：根尖片示26冠髓密度增高，可见髓石，边缘影像较模糊；**B**、**C**：CBCT片示26冠髓内髓石，形态与髓腔形状相一致；**B**：轴位，**C**：冠状位

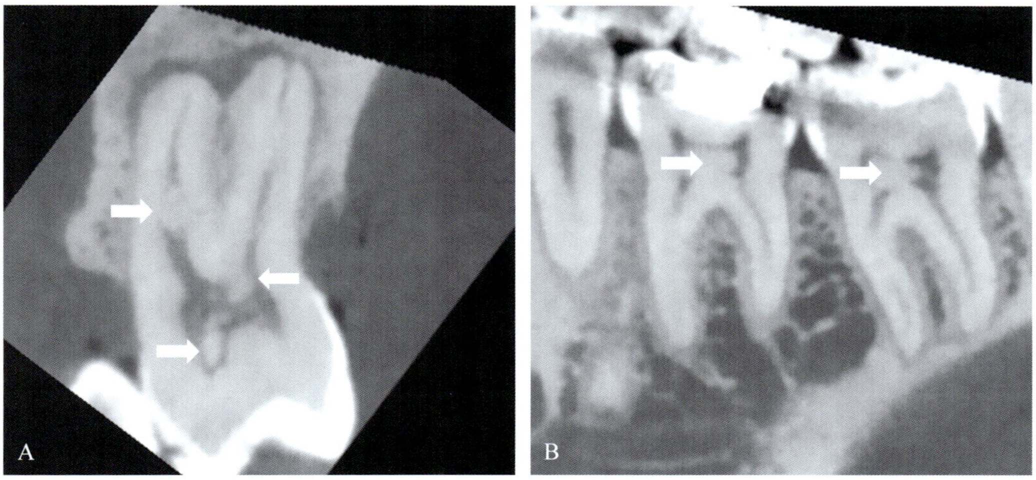

图5-2-2　多发磨牙髓石

CBCT示　**A**：上颌磨牙冠髓及根髓内可见散在多发髓石影像，根尖周可见局限骨密度减低影；**B**：下颌第一及第二磨牙髓腔内均可见髓石影像，根尖周未见异常

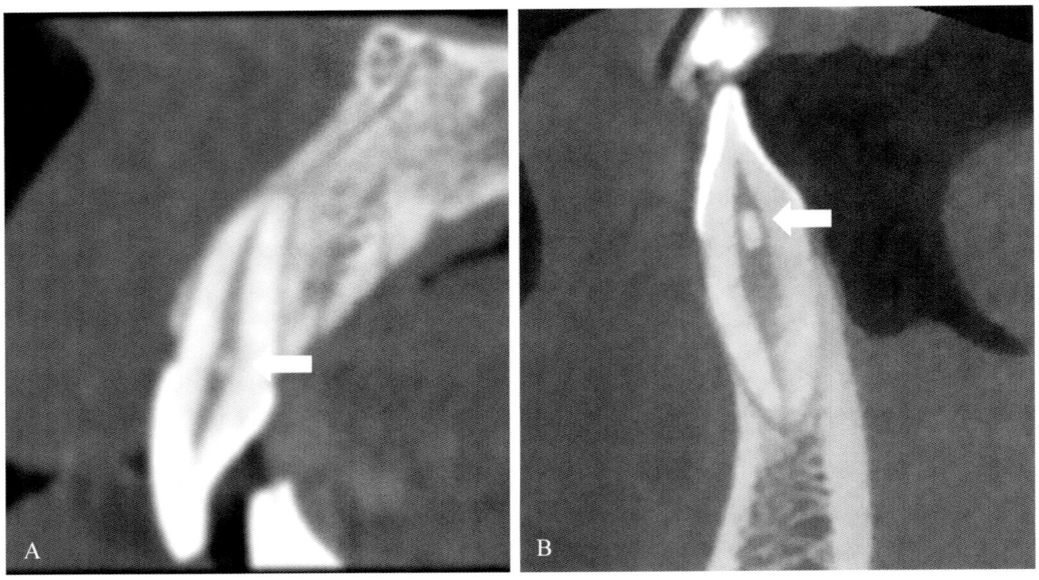

图 5-2-3　前牙髓石

CBCT 示　**A**：上切牙颈部可见游离点状髓石；**B**：另一患者的下切牙颈部可见游离点块状髓石。**A**、**B** 牙体及根尖周均未见异常

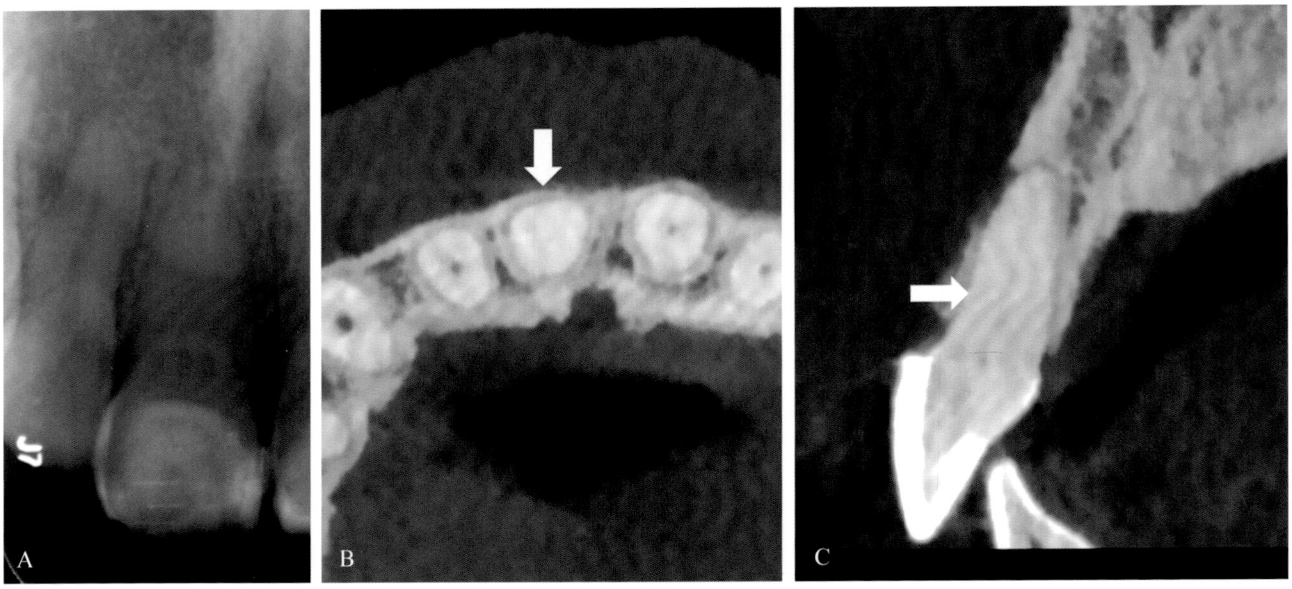

图 5-2-4　前牙外伤后弥漫性钙化

A：根尖片示 11 冠部高密度修复体，根管影像消失，根尖部牙周膜影像稍增宽；**B**、**C**：CBCT 示 11 冠髓及根髓可见弥漫性钙化，髓腔影像消失；根尖 1/3 唇侧牙槽骨板不连续；**B**：轴位，**C**：矢状位

胶片根尖片及数字化根尖片。拍摄技术包括分角线技术、平行投照技术及偏移投照技术。但这些技术均为二维成像技术，不可避免地存在影像的重叠与变形，对牙髓疾病的检查、诊断都有很大影响[8]。

牙髓钙化对临床最主要的意义是影响根管治疗中根管的探查，增加根管治疗的难度。CBCT 是三维影像，避免了影像的重叠，便于多方位、多角度观察牙髓腔形态和根管走行。对于牙内吸收，影像学检查的主要目的是评价吸收的范围，辅助临床决策。根尖片只能用于评价冠根近远中向吸收的情况，对于颊舌侧吸收的程度则无法判断。研究显示，CBCT 对于诊断牙内吸收的灵敏度及特异度均优于根尖片，并且可用于准确评价吸收范围，包括颊舌侧根管壁是否穿通[16-17]。

【病理表现】

1. 牙髓钙化　髓石剖面呈同心环状结构，有

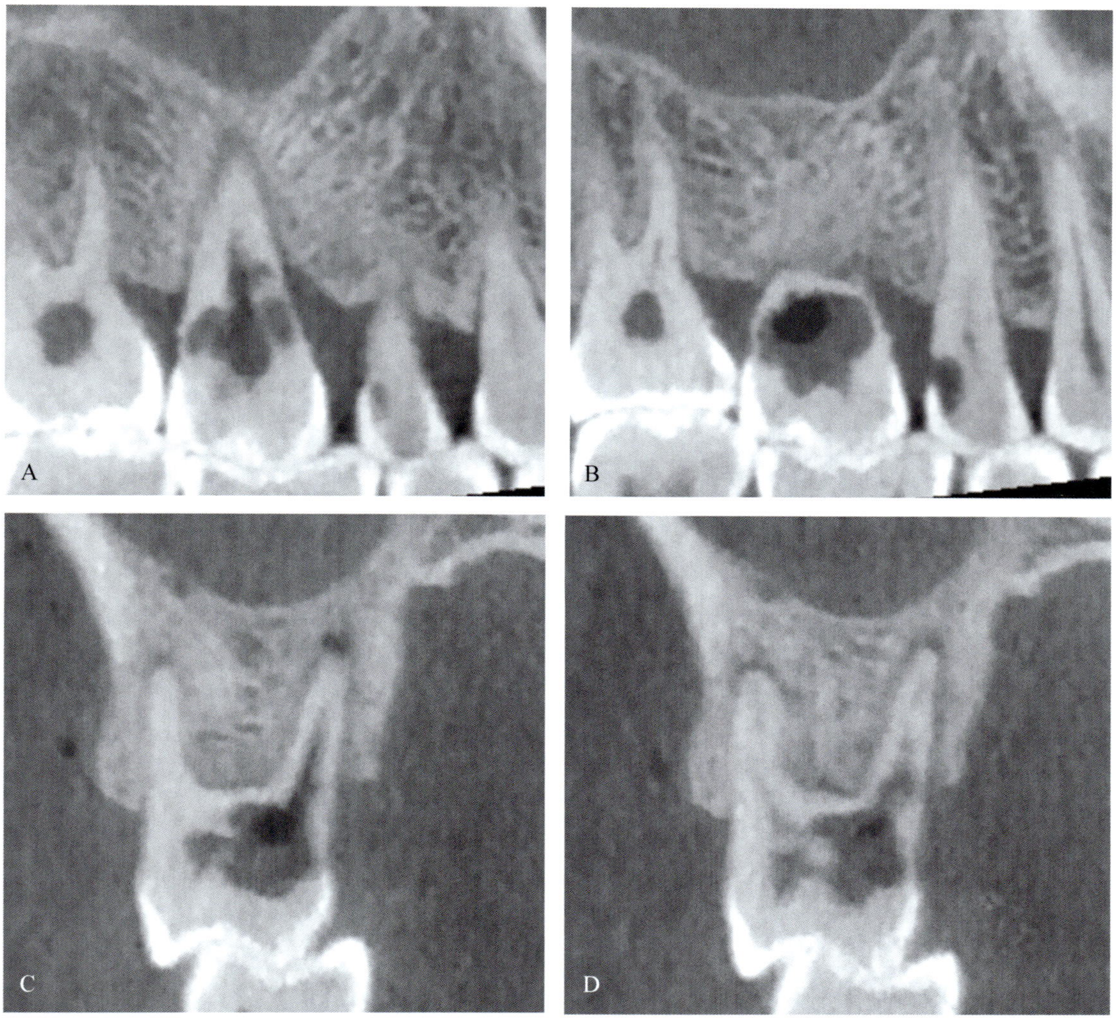

图 5-2-5 磨牙内吸收

CBCT 示：16 冠部及牙根冠方 1/2 偏腭侧可见明显不规则内吸收，累及髓室底。16 冠部未见龋坏。**A**、**B**：矢状位，**C**、**D**：冠状位

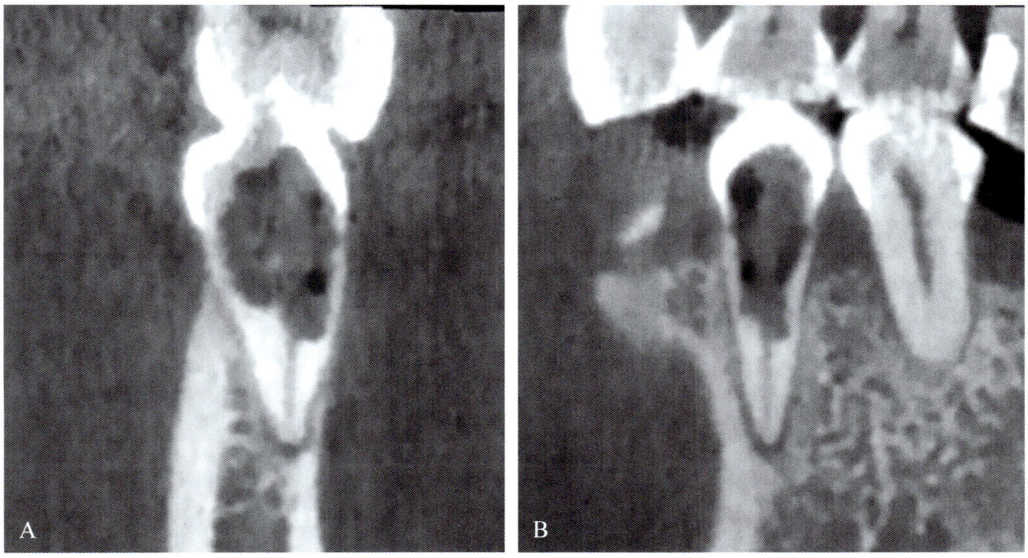

图 5-2-6 前磨牙内吸收

CBCT 示：34 冠部及牙根冠方 1/2 可见明显内吸收，边界欠规则，髓室及根管壁变薄；冠部釉质层连续。根尖部牙周膜影像可见增宽；**A**：冠状位，**B**：矢状位

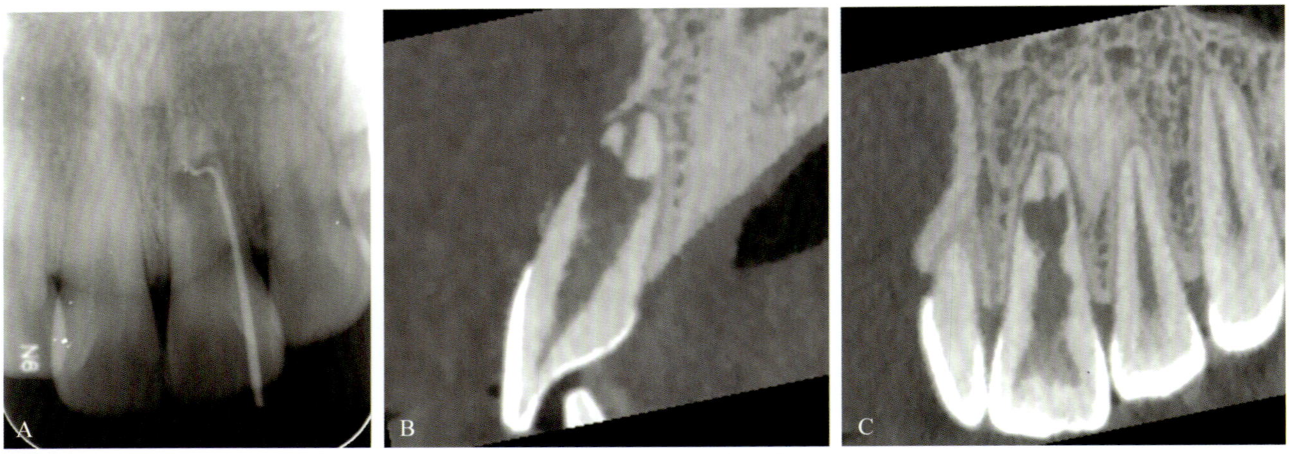

图 5-2-7　前牙外伤后内吸收

21 曾有外伤史，目前患者主诉唇侧牙龈瘘管。**A**：唇侧插诊断丝根尖片，可见根管增粗、扩张，根管壁变薄，但无法了解内吸收的具体范围及唇腭侧牙槽骨情况；**B**、**C**：CBCT 21 矢状位、冠状位图像示髓腔内明显的不规则内吸收，唇侧根管壁及牙槽骨板不连续

时可形成牙本质小管样结构或牙骨质样结构。弥漫性钙化多沿细长的玻璃样变的纤维分布[18]。

2. 牙内吸收　近牙本质壁处可见大量组织学和功能上类似于破骨细胞的多核破牙本质细胞存在，并可见淋巴细胞、组织细胞和中性粒细胞等炎症细胞浸润[18]。

【鉴别诊断】

1. 牙髓钙化　多发牙髓钙化需与牙本质发育不全中的遗传性乳光牙本质相鉴别。遗传性乳光牙本质 X 线检查可见乳牙和恒牙广泛钙化、闭锁，可累及全牙列。同时，牙根短、根尖圆钝，但牙周膜间隙和牙槽骨影像正常。临床检查牙齿颜色可从灰色到棕色，伴有半透明或乳光色，牙釉质早期丧失，牙本质快速磨耗，𬌗面平坦[1, 10]。

2. 牙内吸收　需要与龋病、根管预备后改变及根纵裂等进行鉴别。①龋病：牙冠及根内吸收均需和龋病相鉴别，龋病的边界较内吸收更模糊、欠规则，结合临床检查可有助于鉴别。②根管预备后改变：根管预备后，根管整体增粗，边界规则，而牙根内吸收表现为局部根管影像增粗、扩大，边界可不规则，结合病史可有助于鉴别诊断。③根纵裂：部分根纵裂患牙也可表现为根管影像增宽，但根纵裂常伴根管口扩大，根管壁不连续，可伴垂直骨袋形成。牙根内吸收不伴根折者通常根管口无扩大。多根牙根尖片因影像重叠观察不满意时，可进行 CBCT 检查，多角度逐层观察，可明确病变性质及范围。

（刘木清　傅开元）

第三节　根尖周病

根尖周病（periapical lesions）指牙齿根尖部及其周围组织所发生的炎症性疾病，又称为根尖周炎（periapical periodontitis）。根尖周炎多继发于牙髓病，可包括急性和慢性两大类。急性根尖周炎早期 X 线检查根尖周没有明显的改变，部分患牙牙周膜间隙可增宽。其诊断主要依据病史及临床检查。本节主要讨论慢性根尖周炎。除此之外，牙根外吸收、牙根折裂也在本节一并阐述。

一、慢性根尖周炎

【概述】

慢性根尖周炎（chronic periapical periodontitis）是根尖周急性炎症未能及时彻底治愈，或慢性刺激长期作用于根尖周组织形成的慢性炎症反应。由于患者的抵抗力状态变化，局部慢性炎症可转化为急性发作。

慢性根尖周炎包括根尖周肉芽肿、慢性根尖脓肿、根尖周囊肿和根尖周致密性骨炎四类[1, 10]。根尖周肉芽肿（periapical granuloma）是由于根尖周病原微生物及其代谢产物的长期刺激，使根尖周组织吸收、破坏，逐渐被炎性增生的肉芽组织所取代，是慢性根尖周炎最常见的一种类型。慢性根尖脓肿（chronic apical abscess）也称慢性牙槽脓肿，可由急性根尖脓肿转化而来，也可由根尖周肉芽肿发展而来。根尖周囊肿（periapical cyst）是以病原牙为中心的病理性囊腔，可由根尖周肉芽肿或根尖脓肿转化而来，是颌骨最常见的牙源性囊肿[18]。根尖周肉芽肿、慢性根尖脓肿、根尖周囊肿这三种病变在病程中可互相转化。致密性骨炎（condensing osteitis）也称慢性局灶性硬化性骨髓炎（chronic focal sclerosing osteomyelitis），是轻度感染导致的颌骨的局灶性反应，在患牙根尖周引起牙槽骨致密增生。

慢性根尖周炎患者可有咀嚼不适或轻度疼痛，或无自觉症状。检查患牙常有深龋洞。牙髓活力测验无反应。根尖周囊肿病变变大时，根尖部牙龈可隆起，牙龈不红，触诊时有乒乓球感。较大的囊肿还可压迫邻牙牙根，使邻牙移位。

【CT 表现】

由于根尖周炎症既可导致周围骨质吸收，也可刺激形成新骨，因此 CBCT 影像上慢性根尖周炎患牙根尖周可出现低密度影或高密度影病变区，或者兼而有之。多数根尖周病变的中心为病变牙的根尖。有时病变中心也可位于牙根的其他部位，可能是由于副根管、根管治疗过程中器械侧穿、根折等原因造成的[19]。下面分别介绍慢性根尖周炎四种类型的典型表现。

根尖周肉芽肿的典型 CBCT 表现为患牙根尖周圆形、椭圆形或围绕根尖的月牙形骨密度减低影，边界清楚，范围较小，有时也可位于根尖侧方（图 5-3-1），乃至多根牙根分歧处。若病变发展缓慢，周围可见骨白线（图 5-3-2）。

慢性根尖脓肿的典型 CBCT 表现为病变牙根尖周骨质吸收，表现为欠规则的骨密度减低影，中心破坏重，边缘与周围骨质移行，密度减低区内可见残留骨小梁（图 5-3-3）。慢性期周围可见骨质硬化表现（图 5-3-4）。上颌后牙发生根尖脓肿可突破

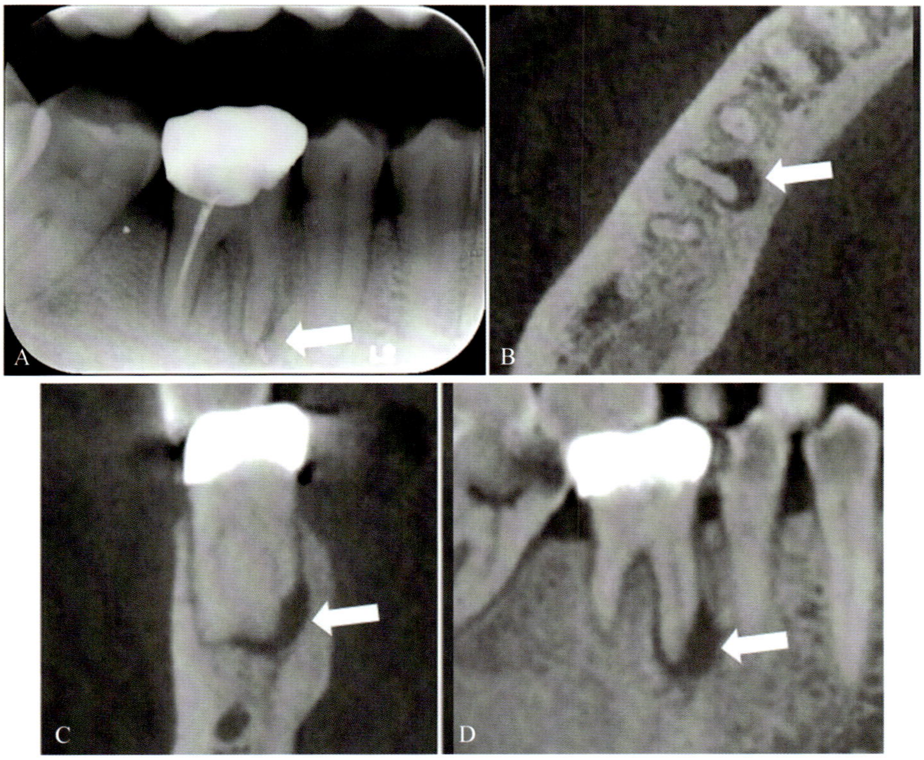

图 5-3-1　磨牙根尖周肉芽肿

A：根尖片示 46 近中根管未见根充物影像，根尖周可见密度减低影。由于影像重叠，近中根尖周病变边缘显示欠清，近中根管走行亦显示欠佳；**B**、**C**、**D**：CBCT 示 46 近中根管空虚，可见围绕根尖舌侧的骨密度减低影，偏近中，边界清楚，范围局限。近中根尖 1/3 近中侧可见外吸收

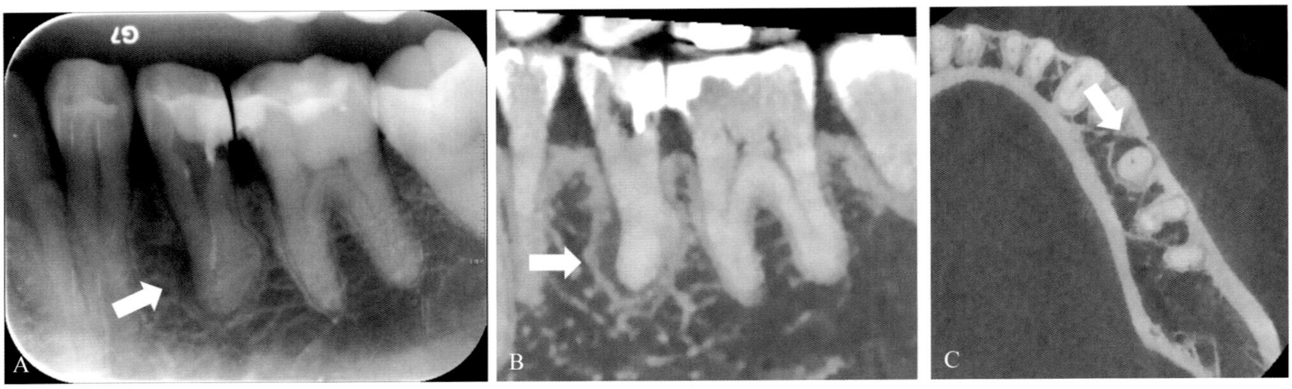

图 5-3-2 前磨牙根尖周肉芽肿

A：根尖片示 35 根管内可见少量根充物，根尖 1/2 近中侧可见边界清楚的骨密度减低影，牙根远中侧可见膨隆；**B**、**C**：CBCT 示 35 根尖近中侧可见似月牙形的骨密度减低影，边界清楚，周围可见骨白线。病变上方牙周膜间隙增宽。远中根面根尖 1/2 牙骨质增生，呈弧形膨隆

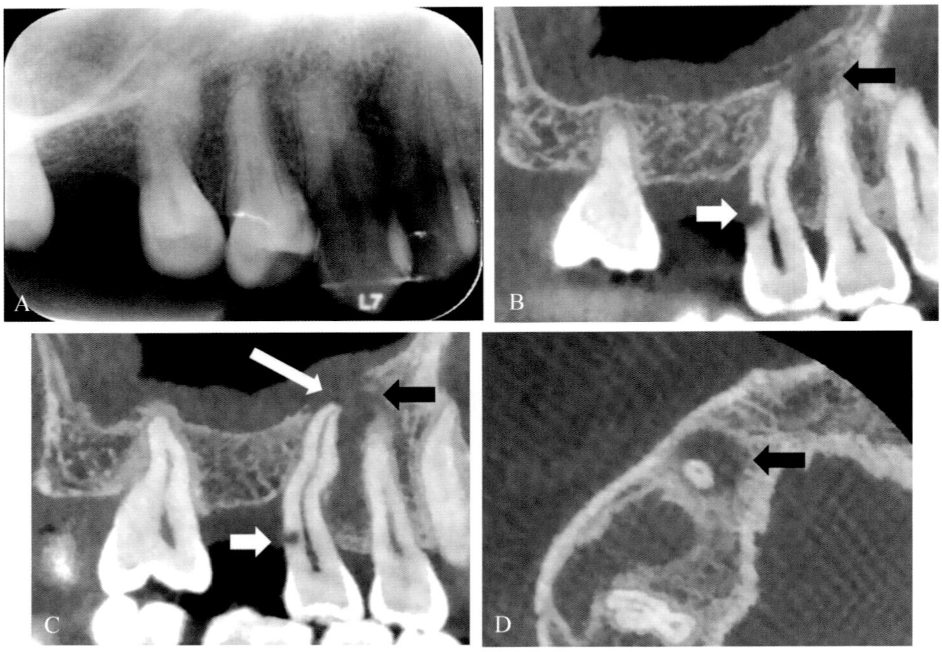

图 5-3-3 前磨牙慢性根尖脓肿

A：根尖片示 15 牙根弯曲，远中根面可疑龋坏，根尖周可见密度减低影，边界欠清；**B**、**C**、**D**：CBCT 示 15 远中根面龋坏近髓（白色短箭头），根尖周偏近中侧可见骨密度减低影，边界模糊（黑色箭头），对应上颌窦底骨质欠连续（白色长箭头）；右上颌窦底黏膜增厚

上颌窦底壁，下颌后牙根尖脓肿则可累及下颌管。

根尖周囊肿的典型 CBCT 表现为患牙根尖周圆形或椭圆形骨密度减低影，边界清楚，范围一般较根尖周肉芽肿大，边缘可见骨白线。合并感染时，骨白线模糊或不连续（图 5-3-5，图 5-3-6）。囊肿过大时可使颌骨膨隆，压迫邻牙致牙根移位及外吸收。

根尖周致密性骨炎的典型 CBCT 表现为根尖周骨密度增高，骨小梁增多、增粗，骨髓腔变窄甚至消失，与正常骨组织分界不明显（图 5-3-7）。可伴有根尖周骨密度减低影或牙槽骨吸收。慢性牙周炎也可引起根尖周致密性骨炎。

【比较影像学】

X 线检查对慢性根尖周病的诊断及治疗十分有必要，能够帮助明确诊断，确定病变范围，以利于治疗方案的制订。X 线检查除了观察牙体解剖情况，包括牙体缺损范围、髓腔及根管形态、是否伴有牙根吸收或折裂，同时还可观察根尖区骨破坏范围、颊舌侧密质骨板连续性，与周围结构如上颌窦或下

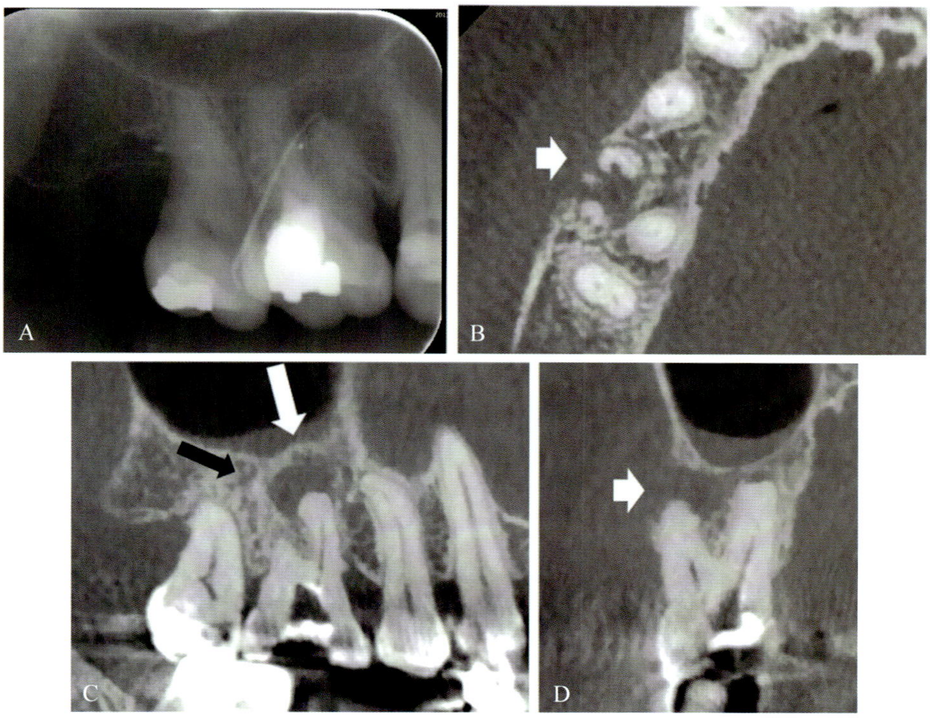

图 5-3-4　磨牙慢性根尖脓肿

A：插诊断丝根尖片示 16 近中颊根根尖周可见密度减低影，边界欠清，诊断丝指向病变处（↑）；**B**、**C**、**D**：CBCT 示 16 近中颊根根尖周低密度影，边界较清，对应颊侧牙槽骨板破坏、不连续（如白色短箭头所示），对应上颌窦底骨质尚连续，窦底黏膜稍增厚（如白色长箭头所示），周围骨质可见硬化（如黑色箭头所示）；近中颊根根尖部牙骨质增生，根尖圆钝

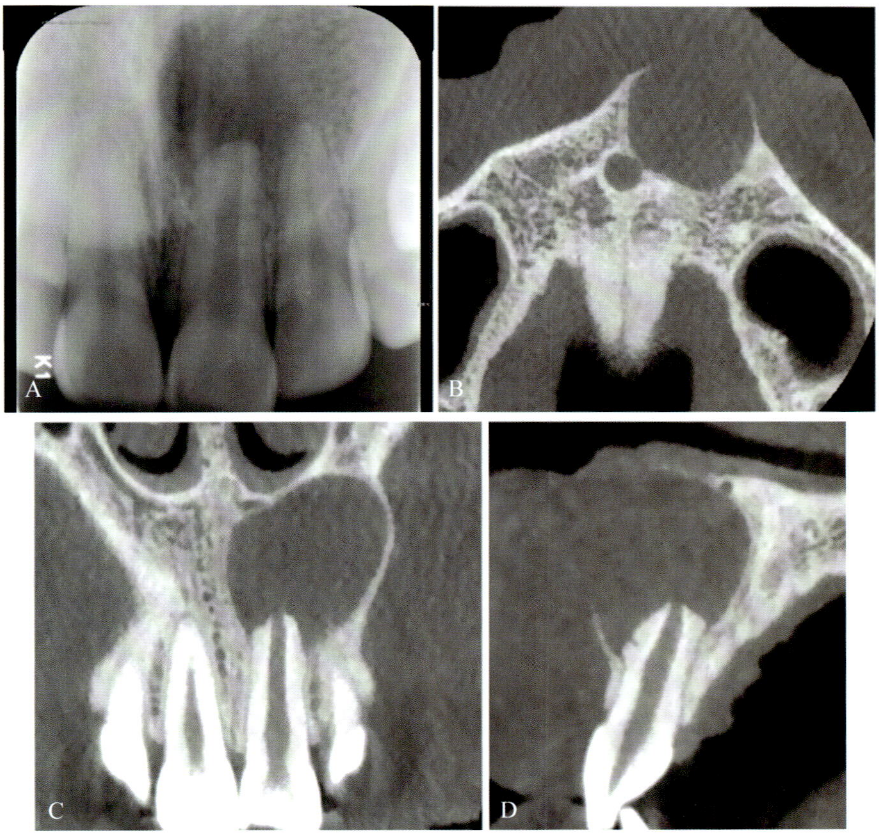

图 5-3-5　前牙根尖周囊肿

A：根尖片示 21 根尖周可见囊性骨密度减低影，边界清楚，边缘可见骨白线，病变上界显示不全，21 根尖圆钝。**B**、**C**、**D**：CBCT 示 21 根尖周囊性骨密度减低影，边界清楚，周围见骨白线。病变向唇侧及鼻底膨隆，唇侧牙槽骨板变薄，欠连续。病变后内侧与切牙管相贴。21 根尖部分外吸收，根尖孔开敞。根尖 1/3 牙骨质可见增生

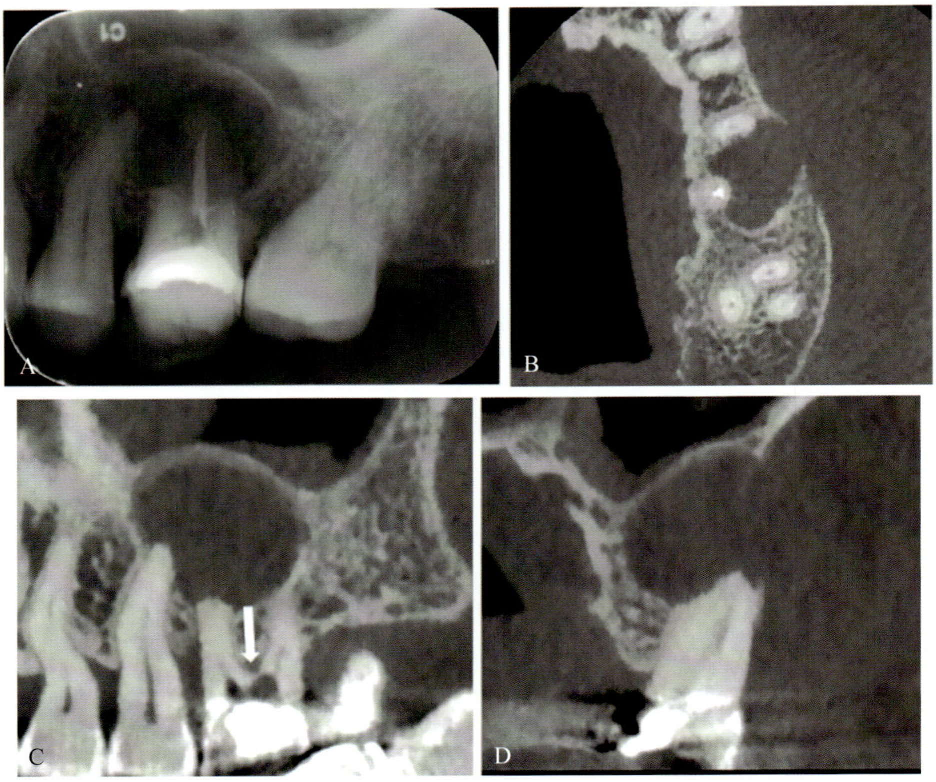

图 5-3-6　磨牙根尖周囊肿

A：根尖片示 26 根尖周见囊性骨密度减低影，边界清楚，边缘可见骨白线，向上颌窦底膨隆。**B**、**C**、**D**：CBCT 示 26 根尖周囊性骨密度减低影，边界清楚，向颊侧及上颌窦膨隆，颊侧牙槽骨板不连续，上颌窦底骨质尚连续。近中颊根根尖可见外吸收。髓室底近乎穿通（如白色长箭头所示）

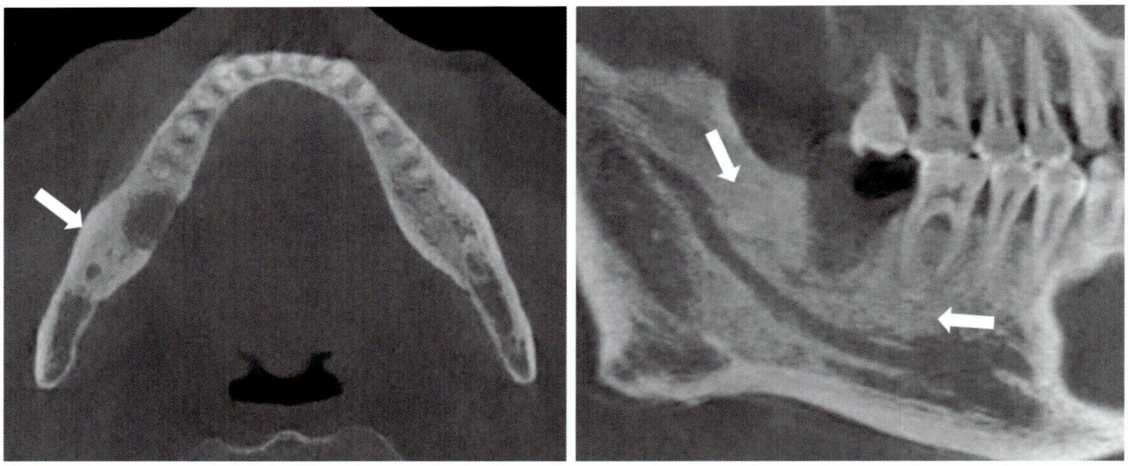

图 5-3-7　右侧下颌体后部致密性骨炎

种植前 CBCT 检查示 47 缺失，牙槽窝周围牙槽骨密度增高，骨小梁致密（如白色箭头所示）；右侧下颌体未见膨隆，颊舌侧未见骨膜反应

颌管的关系等。在牙髓病一节已提到口内根尖片是根尖周病变检查首选，但是对于部分范围较大的病变或疑难情况则需要 CBCT 进一步检查。CBCT 可提高慢性根尖周炎的诊断精确度，全面检查冠根、根尖周组织及相邻解剖结构情况，以利于诊断及鉴别诊断、治疗方案的制订。研究显示，对于检查根尖周病变，CBCT 较根尖片敏感度更高，根尖片的漏诊率高于 CBCT[20-23]。

【病理学表现】

根尖周肉芽肿病变早期根尖周局限性充血、水肿，炎性肉芽组织增生；进展期形成肉芽肿，镜

下可见吞噬脂质的泡沫细胞及胆固醇结晶溶解后遗留的裂隙，局部有出血。部分肉芽肿内可见增生的上皮团或上皮网[18]。

慢性根尖脓肿患牙根尖周有脓性分泌物附着，牙周膜内有脓肿形成，中央为液化坏死的无结构物和吞噬了异物的大量中性粒细胞，周围为炎性肉芽组织，可见毛细血管和成纤维细胞增生，外周围绕纤维性结缔组织[18]。

根尖周囊肿由衬里上皮、纤维囊壁及囊内容物构成。上皮为无角化的复层鳞状上皮，厚薄不一，上皮及纤维组织囊壁内常有明显的炎性细胞浸润，囊液可见含铁血黄素和胆固醇晶体沉积[18]。

致密性骨炎病变区骨小梁致密，主要是由编织骨和板层骨构成的不规则的骨小梁，其中含嗜碱性线。骨髓腔狭小，含疏松的纤维结缔组织，可见少量淋巴细胞浸润[18]。

【鉴别诊断】

1. 根尖周肉芽肿、慢性根尖脓肿及根尖周囊肿三者间的鉴别诊断　单纯依靠临床表现对这三种病变进行鉴别常较困难，借助X线检查对鉴别诊断有所帮助，但也常难以准确分辨。通常X线鉴别要点包括根尖周病变的形态、大小和边界。一般慢性根尖脓肿病变边界不清，呈云雾状；而根尖周肉芽肿、根尖周囊肿边界清楚，根尖周肉芽肿范围较小，直径一般不超过1 cm，而根尖周囊肿病变可发展至较大范围。当病变范围较小时三者在影像上难以区分。根尖周肉芽肿、慢性根尖脓肿、根尖周囊肿首选治疗原则及方法基本相同，临床诊断可统称为慢性根尖周炎。

2. 根尖周肉芽肿、慢性根尖脓肿及根尖周囊肿与正常解剖骨孔的鉴别诊断　在根尖片上这三种病变有时需与正常解剖的骨孔进行鉴别诊断，如上颌骨切牙孔、腭大孔及下颌骨颏孔等。正常解剖的骨孔在根尖片上也表现为位于根尖部的圆形透射区，周围有骨白线包绕，但低密度影边缘与牙周膜不相连，变换投照角度时，透射区与牙根分开。CBCT检查可准确显示骨孔和牙根的三维空间关系，不易误诊。

3. 根尖周肉芽肿、慢性根尖脓肿及根尖周囊肿与累及根尖周的颌骨疾病鉴别诊断

（1）颌骨囊肿：慢性根尖周炎有时需要与累及根尖部的范围较小的颌骨囊性病变相鉴别，最常见的如牙源性角化囊肿，切牙管囊肿等，表现为颌骨内边界清楚、密度均匀的低密度影，边缘可见骨白线，可伴牙根吸收，无病原牙。

（2）早期根尖周骨结构不良：根尖周骨结构不良是骨结构不良的一种，早期可表现为根尖周的圆形密度减低区，边界清楚，通常范围较小，直径在1 cm以内，与根尖周肉芽肿表现相似。但前者多发于下颌前牙区，受累牙无症状，牙髓活力正常。

（3）骨化纤维瘤：骨化纤维瘤是一种骨源性的良性肿物，肿瘤可呈不同密度。早期X线检查可呈孤立的边界清楚的骨密度减低影，周围可见致密线条影围绕。随肿瘤生长病变内可出现高密度影。无病原牙，有的病变区域牙根可受压吸收。

（4）恶性肿瘤：多种恶性肿瘤可导致颌骨根尖周区域的骨破坏，在影像上表现为根尖周的透射区，通常边界不规则，有时需要与慢性根尖脓肿导致的不规则骨破坏相鉴别。颌骨中枢性鳞癌早期可表现为颌骨根方不规则、边界不清的溶骨破坏，随疾病发展可导致广泛性溶骨破坏，牙可呈漂浮状或脱落，根吸收少见。临床肿瘤部位可有肿痛、麻木或感觉异常，牙齿可松动、移位。

颌骨骨肉瘤、软骨肉瘤早期可表现为受累牙牙周膜间隙增宽、骨硬板影像消失，根尖周溶骨性破坏，边界不清[24]。也可见由成骨或钙化形成的高密度影以及骨膜反应等。可伴软组织包块。

骨髓瘤可导致颌骨圆形穿凿样骨缺损，偶可见根尖周的透射区，但病变区域牙活力正常。临床可表现为颌骨肿痛、麻木，牙齿可松动。

4. 致密性骨炎的鉴别诊断

（1）成熟期根尖周骨结构不良：根尖周骨结构不良成熟期可表现为根尖周的高密度团块影，边界较清，其中无骨小梁结构；周围可见低密度带状影像包绕。多发于下颌前部，受累牙无症状，牙髓活力正常。

（2）牙骨质增生性病变：包括牙骨质增生与成牙骨质细胞瘤。牙骨质增生表现为受累牙根局限性结节状或球状膨大，根管影像可变窄或消失。牙周膜与骨硬板影像可见。可伴有根尖周病变或牙周炎。成牙骨质细胞瘤具有较为特征性的影像学表现，即颌骨内界限清楚的孤立性圆形或卵圆形高密

度影、包绕牙根，周围可见清晰的低密度带。而致密性骨炎仅表现为根尖周的骨密度增高区，周围无低密度带。

（3）根尖区骨岛：临床无症状，X 线检查表现为根尖区局限性圆形或不规则形致密团块影，与周围骨质边界清晰，可见特征性的毛刷状边缘，周围无低密度影环绕；相应区域牙根牙周膜影像连续、完整[25]。多见于下颌前磨牙与磨牙区，颌骨一般无膨隆。

二、牙根外吸收

【概述】

牙根外吸收（external root resorption）包括生理性吸收和病理性吸收。乳牙根生理性吸收是替牙期的自然现象。这里主要讨论病理性牙根外吸收，它是由多种原因造成的自牙根表面开始的硬组织逐渐丧失。牙根外吸收的病因包括牙髓炎症、牙周炎症、正畸治疗、外伤、阻生牙及囊肿或肿瘤压迫，以及特发性吸收等[26-31]。Andreasen 根据病理特征将牙根外吸收分为以下三类：①表面吸收，即牙骨质及牙本质最外层浅表吸收，牙周膜无炎症反应；②替代性吸收，即牙骨质及牙本质被骨组织所取代，牙根表面与骨组织直接接触，也称粘连性吸收，常见于全脱位后的再植牙；③炎症性吸收，即牙骨质及牙本质的吸收与牙周膜的炎症相关[32-33]。一般牙根外吸收并无临床症状，通常在 X 线检查时意外发现。如果是由某些局部病变所引起的牙根外吸收，如根尖周炎、牙外伤等，则有相应的临床表现。牙根替代性吸收临床检查叩诊可呈金属音。严重的牙根外吸收可造成牙松动、脱落。

X 线检查有助于牙根外吸收的早期发现、明确牙根吸收的程度，指导治疗方案，因此 X 线检查在牙根外吸收的诊断中尤为重要。

【CT 表现】

不同原因所引起的牙根外吸收表现有所不同。

根尖周炎症可引起患牙的根尖外吸收，轻者仅表现为根尖变圆钝，根尖孔扩大（图 5-3-5）；重者可表现为广泛外吸收，边界可不规则，可呈锯齿状（图 5-3-8）；有时可伴牙内吸收。周围牙槽骨亦可见吸收破坏。

牙周炎所致的牙根外吸收边缘可不光整，伴有较严重的牙槽骨吸收（图 5-3-9）。

牙外伤根折后发生牙根吸收者可见折断的根尖段变细、模糊甚至消失，牙根断面多平滑，断面之间的间隙增大（图 5-3-10）。牙外伤后根外吸收早期可见根面不光整，有轻度凹陷缺损，可呈锯齿样（图 5-3-11）；逐渐吸收加重，直至整个牙根消失，被骨组织所替代，仅遗留牙冠附着于牙槽嵴顶或脱落（图 5-3-12，图 5-3-13），称为替代性吸收

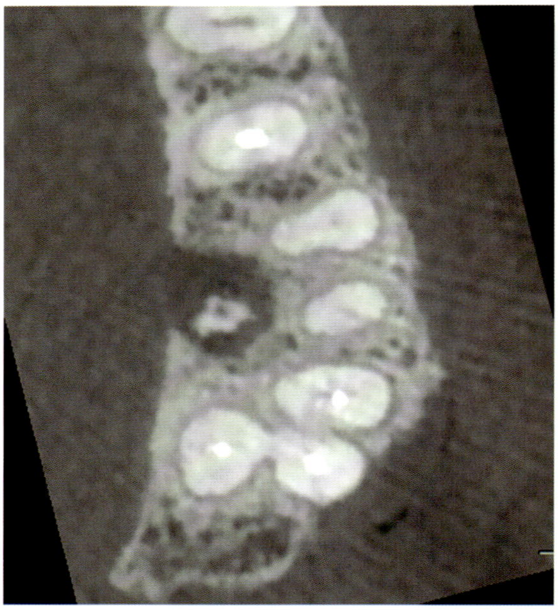

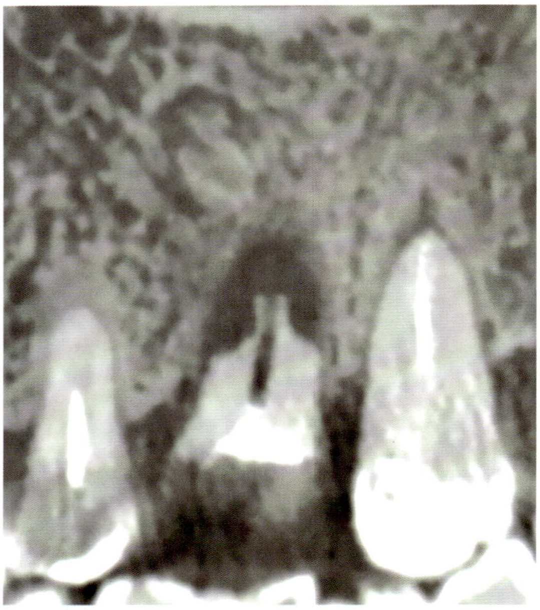

图 5-3-8　根尖周炎伴牙根外吸收

CBCT 示 26 腭根可见明显外吸收，达根中部，边缘欠规则，根尖周可见骨密度减低影，边界较清楚，腭侧牙槽骨板不连续

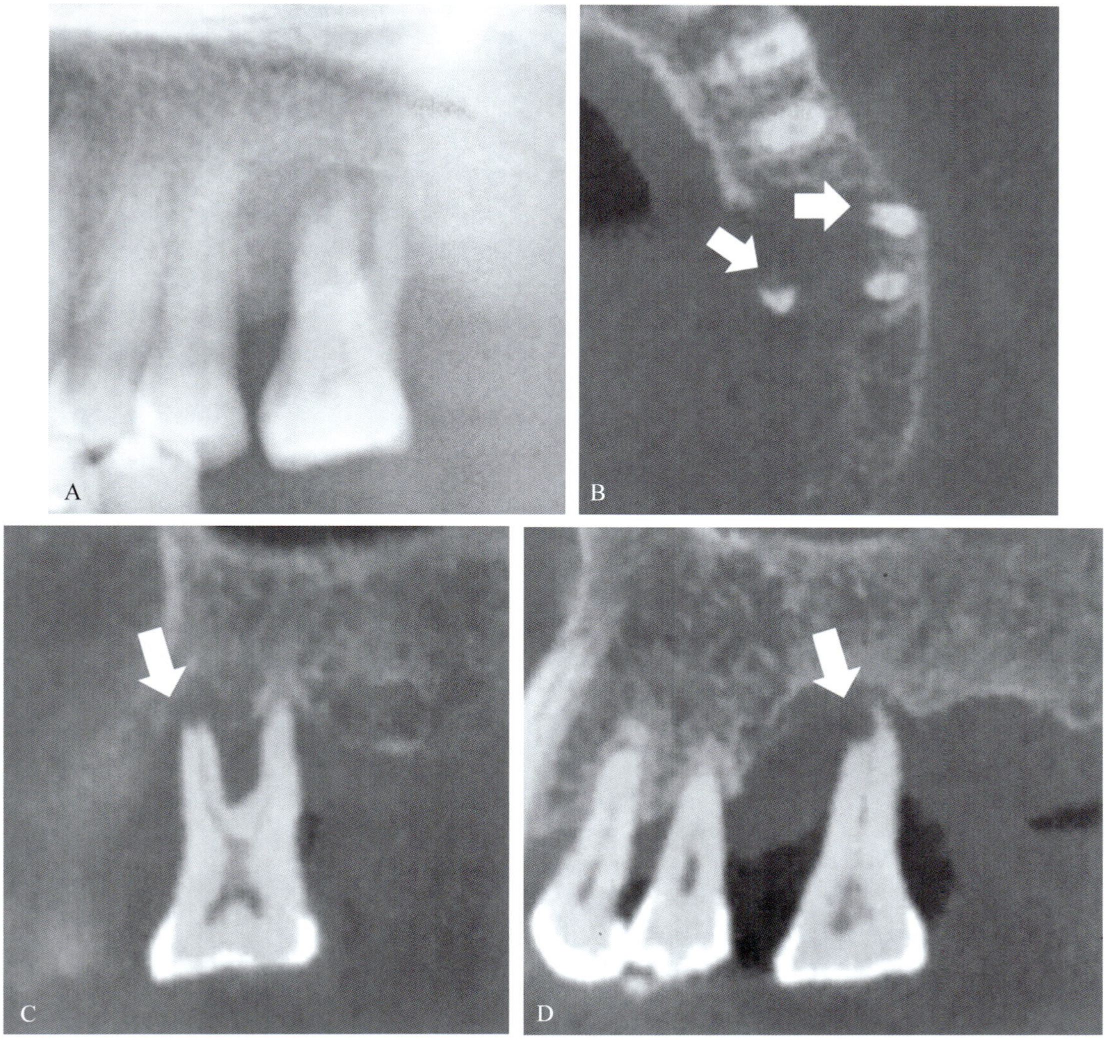

图 5-3-9　牙周炎伴牙根外吸收

A：曲面体层片局部示 26 近远中牙槽骨吸收达根尖部，腭根根尖近中侧可疑有凹陷吸收；**B**、**C**、**D**：CBCT 示 26 颊根及腭根周围牙槽骨均吸收达根尖部，近中颊根根尖部及腭根根尖近中侧可见外吸收（白色箭头所示）

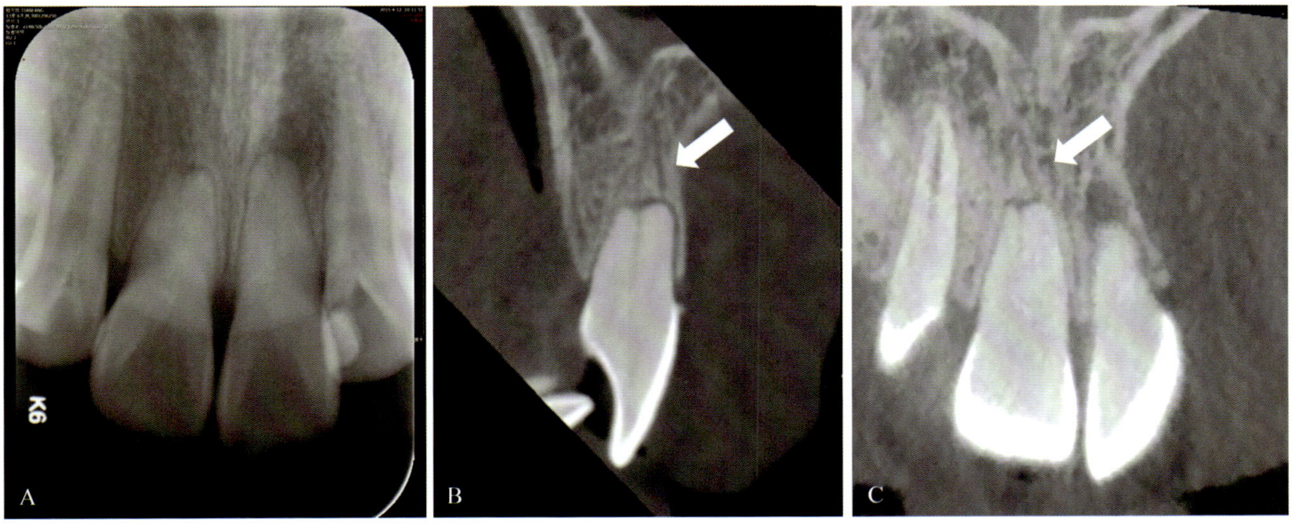

图 5-3-10　前牙外伤根折后根尖段吸收

A：根尖片示 11、21 根尖圆钝；**B**、**C**：CBCT 示 11 根尖 1/3 处可见陈旧根折线，根尖段变细、模糊（白色箭头所示），冠方根折端变圆钝

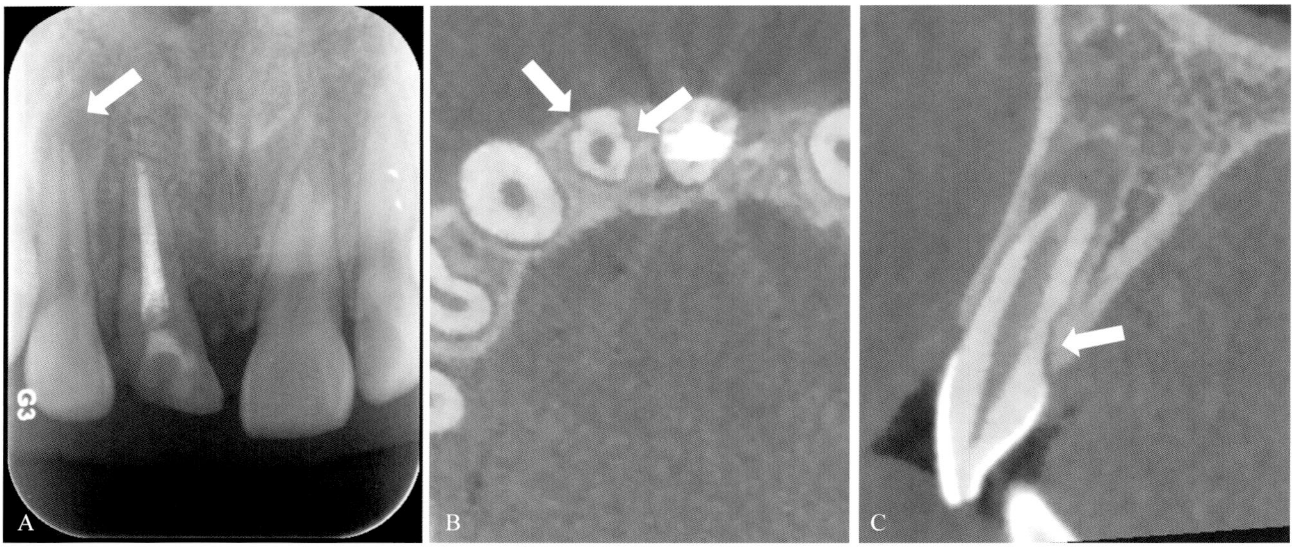

图 5-3-11　上前牙外伤后替代性吸收

A：根尖片示 12 根尖孔开敞，根尖周可见边界清楚骨密度减低影（白色箭头所示）；**B**、**C**：CBCT 示 12 根面凹陷吸收，边界欠规则，未达根管（白色箭头所示）

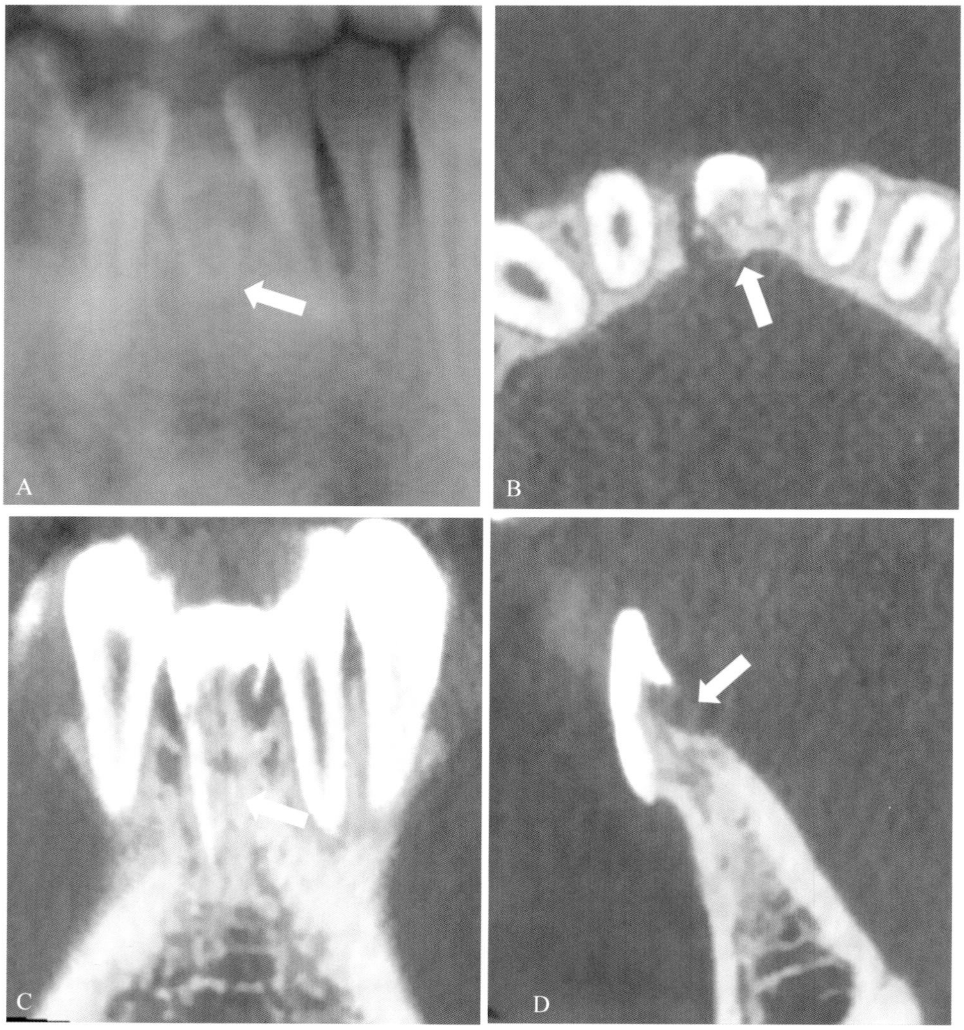

图 5-3-12　下前牙外伤后替代性吸收

A：曲面体层局部示 41 牙根短、密度减低、影像模糊；**B**、**C**、**D**：CBCT 示 41 牙根大部分被骨组织所取代，仅余少量牙根组织，边界不清，牙周膜影像消失。牙冠部牙本质亦明显吸收

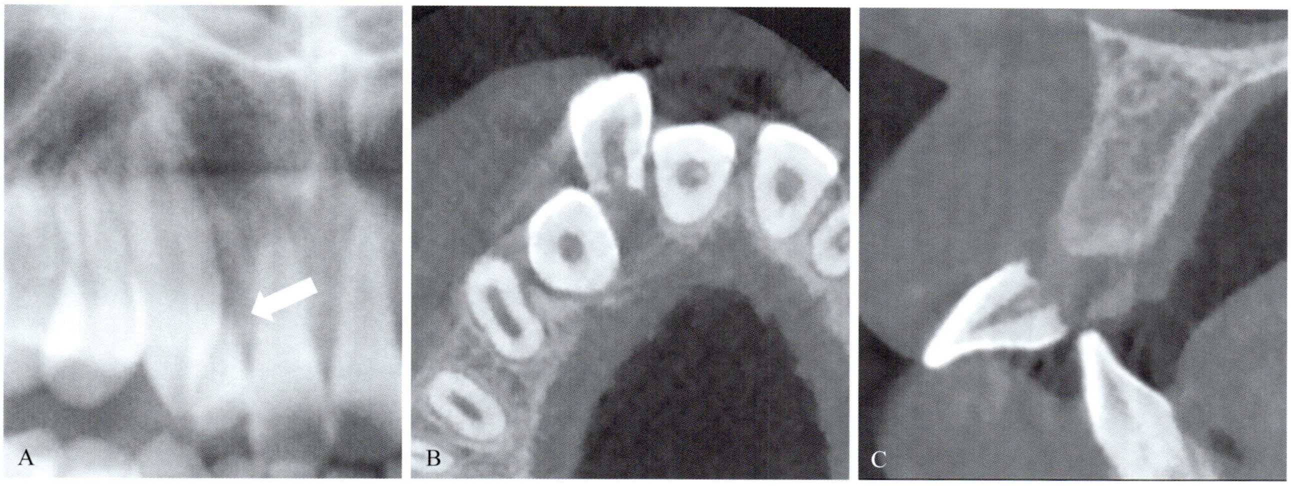

图 5-3-13　上前牙外伤后牙根完全替代性吸收

A：曲面体层局部示 12 牙根明显变短，影像模糊；**B**、**C**：CBCT 示 12 牙根完全被骨组织所替代，仅遗留牙冠附着于牙槽嵴顶软组织

（replacement resorption）。

正畸治疗后多数牙齿可发生一定程度的牙根外吸收，多表现为轻中度吸收，特点是多牙根尖圆钝，牙根变短；重度吸收较少，一般发生于上前牙，冠根比增大（图 5-3-14）[34-36]。此外，正畸治疗中亦可发生替代性吸收（图 5-3-15）。

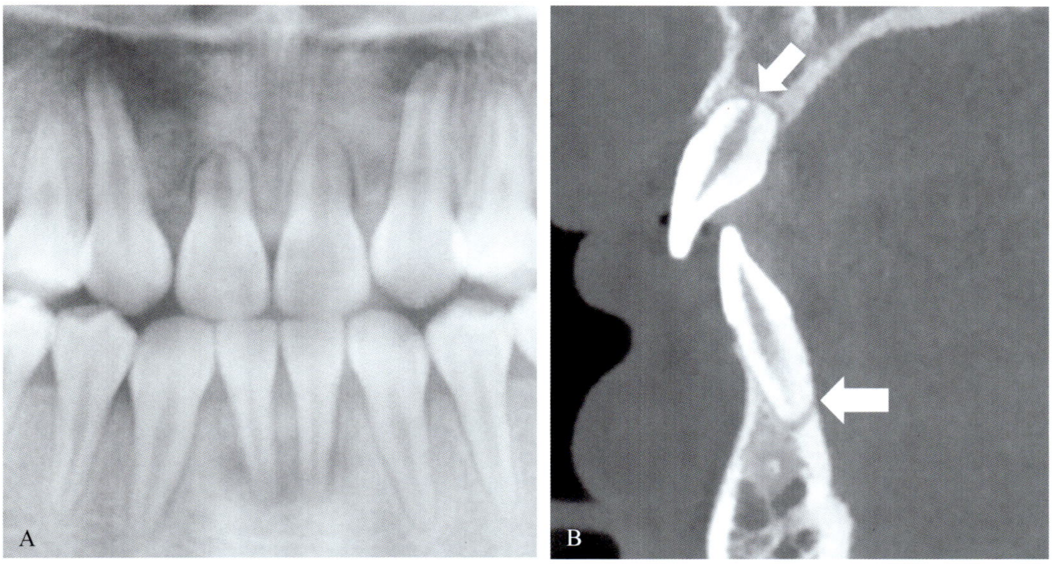

图 5-3-14　正畸后牙根外吸收

A：曲面体层局部示正畸后前牙根尖圆钝，11、21 牙根明显变短；**B**：CBCT 示 11、41 根尖圆钝，11 牙根明显变短，冠根比超过 1∶1

多生牙、阻生牙压迫所致的牙根外吸收，吸收边缘与阻生牙外形相对应，边界清楚，轻者仅可见根面的局限性凹陷吸收，重者可累及根髓，牙根长度可明显变短（图 5-3-16）。

常见的可引起牙根吸收的颌骨肿物包括成釉细胞瘤、牙源性角化囊肿等各种颌骨囊肿等，其共同特点是通常生长缓慢，形成压力性吸收，牙根可呈截根状或锯齿样吸收（图 5-3-17）。而生长较快的肿瘤，如恶性肿物，一般不会引起明显的牙根吸收。

此外，还可见一些其他原因的牙颈部吸收，例如死髓牙内漂白、牙周刮治、翻瓣术、创伤等或一些特发因素也可引起牙颈部吸收，表现为牙颈部的凹陷缺损，边界较清晰（图 5-3-18）。

【比较影像学】

根尖片是牙根外吸收常用的检查方法，但二

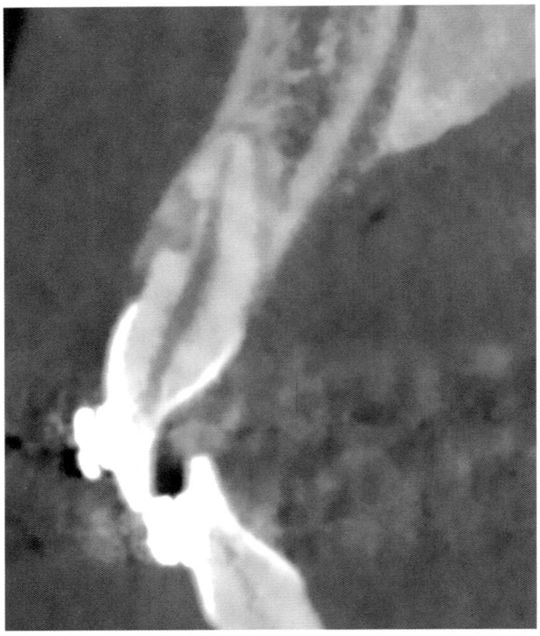

图 5-3-15　正畸治疗中上前牙替代性吸收

CBCT 示上颌中切牙根中部颊侧牙根可见凹陷吸收，被骨组织所替代，未达根管，根尖周未见确切异常

维影像的重叠降低了其诊断牙根吸收的准确性，常低估了根外吸收的发生率及程度。对于范围较小、较表浅的根外吸收，传统根尖片常表现为假阴性。根尖片对于颊舌侧根面的外吸收诊断则更为困难。CBCT 能够三维显示病变的部位和范围，并可显示之前未发现的外吸收以及评价患牙牙槽骨情况。体内及体外的研究均显示，与根尖片及曲面体层片相比，CBCT 对于不同原因导致的牙根外吸收的检查灵敏度均更高，并可准确显示吸收范围[35, 37]。

【病理学表现】

早期牙根表面类牙骨质层消失，牙骨质出现蚕食状小凹陷，逐渐进展到牙本质，在吸收活动期，凹陷内可见破骨细胞；在相对静止期，则无破骨细胞，有时可见新形成的牙骨质沉积在凹陷内[18]。

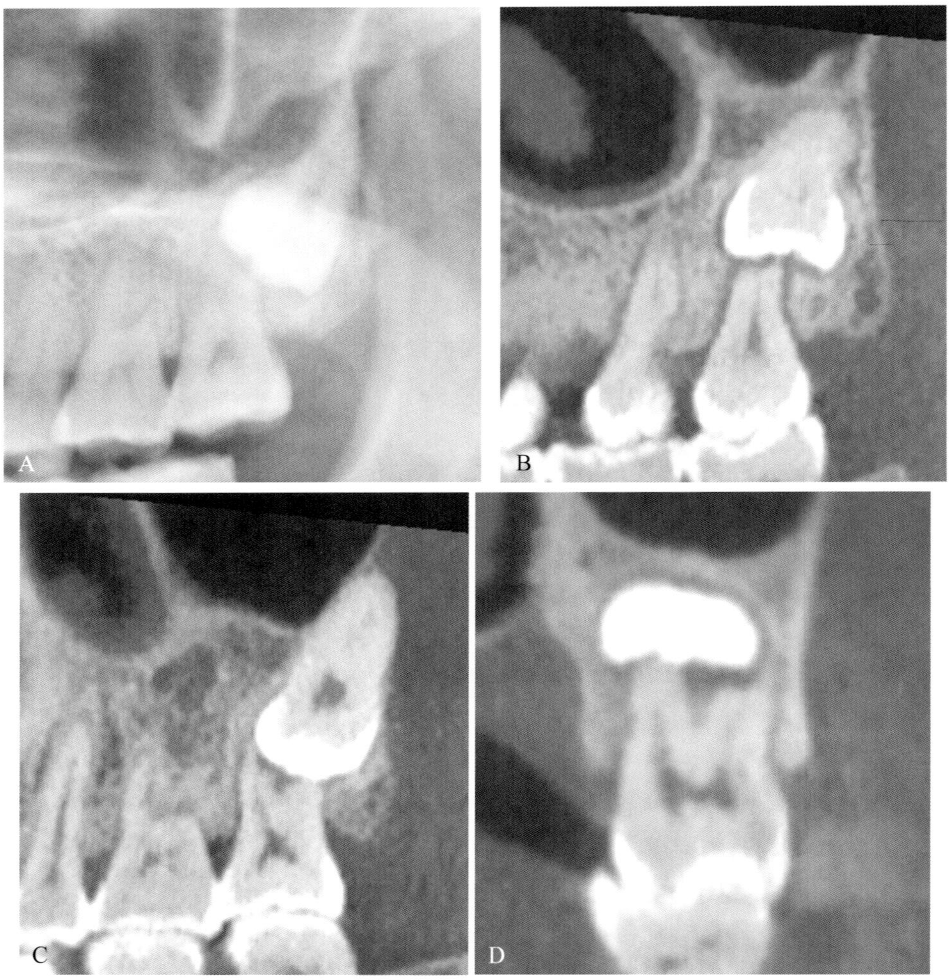

图 5-3-16　28 阻生，压迫 27 牙根吸收

A：曲面体层片局部示 28 高位埋伏阻生，28 牙冠与 27 根尖影像重叠，不能明确 27 牙根是否吸收或是投照角度导致的影像重叠；**B**、**C**、**D**：CBCT 示 28 高位阻生，牙冠压迫 27 近远中颊根及腭根根尖外吸收

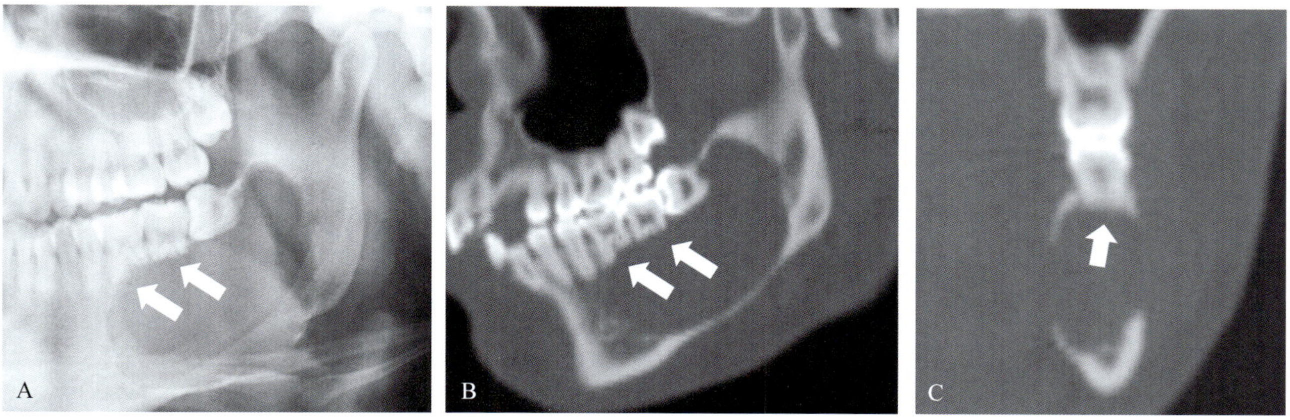

图 5-3-17　成釉细胞瘤致牙根吸收

A：曲面体层片局部示左侧下颌骨后部单房骨密度减低影，边界清楚，受累牙牙根吸收；**B**、**C**：CBCT 示左侧下颌骨后部单房骨密度减低影，边界清楚，36、37 牙根呈截根状吸收（箭头所示）

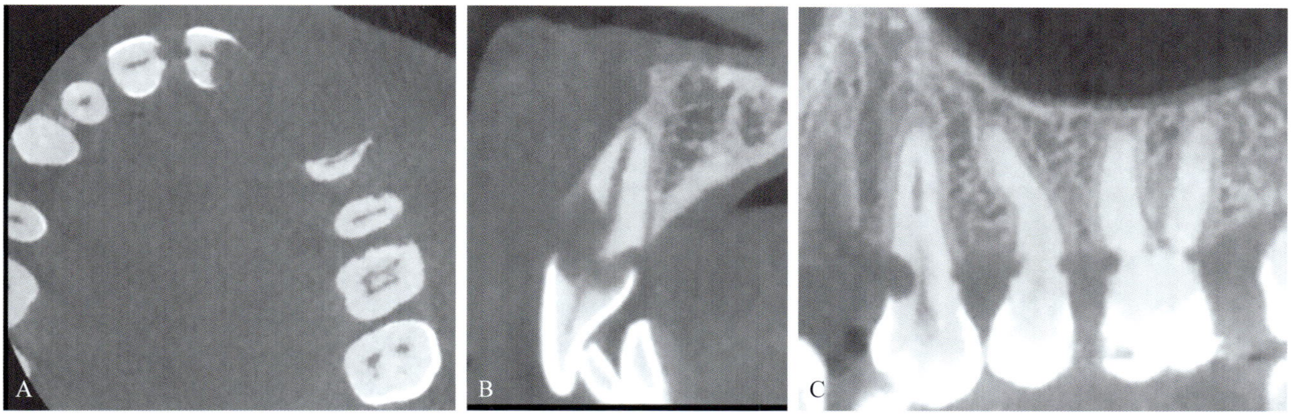

图 5-3-18　上颌多发特发性牙颈部吸收

CBCT 示 **A**：11、21、24-26 颈部均可见不同程度外吸收，边界清楚、欠规则；**B**：21 牙根颈部唇腭侧均可见吸收，累及髓腔，根尖周未见确切异常；**C**：24-26 近远中颈部均可见凹陷吸收，边界清楚

【鉴别诊断】

CBCT 可明确诊断根尖部的根外吸收。而牙颈部吸收影像需要与龋坏、楔状缺损等相鉴别，结合临床检查可加以鉴别。

三、牙根折裂

【概述】

牙根折裂（root fracture）指牙根部出现贯通髓腔和牙周膜的裂纹，多发生于后牙。可表现为纵形、横形和斜形，以纵形多见，称牙根纵裂（vertical root fracture）。牙根纵裂可发生于活髓牙及经过牙髓治疗的死髓牙。活髓牙发生牙根纵裂的原因主要包括创伤性𬌗力、牙冠形态的异常、牙根发育缺陷、牙周慢性炎症等，以第一磨牙最为多见。死髓牙根纵裂的发生率高于未经治疗的牙；其发病多与死髓牙牙根抗折力降低以及医源性因素有关，包括过度的根管预备、根管充填时过大的侧向或垂直向压力、桩道过度预备等[1, 10]。

牙根横断也称为𬌗创伤性牙根横断（root fracture due to occlusal trauma）。顾名思义，其病因主要由创伤性𬌗力造成，包括长期承受过重的和（或）创伤性咬合力，以及突然的咬合外伤[1, 10]。好发于中老年人无牙体病变的上颌磨牙腭根，其次为远中颊根。

活髓牙牙根折裂多有牙髓症状，包括冷热痛、自发痛、咬合痛等。根管治疗后的根裂无牙髓症状，仅有咬合不适或疼痛，随病程延长可出现牙周病变。临床检查患牙叩痛，叩诊呈浊音，可伴窄而深的牙周袋。牙根横断的患牙可出现 1 ～ 2 度松动，功能性动度明显。

牙根折裂的诊断仅依靠临床检查较为困难，对不明原因的牙髓炎、根尖周炎或单牙牙周深袋患者，应结合 X 线检查考虑除外根折。

【CT 表现】

牙根纵裂 CBCT 检查可见纵行贯通髓腔与牙周膜间隙的折裂线，断片可移位。根纵裂可见根管下段增宽，根管口变大（图 5-3-19）。患牙可伴有根尖周病变、牙根吸收及垂直牙周骨袋形成。但如果存在根充物（如古塔胶）、金属桩等高密度牙根内容物会产生伪影，影响 CBCT 图像质量，为根折的诊断带来困难[38]，特别是金属桩（图 5-3-20）。

牙根横断 CBCT 检查表现为横行或斜行的贯通髓腔与牙周膜间隙的折裂线（图 5-3-21），牙周膜间隙增宽，折断的根尖可出现移位。

【比较影像学】

根尖片常常受影像重叠及拍摄角度影响，有时牙根折裂程度较轻，根尖片难以确诊。CBCT 可以三维观察牙根及牙槽骨情况，对牙根折裂诊断的可靠性较高，灵敏度明显优于根尖片。文献报道 CBCT 诊断牙根纵裂的灵敏度和准确度均可达 80%，而根尖片的诊断灵敏度仅为 25% ~ 40%[39]。

【鉴别诊断】

当牙根内有高密度充填物或金属桩时，CBCT 影像中会产生条纹状伪影，与根折线相似，需要加以鉴别。伪影形成的线状低密度影通常超过牙根范围，而根折线则局限于牙根内，止于牙周膜间隙。

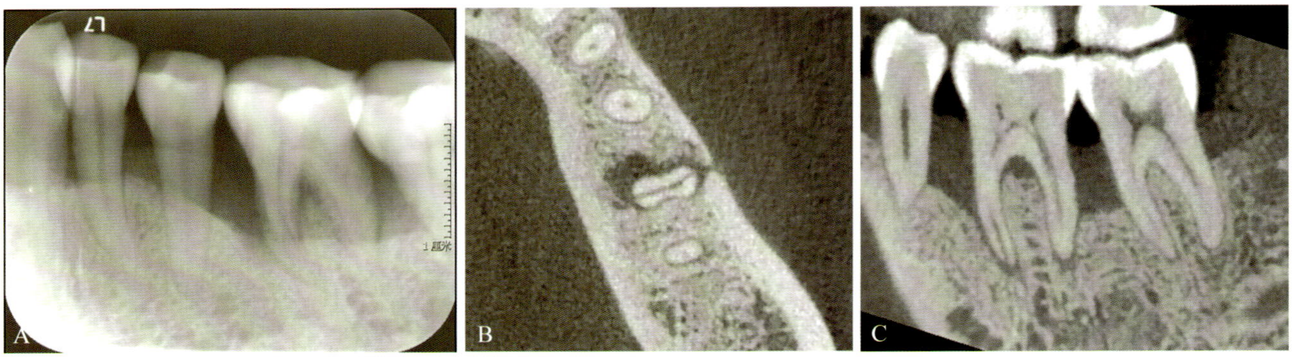

图 5-3-19　根纵裂

A：根尖片示 36 近中根管影像欠连续，近中牙槽骨楔形吸收达根尖部；**B**：CBCT 轴位影像示 36 近中根可见颊舌向贯通髓腔与牙周膜间隙的折裂线，根周骨密度减低；**C**：CBCT 矢状位影像示 36 近中根管根尖段增宽，近中牙槽骨楔形吸收

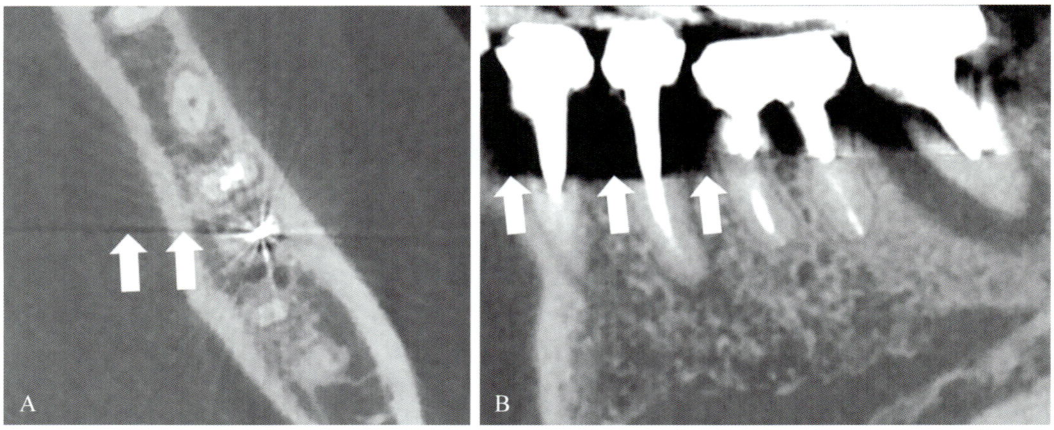

图 5-3-20　桩伪影

CBCT 示：**A**：36 桩修复后，远中根管周围可见放射状伪影，伪影形成的线状低密度影超过牙根范围（箭头）；与根折线不同的是，这种由伪影造成的线状低密度影超出牙根乃至颌骨范围，而根折线则局限于牙根；**B**：34 ~ 36 桩核冠修复后，相应水平层面桩核周围组织密度明显减低（箭头所示），影响观察

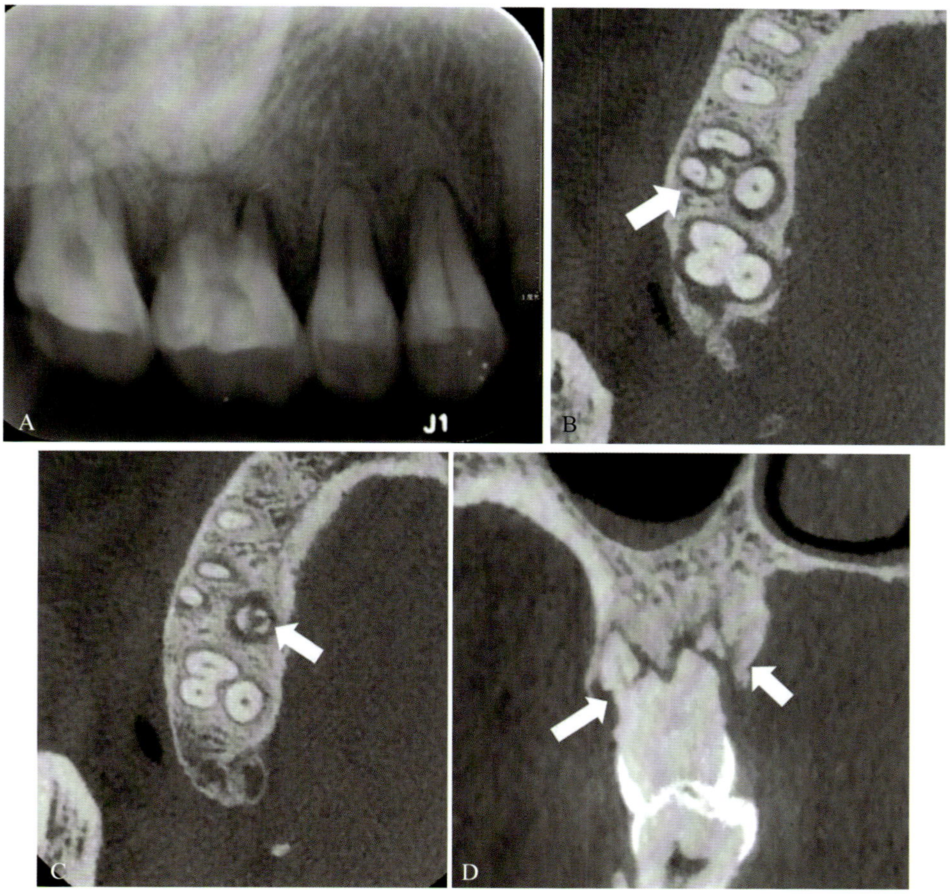

图 5-3-21 牙根横折

A：根尖片示 16 腭根可见横折线，近中颊根牙周膜影像增宽；B、C、D：CBCT 示 16 腭根及远中颊根均可见横折线，牙周膜影像增宽，颊舌侧牙槽骨吸收达根折处

（刘木清）

第四节 牙 周 炎

【概述】

牙周病（periodontal disease）是指累及牙周组织，包括牙龈、牙周膜、牙槽骨和牙骨质的疾病。牙周病有多种分类方法，目前广泛使用的为 1999 年美国牙周病学会提出的分类方法，将牙周病分为以下八类：①牙龈病；②慢性牙周炎；③侵袭性牙周炎；④反映全身疾病的牙周炎；⑤坏死性牙周病；⑥牙周脓肿；⑦伴有牙髓病变的牙周炎即牙周-牙髓联合病变；⑧发育性或获得性（后天性）异常。牙周炎临床表现可包括牙龈炎症、牙周袋形成、牙齿松动甚至脱落[46-47]。对于牙周炎 X 线检查主要用于评价以下方面：①牙槽骨缺损程度；②牙槽嵴顶情况；③根分歧处骨吸收情况；④牙周膜间隙宽度；⑤增加牙周病风险的局部刺激因素，包括牙石、不良修复体等；⑥牙根长度及形态，冠根比例；⑦伴发的龋坏、根尖周病变；⑧根吸收情况、阻生牙、埋伏牙等[13]。

【CT 表现】

牙周炎的主要 X 线表现为牙槽骨吸收，有些可伴有牙周膜间隙增宽、牙根吸收、牙骨质增生等。正常情况下，牙槽嵴顶位于釉牙骨质界根方 0.5 ～ 2 mm 处，牙槽嵴顶到釉牙骨质界的距离超过 2 mm，提示可能存在牙槽骨吸收[47]。但需要注意的是，一些重度磨耗、过长的牙齿在牙槽骨不存在炎症吸收时，这个距离也可超过 2 mm[19]。

牙槽骨吸收可分为以下三种类型：①水平吸

收：牙槽嵴顶向根尖方向吸收，牙槽嵴高度降低（图 5-4-1）；②垂直吸收：也称角型吸收，牙根周围牙槽骨呈楔形吸收，牙周膜间隙增宽，牙槽嵴高度变化不明显（图 5-4-1）；③混合吸收：同时包括水平吸收和垂直吸收（图 5-4-2）。

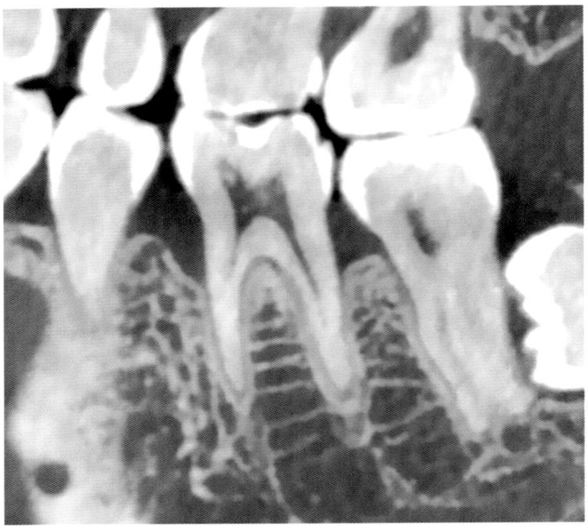

图 5-4-1　牙槽骨水平吸收与垂直吸收

CBCT 示 36 近中牙槽骨垂直吸收，呈角形，达根长 1/3，牙槽嵴高度无明显降低；远中牙槽骨水平吸收达根长 1/3；牙槽嵴顶骨硬板影像连续，说明牙槽骨吸收进入静止期

依据 X 线检查牙槽骨吸收的程度慢性牙周炎可分为轻、中、重度：轻度，牙槽骨吸收≤根长 1/3；中度，牙槽骨吸收在根长 1/3~1/2 之间；重度，牙槽骨吸收至＞根长 1/2 [47]。

牙槽嵴顶骨硬板消失或呈虫蚀状，表明骨吸收处于进展期（图 5-4-3）；而牙槽嵴顶骨硬板连续清晰，说明牙槽骨吸收已停止或略有修复，牙周炎经治疗后可见到这样的表现（图 5-4-1）。

侵袭性牙周炎早期出现第一磨牙的近远中牙槽骨垂直吸收，形成典型的“弧形吸收”；切牙区牙槽骨多为水平吸收（图 5-4-4）。也可表现为全口牙槽骨严重水平吸收，无明显牙石影像。

根分叉病变（furcation involvement，FI）又称根分叉缺损（furcation defect），是指牙周炎发展到较重的程度后，病变累及多根牙的根分叉区。可发生于任何类型的牙周炎。下颌第一磨牙最常见。牙髓感染也可累及根分叉区，导致根分叉病变。CBCT 可清楚显示根分叉病变的范围及颊舌侧牙槽骨吸收的程度（图 5-4-5）。

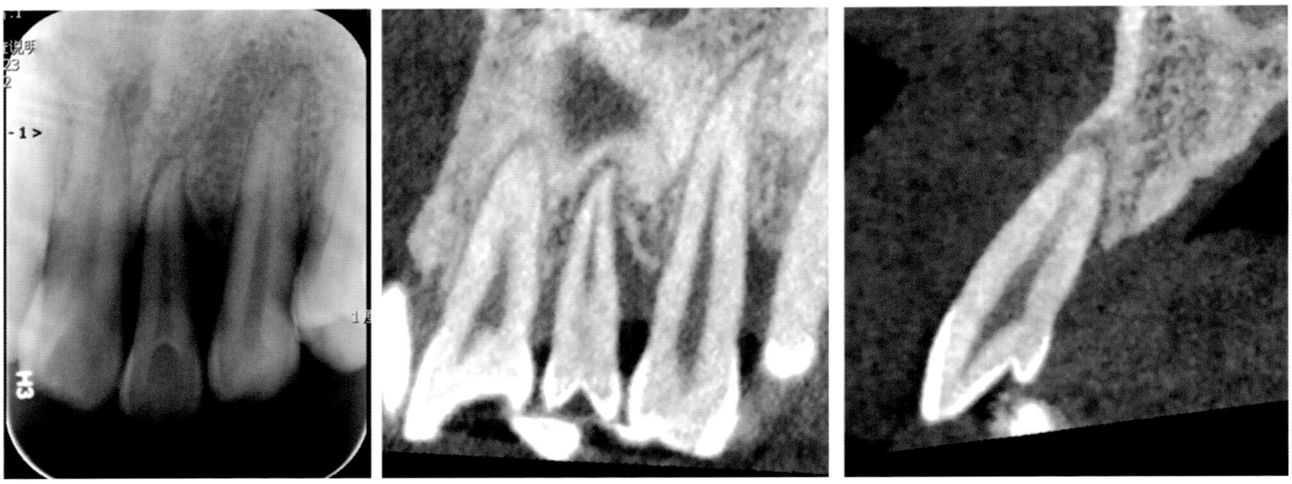

图 5-4-2　牙槽骨混合吸收

A：根尖片示 22 远中牙槽骨可见混合吸收达根尖，近中牙槽骨混合吸收至根中部，牙周膜影像增宽；**B**、**C**：CBCT 冠状位所见同根尖片，矢状位可见颊侧牙槽骨亦吸收达根尖 1/3，腭侧牙槽骨吸收达根中部；与根尖片相比，CBCT 可三维观察牙槽骨吸收情况，特别是根尖片上观察不到的颊舌侧牙槽骨情况

牙周-牙髓联合病变（combined periodontic-endodontic lesions）为同一牙并存牙周病变和牙髓病变，互相融合联通。感染既可来源于牙周，也可来源于牙髓。据感染来源的不同，影像学表现也有所不同。牙髓来源的牙周-牙髓联合病变早期可无明显牙槽骨改变，或仅表现为牙根及根分叉区牙周膜增宽。随病程迁延可出现根尖区阴影与牙周骨袋相通，围绕根尖区的阴影呈圆形或椭圆形向牙槽嵴顶延伸并逐渐变窄，呈“烧瓶状”（图 5-4-6）。邻牙的牙周基本正常或病变轻微。牙周来源的牙周-牙髓联合病变 CBCT 检查通常可见深达根尖部的牙槽骨吸收，可伴有牙根外吸收（图 5-3-9）。

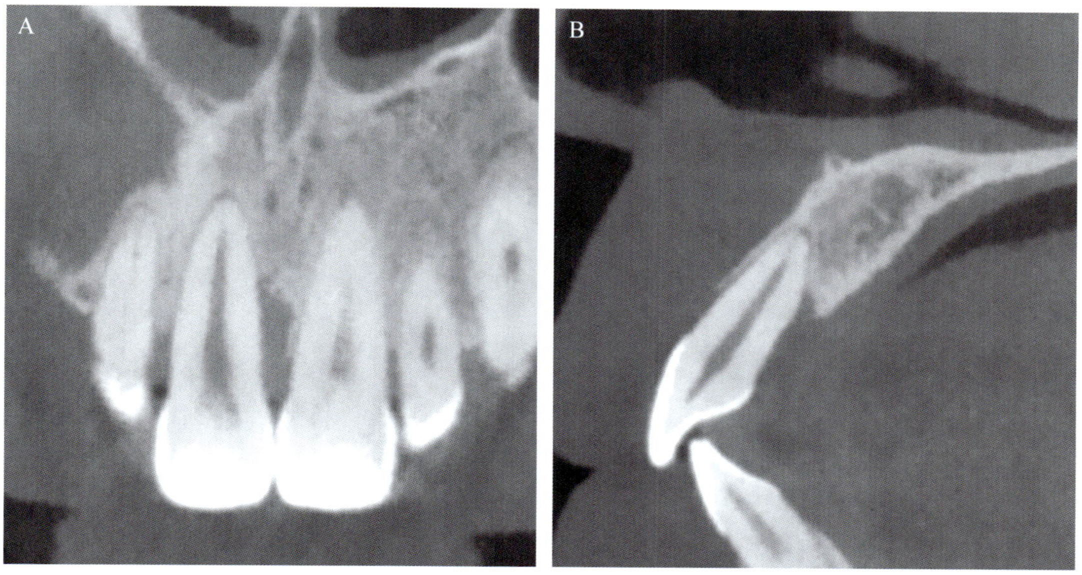

图 5-4-3　牙周炎牙槽骨吸收进展期

CBCT 示 **A**：冠状位，11 近中牙槽骨垂直吸收达根中部，牙槽嵴顶模糊、毛糙，说明牙槽骨吸收处于活动期；**B**：矢状位：11 唇侧牙槽骨吸收达根中部，腭侧吸收达根尖 1/3

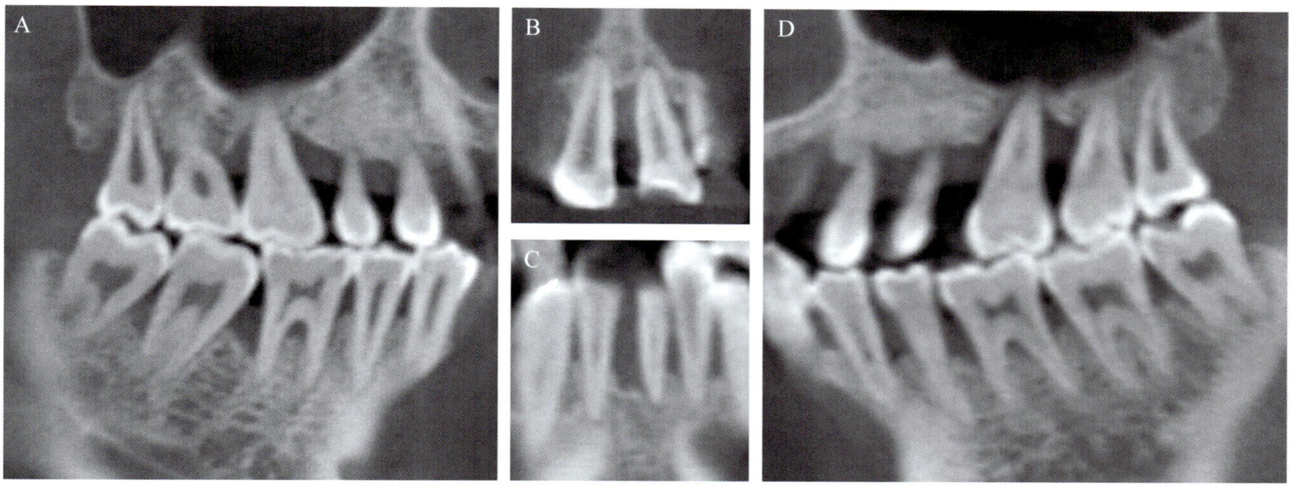

图 5-4-4　侵袭性牙周炎

CBCT：**A**、**D**：右侧及左侧后牙矢状位影像示 16、26、36、46 近远中牙槽骨明显呈角形吸收，未见明显牙石影像；余后牙牙槽骨亦可见吸收；**B**、**C**：上切牙及下切牙冠状位影像，可见切牙区牙槽骨重度水平吸收达根尖 1/3，41 缺失

【比较影像学】

常用的 X 线检查方法以下几种：①根尖片：牙周炎 X 线检查常规首选根尖片，牙周炎常规影像学检查手段即全口根尖片（图 5-4-7）。根尖片包括分角线投照及平行投照技术。分角线投照技术投照时 X 线中心线与牙长轴及胶片不垂直，影像存在变形。平行投照技术 X 线中心线与牙齿长轴及胶片表面垂直，可以较准确地显示牙齿及牙周结构的形态。但根尖片属于二维影像，由于影像的重叠，只能观察到牙齿近、远中牙槽骨吸收的情况，而无法评价颊舌侧牙槽骨。②　翼片：适用于检查牙槽骨的早期吸收，能较真实地反映牙槽骨吸收程度和类型，但缺点是不能完整显示牙根及根间周骨质情况。③曲面体层：曲面体层较全口根尖片操作简单，患者不适感减少；可观察全牙列牙槽骨吸收情况，但其显示细微结构较根尖片差。有时体层域与牙槽骨厚度不完全吻合，或者由于与颈椎影像重叠而导致前牙区观察欠满意，在曲面体层检查后还需要加拍部分牙位的根尖片。④ CBCT：上述三种检查手段都属于二维影像，存在着解剖结构影像重叠以及只能评价近远中牙槽骨吸收的问题，而 CBCT 可三维观察、测量牙槽骨吸收的程度及范围。特别是对于平片无法检查到的颊舌侧牙

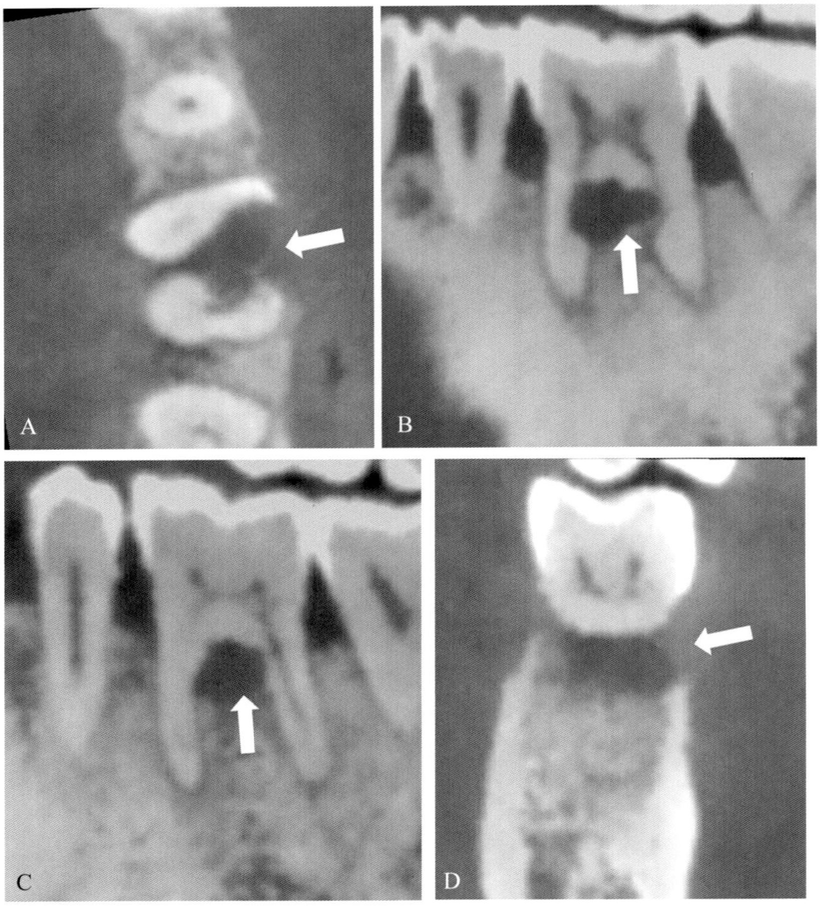

图 5-4-5　根分叉病变

CBCT 示 36 根分叉处骨密度减低，近中根远中面及远中根近中面可见外吸收，累及根管；根分叉病变贯穿颊舌侧

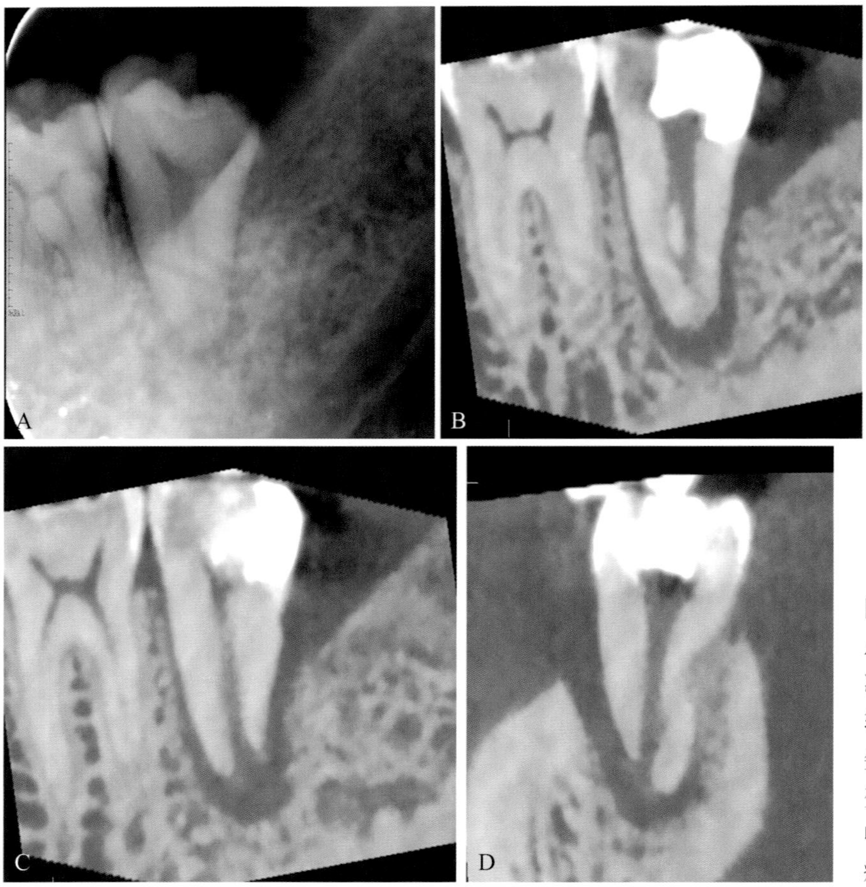

图 5-4-6　牙髓来源的牙周-牙髓联合病变

A：根尖片示 37 根尖周可见局限骨密度减低影，近远中牙周膜影像增宽，根尖较圆钝；**B**、**C**、**D**：CBCT 示 37 围绕根尖区的低密度影向牙槽嵴顶延伸并逐渐变窄；根管内可见髓石，根尖可见外吸收，根尖孔开敞；冠状位影像示根尖周病变与颊侧牙周骨袋相通

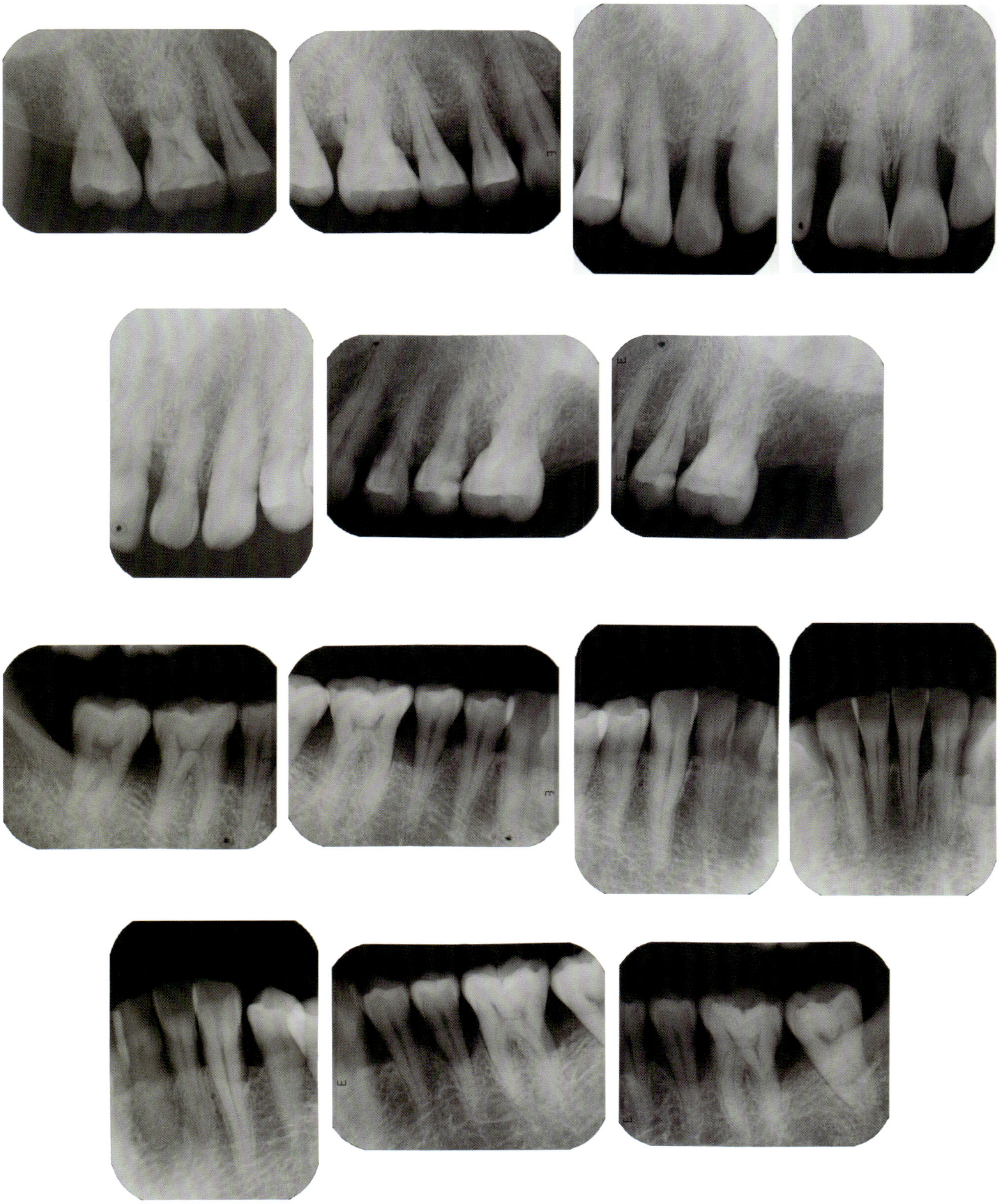

图 5-4-7　全口根尖片

全口根尖片示上、下颌牙槽骨呈轻至中度水平吸收

槽骨吸收及多根牙的根分叉病变。但 CBCT 的辐射剂量及价格均较根尖片高，因此不作为牙周炎的常规影像学检查手段，临床上主要用于仅拍摄根尖片解决不了的较复杂的情况，比如用于检查一些较复杂的垂直骨缺损、颊舌侧牙槽骨缺损情况等。Vandenberghe 等报道根尖片对垂直骨缺损及根分叉病变的漏诊率分别可达 29%、44%[49]。CBCT 还可以观察髓腔、牙根及根管形态，明确根折等问题，

适用于临床上一些较复杂的情况，为诊断和治疗方案的制订提供重要的依据。目前不少学者报道，通过体外研究显示 CBCT 检查牙槽骨缺损的准确性及敏感度均明显高于根尖片，所有类型的牙槽骨缺损及根分叉病变均可通过 CBCT 检查确诊[50-52]。但是，当有高密度充填物及修复桩核存在时，CBCT 影像中的伪影会影响对牙槽骨情况的判断（图 5-3-20 B）。

【病理学表现】

牙周炎的主要病理变化特征是炎症从牙龈侵犯到深部牙周组织的牙周膜、牙槽骨，甚至累及牙骨质。病程可分为进展期与修复期两种类型。进展期沟内上皮和结合上皮大量炎症细胞浸润，结合上皮向根方增殖、延伸，上皮附着与根面剥离，形成深牙周袋。牙槽骨内有活跃的破骨细胞性骨吸收陷窝，牙槽嵴顶及固有牙槽骨吸收、破坏。修复期沟内或袋壁上皮及结合上皮周围的炎症明显减少，可见大量新生的纤维结缔组织，牙槽骨的吸收呈静止态，一般看不到破骨细胞，原有的吸收陷窝区有新的类骨质形成。牙根面被吸收的牙骨质也出现新生现象[18]。

【鉴别诊断】

1. *牙龈癌*　牙龈癌临床多表现为菜花状、结节状或溃疡状生长。X 线检查可见牙槽骨碟形或扇形吸收破坏，边界多不规则，也有生长缓慢的肿物-牙槽骨吸收边缘较光整，需与牙周炎导致的牙槽骨吸收相鉴别。

2. *朗格汉斯组织细胞增生症*　朗格汉斯组织细胞增生症在口腔内可表现为牙龈肿胀、溃疡、糜烂，牙齿松动、移位、脱落。不同于慢性牙周炎，此病多见于儿童与青少年，可分为牙槽突型与颌骨内型。牙槽突型多表现为下颌骨双侧牙槽骨吸收，也可上、下颌骨同时受累。牙槽骨明显吸收，大多边缘清楚，牙齿可移位甚至“悬浮”，可伴牙根吸收。颌骨内型表现为颌骨内的病变向上扩展累及牙槽突，可伴有颅骨圆形或椭圆形穿凿样骨质缺损[24]。

（刘木清　傅开元）

参考文献

[1] 樊明文，周学东. 牙体牙髓病学.3 版. 北京：人民卫生出版社，2008.

[2] Li G，Qu XM，Chen Y，Zhang J，Zhang ZY，Ma XC. Diagnostic accuracy of approximal caries by digital radiographs：an in vivo and in vitro comparative study. Oral Surg Oral Med Oral Pathol Oral Radiol，2010，109：463-467.

[3] Cheng JG，Zhang ZL，Wang XY，Zhang ZY，Ma XC，Li G. Detection accuracy of proximal caries by phosphor plate and cone-beam computerized tomography images scanned with different resolutions. Clin Oral Invest，2012，16：1015-1021.

[4] Zhang ZL，Qu XM，Li G，Zhang ZY，Ma XC. Detection accuracy of proximal caries by cone-beam computed tomography，film and digital images. Oral Surg Oral Med Oral Pathol Oral Radiol，2011，111：103-108.

[5] Qu XM，Li G，Zhang ZY，Ma XC. Detection accuracy of in vitro approximal caries by cone beam computed tomography images. Eur J Radiol，2011，79：e24-e27.

[6] 韩国嵩，程俊歌，张智玲，李刚，张祖燕，马绪臣. 不同扫描参数下口腔颌面锥形束 CT 的咬合面龋诊断准确性. 北京大学学报（医学版），2012，44（1）：70-74.

[7] Li G. Patient radiation dose and protection from cone-beam computed tomography. Imaging Sci Dent，2013，43：63-69.

[8] 马绪臣. 口腔颌面锥形束 CT 的临床应用. 北京：人民卫生出版社，2011.

[9] 王虎，郑广宁. 口腔临床 CBCT 影像诊断学. 北京：人民卫生出版社，2014.

[10] 高学军，岳林. 牙体牙髓病学. 2 版. 北京：北京大学医学出版社，2013.

[11] Marwaha M，Chopra R，Chaudhuri P，et al. Multiple pulp stones in primary and developing permanent dentition：a report of 4 cases. Case Rep Dent，2012，2012：408045.

[12] Goga R，Chandler NP，Oginni AO. Pulp stones：a review. Int Endod J，2008，41（6）：457-468.

[13] Kantaputra PN，Sumitsawan Y，Schutte BC，et al. Van der Woude syndrome with sensorineural hearing loss，large craniofacial sinuses，dental pulp stones，and minor limb anomalies：report of a four-generation Thai family. Am J Med Genet，2002，108：275-280.

[14] Nagaraj E，Kaur RP，Raghuram PH，et al. Multiple internal resorption in permanent teeth associated with hyperparathyroidism. Indian J Dent Res，2013，24：

128-131.

[15] Patel S, Ricucci D, Durak C, Tay F. Internal root resorption: a review. J Endod, 2010, 36: 1107-1121.

[16] Khojastepour L, Moazami F, Babaei M, Forghani M. Assessment of Root Perforation within Simulated Internal Resorption Cavities Using Cone-beam Computed Tomography. J Endod, 2015, 41: 1520-1523.

[17] Patel S, Dawood A, Wilson R, Horner K, Mannocci F. The detection and management of root resorption lesions using intraoral radiography and cone beam computed tomography-an in vivo investigation. Int Endod J, 2009, 42: 831-838.

[18] 高岩，李铁军 . 口腔组织学与病理学 . 2 版 . 北京：北京大学医学出版社，2013.

[19] Stuart C. White, Michael J. Pharoah. Oral radiology: Principles and interpretation.6th edition. St. Louis: Mosby, 2008.

[20] Patel S, Dawood A, Mannocci F, Wilson R, Pitt Ford T. Detection of periapical bone defects in human jaws using cone beam computed tomography and intraoral radiography. Int Endod J, 2009, 42: 507-515.

[21] Paula-Silva FWGd, Wu M-K, Leonardo MR, Bezerra da Silva LA, Wesselink PR. Accuracy of Periapical Radiography and Cone-Beam Computed Tomography Scans in Diagnosing Apical Periodontitis Using Histopathological Findings as a Gold Standard. Journal of Endodontics, 2009, 35: 1009-1012.

[22] Estrela C, Bueno MR, Leles CR, Azevedo B, Azevedo JR. Accuracy of Cone Beam Computed Tomography and Panoramic and Periapical Radiography for Detection of Apical Periodontitis. Journal of Endodontics, 2008, 34: 273-279.

[23] Noujeim M, Prihoda T, Langlais R, Nummikoski P. Evaluation of high-resolution cone beam computed tomography in the detection of simulated interradicular bone lesions. Dentomaxillofac Radiol, 2009, 38: 156-162.

[24] 吴运堂 . 口腔颌面骨疾病临床影像诊断学 . 北京：北京大学医学出版社，2005.

[25] 李娜，王虎，姜曚等 . 颌骨骨岛的影像学表现分析 . 华西口腔医学杂志，2014，32（1）：58-61.

[26] 彭玲燕，鄢雪川，宿玉成 . 牙根吸收的临床分类 . 临床口腔医学杂志，2005，21（2）：756-757.

[27] Fuss Z, Tsesis I, Lin S. Root resorption—diagnosis, classification and treatment choices based on stimulation factors. Dent Traumatol, 2003, 19: 175-182.

[28] Gunraj MN. Dental root resorption. Oral Surgery, Oral Medicine, Oral Pathology, Oral Radiology, and Endodontology, 1999, 88: 647-653.

[29] Lund H, Gröndahl K, Hansen K, Gröndahl H-G. Apical root resorption during orthodontic treatment. The Angle Orthodontist, 2011, 82: 480-487.

[30] Remington DN, Joondeph DR, Artun J, et al.Long-term evaluation of root resorption occurring during orthodontic treatment. Am J Orthod Dentofacial Orthop, 1989, 96: 43-46.

[31] Tronstad L. Root resorption-etiology, terminology and clinical manifestations. Endod Dent Traumatol, 1988, 4: 241-252.

[32] Andreasen FM, Sewerin I, Mandel U, et al. Radiographic assessment of simulated root resorption cavities. Endod Dent Traumatol, 1987, 3: 21-27.

[33] Andreasen JO, Hjorting-Hansen E. Replantation of teeth. II. Histological study of 22 replanted anterior teeth in humans. Acta Odontol Scand, 1966, 24: 287-306.

[34] Tieu LD, Saltaji H, Normando D, et al. Radiologically determined orthodontically induced external apical root resorption in incisors after non-surgical orthodontic treatment of class II division 1 malocclusion: a systematic review. Prog Orthod, 2014, 15（1）: 48.

[35] Dudic A, Giannopoulou C, Leuzinger M, Kiliaridis S. Detection of apical root resorption after orthodontic treatment by using panoramic radiography and cone-beam computed tomography of super-high resolution. American Journal of Orthodontics and Dentofacial Orthopedics, 2009, 135: 434-437.

[36] Weltman B, Vig KW, Fields HW, et al. Root resorption associated with orthodontic tooth movement: a systematic review. Am J Orthod Dentofacial Orthop, 2010, 137: 462-476.

[37] Alqerban A, Jacobs R, Souza PC, Willems G. In-vitro comparison of 2 cone-beam computed tomography systems and panoramic imaging for detecting simulated canine impaction-induced external root resorption in maxillary lateral incisors. American Journal of Orthodontics and Dentofacial Orthopedics, 2009, 136: 764.e761-764.e711.

[38] Neves FS, Freitas DQ, Campos PS, et al. Evaluation of cone-beam computed tomography in the diagnosis of vertical root fractures: the influence of imaging modes and root canal materials. J Endod, 2014, 40（10）: 1530-1536.

[39] Wang P，Yan XB，Liu DG，Zhang WL，Zhang ZY，Ma XC. Detection of dental root fractures by using cone-beam computed tomography. Dentomaxillofacial Radiology，2011，40：290-298.

[40] Metska ME，Aartman IH，Wesselink PR，Ozok AR. Detection of vertical root fractures in vivo in endodontically treated teeth by cone-beam computed tomography scans. J Endod，2012，38：1344-1347.

[41] Kajan ZD，Taromsari M. Value of cone beam CT in detection of dental root fractures. Dentomaxillofacial Radiology，2012，41：3-10.

[42] Hassan B，Metska ME，Ozok AR，et al. Detection of vertical root fractures in endodontically treated teeth by a cone beam computed tomography scan. J Endod，2009，35：719-722.

[43] Youssefzadeh S，Gahleitner A，Dorffner R，Bernhart T，Kainberger FM. Dental vertical root fractures：value of CT in detection. Radiology，1999，210：545-549.

[44] 闫雪冰，彭红，刘利等 . 锥形束 CT 在早期诊断牙根纵裂中的应用 . 实用口腔医学杂志，2011，27（1）：46-49.

[45] 薛媛，倪龙兴，王捍国等 . 锥形束 CT 与根尖 X 线片对牙根纵裂诊断价值的对比研究 . 牙体牙髓牙周病学杂志，2011，21（4）：233-236.

[46] 曹采方，孟焕新，阎福华等 . 牙周疾病新分类简介（1999 年国际研讨会）. 中华口腔医学杂志，2001，5：391-393.

[47] 孟焕新 . 临床牙周病学 .2 版 . 北京：北京大学医学出版社，2014.

[48] Aljehani YA. Diagnostic Applications of Cone-Beam CT for Periodontal Diseases. Int J Dent，2014，2014：865079.

[49] Vandenberghe B，Jacobs R，Yang J. Detection of periodontal bone loss using digital intraoral and cone beam computed tomography images：an in vitro assessment of bony and/or infrabony defects. Dentomaxillofac Radiol，2008，37：252-260.

[50] Kim TS，Obst C，Zehaczek S，et al. Detection of bone loss with different X-ray techniques in periodontal patients. J Periodontol，2008，79：1141-1149.

[51] de Faria Vasconcelos K，Evangelista KM，Rodrigues CD，et al. Detection of periodontal bone loss using cone beam CT and intraoral radiography. Dentomaxillofac Radiol，2012，41：64-69.

[52] Bagis N，Kolsuz ME，Kursun S，et al. Comparison of intraoral radiography and cone-beam computed tomography for the detection of periodontal defects：an in vitro study. BMC Oral Health，2015，15：64.

第六章

口腔颌面部炎症

第一节　颌骨骨髓炎

颌骨骨髓炎（osteomyelitis of jaws）的影像学诊断方法包括X线、CT、MRI和放射性核素显像，可明确病变范围、程度以及死骨的大小和部位[1-2]。由于骨脱矿量达到30%以上才能在X线片上反映出来，因此骨髓炎发病10～14天后进行X线检查才可以发现骨质改变。CT较X线检查能更清楚地显示颊舌侧密质骨破坏范围及骨膜成骨，并能反映软组织肿胀情况。放射性核素显像以骨发生的病理生理改变为基础。炎症、肿瘤等骨病变破坏骨质的同时可刺激新骨形成或反应性骨生长，增殖的成骨细胞使羟磷灰石晶体与骨样基质结合，后者可以吸收放射性同位素并与其相互作用。因此，是反应性骨沉积而非肿瘤或炎症区域使同位素摄取增加，故放射性核素显像在症状出现3天后即可有阳性改变，对骨髓炎的早期诊断有重要价值。

一、牙源性化脓性颌骨骨髓炎

【概述】

化脓性颌骨骨髓炎（suppurative osteomyelitis of jaws）80%～90%由金黄色葡萄球菌和表皮葡萄球菌引起，溶血性链球菌、肺炎双球菌、放线菌及厌氧菌（如类杆菌和梭杆菌）引起者较少见。化脓性颌骨骨髓炎感染来源包括牙髓、根尖周或冠周的牙源性感染，开放性伤口或骨折，可继发于鼻窦或乳突病变、血源性感染等，其中以牙源性感染最为常见。

急性骨髓炎的特点是发病迅速，病原牙疼痛、松动，开口受限，局部肿胀，下颌下淋巴结肿大，下唇感觉异常或麻木等。慢性化脓性骨髓炎的临床特点与急性骨髓炎类似，但是症状较轻、骨破坏缓慢，可有瘘管及死骨形成。

【CT表现】

急性颌骨骨髓炎早期无影像学改变，随病变进展，可有不同程度的骨质破坏。骨质破坏表现为骨小梁影像模糊，骨内不规则密度减低区，边缘模糊不清。密质骨可有不同程度的破坏。慢性骨髓炎主要表现为松质骨和密质骨的破坏、骨硬化、死骨形成以及骨膜反应性增生（图6-1-1）。炎症刺激可致骨膜成骨，可表现为线状、层状或团块状。死骨表现为不规则密度增高影，为颌骨骨髓炎的特征性X线表现[3]。颌骨病变周围软组织可有不同程度的肿胀。

【比较影像学】

曲面体层片可以更直观地显示病原牙及其与病变的关系，但对颊舌侧密质骨破坏和骨膜成骨以及小块死骨的显示效果不如CT好。

【病理学表现】

炎症过程起始于颌骨内的松质骨，在骨髓腔

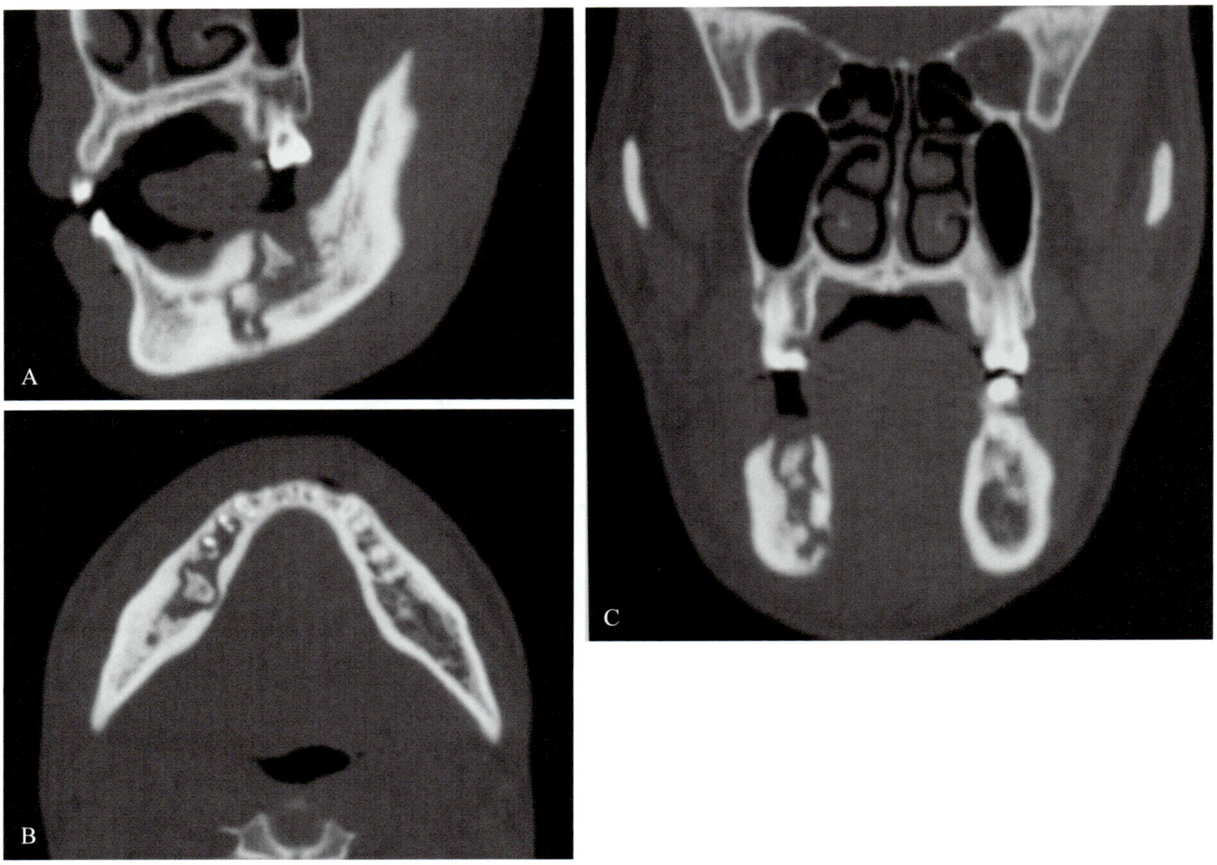

图 6-1-1　牙源性化脓性颌骨骨髓炎

螺旋 CT 矢状位图像（A）、轴位图像（B）和冠状位图像（C）示右侧下颌骨骨质密度不均匀的减低影，边界欠清楚，舌侧密质骨不连续，其中可见不规则游离高密度影（死骨）

内扩散，随后发生密质骨和骨膜的破坏。病变的炎症反应轻重不一，病理学表现也可有较大差异，主要为骨髓腔内中性粒细胞浸润、脓性渗出和骨小梁坏死，慢性期可见纤维修复。大体检查，较重的病变可见明显的化脓和死骨形成。镜下观察，急性期可见骨髓组织充血、水肿、淤血，大量中性粒细胞浸润。其后，邻近的骨小梁因失去血供而坏死。死骨形成是诊断骨髓炎的重要指征，表现为骨细胞消失，骨陷窝空虚；中央管内空虚；骨小梁周围失去成骨细胞衬覆；其边缘被破骨细胞吸收而呈粗糙的锯齿状；有时可见死骨完全崩解，菌团繁殖（图 6-1-2A）。骨髓组织和炎症细胞坏死、液化，形成脓性分泌物，沿骨髓腔、中央管及骨破坏后形成的腔隙扩散，最终到达骨膜下，刺激骨膜下新骨形成，并可穿破骨膜形成开口于皮肤或口腔黏膜的窦道。炎症转为慢性后，在机体修复过程中，肉芽组织包围并吸收死骨，使其与周围正常骨分离。较重的病变可见大量炎症细胞、脓肿形成及死骨片。炎症较轻时仅见骨髓腔内为纤维组织，少许淋巴细胞和浆细胞浸润。病变中可见成骨及破骨反应并存，散在着不规则的骨小梁，有明显的沉积线（图 6-1-2B）。

【鉴别诊断】

牙源性化脓性颌骨骨髓炎有时需与恶性肿瘤（如颌骨原发性骨内癌、骨肉瘤）继发感染相鉴别。骨髓炎多有病原牙，早期骨破坏以病原牙为中心，晚期骨破坏边界清楚，周围骨质硬化，可有死骨形成。而恶性肿瘤无病原牙，骨破坏边缘模糊，无死骨形成。骨肉瘤在骨破坏区内同时可见密度高的瘤骨。此外，骨髓炎多为线状或层状骨膜反应，而原发性骨内癌无骨膜反应，骨肉瘤则常见放射状瘤骨并有密质骨广泛破坏。

二、婴幼儿颌骨骨髓炎

【概述】

婴幼儿颌骨骨髓炎（infantile osteomyelitis of

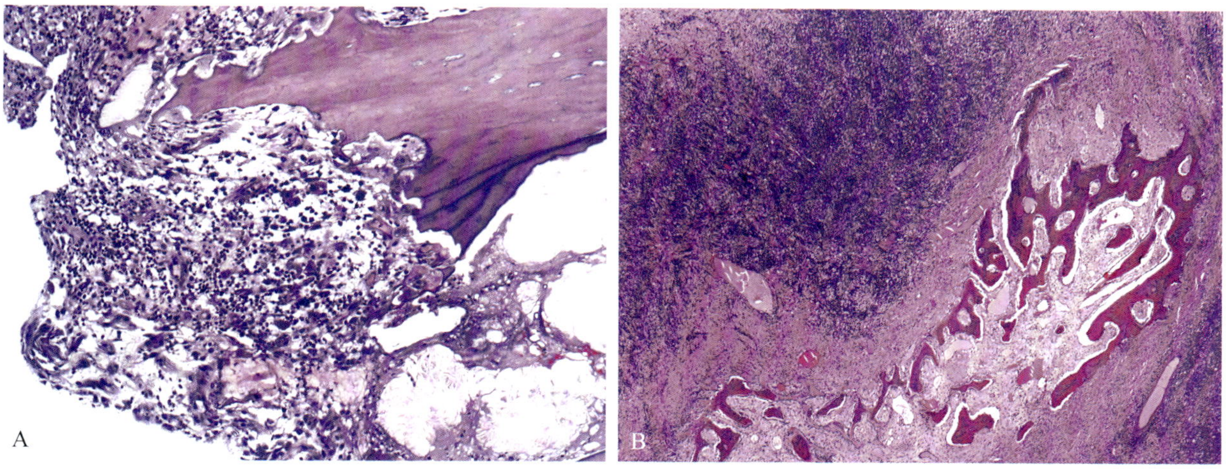

图 6-1-2　牙源性化脓性颌骨骨髓炎

A. 骨髓腔内大量炎症渗出及坏死物，骨小梁坏死，可见骨吸收（HE×200）。B. 慢性骨髓炎，骨小梁被吸收，形成大片炎性肉芽组织，内见密集的炎症细胞浸润及纤维增生，周围有新骨形成（HE×40）

jaws）少见，由金黄色葡萄球菌引起，治疗不及时或治疗不当可导致面部畸形、牙缺失及下睑瘢痕，多为血源性感染，因而多见于血运丰富的上颌骨[3]。本病多发生于出生数周的婴儿，表现为眶下区蜂窝织炎，可见内眦肿胀、眼睑水肿及结膜炎。口内检查上颌颊、腭侧均肿胀，牙槽侧黏膜可有瘘管。病变转入慢性期并可有死骨形成。

【CT 表现】

本病好发于上颌骨，病变区颌骨破坏广泛，表现为不规则骨密度减低并有死骨形成及牙胚移位、缺失（图 6-1-3）。病变可累及上颌窦、筛窦，严重者可形成眶内脓肿。

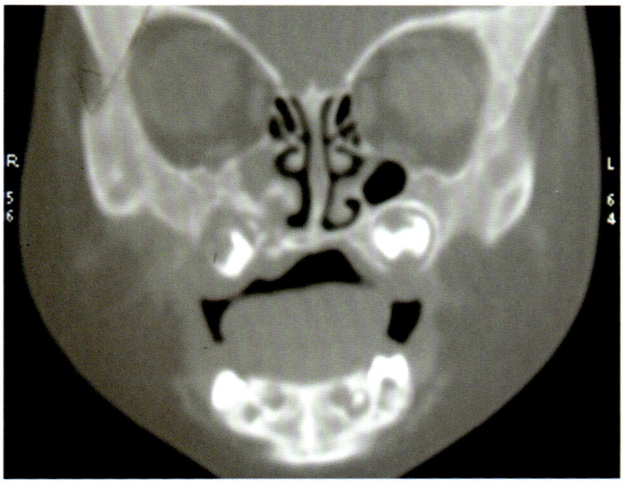

图 6-1-3　婴幼儿颌骨骨髓炎

螺旋 CT 冠状位图像示右上颌骨骨质破坏，牙胚移位，牙囊骨硬板大部破坏、消失（图片曾用于人民卫生出版社-口腔颌面医学影像诊断学）

【比较影像学】

因婴幼儿颌骨钙化度较低，骨质疏松，颌骨内有发育不同阶段的牙胚，故 CT 较 X 线检查可更好地显示颌骨破坏范围和程度、死骨形成以及软组织肿胀情况。

【病理学表现】

病理学表现为重度急性炎症，病变骨髓腔内见血管扩张、充血，组织明显水肿，正常的骨髓脂肪细胞消失，大量密集的炎症细胞浸润，主要为中性粒细胞，局部形成脓肿。病变区骨小梁坏死，表面可见骨吸收陷窝及破骨细胞。病变愈合期，炎症细胞主要为淋巴细胞和浆细胞，骨髓腔内纤维增生，反应性新骨形成。若病变迁延不愈，可见大块死骨形成，纤维化明显，可形成脓腔和窦道。

【鉴别诊断】

婴幼儿颌骨骨髓炎有时需与颌骨原发性恶性肿瘤相鉴别，两者均表现为颌骨骨质破坏和软组织肿胀，临床炎症表现及 X 线死骨影像有助于骨髓炎的诊断。

三、Garré 骨髓炎

【概述】

Garré 骨髓炎（Garré’s osteomyelitis）是一种

少见的非化脓性骨髓炎，其特点是骨膜成骨，不形成脓肿，无骨坏死发生[4]。最常见的病因为根尖周感染，通常与磨牙，尤其是第一磨牙龋病有关，患者有牙痛史。病原也可来自冠周炎或牙滤泡。少数病例无明确的病原牙，可能为血源性感染。Garré 骨髓炎好发年龄为 25 岁以前，临床表现为局部肿胀、疼痛及开口受限。肿胀常见部位是下颌磨牙区及升支，极少累及前牙区。

【CT 表现】

CT 图像表现为密质骨增厚，骨膜新骨形成并常伴有骨硬化。周围软组织肿胀，无明确软组织肿块。骨膜成骨早期表现为密质骨外薄层膨出的骨质，密质骨及膨出的骨质之间为无骨小梁结构的低密度影像[5]。随病变进展，间断性骨膜成骨形成分层，阻射层与透射层交替存在，呈葱皮样改变（图 6-1-4）。骨膜成骨下方密质骨连续或有局限性缺损（图 6-1-5）。邻近髓质骨常有硬化，在硬化骨质中可有低密度透射影。也可表现为新骨形成致颌骨膨隆，原密质骨板消失。

【比较影像学】

曲面体层片可以清楚显示牙体及牙周组织病变，因而有助于明确是否存在病原牙。对无明确病原牙且病变仅表现为颊和（或）舌侧骨膜成骨者，通过曲面体层片难以做出诊断（图 6-1-6）。

【病理学表现】

组织学特征为轻度感染引起的增生性骨膜反应。镜下见密质骨外侧、骨膜下方成层增生的骨

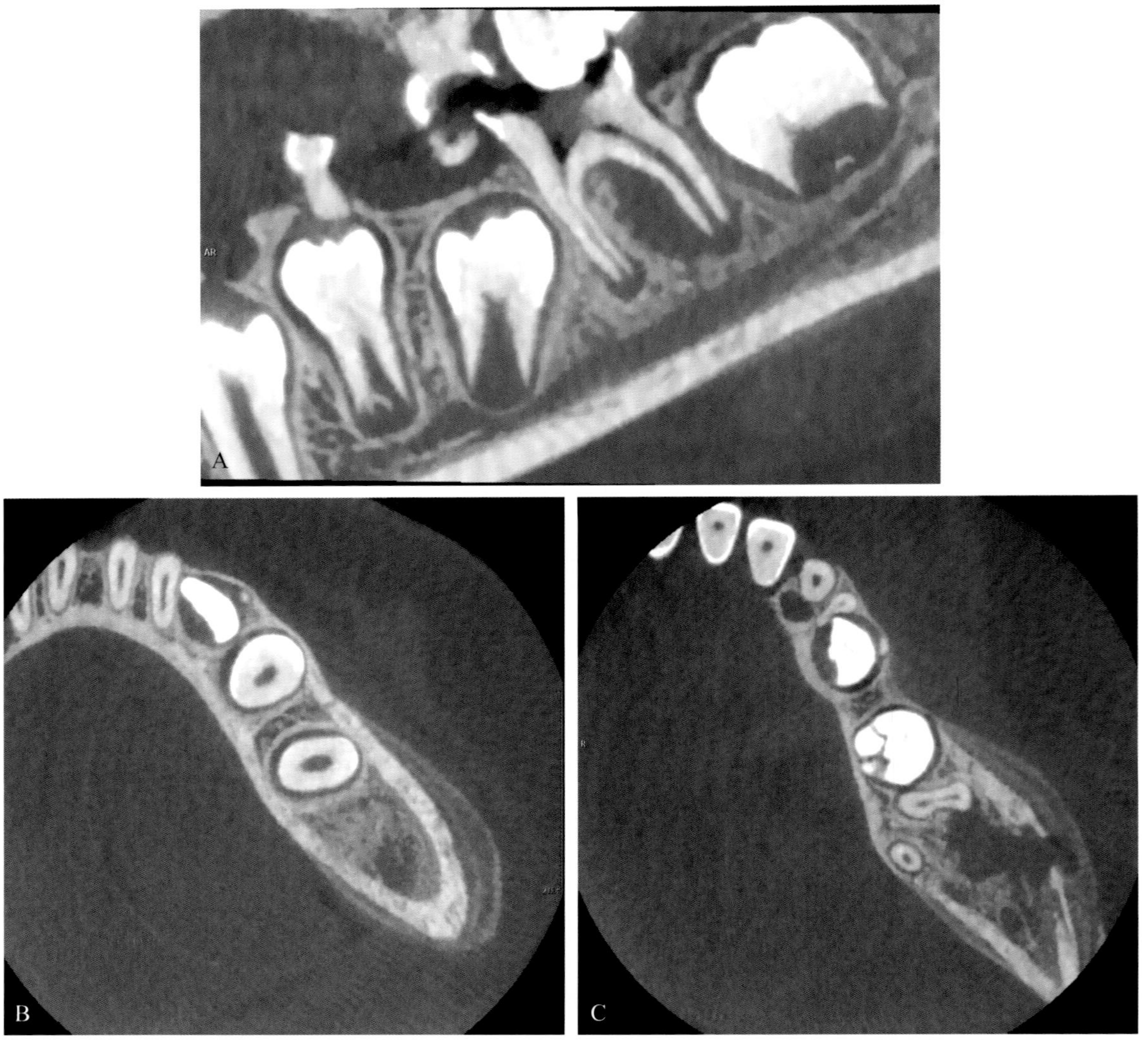

图 6-1-4　Garré 骨髓炎

CBCT 矢状位（**A**）和轴位图像（**B**）（**C**）示 36 龋坏，远中根尖周骨质破坏，边界不清，37 牙囊骨硬板部分消失；36、37 颊侧密质骨不连续，颊舌侧及下颌骨下缘均可见骨膜成骨，颊侧呈层状

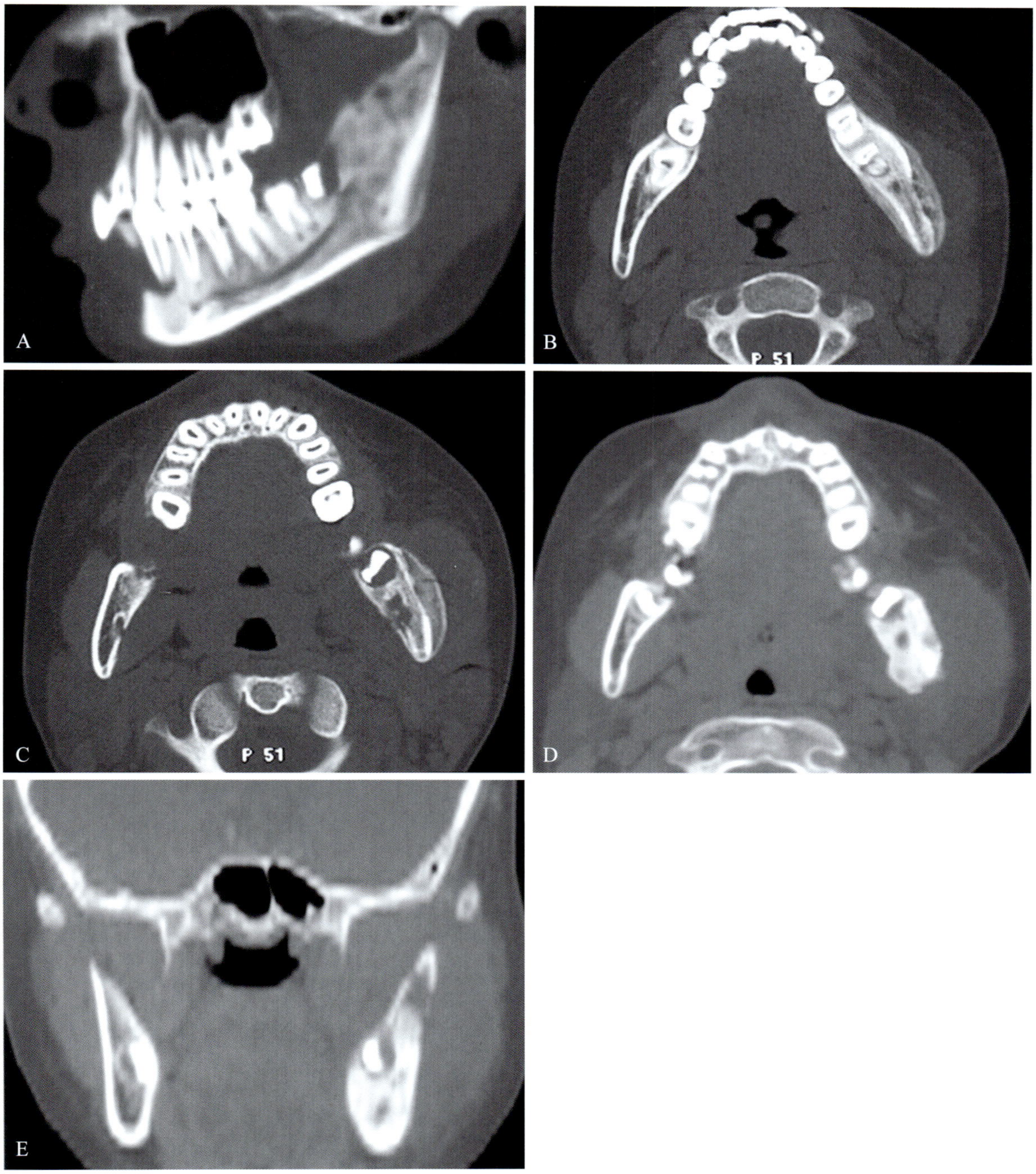

图 6-1-5　Garré 骨髓炎

螺旋 CT 矢状位图像（**A**）示 37 阻生，38 牙胚移位，周围骨质破坏；螺旋 CT 轴位（**B**）和（**C**）示左侧下颌磨牙区及升支颊舌侧可见骨膜成骨，38 牙胚周围及升支局限性骨质破坏，舌侧密质骨不连续。10 个月后螺旋 CT 轴位图像（**D**）和冠状位图像（**E**）示左侧升支膨隆，骨硬化与局限性破坏同时存在

小梁，沿密质骨方向平行排列。骨小梁为编织骨，表面为活跃的成骨细胞和类骨质。骨小梁间为纤维结缔组织，只有少量散在的慢性炎症细胞（图 6-1-7）。骨新生可与骨吸收同时存在，见骨小梁表面吸收陷窝及破骨细胞，偶见少量小的死骨片。有时骨小梁不呈典型的层状排列，而是交织成网状，或排列紊乱，与纤维-骨性病变难以鉴别，必须结合临床及影像学资料确诊。

【鉴别诊断】

1. 朗格汉斯组织细胞增生症　朗格汉斯组织细胞增生症中的单发性病变嗜酸性肉芽肿好发于 15 岁以下儿童，与 Garré 骨髓炎好发年龄相似。当 Garré 骨髓炎找不到明确病原牙时，不易

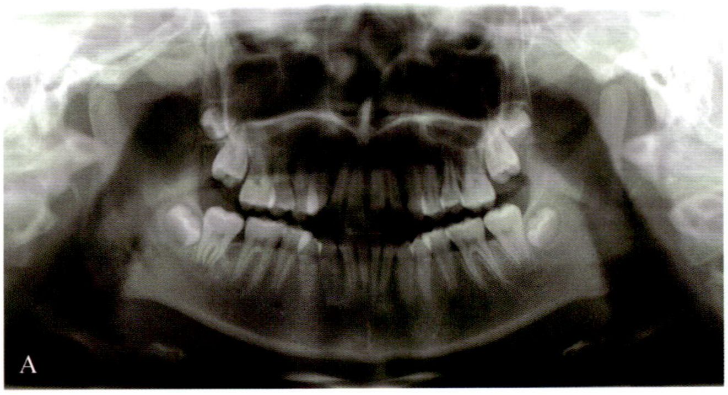

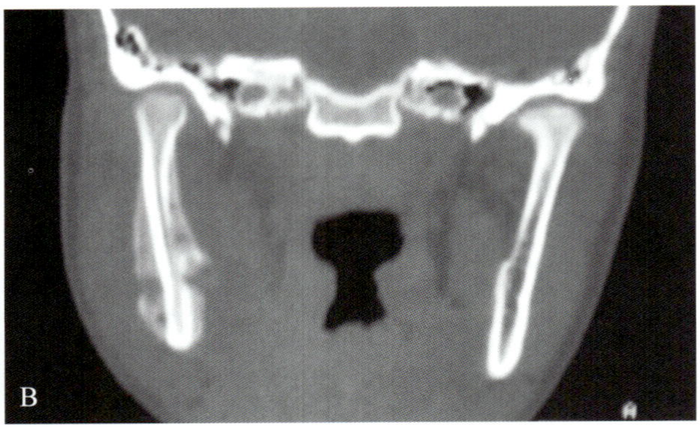

图 6-1-6　Garré 骨髓炎

曲面体层片（**A**）示右侧升支骨质密度不均匀；螺旋 CT 冠状位图像（**B**）示右侧升支颊舌侧骨膜成骨，颊舌侧密质骨尚光整

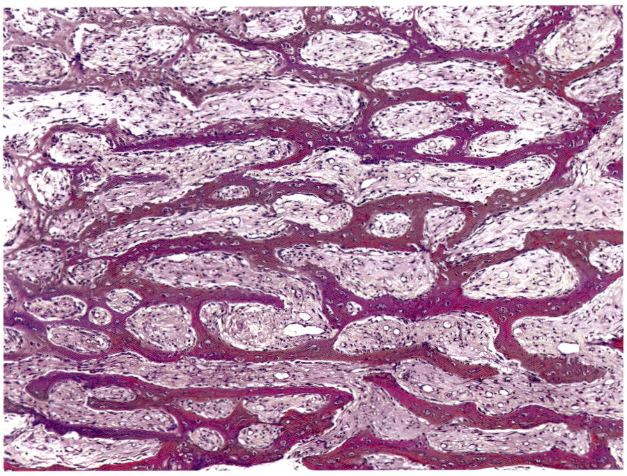

图 6-1-7　Garré 骨髓炎

骨膜下成层增生的骨小梁，沿密质骨方向平行排列（HE×100）

与朗格汉斯组织细胞增生症鉴别。两者均有骨质破坏和骨膜成骨。嗜酸性肉芽肿的 X 线表现为囊样骨质破坏区，边界不清，多为线状骨膜成骨。较少发生骨质硬化及葱皮状、团块状成骨是其与骨髓炎的不同之处。免疫组化检查 S-100 和 CD1-a 阳性有助于朗格汉斯组织细胞增生症的诊断。

2. *尤因肉瘤*　两者发病年龄相似，均表现为颌骨明显膨隆、骨破坏、骨硬化以及骨膜成骨。尤因肉瘤引起的颌骨膨隆发展更为迅速，常合并面神经功能障碍和下唇麻木等神经症状，同时有日光放射状骨针形成。虽然尤因肉瘤可表现为骨硬化，但与颌骨炎症相比更易发生溶骨性改变。

3. *骨纤维异常增殖症继发感染*　尤其是儿童期 Garré 骨髓炎需与骨纤维异常增殖症继发感染相鉴别。骨髓炎时颌骨膨隆由骨膜成骨引起，成骨见于密质骨外。骨纤维异常增殖症时下颌骨松质骨密度增高，密质骨变薄。

四、慢性硬化性颌骨骨髓炎

【概述】

慢性硬化性颌骨骨髓炎（chronic sclerosing osteomyelitis of jaw）分为局限性和弥漫性两种。局限性硬化性颌骨骨髓炎的特点为牙髓感染导致的根尖周骨质致密性反应，也称“致密性骨炎”，发病年龄多为 20 岁以下，与下颌第一磨牙或前磨牙的牙髓感染有关。弥漫性硬化性颌骨骨髓炎主要表现为颌骨的反应性增生，缺乏急性过程。与化脓性骨髓炎的组织坏死和化脓过程不同，弥漫性硬化性颌骨骨髓炎由颌骨的低毒性感染引起，无脓肿及瘘管形成，无死骨形成，可发生于任何年龄，但老年人较多见[6]。由于宿主不能完全控制低毒性感染，病变范围通常较大。病变多见于下颌骨。

【CT 表现】

骨小梁数目增多及增粗致骨质硬化，与正常骨组织界限不清。硬化区内散在低密度区，密质骨明显吸收或消失，骨膜反应为均匀、一致的骨密度增高影像，颌骨膨隆（图 6-1-8、图 6-1-9）。

【比较影像学】

核素扫描检查显示 ^{99}Tc 摄取增加，提示局部血流增加及骨沉积活跃，可以更清楚地显示病变范围。曲面体层片也可显示颌骨膨隆和硬化表现，但不能显示颌骨颊舌向病变表现为其缺点（图 6-1-8A）。此外，螺旋 CT 对病变范围、松

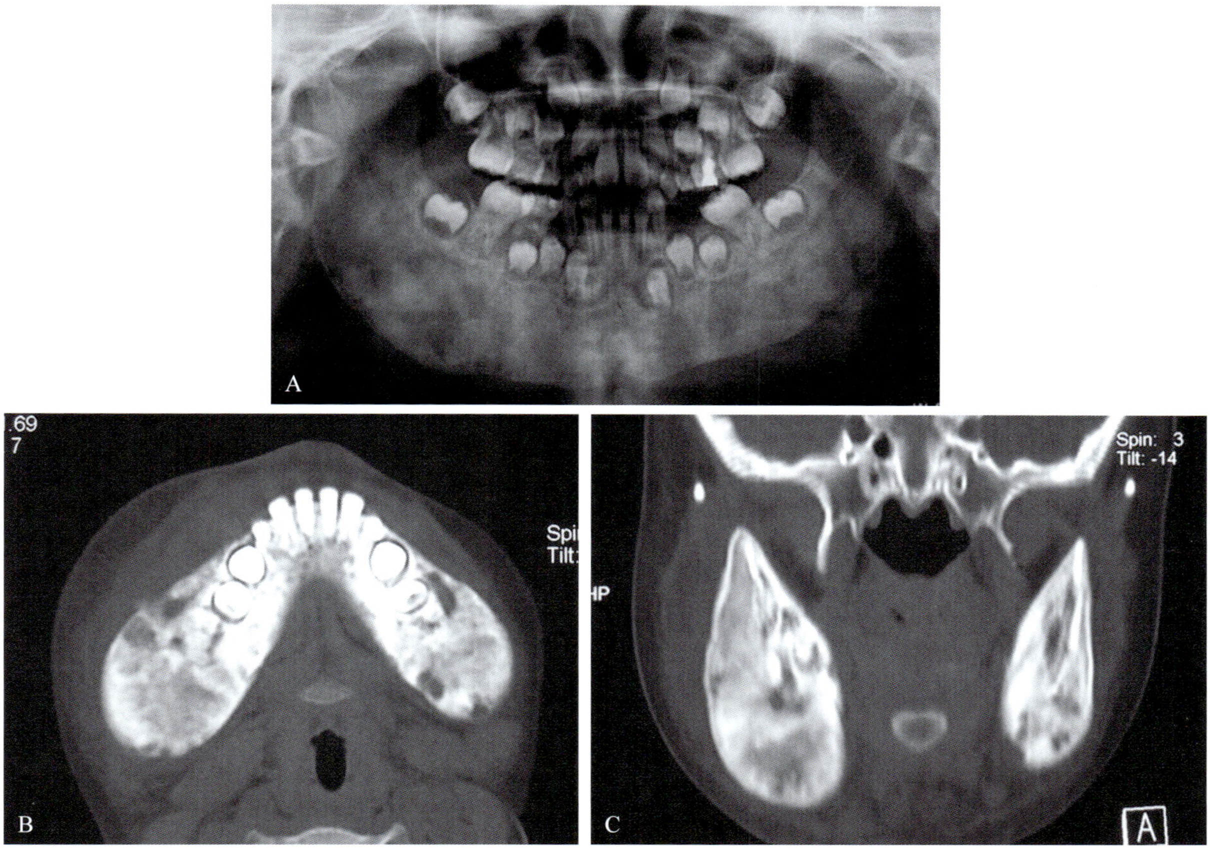

图 6-1-8　慢性硬化性颌骨骨髓炎

曲面体层片（A）、螺旋 CT 轴位（B）和冠状位图像（C）示双侧下颌骨体及升支下部膨隆，骨质密度弥漫性不均匀增高，其中可见密度减低区；密质骨外可见骨膜成骨

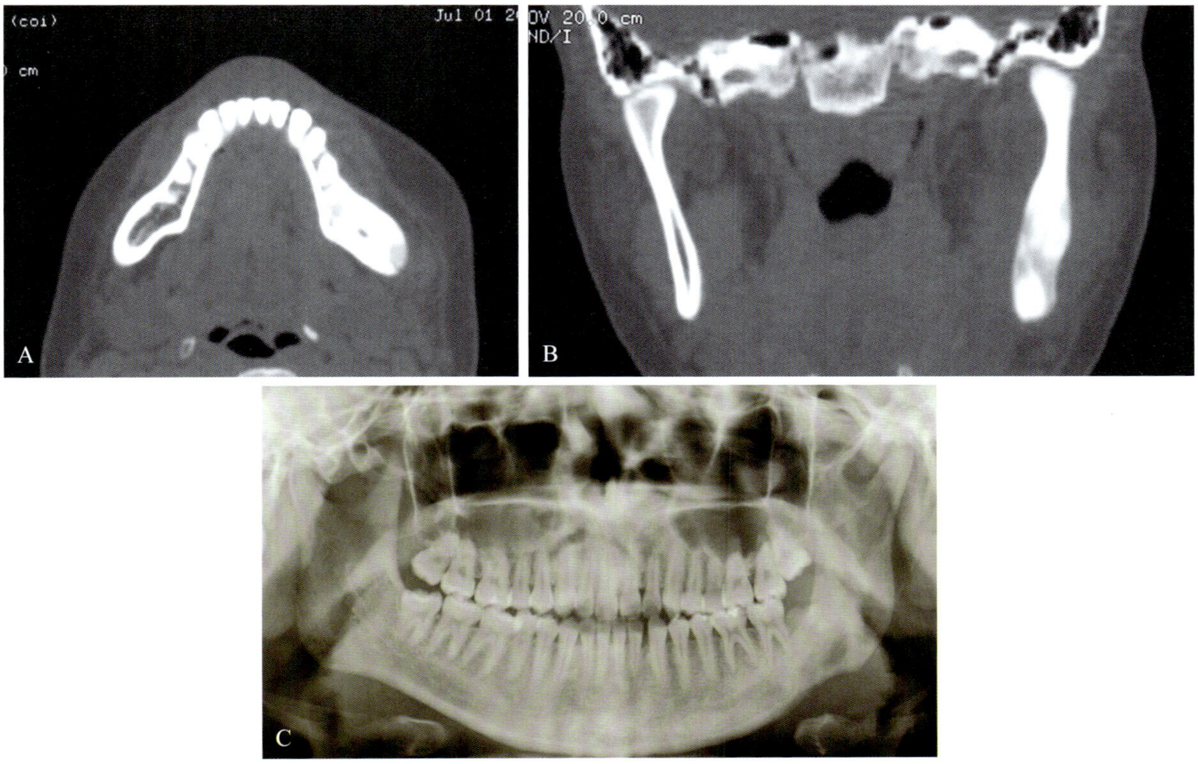

图 6-1-9　慢性硬化性颌骨骨髓炎

螺旋 CT 轴位（A）、冠状位图像（B）及曲面体层片（C）示左侧下颌骨磨牙区及升支骨密度弥漫性增高，松质骨与密质骨界限消失，颌骨膨隆

质骨及密质骨病变的显示也优于曲面体层片（图 6-1-9C）。

【病理学表现】

骨组织对轻微感染产生慢性增生性炎症反应，骨小梁过度沉积而缺少充分的骨吸收改建过程，形成一个致密的骨硬化区域。镜下可见病变区骨小梁大小和形状都不规则，较宽，沉积线明显，相互平行且排列紧密。骨髓腔窄，腔内为纤维结缔组织，取代了正常的脂肪性骨髓组织。炎症细胞浸润不明显，可见散在的少量淋巴细胞和浆细胞（图 6-1-10）。如病变处于增生活跃期，骨小梁周围可见较多成骨细胞，有时也可见局灶性骨吸收。慢性硬化性骨髓炎在组织学表现上可能无法与其他纤维-骨性病变区别，需参考临床及影像学特点。

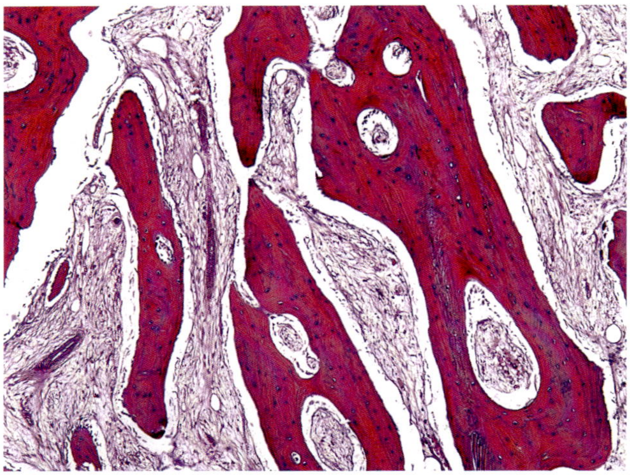

图 6-1-10　慢性硬化性颌骨骨髓炎

增生的骨小梁较宽，沉积线明显，骨髓腔窄，内为纤维组织，有少量炎症细胞浸润（HE×100）

【鉴别诊断】

1. Garré 骨髓炎　此病多与牙源性感染有关，尤其是下颌第三磨牙和下颌第一恒磨牙的感染是最常见的病因。此病主要发生于青少年，可以引起颌骨膨隆。其 X 线表现特点为骨膜成骨和骨硬化，骨膜成骨多表现为层状，与骨膜成骨相对应部位的颌骨一般无破坏。

2. 骨纤维异常增殖症继发感染　此病多发生于青少年期，无继发感染时一般不存在鉴别问题。X 线表现为下颌骨弥漫性密度增高，可呈典型的“毛玻璃样”密度影。下颌骨沿外形膨大，密质骨变薄，无骨膜反应。此外，牙周膜影像变窄，牙槽骨骨硬板消失及下颌管移位是其特点。弥漫性硬化性颌骨骨髓炎通常表现为反复疼痛、肿胀，病变早期有明确的骨膜反应。病变区密度较骨纤维异常增殖症者略高且不均匀。

3. 成骨肉瘤　患者可有疼痛和肿胀，不同程度开口受限，X 线表现为密度增高的影像或 X 线透射与阻射混杂影像，与弥漫性硬化性颌骨骨髓炎相似。但成骨肉瘤常有恶性肿瘤的临床及 X 线表现，如生长较快、下唇麻木、局部溃烂等。X 线片显示病变弥散、边缘不清，骨密度呈不均匀斑点状增高表现，密质骨破坏致颌骨正常外形消失，有日光放射状骨膜成骨。此外，牙周膜影像增宽，牙槽骨骨硬板破坏是成骨肉瘤具有诊断价值的早期 X 线表现。

4. 慢性化脓性颌骨骨髓炎　X 线表现为松质骨内骨质破坏有透影区，病变区密质骨穿通样缺损。骨膜反应多发生于密质骨穿通区，多为层状。有死骨形成。

五、颌面骨结核

【概述】

颌面骨结核（tuberculosis of facial and jaw bones）少见，其中以发生于颌骨及颧骨相对较多。结核是一种慢性感染性肉芽肿性病变，主要由结核分枝杆菌引起，个别病例病原菌为牛分枝杆菌，其临床特点多种多样。约 3% 的肺结核或系统性结核有口腔表现[7]。颌面部结核分为原发性和继发性两类，原发性病变较少且多见于年轻患者，继发性结核较多见。大多数口腔结核病变继发于机体其他部位结核，多由口腔黏膜接触感染的痰液或血源性扩散引起，多见于老年人。口腔结核性病变包括结核性肉芽肿、溃疡、牙龈炎、根尖脓肿及骨髓炎。结核性骨髓炎多见于下颌骨，感染途径为拔牙窝、髓腔、根管或开放龋洞、牙萌出所致黏膜撕裂及血源性感染。结核性骨髓炎临床表现有局部肿胀、疼痛、牙松动、牙胚移位及颈部淋巴结肿大等。

【CT 表现】

结核性颌骨骨髓炎以骨破坏为主，表现为颌骨内局限性密度减低区，边界不清，可见骨膜反应。结核性骨髓炎发生于儿童者，可引起颌骨膨隆。成人骨质较致密，很少发生骨质膨隆。骨内较大的破坏灶会因血运障碍而有死骨形成（图 6-1-11），但骨质破坏区边缘无骨质增生。骨质破坏范围较大时可发生病理性骨折。

【比较影像学】

曲面体层片难以清楚显示颊舌侧密质骨的破坏范围及程度（图 6-1-11，A）。

【病理学表现】

松质骨中的骨小梁被吸收破坏，正常骨髓组织消失，代之以结核性肉芽组织，其中见上皮样组织细胞、朗汉斯巨细胞及淋巴细胞聚集，形成结核结节。结节中心常见干酪样坏死，周围纤维组织增生。有时可见死骨形成（图 6-1-12）。继发感染后，出现大量中性粒细胞浸润，坏死组织液化，形成结

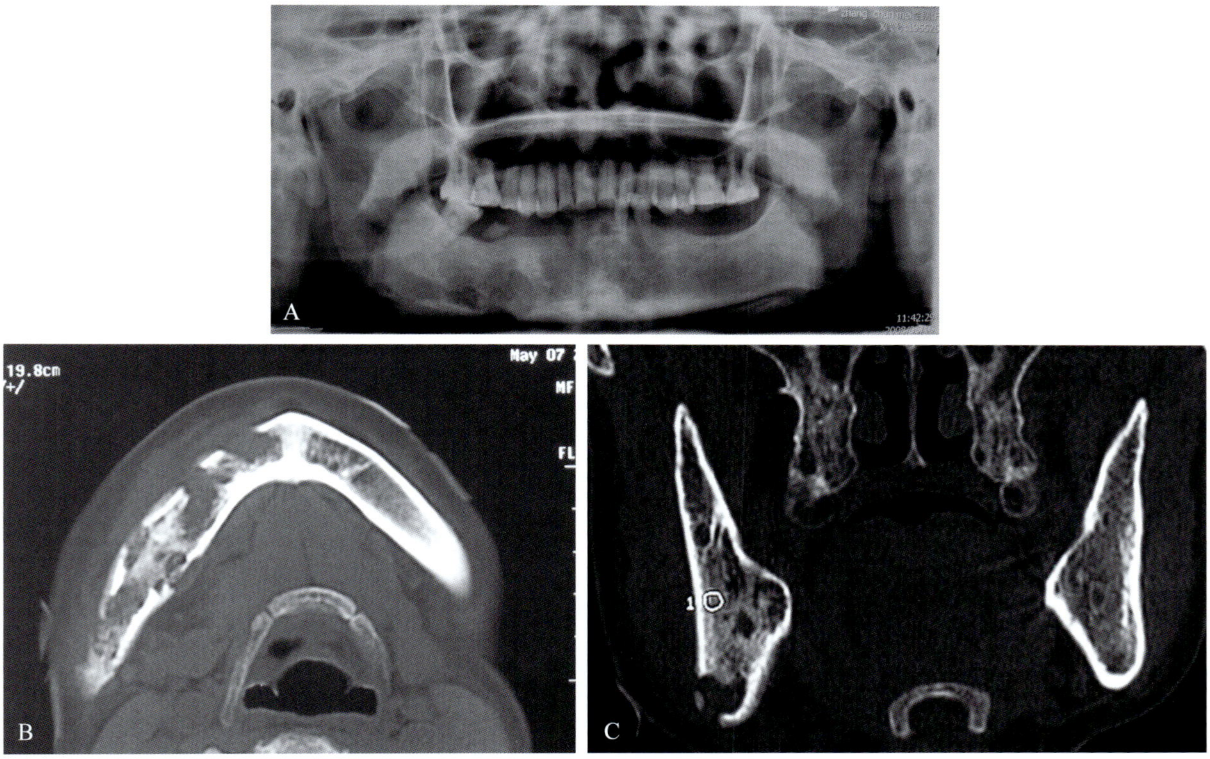

图 6-1-11 颌骨结核性骨髓炎

曲面体层片（**A**）、螺旋 CT 轴位（**B**）和冠状位（**C**）图像示右侧下颌骨体部及下颌角部多个低密度区，下颌骨下缘、颊侧及舌侧密质骨不连续，下颌角可见小块死骨

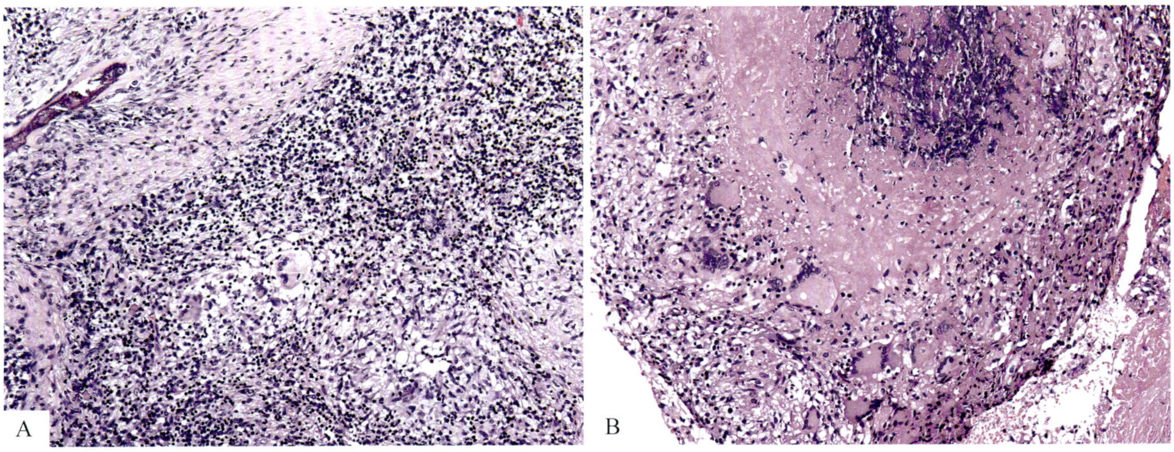

图 6-1-12 颌骨结核性骨髓炎

A：骨小梁被吸收破坏，骨髓组织被结核性肉芽组织代替（HE×200）。**B**：结核结节由上皮样组织细胞、朗汉斯巨细胞及淋巴细胞聚集而形成，中心见干酪样坏死（HE×200）

核性脓肿。

【鉴别诊断】

需与牙源性骨髓炎相鉴别。结核性骨髓炎好发于下颌角，无病原牙，引起的骨质破坏常远离牙根，但病变较大时可波及牙胚，致牙胚的致密线条影消失，牙胚移位。

第二节　颌骨放射性骨坏死

【概述】

颌骨放射性骨坏死（osteoradionecrosis of jaws）是由放射线照射导致的不能愈合的细胞缺氧性损伤，而非受照射骨的真性骨髓炎。辐射效应造成组织低血运、低细胞活力、低氧。虽然放射性骨坏死可发生于任何受照射骨，但颌骨易感，尤其是下颌骨（占 90%），上颌骨则较少（仅占 10%），其他面骨更为少见。颌骨的受照射剂量超过 60 Gy 可导致骨细胞坏死及进行性阻塞性动脉炎。骨膜血管及大动脉（如下牙槽动脉）均受累，使其对感染的防御能力明显降低，其结果是直接受到照射的骨发生无菌性坏死并累及邻近的骨及软组织。放射性骨坏死的临床特点是疼痛和骨暴露，可有瘘管、不同程度开口受限、病理性骨折和死骨形成。

【CT 表现】

病变早期，骨质呈弥散性疏松，进而有斑点状不规则骨质破坏。骨吸收破坏区之外，常可见明显的硬化反应带。随病变进展，骨吸收破坏加重，可见大小不等、形状不一的死骨。病理性骨折多发生于下颌骨（图 6-2-1）。骨膜对放射线高度敏感，

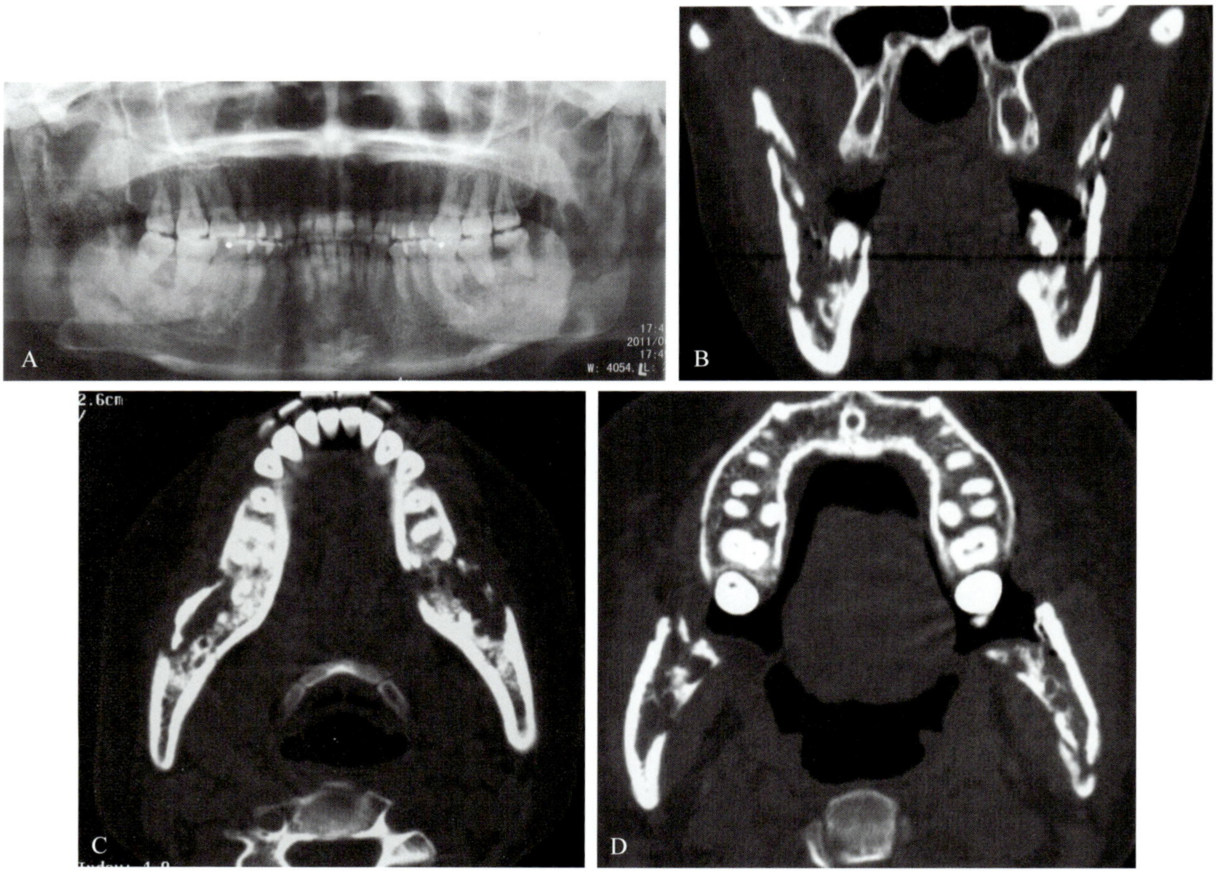

图 6-2-1　颌骨放射性骨坏死

曲面体层片（A）、螺旋 CT 冠状位图像（B）和螺旋 CT 轴位图像（C）（D）示双侧下颌骨磨牙区及升支骨质破坏，颊侧及舌侧密质骨均受累，可见多块死骨

因而很少发生骨膜成骨。病变区软组织肿胀。

【比较影像学】

X线检查在显示骨破坏范围、死骨大小及部位，以及颊、舌侧骨质病变方面不如CT，但是曲面体层片可用于放疗前及放疗中牙及牙周组织状况的评估和监测。

【病理学表现】

由于属放射性损伤，骨内局部微血管系统及骨细胞、各种软组织细胞均活力降低，造成骨内血管减少、缺氧、细胞减少的微环境，对小的损伤及细菌感染也无法进行修复和防御，很快发生骨坏死，随后细菌在其中大量繁殖。病变的组织学改变可分为6个阶段：充血、动脉内膜炎、血栓形成、细胞减少、血管减少及纤维化。最后两种改变大约开始于治疗6个月后，并且逐渐加重，导致骨组织失去活力。送检标本内常见软组织纤维化、玻璃样变性。血管减少，血管壁变性，管腔闭塞。骨组织坏死，骨陷窝中的骨细胞消失，骨小梁表面缺乏成骨细胞衬覆，骨髓中充满坏死的组织残屑和菌团（图6-2-2，A）。局部骨髓组织活力尚存，但有不同程度的纤维化，细胞及血管成分均减少，伴炎症细胞浸润。局部密质骨表面仍可见骨膜，但活力降低，无反应性骨形成（图6-2-2，B）。

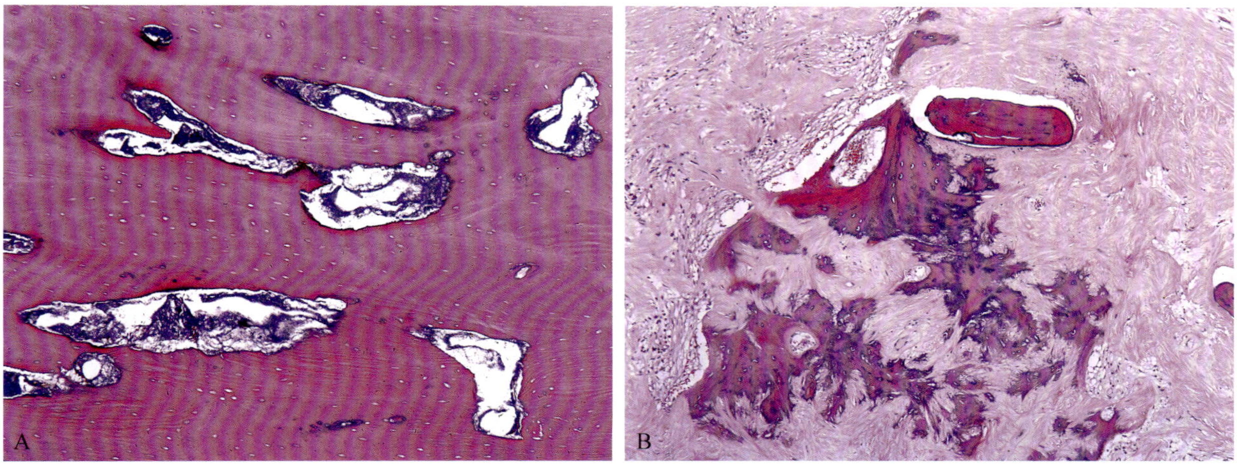

图6-2-2 颌骨放射性骨坏死

A：骨组织坏死，骨陷窝中的骨细胞消失，骨髓中充满坏死的组织残屑和菌团（HE×100）。**B**：骨髓组织被大片致密、均质的纤维组织取代，伴营养不良性钙化及骨化，另可见残留的骨小梁（HE×100）

【鉴别诊断】

1. 慢性化脓性骨髓炎　颌骨放射性骨坏死的X线表现与慢性化脓性骨髓炎类似，但前者病变进展缓慢、范围更为广泛，死骨形成较晚且无骨膜成骨。此外，应结合病史及是否有放疗史加以鉴别。

2. 恶性肿瘤复发　恶性肿瘤复发者骨质破坏进展迅速，无死骨形成，局部有软组织肿块。

第三节　颌骨化学性骨坏死

一、砷毒性骨坏死

【概述】

砷毒性骨坏死（arsenical osteonecrosis）由牙髓失活剂三氧化二砷使用不当引起。如封药时间过长、药物剂量过大、失活剂从邻面洞漏出、髓底穿通和药物渗出根尖孔等均可使失活剂与组织接触而造成骨组织坏死。临床表现为局部牙龈红肿、糜烂，牙槽骨暴露，患牙及邻牙松动、叩痛。

【CT 表现】

CT 图像可表现为局部牙槽突骨质破坏，骨密度减低，也可表现为根分歧下或根尖周有密度减低区，骨破坏区中有死骨形成。密质骨有不同程度的破坏（图 6-3-1）。

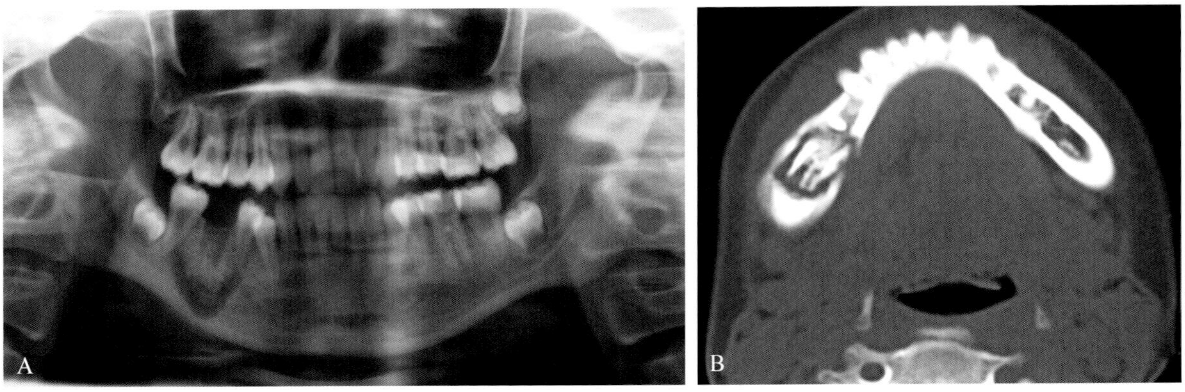

图 6-3-1　颌骨砷毒性骨坏死

曲面体层片（A）和螺旋 CT 轴位图像示 46 缺失，牙槽窝下缘骨质硬化，形成死骨，其周缘可见低密度区；螺旋 CT 轴位图像示舌侧密质骨破坏

【比较影像学】

根尖片及曲面体层片可显示牙槽骨骨质破坏，病变累及上颌窦时，根尖片及曲面体层片均难以清晰显示上颌窦受累情况。

【鉴别诊断】

需与牙源性化脓性颌骨骨髓炎相鉴别，两者 X 线表现类似。三氧化二砷用药史以及牙龈红肿有助于砷毒性骨坏死的诊断。

【病理学表现】

镜下见死骨形成，骨细胞坏死，骨陷窝空虚。周围软组织重度炎症，血管充盈，组织水肿、坏死，炎性肉芽组织形成。

二、双膦酸盐相关颌骨坏死

【概述】

双膦酸盐相关颌骨坏死（bisphosphonate-related osteonecrosis of jaws）是与双膦酸盐治疗相关的一个重要并发症，2003 年报告首例病例[8-9]。双膦酸盐静脉注射主要用于治疗恶性肿瘤诱发的高钙血症、多发性骨髓瘤相关骨病损、乳腺癌、前列腺癌、肺癌及其他多种实体瘤的骨转移等，而用于预防与骨质疏松症相关的并发症及治疗 Paget 病时则多为口服制剂。双膦酸盐相关颌骨坏死的发生与双膦酸盐的种类、给药途径和用药时间有关，较大剂量静脉用药时患病率为 1% ～ 11%，而口服用药患病率为 0.01% ～ 0.1%。其确切机制尚不清楚。病变以下颌骨多见，多继发于牙科手术，如拔牙、牙周手术、种植手术和活检术等，或与修复体压力过大有关。美国口腔颌面外科医师协会（American Association of Oral and Maxillofacial Surgeons）制订的诊断标准是：有双膦酸盐用药史、没有头颈部放疗史以及颌骨暴露时间超过 8 周。临床表现为病变区疼痛、软组织肿胀、牙松动、骨暴露和拔牙窝不愈。长期慢性病变可累及骨膜，形成死骨和瘘管。

【CT 表现】

与双膦酸盐相关的骨改变包括牙周膜间隙增宽、骨硬板增厚、局部骨硬化、拔牙窝愈合不良以及密质骨沉积导致的颌骨膨隆等。随病变进展，可有下颌管变窄、死骨形成和骨膜成骨。病变可累及多个象限，上颌骨受累相对较多（图 6-3-2）。CT 扫描可显示普遍 X 线检查难以发现的病变，如小死骨、密质骨侵蚀性改变及早期骨膜成骨等（图 6-3-3）。发生于上颌骨者，CT 图像可清楚显示口腔上颌窦瘘以及上颌窦黏膜肥厚等改变。

【比较影像学】

对使用双膦酸盐药物的患者，可用曲面体层

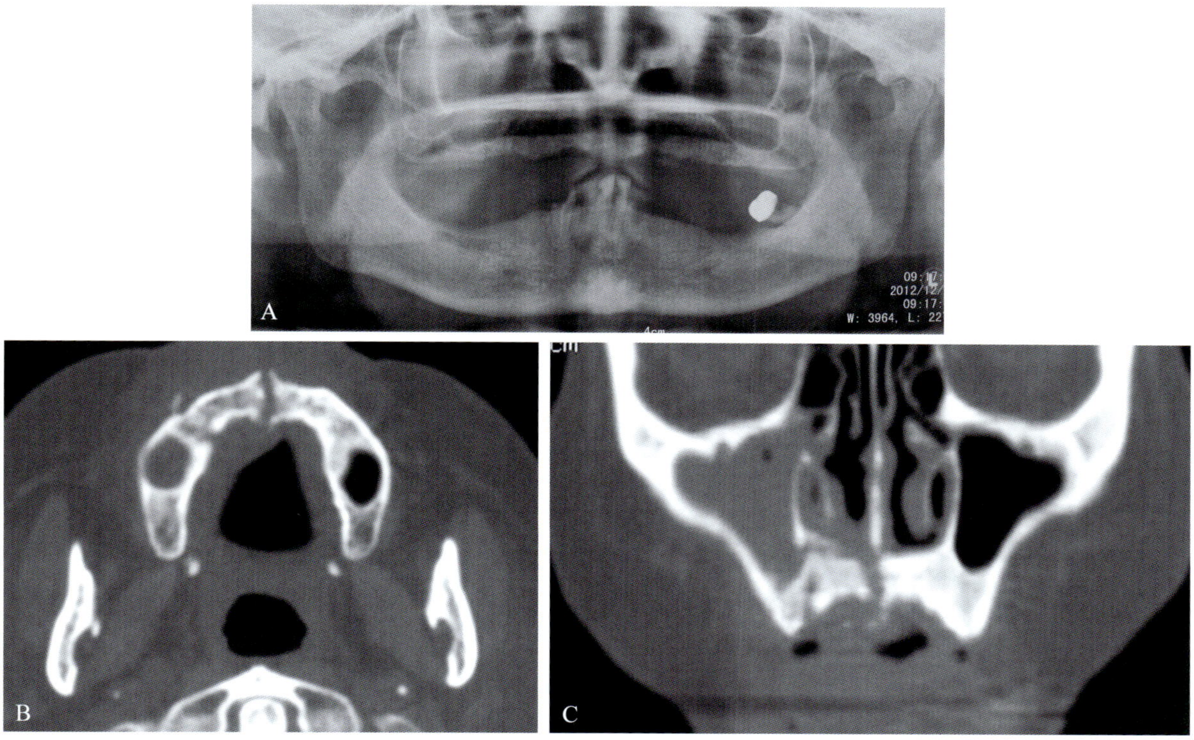

图 6-3-2 双膦酸盐相关颌骨坏死

曲面体层片（A）示上、下颌多牙缺失。螺旋 CT 轴位（B）和冠状位图像（C）示右侧上颌骨前部死骨形成，累及右侧上颌窦底，右侧上颌窦黏膜肥厚

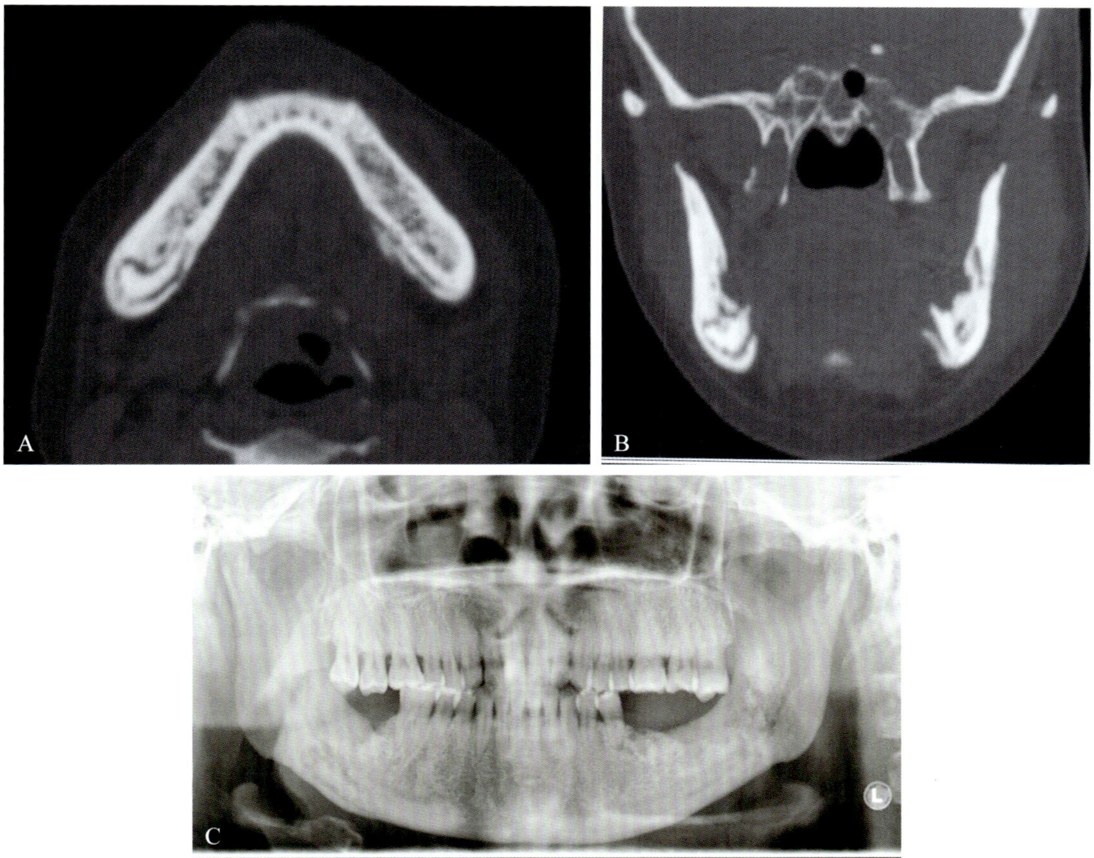

图 6-3-3 双膦酸盐相关颌骨坏死

螺旋 CT 轴位（A）、冠状位（B）图像及曲面体层片（C）示左侧下颌角及右侧升支骨质破坏，死骨形成，双侧下颌骨体舌侧骨膜成骨

片监测颌骨骨质改变。螺旋 CT 对发生于早期病变的骨膜成骨更为敏感。曲面体层难以清晰显示小块死骨及骨膜成骨（图 6-3-3，C）

【病理学表现】

大体观察，死骨暴露于口腔的部分形成一个较光滑的表面，呈细颗粒状，因菌团附着而呈乳黄色或灰褐色。未暴露于口腔的死骨底部粗糙，有肉芽组织附着。镜下见死骨形成及非特异性炎症。死骨组织为致密的板层骨，沉积线明显，骨陷窝空虚，骨细胞消失。骨小梁边缘粗糙，多个骨吸收陷窝相连呈扇贝状，吸收陷窝一般较浅，其中无破骨细胞。骨髓组织坏死，骨髓腔内见大量坏死物和混合性菌团，常可见放线菌（图 6-3-4）。局部可见少许活力尚存的板层骨，邻近软组织为炎性肉芽组织，见血管增生，大量炎症细胞浸润，主要为中性粒细胞，局部形成化脓灶。骨小梁周围可见破骨细胞，但与骨组织有一定距离，似从骨表面脱落，部分破骨细胞出现形态异常，如核变性、细胞小等，偶尔可见巨大的破骨细胞，细胞核达 15 个以上。有学者认为破骨细胞的这些表现与双膦酸盐药物对破骨细胞的抑制作用有关。

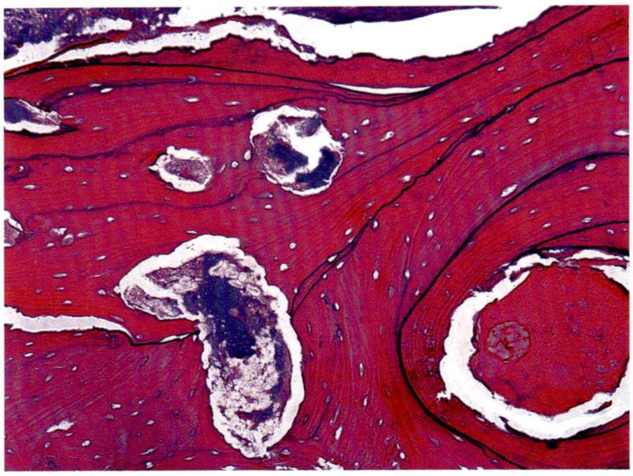

图 6-3-4　双膦酸盐相关颌骨坏死

死骨组织为致密的板层骨，见明显的沉积线，骨细胞消失，骨吸收陷窝相连呈扇贝状，骨髓腔内见大量坏死物和菌团（HE×100）

在死骨邻近的密质骨表面，骨膜仍可保存活力，并有明显的骨膜内成骨，由于缺乏充分的骨吸收改建，形成的骨组织致密，骨髓腔明显变小，哈弗斯系统之间的宽度增加，单位面积骨组织内的血管明显减少。

【鉴别诊断】

1. *牙源性化脓性颌骨骨髓炎*　两者均有骨质破坏、死骨形成，牙源性化脓性颌骨骨髓炎多有明确的病原牙，双膦酸盐相关颌骨坏死多在拔牙等牙科手术后出现拔牙窝不愈、形成死骨。双膦酸盐相关颌骨坏死累及上颌骨者较化脓性骨髓炎更为常见，可累及多个象限，甚至尚无临床症状的区域也可有影像学表现。

2. *放射性颌骨坏死*　患者有放疗史，病变多见于下颌骨，骨质破坏区多发生于受照射区，很少发生骨硬化或骨膜成骨。双膦酸盐相关颌骨坏死患者多有乳腺癌、骨髓瘤等肿瘤病史，有药物治疗史，骨硬化或骨膜成骨可发生于无症状区。死骨也常见于上颌骨，死骨容易分离。

第四节　口腔颌面部软组织炎症

一、口腔颌面部间隙感染

【概述】

口腔颌面部及颈部深面的解剖结构均有致密的筋膜包绕，其功能是分隔肌肉、腺体等解剖结构并作为血管、神经通路。解剖结构的筋膜之间有彼此连续的疏松结缔组织或脂肪组织填充。头颈部的感染通常沿这些阻力薄弱的潜在解剖间隙扩散。口腔颌面部间隙感染（oral and maxillofacial space infections）多为牙源性和腺源性感染，损伤性、医源性和血源性感染相对较少。化脓性炎症可局限在一个间隙内，也可波及相邻的几个间隙，严重者可沿神经、血管扩散，引起海绵窦血栓性静脉炎、脑脓肿、纵隔炎等严重的并发症。

【CT 表现】

口腔颌面部间隙感染初期表现为软组织肿胀，皮下及间隙内脂肪组织密度增高且不均匀，边界不清，受累肌肉肿大（图 6-4-1）。脂肪等软组织液化、坏死，脓肿形成后，则表现为软组织层次消失，可见局灶性液性密度影，脓腔中有散在、数目及大小不等的气腔影，有的可见气-液平面，周围软组织肿胀（图 6-4-2）。增强扫描时感染间隙不均匀强化，坏死组织及渗出物强化，脓肿边缘可见环形强化。牙源性感染者可显示病原牙（图 6-4-3）。

【比较影像学】

对于咀嚼肌间隙，MRI 很容易区分脓肿、肌肉和蜂窝织炎。脓肿表现为病变边界清晰或模糊，在 T2 加权像图像上呈显著高信号，在增强 T1 加权像上有边缘强化表现。蜂窝织炎的 MRI 表现为病变边界不清，炎性组织在 T1 加权像呈等或低信号，在 T2 加权像上呈高信号。

【病理学表现】

受累软组织呈非特异性急性炎症，病变区见密集的中性粒细胞浸润，大量浆液及纤维素渗出，血管扩张、充血，组织明显水肿，横纹肌纤维间亦见大量炎症细胞。

【鉴别诊断】

有时需与面部深间隙恶性肿瘤继发感染相鉴别，两者螺旋 CT 图像均表现为感染间隙及咀嚼肌肿胀，与周围组织界限不清。恶性肿瘤常伴有周围骨质破坏有助于两者鉴别。

二、牙源性上颌窦炎

【概述】

牙源性上颌窦炎（odontogenic maxillary sinusitis）为牙源性感染扩散至上颌窦引起的上颌窦炎，也可由牙科治疗将感染带入上颌窦引起。牙源性上颌窦炎多为单侧发病。

【CT 表现】

锥形束 CT 和螺旋 CT 图像表现为病原牙根尖

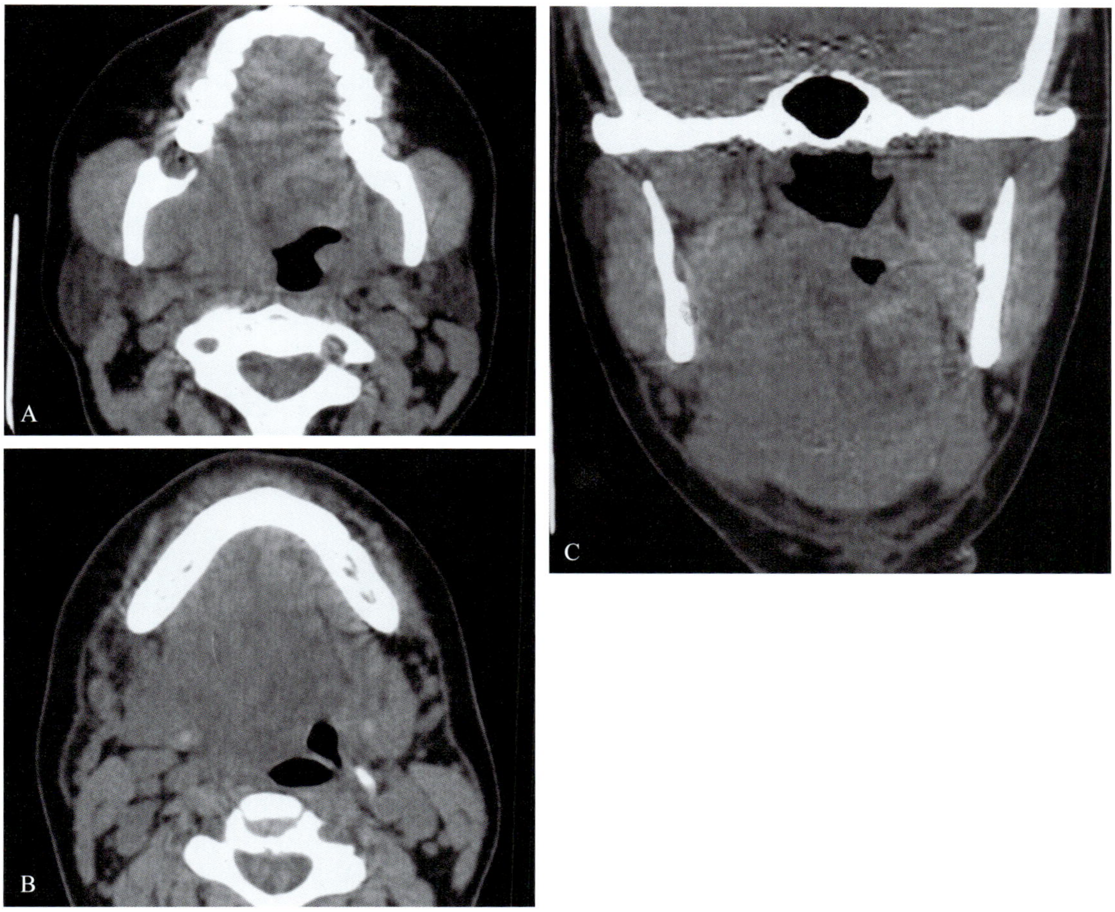

图 6-4-1　右侧面部多间隙感染

螺旋 CT 轴位（**A**、**B**）及冠状位图像（**C**）示翼内肌肿胀，波及咽旁、下颌下、颏下间隙，右侧口咽软组织肿胀，咽腔缩小、移位

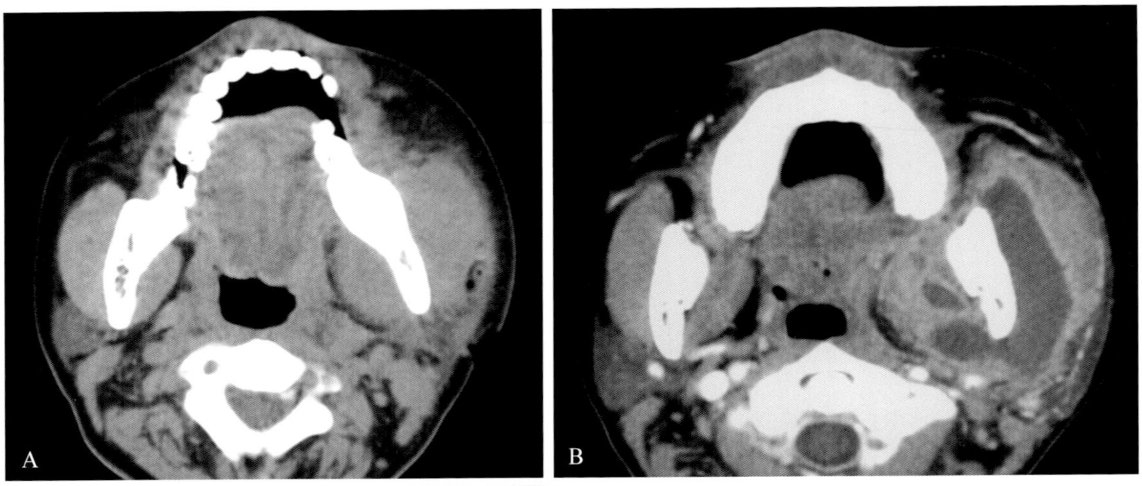

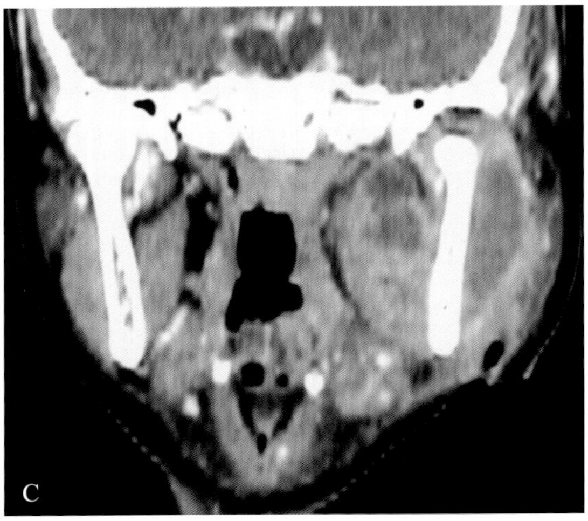

图 6-4-2　咬肌间隙感染

螺旋 CT 轴位图像（**A**）示左侧腮腺咬肌区、翼内肌肿胀，波及咽旁间隙、翼下颌间隙，相应区域皮下脂肪间隙密度增高，左侧咬肌可见气腔。增强相轴位图像（**B**）和冠状位图像（**C**）可见左侧咬肌、翼内肌、翼外肌及颞肌下头内可见不规则、边界清晰的无强化区（脓肿形成），颌下可见切开引流口

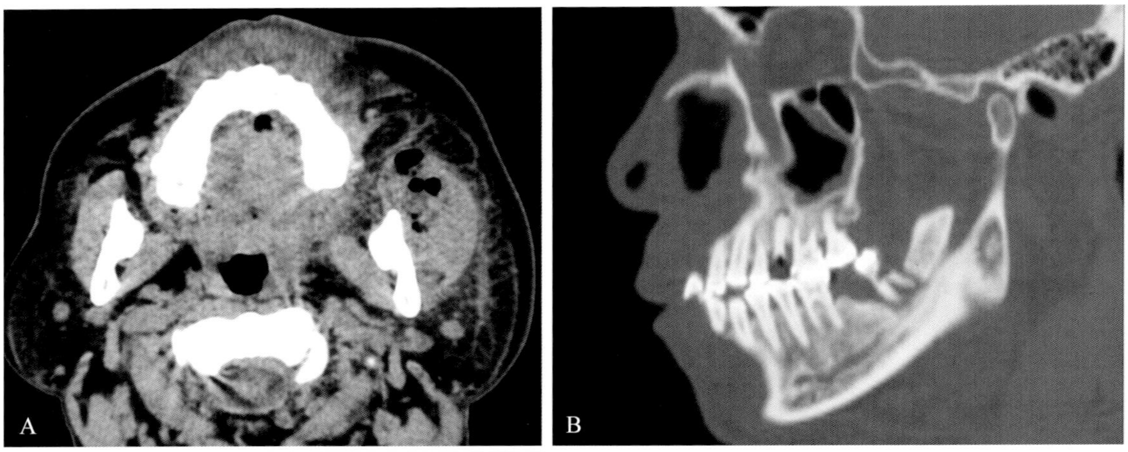

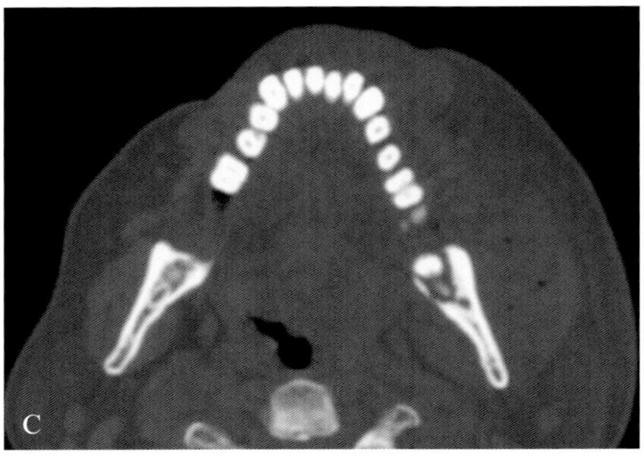

图 6-4-3　左面部多间隙感染

螺旋 CT 轴位图像（**A**）示咬肌明显肿胀，其中可见散在气腔，肿胀范围包括颊间隙、翼下颌间隙和咬肌间隙；矢状位图像（**B**）及轴位图像（**C**）示 38 根尖周骨质破坏，舌侧密质骨不连续

周骨质破坏（图 6-4-4），牙周膜及牙槽骨骨硬板影像消失，上颌窦底骨质破坏致牙槽窝与上颌窦相通。患侧窦腔密度有不同程度增高，可表现为沿窦壁环状黏膜肥厚、脓性分泌物积聚形成液平面。若牙根进入上颌窦，影像学检查有助于明确牙根位置。

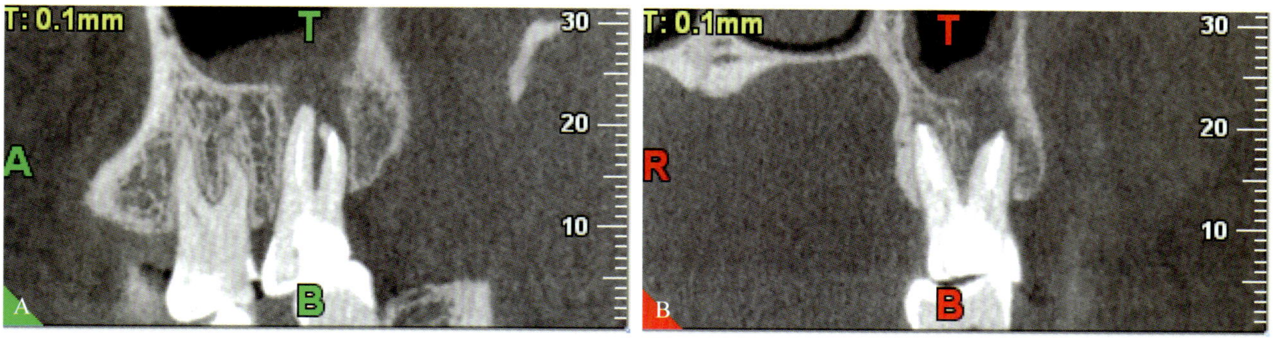

图 6-4-4　牙源性上颌窦炎

CBCT 矢状位（**A**）和冠状位图像（**B**）示 27 颊根根尖周低密度影，相应上颌窦底骨质破坏，窦底黏膜增厚

【比较影像学】

在 MRI 图像上，黏膜水肿和窦腔积液在 T1 加权像呈低信号，T2 加权像呈高信号。

【病理学表现】

镜下主要表现为非特异性炎症。上颌窦黏膜固有层水肿，弥漫的炎症细胞浸润，包括淋巴细胞、组织细胞、嗜酸性粒细胞和中性粒细胞等。表面的假复层纤毛柱状上皮可发生鳞状化生、溃疡或乳头状增生，杯状细胞增多（图 6-4-5A）。黏膜下方的腺泡内杯状细胞也增多，腺管扩张或囊性变，其中充满分泌物（图 6-4-5B）。上颌窦长期慢性炎症，黏膜可发生萎缩、硬化或增生成息肉状，不同的病变区可与急性炎症区混合存在。受慢性炎症刺激，窦壁骨组织变厚、硬化，镜下可见反应性新骨形成。

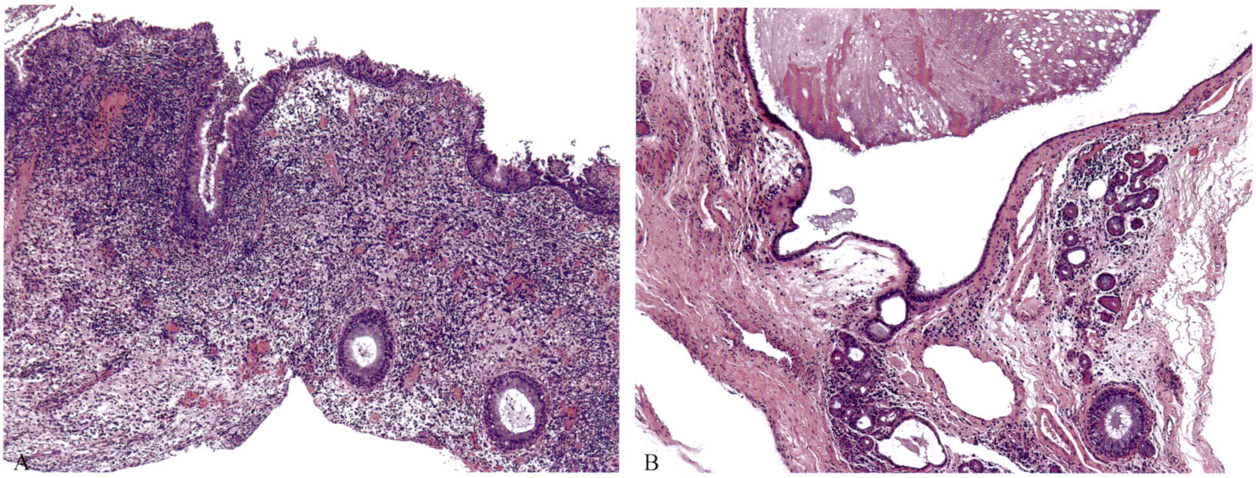

图 6-4-5　牙源性上颌窦炎

A：上颌窦黏膜固有层水肿，弥漫的炎症细胞浸润，表面上皮糜烂，大量中性粒细胞渗出（HE×100）。**B**：黏膜下方的腺体亦呈慢性炎症，腺管扩张，充满分泌物（HE×100）

【鉴别诊断】

1. 非牙源性上颌窦炎　通常为双侧，多继发于上呼吸道感染，鼻腔症状较重，无病原牙。

2. 上颌窦恶性肿瘤　窦腔密度增高，窦壁骨质明显破坏，软组织包块突破窦腔。

三、真菌性上颌窦炎

【概述】

真菌性上颌窦炎（fungal maxillary sinusitis）的主要致病菌为曲霉菌、毛霉菌和念珠菌等，以曲霉菌为常见。真菌性上颌窦炎多因长期使用抗生素、类固醇激素、免疫抑制剂或患有糖尿病、肿瘤等消耗性疾病，致机体抵抗力下降，诱发鼻和鼻窦的感染。临床上分为非侵袭性和侵袭性两种，前者包括真菌球和变态反应性真菌性上颌窦炎。侵袭性鼻窦炎是一种进展迅速的真菌感染，此类感染在免疫缺陷患者中最常见，为血源性传播，累及骨质及周围软组织。

【CT 表现】

真菌球多为单侧，以上颌窦多见，表现为窦腔内软组织影伴阻射性钙化影像，钙化多呈沙粒状、环状或团块状（图 6-4-6），由真菌团块中的大量磷酸盐、少量硫化物和重金属盐形成。窦壁骨质增生硬化，可有局限性侵袭性改变（图 6-4-7）。变态反应性真菌性鼻窦炎多发生于一侧或双侧全组鼻窦，表现为窦腔内充满软组织影，其内可见弥漫分布的斑片状高密度影，窦壁骨质可有膨胀。

侵袭性真菌性上颌窦炎表现为软组织包块占据部分或整个上颌窦，窦壁骨质局限性破坏，周围有软组织及脂肪浸润。增强 CT 示窦腔周围软组织及肌肉可有强化（图 6-4-8）。

【比较影像学】

磁共振检查显示窦腔内软组织结节影在 T1 加权像呈低或等信号，T2 加权像病变多为低信号。真菌性团块所致的钙化在 T2 加权像上呈低信号。

【病理学表现】

根据临床病理特点，真菌性鼻窦炎可分为非侵袭性和侵袭性两种，其中非侵袭性真菌病又分为鼻窦真菌球、糜烂性真菌性鼻窦炎和变应性真菌性鼻窦炎；侵袭性真菌病又可分为慢性侵袭性肉芽肿性鼻窦炎和急性爆发性侵袭性真菌性鼻窦炎。

真菌性上颌窦炎中常可见到真菌球。真菌以寄生形式存在于上颌窦内，术中可从窦腔中取出，

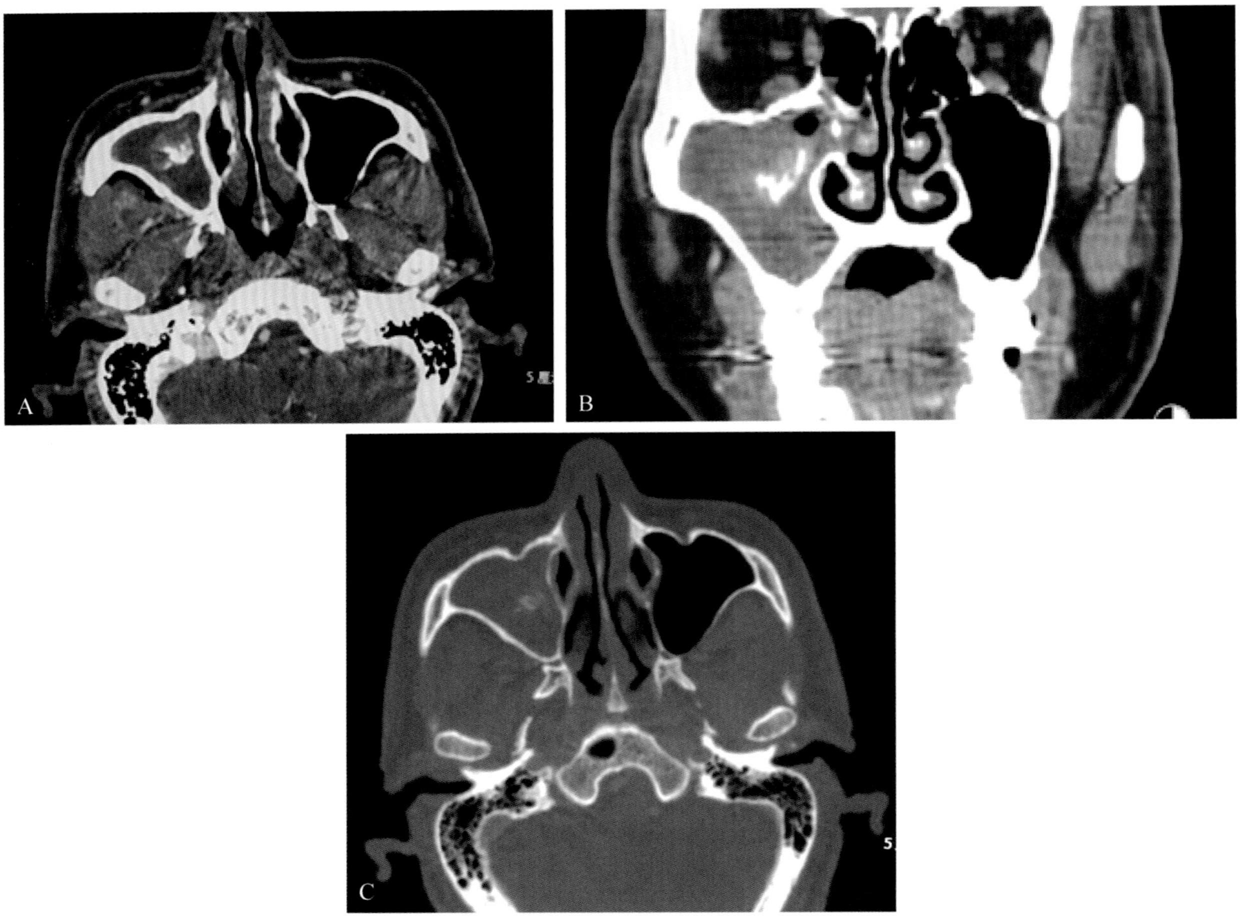

图 6-4-6 真菌性上颌窦炎

螺旋 CT 增强相轴位图像（A）和冠状位图像（B）示右侧上颌窦内软组织密度影，突入右侧鼻腔，窦内可见不规则钙化灶；窦壁骨质尚连续，窦壁增厚。螺旋 CT 骨窗轴位图像（C）示窦内不规则钙化灶

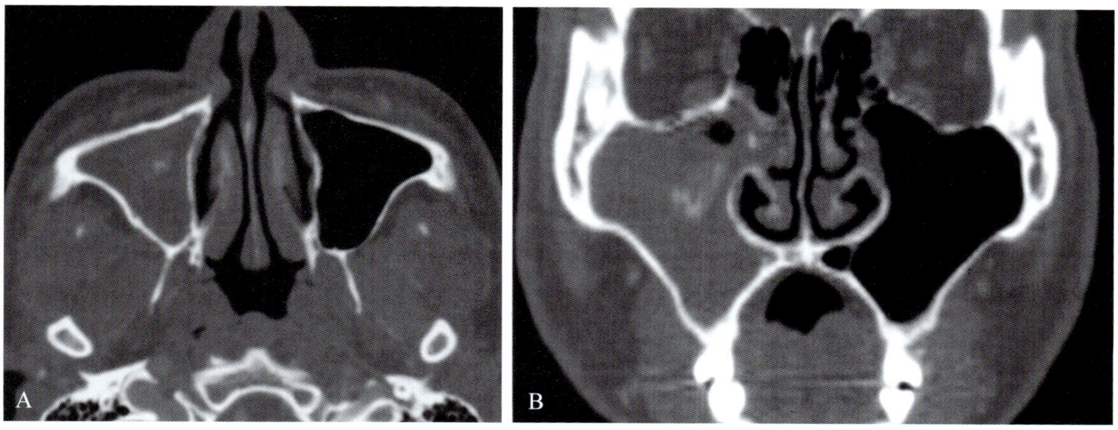

图 6-4-7　真菌性上颌窦炎

螺旋 CT 轴位图像（A）和冠状位图像（B）示右侧上颌窦密度弥漫性增高，其内可见不规则钙化影；后外壁骨质粗糙，局部反应性增生、不连续

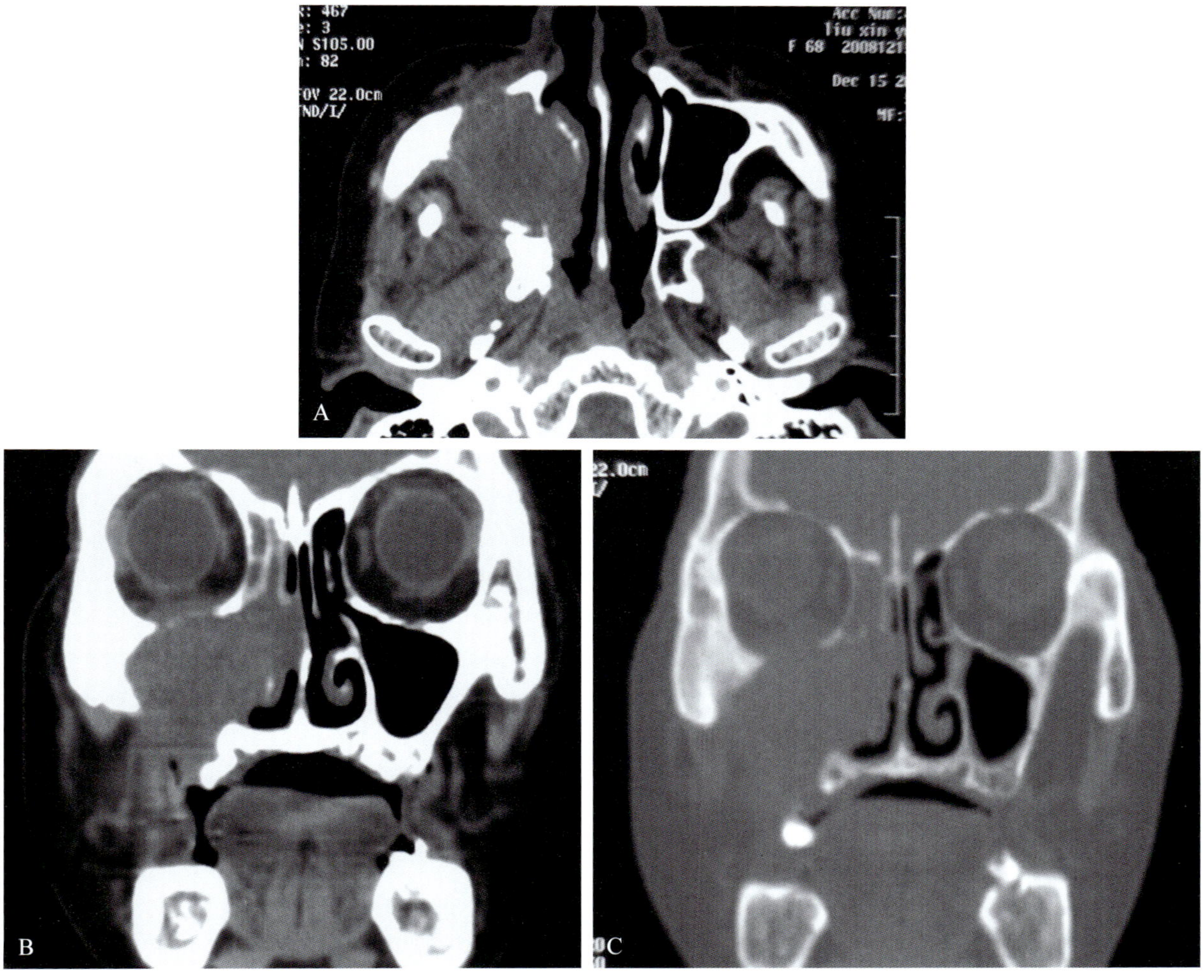

图 6-4-8　右侧侵袭性真菌性上颌窦炎

螺旋 CT 轴位图像（A）和冠状位图像（B、C）示右侧上颌窦、鼻腔、筛窦内充满软组织包块影。右侧上颌窦前、外后内壁骨质缺损，右侧上颌牙槽突及颧骨骨质破坏，右侧翼腭窝、上颌窦后脂肪间隙及右侧眶下间隙受累

为深灰褐色的团块状物。镜下可见真菌球内部为密集排列缠绕的菌丝，较大的团块呈"洋葱皮样"层状结构，中央可因缺乏营养而变性、坏死及钙化。表面的真菌生长活跃，呈放射状排列，可见菌丝、分支、菌丝内分隔及孢子等结构。真菌球表面有纤维素及中性粒细胞围绕，与真菌球接触的黏膜可有轻度或中度的淋巴细胞、浆细胞及嗜酸性粒细胞浸润，部分黏膜糜烂。

变应性真菌性上颌窦炎的特征性表现是窦腔内可见“变态反应性黏液”，是一种极其黏稠的油烟状灰绿色分泌物。镜下黏液染色不均质，因组织处理的原因出现大量裂隙和皱褶，其内见大量嗜酸性粒细胞，还混杂有脱落的上皮细胞、Charcot-Leyden 结晶（嗜酸性粒细胞降解产物，呈竹叶状或花瓣样排列，横断面为六面体结构）、散在的菌丝等。上颌窦黏膜增厚，有大量嗜酸性粒细胞及一定数量的肥大细胞浸润。下方骨质可有吸收破坏，伴骨膜增厚及纤维化、反应性新骨形成等改变。

侵袭性真菌性上颌窦炎主要见于免疫力低下的患者。真菌侵犯小血管，引起血管闭塞，组织发生凝固性坏死。肉眼多见黏膜溃疡、骨组织坏死，大量坏死物结成黑色干痂。镜下可见真菌性血管炎，血管内皮细胞肿胀，内膜增厚，管腔狭窄，甚至闭塞，血管走行区域的组织坏死。组织内可见大量真菌，甚至在血管内形成真菌栓子。邻近的骨小梁被侵蚀破坏，有死骨形成。急性爆发性侵袭性真菌性鼻窦炎的组织病理学表现以真菌侵犯及组织坏死为主。慢性侵袭性肉芽肿性鼻窦炎中还可见黏膜慢性炎症性增生，呈息肉样，可有不同程度的巨噬细胞、淋巴细胞、浆细胞等炎症细胞浸润，纤维增生，局部形成肉芽肿结节（图 6-4-9）。

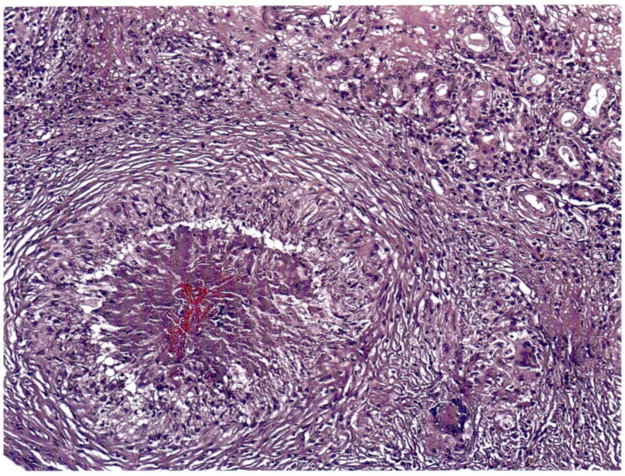

图 6-4-9　真菌性上颌窦炎

菌团中可见嗜酸性染色的菌丝，周围形成肉芽肿结节（HE×200）

【鉴别诊断】

非侵袭性真菌性上颌窦炎需与鼻息肉、黏膜下囊肿鉴别。鼻息肉多起自鼻腔或上颌窦，X 线表现为窦腔密度增高，CT 图像可见鼻窦黏膜增厚，窦腔及鼻腔内软组织包块，增强扫描示轻度线样强化，代表包绕鼻息肉的黏膜。黏膜下囊肿位于上颌窦内，可双侧发生，常表现为位于窦底的半球形或球形肿物。鼻息肉和黏膜下囊肿均无钙化。侵袭性真菌性上颌窦炎有时需与恶性肿瘤相鉴别，鳞状细胞癌主要累及上颌窦，影像学表现为实性占位伴窦壁骨质破坏。侵袭性真菌性鼻窦炎可累及多个窦腔及鼻腔。两者的主要鉴别点在于真菌性鼻窦炎有钙化表现。

（赵燕平　罗海燕）

参考文献

[1] 马绪臣 . 口腔颌面医学影像学 . 2 版，北京：北京大学医学出版社，2014.

[2] Ariji Y，Izumi M，Gotoh M，et，al. MRI features of mandibular osteomyelitis：practical criteria based on an association with conventional radiography features and clinical classification. Oral Surg Oral Med Oral Pathol Oral RadiolEndod，2008，105：503-511.

[3] Topazine RG，Goldberg MH. Oral and Maxillofacial infections. 4th ed. Philadelphia：WB Saunders Company，2002.

[4] Wood RE，Nortje CJ，Grotepass F，Schmidt S，Harris AM. Periostitisossificans versus Garré's osteomyelitis. Part I. What did Garré really say? Oral Surg Oral Med Oral Pathol，1988，65（6）：773-777.

[5] Kadom N，Egloff A，Obeid G，et al.Juvenile mandibular chronic osteomyelitis：multimodality imaging findings. Oral Surg Oral Med Oral Pathol Oral RadiolEndod，2011，111（3）：e38-43.

[6] Baltensperger MM，Eyrich GK. Osteomyelitis of the jaws. New York：Springer，2008.

[7] Glick M. The dental clinics of North America infections，infectious disease and dentistry，Part Ⅰ. Philadelphia：W. B. Saunders Co.，2003.

[8] Marx RE. Pamidronate（Aredia）and zoledronate（Zometa）induced avascular necrosis of the jaws：a growing epidemic. J Oral MaxillofacSurg，2003，61：1115-1117

[9] Franco-Pretto E，Pacheco M，Moreno A，et al. Bisphosphorate-induced osteonecrosis of the jaws：clinical，imaging，and histopathology findings. Oral Surg Oral med Oral Pathol Oral Radiol，2014，118（4）：408-417.

第七章

颌面骨创伤

颌面部是人体的暴露部位，容易受到外力的打击，因而颌面部外伤是很常见的。颌骨骨折的发生率约占颌面损伤的35%。创伤原因多为交通事故、工伤事故、跌打损伤及运动损伤，少部分由医源性损伤（如拔除阻生牙劈冠时）引起。其中，交通事故引起颌骨骨折的比例逐年增高，成为颌面骨骨折的主要原因。战时颌面部骨折主要为弹片引起的火器伤，多为粉碎骨折[1-2]。

颌面骨骨折一般均会有肿胀、疼痛、出血、畸形以及功能障碍等表现。骨折发生后由于血管和淋巴管断裂和组织水肿，周围可有不同程度的肿胀。骨折部位常有自发痛和压痛，疼痛和压痛最明显的部位常为骨折所在处。骨折发生后，口腔、鼻腔、上颌窦内、眼结膜下常会有出血。皮下出血会导致大片瘀斑。骨折段移位可导致颜面畸形。骨折段移位、疼痛、咀嚼肌运动失调以及颞下颌关节损伤等可导致开口受限、咬合紊乱等[1-4]。

骨折常被描述为“骨折线”，而其实质上是创伤导致的一个贯穿骨骼的断面，并可延伸至深部组织。因此，如果选择单一平片检查，当X线束角度与骨折面不平行时骨折的观察容易被漏掉。如下X线征象可能提示牙折或骨折的存在：①在骨结构边缘内一条或两条锐利的低密度线状裂隙。②正常解剖结构的轮廓或形状发生异常变化。下颌骨骨折也可以表现为骨折部位殆曲线的变化。③边缘连续性中断，可以表现为牙根面或密质骨边缘的裂隙。如断端两侧发生移位，可以形成台阶。④骨结构密度增高，这是由牙或骨折段重叠形成的，特殊区域可以观察到双重阻射影[9]。

普通X线检查是临床用于评价颌面骨创伤最基本的检查，但对于口腔颌面部的复杂骨折，则CT检查具有明显优势，可显著提高对于复杂骨折的诊治水平。

第一节　牙槽突骨折

【概述】

牙槽突骨折（fractures of alveolar process）最常发生的部位是上颌前部。发生于后部单纯的牙槽突骨折相对少见。单纯的牙槽突骨折仅累及牙槽突的唇或舌侧密质骨板。患者通常伴有牙损伤，如牙折、松动或脱位等。骨折裂隙通常为水平方向，多个牙受累。有时骨折贯穿牙槽突全层，骨折裂隙位于根尖水平或横过牙槽窝。亦常伴牙及牙龈损伤。

牙槽突骨折的典型特征是骨折段松动及咬合关系紊乱，特别是检查单个牙动度时骨折段整体移动。骨折段上的牙叩诊会有明显的浊音，有牙龈撕裂。累及上颌窦底时会发生同侧鼻出血，颊侧前庭沟可有瘀斑。

【CT表现】

单纯的牙槽突骨折常表现为唇或舌侧的密质骨板折断，多为数个小碎片（图7-1-1）。常伴有牙脱位或牙折。亦有唇舌侧骨板同时折断形成附带数颗牙的骨折段。

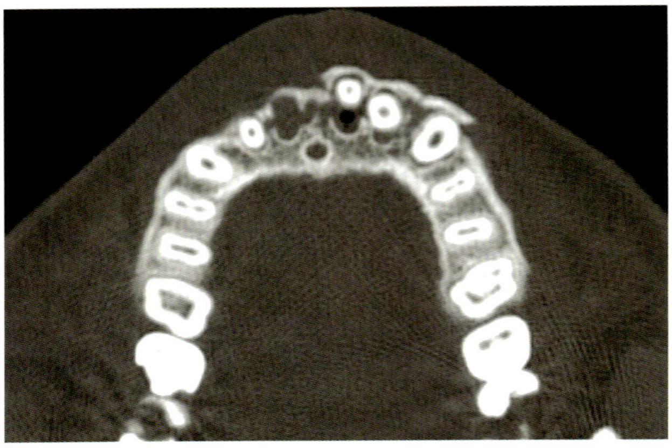

图 7-1-1 牙槽突骨折

CT 图像示上颌前部牙脱位伴牙槽突唇侧密质骨板骨折

【比较影像学】

牙槽突骨折以根尖片、前部殆片检查最好。贯穿唇舌侧骨板的牙槽突骨折在 X 线检查时可见横行、斜行或纵行骨折裂隙。但单纯的唇或舌侧密质骨板折断通过 X 线检查常不能发现，CT 检查则较易发现。

【鉴别诊断】

牙槽突骨折裂隙应与牙槽突的营养管鉴别。骨折裂隙线条僵直，走向不规则。牙槽突的营养管影像线条柔和，走向恒定、规则。

第二节 下颌骨骨折

下颌骨为颌面部较大的骨，位置比较突出，容易受到外力打击。因此，较其他面骨容易发生骨折。下颌骨解剖结构上有四处薄弱区：髁颈部、下颌角区、颏孔区及正中联合[3]。因此，下颌骨骨折（fractures of mandible）常发生在以上部位。由于受外力作用不同，下颌骨骨折还可发生在牙槽突、下颌骨体、升支以及冠突等部位。下颌骨外形为“U”形，一侧受到外力冲击时，作用力可以通过颌骨传导到另一侧。因此，直接受力部位发生骨折的同时，对侧的结构薄弱部位也可同时发生骨折，甚至有时直接受力部位不发生骨折，而只有间接受力部位发生骨折。

下颌骨骨折常发生骨折段移位。影响移位的因素包括致伤外力、骨折裂隙的类型、骨折段上附着的肌肉牵拉、骨折段上牙的存在以及骨折发生时下颌骨的状态等。其中，骨折裂隙的类型和肌肉牵拉为主要影响因素[1-6]。

一、髁突骨折

【概述】

髁突骨折（fractures of condyle）多发于髁突颈部，是下颌骨折的好发部位，多由受间接外力引起。一侧下颌骨或者颏部受到外力作用可发生一侧或双侧髁突骨折。一侧髁突骨折时，患侧耳前区关节部位压痛明显，开口时疼痛加重，局部有肿胀，可伴有外耳道出血。由于髁突骨折段被翼外肌牵拉至前内侧，患侧升支高度变短，患侧软组织丰满。双侧髁突同时发生骨折移位时，双侧升支高度同时变短，升支被牵拉向上，后牙早接触，前牙开殆。

髁突骨折按骨折位置高低可分为髁突头（高位）、髁突颈以及髁突颈下（低位）骨折（图 7-2-1）；按移位的骨折段与关节窝的相对位置关系可分为移位性和脱位性骨折。前者指骨折段移位后髁突仍位于关节窝内；后者指骨折后髁突脱出关节窝（图 7-2-2）[5]。此外，髁突还可发生矢状骨折（图 7-2-1）。

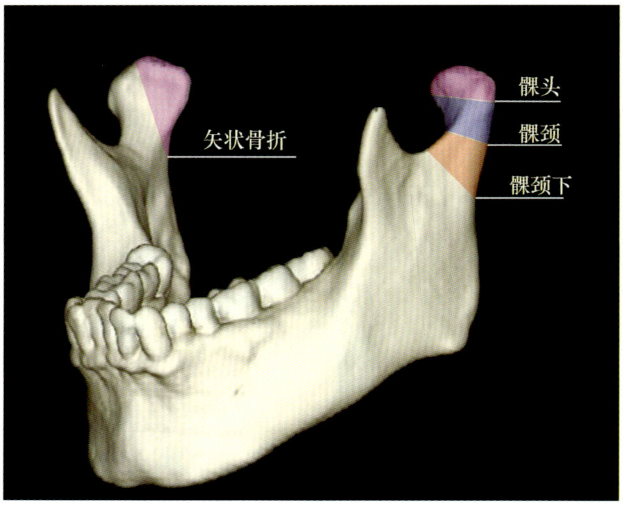

图 7-2-1 髁突骨折分类

髁突骨折按骨折裂隙高低分为髁突头（高位）、髁突颈以及髁突颈下（低位）骨折三型，亦可发生矢状骨折

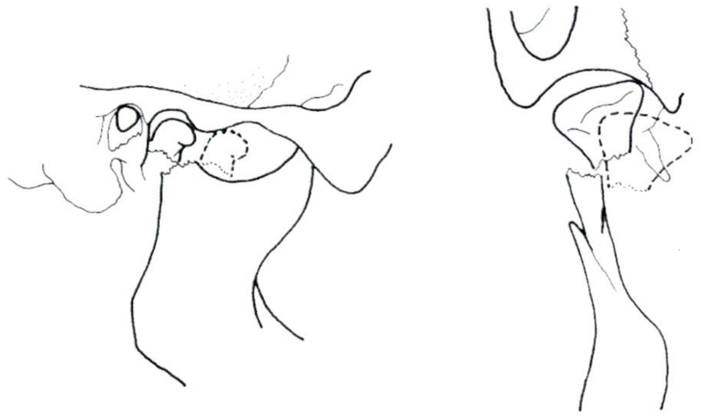

图 7-2-2　髁突骨折分类

按移位的骨折段与关节窝的相对位置关系可分为移位性（实线）和脱位性骨折（虚线所示）。**a.** 侧面观；**b.** 正面观（注：此图引自张益，孙勇刚. 颌骨坚固内固定. 北京大学医学出版社北京，2003.）

【CT 表现】

CT 扫描可以在轴位、矢状位以及冠状位的不同层面观察髁突骨折的类型以及移位方向。三维重组图像可清晰显示骨折段移位及断端间相对位置关系。此外，还可以通过后处理软件去掉周围骨组织结构，以便更清晰地观察骨折段间的空间位置关系，更好地指导临床治疗（图 7-2-3）。

髁突骨折可一侧单独发生（图 7-2-3）或双侧同时发生（图 7-2-4），多合并下颌骨其他部位的骨折，如颏部、对侧下颌角等。髁突骨折后，髁突段受翼外肌牵引一般向前内下方移位（图 7-2-3），有

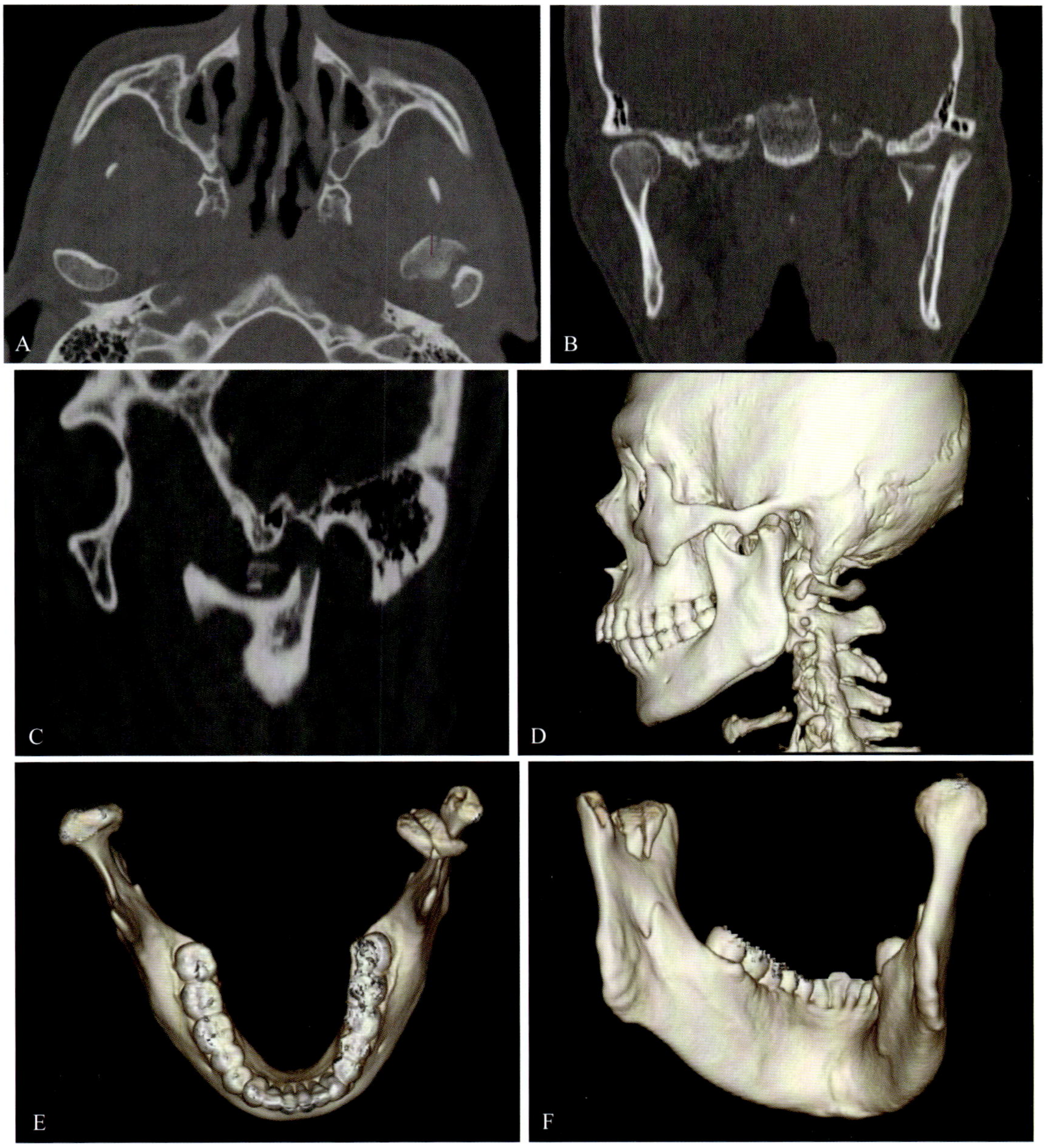

图 7-2-3　左侧髁突骨折

A：CT 轴位显示髁突头前内移位；**B**：CT 冠状位显示髁突头内下移位；**C**：CT 矢状位显示髁突头前下移位；**D**：CT 三维重组侧视观；**E**：软件去除周围组织后俯视观；**F**：软件去除周围组织后后斜视观

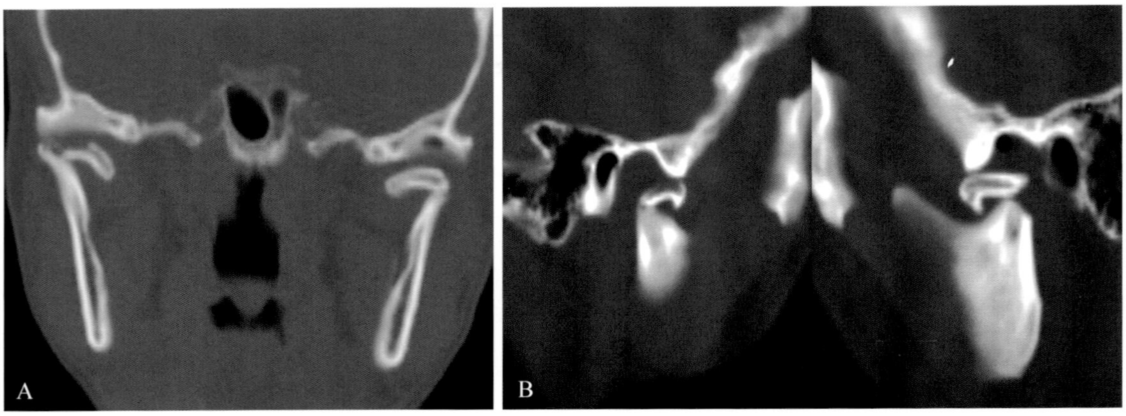

图 7-2-4 双侧髁突骨折

A：CT 冠状位图像显示双侧髁突内侧移位；**B**：CT 矢状位（拼图）双侧髁突前倾移位

的不发生移位。由于所受外力程度及骨折裂隙的高低、形状不同，髁突段可有不同程度、不同方向的移位。

【比较影像学】

髁突骨折以曲面体层片检查最为常用，但其只能反映髁突头前后方向移位情况，必须结合下颌开口后前位检查结果观察髁突内、外方向移位情况（图 7-2-4）。髁突骨折患者常伴有开口困难，较难配合拍摄下颌开口后前位片。平片亦较难发现髁突矢状骨折（图 7-2-5）。此时，CT 检查较 X 线检查具有明显优势。

髁突骨折患者长时间关节窝内空虚，可有代偿性类骨质形成或关节窝密质骨硬化增厚，使关节窝变浅（图 7-2-6）。

二、下颌角骨折

【概述】

下颌角骨折（fractures of mandibular angle）可由于直接外力或间接外力传导引起，也可发生于拔除下颌阻生牙时操作过程中的意外损伤。临床表现为下颌角区疼痛、肿胀和开口受限。骨折如造成下牙槽神经损伤，可引起下唇和下牙龈麻木。骨折段发生移位可导致颜面畸形及殆关系紊乱。

【CT 表现】

通过 CT 检查可以在不同层面清晰观察骨折段

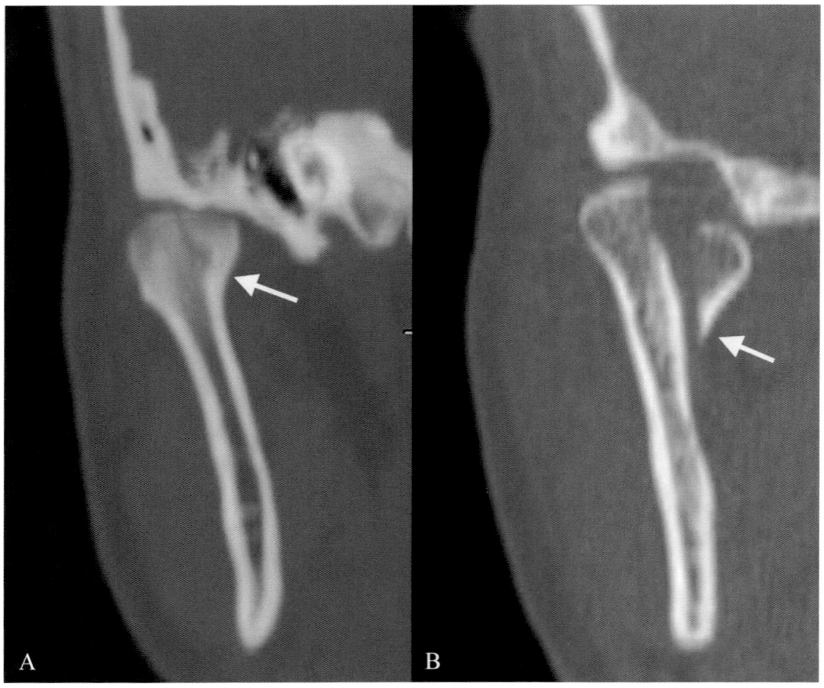

图 7-2-5 右侧髁突矢状骨折

A：CT 冠状位图像显示髁突矢状骨折，断端无移位（如箭头所示）；**B**：CT 冠状位图像显示髁突矢状骨折，骨折段内下移位（如箭头所示）

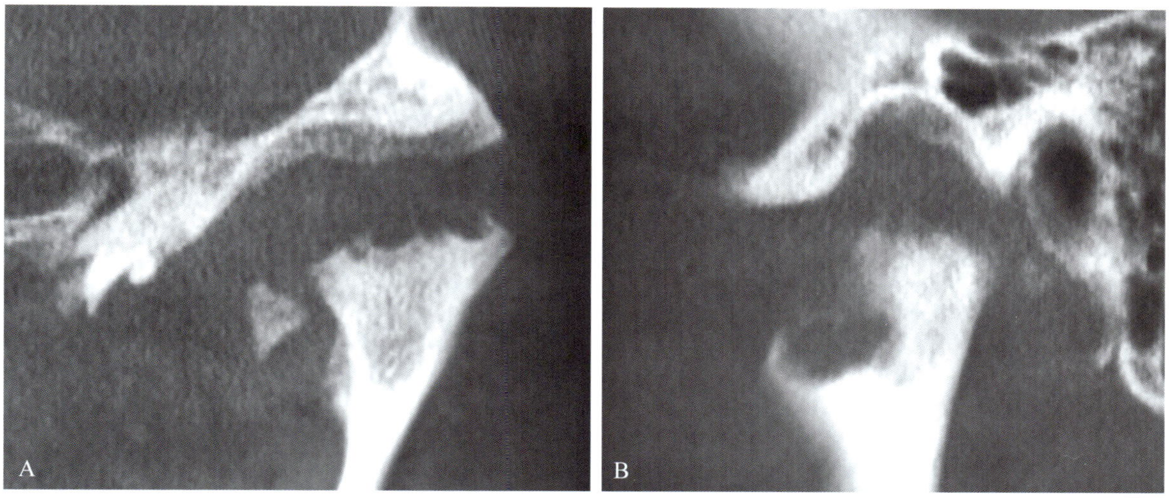

图 7-2-6　髁突骨折，关节窝类骨质形成

CBCT 冠状位（A）及矢状位（B）显示髁突骨折后关节窝空虚，类骨质形成

的各方向移位、骨折裂隙的开裂程度、骨折段是否有牙及是否伴有牙折，以及周围软组织肿胀、异物等。三维重组的 CT 影像可以更形象地显示下颌角骨折移位后骨折段间的空间位置关系。

下颌角骨折使下颌骨分成前、后两段。骨折裂隙多由磨牙后区斜向后下。当骨折裂隙位于下颌角内时，骨折段内、外均有强大肌肉夹持，不易发生移位。当骨折段上有近中倾斜的第三磨牙阻挡时，也可不发生移位（图 7-2-7）。当骨折裂隙位于下颌角前方时，前骨折段受降颌肌群牵引向下后内移位，后骨折段升支受升颌肌群牵引向上内移位。这样的移位导致升支段后牙早接触，前骨折段部位开𬌗（图 7-2-8）。

【比较影像学】

下颌角骨折通常采用曲面体层片结合下颌骨（开口）后前位片检查。CT 扫描三维重组图像在判断骨折段空间位置关系上明显优于 X 线检查。

三、颏孔区骨折

【概述】

颏孔区骨折（fractures of mental foramen area）又称颏旁骨折，多由直接外力引起，少数为间接外力传导发生，常造成髁突或下颌角的间接骨折。临床表现为颏孔区疼痛、肿胀，常伴有牙龈撕裂

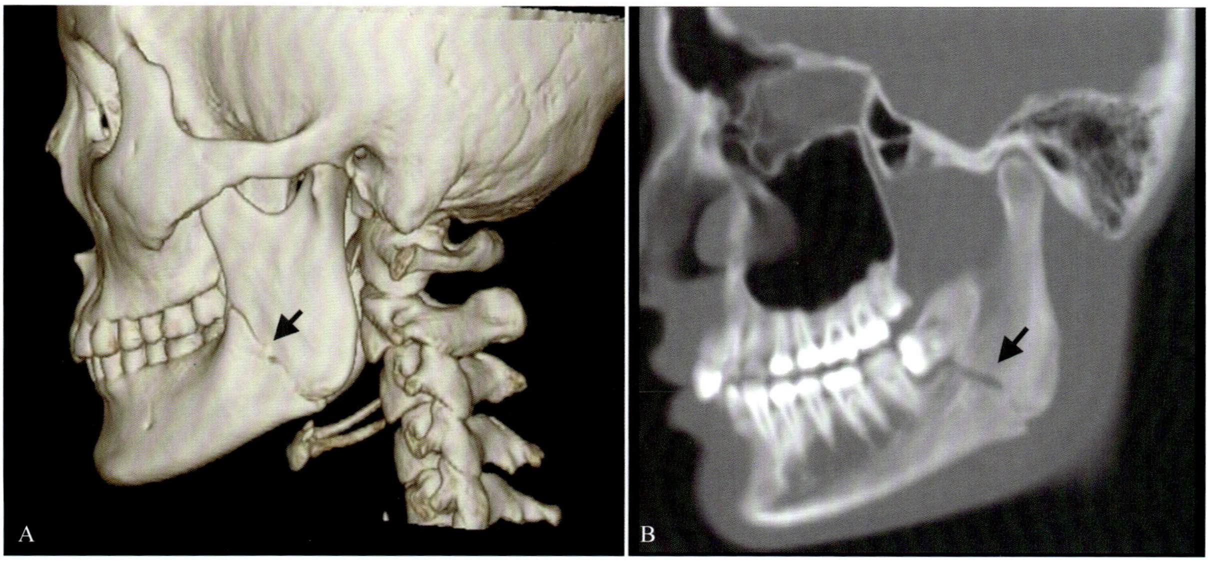

图 7-2-7　左侧下颌角骨折

CT 扫描三维重组图像（A）及矢状位图像（B）显示左下颌角骨折，升支段上有近中倾斜的第三磨牙抵在第二磨牙远中，阻挡了升支段的移位

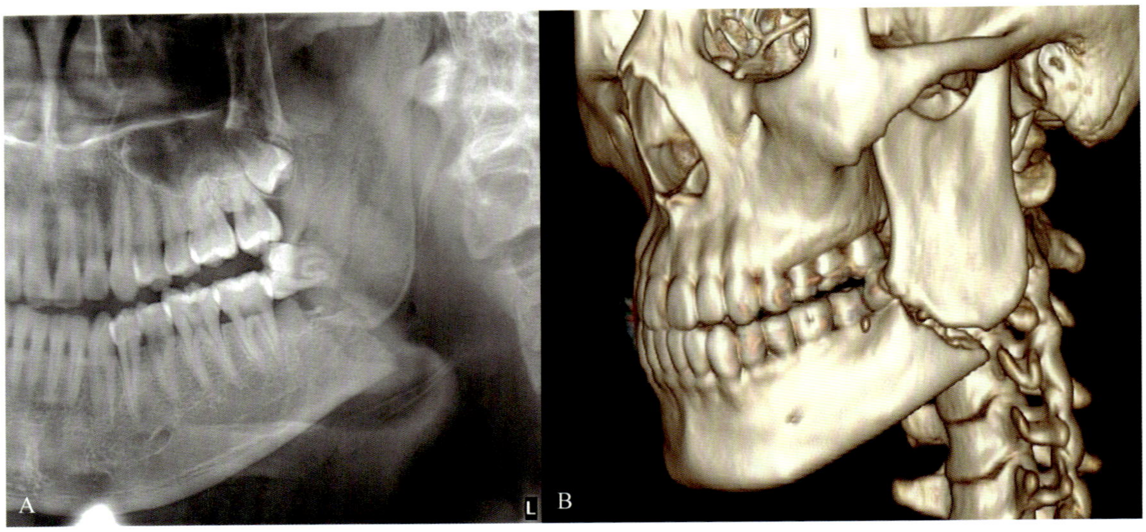

图 7-2-8　左侧下颌角骨折

曲面体层（局部）（**A**）、CT 扫描三维重组图像（**B**）显示左下颌角骨折，升支段前上移位，下颌磨牙与上颌磨牙早接触，前段由于降颌肌群牵拉下移位导致开𬌗

和出血。骨折段发生移位可导致颜面畸形及𬌗关系紊乱。

【CT 表现】

单侧颏孔区骨折将下颌骨分成前、后两段，长骨折段受降颌肌群牵拉向下、后、内侧移位（图 7-2-9）；短骨折段受升颌肌群牵拉向上、后、内侧移位。可见长骨折段部位开𬌗，患侧牙偏斜接触。由于骨折裂隙方向限制或所受外力轻微时，骨折段可不发生移位（图 7-2-10）。局部创伤重时，颏孔区可发生粉碎骨折，可伴有骨质缺损。双侧颏孔区骨折时，中间骨折段受舌骨下肌群牵拉向下、向后移位，下颌牙前倾（图 7-2-11），舌后坠，易发生窒息。

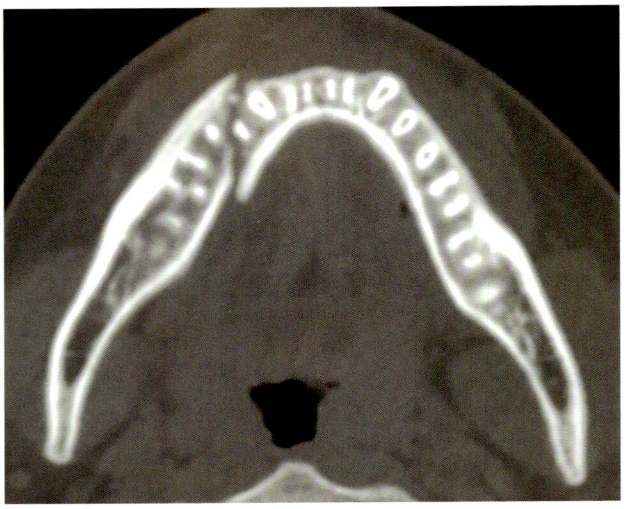

图 7-2-9　右颏旁骨折

CT 轴位图像显示左侧长骨折段轻度后移

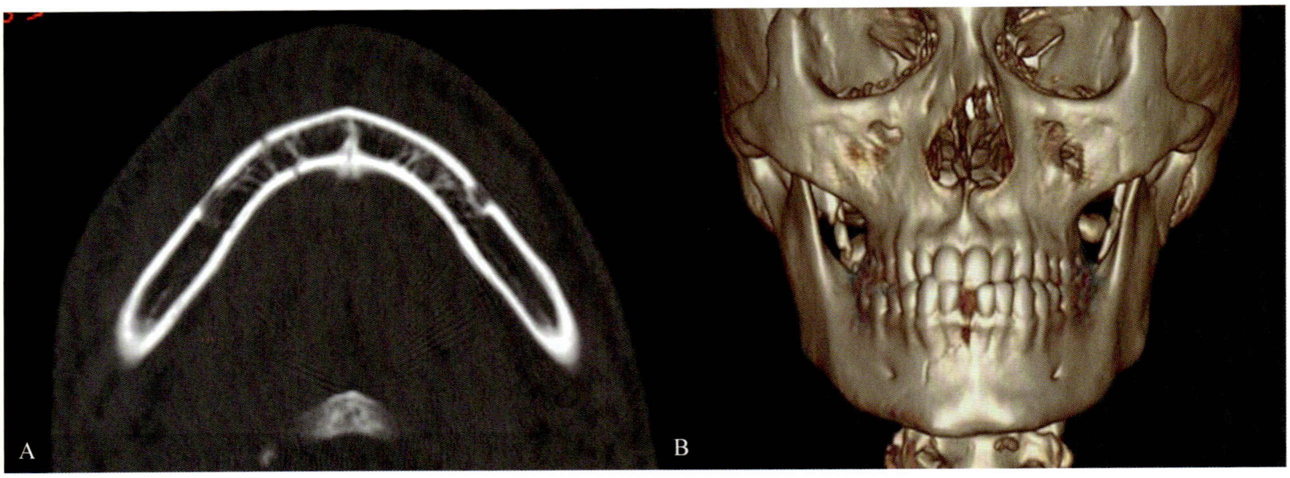

图 7-2-10　右侧颏旁骨折

CT 轴位图像及三维重组图像显示右侧颏旁骨折，骨折裂隙两端未发生移位

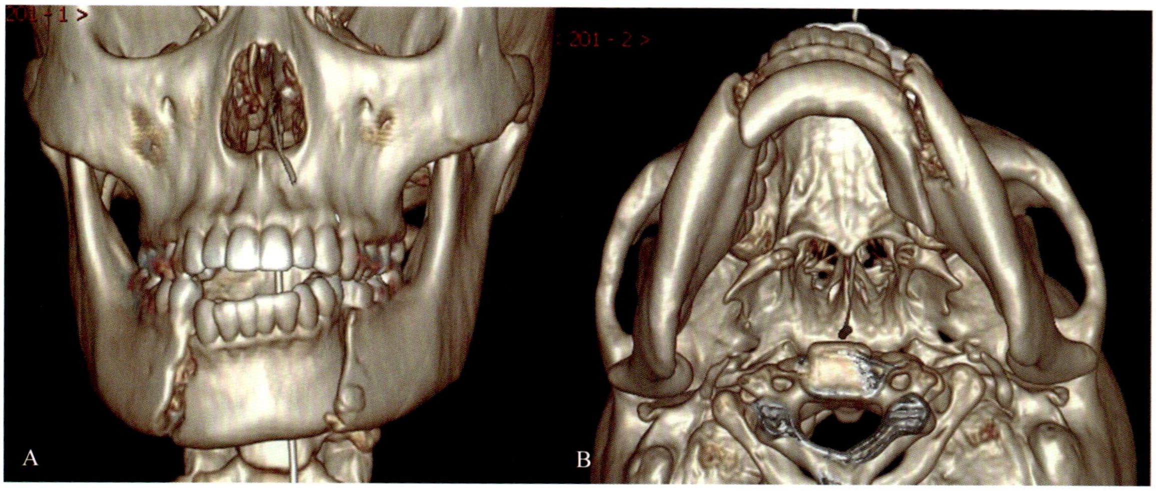

图 7-2-11　双侧颏旁骨折

A、B：CT 三维重组图像显示双侧颏孔区骨折，中间骨折段受牵拉向下、向后移位，下颌牙前倾、开𬌗

【比较影像学】

颏孔区骨折以曲面体层片检查最为常用，不能观察骨折段内外方向移位情况，必须辅以下颌横断𬌗片。X 线检查不能很好地显示骨折裂隙的方向以及是否有碎片等。CT 检查可以清晰地显示骨折裂隙状态、断端的空间位置关系以及周围软组织肿胀等。

四、颏部正中骨折

【概述】

下颌正中位置突出，容易受到外力打击，解剖上为两侧下颌骨融合处，所以此处亦为下颌骨骨折的好发部位。

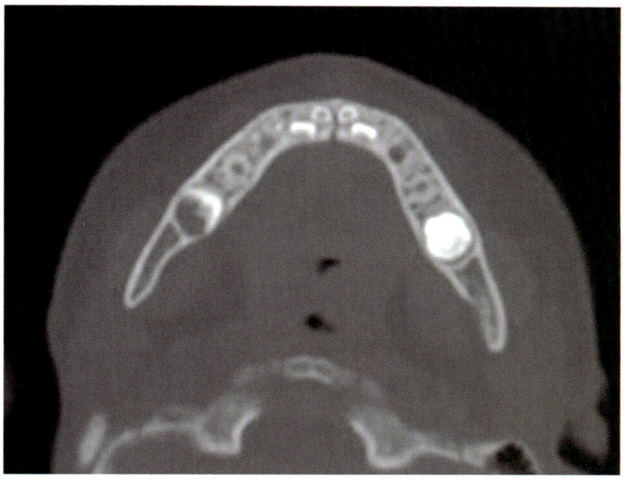

图 7-2-12　颏部正中骨折

CT 图像显示颏部正中骨折，由于双侧力量均衡，未发生骨折段移位

【CT 表现】

颏部正中骨折（median fractures of chin）由于两侧肌肉力量均衡，一般不发生移位（图 7-2-12）。如骨折裂隙斜向或偏移，则较长骨折段因有颏舌肌和颏舌骨肌附着较多，牵引力较大，可致长骨折段向下、后、内牵拉而移位（图 7-2-13），该侧开𬌗，有时两侧骨折段前端可以稍有重叠。

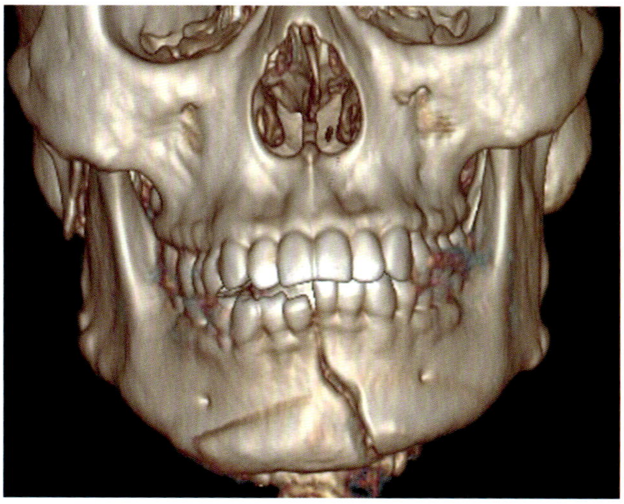

图 7-2-13　颏部正中骨折

CT 三维重组图像显示颏部正中骨折，右侧骨折段略长，右侧段略向下方移位，该侧开𬌗

【比较影像学】

下颌颏部骨折可选用曲面体层片检查，但曲面体层片在上、下颌骨前部由于颈椎影像的重叠，颏部观察多不满意，且骨折段的前后方向移位很难发现，CT 扫描检查可以清晰显示骨折段移位的方向、程度及断端间的位置关系（图 7-2-13）。

五、冠突骨折

【概述】

冠突的解剖位置较为深在，不易受到外力打击，临床上较少发生单独冠突骨折（fractures of coronoid process）。冠突骨折常合并于面部复杂骨折或颧骨骨折中。

【CT 表现】

冠突骨折时由于其上有强大的颞肌附着，所以可牵引冠突段向上、后移位（图 7-2-14）。

【比较影像学】

由于冠突只有颞肌附着，因此移位方向单一。在曲面体层片上亦表现为后上移位，但不能像 CT 一样可以显示清晰的空间位置（图 7-2-15）。

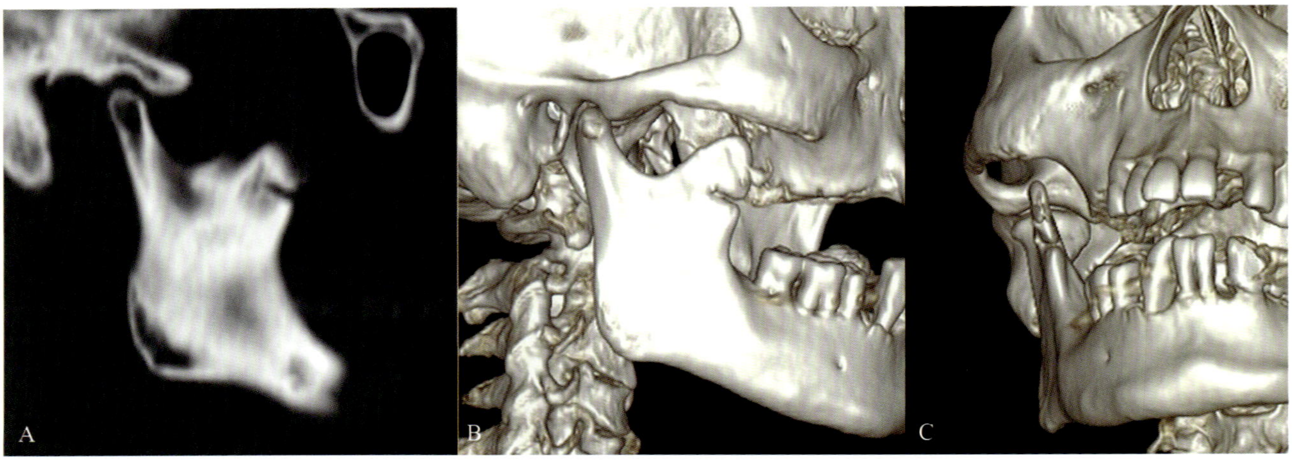

图 7-2-14　右侧冠突骨折

CT 扫描矢状位及三维重组图像显示右侧冠突骨折，向后上移位，内外方向无移位

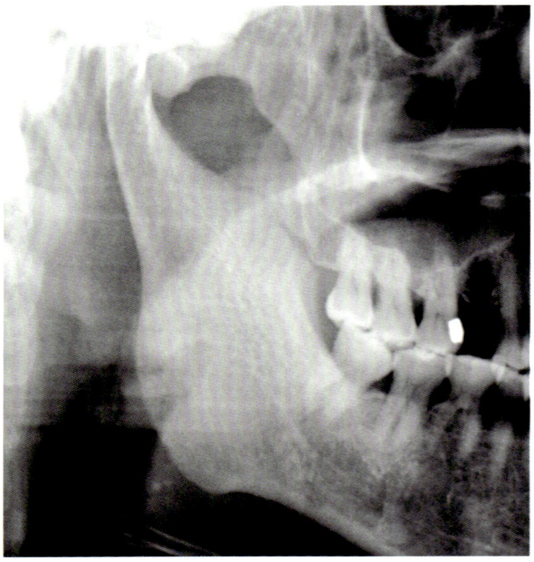

图 7-2-15　右侧冠突骨折

曲面体层（局部）片显示右侧冠突骨折，移位不明显

第三节　上颌骨骨折

【概述】

上颌骨与邻近诸骨及颅底形成拱形结构，能抵抗较大的外力，如发生骨折，则往往表明创伤比较严重。上颌骨受外力打击时，比较容易在相邻的骨缝及菲薄区域等发生骨折，如牙槽突、上颌窦、骨连接缝隙处等。上颌骨周围由颅骨的额骨、

筛骨、蝶骨及面部的颧骨、鼻骨、泪骨、犁骨等支撑，受到暴力时可波及上述结构致邻近骨骨折，严重者可伤及颅底而危及生命[5-9]。

上颌骨骨折（fractures of maxilla）与下颌骨骨折不一样，没有强大的肌肉附着，受重力作用向下移位，常引起后牙早接触，前牙开𬌗。上颌骨骨折常伴有眶内及眶周组织出血、水肿，形成特有的“眼镜征”。

【CT 表现】

上颌骨结构比较复杂，一般应进行 CT 检查。

1901 年 Le Fort 将上颌骨骨折的部位分为三型[8]。

Le Fort Ⅰ型：为上颌骨体水平向的骨折，是上颌牙槽突以及邻近骨与面中部的分离，相当于上颌骨的下薄弱线，从梨状孔下部开始，于牙槽突底部和上颌结节上方，水平向后延伸至翼突（图 7-3-1A）。冠状位图像可见骨折面延伸至上颌骨后部，冠状位和轴位图像均显示向后累及翼板。三维重建图像显示骨折面效果最佳（图 7-3-2）。

Le Fort Ⅱ型：相当于上颌骨的中薄弱线横过鼻梁，沿眶内壁向下达眶底，于颧骨下方或颧颌缝至翼突（图 7-3-1B）。CT 检查可见鼻骨、上颌骨额突、眶下缘以及眶底骨折（图 7-3-3）。向后下方可累及颧骨或上颌骨颧突，可有颧颌缝分离，上颌窦外下壁以及翼板骨折。累及筛窦蜂房、额窦、上颌窦时，可见黏膜增厚或液平面（图 7-3-4）。

Le Fort Ⅲ型：相当于上颌骨的上薄弱线横过鼻梁、眼眶经颧骨上方向下后达翼突，形成完全的颅面分离（图 7-3-5，7-3-1C）。CT 检查可发现鼻额缝、颧额缝及颧颞缝裂开，鼻骨、上颌骨额突、眶底及翼板骨折。累及鼻旁窦时，可见液平面以及黏膜增厚。

上颌骨骨折的类型与所受外力情况有关，应

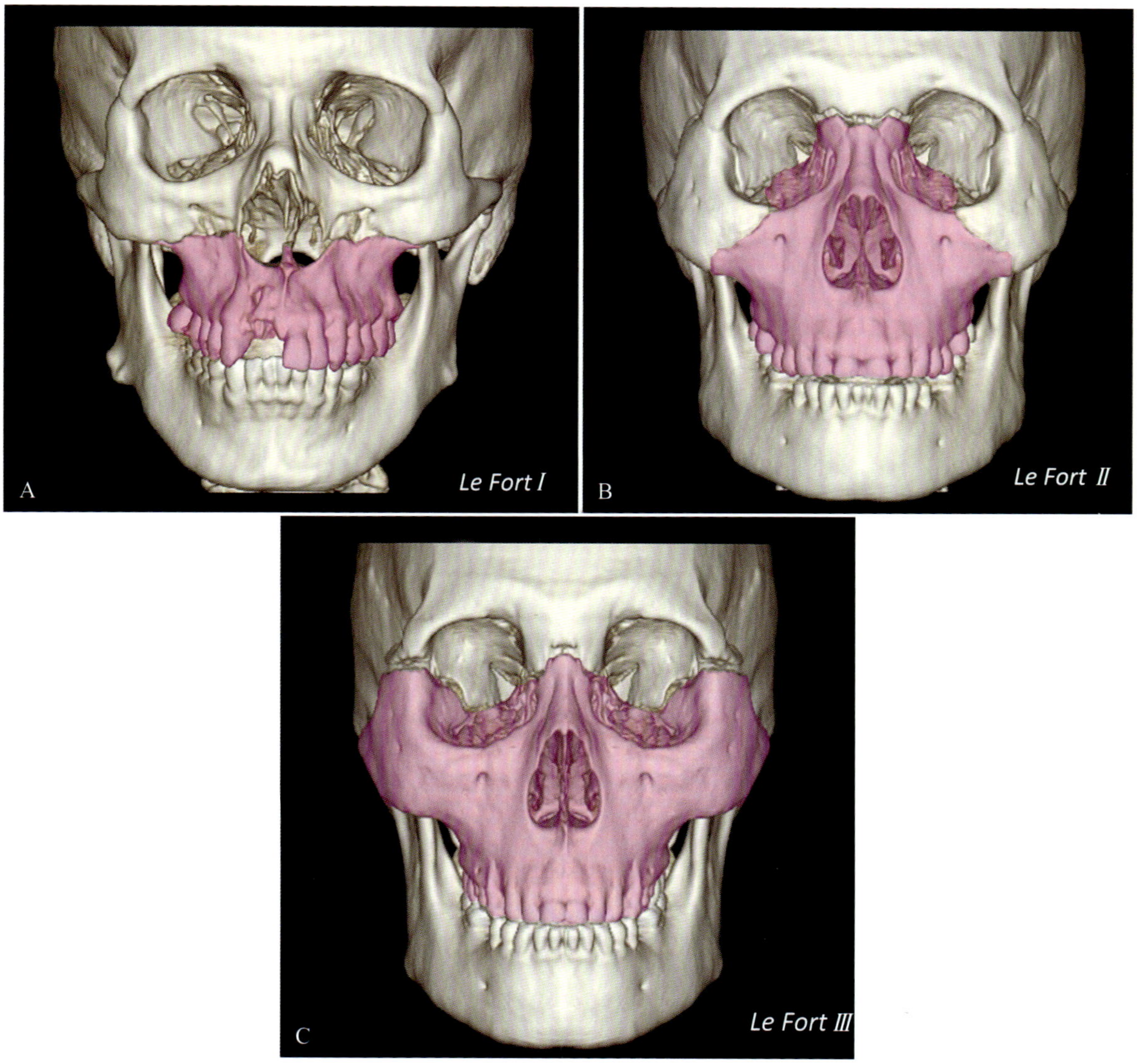

图 7-3-1　上颌骨骨折的分类

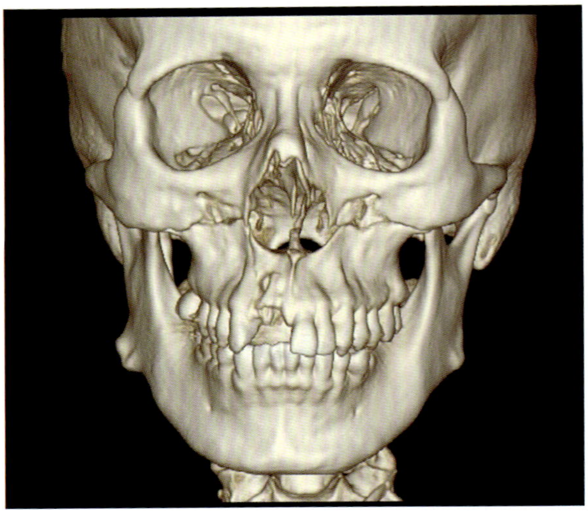

图 7-3-2　上颌骨骨折

CT 三维重组图像显示双侧上颌骨 Le Fort Ⅰ型骨折

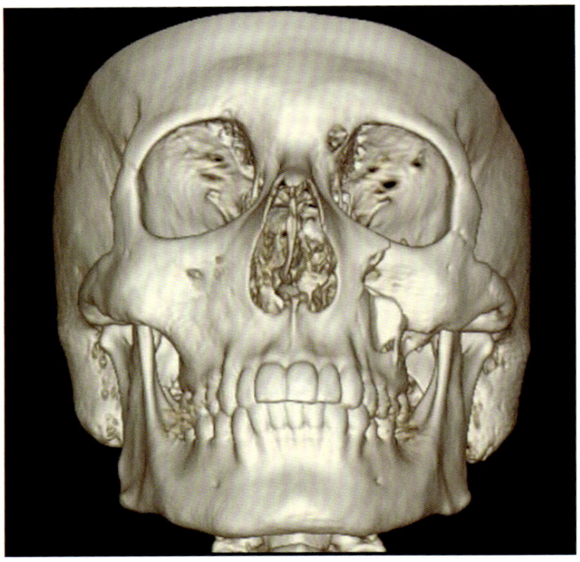

图 7-3-3　上颌骨骨折

CT 三维重组图像正面观显示左侧上颌骨 Le Fort Ⅱ型骨折

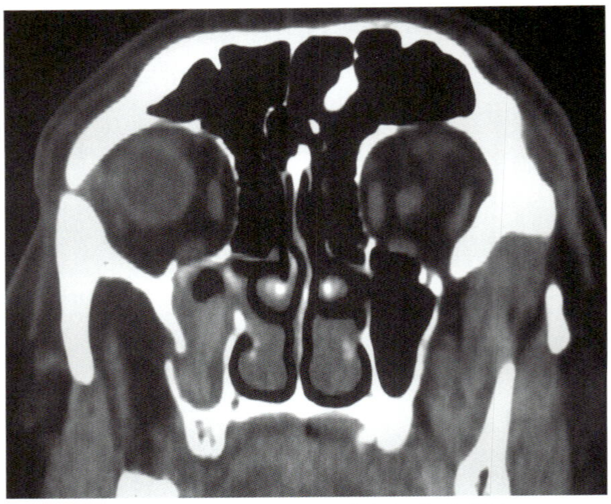

图 7-3-4　上颌骨骨折致上颌窦内积液

CT 冠状面显示右侧颧额缝、眶底及上颌窦外下壁骨折，右上颌窦内密度增高

根据骨折裂隙部位进行诊断。双侧上颌骨骨折可以为不同类型，同侧上颌骨也可同时存在不同类型的复合骨折。

【比较影像学】

进行上颌骨骨折 X 线检查通常选择华特位片，但是华特位片只可显示上颌窦的内壁（鼻腔外侧壁）、上壁（眶底壁）及外下壁骨折，不能显示上颌窦的前、后壁以及深部邻近结构。CT 检查则除上述结构外，尚能很好地显示上颌窦前、后壁，筛窦蜂房，额窦以及翼板等邻近结构是否受损（图 7-3-6）。

【鉴别诊断】

有时上颌骨骨折仅引起上颌窦黏膜下出血，X

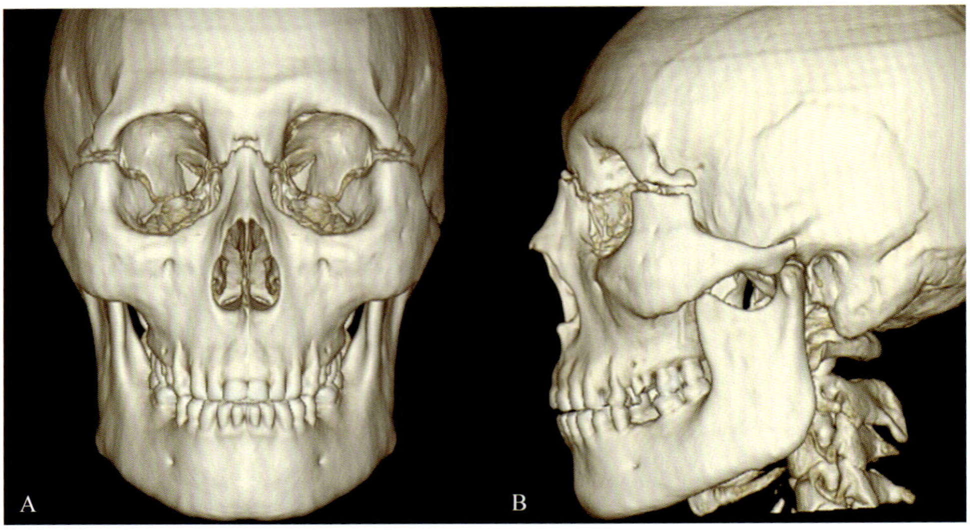

图 7-3-5　上颌骨骨折

CT 三维重组图像显示双侧上颌骨 Le Fort Ⅲ型骨折（A 正面观，B 侧面观）

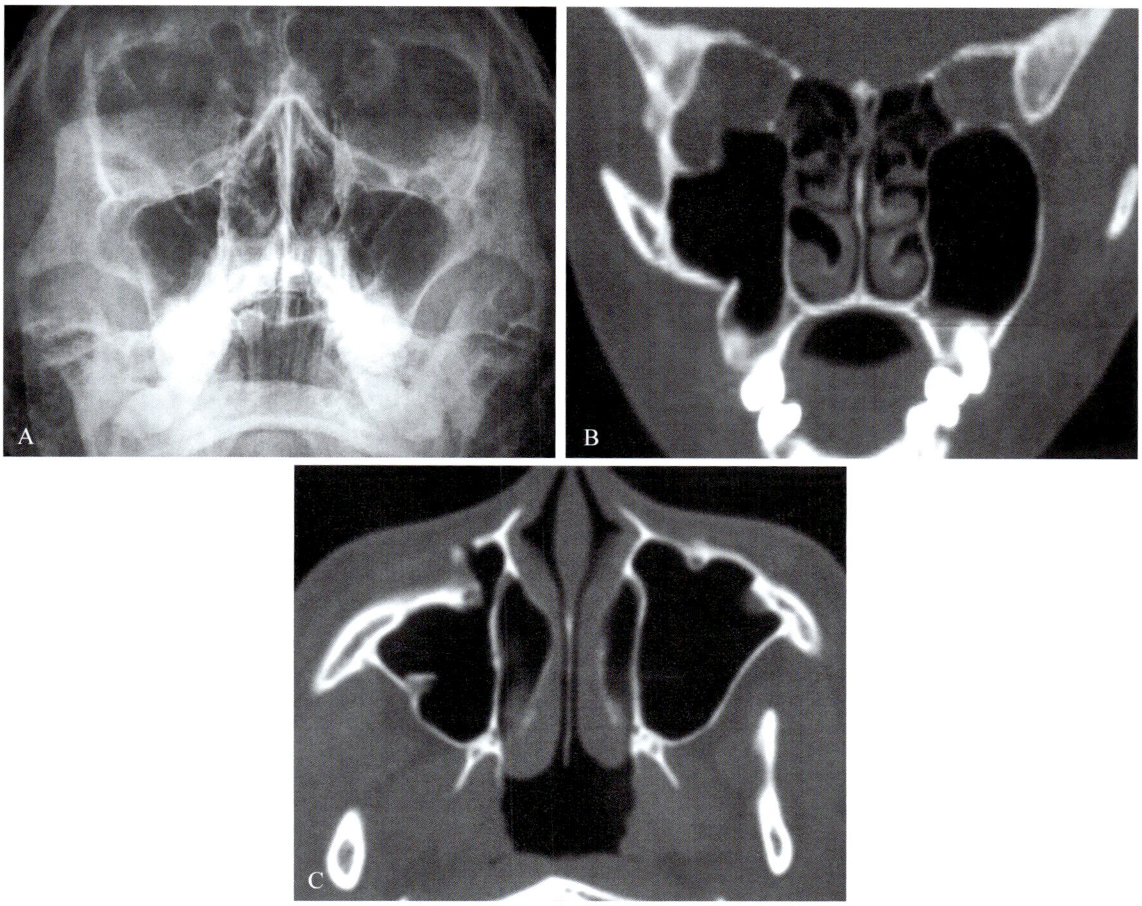

图 7-3-6　右侧上颌骨骨折

A：华特位片只显示右侧上颌窦外下壁骨折；**B**：同一患者 CT 冠状位显示右侧上颌窦外下壁骨折；**C**：同一患者 CT 轴位显示右侧上颌窦前、后壁骨折

线表现仅见窦腔内局部软组织肿胀，形如黏膜增厚、息肉或囊肿影像，应与炎症引起的积液和息肉鉴别。同时必须注意，勿将上颌窦壁上的神经血管沟纹和正常颌骨骨缝误认为骨折裂隙。

第四节　颧上颌骨骨折

【概述】

颧上颌骨骨折（zygomaticomaxillary complex fractures）通常由于颧骨、颧弓部位塌陷导致同时发生上颌骨骨折。颧骨塌陷常压迫下颌骨冠突而致开口受限[1-5，7-9]。

【CT 表现】

颧骨骨折常在骨缝处裂开，使颧骨与相邻的骨缝分离，发生向下、后、内的塌陷，且常合并上颌窦前、后及外下壁的骨折（图 7-4-1）。颧骨也可发生粉碎骨折和颧骨、颧弓复合骨折。合并上颌骨骨折时可致上颌窦密度增高，有时可见液平面。颧弓骨折多合并颧骨骨折，亦可单独发生，颧弓骨折常呈“M”形（图 7-4-2）。

【比较影像学】

颧骨颧弓骨折 X 线检查常用华特位片配合颧弓位检查。颧骨骨折常合并同侧上颌骨的骨折。华特位片不能显示上颌窦的前、后壁以及深部邻近结构，而 CT 检查则可明确上颌骨、颧骨前后及深部结构有无骨折，亦可反映各结构的空间位置关系（图 7-4-3）。

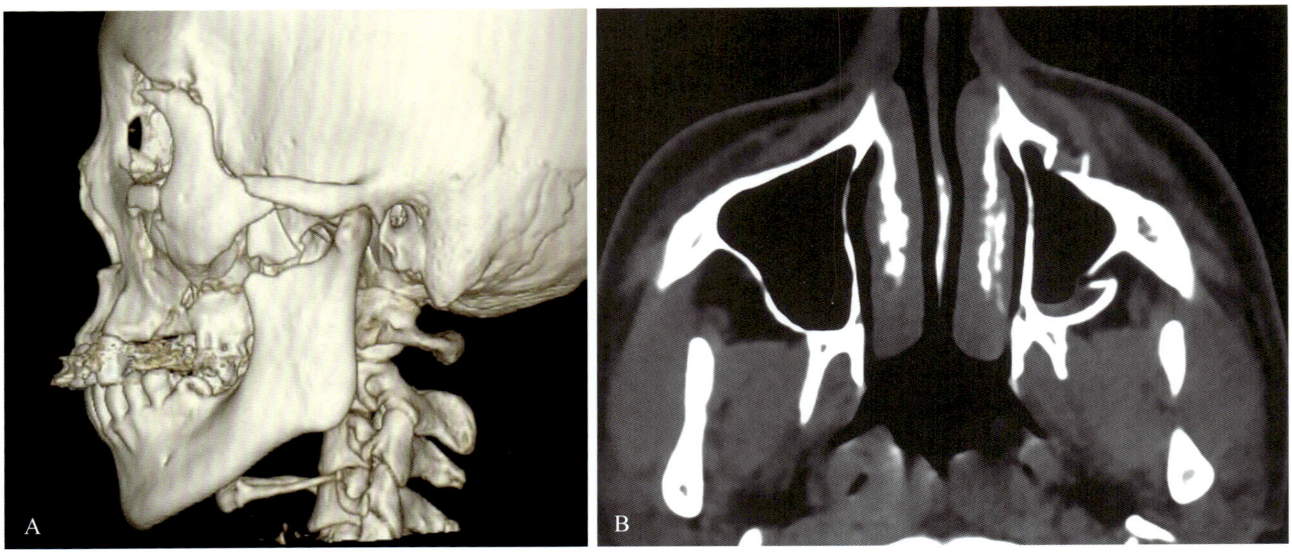

图 7-4-1　颧骨塌陷骨折

A：CT 三维重组图像显示左侧颧骨塌陷，左侧颧额缝裂开，眶底、上颌窦外下壁、颧弓及冠突骨折；**B**：轴位 CT 显示左侧上颌窦前、后壁骨折

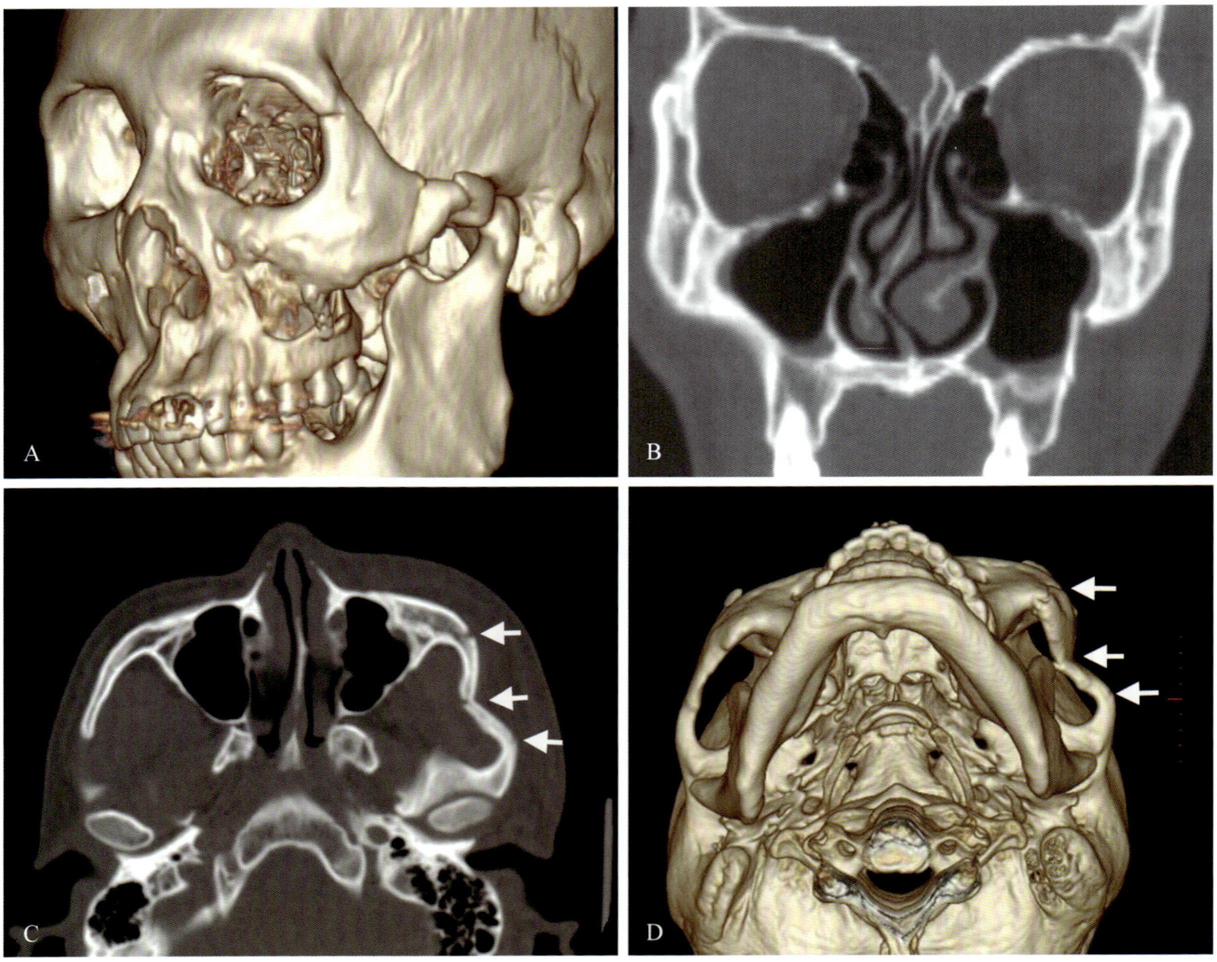

图 7-4-2　颧上颌骨骨折

CT 扫描显示左侧颧骨塌陷骨折，颧额缝裂开，左侧上颌窦外下壁骨折，颧弓“M”形骨折

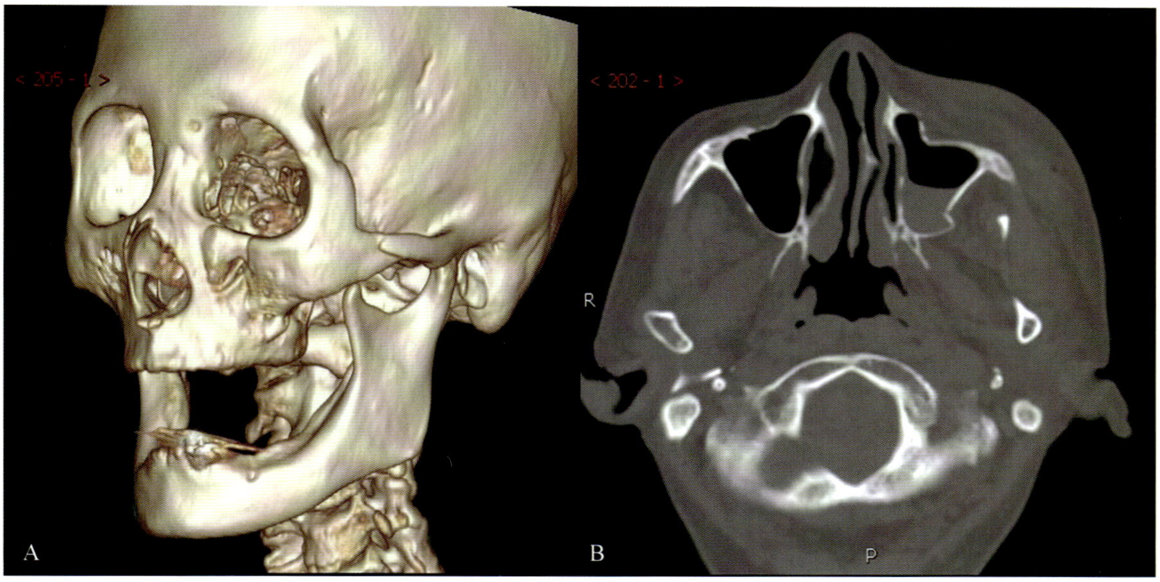

图 7-4-3　颧上颌骨骨折

A：CT 三维重组图像显示左侧眶下缘至颧骨下方骨折，颧弓根部骨折；**B**：轴位 CT 显示左侧上颌窦前、后壁骨折，窦内有积液

第五节　鼻骨骨折

【概述】

鼻骨骨折（fracture of nasal bone）临床可出现鼻变形或塌陷，鼻出血，鼻呼吸障碍等。成年人鼻骨中缝连接紧密，因而两侧鼻骨易同时骨折。儿童鼻骨有明显的裂隙分隔，鼻骨骨折常仅一侧发生。

【CT 表现】

通过 CT 扫描可以更明确、直观地了解有无鼻骨骨折及骨折段的位置关系。鼻骨骨折可单侧或双侧同时发生，可有前后或侧方的移位（图 7-5-1）。

【比较影像学】

X 线检查鼻骨骨折通常采用鼻骨侧位片，只能观察鼻骨骨折前后方向的移位情况。进行 CT 检查可发现各种方向的骨折移位（图 7-5-2）。

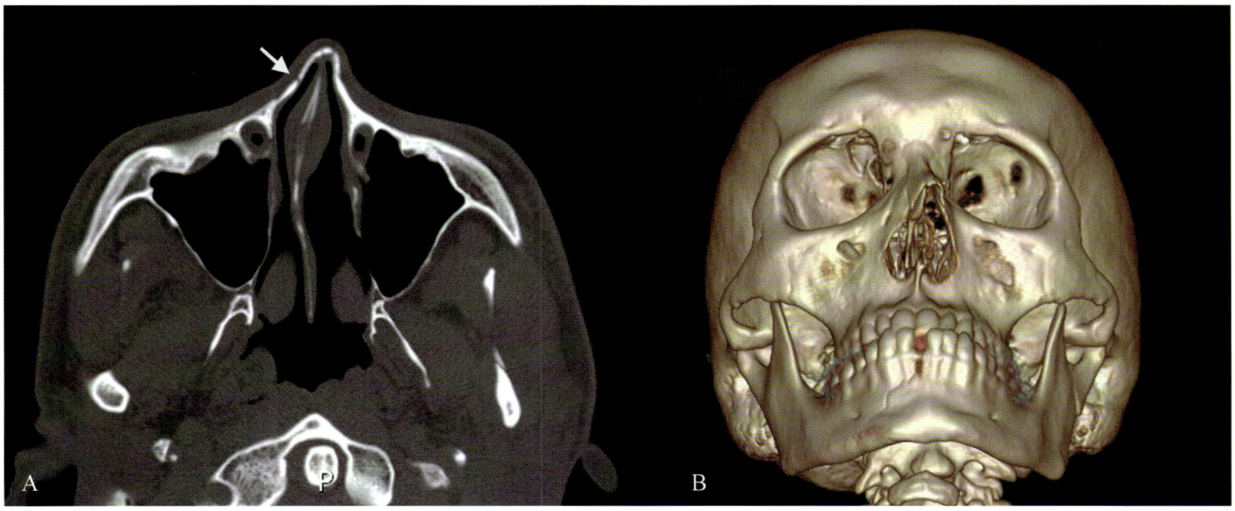

图 7-5-1　鼻骨骨折

CT 横断面图像（**A**）及三维重组图像（**B**）显示右侧鼻骨连续性中断，偏斜畸形

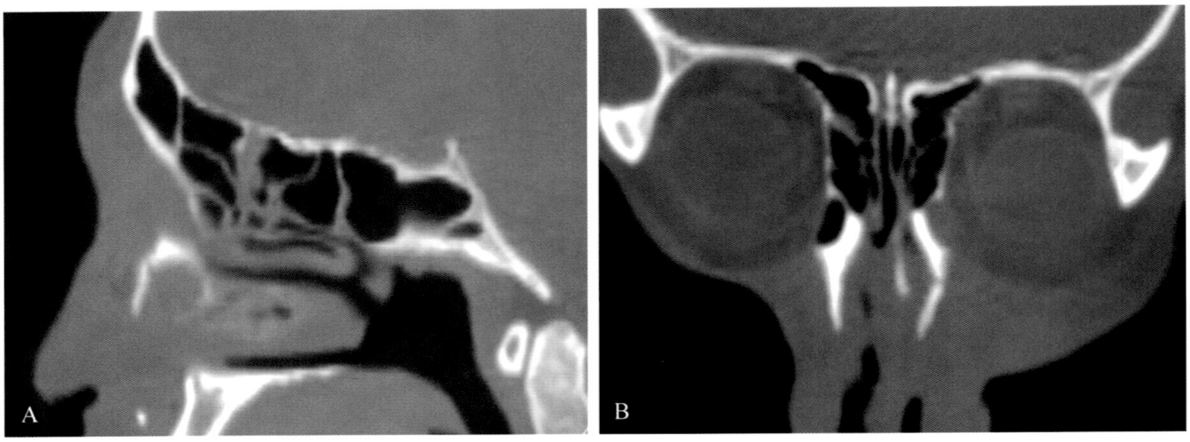

图 7-5-2　左侧鼻骨骨折

A：CT 矢状位图像显示鼻骨骨折后塌陷、移位；**B**：冠状位图像显示左侧鼻骨骨折后向内侧移位

参考文献

[1] 马绪臣．口腔颌面医学影像诊断学．6 版．北京：人民卫生出版社，2012.

[2] 马绪臣．口腔颌面医学影像学．2 版．北京：北京大学医学出版社，2014.

[3] 吴运堂．口腔颌面骨疾病临床影像诊断学．北京：北京大学医学出版社，2005.

[4] 邱蔚六．口腔颌面外科学．5 版．北京：人民卫生出版社，2003.

[5] 张益，孙勇刚．颌骨坚固内固定．北京：北京大学医学出版社，2003.

[6] 皮昕．口腔解剖生理学．5 版．北京：人民卫生出版社，2004.

[7] 朱家稷，林泼水．眶上颌颧骨复合骨折 35 例临床分析．临床耳鼻咽喉科杂志，2005，14（5）：212-213.

[8] White SC，Pharoah MJ. Oral Radiology：Principles and Interpretation. 4th ed. St. Louis：Mosby Inc.，2000.

[9] 黄迪炎，宋国雄，李东临．眶骨与上颌骨及颧骨复合骨折治疗方法的选择．实用医药杂志，2003，20（3）：188.

（张万林）

第八章

颌面骨囊肿

颌骨囊肿（cysts of jaws）是一类以非脓肿性病理性囊腔为特点的颌骨病变，内含液体物质，通常由纤维结缔组织囊壁包裹[1]。

颌骨囊肿的诊断命名分类可参考1992年[2]和2017年[3] WHO头颈肿瘤分类方法。颌骨上皮性囊肿可分为发育性囊肿和炎症性囊肿；发育性颌骨囊肿可根据组织来源和发病部位分牙源性和非牙源性囊肿。由成牙组织、牙上皮或上皮剩余演变而来的囊肿称为牙源性颌骨囊肿，如含牙囊肿。常见的其他非牙源性颌骨囊肿包括由胚胎时期面突融合线内的残余上皮所致的面裂囊肿，如鼻腭管囊肿。牙源性角化囊肿和牙源性钙化囊肿在2005年WHO分类中被分别被命名为牙源性角化囊性瘤和牙源性钙化囊性瘤[4]。

1992年WHO颌骨上皮性囊肿分类[2]如下：

发育性囊肿（developmental）

牙源性囊肿（odontogenic）

婴儿龈囊肿［“gingival cysts” of infants（epstein pearls）］

含牙囊肿（滤泡囊肿）［dentigerous（follicular）cyst］

萌出囊肿（eruption cyst）

根侧牙周囊肿（lateral periodontal cyst）

成人龈囊肿（gingival cyst of adults）

腺牙源性囊肿（glandular odontogenic cyst；sialo-odontogenic cyst）

非牙源性囊肿（non-odontogenic）

鼻腭管囊肿（切牙管囊肿）［nasopalatine duct（incisive canal）cyst］

鼻唇囊肿［nasolabial（nasoalveolar）cyst］

炎症性囊肿（inflammatory）

根尖周囊肿（radicular cyst）

根尖和根侧囊肿（apical and lateral cyst）

残余囊肿（residual cyst）

牙旁囊肿（炎症性根侧囊肿，下颌感染性颊囊肿）［paradental（inflammatory collateral，mandibular infected buccal）cyst］

2017年WHO关于颌骨囊肿分类[3]如下：

炎症来源的牙源性囊肿（odontogenic cysts of inflammatory origin）

根尖周囊肿（radicular cyst）

炎症性根侧囊肿（inflammatory collateral cyst）

发育性牙源性和非牙源性囊肿（odontogenic and non-odontogenic developmental cysts）

含牙囊肿（dentigerous cyst）

牙源性角化囊肿（odontogenic keratocyst）

根侧牙周囊肿和葡萄状牙源性囊肿（lateral periodontal cyst and botryoid odontogenic cyst）

龈囊肿（gingival cyst）

腺牙源性囊肿（glandular odontogenic cyst）

牙源性钙化囊肿（calcifying odontogenic cyst）

牙源性正角化型囊肿（orthokeratinized odontogenic cyst）

鼻腭管囊肿（nasopalatine duct cyst）

第一节　根尖周囊肿

【概述】

根尖周囊肿（periapical cyst）是以病原牙根尖为中心的含有液体的病理性囊腔，属于牙源性炎症性囊肿，是颌骨内最常见的囊肿。根尖周囊肿常见于成人，发生于上下颌骨承牙区，常继发于龋、残根或死髓牙。体积较小的病变可无明显临床症状，体积较大时可引起颌骨膨隆。

【CT 表现】

根尖周囊肿具备一般囊肿的影像学特点，其临床诊断的主要依据在于其与病原牙的相关性，病变以包绕病原牙为中心生长（图 8-1-1）。若病变区牙缺失，结合牙拔除病史亦可考虑诊断残余囊肿[5]（residual cyst）（图 8-1-2）。

根尖周囊肿常见于恒牙列，任何牙位均可发生。病变位于根端，包绕病变牙根。病变常表现为圆形或椭圆形，病变体积增大时，形态可不规则（图 8-1-3）。病变体积可大小不等。病变的边界常呈连续圆弧形、清楚，有硬化表现[6]。病变伴发感染时，可使硬化的边界再吸收消失（图 8-1-4）。病变的内部密度表现为液体密度，无骨性分隔、残余骨或成骨表现。病变常以局部膨胀的方式生长，故可出现密质骨膨胀变薄、牙移位、下牙槽神经管移位（图 8-1-3）或突入上颌窦内（图 8-1-5）等表现。

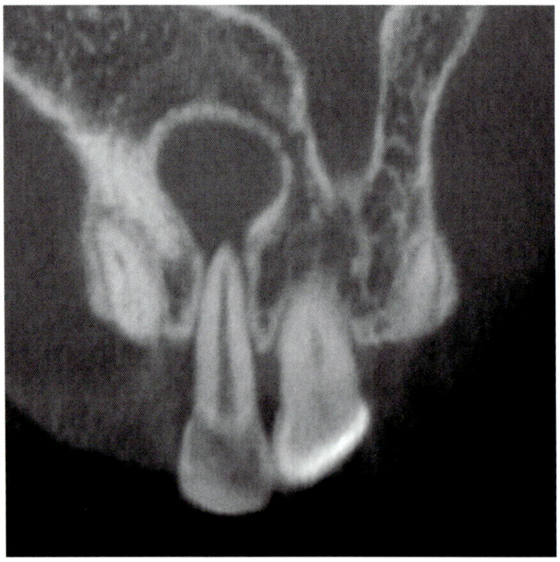

图 8-1-1　根尖周囊肿（CBCT 冠状位）
以上颌侧切牙根尖为中心的囊性病变，边界呈致密硬化表现

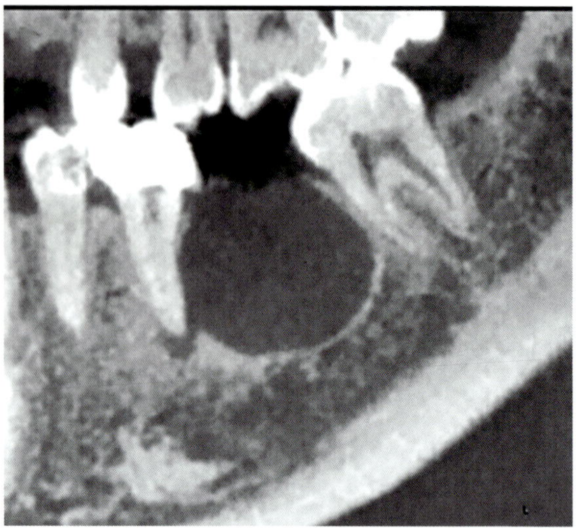

图 8-1-2　残余囊肿（CBCT 斜矢状位）
下颌第一磨牙区圆形囊性肿物，边界呈致密硬化表现

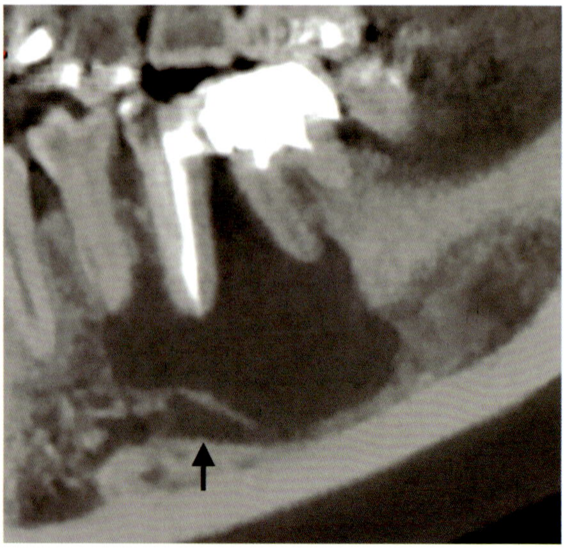

图 8-1-3　下颌第二前磨牙根尖周囊肿（CBCT 斜矢状位）
病变累及邻牙根尖周结构，边界无致密硬化骨白线

【比较影像学】

根尖片中经常可以发现病变。当病变体积较局限时，可在根尖片上显示。病变体积较大时，需选择殆片或曲面体层片显示病变。根据这些检查，典型病变通常可以诊断。但是由于二维影像

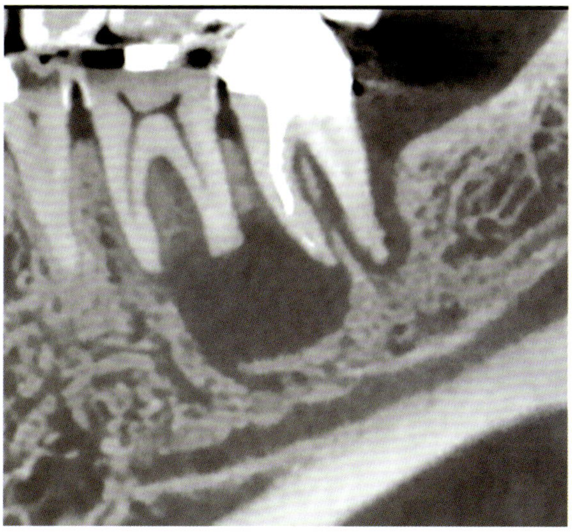

图 8-1-4　下颌第一磨牙根尖周囊肿（CBCT 斜矢状位）
以下颌第一磨牙远中根为中心病变，边界无明显骨白线，累及邻牙牙根

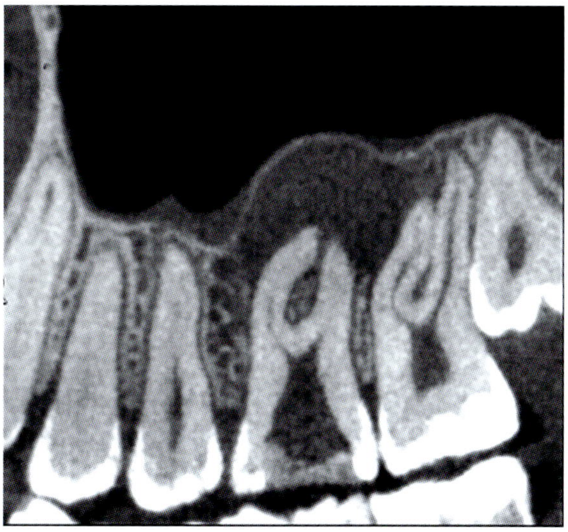

图 8-1-5　上颌第一磨牙根尖周囊肿（CBCT 斜矢状位）
可见根尖区呈囊性向上颌窦侧膨隆

不能理想地显示病变在颊舌向的情况，因此需要根据情况进行口腔颌面锥形束 CT 检查或螺旋 CT 检查。

【病理学表现】

由于存在根尖周肉芽肿，慢性炎症刺激引起牙周膜内的上皮残余增生，增生的上皮团中央发生变性与液化，组织液不断渗出，逐渐形成囊肿。根尖周肉芽肿在牙拔除后残留在颌骨内而发生的囊肿，称为残余囊肿。肉眼可见囊肿大小和囊壁厚薄不一，有时可附于病灶牙根部。镜下可见囊壁的囊腔面内衬无角化的复层鳞状上皮（图 8-1-6），厚薄不一，上皮钉突较长。纤维囊壁内可见大量炎症细胞浸润，还可见含铁血黄素和胆固醇结晶[1]。

【鉴别诊断】

一般根尖周囊肿的临床诊断并不困难，是常见的临床疾病。当病变体积较小时，应该与根尖周肉芽肿、根尖周骨结构不良相鉴别。当病变体积较大时，需要与牙源性角化囊肿等相鉴别[5]。

1. 根尖周骨结构不良　又称为骨异常增生，临床表现为根尖周低密度、混杂性或致密性团块影像，受累牙为活髓牙。患者常无明显临床症状，于偶然 X 线检查时发现。病变为完全溶骨性病变时，病变内部无骨化影像，可类似根尖周炎或根尖周囊肿。当病变出现部分或完全钙化时易于鉴别。

2. 牙源性角化囊肿　为良性牙源性肿瘤，病理表现内衬角化上皮，内容物含角化物，易伴发感

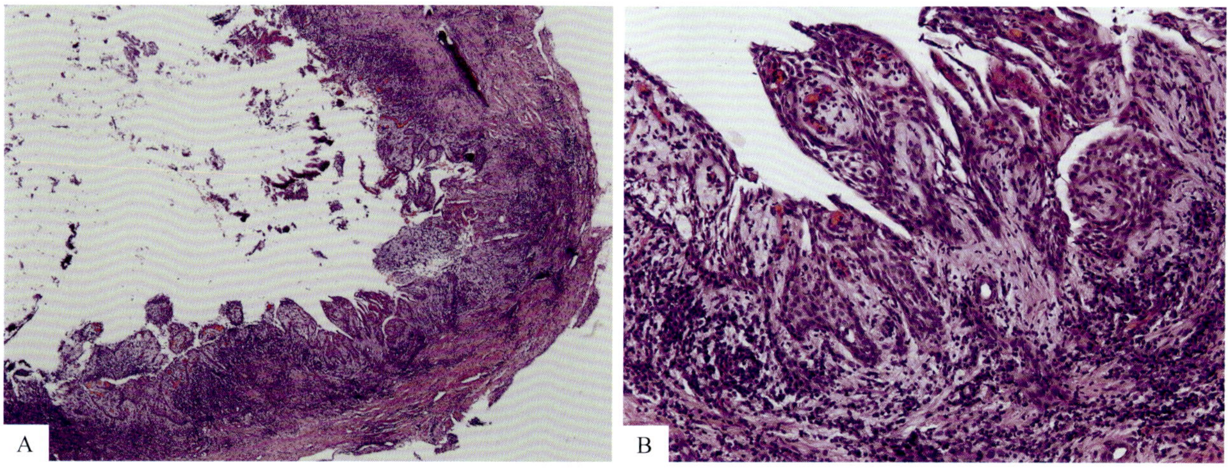

图 8-1-6　根尖周囊肿
A. 囊壁的囊腔面内衬无角化的复层鳞状上皮，纤维囊壁内可见大量炎症细胞浸润（HE，×40）；**B.** 衬里上皮厚薄不一，上皮钉突较长（HE，×200）

染。角化物有时可在软组织窗中表现为较高密度影像，低于骨化或钙化密度。牙源性角化囊肿在下颌骨常沿颌骨长轴方向生长，在上颌骨经常以膨胀性方式生长，有时与残余囊肿难以鉴别。可以是单房、多房，或者发生在未萌出牙的牙胚中。

3. 鼻腭管囊肿　上颌鼻腭管囊肿的 X 线表现有时重叠于上前牙根尖区，可类似根尖周囊肿，CT 检查可见鼻腭管囊肿位于鼻腭管内。

第二节　牙旁囊肿

【概述】

牙旁囊肿（paradental cyst）是一种特殊类型的发生于牙根侧面的囊肿，认为其来源于牙周膜中的上皮剩余，其发病原因可能与炎症刺激有关[1]。第三磨牙牙旁囊肿和磨牙根分叉囊肿也被认为是同一类囊肿。同义名还包括下颌感染性颊囊肿（mandibular infected buccal cyst）、颊侧根分叉囊肿（buccal bifurcation cyst）、炎症性根侧囊肿（inflammatory collateral cyst）[3]。

炎症性根侧囊肿与病原牙的感染刺激有关，根管内感染通过侧支根管可以导致牙根侧面囊肿的发生（图 8-2-1）。颊侧根分叉囊肿常见于初萌的下颌第一、第二磨牙，多为活髓。第三磨牙旁囊肿常发生于病原牙的侧方，并不包含病原牙牙冠或根尖部，患者常有冠周炎反复发作病史，牙为活髓。

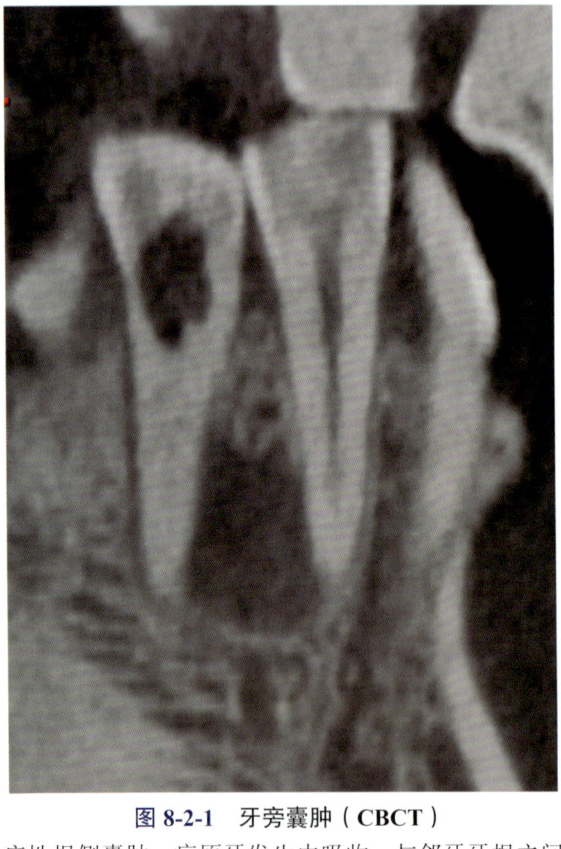

图 8-2-1　牙旁囊肿（CBCT）

炎症性根侧囊肿，病原牙发生内吸收，与邻牙牙根之间发生囊性病变

【CT 表现】

牙旁囊肿常发生于下颌第一、第二、第三磨牙颊侧（图 8-2-2），偶见有双侧同时发生。发生在下颌第三磨牙的病变更易向其远中发展（图 8-2-3）。牙旁囊肿可以发生于任意牙位。一般病变范围局限于 1 ～ 2 个牙位之内，大小在 0.6 ～ 2.5 cm 范围，极少累及下颌骨下缘。病变常呈圆形或椭圆形，边界清楚，可伴硬化边界或没有明显硬化边界。囊肿向颊侧膨隆后，病变颊侧密质骨变薄并逐渐消失，有时仅表现为病原牙颊侧骨凹陷。突破密质骨界限可引起骨膜成骨反应（图 8-2-4）。病变内部为液体密度，无骨性分隔、无残余骨或成骨。病变呈膨胀性生长方式，可导致病原牙向颊侧倾斜，舌侧牙尖突出，病原牙可无龋。

【比较影像学】

发生于磨牙颊侧的囊肿病变较小时，虽然临床表现可以很明显，但在根尖片或曲面体层片中往往不能完整显示病变。普通 X 线检查可表现为边界清楚的透射区，与病变区牙重叠。CBCT 是发现和诊断牙旁囊肿的可靠依据，但当病变颊侧密质骨膨隆至十分菲薄时，CBCT 亦难以清楚观察病变的颊侧边界。

【病理学表现】

囊壁上皮与根尖周囊肿相似，内衬无角化的复层鳞状上皮、厚薄不一，可见炎症浸润、胆固醇

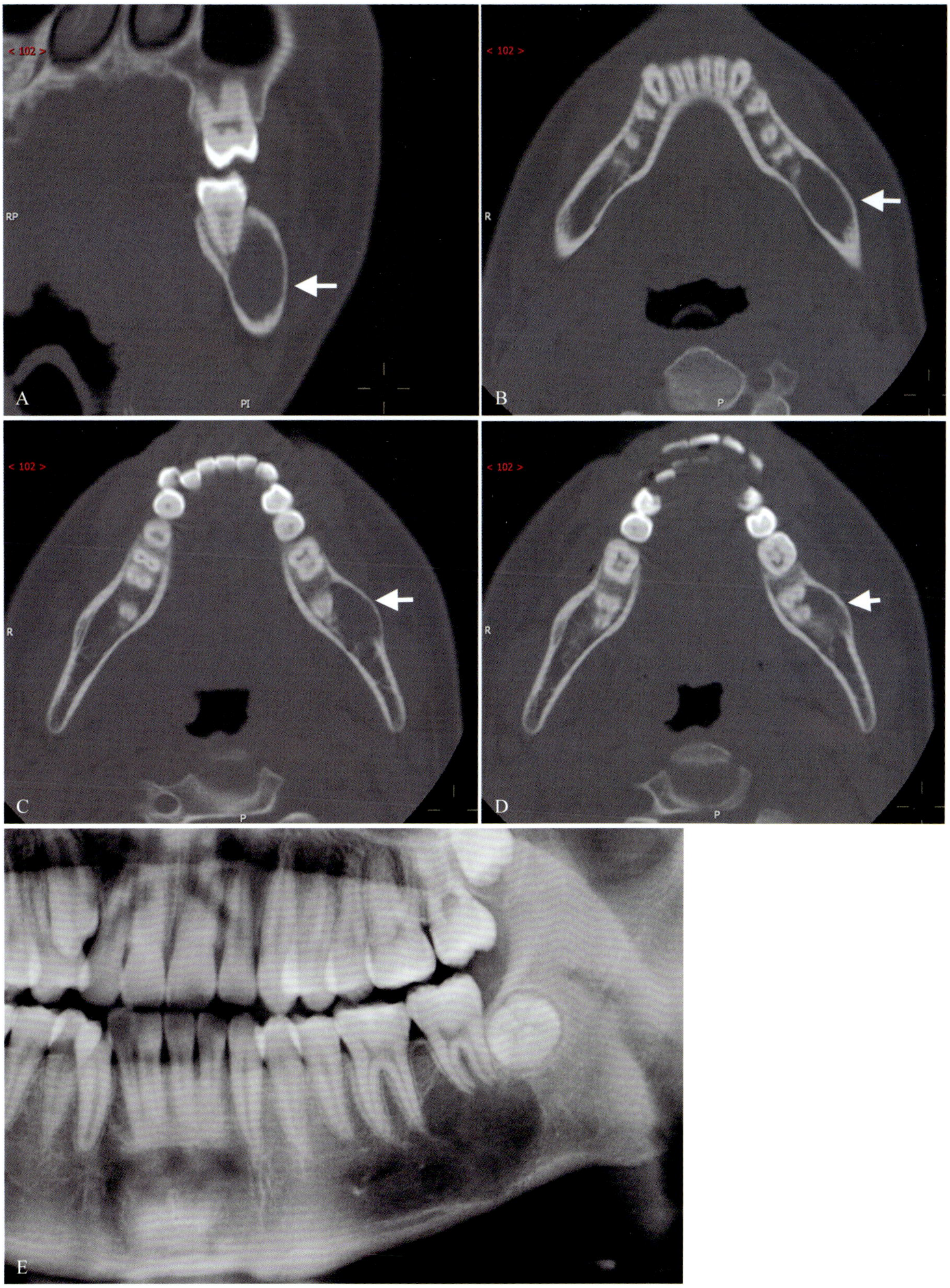

图 8-2-2　牙旁囊肿

A～D：多层螺旋 CT；E：曲面体层片。颊侧根分叉囊肿，发生于下颌第二磨牙根分叉，向颊侧膨隆明显

结晶和巨细胞反应等[1]。

【鉴别诊断】

1. 含牙囊肿　含牙囊肿是由缩余釉上皮与未萌出牙的牙冠之间的液体异常聚集形成，包绕牙冠，呈圆形、边界清楚。根据病变与牙的位置关系不难鉴别。

2. 牙源性角化囊肿　是良性牙源性肿瘤，内

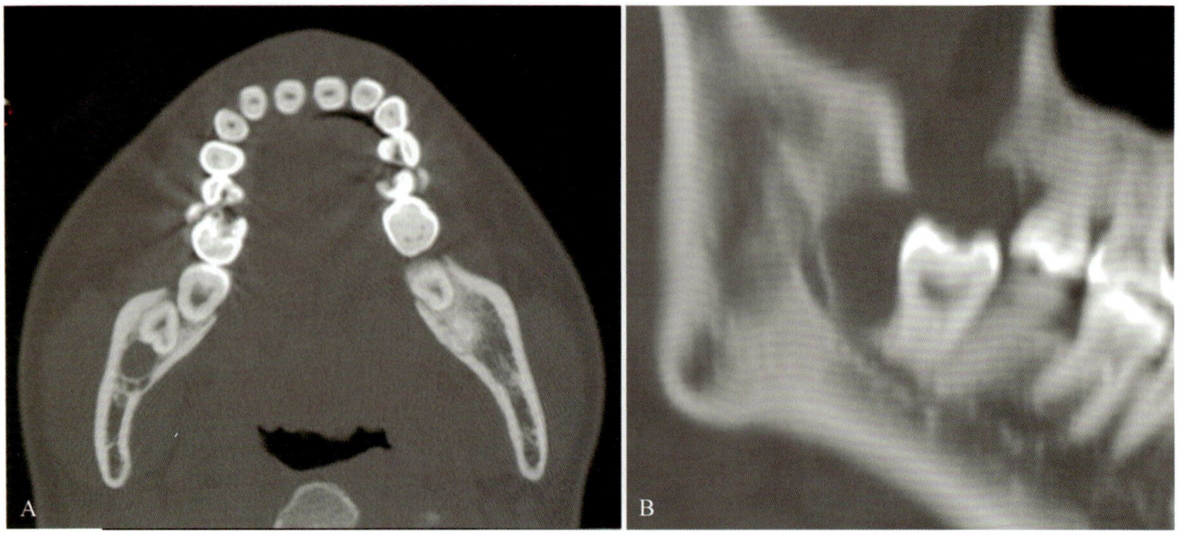

图 8-2-3　牙旁囊肿（多层螺旋 CT）

A：轴位；B：斜矢状位。第三磨牙牙旁囊肿，发生于下颌第三磨牙远中囊性病变，病变与牙冠相邻，未包含牙冠

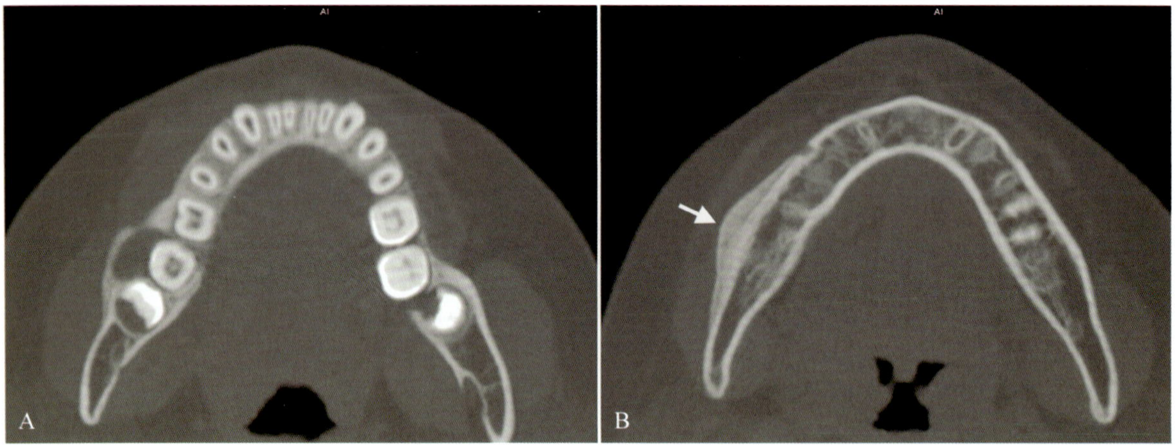

图 8-2-4　牙旁囊肿（多层螺旋 CT 轴位）

颊侧根分叉囊肿，发生于下颌第二磨牙根分叉，向颊侧膨隆明显，可突破密质骨，引起骨膜反应性成骨（如箭头所示）

衬角化上皮，可以发生于萌出过程中的牙，并类似含牙囊肿，也可以发生于牙的颊侧，类似牙旁囊肿。牙源性角化囊肿有持续生长潜能，因而体积常较大。

3. 朗格汉斯组织细胞病　来源于朗格汉斯细胞的异常增生。嗜酸性肉芽肿可表现为局部局限性病变，边界清楚但没有骨硬化反应，可伴有骨膜反应性增生。临床表现通常伴有疼痛、软组织肿胀或出血等症状。边界清楚，但没有硬化性边界。

4. 根尖周囊肿　一般位于根端下方，有时也可位于牙根的颊侧。病原牙患有龋病或为死髓牙。

5. 根侧牙周囊肿　为牙源性发育性囊肿，一般位于牙根周围。通常表现为牙根之间的低密度透射影像，病原牙无明显感染。下颌前磨牙区常见。

第三节　含牙囊肿

【概述】

含牙囊肿（dentigerous cyst）亦称滤泡囊肿（follicular cyst），是指囊壁包含一个未萌牙的牙冠并附于该牙颈部的囊肿[1]，好发于下颌第三磨牙及上颌尖牙区，与这些部位的牙易于阻生有关。患者早期无明显临床症状，部分患者于影像学检查中意外发现。较大的病变长径可达 10 cm 以上，临床上可出现局部肿胀感、面部膨隆、牙移位等症状。含牙囊肿一般刮治术后很少复发，预后较好。

【CT 表现】

含牙囊肿一般病变范围较局限，呈圆形，界限清楚，伴骨硬化边界，包绕阻生牙或萌出中牙的颈部。病变常见于下颌第三磨牙区（图 8-3-1）、上颌第三磨牙区（图 8-3-2）、上颌尖牙区（图 8-3-3、4）、其他阻生牙和多生牙（图 8-3-5）等部位。含牙囊肿一般为单发，也可为多发。病变呈圆形或椭圆形，呈膨胀性生长。一般牙冠周围滤泡间隙宽度大于 3 mm 可以考虑含牙囊肿[5]。含牙囊肿体积也可以较大，超过所包含牙冠体积的数倍。液体密度、无骨性分隔、无残余骨、无成骨。CT 表现为边界清楚的透射区，含有病原牙，呈膨胀式生长方式，可见病原牙随着囊肿体积的增大而移位，附于病变的一端，可见有下牙槽神经管移位。上颌病变可突入上颌窦内。

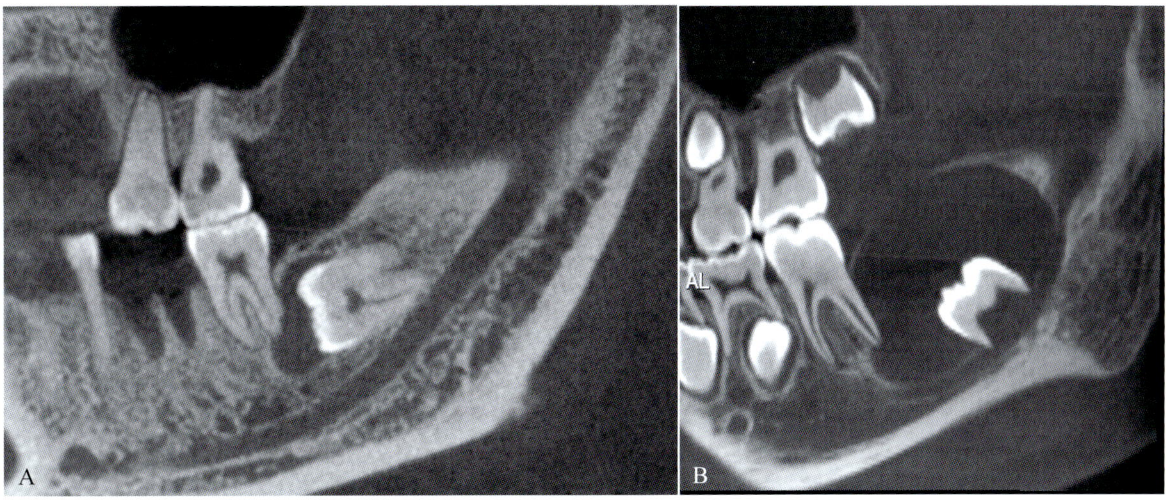

图 8-3-1　含牙囊肿（CBCT 斜矢状位）

阻生第三磨牙来源含牙囊肿，可表现为牙囊影像增宽明显（A）或体积大于牙冠数倍（B）

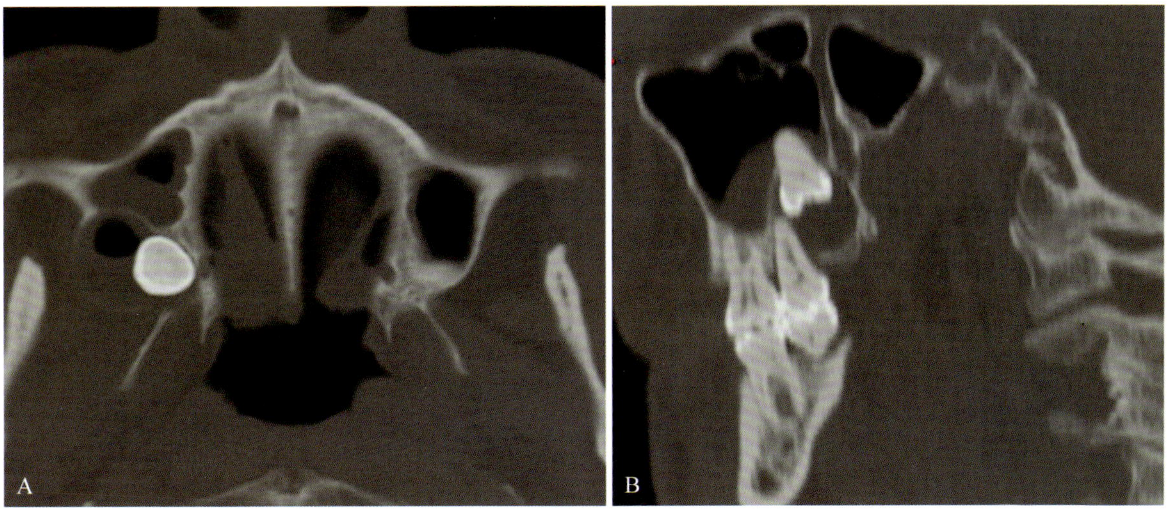

图 8-3-2　含牙囊肿

CBCT　**A**：轴位；**B**：斜矢状位。阻生上颌第三磨牙来源含牙囊肿，病变突入上颌窦内，病原牙移位明显，附于囊肿壁

【比较影像学】

病变较局限的含牙囊肿以普通 X 线检查方法为主。常规曲面体层检查中可以发现无症状的含牙囊肿，一般可满足临床需要。病变体积较小的典型病变一般诊断不需要 CT 检查。当病变体积较大、干预治疗较复杂，或者病变与上颌窦重叠较多时，需要 CT 检查明确病变范围，

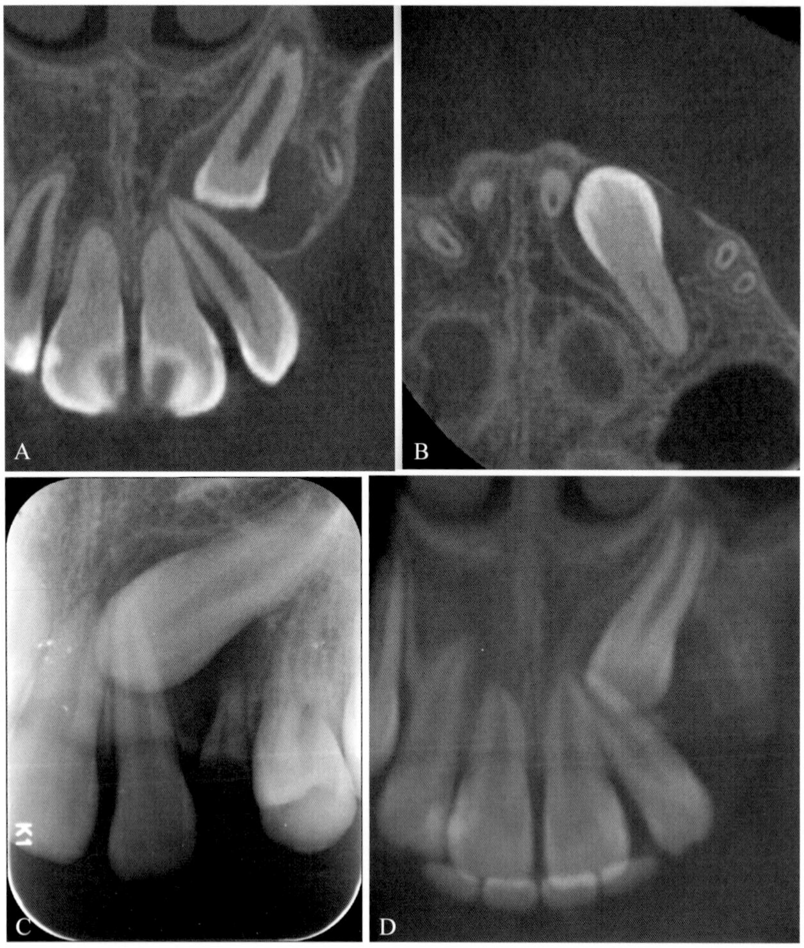

图 8-3-3　含牙囊肿

A、**B**：CBCT 冠状位和轴位；**C**：根尖片；**D**：10 mmMRP CBCT 图像。阻生尖牙来源含牙囊肿，可清楚显示病变与邻牙牙根间的位置关系

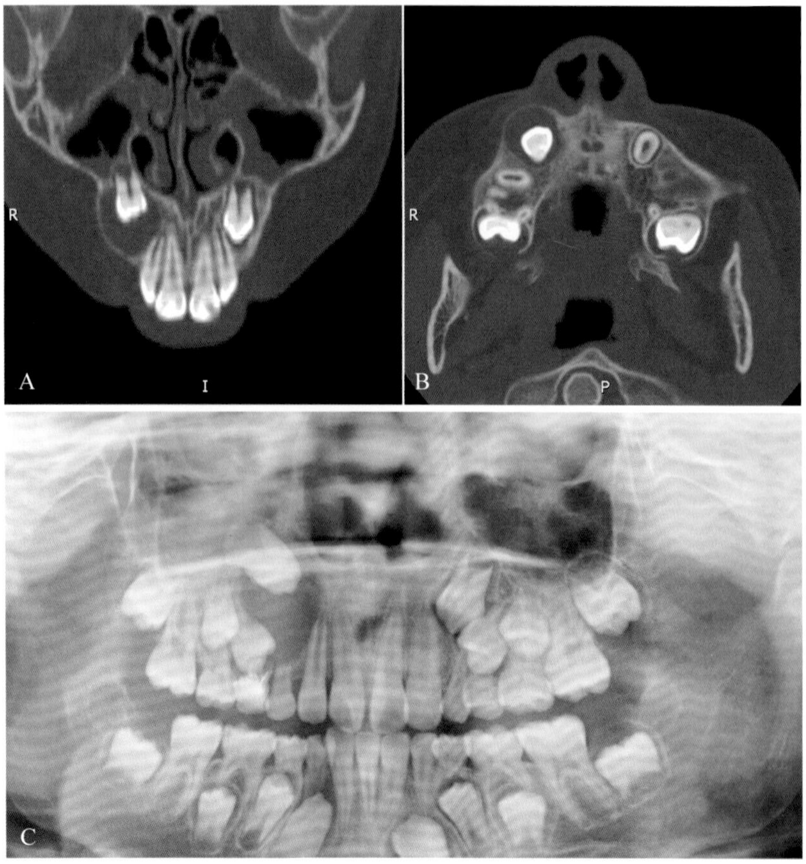

图 8-3-4　含牙囊肿

A、**B**：多层螺旋 CT 冠状位和轴位；**C**：曲面体层片局部。右上颌阻生尖牙来源含牙囊肿

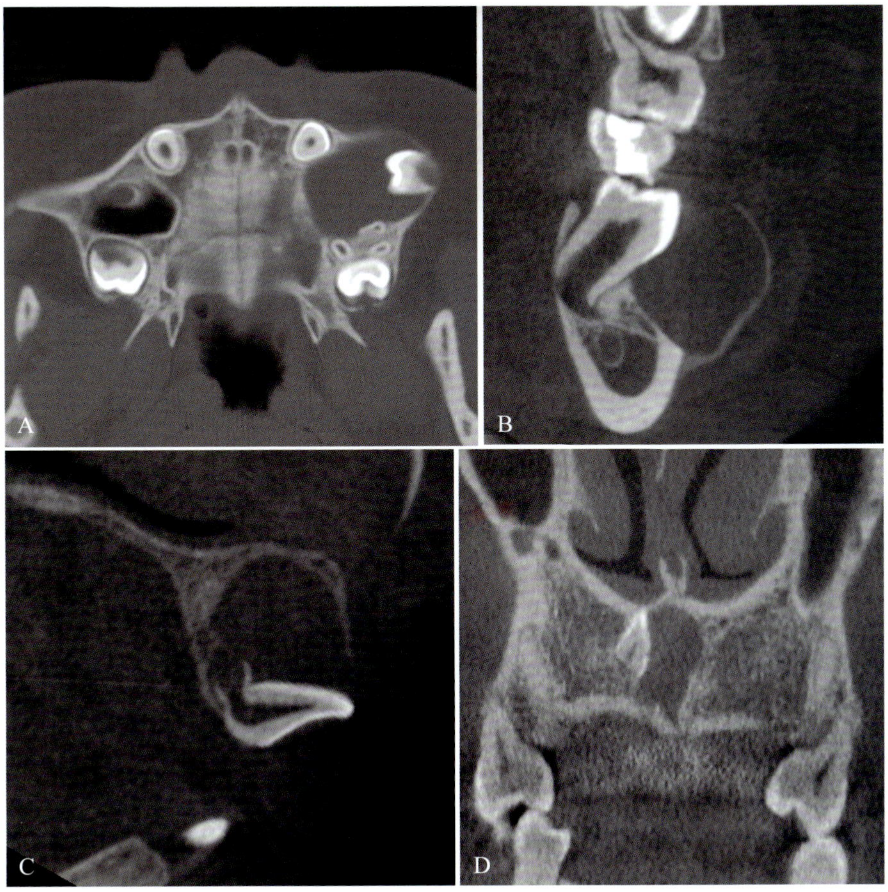

图 8-3-5 含牙囊肿

A（多层螺旋 CT 轴位）：左上第二前磨牙来源含牙囊肿；**B**（CBCT 冠状位）：下颌第二前磨牙来源含牙囊肿；**C**（CBCT 矢状位）：上颌中切牙阻生伴含牙囊肿；**D**（CBCT 冠状位）：上颌前牙区多生牙伴含牙囊肿

有助于确定治疗方案。与 CT 相比，曲面体层片反映病变边界的硬化程度更加直观。CBCT 薄层图像对于观察病变的细节更为准确。当病变体积较大、需要与某些肿瘤鉴别时，螺旋 CT 检查更为理想。

【病理学表现】

含牙囊肿一般发生于牙冠形成之后，在缩余釉上皮与牙冠面之间出现液体聚积而形成含牙囊肿[1]。若囊肿发生于牙釉质完全形成之前，则所含牙可表现为釉质发育不全。病变肉眼见囊壁较薄，囊腔内含有牙冠，囊壁附于牙颈部，囊液多呈黄色。镜下可见纤维结缔组织囊壁内衬较薄的复层鳞状上皮，无角化（图 8-3-6）。囊肿继发感染时上皮可出现不规则增生，囊壁组织内见大量炎症细胞浸润。

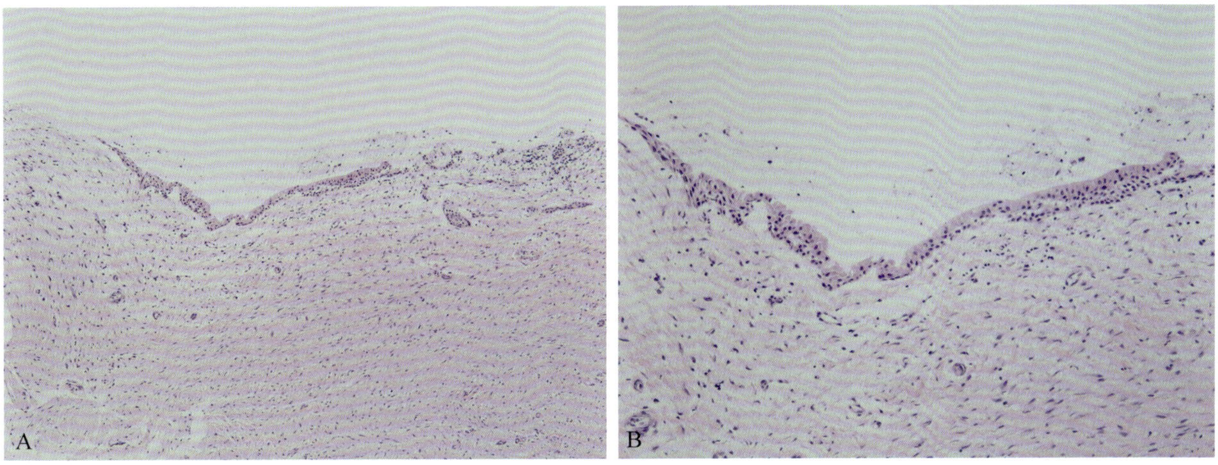

图 8-3-6 含牙囊肿

A. 镜下可见纤维结缔组织囊壁内衬较薄的复层鳞状上皮，无角化（HE，×40）；**B**. 衬里上皮似缩余釉上皮（HE，×200）

【鉴别诊断】

含牙囊肿的诊断必须具备囊性肿物的一般特点和包含牙冠的特点，然而并不是具备这两个特点就可以确定诊断是含牙囊肿。最常见的与含牙囊肿具有较多相似性的病变是牙源性角化囊肿、单囊性成釉细胞瘤和牙源性腺样瘤等，其他的牙源性肿瘤甚至恶性疾病也有可能会有相似的表现。牙源性角化囊肿、单囊性成釉细胞瘤与含牙囊肿相比，具有更加明显的生长潜能，更易出现较大病变体积以及与其相关的改变。其他的牙源性良性肿瘤（如成釉细胞纤维瘤）和一些低度恶性的肿瘤（如早期囊肿癌变、黏液表皮样癌、成釉细胞纤维肉瘤等）也有可能表现类似于含牙囊肿。因此，即便是对于影像学检查结果完全符合含牙囊肿的情况，也需要进行病理学检查进行确诊。

1. *单囊性成釉细胞瘤* 是成釉细胞瘤的一种亚型，好发生于下颌骨体部和升支，呈单房或多房性膨胀性病变，可见病变区牙根截根样吸收。

2. *牙源性角化囊肿* 有些牙源性角化囊肿可以包含阻生牙，但牙源性角化囊肿不总是发生在牙胚的牙囊中。病变以单房为常见。骨膨隆变形和牙根吸收程度较低。

3. *牙源性腺样瘤* 牙源性腺样瘤常发生于上、下颌尖牙牙囊中，可伴有环状钙化。牙源性腺样瘤不伴有明显钙化时，表现类似含牙囊肿。

第四节　根侧牙周囊肿

根侧牙周囊肿（lateral periodontal cyst）是指发生在活髓牙根侧或牙根之间的非炎症性的单房性牙源性发育性囊肿。当病变呈多房性表现时，又称为葡萄状牙源性囊肿（botryoid odontogenic cyst）[1, 3]。

【概述】

根侧牙周囊肿好发生于成人，约 70% 发生于下颌，以尖牙和前磨牙区最多见[3]。临床多无症状，常在 X 线检查中无意发现。手术刮治后一般无复发倾向。

【CT 表现】

最典型的 CT 表现是位于牙根之间边界清楚，呈圆形或卵圆形单房的透射性病变（图 8-4-1），一般有硬化边缘，病变通常较局限。下颌骨较上颌骨常见，尖牙与前磨牙区常见。病变可位于牙根之间或牙根侧面。病变不以病原牙根尖为中心，直径一般小于 1.0 cm，呈圆形或泪滴样。多房性病变称为葡萄状囊肿，呈圆弧形，有硬化反应。X 线表现为低密度透射影像，CT 检查显示呈液体密度，无骨性分隔，无残余骨。病变区牙根尖周骨硬板影像存在，牙可有轻度移位，但不松动。有时可位于牙根颊侧或舌腭侧，可以出现密质骨变薄或膨隆，但一般不导致密质骨中断（图 8-4-2）。

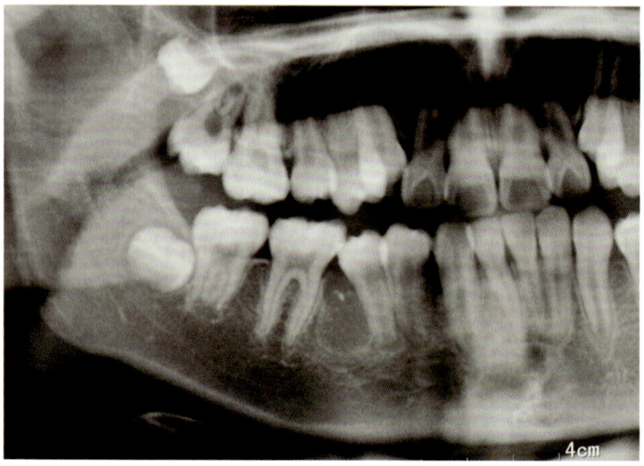

图 8-4-1　根侧牙周囊肿
曲面体层片（局部）示右下颌第二前磨牙与第一磨牙之间的椭圆形囊性病变

【比较影像学】

当病变位于牙根之间时，根尖片或曲面体层容易发现病变。当病变位于牙根的颊侧或舌侧时，普通 X 线检查方法容易低估病变范围。因此，CBCT 对于全面评价牙根周围可疑囊性病变是十分有必要的。当病变体积较大或涉及软组织时，建议进行螺旋 CT 检查。

【病理学表现】

该囊肿可能来源于缩余釉上皮、残余牙板或 Malassez 上皮剩余，发生于牙根间牙槽嵴或根中部

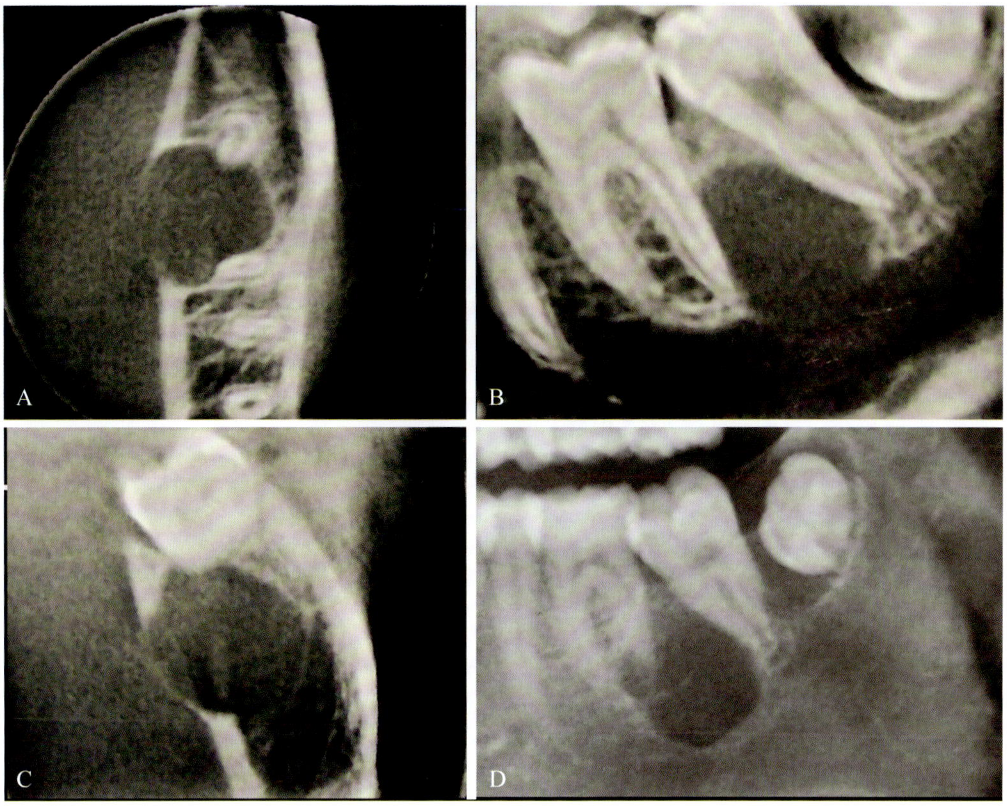

图 8-4-2　根侧牙周囊肿

CBCT（**A**～**C**）和曲面体层片（**D**，局部）示下颌第一磨牙与第二磨牙之间的椭圆形囊性病变，病变颊侧密质骨变薄

牙槽嵴。根侧牙周囊肿的衬里上皮由较薄、无角化的鳞状上皮构成，囊壁的结缔组织为成熟的胶原纤维，炎症不明显（图 8-4-3）。

【鉴别诊断】

1. 骨质疏松性骨髓缺损　实质上是较大的骨髓腔结构。一般无硬化边界，边界为正常骨小梁。随访无变化。

2. 单纯性骨囊肿　是一种无上皮衬里的假性囊肿。通常发生在根尖以下区域，可嵌入牙根之间生长。单纯性骨囊肿常累及下牙槽神经管，累及下牙槽神经管时，神经管出现“截断”征，而不是像其他囊肿或良性肿瘤压迫神经管移位。

3. 牙源性角化囊肿　沿颌骨长轴方向生长，一般体积较大时才被发现。常发生于牙的根端方向，有明显骨硬化边界，易伴发感染。

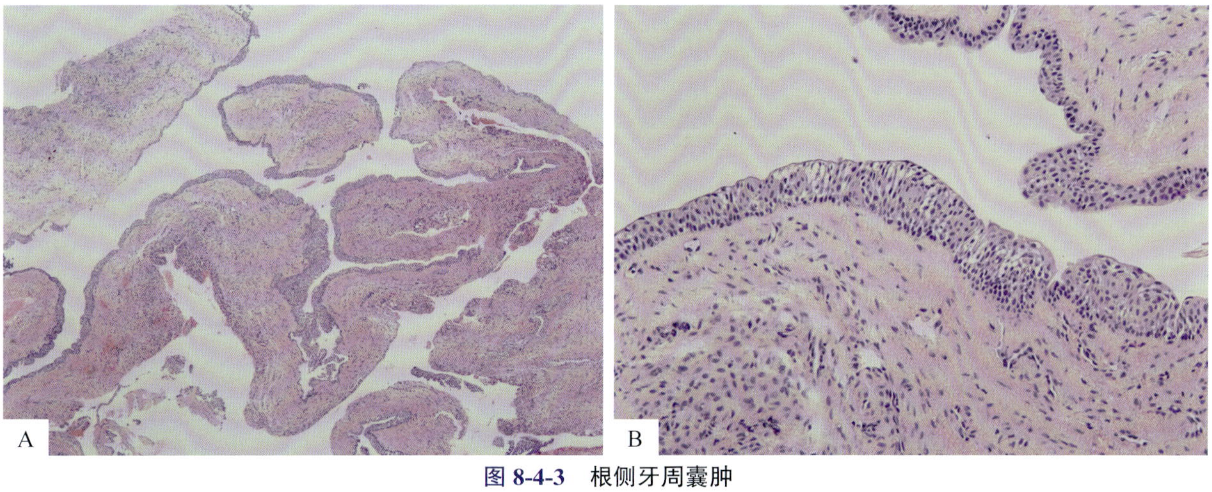

图 8-4-3　根侧牙周囊肿

A. 衬里上皮由较薄、无角化的鳞状上皮构成，囊壁的结缔组织为成熟的胶原纤维，炎症不明显（HE，×40）；**B.** 局部上皮增厚（上皮斑）（HE，×200）

4. 牙根侧根尖周囊肿与牙髓腔侧支根管相关的炎症性囊肿，位置可偏颊侧。与根侧牙周囊肿相比，其发生部位更接近于根尖。病变区牙为死髓牙。

第五节　牙源性角化囊肿

【概述】

牙源性角化囊肿（odontogenic keratocyst）是一种牙源性囊肿，其特征是具有薄层不全角化的复层鳞状上皮和栅栏状排列的基底细胞[3]。发生于颌骨密质骨外、颌骨周围软组织的牙源性角化囊肿也称为外周型角化囊肿。WHO 2005 年牙源性肿瘤分类中曾将其命名为牙源性角化囊性瘤（keratocystic odontogenic tumour）[4]。

痣样基底细胞癌综合征（nevoid basal cell carcinoma syndrome）又称 Gorlin 综合征、基底细胞痣综合征、颌骨囊肿-基底细胞痣-肋骨分叉综合征，最早由 Gorlin 和 Goltz（1960 年）描述。此综合征的表现主要包括颌骨多发牙源性角化囊肿、多发皮肤基底细胞痣（或基底细胞癌）、肋骨畸形（分叉肋等）、眶距增宽、颅骨异常、大脑镰和小脑幕钙化、钙磷代谢异常等。该综合征为常染色显性遗传，与 *PTCH* 基因突变相关，患者较年轻且有家族史。

牙源性角化囊肿主要沿颌骨长轴方向生长，病变早期无明显症状，但随囊肿逐渐增大，可逐渐出现不同程度的颌骨膨胀。牙源性角化囊肿较其他牙源性肿瘤相比，更易继发感染。牙源性角化囊肿的治疗以局部刮治和骨切除为主，但刮治术后复发率较高，部分病例可发生癌变。

【CT 表现】

牙源性角化囊肿多发生于下颌骨体部、升支和上颌磨牙区（图 8-5-1）。牙源性角化囊肿可以单发或多发，多发牙源性角化囊肿多与基底细胞痣样癌综合征相关。病变可来源于发育中的牙胚。

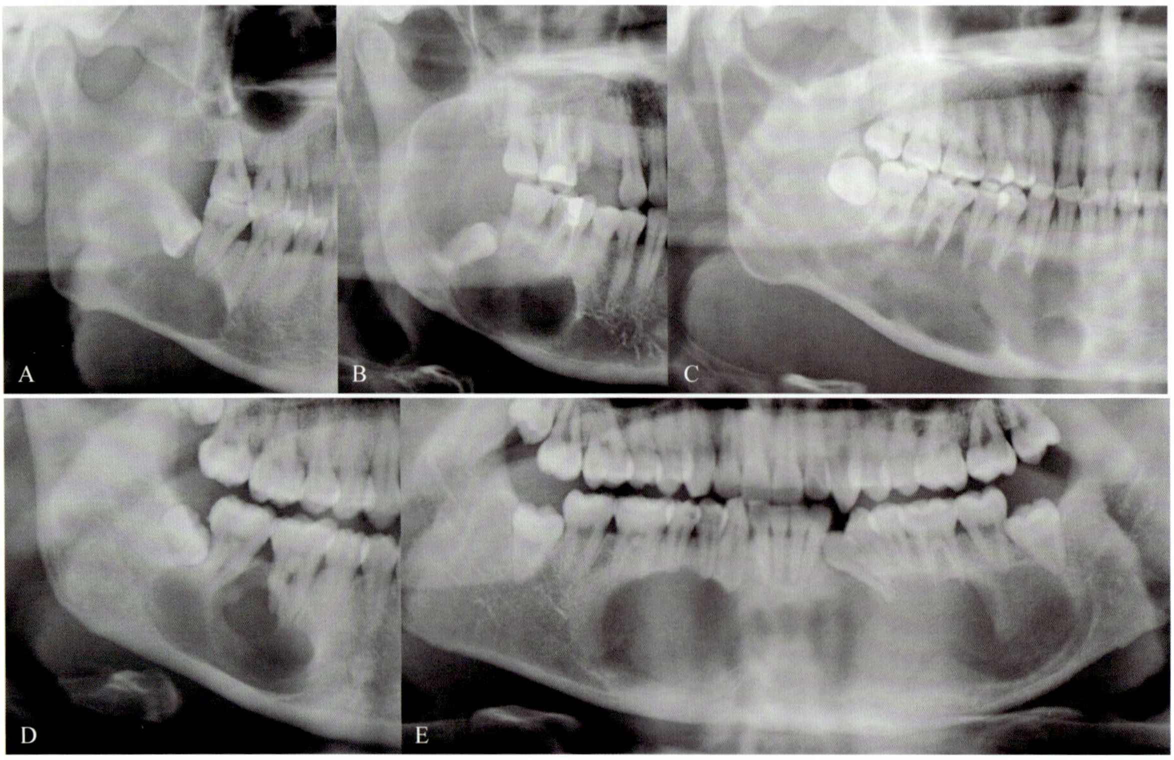

图 8-5-1　下颌骨牙源性角化囊肿

曲面体层片局部（**A** ～ **E**）示病变常与下颌第三磨牙阻生相关，可沿颌骨长轴发展，牙根吸收和牙移位不明显

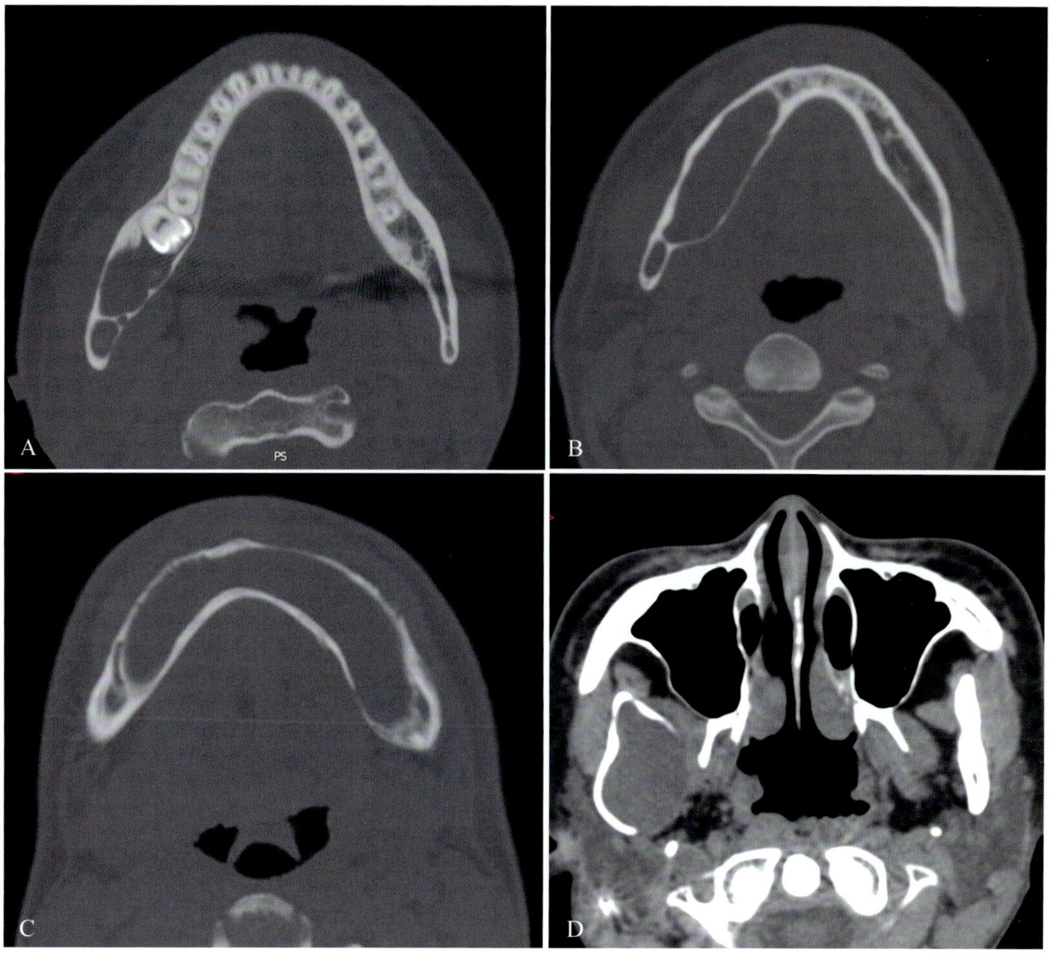

图 8-5-2 下颌骨牙源性角化囊肿

平扫 CT 骨窗轴位图像示（**A** ～ **C**）颊舌侧密质骨变薄，颌骨膨隆不明显，平扫 CT 软组织窗轴位图像示（**D**）病变内部大部分为液化密度影像

外周型牙源性角化囊肿可发生在牙龈、颊和翼下颌韧带区。

牙源性角化囊肿边界一般清楚，伴有硬化边界。边界以较规则的圆弧形为主，也可呈现切迹样。继发感染时病变的硬化边界可消失。大多数病例中病变有沿颌骨外形生长、颌骨膨隆不明显的特点[5]（图 8-5-2）。牙源性角化囊肿内容物常含有黄白色角化物（图 8-5-3），有时囊液较稀薄，呈淡黄色或血性，CT 表现通常为液体密度。囊肿内部角化物过于致密、浓稠时，可以表现为高密度影像（图 8-5-4）。牙源性角化囊肿内部一般没有骨性分隔或残余骨影像，有时可在病变周边骨壁上观察到成骨现象。

部分病变可以导致严重骨骼变形和破坏（图 8-5-5）。发生在下颌骨的病变可推挤下牙槽神经管移位。上颌骨的病变可以侵入上颌窦、鼻腔等（图 8-5-6，7）。复发性病变可以累及颌骨周围软组织，表现为软组织内囊性肿物影像。

基底细胞痣样癌综合征相关颌骨牙源性角化囊肿常呈多发表现，多与发育中的牙胚相关，大小差别可以较大（图 8-5-8）。部分病例中伴有腭裂或牙槽嵴裂。CT 中可观察到大脑镰和小脑幕钙化（图 8-5-9），可辅助诊断该综合征。

【比较影像学】

下颌骨牙源性角化囊肿的 X 线表现为透射性影像，病变有硬化边界。曲面体层片可清楚显示病变的范围。CT 检查能够更准确地反映病变颊舌侧的骨破坏情况，可以显示致密角化物影像，其影像密度低于钙化或成骨，高于普通软组织密度，可用于辅助诊断。牙源性角化囊性在 MRI T1 加权像中呈中低信号，在 T2 加权像中呈高信号（图 8-5-10）。

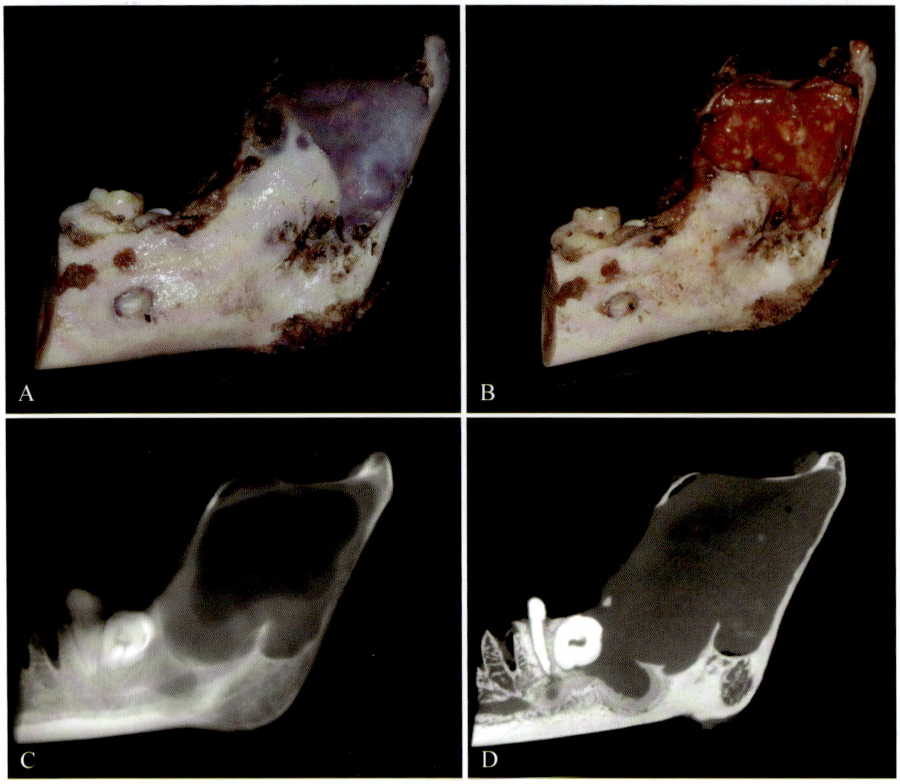

图 8-5-3　下颌骨牙源性角化囊肿
肿瘤标本（**A**、**B**）可见病变舌侧密质骨变薄至消失，肿物周围见囊壁（**A**），剖面见大量黄白色角化物（**B**），标本 CBCT 中可见斑片样高密度影像（**C**、**D**）

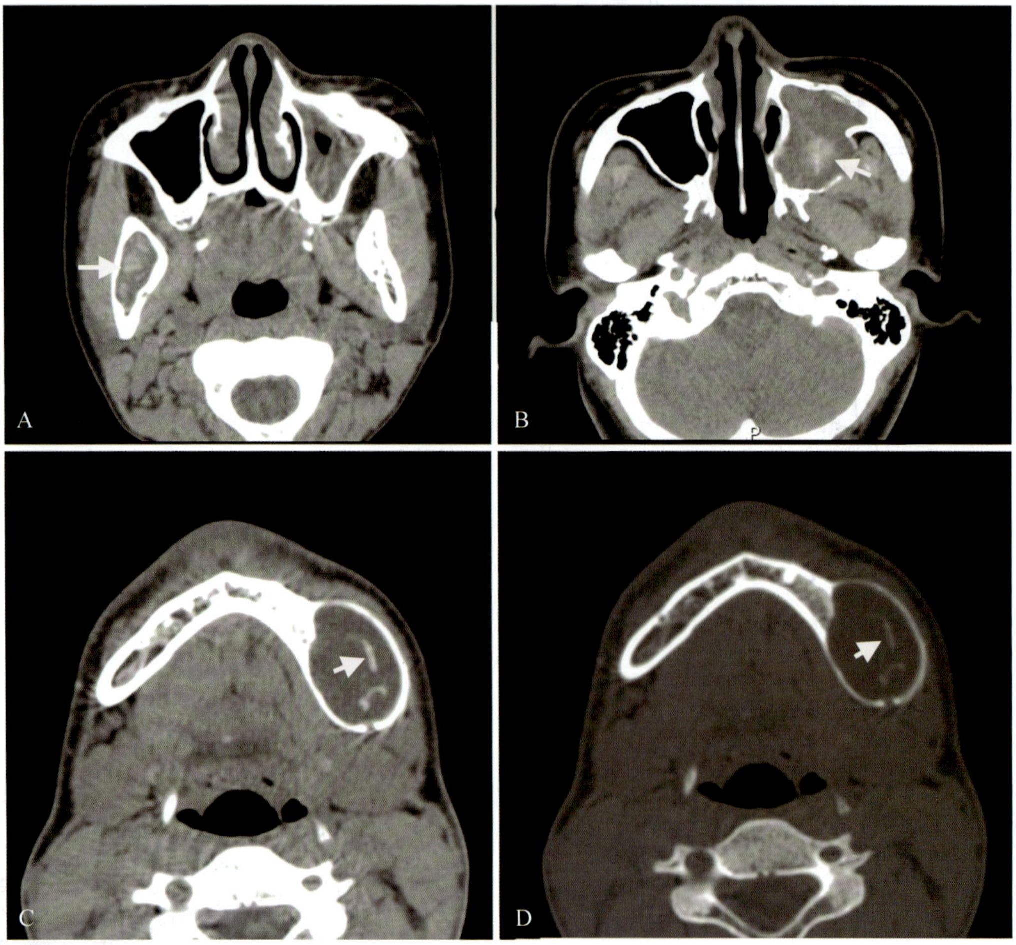

图 8-5-4　下颌骨牙源性角化囊肿中高密度角化物影像
A ～ C：平扫 CT 软组织窗轴位图像；**D**：平扫 CT 骨窗轴位图像

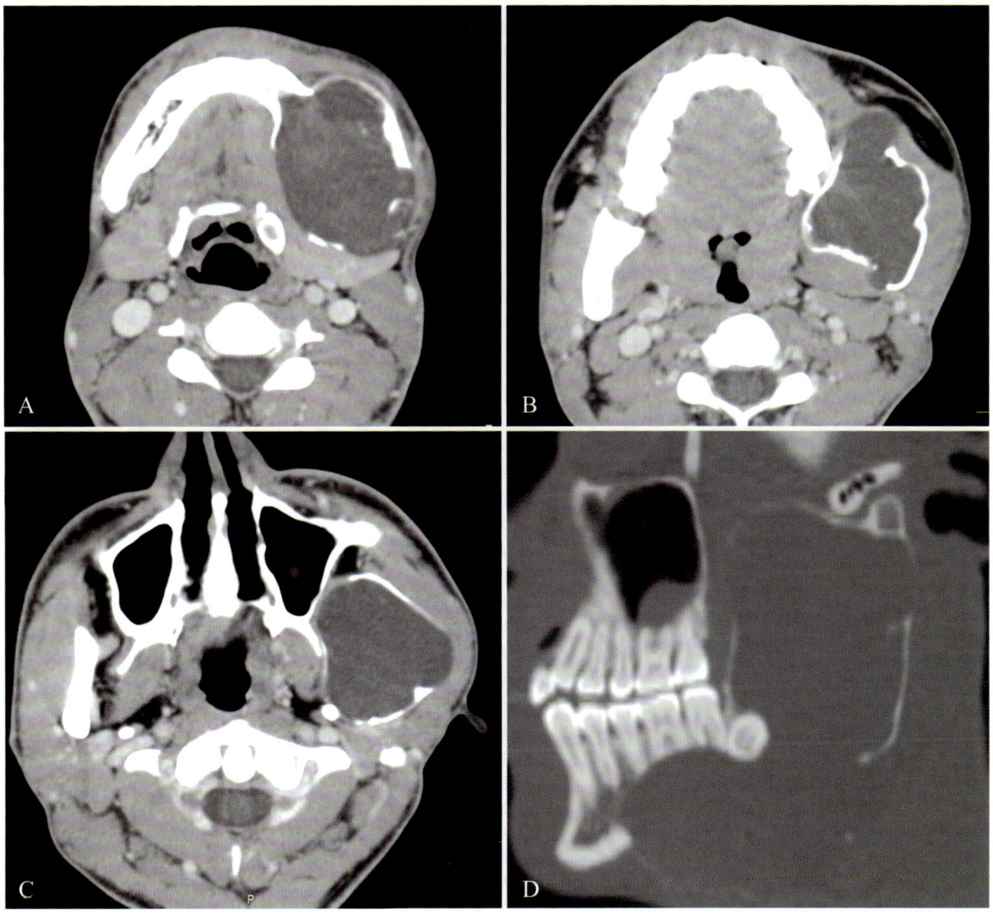

图 8-5-5　下颌骨牙源性角化囊肿

A～C：增强 CT 软组织窗轴位图像示病变区颌骨颊舌侧膨隆变形明显，内部为液体密度影像；**D**：CT 骨窗斜矢状位图像示病变范围和与第三磨牙的关系

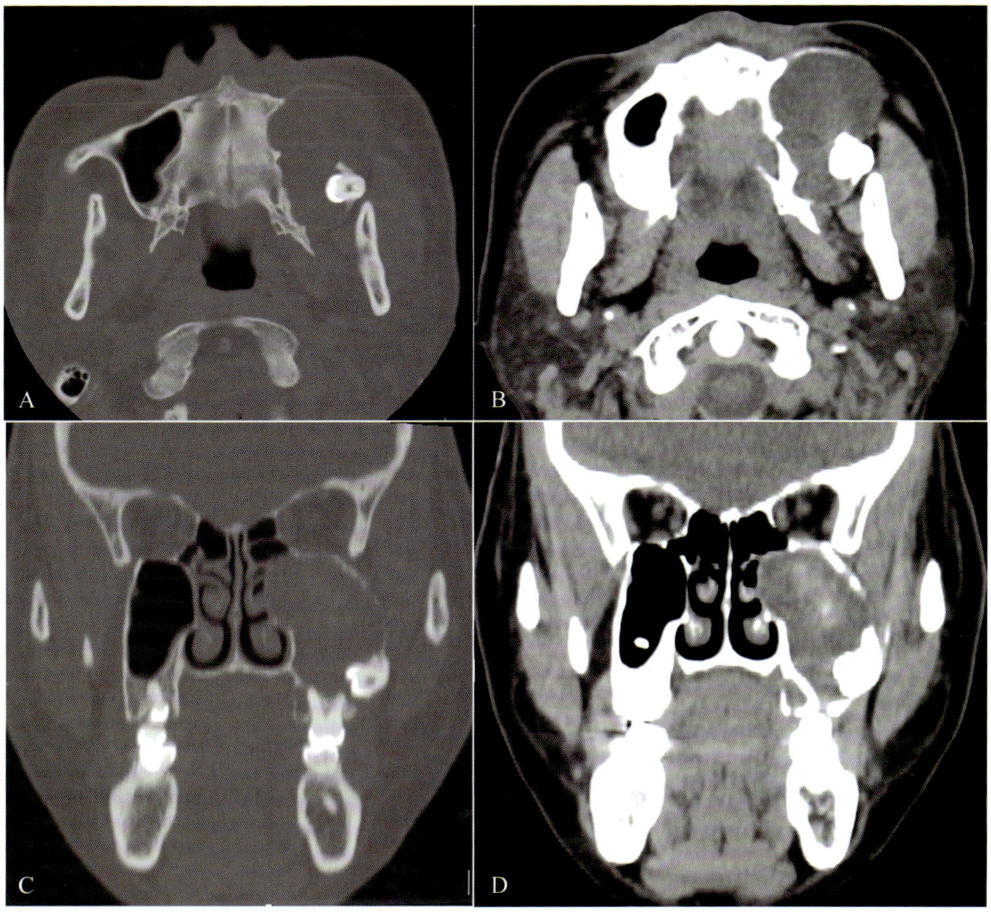

图 8-5-6　左上颌骨牙源性角化囊肿

A、**C**：CT 平扫骨窗轴位和冠状位；**B**、**D**：平扫 CT 软组织窗轴位和冠状位病变充满上颌窦内，含阻生第三磨牙，上颌窦壁膨隆变薄（**A**～**C**），病变内见高密度角化物影像（**D**）

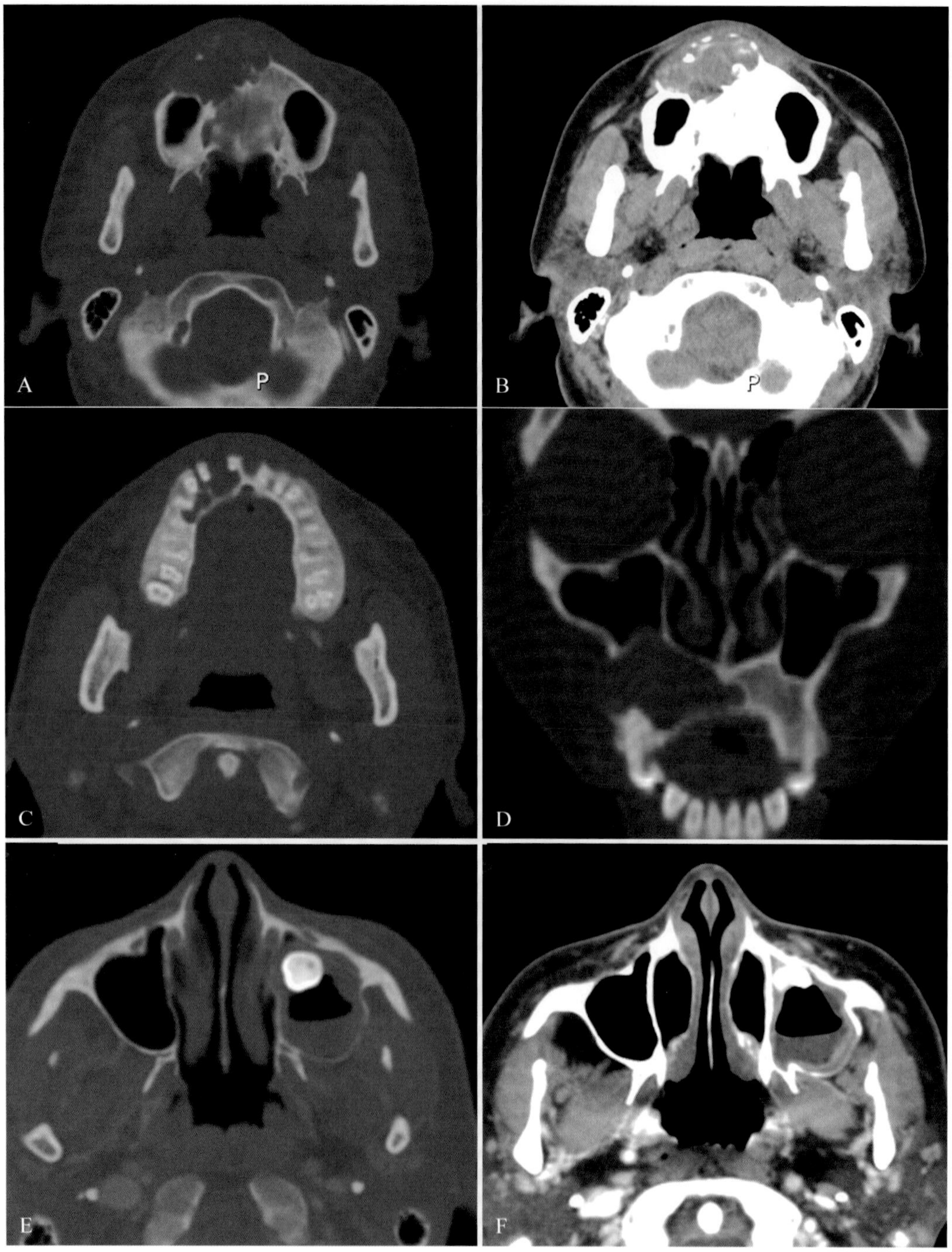

图 8-5-7　上颌骨牙源性角化囊肿

A、**B**：CT 平扫轴位骨窗和软组织窗示病变边界不规则，呈切迹样，唇侧密质骨变薄明显，骨窗中似病变边界不清；**C**、**D**：CT 平扫骨窗轴位和冠状位示病变沿松质骨内发展，可以浸润牙根间牙槽骨或沿骨外形发展；**E**、**F**：增强 CT 骨窗轴位和软组织窗轴位示上颌窦内病变部分破溃囊内呈气-液平面

【病理学表现】

一般认为牙源性角化囊肿来源于牙板残余，其囊壁较薄，囊内容物为白色或黄色的角化物或皮脂样物质。牙源性角化囊肿衬里上皮为较薄、厚度一致的复层鳞状上皮，常由 5 ～ 8 层细胞组成（图 8-5-11），一般无上皮钉突，上皮表面呈波浪状或皱褶状，表层多呈不全角化。基底层细胞，呈栅栏状排列。纤维囊壁较薄，合并感染时增厚。纤维组织囊壁内可见微小子囊或上皮岛[1]。

【鉴别诊断】

1. *成釉细胞瘤*　单囊型成釉细胞瘤表现可类

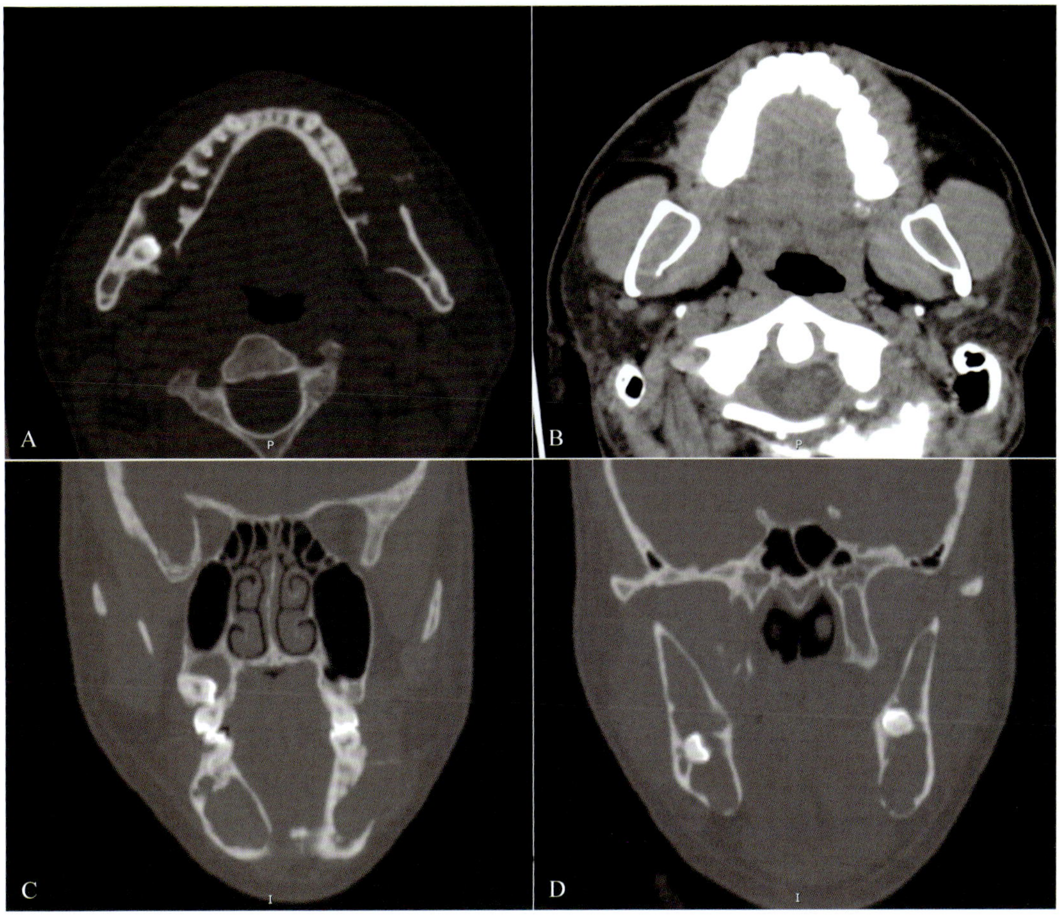

图 8-5-8　基底细胞痣样癌综合征、上下颌骨多发牙源性角化囊肿

平扫 CT 轴位骨窗（A）和软组织窗（B）示双侧下颌骨病变有沿颌骨长轴发展的特点，大部分区域密质骨较厚，仅局部破坏明显；平扫 CT 骨窗冠状位（C、D）示右上颌骨第三磨牙冠周隙增宽，也需诊断为牙源性角化囊肿

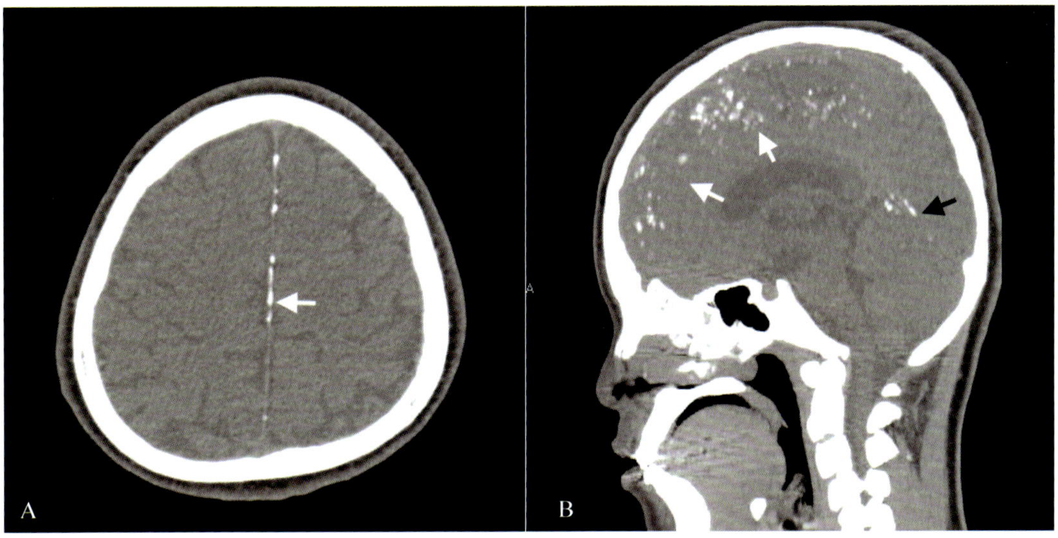

图 8-5-9　基底细胞痣样癌综合征

平扫 CT 轴位（A）和正中矢状位（B）示大脑镰（如白色箭头所示）和小脑幕（如黑色箭头所示）钙化

似囊性肿物影像，好发生于下颌升支和体部，病变区颌骨较牙源性角化囊肿膨隆明显，常呈双侧均匀膨隆，且骨壁改变较均匀。成釉细胞瘤中牙根截根样吸收发生率较高。成釉细胞瘤可呈囊实性表现，其中实性部分可强化明显。

2. 含牙囊肿　含牙囊肿一般病变体积较小，有

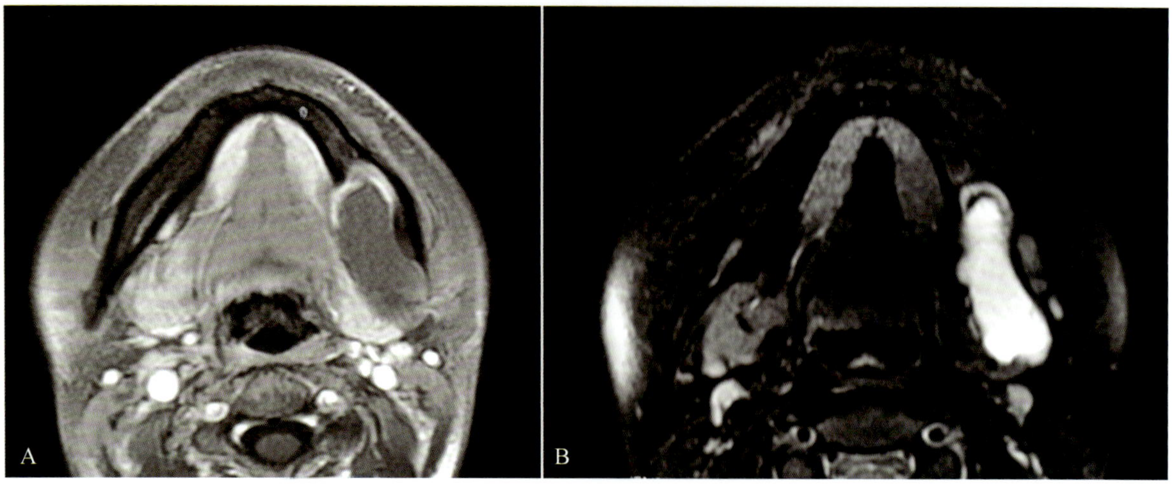

图 8-5-10　下颌骨牙源性角化囊肿 MRI

示内容物 T1 加权像（**A**）呈中低信号，抑脂 T2 加权像（**B**）呈高信号

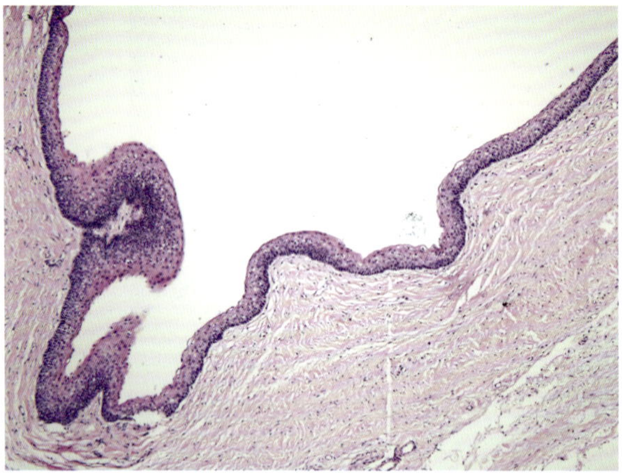

图 8-5-11　牙源性角化囊肿的病理学表现

上皮表层为呈栅栏状排列的 5 ～ 8 层上皮细胞，通常为不全角化型（HE，×40）；正角化型囊腔内可见角化物

时也可以体积增大，类似牙源性角化囊肿。含牙囊肿中一般不出现角化物影像。

3. 骨化纤维瘤　牙源性角化囊肿中角化物影像有时密度较高，在软组织窗中易误认为是钙化或骨化。骨化纤维瘤中的骨化程度有较大差异，可以在影像中完全呈透射影像，呈局部少量骨化或者较大范围骨化。曲面体层片中不利于显示少量骨化。

4. 牙源性钙化　囊肿部分牙源性钙化囊肿中出现钙化影像，钙化密度一般高于角化物密度。

第六节　牙源性钙化囊肿

【概述】

牙源性钙化囊肿（calcifying odontogenic cyst）是一种含有类似成釉细胞瘤样上皮和影细胞的牙源性囊性病变，2005 年 WHO 牙源性肿瘤分类中将其命名为牙源性钙化囊性瘤（calcifying cystic odontogenic tumour）[4]。2017 年 WHO 牙源性肿瘤分类中将其命名为牙源性钙化囊肿[3]。

牙源性钙化囊肿可以发生于任何年龄，常见于年轻成人，可见有外周型。临床表现无明显特异性。

【CT 表现】

牙源性钙化囊肿可以发生于阻生牙的牙囊内或不伴有阻生牙（图 8-6-1）。病变边界多数清楚，并有密质骨白线围绕的圆形或椭圆透射影像，少数边界不规则且模糊。大部分病变呈单房表现，少数病变呈多房。病变内通常可见数量不等、大小不同的钙化影像，钙化影像有时沿病变外围分布（图 8-6-2）。当病变内部不含有钙化影像或钙化影像较少时，与含牙囊肿相似（图 8-6-3）。牙源性钙化囊肿可致邻牙移位和牙阻生，亦可致颌骨明显膨胀。

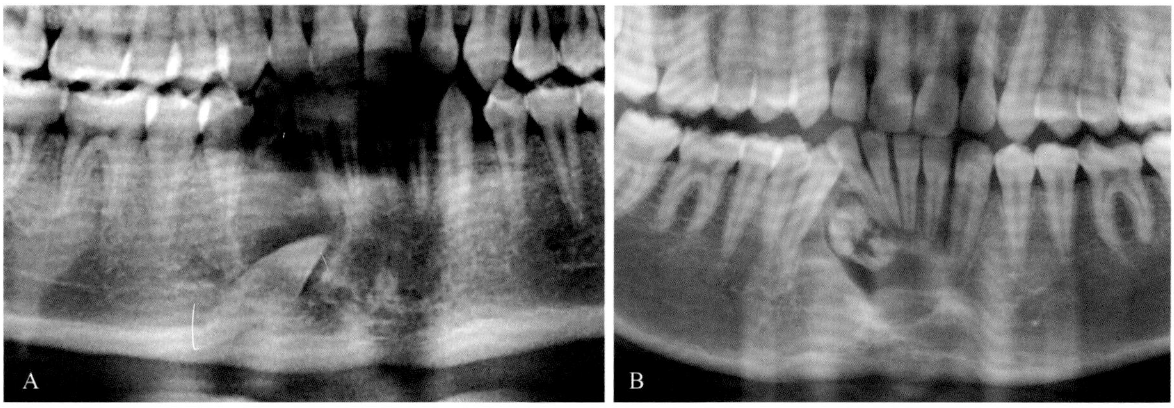

图 8-6-1　牙源性钙化囊肿

曲面体层片（局部）示病变可发生于阻生牙的牙囊内（**A**）或不伴有阻生牙（**B**）

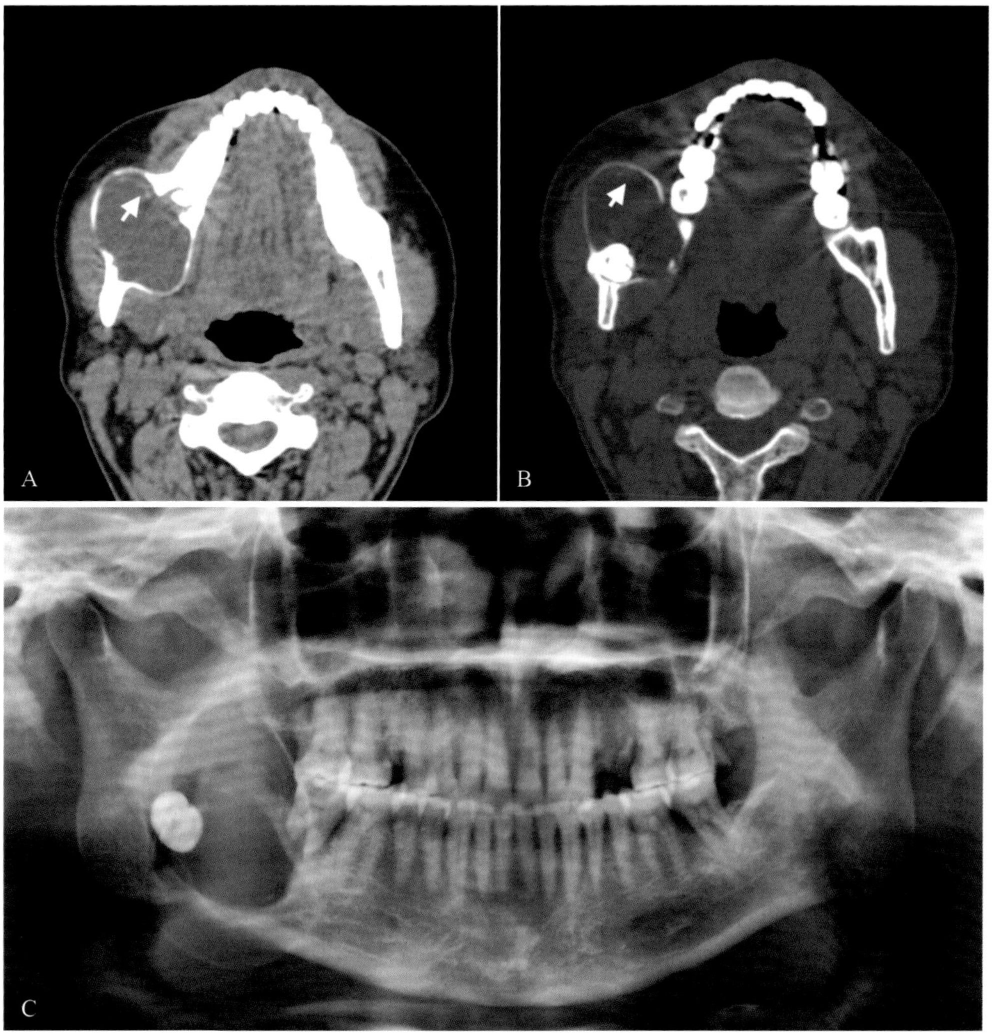

图 8-6-2　牙源性钙化囊肿

平扫 CT 轴位软组织窗（**A**）、骨窗（**B**）及曲面体层片（**C**）示右下颌骨膨隆明显，沿病变外围分布线样钙化影像（箭头所示）

病变内牙根可有吸收。

【比较影像学】

X 线检查可直观反映病变的轮廓、形状以及与牙的变化。X 线检查对少量的钙化不敏感，CT 对于显示病变内的钙化成分较为敏感。囊性牙源性钙化囊肿的 CT 表现为内部密度分布均匀，CT 值与水接近。囊性和实性成分相间的牙源性钙化囊肿则密度不均匀，其实性部分表现为软组织密度，内含高密度钙化影。囊性牙源性钙化囊肿的 MRI 表现

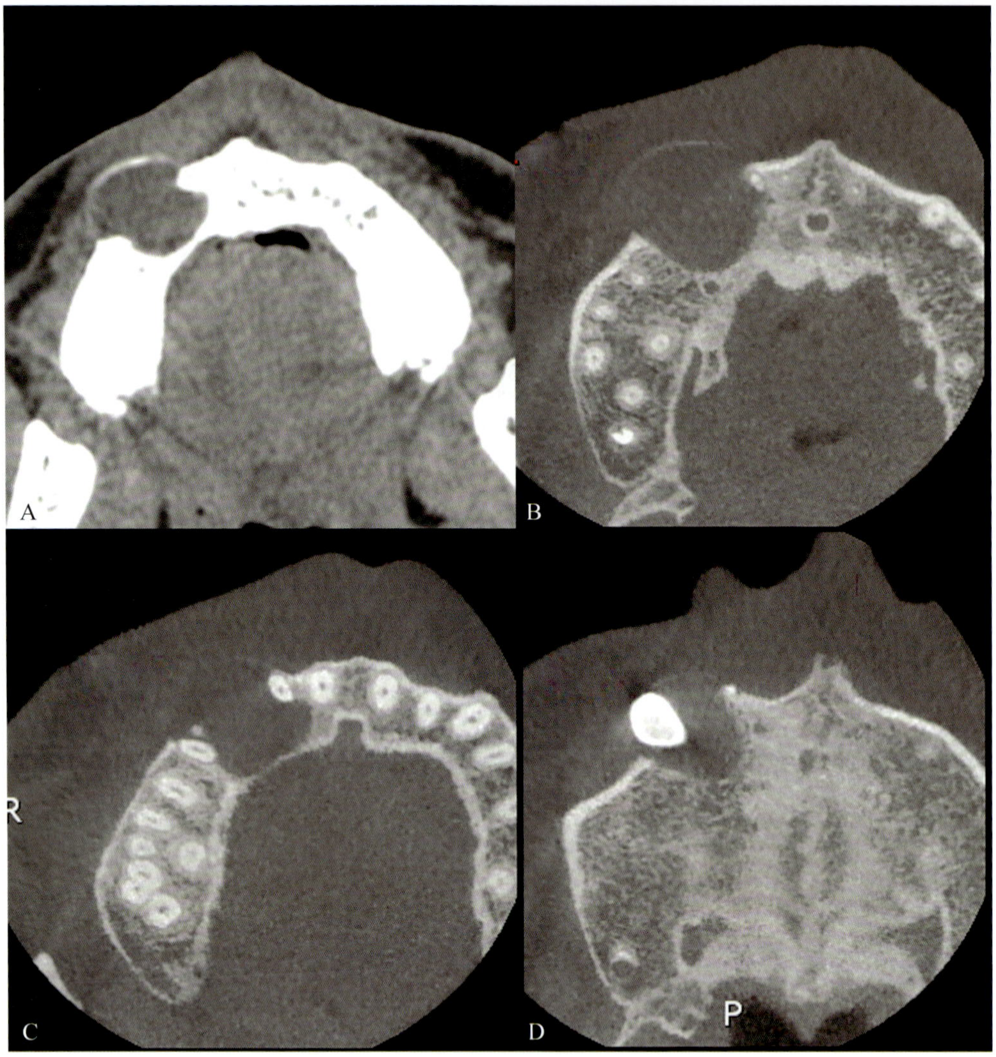

图 8-6-3　右上颌阻生尖牙牙囊内牙源性钙化囊肿

病变局部膨隆明显，平扫 CT 软组织窗轴位（**A**）示内部为液体密度，CBCT（**B** ～ **D**）示内部钙化不明显

为 T1WI 上的低或中等信号和 T2WI 上的均匀高信号；囊实性相间的牙源性钙化囊肿则在 T2WI 上表现为不均匀高信号。

【病理学表现】

牙源性钙化囊肿的特征为类似于成釉细胞瘤的特异性上皮成分和影细胞，后者可发生钙化，也可见到发育不良的牙本质（图 8-6-4）。

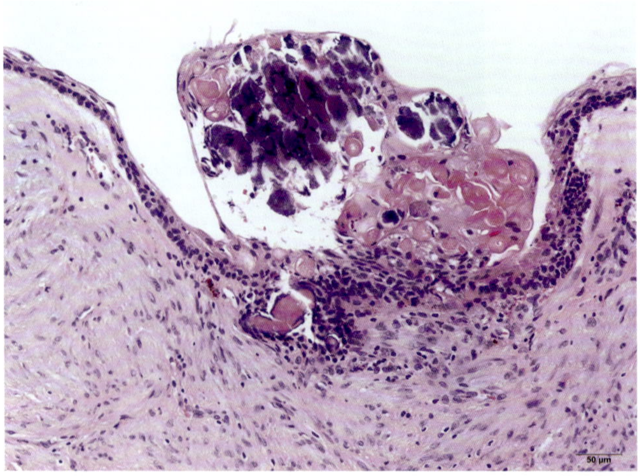

图 8-6-4　牙源性钙化囊肿的病理学表现

衬里上皮内可见大量影细胞（HE，×200）

【鉴别诊断】

当 CT 检查发现病变内部含有一定量的钙化且呈囊性肿物表现时，应考虑到牙源性钙化囊肿的可能性。当病变不伴有高密度钙化成分时，牙源性钙化囊肿很难与颌骨囊肿相鉴别。含牙而伴有高密度钙化的牙源性钙化囊肿应与含角化物的牙源性角化囊肿、牙源性钙化上皮瘤、成釉细胞纤维-牙瘤、牙源性腺样瘤和骨化性纤维瘤区别。牙源性钙化上皮瘤和骨化性纤维瘤好发于颌骨后部。

1. 牙源性腺样瘤　牙源性腺样瘤好发于颌骨

的尖牙和双尖牙区，其内所含牙多为发育不全或发育完整的尖牙，可出现钙化是其特点之一。牙源性腺样瘤发生没有明显牙位特异性。

2. 牙源性钙化　上皮瘤常与阻生牙相关，可发生在牙囊内，常伴钙化。

3. 成釉细胞纤维牙瘤　病变内可出现牙本质或牙釉质样密度，影像密度高于钙化。病变好发生在下颌骨后部。病变内部可含有牙样结构，形态不规则。而牙源性钙化囊肿所含的未萌牙多具有正常的外形，或为发育不全的阻生牙。

第七节　鼻腭管囊肿

【概述】

鼻腭管囊肿（nasopalatine duct cyst）是最常见的非牙源性上皮性囊肿，来源于鼻腭管内的上皮剩余，又称为切牙管囊肿（incisive duct cyst）[1]。

本病可发生于任何年龄，病变早期体积较小时可无明显临床症状，仅在影像学检查时发现。病变体积较大时可以出现腭前部肿胀或膨隆外突，其特点是通常位于腭中线。鼻腭管囊肿根据CT检查一般可基本确定诊断。

【CT表现】

病变位于鼻腭管内是诊断鼻腭管囊肿的重要依据，可位于鼻腭管的上部、中部、下部或切牙孔附近（图8-7-1）。由于病变在鼻腭管中的位置大小不同，形态可以发生一定的变异（图8-7-2）。发生在双侧鼻腔侧鼻腭管内的情况较少见。鼻腭管囊肿一般体积大于1.0 cm，CT检查可见位于中切牙之间的倒梨形、心形、圆形、椭圆形、卵圆形透射影像；内部成分以液体为主，不强化；病变包膜可轻度强化。有时压迫上前牙牙根，出现前牙移位。病变可以突入鼻腔或突入口腔侧，可以导致上颌骨前牙区牙槽嵴唇侧密质骨缺损。鼻腭管直径不超过6 mm一般认为是正常界限。当鼻腭管局部增宽超过6 mm时，应该注意鼻腭管囊肿的可能性[5]。病变边界前方和后方相当于鼻腭管骨壁处可有硬化表现，在病变上方和下方的病变边界虽然清楚但不伴有硬化边界。

【比较影像学】

根尖片检查有时会发现无症状膨隆的鼻腭管，上颌前部殆片是检查评估鼻腭管囊肿有效的X线检查方法（图8-7-3）。对于不能确定性质的病变，应该根据CBCT的表现仔细鉴别。在根尖片或殆片上鼻腭管囊肿与根尖区重叠，有时会误以为是根尖周囊肿。体积较大时，可伴有一定程度的骨破坏，螺旋CT更有利于评价病变与鼻腔的关系。由于鼻腭管囊肿中以液体成分为主，因此在MRI中T1加权像中呈等信号或高信号，T2加权像中呈高信号。

【病理学表现】

鼻腭管囊肿的上皮衬里可以为复层鳞状上皮、含黏液细胞的假复层纤毛柱状上皮、立方上皮或柱状上皮（图8-7-4）。结缔组织囊壁内可含有较大的血管和神经。

【鉴别诊断】

1. 鼻腭管变异　鼻腭管增大在根尖片上的表现可类似囊性肿物，其形态能保持均匀椭圆形或泪滴样，无硬化边界。直径小于1.0 cm、连续观察无显著变化时更应倾向于考虑鼻腭管变异。

2. 较大的切牙孔　当切牙孔大于6 mm时，在根尖片上的表现可以类似囊肿影像。如果根据临床检查不能确定诊断，建议根据CBCT影像可以基本鉴别诊断。

3. 根尖周囊肿　发生在上中切牙的根尖周囊肿可以类似鼻腭管囊肿。存在病原牙及外伤史者有助于鉴别诊断。CT检查可以观察到病变并不位于鼻腭管内，鼻腭管可以继发性受累。

4. 正中囊肿　现认为正中囊肿是鼻腭管囊肿体积较大时的一种变异情况。

5. 含牙囊肿　上颌前牙区为多生牙及相关含牙囊肿的好发部位。上颌前牙区含牙囊肿位置与鼻腭管相毗邻时，可导致鼻腭管继发性受累。

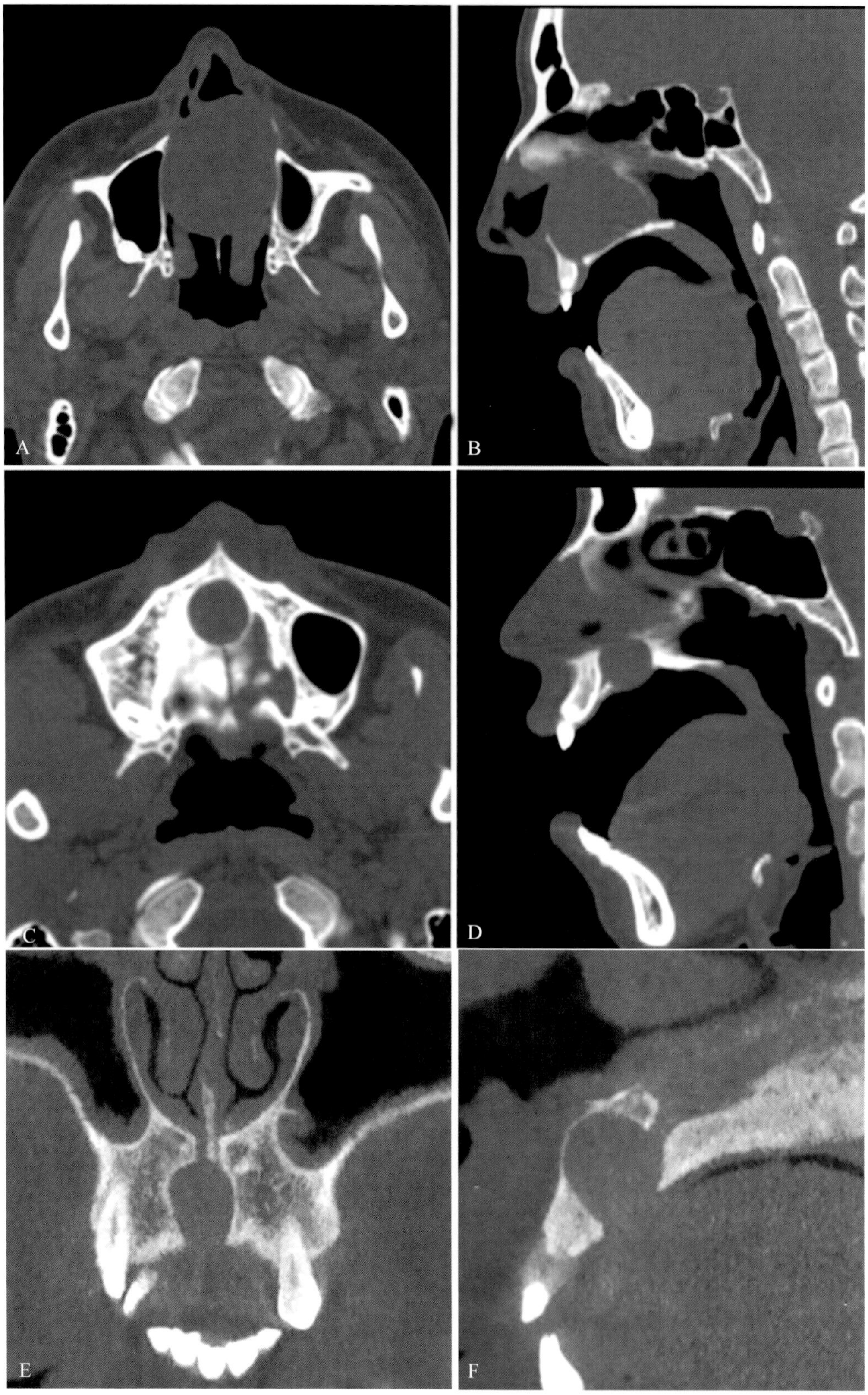

图 8-7-1　鼻腭管囊肿

多层螺旋 CT（**A** ～ **D**）和 CBCT（**E**、**F**）示病变可发生在鼻腭管上部、中部或下部。发生在上部的病变易于向鼻腔侧发展，发生在下部的病变易于向口腔侧发展

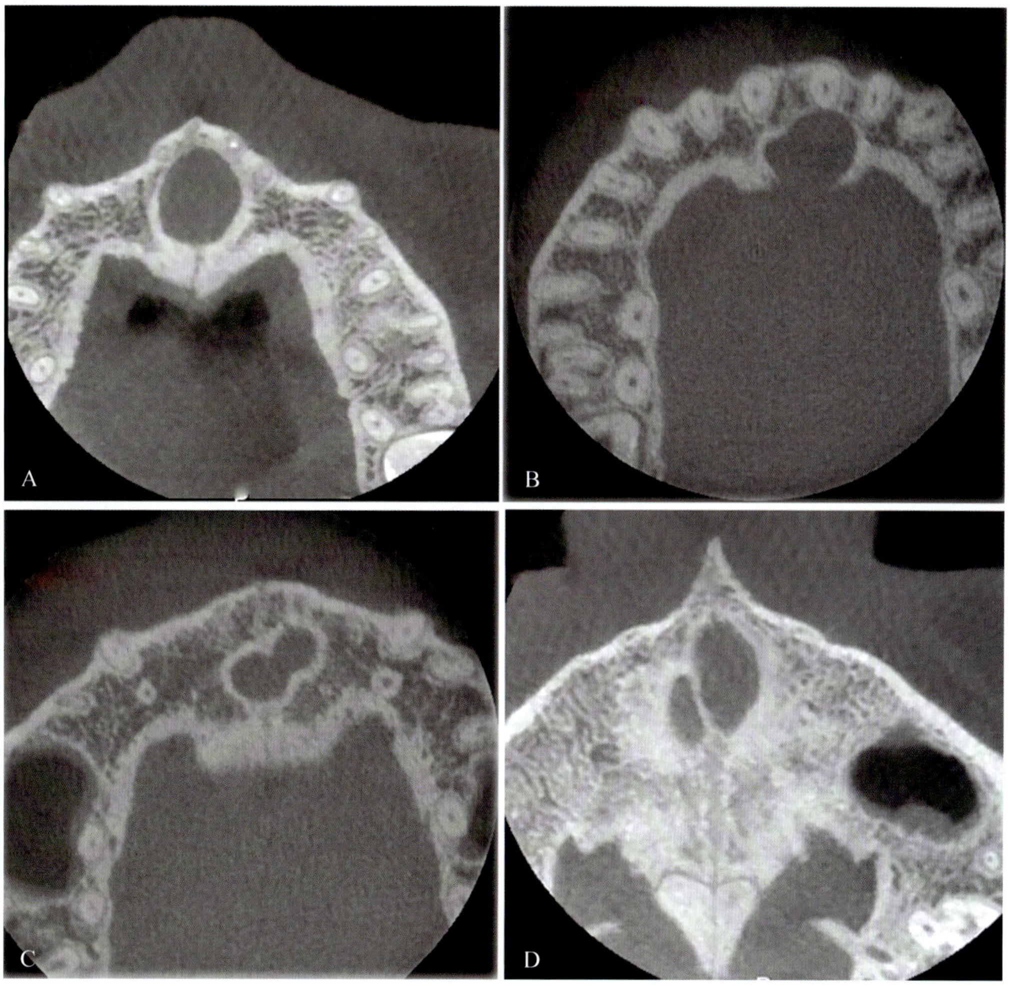

图 8-7-2 鼻腭管囊肿

CBCT 轴位图像显示发生在不同部位的鼻腭管囊肿可出现一定程度的形态差异，可呈现对称（**A**）或不对称（**B** ~ **D**）的形态

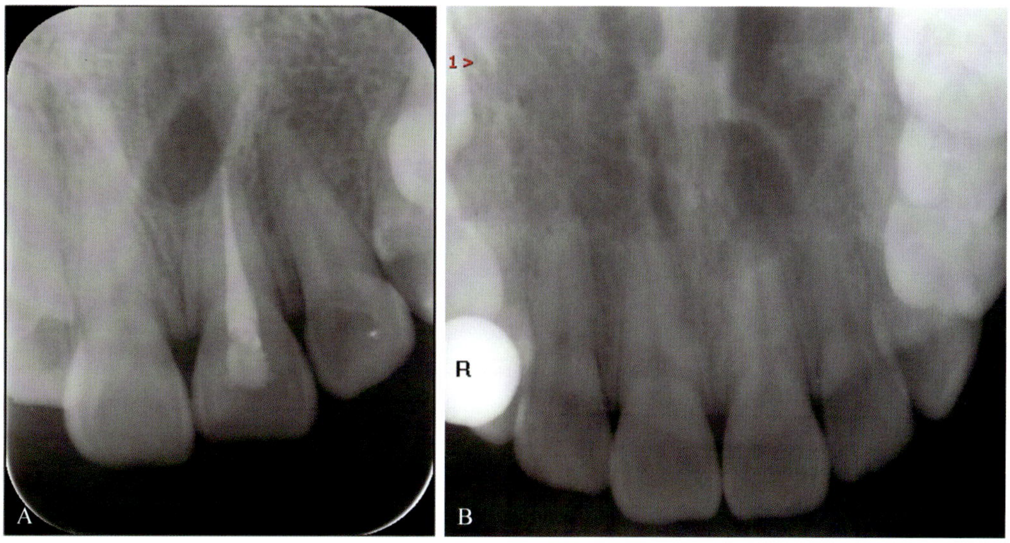

图 8-7-3 鼻腭管囊肿

根尖片（**A**）和𬌗片（**B**），病变常位于双侧中切牙之间（**A**），偏向一侧中切牙时需与根尖周囊肿鉴别（**B**）

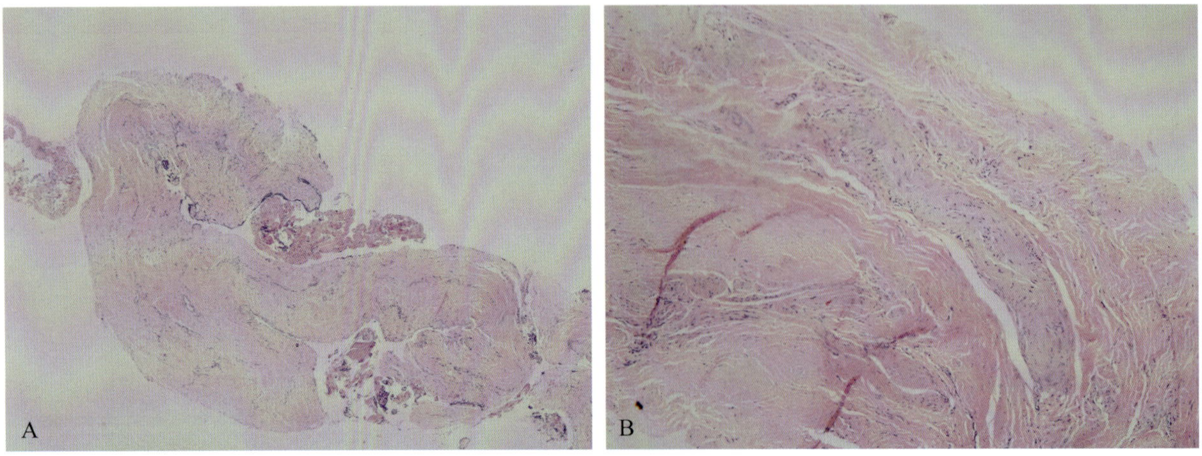

图 8-7-4　鼻腭管囊肿

A. 纤维囊壁，复层鳞状上皮及假复层纤毛柱状上皮衬里（HE，×40）；B. 结缔组织囊壁内可见较大的血管和神经（HE，×100）

第八节　鼻唇囊肿

【概述】

鼻唇囊肿（nasolabial cyst）是一种非牙源性发育性软组织囊肿，位于鼻翼旁上颌牙槽突唇侧，其上皮组织可能来源于发育期球状突、上颌突和侧鼻突融合过程中的上皮剩余[1]。

临床中鼻唇囊肿表现为单侧鼻翼旁唇部隆起或软组织肿块，体积较大时可引起鼻变形、鼻阻塞等表现。本病预后良好，手术后少有复发。

【CT 表现】

鼻唇囊肿主要发生于上颌侧切牙与尖牙区唇侧，多为单囊性、规则的圆形或椭圆形囊肿，边界清楚。囊肿内容物以无强化、均匀的液体密度为主。鼻唇囊肿与其深面牙槽突紧密相贴，且伴有骨质的压迫性凹陷或浅表性吸收，可导致上颌窦前壁压迫（图 8-8-1）。

【比较影像学】

对于临床怀疑鼻唇囊肿的病例可以采用根尖片或咬合片排查骨质破坏，X 线检查鼻唇囊肿可表现为单囊状透射影像。增强 CT 可以综合反映病变的囊性特点和牙槽突情况。MRI 检查鼻唇囊肿主

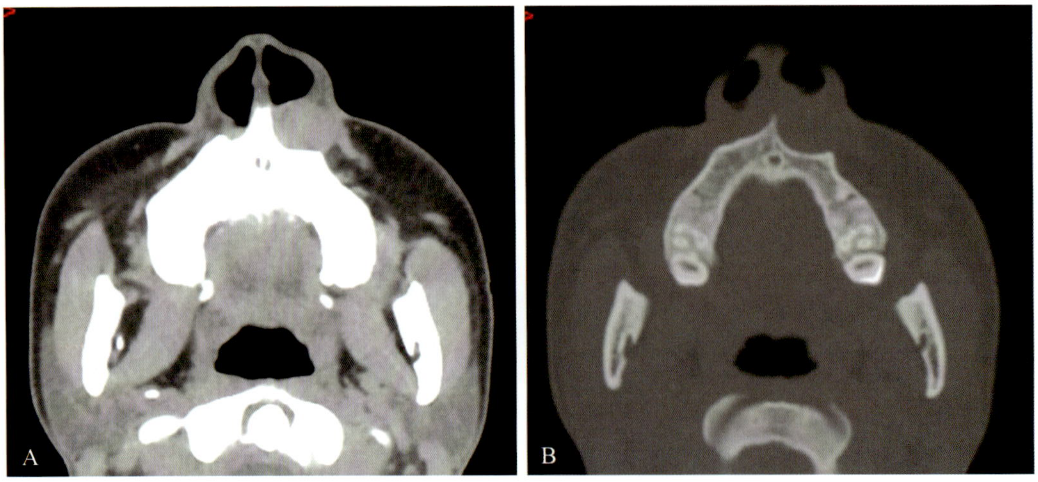

图 8-8-1　鼻唇囊肿

多层螺旋 CT 轴位软组织窗显示左侧上前牙槽嵴唇侧囊性软组织占位（A）伴牙槽突局部凹陷（B）

要表现为 T1WI 中的中等信号和 T2WI 中的均匀高信号。

【病理学表现】

鼻唇囊肿镜下多呈皱褶状，衬里上皮一般为无纤毛的假复层柱状上皮，含黏液细胞和杯状细胞，也可见复层鳞状上皮或立方上皮（图 8-8-2）。

【鉴别诊断】

1. 鼻腭管囊肿　X 线检查鼻唇囊肿可表现为单囊状透射影像，应该注意与鼻腭管囊肿相鉴别。二者借助 CT 检查鉴别并不困难。

2. 外周性牙源性肿物或囊肿　外周性牙源性角化囊肿、外周型成釉细胞瘤或外周型钙化囊性瘤等病变可以表现为牙槽突外侧边界清楚的囊性病变，其影像学表现可十分类似鼻唇囊肿。

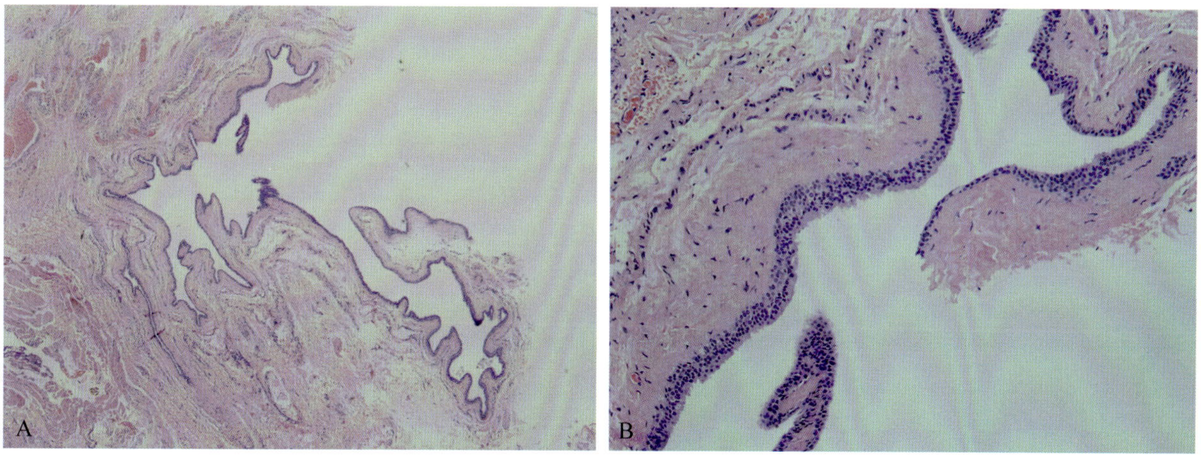

图 8-8-2　鼻唇囊肿

囊壁多呈皱褶状，衬里上皮一般为无纤毛的假复层柱状上皮，含黏液细胞和杯状细胞，也可见复层鳞状上皮或立方上皮。**A.** 囊壁呈皱褶状（HE，×40）。**B.** 衬里上皮为无纤毛的假复层柱状上皮（HE，×200）

参考文献

［1］于世凤. 口腔组织病理学. 7 版. 北京：人民卫生出版社，2012.

［2］Kramer IRH，Pindborg JJ，Shear M. Histological typing of odontogenic tumours. 2nd ed. Berlin：Springer-verlay，1992.

［3］El-Naggar A.K.，Chan J.K.C.，Grandis J.R.，Takata T.，Slootweg P.J. WHO Classification of Head and Neck Tumours. 4th edition. IARC：Lyon，2017.

［4］Barnes L.，Eveson J.W.，Reichart P.，Sidransky D. World health organization classification of tumours. Pathology and genetics of head and neck tumours.IARC：Lyon，2005.

［5］马绪臣. 口腔颌面医学影像诊断学. 6 版. 北京：人民卫生出版社，2012.

［6］White S.C.，Pharoah M.J. Oral radiology：principles and interpretation. 6th ed. St. Louis，Missouri：Mosby，2009.

（孙志鹏　陈　艳　张建运　李铁军）

第九章

颌骨肿瘤及骨相关病变

颌骨肿瘤根据组织来源可以分为牙源性和非牙源性两类[1]。非牙源性肿瘤中常见有骨源性、腺源性、神经源性、血管源性、系统疾病相关性和转移性等多种性质肿瘤。目前牙源性肿瘤的诊断主要参考2005年WHO牙源性肿瘤分类[2]（表9-1），2017年WHO牙源性及颌面骨肿瘤分类[3]（表9-2），颌骨其他性质肿瘤可参考2013年WHO骨肿瘤分类[4]（表9-3）。

表9-1　2005年WHO牙源性肿瘤组织学分类

恶性肿瘤

牙源性癌

转移性（恶性）成釉细胞瘤［metastasizing（malignant）ameloblastoma］

成釉细胞癌-原发型（ameloblastic carcinoma-primary type）

成釉细胞癌-继发型（去分化），骨内性［ameloblastic carcinoma-secondary type（dedifferentiated），intraosseous］

成釉细胞癌-继发型（去分化），外周性［ameloblastic carcinoma-secondary type（dedifferentiated），peripheral］

原发性骨内鳞状细胞癌-实性型（primary intraosseous squamous cell carcinoma-solid type）

来自牙源性角化囊性瘤的原发性骨内鳞状细胞癌（primary intraosseous squamous cell carcinoma derived from keratocystic odontogenic tumour）

来自牙源性囊肿的原发性骨内鳞状细胞癌（primary intraosseous squamous cell carcinoma derived from odontogenic cysts）

牙源性透明细胞癌（clear cell odontogenic carcinoma）

牙源性影细胞癌（ghost cell odontogenic carcinoma）

牙源性肉瘤

成釉细胞纤维肉瘤（ameloblastic fibrosarcoma）

成釉细胞纤维牙本质肉瘤和成釉细胞纤维牙肉瘤（ameloblastic fibrodentino- and fibro-odontosarcoma）

良性肿瘤

牙源性上皮性肿瘤，具有成熟的纤维间质，不含牙源性外胚间充质成分

成釉细胞瘤，实性-多囊型（ameloblastoma，solid/multicystic type）

成釉细胞瘤，骨外/外周型（ameloblastoma，extraosseous/peripheral type）

成釉细胞瘤，促结缔组织增生型（ameloblastoma，desmoplastic type）

成釉细胞瘤，单囊型（ameloblastoma，unicystic type）

牙源性鳞状细胞瘤（squamous odontogenic tumour）

牙源性钙化上皮瘤（calcifying epithelial odontogenic tumour）

牙源性腺样瘤（adenomatoid odontogenic tumour）

牙源性角化囊性瘤（keratocystic odontogenic tumour）

牙源性上皮性肿瘤，含牙源性外胚间充质成分，伴或不伴牙硬组织形成

成釉细胞纤维瘤（ameloblastic fibroma）

成釉细胞纤维牙本质瘤（ameloblastic fibrodentinoma）

成釉细胞纤维-牙瘤（ameloblastic fibro-odontoma）

牙瘤（odontoma）

牙瘤，混合型（odontoma，complex type）

牙瘤，组合型（odontoma，compound type）

牙成釉细胞瘤（odontoameloblastoma）

牙源性钙化囊性瘤（calcifying cystic odontogenic tumour）

牙本质生成性影细胞瘤（dentinogenic ghost cell tumour）

间充质和（或）牙源性外胚间充质性肿瘤，含或不含牙源性上皮

牙源性纤维瘤（odontogenic fibroma）

牙源性黏液瘤或黏液纤维瘤（odontogenic myxoma/myxofibroma）

成牙骨质细胞瘤（cementoblastoma）

续表

与骨相关的病变
骨化纤维瘤（ossifying fibroma）
纤维异常增生（fibrous dysplasia）
骨异常增生（osseous dysplasias）
中心性巨细胞病变（肉芽肿）（central giant cell lesion（granuloma）
家族性巨颌症（cherubism）
动脉瘤样骨囊肿（aneurysmal bone cyst）
单纯性骨囊肿（simple bone cyst）

其他肿瘤
（婴儿黑色素神经外胚瘤 melanoticneuroectodermaltumour of infancy）

（引自刘红刚，高岩译，头颈部肿瘤病理学和遗传学，北京：人民卫生出版社，2006）

表 9-2　2017 年 WHO 牙源性和颌面骨肿瘤分类

牙源性癌
成釉细胞癌（ameloblastic carcinoma）
原发性骨内癌（primary intraosseous carcinoma NOS）
牙源性硬化性癌（sclerosingodontogenic carcinoma）
牙源性透明细胞癌（clear cell odontogenic carcinoma）
牙源性影细胞癌（ghost cell odontogenic carcinoma）

牙源性癌肉瘤

牙源性肉瘤

良性牙源性上皮性肿瘤
成釉细胞瘤（ameloblastoma）
成釉细胞瘤，单囊型（unicystic type）
成釉细胞瘤，骨外 / 外周（extraosseous/peripheral type）
转移性成釉细胞瘤（metastasizing ameloblastoma）
牙源性鳞状细胞瘤（squamous odontogenic tumour）
牙源性钙化上皮瘤（calcifying epithelial odontogenic tumour）
牙源性腺样瘤（adenomatoid odontogenic tumour）

良性牙源性上皮和间充质肿瘤
成釉细胞纤维瘤（ameloblastic fibroma）
牙源性始基肿瘤（primordial odontogenic tumour）
牙瘤（odontoma）
牙瘤，组合型（odontoma，compound type）
牙瘤，混合型（odontoma，complex type）
牙本质生成性影细胞瘤（dentinogenic ghost cell tumour）

良性牙源性间充质肿瘤
牙源性纤维瘤（odontogenic fibroma）
牙源性黏液瘤或黏液纤维瘤（odontogenic myxoma/myxofibroma）
成牙骨质细胞瘤（cementoblastoma）
牙骨质-骨化纤维瘤（cement-ossifying fibroma）

牙源性炎症性囊肿
根尖周囊肿（radicular cyst）
炎症性根侧囊肿（inflammatory collateral cysts）

牙源性和非牙源性发育性囊肿
含牙囊肿（dentigerous cyst）
牙源性角化囊肿（odontogenickeratocyst）
牙旁囊肿和牙源性葡萄状囊肿（lateral periodontal cyst and botryoid odontogenic cysts）
龈囊肿（gingival cyst）
牙源性腺囊肿（glandular odontogenic cyst）
牙源性钙化囊肿（calcifying odontogenic cyst）
牙源性正角化囊肿（orthokeratinized odontogenic cyst）
鼻腭管囊肿（nasopalatine duct cyst）

颌面骨和软骨恶性肿瘤
软骨肉瘤（chondrosarcoma）
软骨肉瘤，1 级（chondrosarcoma，grade 1）
软骨肉瘤，2/3 级（chondrosarcoma，grade 2/3）
间充质软骨肉瘤（mesenchymalchondrosarcoma）
骨肉瘤（osteosarcoma，NOS）
低级别中央性骨肉瘤（low-grade central osteosarcoma）
成软骨细胞性骨肉瘤（chondroblastic osteosarcoma）
骨旁骨肉瘤（parosteal osteosarcoma）
骨膜骨肉瘤（periosteal osteosarcoma）

颌面骨和软骨良性肿瘤
软骨瘤（chondroma）
骨瘤（osteoma）
婴儿黑色素神经外胚瘤（melanotic neuroectodermal tumour of infancy）
成软骨细胞瘤（chondroblastoma）
软骨黏液纤维瘤（chondromyxoid fibroma）
骨样骨瘤（osteoid osteoma）
成骨细胞瘤（osteoblastoma）
促结缔组织增生性纤维瘤（desmoplastic fibroma）

骨纤维性和骨软骨病变
骨化纤维瘤（ossifying fibroma）
家族性巨大牙骨质瘤（familial gigantiform cementoma）

续表

纤维异常增生（fibrous dysplasia） 牙骨质-骨异常增生（cement-osseous dysplasia） 骨软骨瘤（osteochondroma）	巨颌症（cherubism） 动脉瘤样骨囊肿（aneurysmal bone cyst） 单纯性骨囊肿（simple bone cyst）
巨细胞病变和骨囊肿 中央性巨细胞肉芽肿（central giant cell granuloma） 外周性巨细胞肉芽肿（peripheral giant cell granuloma）	**血液淋巴肿瘤** 骨孤立性浆细胞瘤（solitary plasmacytoma of bone）

（译自 EI-Naggar A.K. et. al. edited，WHO classification ofhead and neck tumours 4th edition，IARC：Lyon2017）

表 9-3 WHO 骨肿瘤组织学分类（2013 年）

软骨源性肿瘤（chondrogenic tumours） **良性（benign）** 骨软骨瘤（osteochondroma） 软骨瘤（chondroma） 内生软骨瘤（enchondroma） 骨膜软骨瘤（periosteal chondroma） 骨软骨黏液瘤（osteochondromyxoma） 甲下外生骨疣（subungual exostosis） 奇异性骨旁骨软骨瘤样增生（bizarre parostealosteochondr-omatous proliferation） 滑膜软骨瘤病（synovial chondromatosis） **中间型（局部侵袭性）（intermediate［locally aggressive］）** 软骨黏液样纤维瘤（chondromyxoid fibroma） 非典型性软骨肿瘤 / 软骨肉瘤 I 级（Atypical cartilaginous tumour/chondrosarcoma grade I） **中间型（罕见转移性）（intermediate［rarely metastasizing］）** 软骨母细胞瘤（chondroblastoma） **恶性（malignant）** 软骨肉瘤（Ⅱ级，Ⅲ级）（chondrosarcoma，grade Ⅱ，grade Ⅲ） 去分化软骨肉瘤（dedifferentiated chondrosarcoma） 间叶性软骨肉瘤（mesenchymalchondrosarcoma） 透明细胞软骨肉瘤（clear cell chondrosarcoma） **骨源性肿瘤（osteogenic tumors）** **良性（benign）** 骨瘤（osteoma） 骨样骨瘤（osteoid osteoma） **中间型（局部侵袭性）（intermediate［locally aggressive］）** 骨母细胞瘤（osteoblastoma） **恶性（Malignant）** 低级别中心型骨肉瘤（low-grade central osteosarcoma） 普通型骨肉瘤（conventional osteosarcoma）	成软骨型骨肉瘤（chondroblastic ostcosarcoma） 成纤维型骨肉瘤（fibroblastic osteosarcoma） 成骨型骨肉瘤（osteoblastic osteosarcoma） 毛细血管扩张型骨肉瘤（telangiectatic osteosarcoma） 小细胞骨肉瘤（small cell osteosarcoma） 继发性骨肉瘤（secondary osteosarcoma） 骨旁骨肉瘤（parosteal osteosarcoma） 骨膜骨肉瘤（periosteal osteosarcoma） 高级别表面骨肉瘤（high-grade surface osteosarcoma） **纤维源性肿瘤（fibrogenic tumours）** **中间型［局部侵袭性］（intermediate［locally aggressive］）** （骨的）促结缔组织增生性纤维瘤（desmoplastic fibroma of bone） **恶性（malignant）** （骨的）纤维肉瘤（fibrosarcoma of bone） **纤维组织细胞性肿瘤（fibrohistiocytictumours）** 良性纤维组织细胞瘤 / 非骨化性纤维瘤（benign fibrous histocytoma/non-ossifying fibroma） **造血系统肿瘤（haematopoieticneoplasms）** **恶性（malignant）** 浆细胞骨髓瘤（plasma cell myeloma） （骨的）孤立性浆细胞瘤（solitary plasmacytoma of bone） （骨的）原发性非霍奇金淋巴瘤（primary non-Hodgkin lymphoma of bone） **富巨细胞的破骨细胞肿瘤（osteoclastic giant cell rich tumours）** **良性（benign）** 小骨的巨细胞病变（giant cell lesion of the small bones） **中间型（局部侵袭性，罕见转移）（intermediate［locally aggressive，rarely metastasizing］）** （骨的）巨细胞肿瘤（giant cell tumour of bone）

续表

恶性（malignant） 骨巨细胞瘤内的恶性（malignancy in giant cell tumour of bone） **脊索样肿瘤（notochordal tumours）** **良性（benign）** 良性脊索样细胞瘤（benign notochordal cell tumour） **恶性（malignant）** 脊索瘤（chordoma） **血管性肿瘤（vascular tumours）** **良性（benign）** 血管瘤（haemangioma） **中间型（局部侵袭性，罕见转移）（intermediate［locally aggressive，rarely metastasizing］）** 上皮样血管瘤（epithelioid haemangioma） **恶性（malignant）** 上皮样血管内皮瘤（epithelioid haemangioendothelioma） 血管肉瘤（angiosarcoma） **肌源性肿瘤（myogenic tumours）** **良性（benign）** （骨的）平滑肌瘤（leiomyoma of bone） **恶性（malignant）** （骨的）平滑肌肉瘤（leiomyosarcoma of bone） **脂肪源性肿瘤（lipogenictumours）** **良性（benign）** （骨的）脂肪瘤（lipoma of bone） **恶性（malignant）** （骨的）脂肪肉瘤（liposarcoma of bone）	**未确定肿瘤性质的肿瘤（tumours of undefined neoplastic nature）** **良性（benign）** 单纯性骨囊肿（simple bone cyst） 纤维结构不良（纤维异常增殖症）（fibrous dysplasia） 骨性纤维结构不良（osteofibrous dysplasia） 软骨间叶性错构瘤（chondromesenchymal hamartoma） Rosai-Dorfman 病（Rosai-Dorfman disease） **中间型（局部侵袭性）（intermediate［locally aggressive］）** 动脉瘤样骨囊肿（aneurysmal bone cyst） 朗格汉斯组织细胞增多症（langerhans cell histiocytosis） 单骨型（monosteotic） 多骨型（polyosteotic） Erdheim-Chester 病（Erdheim-Chester disease） **杂类肿瘤（miscellaneous tumours）** 尤因肉瘤（Ewing sarcoma） 釉质瘤（adamantinoma） （骨的）未分化高级别多形性肉瘤（undifferentiated high-grade pleomorphic sarcoma of bone） **附：肿瘤综合征（tumour syndromes）** Beckwith-Wiedemann 综合征（Beckwith-Wiedemann syndrome） 巨颌症（cherubism） 内生软骨瘤病（enchondromatosis，Ollier disease and Maffucci syndrome） Li-Fraumeni 综合征（Li-Fraumeni syndrome） McCune-Albright 综合征（McCune-Albright syndrome） 多发性骨软骨瘤（multiple osteochondromas） 神经纤维瘤病 1 型（neurofibromatosis，type 1） 视网膜母细胞瘤综合征（retinoblastoma syndrome） Rothmund-Thomson 综合征（Rothmund-Thomson syndrome） Werner 综合征（Werner syndrome）

（译自 Christopher D.M. Fletcher edited，WHO classification of tumours of soft tissue and bone 4thedition，IARC：Lyon 2013）

第一节 牙源性良性肿瘤

一、成釉细胞瘤

【概述】

成釉细胞瘤（ameloblastoma）是一种常见的颌骨牙源性上皮性肿瘤，肿瘤内含有成釉器样结构，但无釉质或其他牙体硬组织形成[1，5-6]。成釉细胞瘤临床常见有实性-多囊型、单囊型、促结缔组织增生型和外周型四种类型[2]。

实性-多囊型成釉细胞瘤（solid/multicystic ameloblastoma）即为传统的成釉细胞瘤或经典骨内型成釉细胞瘤。此类肿瘤的特点是具有局部侵袭性，局部刮治术后易复发。

单囊型成釉细胞瘤（unicystic ameloblastoma）是指表现为单囊性颌骨改变，组织学检查见其囊腔的衬里上皮可表现成釉细胞瘤样改变，增生的瘤结节可突入囊腔或浸润纤维组织囊壁。也称为壁性成釉细胞瘤（mural ameloblastoma）、囊性成釉细胞瘤（cystic ameloblastoma）、囊肿源性成釉细胞瘤和丛状单囊性成釉细胞瘤等。

促结缔组织增生型成釉细胞瘤（desmoplastic ameloblastoma）是一种变异型成釉细胞瘤，其特点是肿瘤间质成分中结缔组织显著增生并伴有类骨小梁形成。促结缔组织增生型成釉细胞瘤可以与实性-多囊性或单囊性成釉细胞瘤同时存在。2017 年 WHO 头颈肿瘤分类中将促结缔组织增生型成釉细胞瘤归类于实性型成釉细胞瘤中[3]，然而促结缔组织增生型成釉细胞瘤有较独特的影像学表现，故作者仍将其分开讨论。

外周型成釉细胞瘤（peripheral ameloblastoma）发生于牙龈、腭、颊部等颌骨周围软组织中，常紧邻颌骨。

转移性成釉细胞瘤（metastasizing ameloblastoma）是指组织学呈良性表现，但发生了转移的成釉细胞瘤，也称恶性成釉细胞瘤，应该注意与成釉细胞癌（ameloblastic carcinoma）相区别。成釉细胞癌病变部位应具有恶性组织学特征。

成釉细胞瘤多见于青壮年，平均年龄 40 岁，男女发病无明显差异。成釉细胞瘤多发生于青壮年，下颌骨比上颌骨多见，以下颌骨体及下颌角部为常见。病变可导致颌骨的明显膨隆变形，生长具有局部侵袭性，恶变较少见。肿瘤生长缓慢，病变初期无自觉症状，逐渐发展可使颌骨膨大，造成面部畸形。肿瘤侵犯牙槽突可导致牙松动、移位或脱落。实性-多囊型和促结缔组织增生型成釉细胞瘤局部刮治术后易复发。

【CT 表现】

实性-多囊型和单囊型成釉细胞瘤常发生于下颌骨升支区、下颌骨第三磨牙区和上颌结节区[7]。促结缔组织增生型成釉细胞瘤以上下颌骨前部为多见，好发于牙槽突。实性-多囊型为多房性（图 9-1-1），呈“肥皂泡”样外观，边界呈切迹样，有硬化反应。病变的边界随着肿瘤体积的增大逐渐变薄，乃至骨性影像消失，但可保持清晰的边界。实性-多囊型成釉细胞瘤内部以实性或囊实性表现为

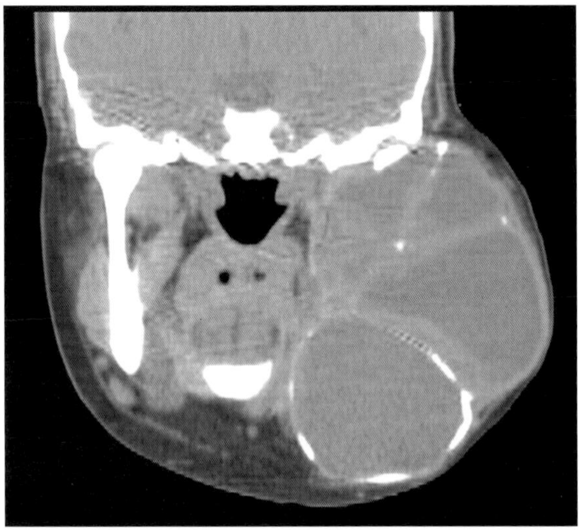

图 9-1-1　下颌骨实性-多囊型成釉细胞瘤
CT 平扫冠状位片示左侧下颌骨区多房性囊性病变，可见囊性病变之间软组织分隔

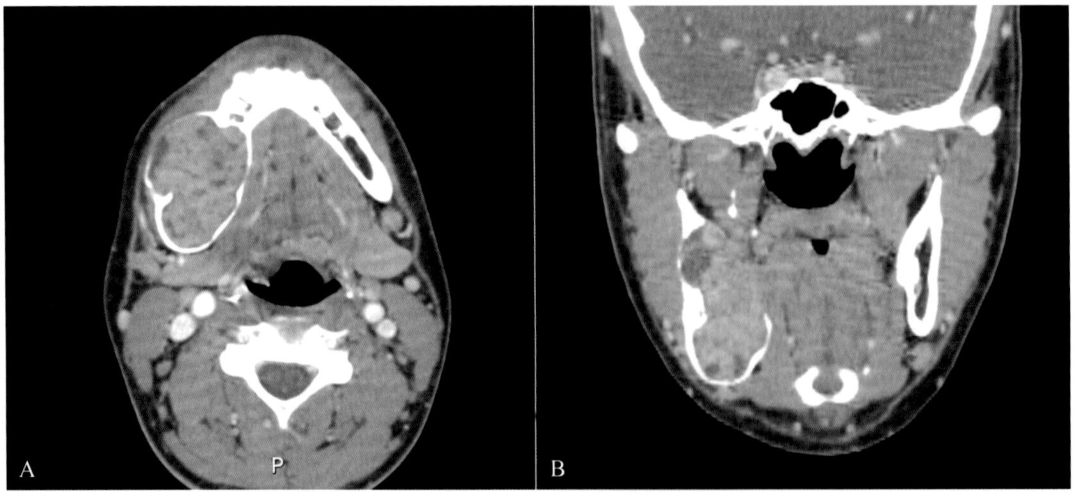

图 9-1-2　下颌骨实性-多囊型成釉细胞瘤
增强 CT 轴位（**A**）和冠状位（**B**）示右侧下颌骨内实性为主肿物影像，中等强化

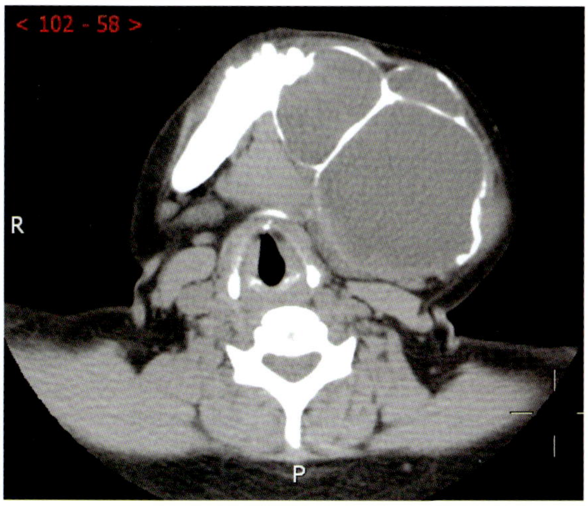

图 9-1-3　下颌骨实性-多囊型成釉细胞瘤

平扫 CT 轴位（**A**）示左侧下颌骨区可见多房性囊性病变，可见囊性病变之间骨性分隔

主，实性部分可有强化表现（图 9-1-2），囊性部分无明显强化。实性-多囊型成釉细胞瘤内部常见有骨性分隔的表现（图 9-1-3）。

单囊型成釉细胞瘤表现为圆球形、膨胀性囊性外观，CT 中为单房性病变；单囊型成釉细胞瘤的边界呈圆滑弧形、有硬化反应（图 9-1-4）。单囊型成釉细胞瘤常与阻生于其内的下颌第三磨牙有关，有时也可伴有第一或第二磨牙的阻生。单囊型成釉细胞瘤内部以液体密度为主，无明显强化，单囊型成釉细胞瘤中可以观察到囊壁突入囊腔内的实性强化结节或肿块影像。单囊型成釉细胞瘤内部无残余骨、成骨或骨性分隔表现。病变内部为无强化的液体影像，CT 值为 10 ～ 20 HU（图 9-1-5）。单

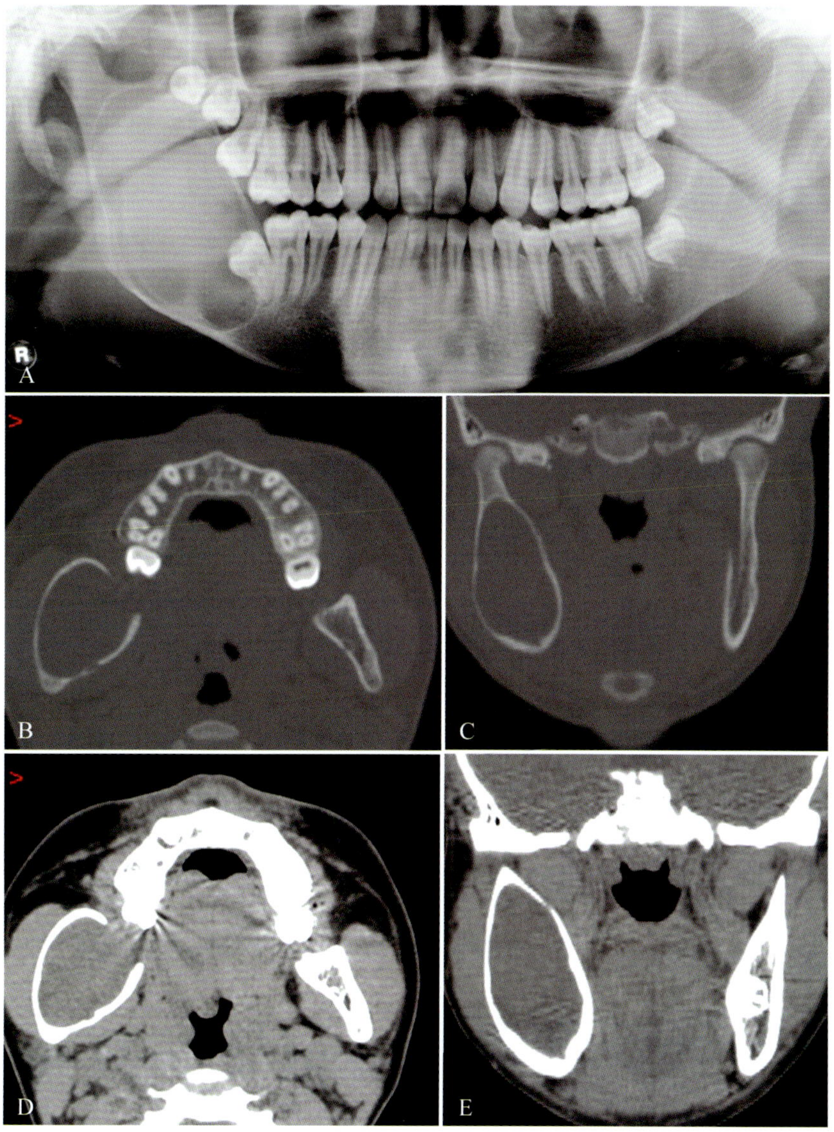

图 9-1-4　下颌骨单囊型成釉细胞瘤

曲面体层片（**A**）示右侧下颌骨单囊性病变，平扫 CT 骨窗轴位（**B**）和冠状位（**C**）示右升支均匀膨隆变形，平扫 CT 软组织窗轴位（**D**）和冠状位（**E**）示内容物为液体密度

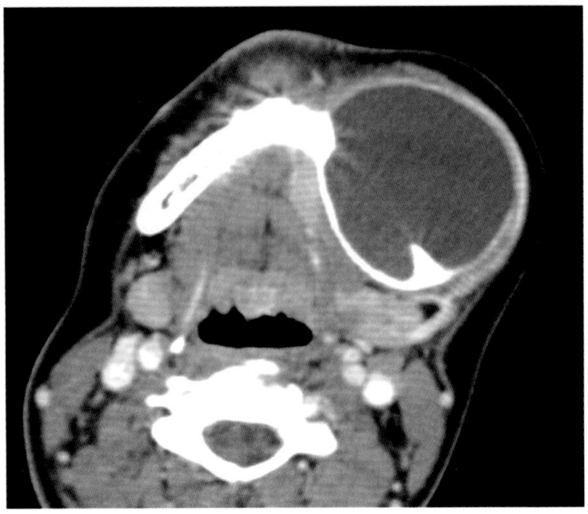

图 9-1-5　下颌骨单囊型成釉细胞瘤

增强 CT 轴位示左侧下颌骨单囊性病变，膨隆变形明显，内容物为无强化的液体密度

囊型成釉细胞瘤中可出现截根样牙根吸收或牙移位、密质骨的变薄、局部连续性中断、颌骨膨隆和下牙槽神经管移位等表现。

促结缔组织增生型成釉细胞瘤为实性肿瘤，病变常嵌入周围骨小梁内生长（图 9-1-6），形态不规则，无硬化性边界，有时可以表现为界限不清的病变。肿瘤易突破局部密质骨界限，生长进入周围软组织，密质骨边界不连续。CT 表现以实性软组织肿物密度为主，可以为完全的 X 线透射影像、混杂影像或完全阻透影像。肿瘤内部可见有不同程度纤细、均匀的蜂窝样成骨表现。

【比较影像学】

曲面体层片可以较好地反映病变的整体情况和牙受累情况，但不能够反映病变颊舌侧膨隆或软组织受累情况。CT 或增强 CT 有助于鉴别肿瘤的囊、实性，增强 CT 表现为囊壁和肿瘤的实性部分发生强化，而囊性部分不会发生强化。上颌骨病变中 CT 检查对于确定病变范围十分有必要。CT 对于成釉细胞瘤术后随访观察、早期发现复发性病灶均有重要意义。MRI 检查成釉细胞瘤多表现为 T1WI 图像为中低或中等信号，T2WI 图像为均匀高信号。

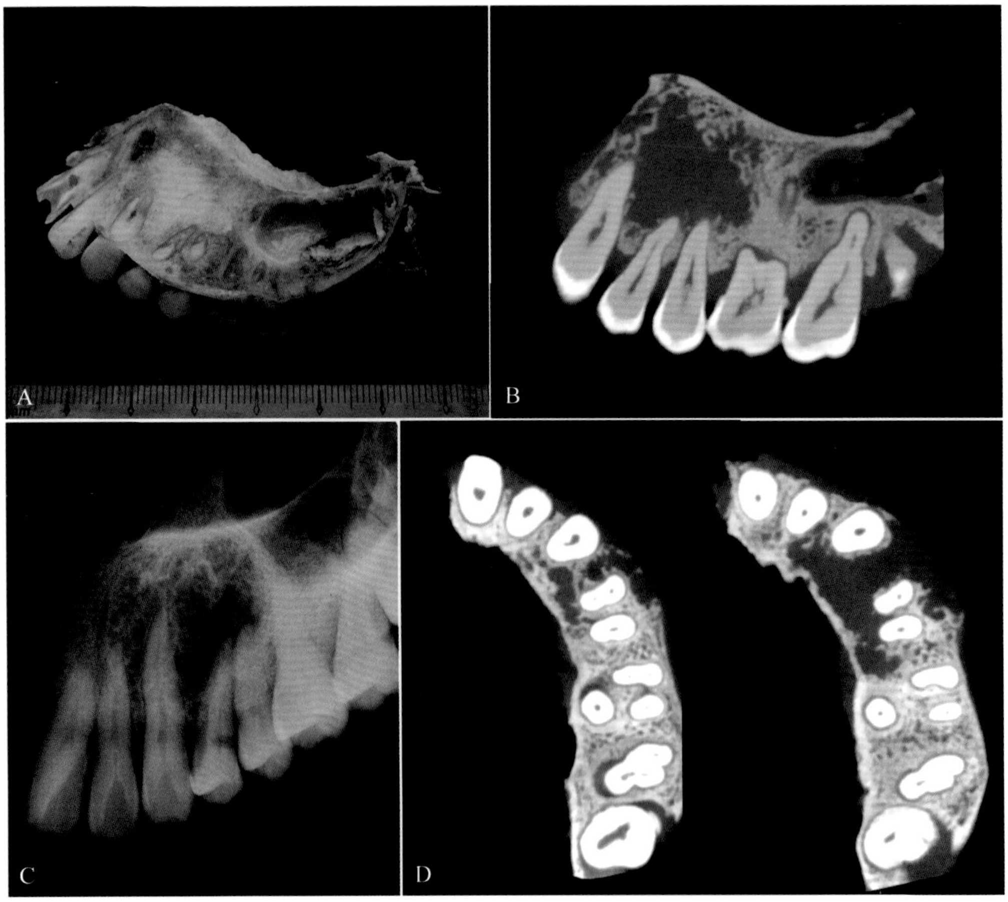

图 9-1-6　上颌骨促结缔组织增生型成釉细胞瘤

肿瘤标本剖面观示病变为实性（**A**），标本 CBCT（**B**、**C**、**D**）和 X 线（**C**）图像示病变与骨小梁之间无明显边界（**B**、**C**），可浸润累及牙根之间的牙槽骨

【病理学表现】

实性-多囊型成釉细胞瘤为实性或囊性两种成分，通常是在实性肿瘤的背景下可见多处囊性区域。典型成釉细胞瘤的上皮成分由两类细胞构成：一种是类似成釉细胞或前成釉细胞，呈立方或柱状、栅栏状排列并远离基底膜；另一种类似星网状细胞，呈角形或星形，位于瘤巢中央，排列疏松（图 9-1-7）[1]。成釉细胞瘤的组织结构和细胞形态以滤泡型和丛状型最为常见，其他亚型包括棘皮瘤型、颗粒细胞型和角化成釉细胞瘤（图 9-1-8），往往混合出现。滤泡型成釉细胞瘤的肿瘤形成孤立性上皮岛，中心部为类星网状层细胞，外围为类成釉细胞或类前成釉细胞。上皮岛中央的星网状区常发生囊性变。丛状型成釉细胞瘤上皮增殖呈网状连接的上皮条索，外周为类成釉细胞或类前成釉细胞，而内部为类星网状层细胞。丛状型成釉细胞瘤在肿瘤间质内发生囊性变。棘皮瘤型成釉细胞瘤上皮岛内出现广泛的鳞状化生。颗粒细胞型成釉细胞瘤上皮细胞中发生颗粒样变性。基底细胞型成釉细胞瘤的肿瘤上皮密集成团，缺少星网状层细胞分化。角化成釉细胞瘤是一种罕见的组织学亚型，肿瘤内出现广泛角化。

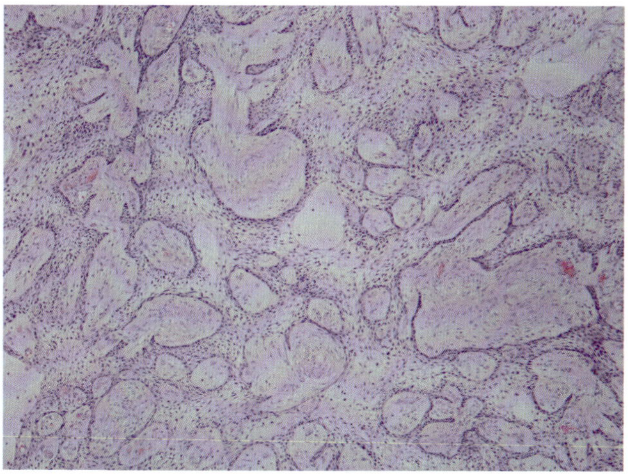

图 9-1-7　成釉细胞瘤（滤泡型）

肿瘤上皮岛外周细胞呈极性排列，中央区可出现囊性变（HE，×200）

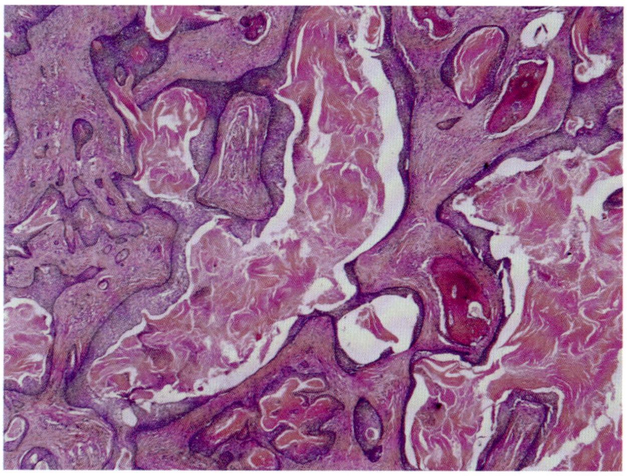

图 9-1-8　角化成釉细胞瘤

肿瘤内出现广泛角化（HE，×200）

单囊型成釉细胞瘤肉眼表现为典型的囊肿，通常可以附于一个未萌牙的釉-牙骨质界处，囊肿壁内可含有一个或多个突向囊腔的增生结节。单囊性成釉细胞瘤根据囊壁中瘤结节的生物学特点又分为三种亚型：第Ⅰ型为单纯囊性，囊壁仅见上皮衬里，无瘤结节，但上皮表现有成釉细胞瘤的典型特点（图 9-1-9A）；第Ⅱ型伴囊腔内瘤结节增生，瘤结节多呈丛状型成釉细胞瘤的特点；第Ⅲ型肿瘤的纤维囊壁内有肿瘤浸润岛，可伴或不伴囊腔内瘤结节增殖[1]（图 9-1-9B）。

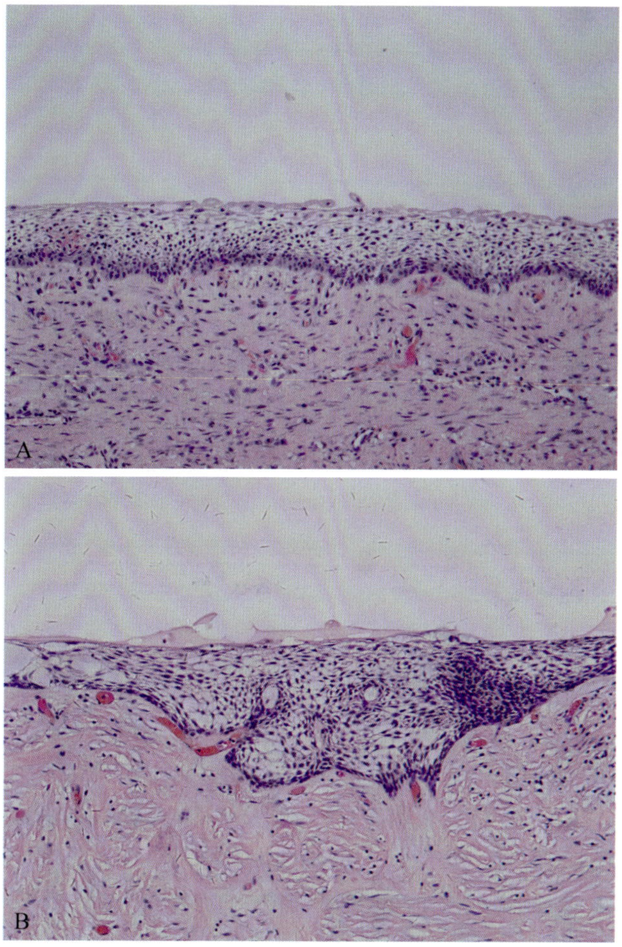

图 9-1-9　单囊型成釉细胞瘤

A：单纯囊性型，伴有成釉细胞瘤样上皮的囊性病变；B：囊壁内浸润型，成釉细胞瘤样上皮浸润至囊壁组织内（HE，×200）

促结缔组织增生型成釉细胞瘤肉眼观察为实性，质地韧硬，有沙砾感。组织学中以间质成分为主，结缔组织显著增生，胶原丰富，可见玻璃样变，肿瘤性上皮岛或条索周边细胞呈扁平状，排列紧密，中央细胞常呈梭形（图 9-1-10）。间质内有时可见化生性骨（metaplastic bone）形成[3]。

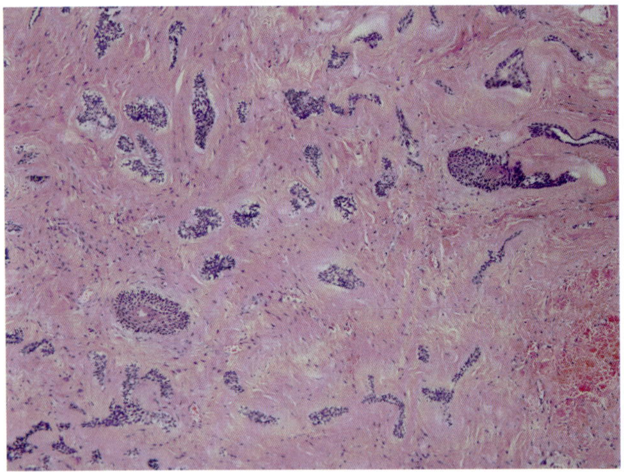

图 9-1-10　促结缔组织增生型成釉细胞瘤

肿瘤内结缔组织显著增生，胶原丰富，可见玻璃样变、上皮条索或类骨小梁样结构位于其中（HE，×200）

【鉴别诊断】

1. 牙源性角化囊肿　成釉细胞瘤更易导致颌骨的颊舌向膨隆，而牙源性角化囊肿更易沿颌骨长轴生长而骨膨隆不明显。病变区牙截根样吸收更常见于成釉细胞瘤。牙源性角化囊肿平扫可见致密角化物的影像。牙源性角化囊肿一般内部无成骨、无钙化、无骨性分隔、无残余骨表现。

2. 牙源性黏液瘤　发生率低于牙源性角化囊肿和成釉细胞瘤。多数牙源性黏液瘤内部可见有纤细的骨性分隔，较少部分表现为无分隔。肿瘤更易沿牙根之间浸润生长，牙根吸收较少。

3. 中心性巨细胞修复性肉芽肿　是一种颌骨反应性非牙源性病变，边界无硬化反应，有时可有骨性分隔。颌骨膨隆不明显。

4. 动脉瘤样骨囊肿　儿童和青少年较成人常见，颌骨膨胀明显，内部可见多房结构。病变边界密质骨受压可完全吸收消失，边界硬化反应少。可以存在有纤细骨性分隔。部分病例在增强 CT 和 MRI 检查时可见液-液平面。

5. 含牙囊肿　常表现为包含阻生牙并附于牙颈部釉质牙本质界处的囊性病变。与单囊性成釉细胞瘤相似，病变体积通常小于成釉细胞瘤，囊壁没有瘤结节。

二、牙源性腺样瘤

【概述】

牙源性腺样瘤（adenomatoid odontogenic tumor）占所有牙源性肿瘤的 3% ～ 7%，是一种缓慢生长的牙源性良性肿瘤[1]。

本病主要发生于年轻人，90% 病例发生在 30 岁以前，半数病例发生在青少年。牙源性腺样瘤多发生于颌骨内，上、下颌骨的发生比例约为 2∶1，上颌骨尖牙区为好发部位。少数情况下，牙源性腺样瘤可以发生于骨外（外周型），通常发生于上前牙牙龈。患者多无明显临床不适症状，可出现牙松动或疼痛症状。外周型者临床表现类似牙龈瘤。牙源性腺样瘤是一种包膜完整、生长局限的良性肿瘤，刮治后一般不复发。

【CT 表现】

骨内型牙源性腺样瘤可分为滤泡型和滤泡外型。滤泡型内含有阻生恒牙，发生于上颌尖牙区的病例占 40%（图 9-1-11），下颌尖牙区的病例约 20%（图 9-1-12）。约 75% 的牙源性腺样瘤与未萌恒牙有关。滤泡外型病变内不含有阻生恒牙。下颌骨病变部位直径通常为 2 ～ 3 cm，巨大体积病变较少见。上颌骨可以突入上颌窦内，累及部分或整个上颌窦腔（图 9-1-13，14）。病变通常呈类囊性表现，单房、边界清楚，可见骨硬化边界，约 60% 的病例中存在有散在的雪花样钙化灶。增强 CT 显示病变无强化（图 9-1-15）。外周型病变可导致病变处骨蝶形压迫凹陷。

【比较影像学】

X 线检查可显示病变通常为单囊圆形或椭圆形病变，边界硬化，内部可伴有钙化（图 9-1-16）。X 线检查还可以清楚反映病变与阻生牙釉质牙骨质界的位置关系、牙阻生和移位等情况。由于牙源性腺样瘤病变体积一般较局限，𬌗片或根尖片可以用来检查上颌前牙区病变。CT 检查可用于准确评估病变颊舌侧膨隆情况，以及病变对周围牙的影响。CBCT 或骨窗 CT 对少量钙化或者程度较低的

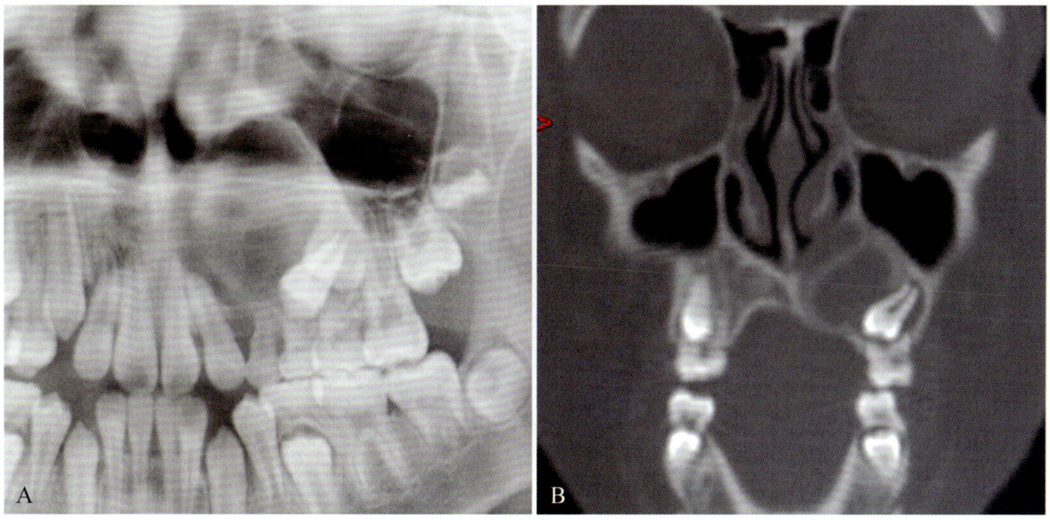

图 9-1-11　左上颌骨牙源性腺样瘤

曲面体层片局部（**A**）示病变包含阻生尖牙，平扫 CT 骨窗冠状位图像可见环状钙化影像（如箭头所示）

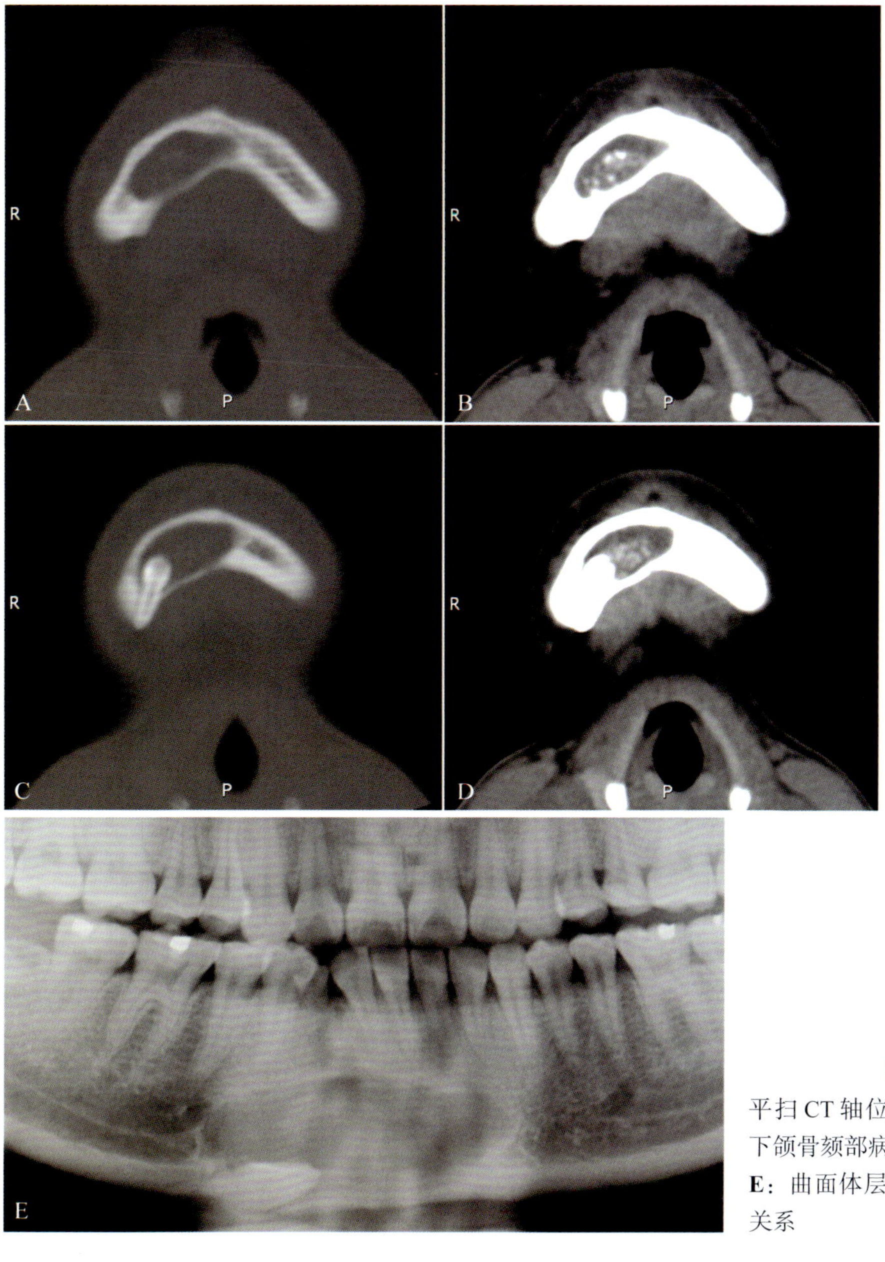

图 9-1-12　牙源性腺样瘤

平扫 CT 轴位骨窗和软组织窗图像（**A** ～ **D**）示右下颌骨颏部病变包含阻生尖牙，可见散在絮样钙化；**E**：曲面体层片可显示病变范围及与阻生牙的位置关系

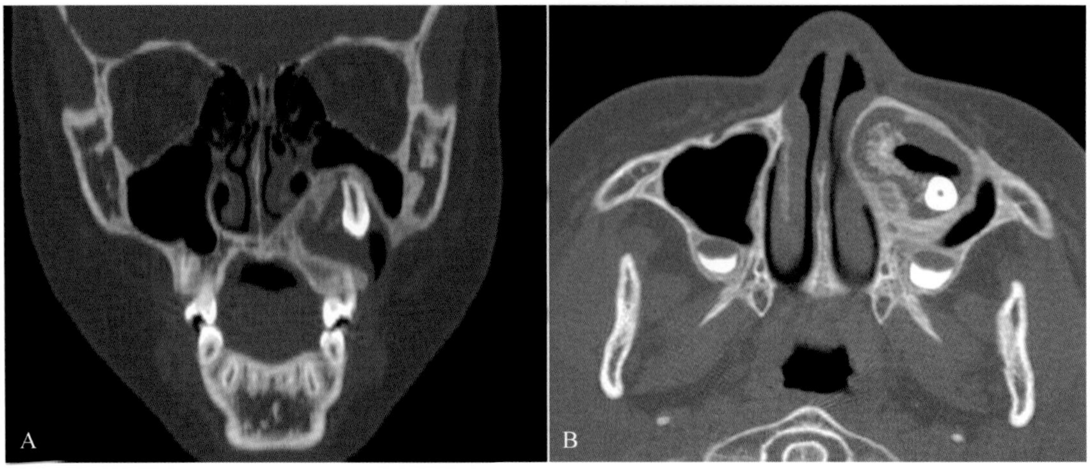

图 9-1-13　牙源性腺样瘤

平扫 CT 骨窗冠状位（**A**）及轴位（**B**）图像示左上颌骨病变突入上颌窦内，可见钙化影像

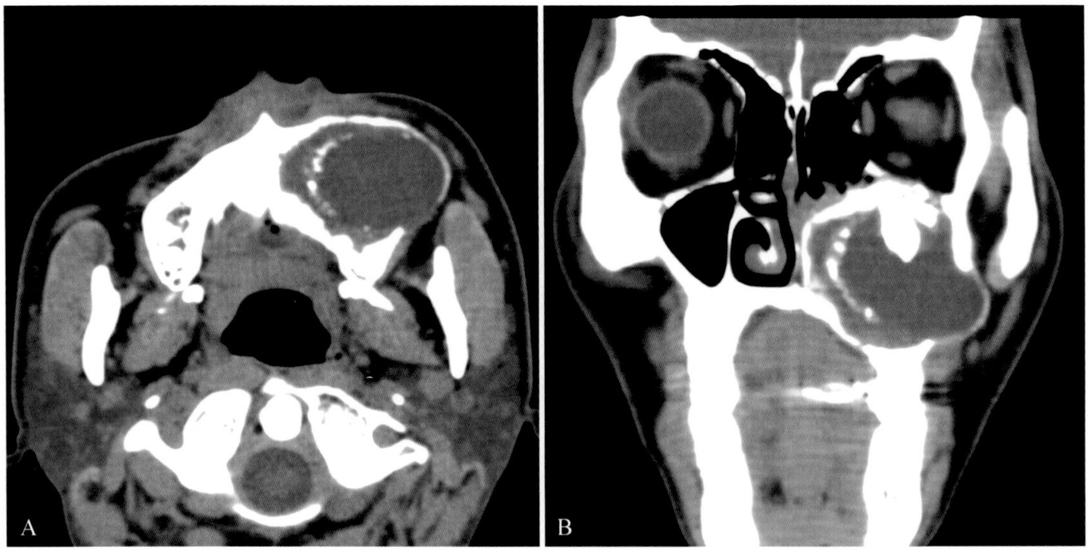

图 9-1-14　牙源性腺样瘤

平扫 CT 软组织窗轴位（**A**）及冠状位（**B**）示左上颌骨病变充满上颌窦内，尖牙移位至眶底，可见环状钙化影像

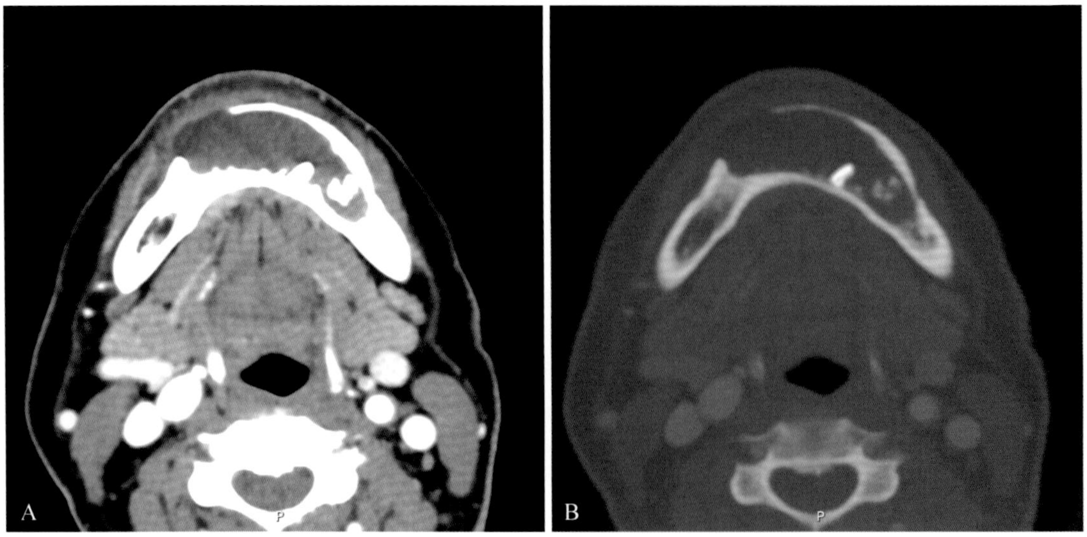

图 9-1-15　下颌骨牙源性腺样瘤

增强 CT 软组织窗轴位（**A**）图像显示病变内无明显强化软组织影像，骨窗轴位（**B**）图像显示病变内钙化影像

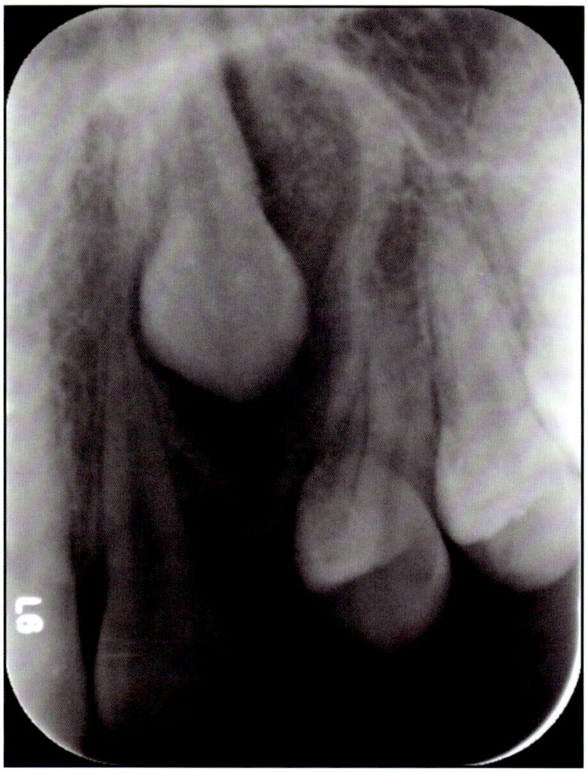

图 9-1-16 上颌骨牙源性腺样瘤

根尖片示上颌骨牙源性腺样瘤阻生尖牙冠周隙明显增大

钙化有时显像不理想，可于软组织窗 CT 图像中观察。MRI 检查牙源性腺样瘤在 T1WI 图像上呈低或中信号，在 T2WI 图像上实性部分呈中等或高信号，囊性部分呈高信号。

【病理学表现】

牙源性腺样瘤是一种包膜完整、生长局限的良性肿瘤。病变呈囊实性或囊性。实性部分呈灰白色，囊性部分大小不等，腔内含淡黄色胶冻状物质或血性液体，腔内可含牙。镜下见肿瘤上皮可形成结节状实性细胞巢、腺管样结构或筛状结构。肿瘤内常含有钙化团块及淀粉样物质沉着，有时还可见发育不良的牙本质或骨样牙本质（图 9-1-17）。

【鉴别诊断】

牙源性腺样瘤的诊断要点包括：①发生在尖牙区包含阻生尖牙的类囊性病变；②病变内部含散在钙化灶；③青少年或年轻成人。影像学中骨内型牙源性腺样瘤不含钙化灶时表现与含牙囊肿等发育性囊肿或牙源性肿瘤等相似。尤其是当病变范围较小时，其影像学表现十分类似含牙囊肿，并不能完全鉴别。伴有钙化灶的牙源性腺样瘤主要应该与牙源性钙化囊性瘤、成釉细胞纤维牙瘤等相鉴别。病灶中的钙化灶钙化程度较低时，骨窗 CT 显示钙化灶可不明显，需要结合软组织窗观察。

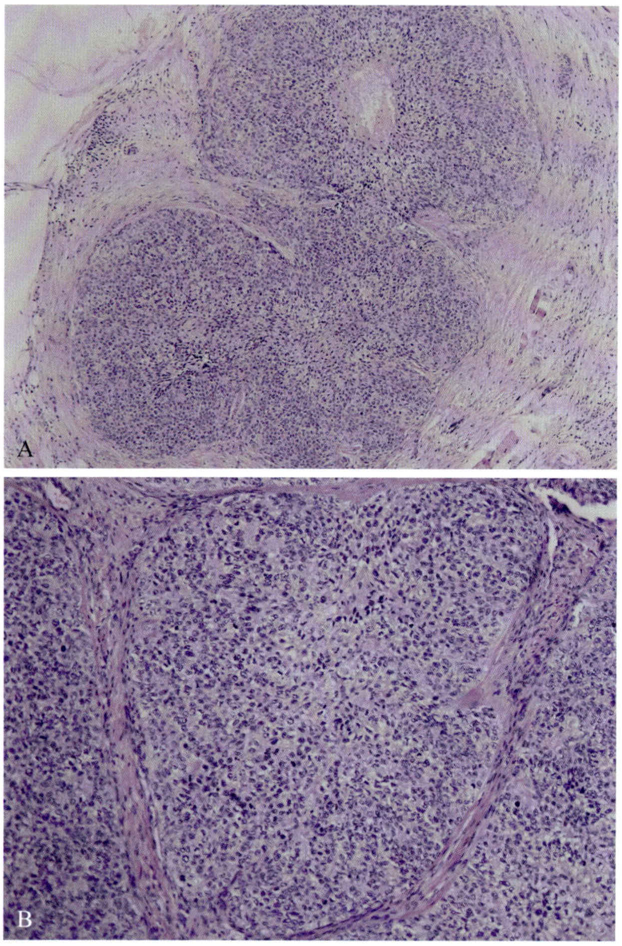

图 9-1-17 牙源性腺样瘤的病理学表现

A. 可见肿瘤上皮细胞呈结节状实性细胞巢（HE×100），细胞排列成腺管样或玫瑰花瓣样结构；**B**. 细胞呈圆形或梭形，核染色深（HE，×200）

三、牙瘤

【概述】

牙瘤（odontoma）是较常见的牙源性肿瘤。牙瘤可以被认为是一种瘤样畸形（错构瘤），而不是真正的肿瘤[2]。牙瘤可以分为两种类型，即组合性牙瘤（compound odontoma）和混合性牙瘤（complex odontoma）。组合性牙瘤由多个可分离的不规则牙样结构组成（图 9-1-18），混合性牙瘤由成簇状的牙釉质和牙本质团块（图 9-1-19）组成。

牙瘤常见于儿童和青少年，没有明显的性别差异。牙瘤表现为缓慢生长的无痛性病变，可出现局

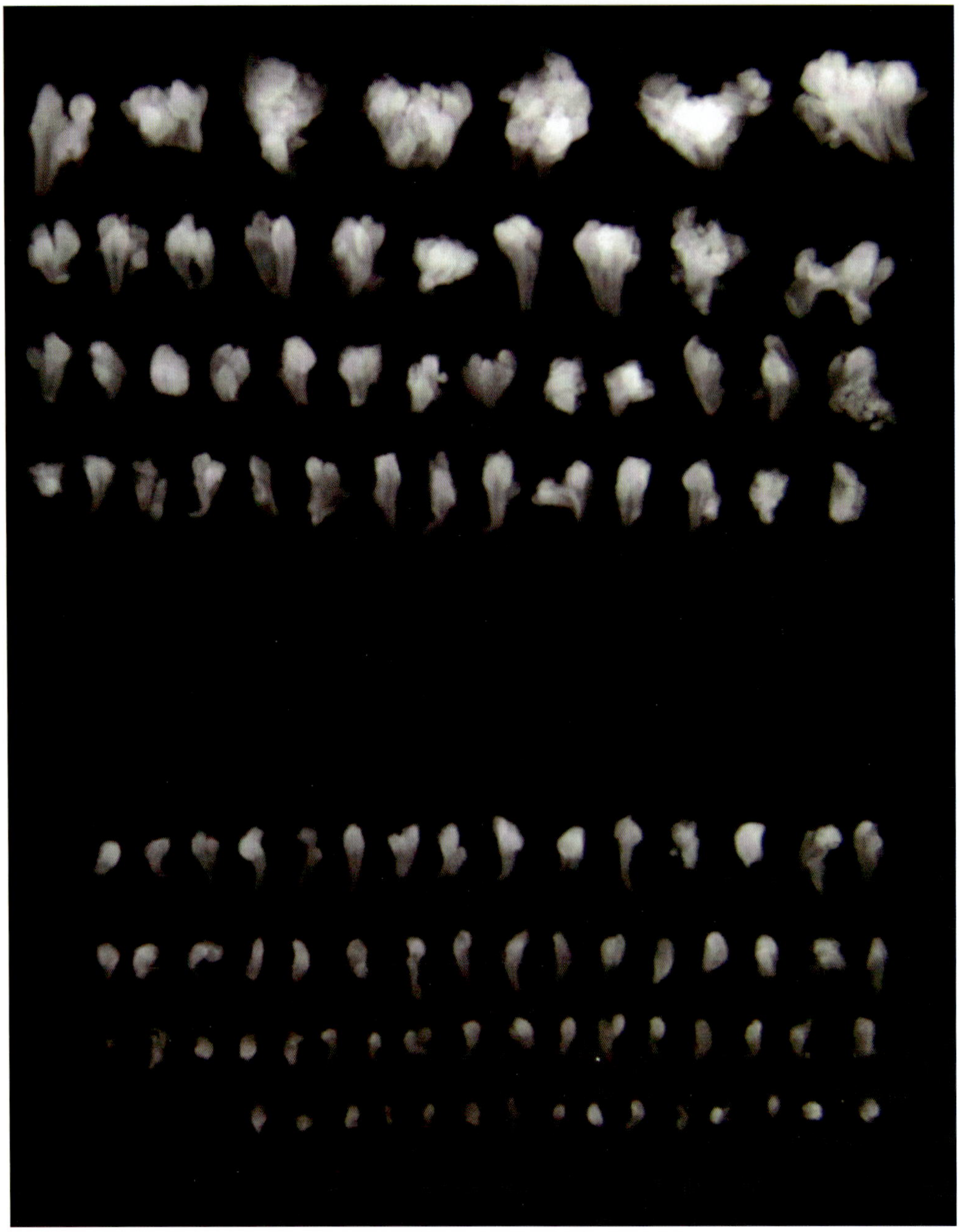

图 9-1-18　组合性牙瘤中不规则牙样结构

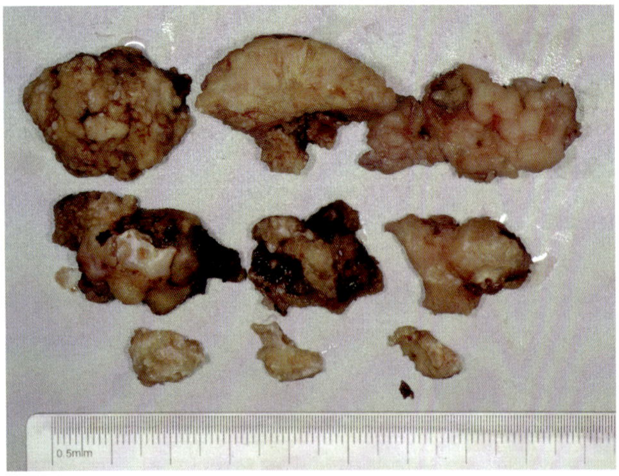

图 9-1-19　混合性牙瘤中簇状的牙釉质和牙本质团块

部膨隆症状，也可在影像学检查中无意发现。其完全成熟后会停止生长。大多数牙瘤为单发性病变，直径为 1 ～ 2 cm。少数病例可以为多发病灶或体积巨大。病变区可有牙齿的萌出异常、移位或阻生。

【CT 表现】

组合性牙瘤由分化较好的微小畸形牙团簇而成（图 9-1-20），周围可见伴有硬化边界的低密度带。混合性牙瘤表现分两种：一种表现为无明显牙结构的致密牙本质样密度团块影像；另一种表现为有不规则排列的无结构的牙组织，其中可见有牙釉

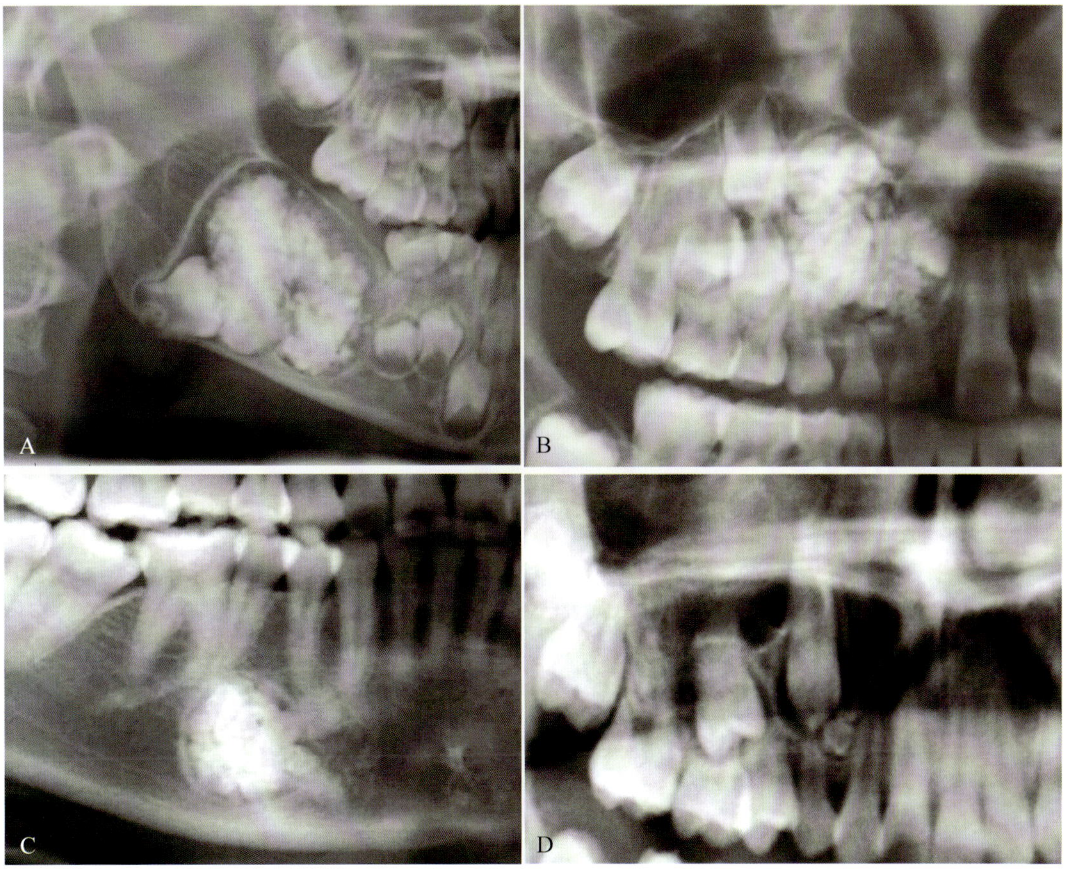

图 9-1-20　组合性牙瘤的 X 线表现

曲面体层片（局部）：由分化相对较好的不规则牙样结构团簇组成

质和牙本质密度影像，中央可见类似牙髓的圆形低密度影像（图 9-1-21），周围可见伴有硬化边界的低密度带。局限性牙瘤常位于牙根端、牙根间或牙冠上方。位于牙冠方的牙瘤可导致牙萌出异常。无论是混合性还是组合性牙瘤，通常都表现为不均匀的混杂高密度影像。CT 图像上可以通过识别病变中的牙釉质密度和牙样结构识别牙瘤。组合性牙瘤中可见聚集成簇的、大小不同、形态不规则的牙样结构，周围可见透射性低密度带（图 9-1-22）。混合性牙瘤中虽然高密度团块不呈牙样结构，但仍可识别其中大量的牙釉质密度影像（图 9-1-23）。当牙釉质密度影散在或量较少量时，易与骨化纤维瘤或其他病变相混淆（图 9-1-24）。成釉细胞纤维牙瘤的影像学表现类似混合性牙瘤，影像中难以完全区分。

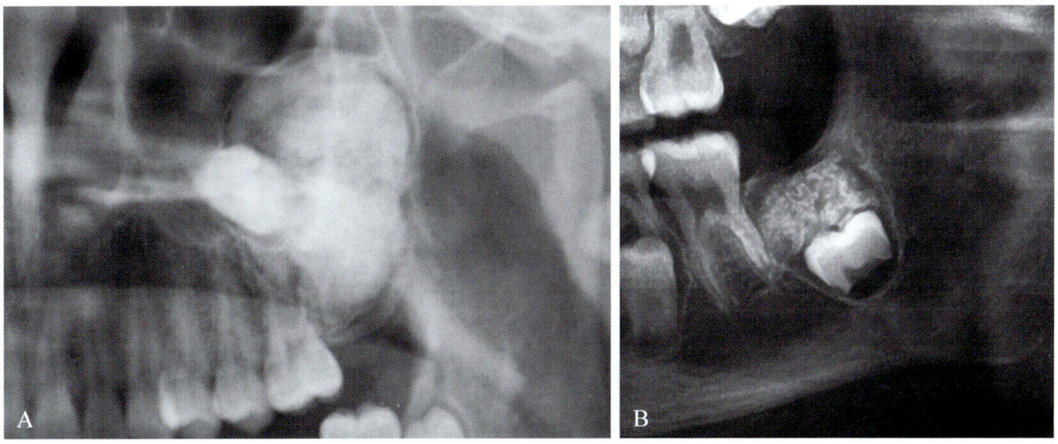

图 9-1-21　混合性牙瘤

A：曲面体层片局部，示左上颌结节区病变为无明显牙结构的致密牙本质样密度团块影像；**B**：CBCT 图像，左下颌病变可见有牙釉质和牙本质密度影像，中央可见类似牙髓的圆形低密度影像

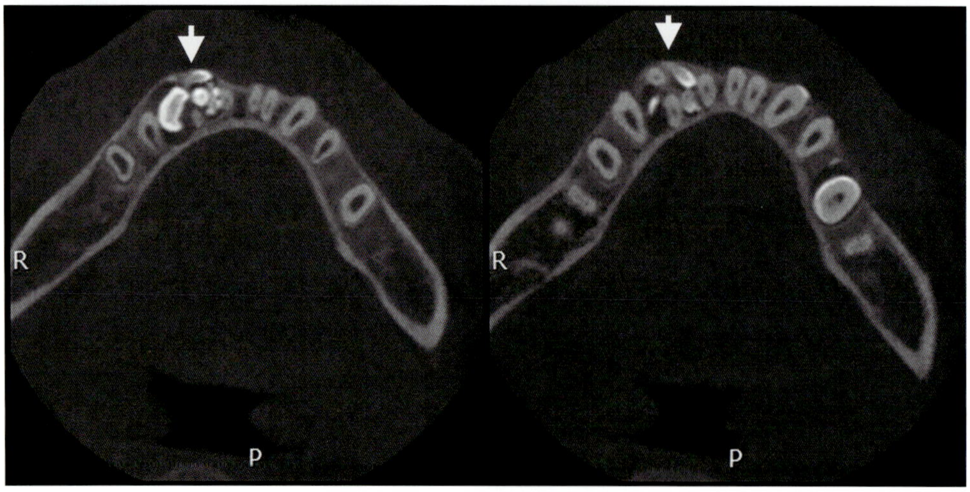

图 9-1-22　下颌骨组合性牙瘤

CBCT 轴位可见内部不规则牙样结构

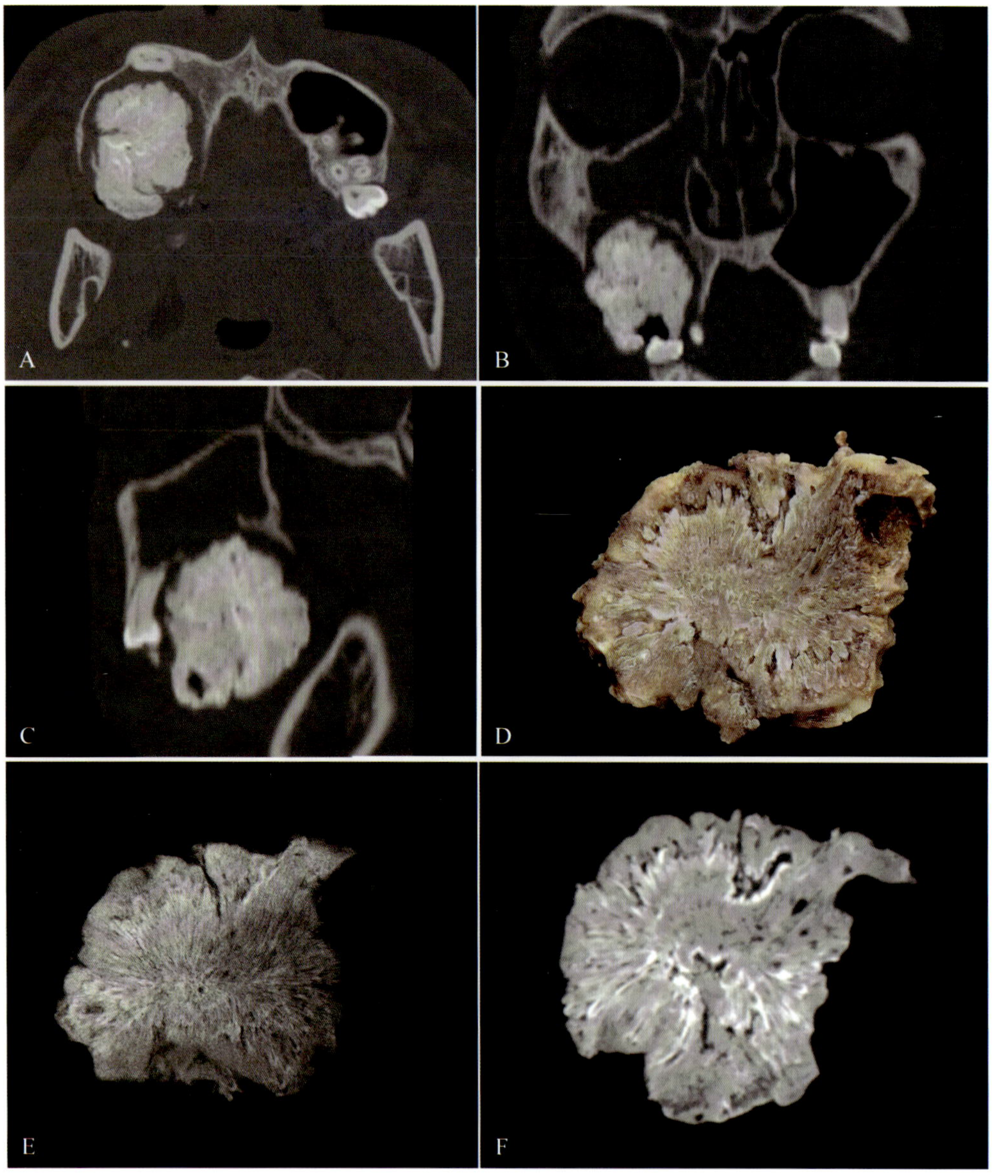

图 9-1-23　上颌骨混合性牙瘤

平扫 CT 骨窗轴位（**A**）、冠状位（**B**）、矢状位（**C**）可见无结构的牙样组织，其中可见牙釉质和牙本质密度，中央可见类似牙髓的圆形低密度影像，**D** ～ **F** 为标本及标本 CBCT 图像

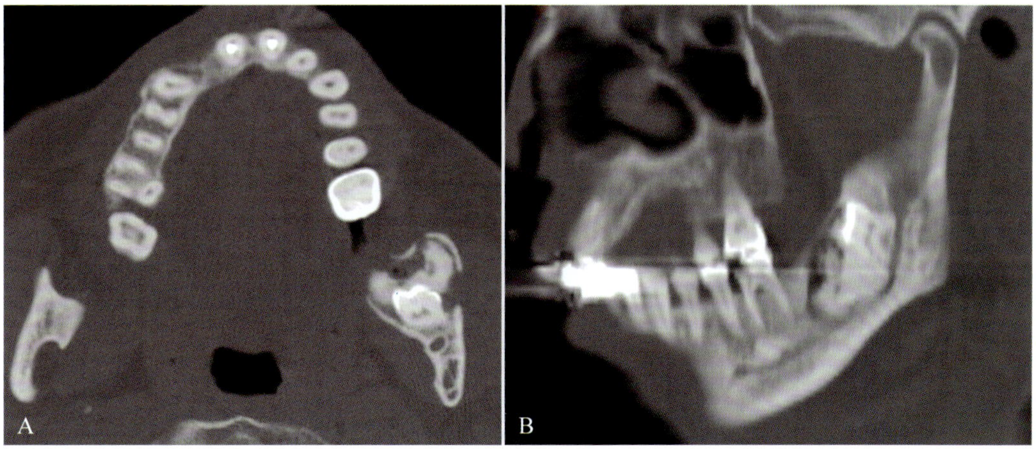

图 9-1-24　下颌骨混合性牙瘤

A：平扫 CT 骨窗轴位示病变发生于阻生下颌第三磨牙牙囊内，包绕牙冠，颊舌向稍膨隆；**B**：平扫 CT 骨窗斜矢状位图像示病变压迫下牙槽神经管

【比较影像学】

X 线检查一般可以诊断牙瘤，曲面体层片可作为常规检查，也可根据病变位置选择殆片、下颌骨侧位片等 X 线检查。X 线检查可用于识别病变中的牙釉质密度和牙本质密度，以助于诊断，尤其是当病变中出现不规则牙釉质样密度影时，诊断并不困难。当病变中以牙本质样密度影为主时，CT 检查有助于判断病变中是否存在细微牙釉质密度影，或者判断病变与牙的位置关系。

【病理学表现】

组合性牙瘤大体标本中可见大量牙样结构，其外有纤维包膜。成熟病变部位包膜变薄。发育中的不成熟的组合性牙瘤可以观察到疏松的结缔组织中有数个畸形的牙胚，还可见牙源性上皮岛和条索。混合性牙瘤的软组织包膜由疏松的结缔组织构成，可见牙源性上皮，可见没有牙结构的牙本质和釉质形成。混合性牙瘤与组合性牙瘤的区别主要在于没有形成牙样结构。发育期混合性牙瘤有时与成釉细胞纤维牙瘤无法区别。

【鉴别诊断】

牙瘤中的牙本质和牙釉质结构的密度高于钙化或骨化的影像密度，一般可于影像中识别，因此诊断并不困难。牙瘤主要应该与成釉细胞纤维牙瘤和成釉细胞纤维牙本质瘤等其他含牙体硬组织结构的疾病相鉴别。病变体积较大时应该考虑成釉细胞纤维牙瘤的可能。

四、牙源性纤维瘤

【概述】

牙源性纤维瘤（odontogenic fibroma）是一种少见的肿瘤，特征为成熟的纤维间质内包埋着数量不等、处于活跃状态的牙源性上皮[1]。根据发生的部位分为中心性（骨内性）和外周性（骨外性）两种类型。

本病临床表现缺少特异性。发病年龄分布较广泛，上、下颌骨均可见，以上、下颌骨前部常见。临床表现为一般良性占位性表现，颌骨渐进性膨大，生长缓慢，无痛。

【CT 表现】

影像学表现缺少特异性，较小的病变可表现为单房、边界清楚的低密度区，较大病变可呈多房，有时可见较纤细的骨性分隔，需与牙源性黏液瘤相鉴别。部分病例中可以见细小、无结构的致密斑块。可出现明显的牙移位、牙根吸收、密质骨压迫变薄等表现（图 9-1-25）。

【比较影像学】

曲面体层片可以较好地反映病变的整体情况和牙受累情况，但不能够反映病变颊舌侧膨隆或软组织受累情况。CT 或增强 CT 有助于鉴别病变是否为实性。

【病理学表现】

中心性牙源性纤维瘤为良性肿瘤，不浸润周

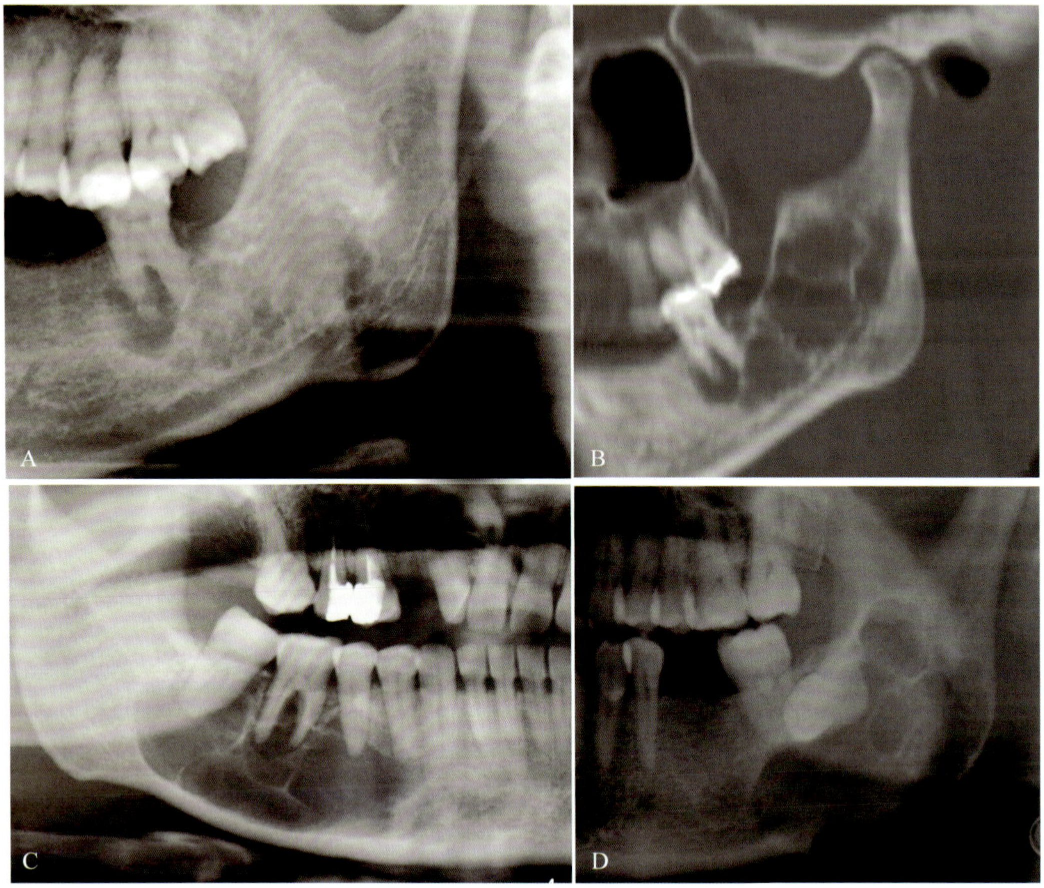

图 9-1-25 牙源性纤维瘤四例

曲面体层片（局部）示下颌角、升支及体部多房性低密度影像，内含较纤细分隔

围骨组织，仅引起压迫性吸收。肿物边界清楚，有包膜，中等硬度，切面呈浅粉色。镜下见肿瘤由细胞丰富的纤维性结缔组织构成，成纤维细胞呈梭形，大小一致，散在分布着牙源性上皮岛或上皮条索（图 9-1-26）。肿瘤中可见似发育不良牙本质或牙骨质小体的钙化物。

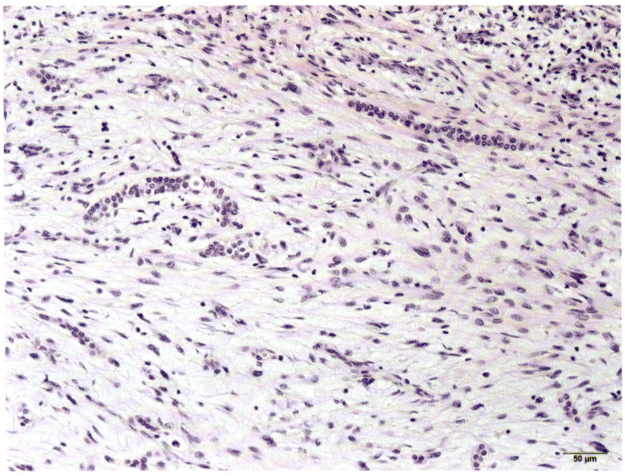

图 9-1-26 牙源性纤维瘤的病理学表现

肿瘤由梭形的成纤维细胞和丰富的胶原纤维组成，其间可见散在牙源性上皮岛或条索（HE，×200）

【鉴别诊断】

牙源性纤维瘤的影像学表现需与牙源性角化囊肿、牙源性黏液瘤、牙源性发育性囊肿、中心性巨细胞肉芽肿或促结缔组织增生型纤维瘤相鉴别。

五、牙源性黏液瘤

【概述】

牙源性黏液瘤（odontogenic myxoma）是一种来源于牙源性外胚间充质的牙源性肿瘤，其特征是在大量黏液样细胞外基质内含有星形或梭形细胞，也可以出现较多的胶原纤维，称为黏液纤维瘤[1]（myxofibroma）。

发病年龄广泛，好发于年轻成人，可以发生在颌骨的任何部位，下颌骨较上颌骨多见，常位于下颌前磨牙和磨牙区。临床症状和体征缺少特异性，可以出现局部膨隆、疼痛、下唇麻木、牙松动移位等表现。

【CT 表现】

牙源性黏液瘤通常表现为透射性阴影，可伴有明显的轻度牙移位或牙根吸收。牙源性黏液瘤一般认为是一种侵袭性较强的肿瘤，病变易于在牙移位不明显的情况下侵犯牙根间牙槽骨，导致牙槽骨破坏（图 9-1-27）。CT 检查病变以液体密度影为主，增强 CT 检查病变无明显强化。病变的透射影像边界通常呈不规则形态，无骨白线，病变区域颌骨密质骨可中断、不连续，病变可突入颌骨周围软组织内（图 9-1-28）。发生于上颌骨的牙源性黏液瘤多起源于近牙槽突或上颌结节侧骨结构，继而突入上颌窦内，邻近牙槽突部分的病变多浸润骨组织或生长进入软组织，出现残余骨结构影像（图 9-1-29）。突入上颌窦内的肿瘤，可在上颌窦的空间内生长，体积较大时可对骨壁产生压迫性改变。因此，上颌骨牙源性黏液瘤中可出现侵蚀性破坏、膨隆性和压迫性等骨改变表现。牙源性黏液瘤侵蚀骨质结构时可出现特征性的纤细“火焰状”残余骨结构[5]，使得病变呈现多房样结构（图 9-1-30）。典型的残余骨形成的骨性分隔呈较直、纤细的形态（图 9-1-31），这种表现在成釉细胞瘤和牙源性角化囊肿中罕见，有助于提示牙源性黏液瘤的诊断。部分病例中可以没有明显骨性分隔表现。

【比较影像学】

牙源性黏液瘤是一种侵袭性较强的肿瘤，经常可以突破颌骨的密质骨界限，累及颌周软组织。因此，应该常规进行 CT 或 MRI 检查在 MRI 检查牙源性黏液瘤多表现为 T1WI 图像上的中低或中等信号、T2WI 图像上的不均匀高信号。

【病理学表现】

牙源性黏液瘤常呈疏松的凝胶状结构。肿瘤由丰富的疏松的黏液样基质内随机排列的梭形、星形和圆形细胞组成（图 9-1-32）。肿瘤基质由黏多糖组成，主要是透明质酸和硫酸软骨素。肿瘤内纤维成分较多时可称为纤维黏液瘤或黏液纤维瘤。

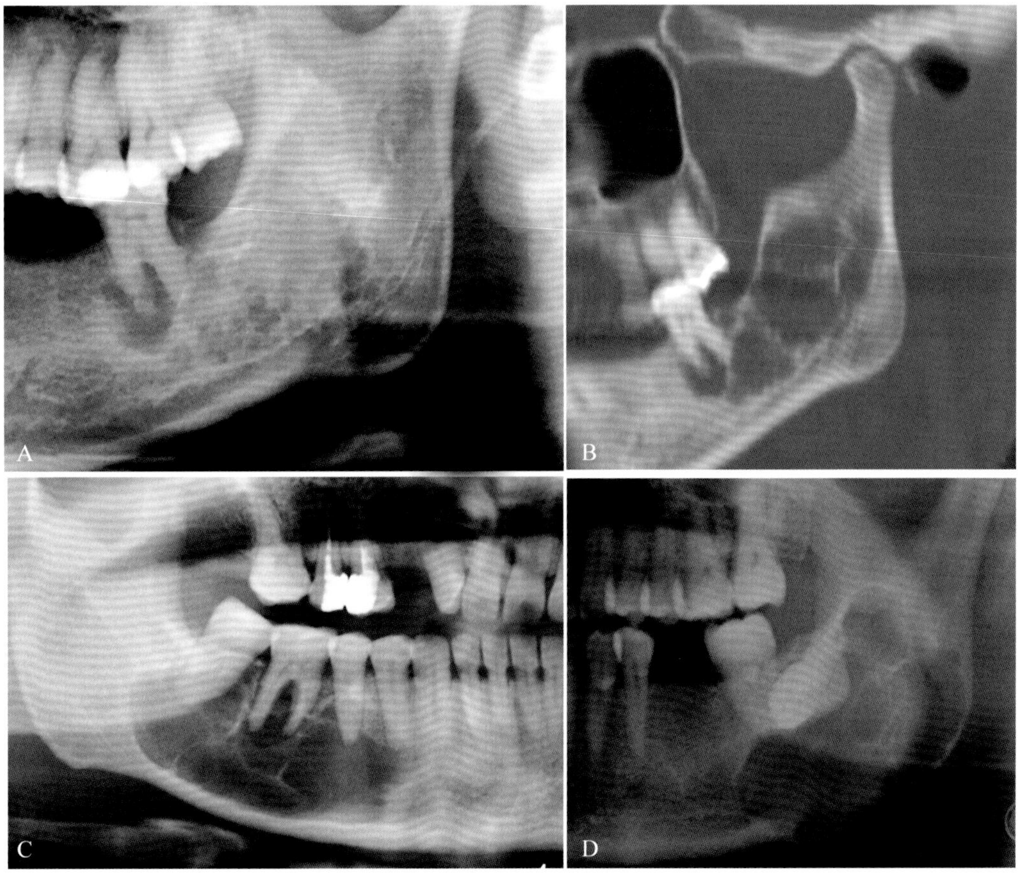

图 9-1-27 牙源性黏液瘤四例

曲面体层片（局部）可显示病变内多数纤细的骨性分隔，病变易侵犯牙槽突牙根间牙槽骨，而牙移位和牙根吸收不明显

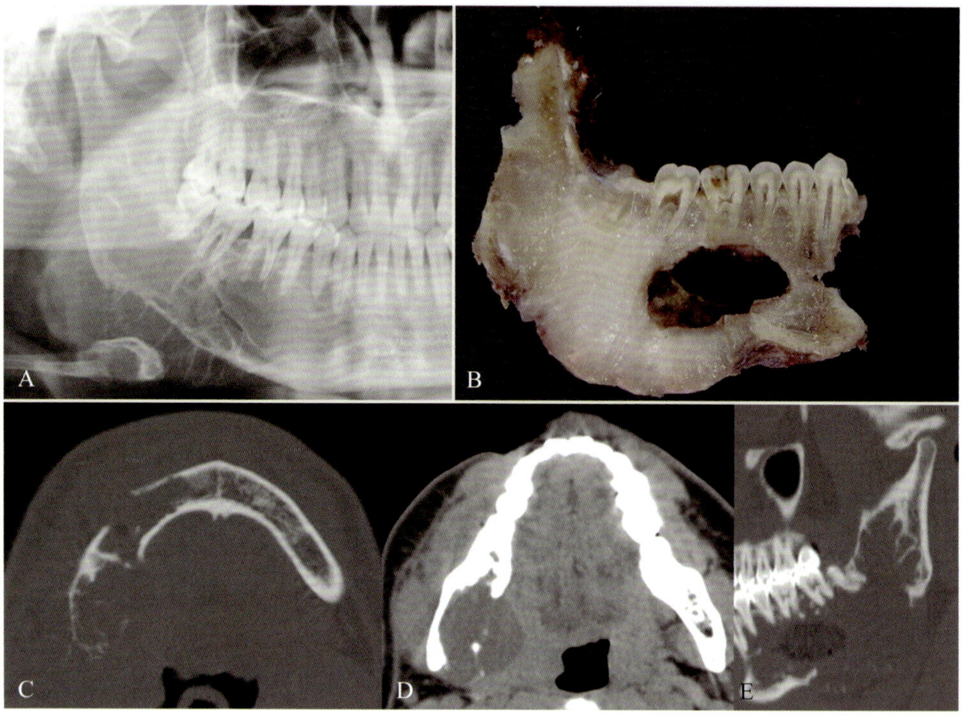

图 9-1-28　下颌骨牙源性黏液瘤

A：曲面体层片局部示病变内部可见较多纤细的骨性分隔，与下颌骨下缘垂直；B：下颌骨及肿瘤标本照片；C、D：平扫 CT 轴位骨窗、轴位软组织窗及斜矢状位骨窗图像示病变突破密质骨界限，向周围软组织膨隆

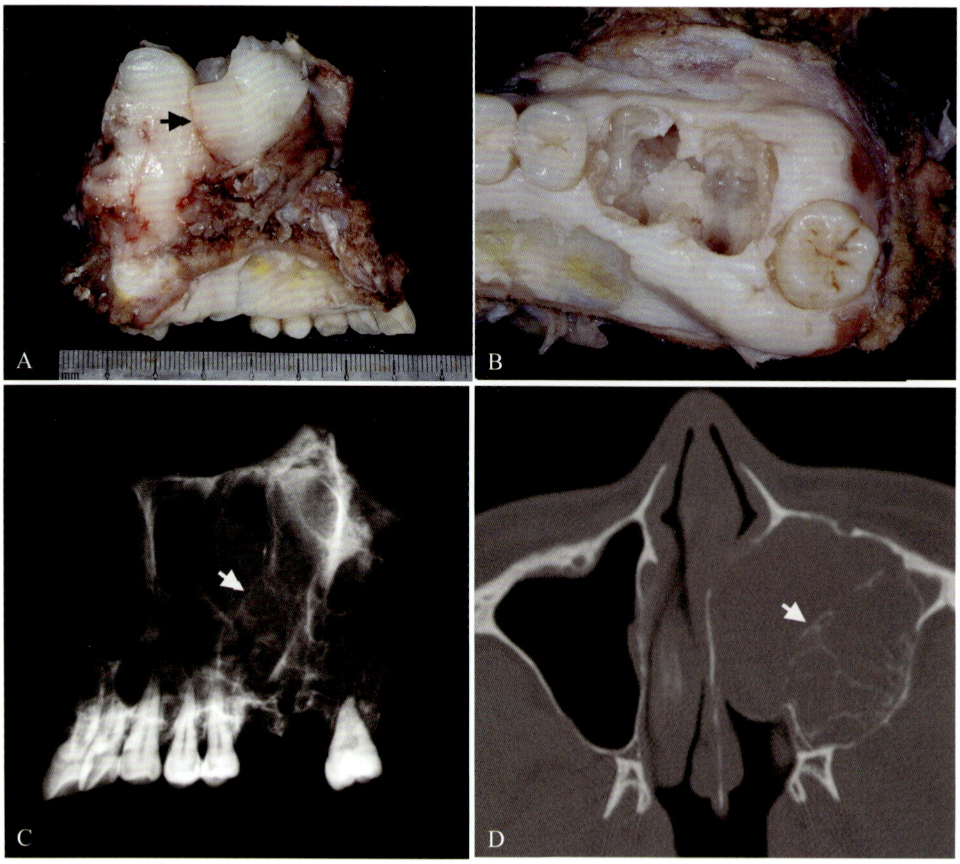

图 9-1-29　上颌骨牙源性黏液瘤

A：黑色箭头所示为病变内残余骨性分隔；B：病变侵犯牙根间的牙槽骨；C：病变起源于白色箭头所示残余骨性分隔较多的上颌结节和磨牙区牙槽嵴。病变累及上颌窦，但与上颌窦内侧壁易于分离，无粘连（D），上颌窦内壁的改变来源于病变的占位性压迫

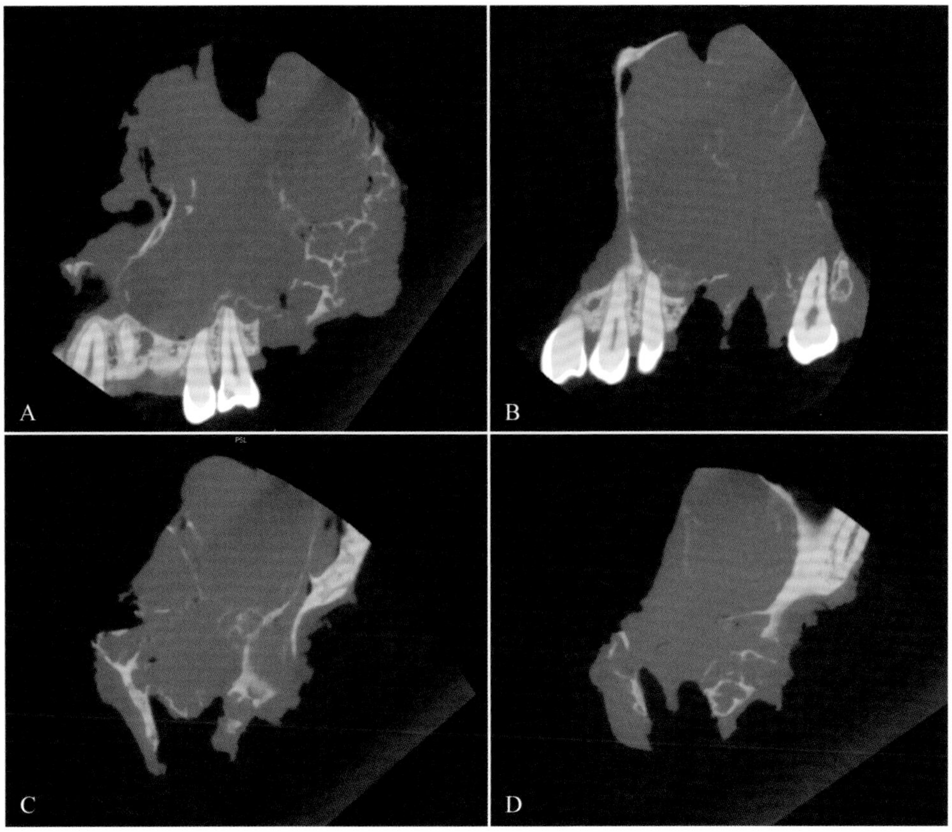

图 9-1-30　上颌骨牙源性黏液瘤

CBCT 显示病变内纤细残余骨所形成的骨性分隔

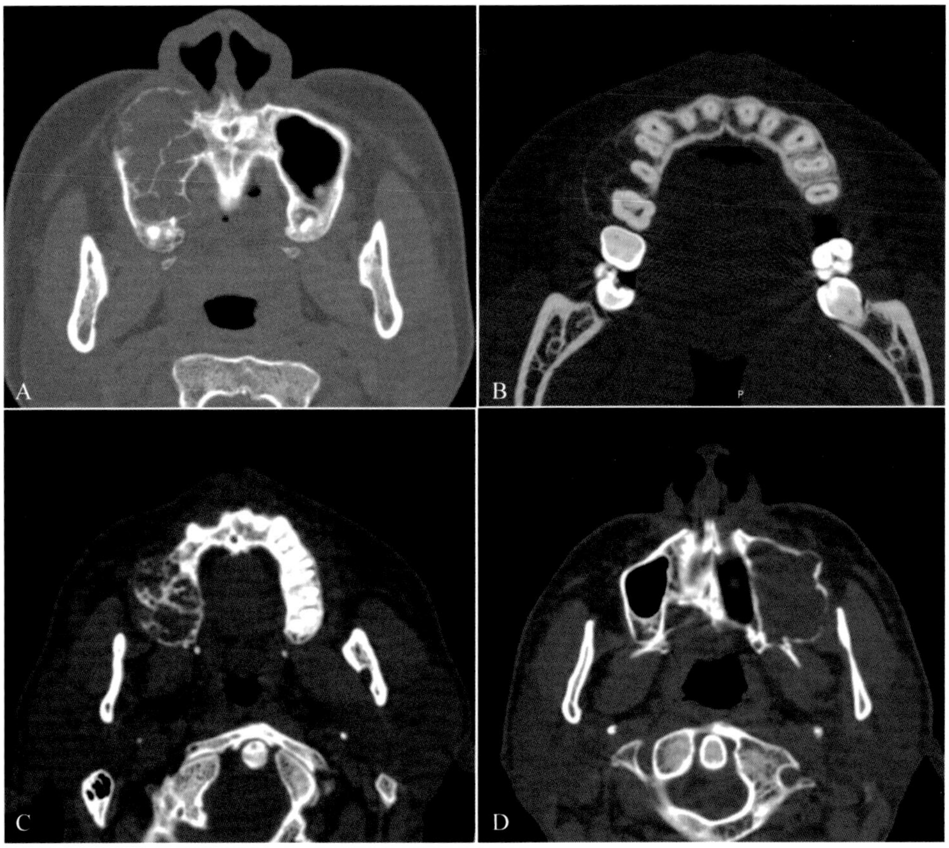

图 9-1-31　上颌骨牙源性黏液瘤四例

平扫 CT 骨窗轴位图像示病变内“火焰状”残余骨影像（**A** ～ **C**）；部分病变中可以没有明显残余骨影像（**D**）

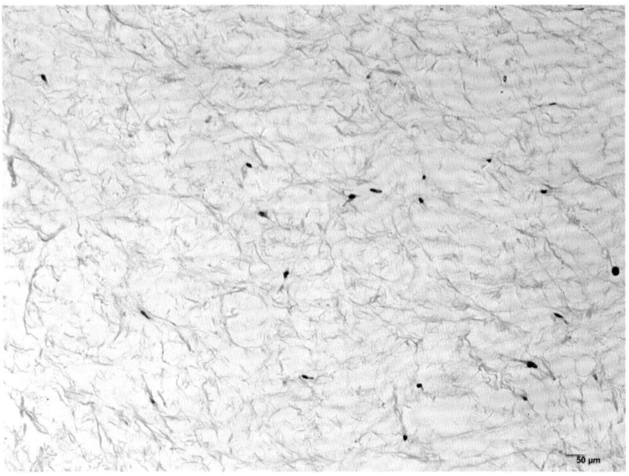

图 9-1-32　牙源性黏液瘤的病理学表现

肿瘤细胞呈梭形或星形，排列疏松，细胞间见有大量淡蓝色黏液基质（HE，×200）

【鉴别诊断】

1. 成釉细胞瘤　成釉细胞瘤的边界经常呈切迹样表现，X 线表现为“多房”病灶，可类似残余骨隔。促结缔组织增生型成釉细胞瘤中可有较多成骨，类似残余骨影像。成釉细胞瘤中牙根多呈截根样吸收，牙根吸收程度较牙源性黏液瘤重。

2. 颌骨血管畸形　颌骨内高血运动静脉畸形可表现为明显的下颌神经管增宽，且其临床表现多不同于牙源性黏液瘤，故不难鉴别。颌骨内低血运静脉畸形的 X 线表现有时可接近牙源性黏液瘤，也会有较多相接近的残余骨影像，而且骨骼结构破坏较重。在临床表现中，颌骨内静脉畸形更易伴有牙龈出血、红肿等表现。增强 CT 检查颌骨静脉畸形可有渐进性延迟强化的特点。

3. 骨肉瘤　牙源性黏液瘤骨破坏明显，密质骨常破坏较重，病变可以突破密质骨界限累及周围软组织。牙源性黏液瘤还常出现垂直于密质骨边界的“火焰”状残余骨性分隔，有时 X 线表现可以类似骨肉瘤中的“日光放射”状骨膜反应，需要注意鉴别。

六、成牙骨质细胞瘤

【概述】

成牙骨质细胞瘤（cementoblastoma）是一种以形成牙骨质组织为特征的肿瘤，常与一枚牙根相粘连，也称为真性牙骨质瘤[1, 5]（true cementoma）。

本病好发生于年轻患者，男性多见，下颌骨前磨牙或磨牙区常见。患者可无明显临床症状，或表现为轻微的颌骨膨隆，或伴疼痛。病变区牙可为活髓牙。成牙骨质细胞瘤为良性肿瘤，术后较少复发。

【CT 表现】

CT 特征为位于松质骨内与牙根相粘连的致密性团块影像[5]（图 9-1-33）。病变边界可见低密度透射带，轮廓形态倾向为较规则的圆球形（图 9-1-34）。病变原发部位的牙可以正常萌出并无明显移位，但常见有牙根外吸收。相邻牙受肿物影响可以移位或萌出受阻。由于病变由牙骨质样组织所构成，所以病变影像密度是以高密度为主的混杂密度影，病例中高密度影的比例较低（图 9-1-35）。病变体积较大时可推压下颌神经管致其移位。

【比较影像学】

曲面体层片或根尖片对于诊断成牙骨质细胞瘤有帮助，可以显示病变与牙根的粘连关系、牙根吸收等情况。CT 检查可以更加准确地显示病变的密度、范围以及对邻牙的影响。

【病理学表现】

肿瘤为圆形或结节状骨性团块，附着于一个或多个牙根部。镜下可见肿瘤由牙骨质样组织所构成，可见较多嗜碱性反折线（图 9-1-33 D）。在肿瘤边缘可见呈放射状排列的未矿化的组织，可见一列或数列成牙骨质细胞。

【鉴别诊断】

成牙骨质细胞瘤病变与牙根紧密粘连，需与根尖周骨异常增生相鉴别。成牙骨质细胞瘤中无牙釉质样密度影，可与混合性牙瘤或成釉细胞纤维牙瘤等相鉴别。此外，还需要与成骨细胞瘤和骨化纤维瘤相鉴别。成骨细胞瘤亦可以与牙根粘连，但病变有生长较大、破坏密质骨的侵袭性更强。

1. 根尖周骨结构不良　影像学表现可以与成牙骨质细胞瘤十分类似，均是位于根尖区的致密性团块影像。根尖周骨结构不良一般与牙根之间存在可识别的低密度带，且可以累及多个牙位或多个象限。成牙骨质细胞瘤与牙根之间无明显低密度带，

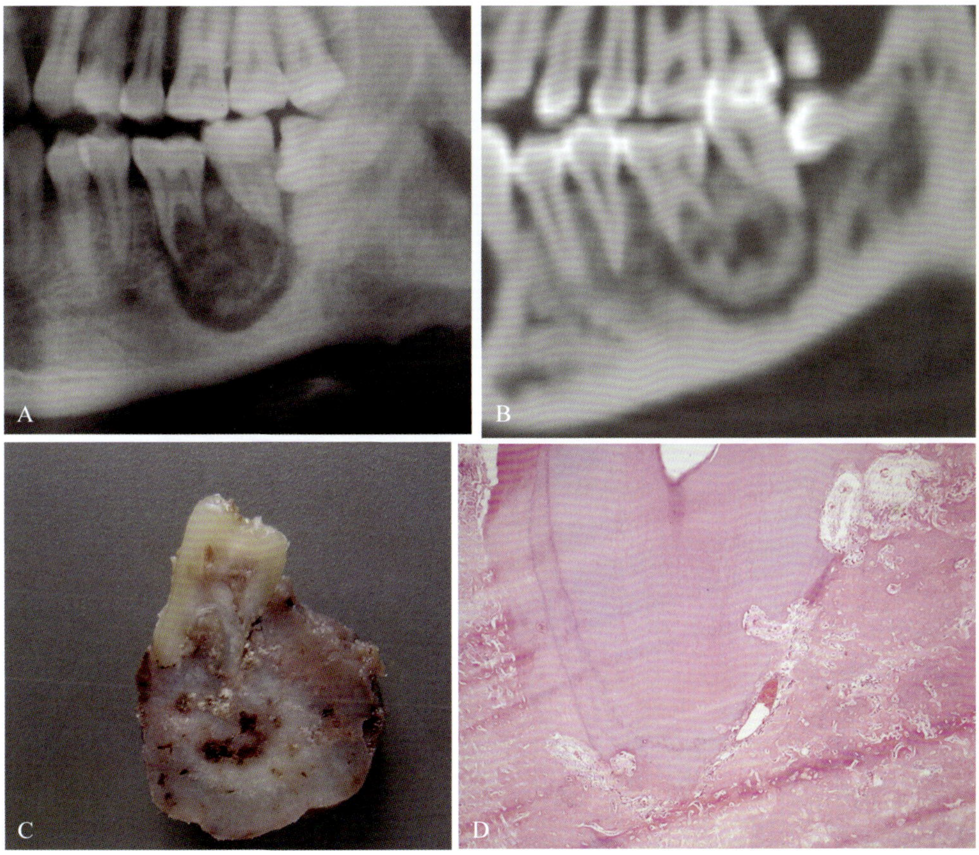

图 9-1-33　成牙骨质细胞瘤

A：曲面体层片局部影像可见与左下第一磨牙牙根粘连的混杂密度团块。**B**：平扫CT骨窗斜矢状位可见团块以骨性密度为主，边界可见宽度较均匀的低密度带。**C、D**：标本和病理切片可见病变与牙根呈紧密骨性粘连

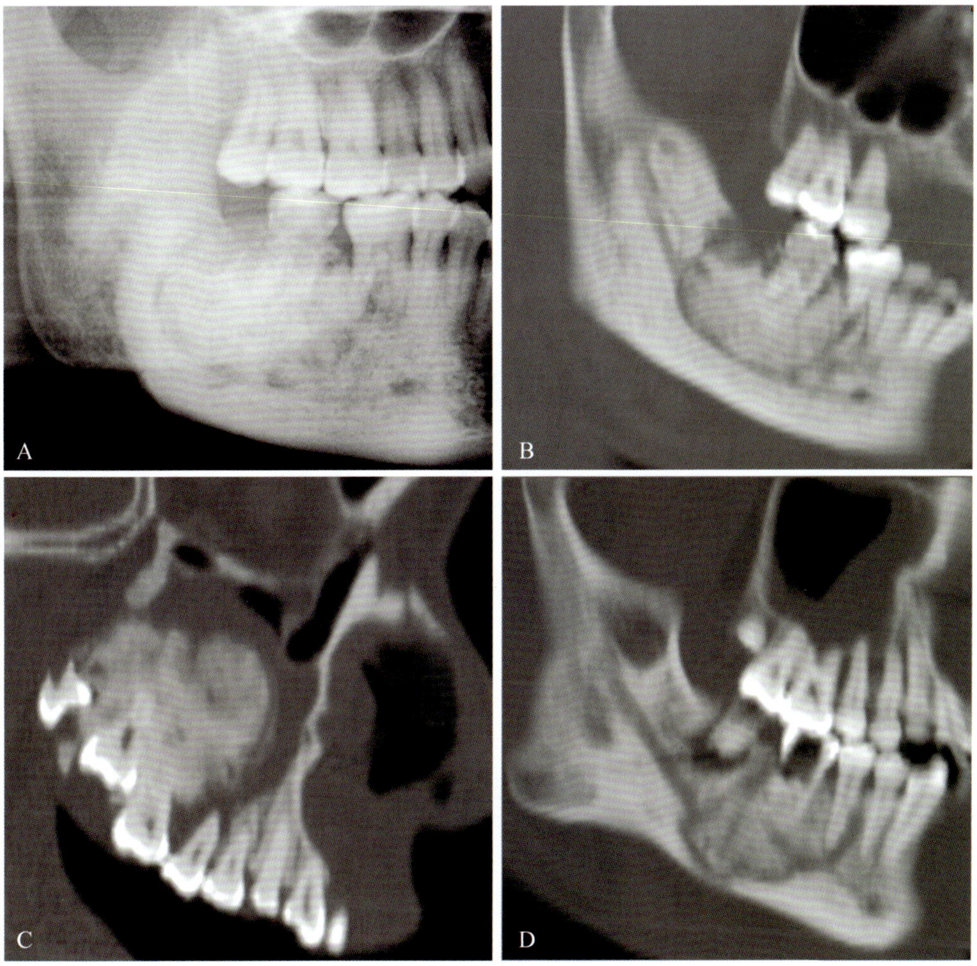

图 9-1-34　成牙骨质细胞瘤的CT表现

A、B：病变与第二磨牙牙根粘连；**C**：上颌骨病变可突入上颌窦内；**D**：病原牙牙根可发生不同程度的吸收

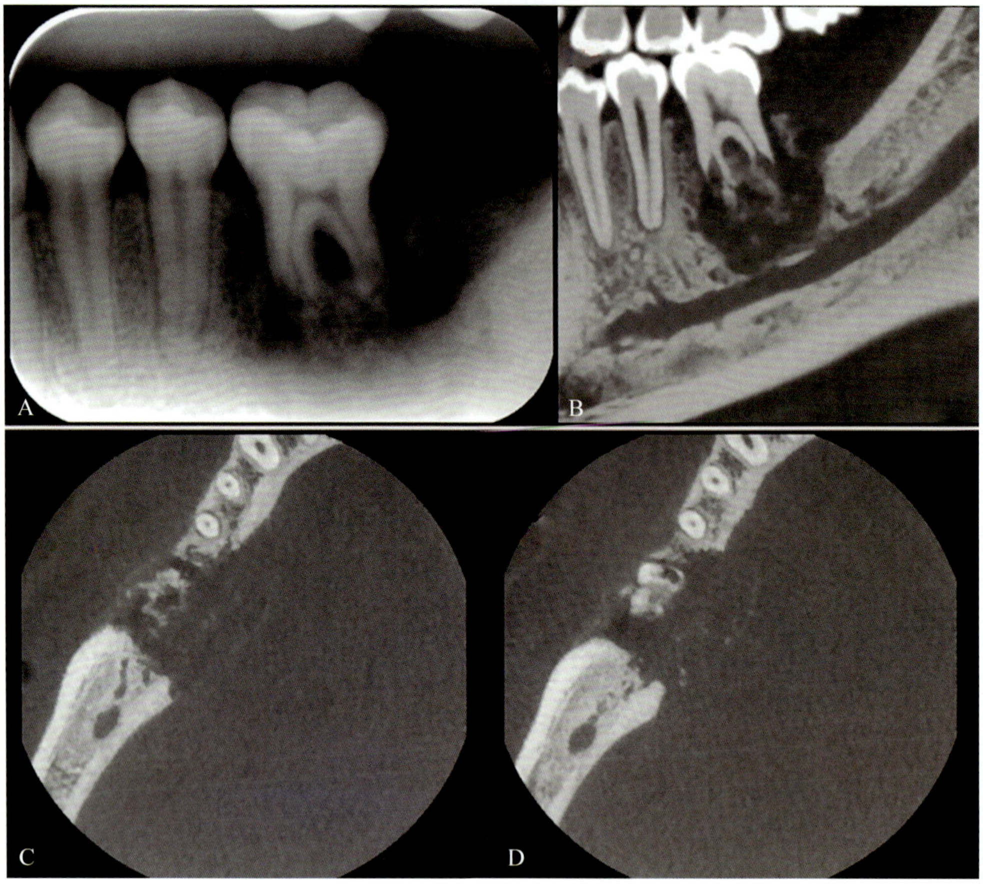

图 9-1-35 成牙骨质细胞瘤

根尖片（**A**）和CBCT斜矢状位（**B**）可见病变部分矿化，与牙根粘连，牙根有吸收。CBCT轴位（**C**、**D**）显示病变边界不清，颊舌侧破坏明显，可见肿瘤在软组织影像内的边界

与牙根粘连。二者病变周围均可有低密度带包绕。

2. 骨化纤维瘤　骨化纤维瘤有可以累及牙槽突，包绕牙根生长，而无明显牙移位或牙根吸收，且病变也可以表现为中高密度的骨化影像，这些表现类似成牙骨质细胞瘤。骨化纤维瘤一般不伴有病变周围的低密度带，故可以鉴别。

第二节　牙源性恶性肿瘤

一、成釉细胞癌

【概述】

成釉细胞癌（ameloblastic carcinoma）有原发型和继发型两种类型。原发型成釉细胞癌是一种少见的牙源性恶性肿瘤，在具有成釉细胞瘤的组织学特点的同时，即使没有发生转移也表现出组织的异形性。继发型成釉细胞癌是由前期已存在的良性成釉细胞瘤发展而来的成釉细胞癌[1]。成釉细胞癌需要与转移性成釉细胞瘤区分，后者不具有组织异形性，组织学表现与良性成釉细胞瘤相同，但其表现有转移的特点[2]。

成釉细胞癌的临床表现为颌骨膨隆性病变，可伴有牙齿移位、松动，表面黏膜可基本正常。也可以有明显的恶性肿瘤临床表现，如下唇麻木，张口受限等。

【CT表现】

成釉细胞癌多见于中年人，上、下颌骨均可发生，前磨牙及磨牙区好发。CT检查既可以表现为形态规则、边界清晰的病变，类似成釉细胞瘤；也可以表现为不规则形态、边界不清的肿瘤。病变以低密度透射性骨质破坏区为主要表现（图9-2-1），可见有单囊或多囊的表现。多囊者多见，可呈蜂窝或肥皂泡状改变（图9-2-2），钙化影少见，偶可含牙。CT软组织窗图像中成釉细胞癌多为软组织密度影表现，可有强化表现（图9-2-3）。软组织病变局部突入至颌骨外组织间隙，需要警惕成釉细胞癌的可能性。牙齿可有明显有移位并伴有牙根吸收，或者牙呈悬浮样。病变可穿破颌骨骨皮质侵犯周围组织。上颌骨继发性成釉细胞癌可以累及鼻腔、筛窦、眶、颅底骨等结构（图9-2-4）。

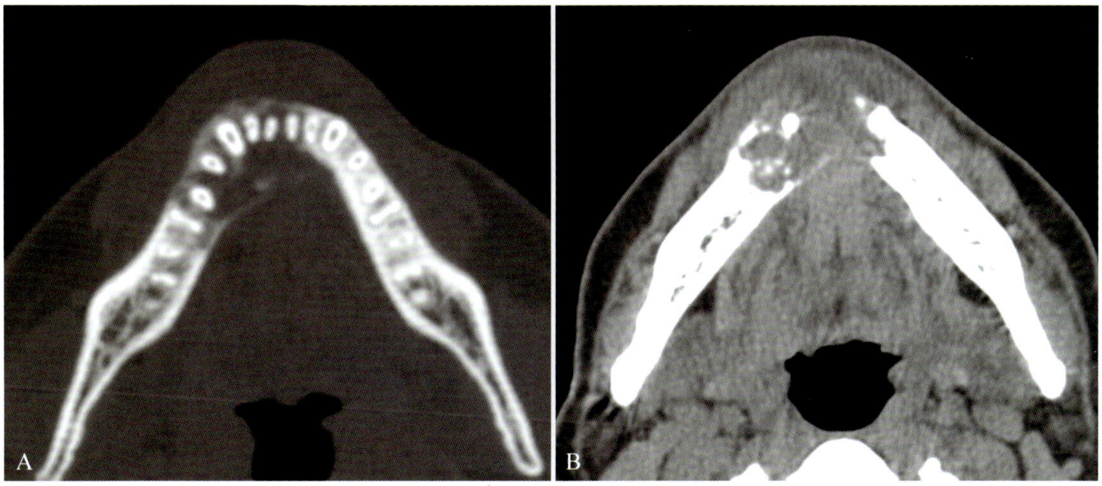

图 9-2-1 下颌骨成釉细胞癌

平扫CT轴位骨窗（**A**）和软组织窗（**B**）示病变区颌骨轻度膨隆，牙根间牙槽骨破坏明显，病变边界欠规则，内部为软组织影像

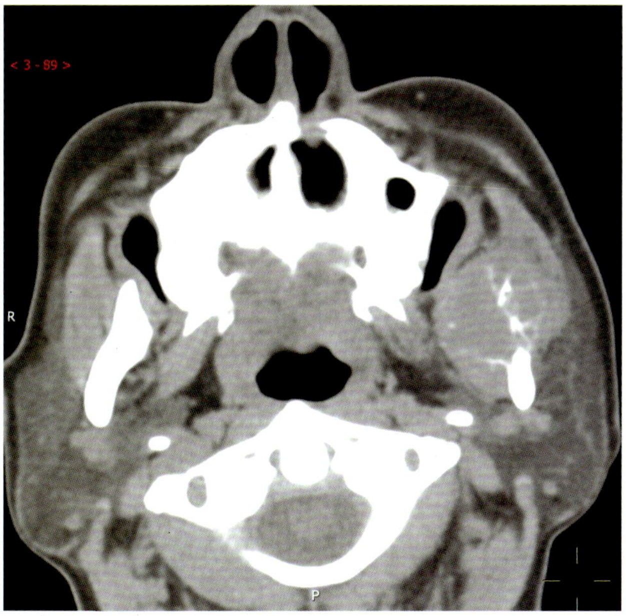

图 9-2-2 下颌骨成釉细胞癌

平扫CT软组织窗轴位示左升支区病变边界较为清楚，伴有骨性分隔

【比较影像学】

曲面体层片可以较好地反映病变的整体情况和牙受累情况。CT或增强CT检查对于确定病变的范围和骨质破坏情况十分有必要。上颌骨病变可以累及鼻腔或眼眶等结构，普通X线检查难以全面反映。

【病理学表现】

成釉细胞癌在整体上表现为成釉细胞瘤的组织学特点，而细胞具有恶性特征，可出现具有多形性的高柱状细胞、核分裂象、局部坏死、神经浸润和核深染。病变内部可见有坏死灶，细胞表现有较高的增殖活性。

【鉴别诊断】

主要与良性成釉细胞瘤、牙源性角化囊肿、牙源性黏液瘤以及中心性黏液表皮样癌等相鉴别。仅凭影像学表现进行鉴别比较困难。最终诊断需根据组织病理学检查结果确定。

1. *成釉细胞瘤* 成釉细胞瘤发生率远高于成釉细胞癌，是一种常见的良性牙源性肿瘤。良性成釉细胞瘤虽然表现有骨侵袭性，但是骨破坏边界一般较清楚。

2. *颌骨原发性骨内癌* 通常颌骨无明显膨隆，病变呈弥漫性破坏，残余骨较少见，牙根吸收少

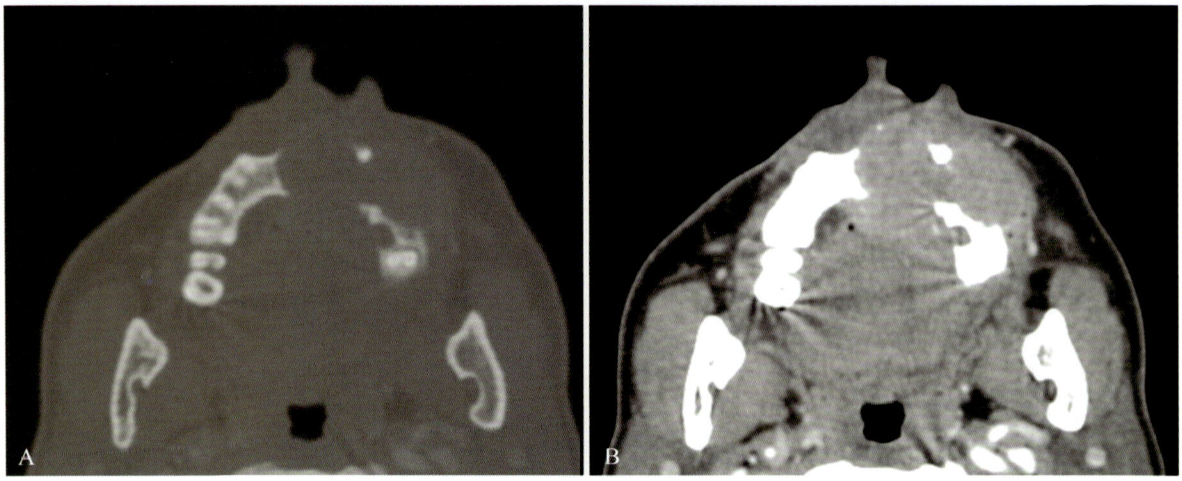

图 9-2-3　上颌骨成釉细胞癌

平扫 CT 轴位骨窗（**A**）示病变区颊腭侧皮质骨破坏较明显，近中部分边界清楚，累及颌骨周围软组织影像，增强 CT 软组织窗（**B**）示病变区中等程度强化

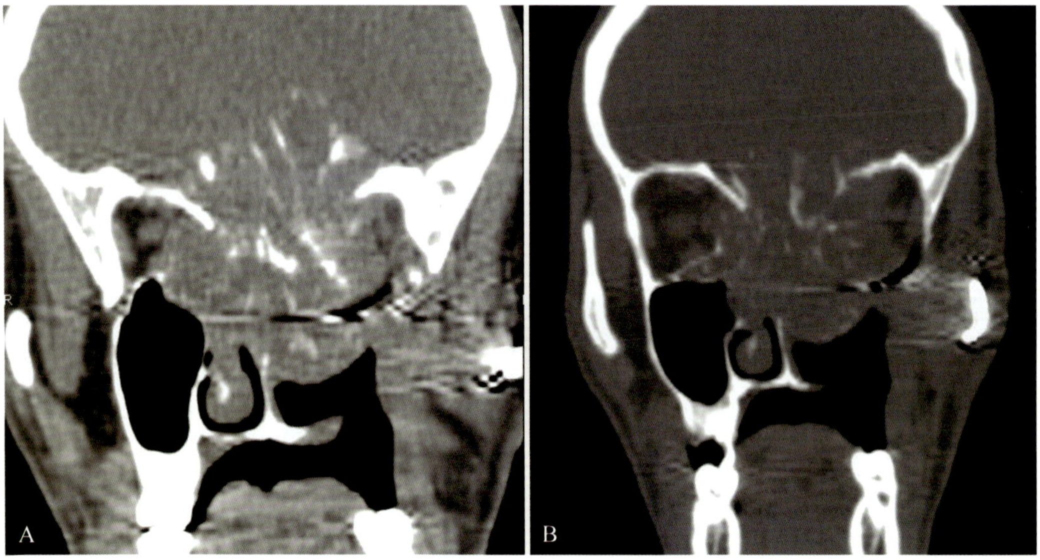

图 9-2-4　上颌骨继发性成釉细胞癌

平扫 CT 冠状位骨窗（**A**）和软组织窗（**B**）示病变累及眶、筛窦和颅前窝

见，常伴有颈部淋巴结转移。

二、颌骨原发性骨内癌

【概述】

根据 2017 年 WHO 头颈肿瘤分类中定义，原发性骨内癌（primary intraosseous carcinoma，NOS）指的是发生于颌骨内部而不能被诊断为其他类型癌的情况[3]。原发性骨内癌被认为是来源于牙源性上皮，部分病例可来源于牙源性囊肿的上皮或其他良性病变。2005 年 WHO 头颈肿瘤分类中将其命名为颌骨原发性骨内鳞状细胞癌（primary intraosseous squamous cell carcinoma），并将其分为三个类型：骨

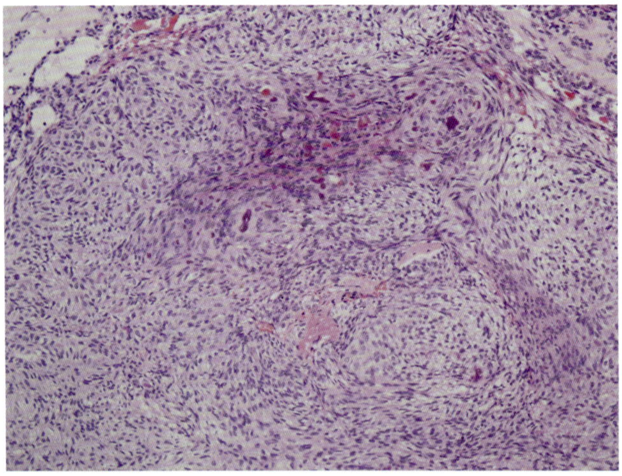

图 9-2-5　成釉细胞癌的病理学表现

肿瘤细胞密集，细胞呈多形性，核分裂象多见（HE，×200）

髓腔内导致骨破坏的实性肿瘤、来源于牙源性囊肿的鳞状细胞癌和牙源性肿瘤相关的鳞状细胞癌[2]。

颌骨原发性骨内癌大部分为鳞状细胞癌，还有腺样囊性癌、黏液表皮样癌等腺源性癌。

颌骨原发性骨内癌较为少见，早期症状隐匿，当肿瘤生长至一定范围或累及重要结构时，可以出现疼痛、病理性骨折、感觉异常（如下唇麻木）、淋巴结肿大等症状。患者以 40 ～ 80 岁男性多见。颌骨原发性骨内癌病变表面的口腔黏膜上皮结构可以始终保持正常。来源于牙源性囊肿或肿瘤的鳞状细胞癌的临床表现差异较大，病变可以仅表现为一般良性占位，也可以逐渐发展至出现不同程度的恶性肿物的表现。

【CT 表现】

颌骨原发性骨内癌的影像学特征可以分为两类：一类为骨质溶解破坏型，松质骨溶解破坏，密质骨呈虫蚀样破坏（图 9-2-6）；另一类则有良性

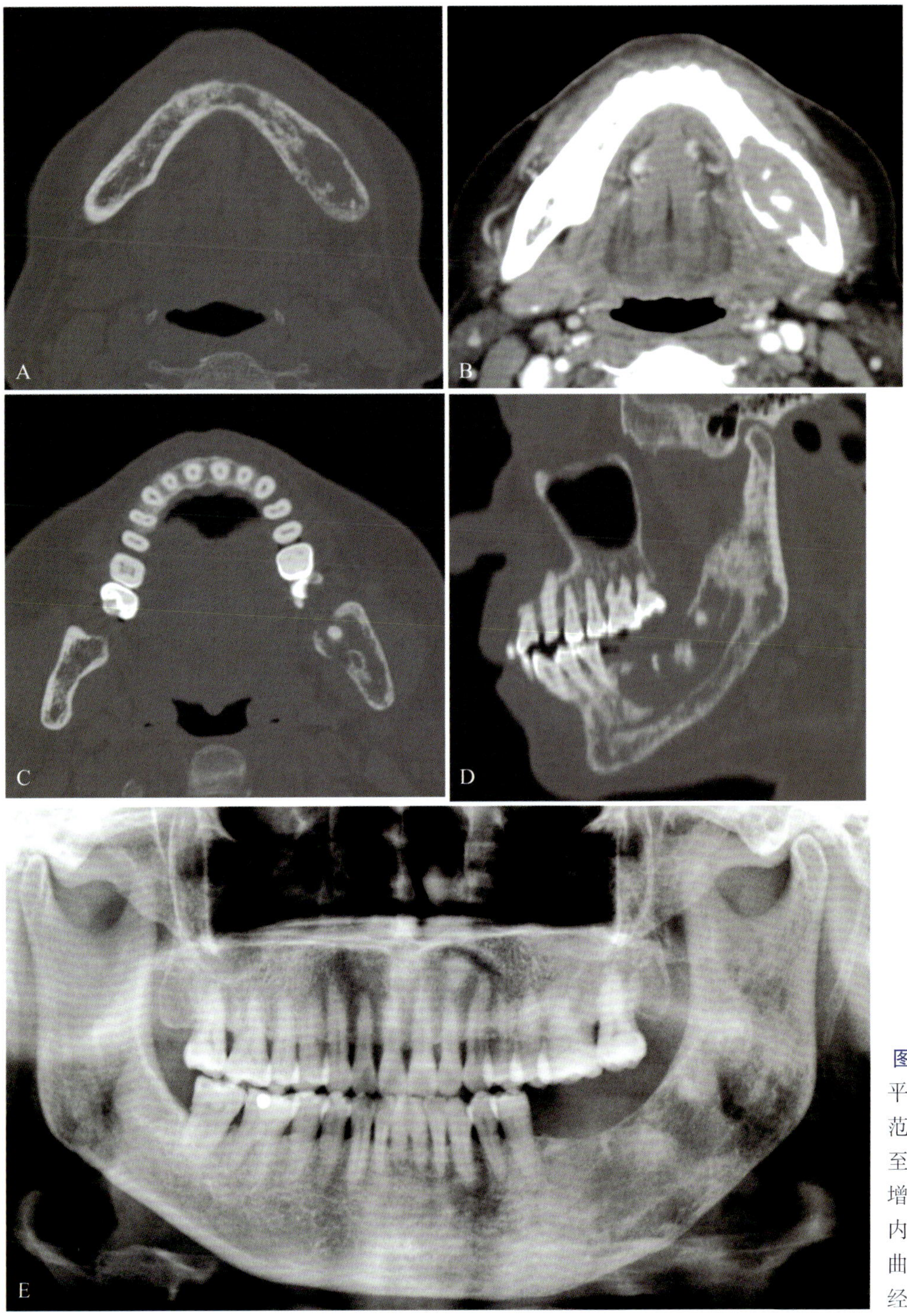

图 9-2-6　下颌骨原发性骨内癌
平扫 CT 骨窗轴位显示病变侵犯范围广泛，自下颌骨中线（**A**）至升支和髁突颈部（**C**、**D**），增强 CT 轴位软组织窗示病变内部为中等强化的软组织影像，曲面体层片（**E**）可见下牙槽神经管受累破坏

表现，可类似囊肿（图 9-2-7），单囊或多囊均有可能，为来源于牙源性囊肿或肿瘤的鳞状细胞癌。下颌骨中心性黏液表皮样癌有时不易与良性病变相鉴别（图 9-2-8）。

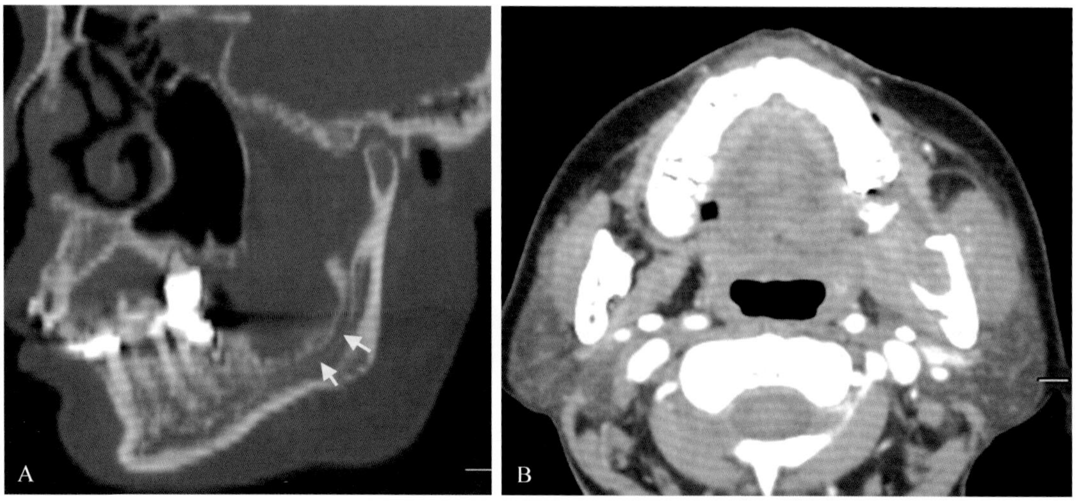

图 9-2-7　下颌骨囊肿癌变

A：平扫 CT 斜矢状位骨窗可见下颌角区骨破坏，形态为类椭圆形，周边可见呈弧形移位的下颌神经管（如箭头所示），说明有较长时间的良性病变。边界出现虫蚀样不清，提示恶变。术后病理为高分化鳞癌。**B**：增强 CT 轴位软组织窗图像见病变内为有强化的软组织密度影像

颌骨原发性骨内癌多发生于颌骨承牙区，尤其多见于下颌骨磨牙区。绝大多数病变区的边界不清楚，仅部分病例可表现为边界清楚的病损。病损通常为不规则形状，边界呈虫蚀样骨质破坏或不同程度的延伸（图 9-2-6）。病变内部结构表现为完全透射影像，骨破坏区中以软组织影像为主，增强 CT 显示病变可有明显强化。骨破坏区中很少见有残余骨、成骨或骨膜反应。病变易于破坏周围密质骨板并累及周围软组织。来源于牙源性囊肿或肿瘤的鳞状细胞癌可以有不同程度的颌骨膨隆、部分边界清楚、牙根吸收或移位等原发病变的特点（图 9-2-7，8）。

病变体积较大时可以引起病理性骨折。上颌骨鳞癌可导致上颌窦或鼻底的骨质破坏、下颌管影像的破坏以及牙周骨硬板影像的模糊。牙根吸收不常见。由于牙周骨支持组织的破坏，牙齿可表现为悬浮样。颌骨原发性骨内癌易伴有区域淋巴结转移。

【比较影像学】

原发性骨内癌临床常表现有下唇麻木症状，曲面体层片常作为首选检查。由于病变常发生于下颌骨体部或下颌角，曲面体层片常可以其显示病变的范围和特征，诊断一般并不困难。早期的病变曲面体层片中表现常不典型，需要结合 CT 检查诊断。增强 CT 检查作为术前检查是十分有必要的，可用于判断软组织受累程度，准确判断下颌骨破坏范围、有无淋巴结转移等。

【病理学表现】

原发性骨内癌大多数为鳞状细胞癌，与口腔黏膜的鳞癌具有相似性。肿瘤多表现为无角化的鳞状细胞癌，呈癌巢状排列。有部分病例可表现为外周细胞极性或丛状排列等牙源性来源的特征。

原发性骨内癌是一种排除性诊断，需要在病理表现基础上结合临床和影像学表现排除转移癌、牙源性肿瘤恶变、上颌窦和鼻黏膜来源癌以及骨内唾液腺肿瘤。通过 CK19 染色阴性可排除牙源性上皮来源。

来源于牙源性囊肿的颌骨骨内癌组织可发现由原发病变向癌变的过渡，但癌变组织将最终完全侵蚀原发病变。有时可在囊肿上皮内发现异常增生或原位癌。颌骨内鳞状细胞癌可继发于成釉细胞瘤或其他良性牙源性肿瘤。

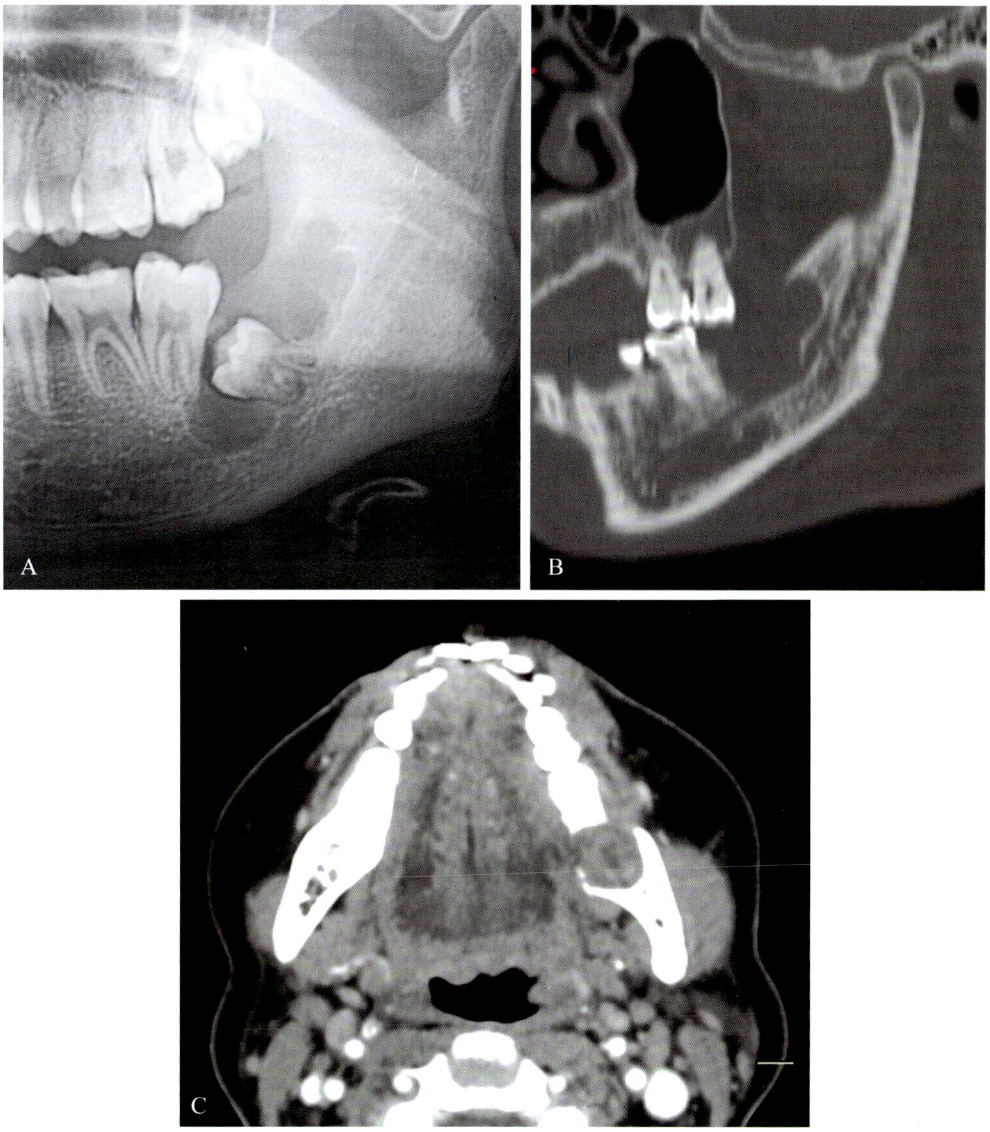

图 9-2-8 下颌骨中心性黏液表皮样癌

A：曲面体层片局部见下颌角区包绕第三磨牙的多房低密度病变，边界清楚，可见骨白线；**B**：平扫 CT 骨窗斜矢状位显示病变边界清楚，有骨硬化边界，下颌神经管移位；**C**：增强 CT 软组织窗轴位显示病变内为有强化的软组织密度影像

【鉴别诊断】

对伴有下唇麻木和下颌骨虫蚀样侵袭性破坏的病例应该考虑诊断颌骨原发性骨内癌。此病需要与转移性肿瘤、多发性骨髓瘤、纤维肉瘤、骨髓炎、淋巴瘤等相鉴别。口腔黏膜的检查非常重要，应注意与口腔黏膜来源的鳞状细胞癌相鉴别。来源于牙源性囊肿或肿瘤的颌骨原发性骨内癌，初期可表现为边界较为平整的透射区，易在术前被误诊为颌骨囊肿或良性肿瘤。

1. 口腔黏膜来源的鳞状细胞癌 牙龈癌、颊癌等口腔黏膜来源的鳞状细胞癌早期以黏膜中软组织病变为主，逐渐发展可以导致颌骨侵袭性破坏，常伴有区域淋巴结转移。颌骨原发性骨内癌早期发生于松质骨内，口腔黏膜可保持完整，临床中可早期出现下唇麻木症状。

2. 颌骨原发中心性腺样囊性癌 典型颌骨原发中心性腺样囊性癌呈“浸润”性骨破坏，病变范围和侵袭性高于鳞状细胞癌。

3. 颌骨原发中心性黏液表皮样癌 颌骨原发中心性黏液表皮样癌的影像学表现具有多样性，与黏液表皮样癌的恶性程度相关，要有良性肿物的影像学表现。病变可为囊实性，实性部分中等强化，囊性部分无强化，可有膨隆的骨性边界。

第三节　非牙源性良性肿瘤

一、骨瘤

【概述】

骨瘤（osteoma）是由分化成熟的骨组织构成的良性肿瘤，常发生于颅颌面部。发生在颌骨的骨瘤根据部位可以分为中心型（central）和周围型（peripheral）两种。根据 2013 年 WHO 骨肿瘤分类[4]，中心型骨瘤也称为骨岛（bone island）或内生骨疣（enostosis），发生于颌骨中心松质骨内。周围型骨瘤发生于骨膜下，在骨表面形成有蒂或无蒂局灶性肿物。少数情况下，骨瘤可以发生在软组织内。关于其属于真性肿瘤还是错构瘤，目前尚有争论，容易与外伤或炎症刺激引起的骨反应性增生、骨软骨瘤、不断骨化的骨化纤维瘤相混淆。

骨瘤发生于下颌骨比上颌骨常见，多发于髁突、下颌骨体部、下颌角舌侧和下缘、冠突等部位。除颌骨外，额骨、筛骨、蝶骨等也是好发部位。颌骨与颅骨多发性骨瘤，伴有皮肤表皮样囊肿和多发性肠息肉者称为 Gardner 综合征。体积较小的骨瘤一般没有明显症状，体积较大时可以伴有骨膨隆、开口功能障碍、咬合紊乱等症状。

【CT 表现】

骨瘤体积大小可以从直径数毫米至数厘米不等，较少情况下体积巨大。骨瘤密度多表现为均匀或不均匀的致密骨化性密度。其骨化密度一般高于骨化纤维瘤和骨纤维异常增殖症。其内部不含有牙本质或牙釉质密度，可以与牙瘤相鉴别。周围型骨瘤可以有较宽的基底或者以窄蒂附在骨表面（图 9-3-1，2）。中心型骨瘤（图 9-3-3）位于松质骨内，可以包绕牙根，位于根间骨结构，通常不导致牙移位。中心型骨瘤少数情况下可以导致颌骨明显膨隆变形（图 9-3-4）。

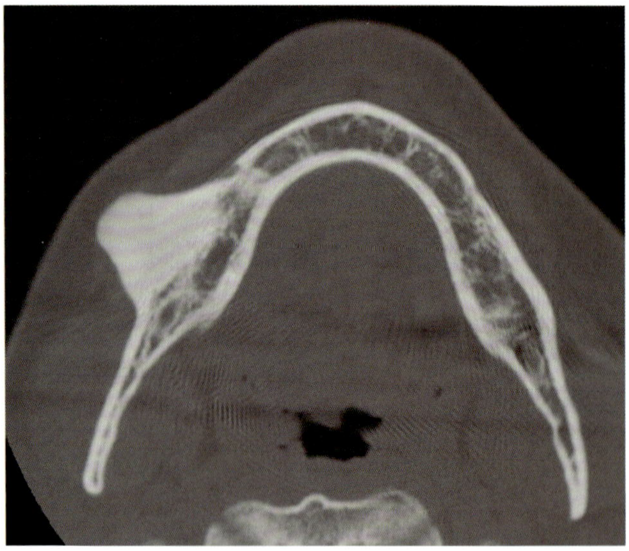

图 9-3-1　下颌骨骨瘤

平扫 CT 骨窗轴位图像示右下颌骨体部密质骨局部外突性生长，内部为致密密质骨影像

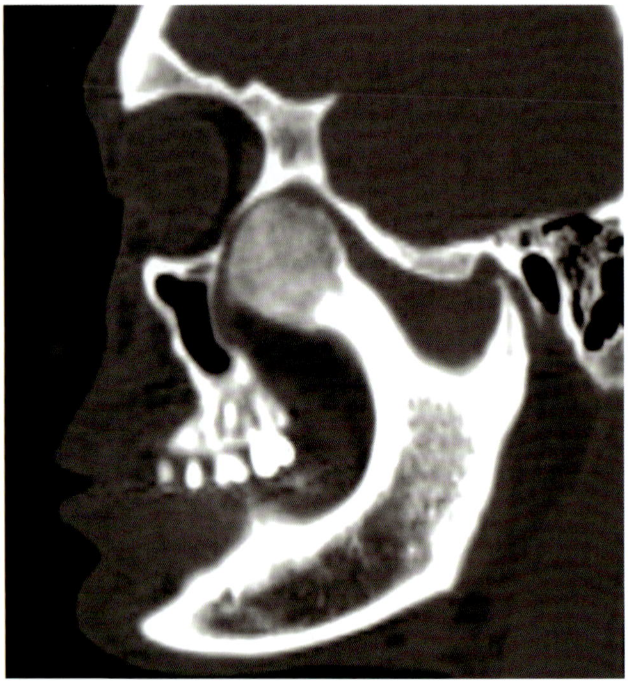

图 9-3-2　冠突骨瘤

CT 骨窗斜矢状位图像示下颌骨冠突部位局部外突性生长，内部为较致密骨影像

【比较影像学】

曲面体层片是口腔颌骨骨瘤的常规 X 线检查方法，发生于髁突、冠突、下颌骨下缘的骨瘤在曲面体层片中均可以较好地显示，但发生于下颌骨颊舌侧的病变需要结合 CT 检查进行诊断。CT 图像可以清楚显示骨瘤的病变范围、边界、内部密度等

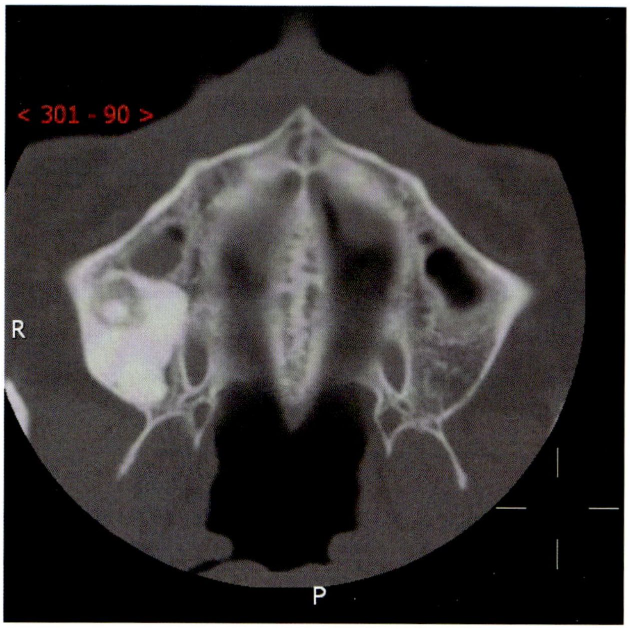

图 9-3-3　上颌骨牙槽突骨瘤

平扫 CT 骨窗轴位图像可见位于右上颌结节松质骨内的致密性骨骼影像

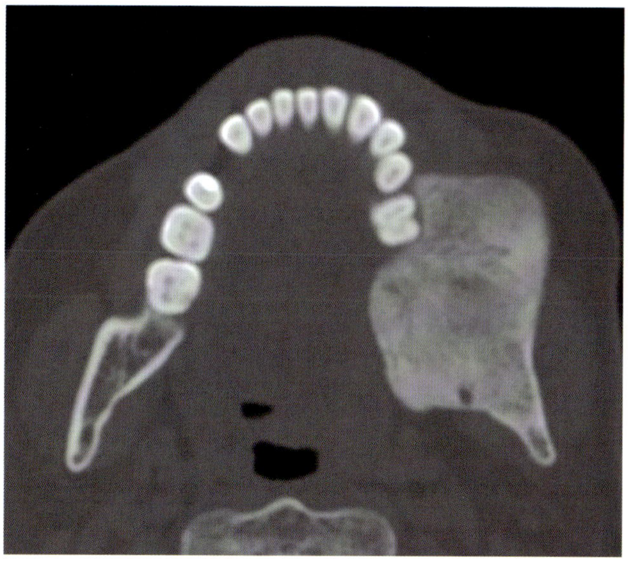

图 9-3-4　下颌骨巨大中心性骨瘤

平扫 CT 骨窗轴位图像示病变导致左下颌骨膨隆变形明显

情况，一般可依此比较准确地诊断。

【病理学表现】

肉眼观为界限清楚的硬组织肿块。组织学表现为骨瘤由成熟骨小梁构成，骨小梁间可见有纤维、血管和脂肪等组织（图 9-3-5）。致密型骨瘤主要由缺乏骨髓腔的密质骨构成，骨小梁粗大、密集，骨小梁间多为纤维结缔组织性骨髓。海绵型骨瘤质地较软，由成熟的板层骨小梁构成，骨小梁周围可见成骨细胞排列。

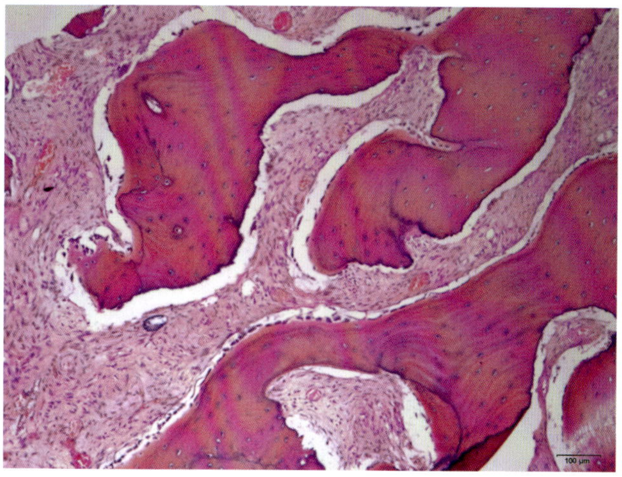

图 9-3-5　骨瘤的病理学表现

可见成熟骨小梁和骨小梁间纤维、血管和脂肪等组织（HE，×200）

【鉴别诊断】

外周型骨瘤首先应该与下颌骨舌侧隆突、腭隆突等正常解剖变异相鉴别。外周型骨瘤有时需与来源于骨膜的成骨细胞瘤相鉴别，后者骨化程度显著低于骨瘤。中心型骨瘤体积和范围较局限时，应该认为是内生骨疣。当生长体积较为具大时，应该与骨纤维异常增殖症、持续骨化的骨化纤维瘤等相鉴别。

二、骨化纤维瘤

【概述】

骨化纤维瘤（ossifying fibroma）是一种常见的颌骨良性肿瘤，是由富含细胞的纤维组织和表现多样的矿化组织构成的肿瘤。

1972 年的 WHO 分类中，认为骨化纤维瘤和牙骨质化纤维瘤（cementifying fibroma）是两种不同的肿瘤，前者归类为骨源性肿瘤，后者划分为牙源性肿瘤。1992 年 WHO 分类中将二者统称为牙骨质-骨化纤维瘤（cemento-ossifying fibroma）[6]。2005 年的 WHO 分类中将二者统一命名为骨化纤维瘤，归类为牙源性肿瘤中与骨相关的病变[2]。青少年小梁状骨化纤维瘤（juvenile trabecular ossifying fibroma，JTOF）和青少年沙瘤样骨化纤维瘤（juvenile psammomatoid ossifying fibroma，JPOF）是骨化纤维瘤的两种特殊组织类型。2017 年的 WHO 分类中将骨化纤维瘤分为三类：牙源性来源的骨化纤维瘤、青少年小梁状骨化纤维瘤和青少年沙瘤样骨化纤维瘤，并指出牙源性来源的骨化纤维瘤也称牙骨质-骨化纤维瘤[3]。

骨化纤维瘤一般见于青壮年，青少年小梁状骨化纤维瘤和青少年沙瘤样骨化纤维瘤发病年龄较小。临床呈良性肿瘤表现，缺少特异性。病变体积大时可引起骨骼膨隆变形、牙移位等表现，一般不出现神经症状。

【CT 表现】

骨化纤维瘤多发生于颌骨和颅面骨。牙源性来源的牙骨质-骨化纤维瘤发生于上、下颌骨承牙区，下颌较上颌多见。下颌骨的好发部位为磨牙区及前磨牙根端与下颌神经管之间。上颌骨的好发部位为尖牙窝及颧牙槽嵴。青少年小梁状骨化纤维瘤好发于上颌骨，极少发生在颌骨以外。青少年沙瘤样骨化纤维瘤也可以发生于颌骨，但主要发生在颌骨以外的颅面骨中，尤其是眶周和筛窦。骨化纤维瘤常见为单发病灶，亦可见有同时累及上、下颌骨多个部位的多发骨化纤维瘤。

骨化纤维瘤的体积大小差异明显，体积较小者可仅累及 1 ～ 2 个牙位，较大者可达 10 cm 以上。病变通常为单房、圆形或椭圆形、边界清楚（图 9-3-6）。骨化纤维瘤内部影像密度取决于病变内部的骨化程度，CT 表现可以是以透射性低密度为主、高低密度混杂或均匀毛玻璃样密度影像。最常见是高、低密度混杂的影像。骨化影像类似棉絮状或者雪片样。骨化纤维瘤可导致病变区颌骨膨隆，病变区密质骨可以保持连续完整或变薄（图 9-3-7）。骨化纤维瘤有时伴有明显牙移位，有时牙移位不明显（图 9-3-6）。骨化纤维瘤中牙根吸收一般较轻微。上颌骨病变常突入上颌窦内（图 9-3-8）。

【比较影像学】

曲面体层片可以显示下颌骨骨化纤维瘤的范围、内部密度及其与牙的位置关系等情况。病变内出现骨化表现时，应该考虑骨化纤维瘤的可能性。当骨化纤维瘤中的骨化成分较少时，普通 X 线检查常不能显示病变中有高密度影像，而表现为类似囊肿或牙源性角化囊肿等。CT 检查则有助于发现少量的骨化影像。MRI 有助于判断病变内部成分

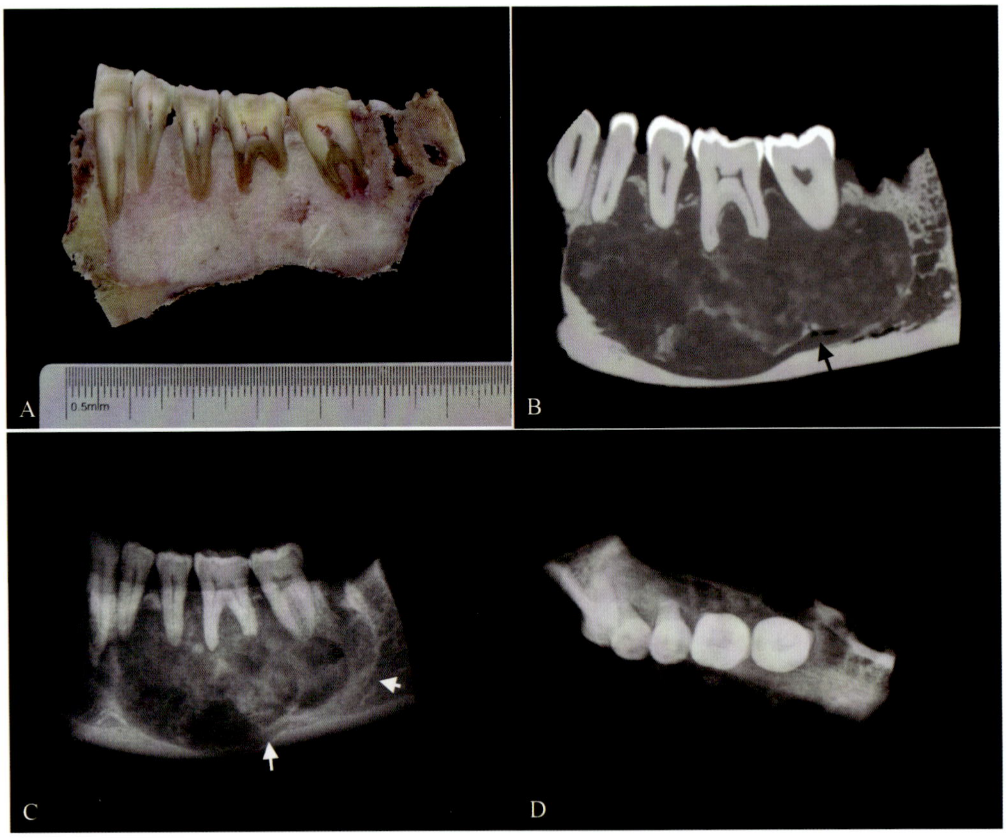

图 9-3-6　下颌骨骨化纤维瘤

病变标本剖面（**A**）、CBCT（**B**）和 X 线图像（**C**、**D**）示病变累及牙根间牙槽骨，牙移位和牙根吸收较轻，下牙槽神经管走行于病变周围

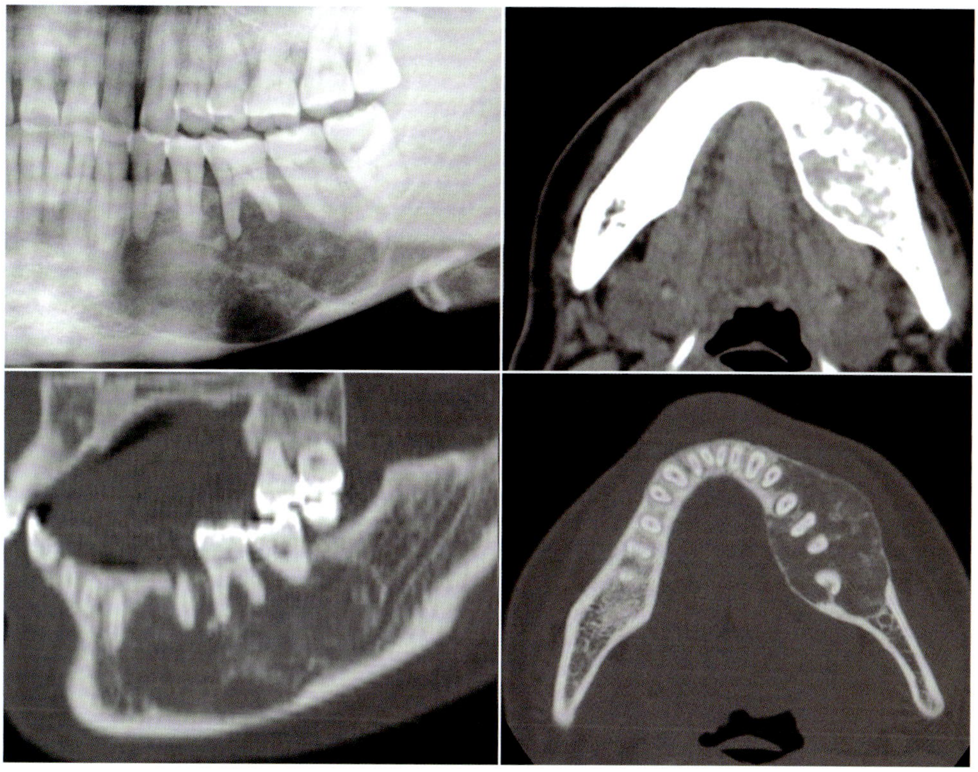

图 9-3-7　下颌骨骨化纤维瘤

曲面体层片（**A**）、平扫 CT 轴位软组织窗（**B**）、骨窗矢状位（**C**）和轴位（**D**）示病变累及牙根间牙槽骨，牙移位和牙根吸收较轻

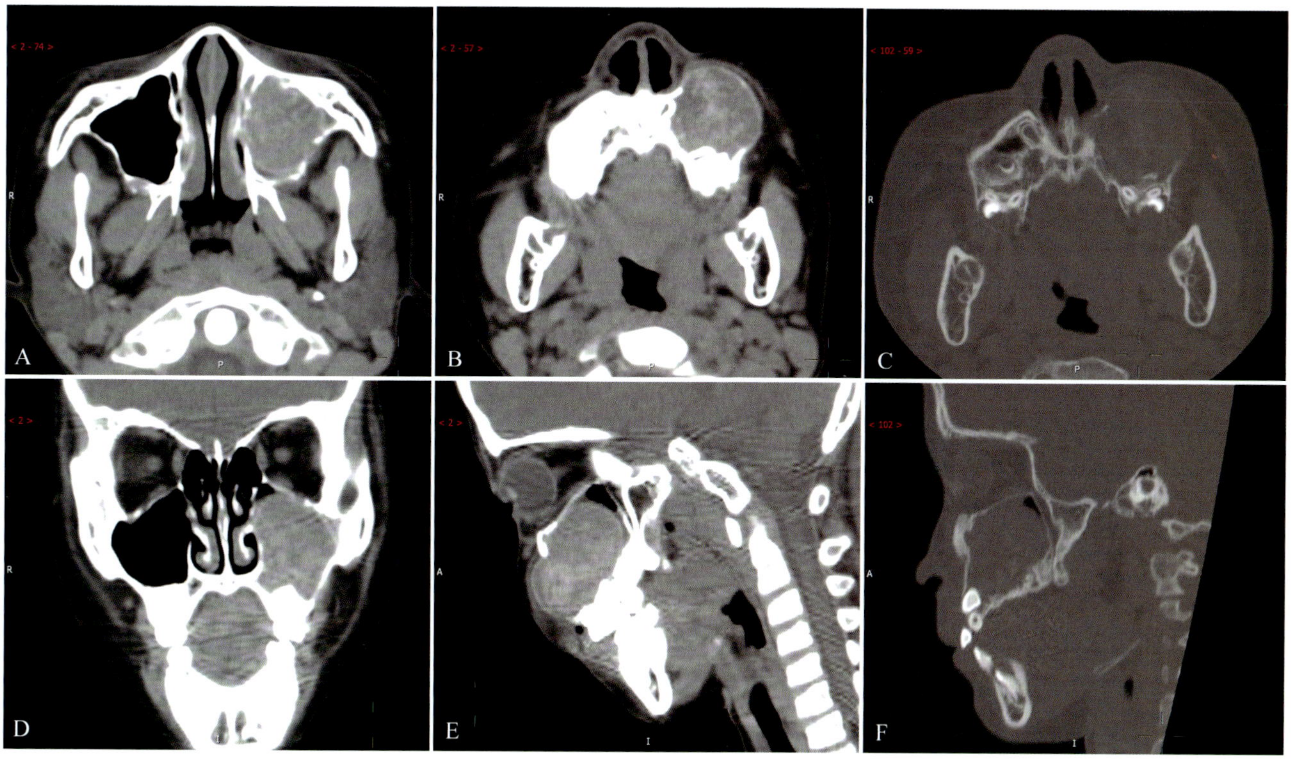

图 9-3-8　上颌骨骨化纤维瘤

平扫 CT 软组织窗（**A**、**B**）及骨窗轴位（**C**）示病变呈球形，冠状位（**D**、**E**）及矢状位（**F**）CT 示突入上颌窦内，内部含不均匀骨化影像

是否为实性。上颌骨骨化纤维瘤常需要结合曲面体层片和 CT 观察判断其病变范围。

【病理学表现】

肿瘤由纤维组织和表现多样的各种矿化组织和类牙骨质混合体组成[1]（图 9-3-9），因此，有学者认为骨化纤维瘤可能为牙源性或与牙周韧带有关。肿瘤中的钙化结构很多样，小梁状编织骨较多见，其周围可见有成骨细胞。有时可见宽大的板层骨和营养不良性钙化。有时可见牙骨质小体。青少年小梁状骨化纤维瘤中可见含细胞的带状类骨质和纤细、幼稚的骨小梁，外围密集分布有较大的成骨细胞。青少年沙瘤样骨化纤维瘤可见有沙瘤样骨小体。在组织学表现方面，骨化纤维瘤与纤维结构不良有时很难鉴别，需要结合临床及影像学特点。

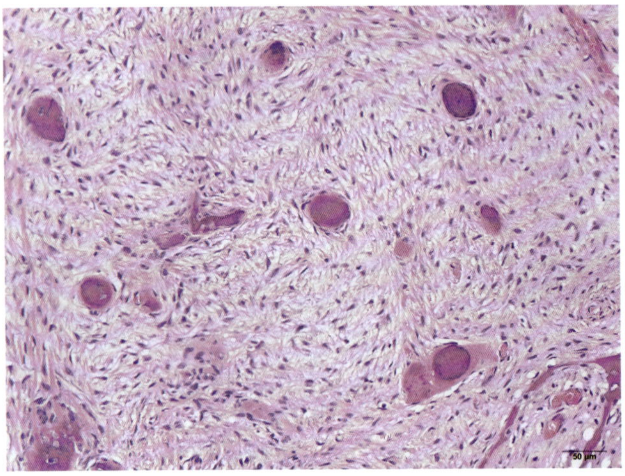

图 9-3-9　骨化纤维瘤的病理学表现
可见成纤维细胞丰富的结缔组织中含有圆形或椭圆形类钙化结构（HE，×200）

【鉴别诊断】

骨化纤维瘤是常见的具有成骨活性的颌骨良性肿瘤之一，其他具有成骨活性的良性肿瘤还包括骨纤维异常增殖症、促结缔组织增生型成釉细胞瘤、巨大型牙骨质瘤、骨瘤、成骨细胞瘤、促结缔组织增生型纤维瘤等。

1. 颌骨囊肿　当骨化纤维瘤 X 线表现为完全透射影像时，需要与颌骨囊肿或牙源性角化囊肿等囊性肿瘤相鉴别。在 CT 平扫中，前者内部密度呈软组织密度，CT 值为 30 ～ 50 HU，而囊肿或囊性肿物内部密度呈液化密度影像，CT 值为 10 ～ 20 HU。当牙源性角化囊肿中的角化物较为致密时，在软组织窗中其内部呈高密度影像，CT 值可接近 100 HU，可以类似骨化或钙化的影像，需要注意鉴别。

2. 骨纤维异常增殖症　是最常需要与骨化纤维瘤相鉴别的疾病。与骨化纤维瘤不同，纤维结构异常一般范围较弥漫，边界不清，沿病变骨骼的形态发展，同时纤维结构异常更常见多骨同时受累的情况。纤维结构异常时牙移位、牙根吸收不明显。

3. 骨结构不良　根尖周骨结构不良常包绕根尖周组织，并与牙根之间存在低密度透射带，病变周围常见低密度透射带。根尖周骨异常增生局限型常不引起颌骨膨隆，也没有明显牙移位或牙根吸收。

4. 成牙骨质细胞瘤　病变与一至两颗牙的牙根粘连是其区别与骨化纤维瘤的主要特点，骨化纤维瘤也可以累及牙根间牙槽骨，包绕牙根发展，但不与牙根粘连。成牙骨质细胞瘤中的钙化特点与骨化纤维瘤相似。成牙骨质细胞瘤患者临床常伴有疼痛也是区别于骨化纤维瘤的特点。

三、颌骨中央性血管畸形

【概述】

颌骨中央性血管畸形（central vascular malformation of jaws）是先天性良性脉管病变，并非真性肿瘤。颌面部软组织血管畸形较多见，而发生于颌骨内者较少见。颌骨中央性血管畸形可见有高血运的动静脉畸形和低血运的静脉畸形两种。“颌骨中心性血管瘤”一词也被用来特指颌骨中央性高血运动静脉畸形。

颌骨中央性动静脉畸形主要的临床特点是牙龈沟频繁的难以控制的自发性大量出血，甚至可危及生命。有的病例可有搏动震颤感，听诊有吹风样杂音。颌骨静脉畸形临床表现多样，可以没有明显出血倾向。

【CT 表现】

颌骨中央性动静脉畸形在增强 CT 动脉期中表现为颌骨内和颌骨周围软组织中出现较大范围的明显迂曲变形的血管团影像（图 9-3-10）。骨窗 CT 或 X 线表现为蜂窝状或大小不等的囊腔状低密度影像，边界通常不清。颌骨可明显膨大或无明显增大。有的病变可见下颌孔、颏孔明显增大，下颌管迂曲、扩张。可见牙移位、牙根吸收。颌骨中央性

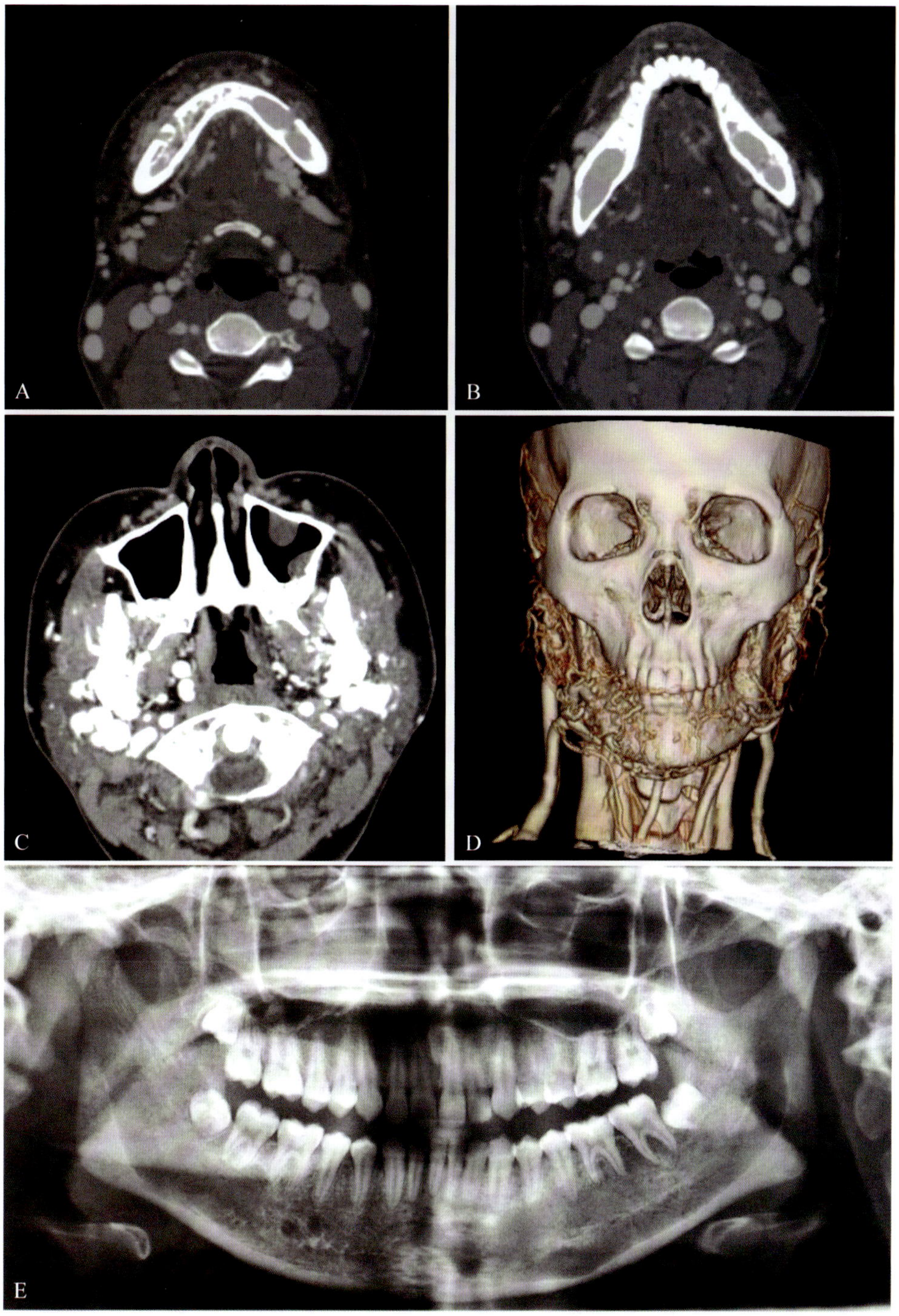

图 9-3-10　下颌骨中心性动静脉畸形

增强 CT 可见双侧下颌骨体部大量与动脉血管同步强化病灶（**A**、**B**），颌周见大量异常迂曲、扩张的血管影像（**C**、**D**），曲面体层片可见双侧下牙槽神经管异常扩张、变形（**E**）

静脉畸形 CT 表现较多样，主要与病变范围大小相关。范围较局限的骨静脉畸形可仅表现蜂窝状骨结构异常区，可突出于骨表面。对于体积较大的骨静脉畸形，进行增强 CT 检查有助于诊断。增强 CT 检查动脉期病变没有明显强化的血管影像，而表现为蜂窝状或多房状的骨腔，为异常静脉窦腔，延迟期中可见血管窦腔内强化影像（图 9-3-11）。

【病理学表现】

颌骨血管畸形表现为骨小梁间大量囊状扩张的血管腔结构，内含大量红细胞，有时可有血管机化（图 9-3-12）。

【比较影像学】

增强 CT 和 DSA 是诊断颌骨中央性动静脉畸

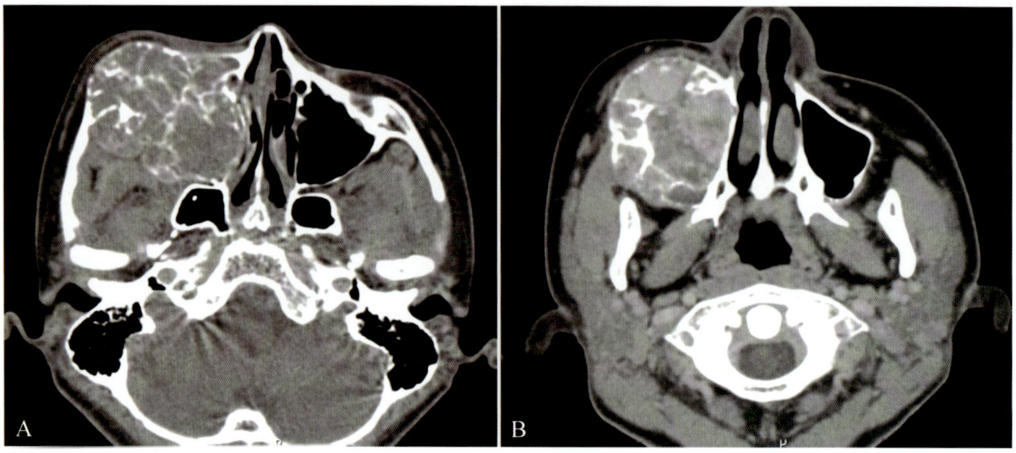

图 9-3-11 上颌骨静脉畸形

平扫 CT 可见上颌骨病变内较多纤细的骨性分隔影像，增强 CT 可见骨性分隔之间为血窦样圆形强化区

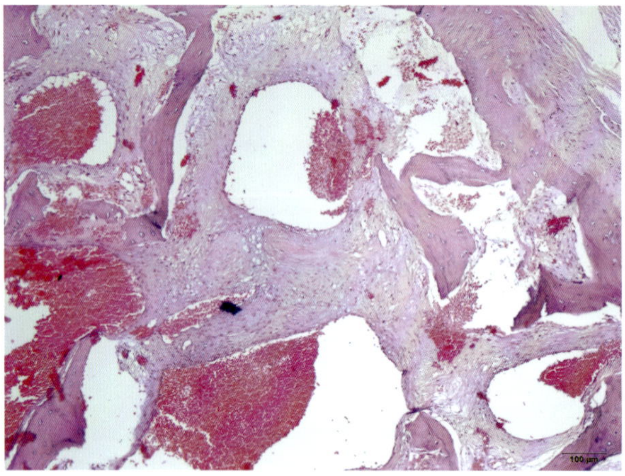

图 9-3-12 骨血管畸形的病理学表现

可见骨小梁间不规则的窦腔状结构为异常血管窦腔影像（HE，×100）

形的主要检查方法。DSA 检查可用于观察供血动脉和主要回流静脉。颌骨静脉畸形是一种低血运病变，在增强 CT 动脉期无明显强化，仅在延迟期可能出现轻中度强化。因此，颌骨静脉畸形的影像学鉴别诊断较为困难。如果经增强 CT 检查怀疑静脉畸形，再进行瘤腔造影 CT 检查能够观察到病变的回流静脉，则可确定诊断。

【鉴别诊断】

1. *成釉细胞瘤* 有些局限性的颌骨血管畸形有时可以出现类似成釉细胞瘤中的蜂窝样表现。成釉细胞瘤一般表现为乏血运病变，增强 CT 检查病变可以为囊实性或完全囊性，仅实性部分有轻至中度强化。

2. *淋巴瘤* 颌骨淋巴瘤可以沿下牙槽神经管发展，导致下牙槽神经管增宽或破坏，可以类似下颌骨中心性动静脉畸形中的下牙槽神经管改变。淋巴瘤临床表现多样，常表现为局部或弥漫性肿胀。

第四节 非牙源性恶性肿瘤

颌骨非牙源性恶性肿瘤是指原发于上、下颌骨中的骨、软骨、骨髓组织和骨骼中其他组织来源的恶性肿瘤。其种类繁多，详见 2013 年 WHO 骨与软组织肿瘤分类[4]（表 9-3）。

一、骨肉瘤

【概述】

骨肉瘤（osteosarcoma）是最常见的骨源性恶性肿瘤，是一种肿瘤细胞能够形成肿瘤性骨或类骨质的恶性肿瘤。骨肉瘤根据其发生的部位可分为：①中心型，也称髓内型，从松质骨内发生，较多见。②周围型，来源于密质骨表面骨膜或周围结缔组织。根据肿瘤细胞的分化程度可分为高度恶性和低度恶性。

颌骨骨肉瘤常见于年轻患者，也可见于中老年患者。上、下颌发病率相当，下颌骨更常见于体部后方和水平支，上颌骨更常见于牙槽突、硬腭和上颌窦底。常见临床症状包括肿胀、疼痛、牙移位、牙松动、感觉异常、鼻腔堵塞、下唇麻木等。骨肉瘤是一种高度恶性肿瘤，一般生长迅速，预后较差。颌骨骨肉瘤多独立发生，少数病例可继发于头颈部放射治疗和化学治疗。

【CT 表现】

骨肉瘤的主要 CT 表现有骨质破坏、肿瘤骨形成、骨膜反应和软组织肿块，最具有诊断意义的影像学表现为伴有明显骨膜成骨[7]（Codman 三角）（图 9-4-1）和肿瘤内成骨的侵袭性骨破坏性病变。有时也可以表现为无明显成骨的侵袭性骨破坏或层状的骨膜成骨。

下颌骨骨肉瘤常发生于下颌角、升支或下颌骨体部；上颌骨骨肉瘤常见于磨牙区牙槽嵴、上颌窦和硬腭。通常病变体积较大，累及 2～3 个牙位甚至更多。肿瘤形态不规则，边界不清，边界无骨硬化表现。当病变累及骨膜时，可以出现骨膜肿瘤性成骨，表现为日光放射状、毛皮竖立状成骨，形成 Codman 三角。较少情况下可见层状骨膜成骨。骨肉瘤生长迅速，当病变体积较大时，多有明显的骨破坏。当病变局限于骨髓腔内并未突破密质骨，或仅累及局部密质骨破坏时，会对诊断带来一定的困难。

肿瘤密度可以分为溶骨型、成骨型和混合型表现[5]。溶骨型骨肉瘤表现为不规则、边界不清的骨破坏，伴有突破颌骨密质骨边界的软组织肿块（图 9-4-2）。溶骨型骨肉瘤缺乏成骨表现时，与其他颌骨恶性肿瘤有相似之处。成骨型骨肉瘤可见软组织影像中有成骨表现（图 9-4-3，4）。在松质骨中的成骨则表现为松质骨密度增高，骨小梁间隙密度增高等（图 9-4-5）。颌骨中以成骨型骨肉瘤为多见，多呈现高、低密度混杂的混合型影像。肿瘤骨一般无明显界限、密度不均匀、可呈颗粒样、棉絮样、蜂窝状或束状。骨肉瘤可导致牙周膜增宽、上颌窦和鼻腔骨壁破坏、下牙槽神经管破坏（图 9-4-6）。肿瘤所在区域可有牙移位或脱落，而牙根吸收很少

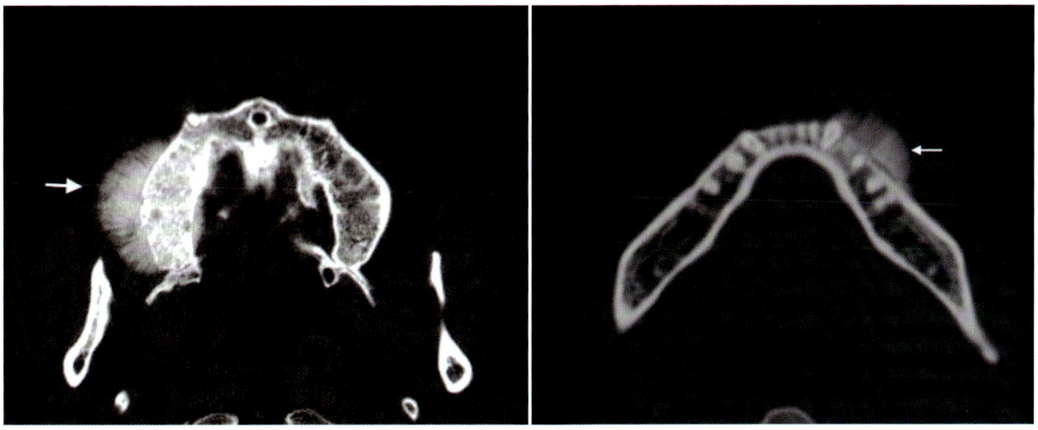

图 9-4-1　骨肉瘤中的 Codman 三角

肿瘤中呈日光放射样成骨

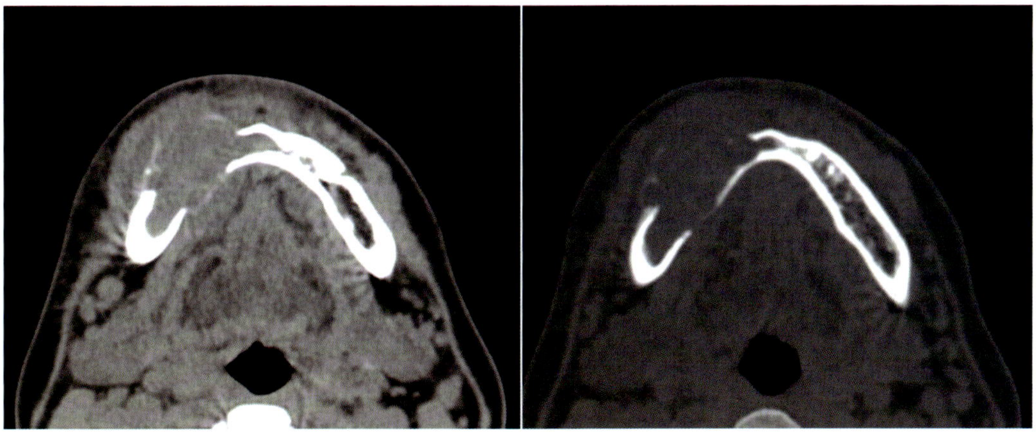

图 9-4-2　下颌骨骨肉瘤

平扫 CT 轴位骨窗可见病变区界限不清，为无明显成骨的软组织影像

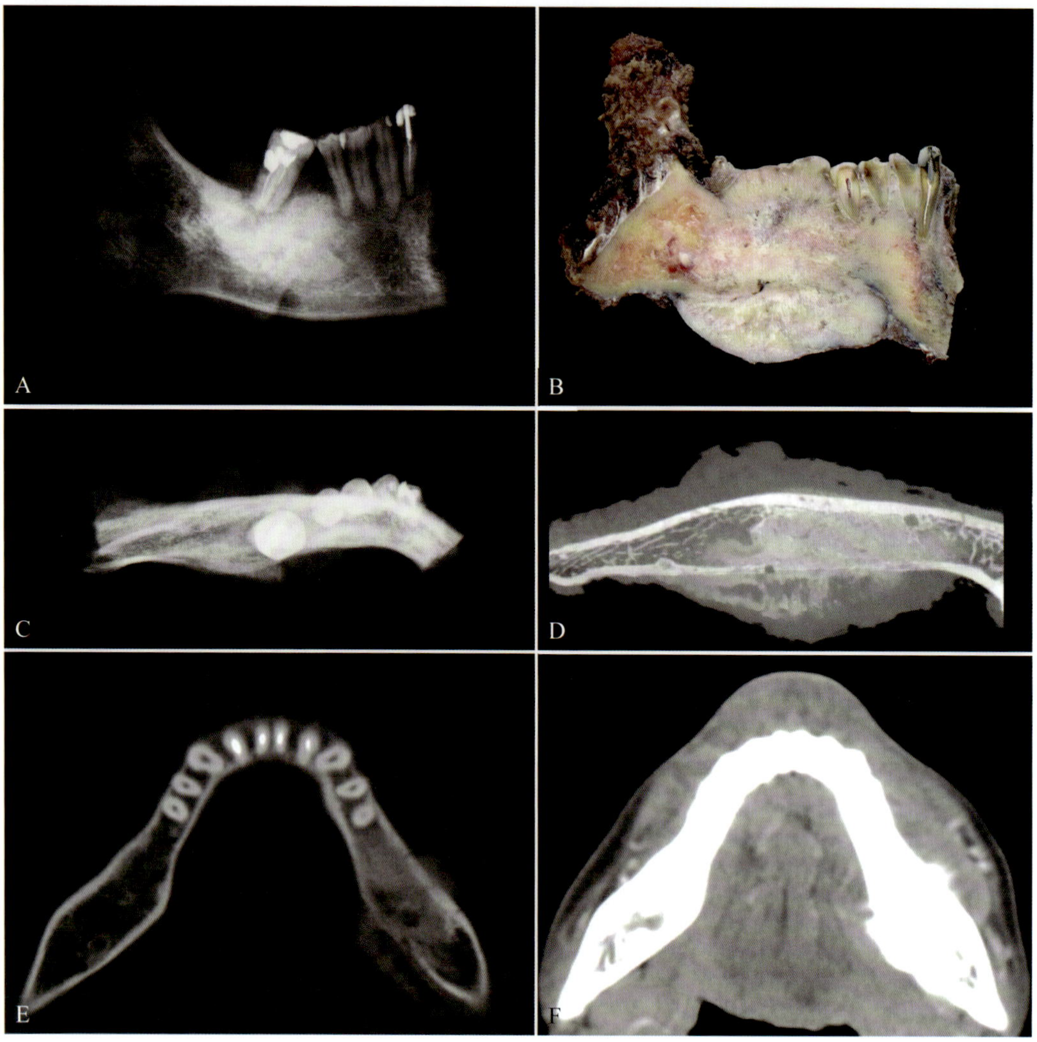

图 9-4-3　下颌骨骨肉瘤

标本 X 线（**A**）、剖面图（**B**）、标本 CBCT（**C** ～ **D**）和螺旋 CT 骨窗和软组织窗可见病变突破下颌骨界限，累及周围软组织，下颌骨松质骨内及肿瘤内大量肿瘤性成骨影像

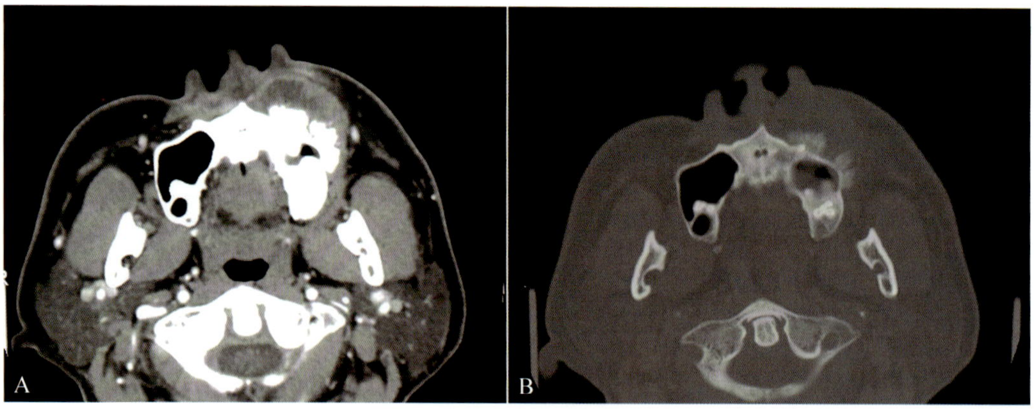

图 9-4-4　上颌骨骨肉瘤

增强 CT 软组织窗和骨窗可见软组织肿瘤内伴有日光放射状成骨

见。颌骨原发性骨肉瘤极少出现颈部淋巴结转移。

【比较影像学】

曲面体层片对于垂直于下颌骨下缘和后缘密质骨的骨膜成骨相对敏感，对于垂直于下颌骨颊舌侧密质骨的骨膜成骨一般不能显示。因此，对于曲面体层片中怀疑为骨肉瘤的情况，应该常规行 CT 检查，以全面反映病变特点。

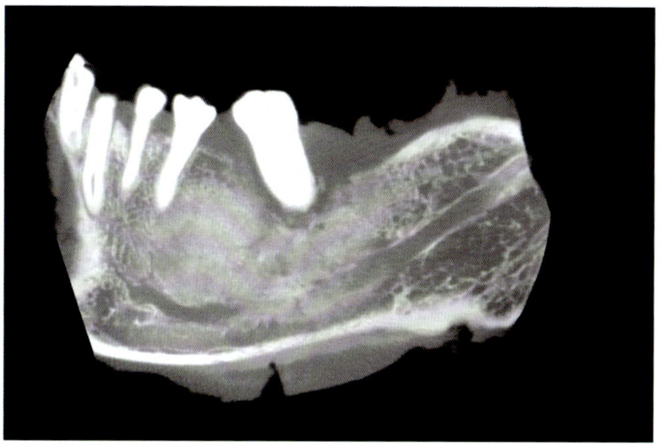

图 9-4-5　下颌骨骨肉瘤

标本 CBCT 显示肿瘤累及下牙槽神经管，下牙槽神经管无明显移位

增强 CT 和 MRI 对于诊断骨肉瘤十分有价值。CT 与 X 线检查相比更易显示少量骨膜成骨和肿瘤内成骨。MRI 检查对于显示肿瘤在骨内、外的侵犯优于 CT。在 MRI 检查矿化组织在 T1 和 T2 加权像中均呈现低信号，而未矿化的瘤体在 T1 加权像中为中等信号，在 T2 加权像中为高信号。

【病理学表现】

骨肉瘤来源于原始间充质干细胞，具有向成骨细胞、软骨细胞和纤维细胞等多个方向分化的潜能。颌骨骨肉瘤以普通型骨肉瘤为主，又可分为成骨细胞型、成软骨细胞型、成纤维细胞型，其中约 1/2 的病例为成骨细胞型骨肉瘤。肿瘤直接成骨是诊断骨肉瘤的重要依据。骨肉瘤中可见多种形态分化的肿瘤细胞，如圆形、梭形、多边形细胞等，细胞异型性明显，细胞周围有花边样骨基质形成（图 9-4-7），局部可见分叶的细胞丰富的软骨样分化区，或多少不等的梭形细胞性纤维肉瘤样结构。

【鉴别诊断】

溶骨型骨肉瘤主要应该与颌骨原发性骨内癌等恶性肿瘤相鉴别。成骨型骨肉瘤主要应该与成骨性恶性肿瘤相鉴别。“日光放射”或“毛发竖

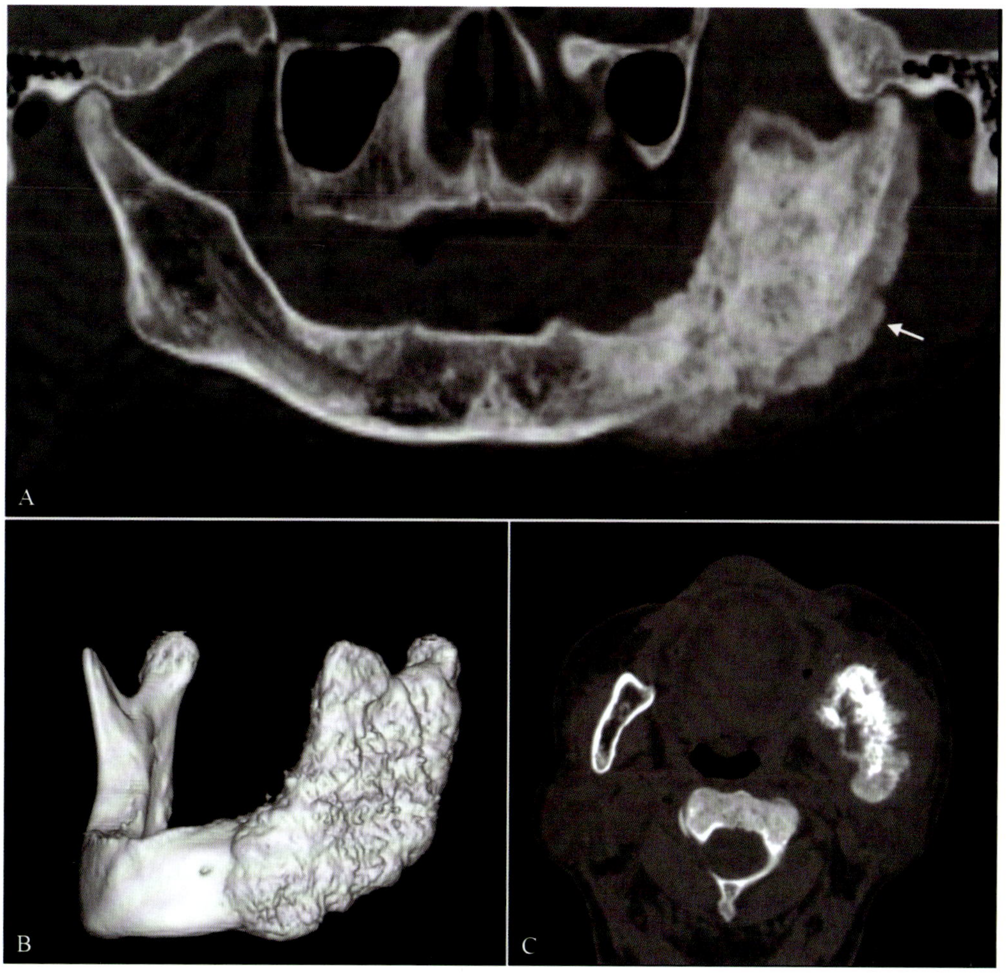

图 9-4-6　下颌骨骨肉瘤

平扫 CT 曲面重组图像（**A**）、三维重组图像（**B**）和轴位骨窗图像（**C**）累及左侧下颌骨体部和升支，围绕下颌骨大量成骨

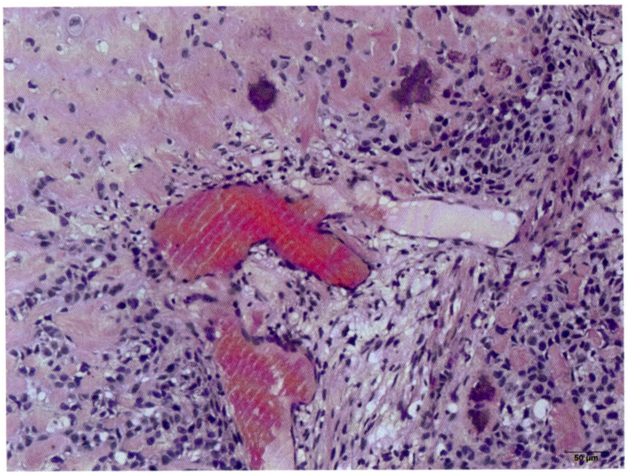

图 9-4-7 骨肉瘤的病理学表现

可见多种形态分化的肿瘤细胞，异形性明显，细胞周围可见花边样骨基质形成（HE，x200）

立”样排列的针状成骨虽然对于诊断骨肉瘤具较好的特异性，但也可见于其他肿瘤，如软骨肉瘤、尤文肉瘤、转移癌等。骨肉瘤有时也可以出现层状或葱皮样成骨，而这种层状骨膜成骨主要见于颌骨骨髓炎。

1. 慢性骨髓炎　慢性骨髓炎是颌骨骨肉瘤最主要的鉴别诊断，源于二者治疗方案的差异。二者的影像学表现均可为颌骨骨质破坏、颌骨周围骨膜成骨，尤其是骨肉瘤恶性程度不高时成骨亦可呈葱皮层状外观。骨髓炎患者经常伴有反复发作的病史，影像学检查虽然骨破坏区域周围可出现骨硬化反应，但骨破坏区本身并不成骨，并且有时可以观察到死骨形成。

2. 腺源性转移癌　腺源性转移癌（前列腺癌或乳腺癌）的瘤体中可出现日光放射样成骨，病灶局部的影像学表现可十分类似骨肉瘤。当患者存在既往肿瘤病史时需要注意鉴别。

3. 骨纤维异常增殖症　当颌骨骨肉瘤仅局限于松质骨范围内时，可表现为骨髓腔内骨化增多，骨小梁致密，需要与骨纤维异常增殖症相鉴别。

4. 血管畸形　上颌骨、下颌骨以及颧骨均可见骨内型血管畸形，尤其是静脉畸形时，病变内部骨化密度较高，可以类似骨化纤维瘤或骨肉瘤。但骨内型血管畸形的边界一般是清楚的。

5. 软骨肉瘤　软骨肉瘤中经常会出现类似骨肉瘤的瘤体内成骨和骨膜成骨现象，二者的影像学表现有时比较接近。软骨肉瘤病变区常可出现牙周膜增宽、牙根脱鞘样外吸收，这些现象在骨肉瘤中较少见。在临床治疗方面二者并无差别，都需要进行活体组织检查以确定诊断。因此，实际上鉴别骨肉瘤与软骨肉瘤的临床意义并不显著。

二、软骨肉瘤

【概述】

软骨肉瘤（chondrosarcoma）是一种伴有透明软骨分化的常见恶性肿瘤，具有典型组织学表现的称为经典型软骨肉瘤（conventional chondrosarcoma），约占全部软骨肉瘤的90%；少见的包括去分化软骨肉瘤（dedifferentiated chondrosarcoma）、间叶性软骨肉瘤（mesenchymalchondrosarcoma）、透明细胞软骨肉瘤（clear cell chondrosarcoma）和黏液样软骨肉瘤（myxoidchondrosarcoma）[4]。

软骨肉瘤根据发生的部位可以分为中央型软骨肉瘤和周围型软骨肉瘤，中央型软骨肉瘤发生于骨内，周围型软骨肉瘤发生于骨周围或者软组织内。根据肿瘤的生长过程可分为原发性和继发性。原发性是在骨内一开始就是恶性软骨肉瘤，后者是继发于良性软骨肿瘤的软骨肉瘤。

软骨肉瘤可发生于任何年龄，多见于成年人。软骨肉瘤常表现为质地较硬的肿物，病史较长。发生于口腔内的软骨肉瘤表面黏膜常完整。发生于颞下颌关节区的软骨肉瘤可引起开口功能障碍。肿物可引起疼痛、头痛或局部畸形。与骨肉瘤不同，软骨肉瘤发生于上颌骨者多于下颌骨者。发生在上颌骨者多位于前牙区及腭部，发生于下颌骨者好发生于后牙区、下颌联合部、冠突及髁突。主要的临床症状是局部肿胀和疼痛，或缓慢生长的无痛性肿物。累及周围结构后可出现下唇麻木、牙松动、牙痛等症状。

【CT 表现】

颌面骨软骨肉瘤约占全身软骨肉瘤的10%，上、下颌均可见。上颌骨常见于前牙区；下颌骨常见于冠突、髁突以及颏部中线等含有软骨残余的部位。

软骨肉瘤为生长缓慢的肿瘤。软骨肉瘤主要表现为颌骨混杂密度骨破坏和含钙化的颌周软组织肿物（图 9-4-8），通常呈圆形、椭圆形或者分叶状。肿瘤通常边界清楚，有时有硬化的密质骨边界。侵袭性较强的软骨肉瘤边界模糊，呈典型的恶

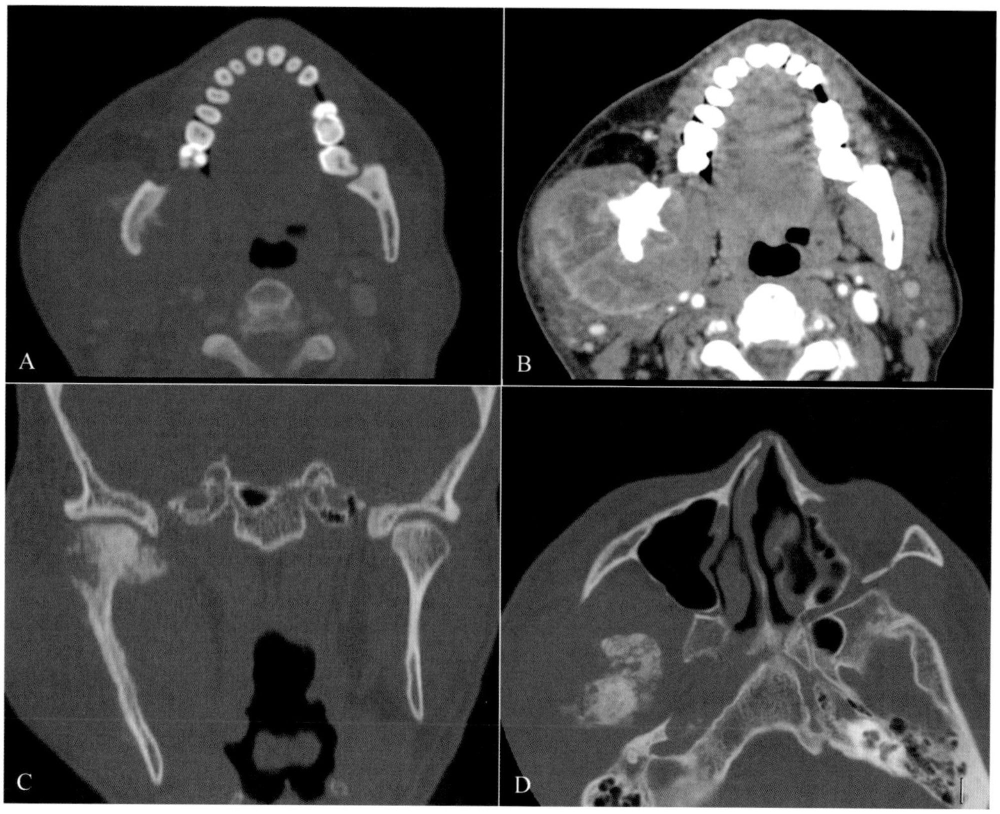

图 9-4-8 下颌骨软骨肉瘤

增强 CT 骨窗（**A**）和软组织窗（**B**）轴位图像可见右侧下颌骨升支及髁突周围软组织肿物，伴有不规则絮样成骨（**C**、**D**. 冠状位和轴位骨窗）

性肿物表现，还可以出现骨膜成骨，呈日光放射状或毛皮竖立状。软骨肉瘤中向软骨细胞分化的肿瘤细胞具有钙化潜能，因此，病变内部通常含有不规则钙化影像，常表现为混杂密度影像，极少表现为完全透射影像。软骨肉瘤中的钙化具有一定特点，有时可以提示诊断。病变中团簇样软骨细胞发生软骨基质钙化，钙化区域散在分布于病变中，呈团块状或斑片样（图 9-4-9），常被形容为“棉絮样”或“爆米花样”钙化。软骨肉瘤的钙化方式与肿瘤细胞的分化程度有关。分化较好的低度恶性肿瘤细胞接近于软骨细胞，钙化能力较强，表现为软骨内结构清楚的钙化；而分化较差的高度恶性肿瘤细胞中向软骨细胞分化程度较差，因而常有大面积非钙化的肿瘤基质，可含有大量的黏液样物质。出现钙化时，常表现为无定形、点状、分散或不规则。

软骨肉瘤通常导致密质骨边缘的膨隆，而不是直接破坏。在下颌骨病例中，下颌神经管可以膨隆变粗而保持密质骨完整。上颌骨病变则可以导致鼻腔和上颌窦的膨隆。距离牙列较近的病变，可以出现牙移位、牙根吸收、牙周间隙增宽等表现。牙根吸收常见脱鞘样吸收（图 9-4-10，11）。

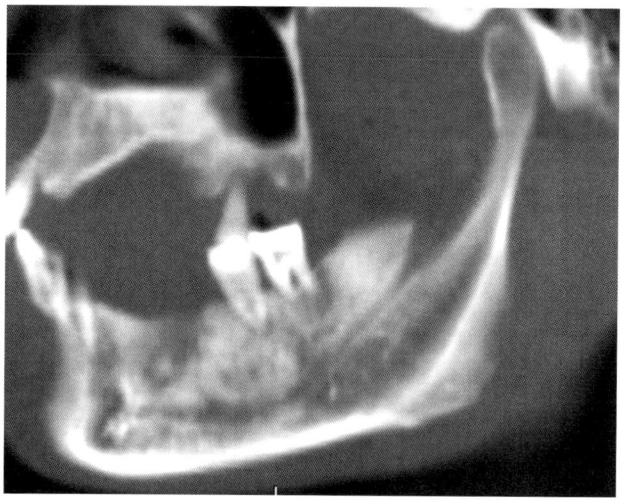

图 9-4-9 下颌骨软骨肉瘤

平扫 CT 斜矢状位骨窗示右下颌骨体部病变病变，混杂密度影像，累及下牙槽神经管

【比较影像学】

曲面体层片是检查和诊断下颌骨病变的重要方法，可以比较准确地显示病变的范围、内部密

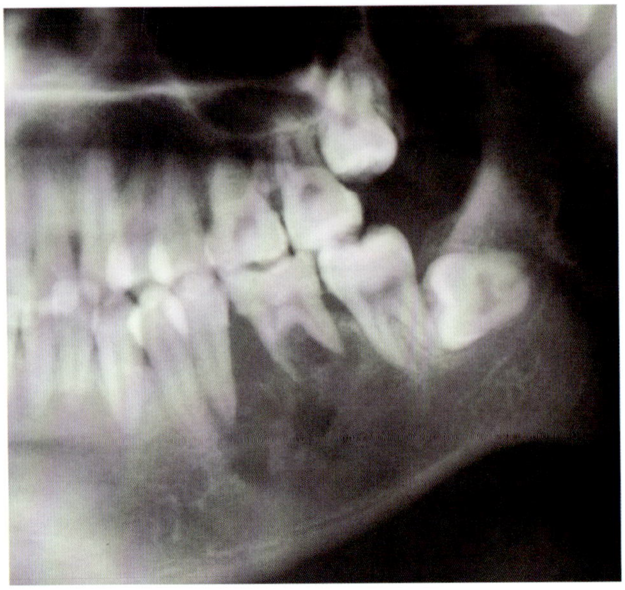

图 9-4-10　下颌骨软骨肉瘤

曲面体层片（局部）示病变区牙根呈脱鞘样吸收变细

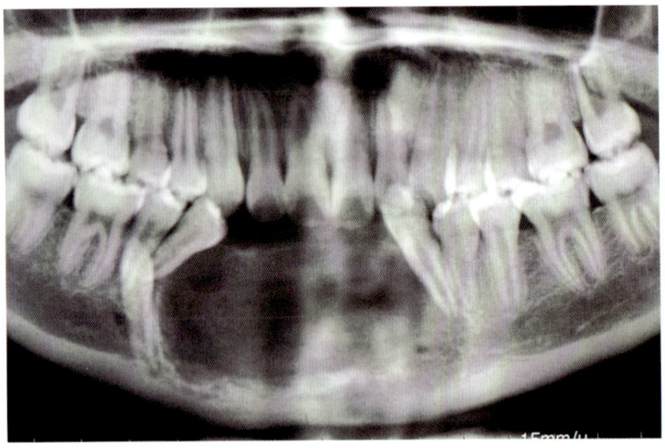

图 9-4-11　下颌骨软骨肉瘤

曲面体层片（局部）表现为边界较为清楚的低密度影病变区

度、边界特征、与牙的位置关系及下牙槽神经管等特征。在曲面体层片中表现为密度偏低的病变内部伴有棉絮样钙化时需考虑软骨肉瘤的可能性。上颌骨病变以 CT 诊断为主，高分化软骨肉瘤骨侵袭性较低，表现可以类似良性病变，其内部钙化的特点有助于鉴别诊断。MRI 检查有助于与囊性肿物相鉴别。

【病理学表现】

软骨肉瘤多为原发性软骨肉瘤，有纯透明软骨分化，可出现黏液样变、钙化和骨化。软骨肉瘤的切面呈蓝灰色或白色透明状的肿瘤性透明软骨。软骨肉瘤镜下可见肿瘤形成小叶状生长方式，内可见大量的蓝-灰色软骨基质（图 9-4-12），细胞成分较多。细胞核大、浓染，形态及大小各异，双核细胞

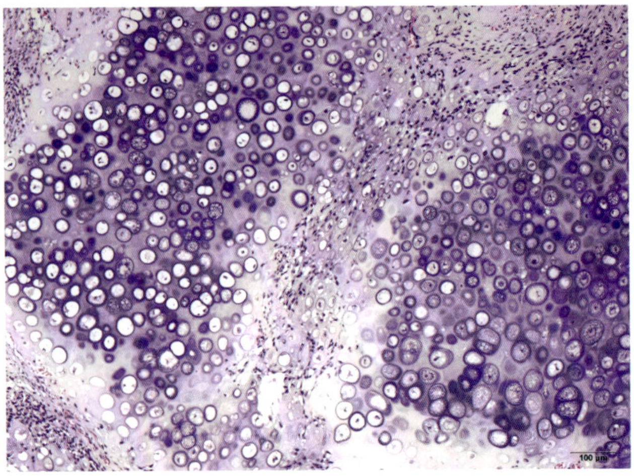

图 9-4-12　软骨肉瘤的病理学表现

肿瘤内见大量蓝色的软骨基质，肿瘤细胞呈簇状排列于软骨陷窝内（HE，×100）

常见，侵犯密质骨和（或）松质骨是其重要特征。

【鉴别诊断】

软骨肉瘤中钙化区域的特点不同于骨肉瘤中肿瘤骨的影像学表现，但是二者可以有许多其他相似的特点。骨纤维异常增殖症病变内部的结构特点有时与软骨肉瘤相似，但是骨纤维异常增殖症中的致密影像来源于异常成骨，而软骨肉瘤中钙化影像则来源于软骨钙化。骨纤维异常增殖症患者牙移位和牙根吸收少见。软骨肉瘤的临床表现常与良性肿瘤类似，需要注意鉴别。

1. 骨化纤维瘤　因软骨肉瘤有时可表现为边界较为清楚的低密度或混杂密度影像，所以需要与骨化纤维瘤等良性肿瘤相鉴别（图 9-4-11）。

2. 骨肉瘤　软骨肉瘤中可见有钙化影像，“日光”放射状骨膜反应少于骨肉瘤。

三、浆细胞骨髓瘤

【概述】

浆细胞骨髓瘤（plasma cell myeloma）也称骨髓瘤、多发性骨髓瘤、浆细胞瘤等。浆细胞骨髓瘤是浆细胞来源的恶性肿瘤。单发病变称为浆细胞瘤，多灶性病变称为多发性骨髓瘤[7]。

浆细胞骨髓瘤是一种系统性恶性肿瘤，可发生于 25 ～ 80 岁人群，主要是中老年人，平均发病年龄为 60 ～ 70 岁，儿童及 40 岁以下年轻人少见。多发性骨髓瘤主要位于中轴骨，依次为脊柱、肋

骨、颅骨、骨盆和股骨，约1/3的患者伴有下颌骨病变，且有可能是首先发现的部位。患者常见的主诉包括疲惫、体重减轻、发热、骨痛、贫血等，最常见的症状是背部疼痛。继发性症状包括淀粉样变性和高钙血症。在约半数患者尿液中可检出本周蛋白，尿液呈泡沫样。多发性骨髓瘤常见于男性。

患者常主诉为牙齿疼痛、肿胀、出血、感觉异常、触痛等，或并没有明确主诉。患者在被确诊时通常并没有明确的影像学表现。

【CT表现】

下颌骨骨髓瘤常发生于体部后份和升支区，上颌骨病变好发生于后部。多发性骨髓瘤边界通常较清楚，无硬化骨边界和骨膜反应，呈“穿凿样”样表现。病变边界有时为虫蚀样或呈侵袭性表现。未经治疗或呈侵袭性生长的病变可以相互融合，表现为多房性（图9-4-13）。如果病变位于根尖牙周间隙中，可类似炎症性或根尖感染性疾病（图9-4-14）。多发性骨髓瘤病变内部可没有骨结构，偶尔可观察到未被肿瘤侵袭的岛样残留骨，表现为类似在病变内部的新生骨小梁结构。增强CT检查可见病变中有中等程度强化的软组织影像（图9-4-15）。极罕见病变内部呈X线阻射的表现。下颌神经管的密质骨边界逐渐模糊不清。病变发生于下颌骨时可以出现

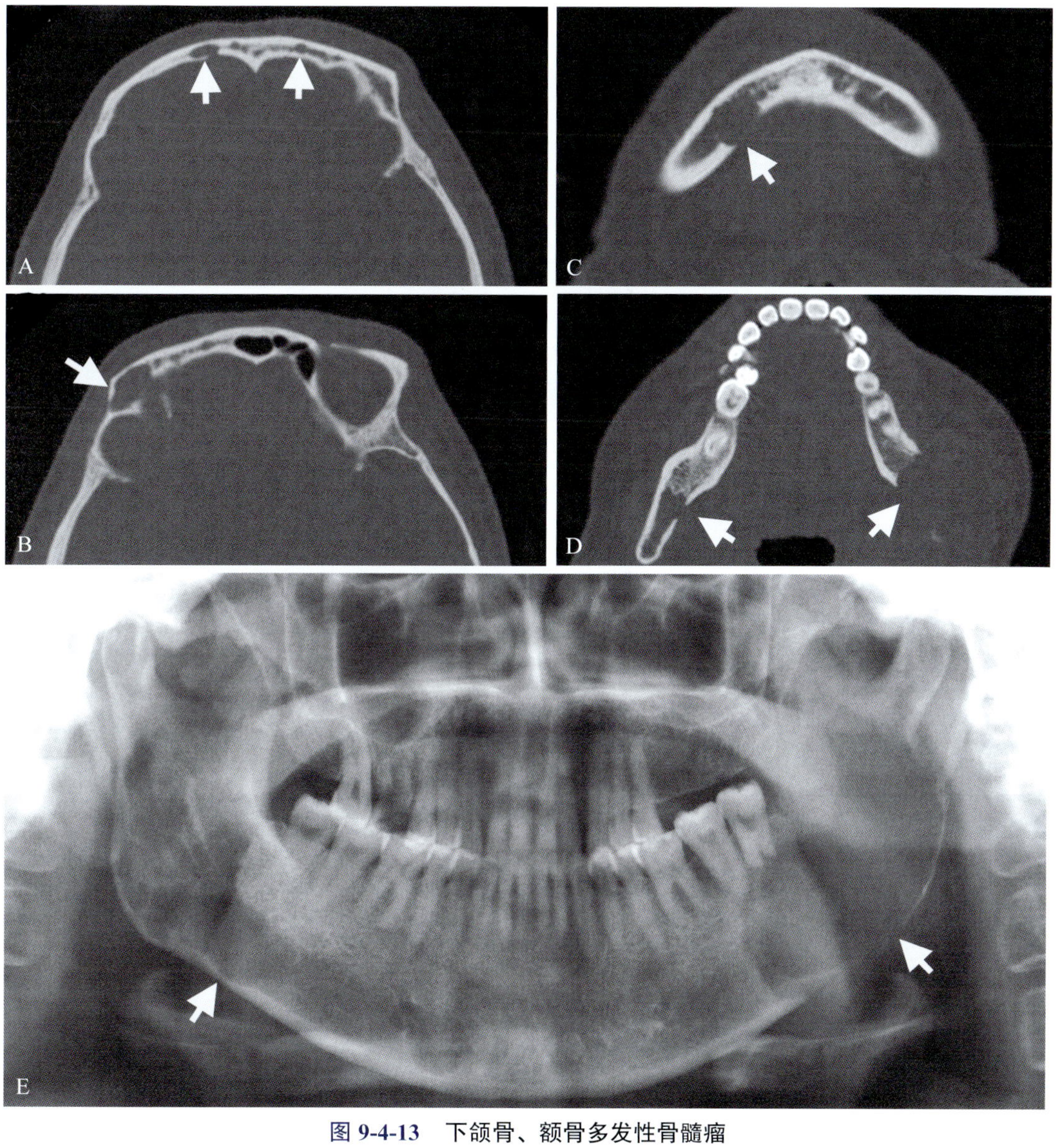

图9-4-13　下颌骨、额骨多发性骨髓瘤

A、**B**：平扫CT轴位骨窗图像示额骨多处散在圆形或不规则形态骨吸收病灶；**C**～**E**：平扫CT轴位骨窗图像（**C**、**D**）和曲面体层片（**E**）示下颌骨颏部、双侧下颌角区大小不等的病灶。患者以右侧升支病灶为主诉就诊，右升支区骨破坏明显

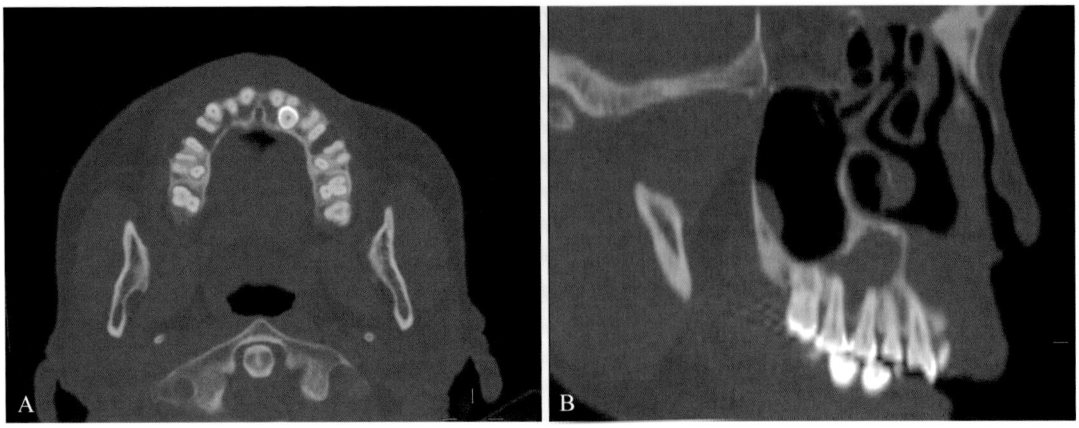

图 9-4-14　双侧上颌骨多发性骨髓瘤

平扫 CT 轴位骨窗图像示发生于双侧前磨牙和磨牙区牙根间的牙槽骨，呈不规则骨吸收

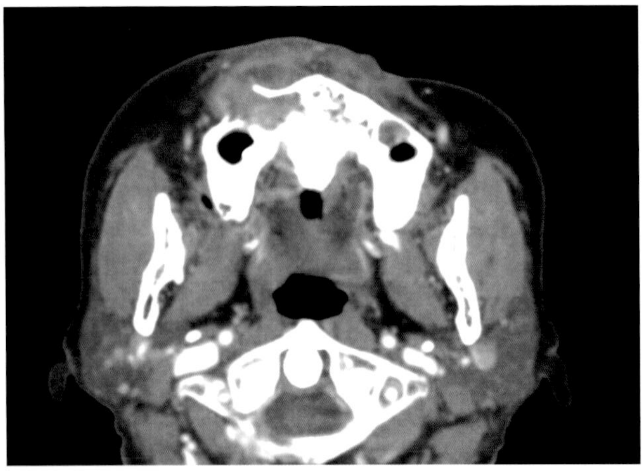

图 9-4-15　上颌骨骨髓瘤

增强 CT 轴位图像示显示病灶为强化不均的软组织病变

下颌骨下缘变薄。下颌骨受累时任何密质骨的边界均可受累变模糊。

【比较影像学】

X 线检查和 CT 检查是诊断骨髓瘤的主要影像学检查方法。头颅 X 线检查见多处“穿凿样”圆形透射影像时提示骨髓瘤的可能性[7]（图 9-4-16）。CT 检查可见“穿凿样”改变为骨局限性吸收导致。CT 检查更有利于分析诊断 X 线检查所见的微小病灶。

【病理学表现】

浆细胞骨髓瘤是起于骨髓造血系统的肿瘤，是一种来源于骨髓浆细胞的恶性肿瘤。骨髓瘤中浆细胞增生导致单发或多发性溶骨性破坏。分化较好的肿瘤细胞类似正常浆细胞。分化较差的肿瘤细胞异形性明显（图 9-4-17）。骨髓瘤细胞表达浆细胞特异性的浆细胞相关抗原（PCA，CD38，plasma cell associated antigen）。

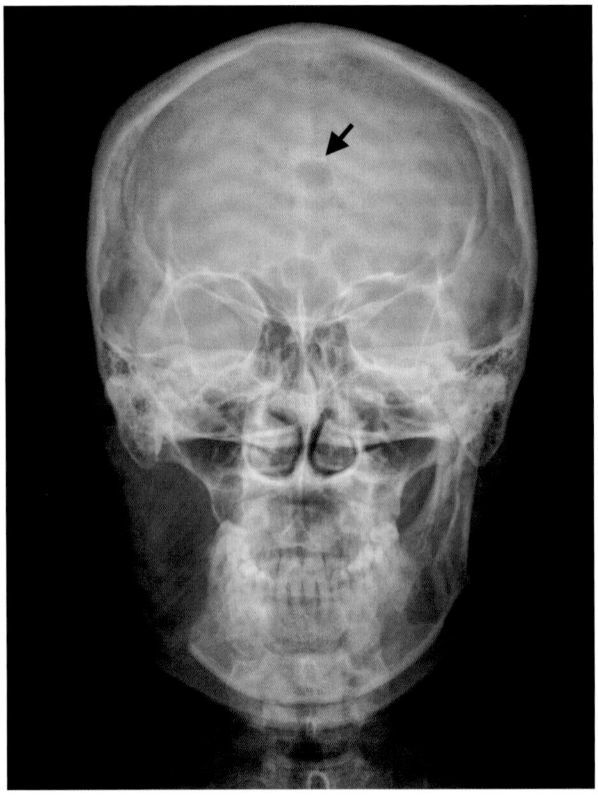

图 9-4-16　颅颌面多发性骨髓瘤　头颅正位 X 线检查显示额骨多发大小不等的圆形穿凿样病灶，双侧下颌骨见骨吸收病灶

【鉴别诊断】

多发性骨髓瘤需与转移性癌相鉴别。病史对于鉴别诊断有重要意义。严重的骨髓炎临床表现与多发性骨髓瘤类似，但是骨髓炎常有较明显的病因。此外，炎症感染性疾病通常伴有毗邻骨质结构的硬化表现，据此亦可与多发性骨髓瘤相鉴别。下

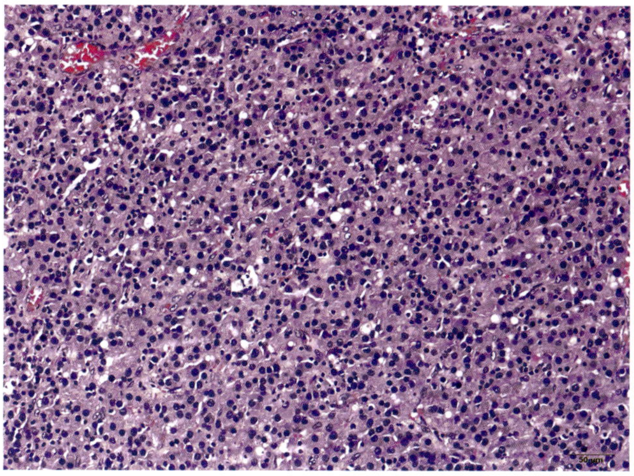

图 9-4-17　浆细胞骨髓瘤
肿瘤细胞为圆形或卵圆形，偏位，胞质丰富

颌骨单纯性骨囊肿可以双侧发生，需与多发性骨髓瘤相鉴别。单纯性骨囊肿病变部分有密质骨包绕，并可呈指样生长于牙齿和牙根之间。下颌骨骨密度的普遍降低可见于甲状旁腺功能亢进症，此时需进行血液学检查以鉴别。但是，甲状旁腺功能亢进棕色瘤，如果伴有颌骨骨密度普遍降低，则影像学表现很难与多发性骨髓瘤相鉴别。其他代谢性疾病如戈谢病（Gaucher disease）或草酸中毒症可表现为与多发性骨髓瘤类似的 X 线表现。

四、转移肿瘤

【概述】

颌骨转移性肿瘤常见来源于乳腺、肺、肾、甲状腺、前列腺和甲状腺等部位的恶性肿瘤，以腺癌多见[5]。颌骨转移性肿瘤的组织病理学表现和原发肿瘤基本一致。转移性肿瘤常见于 50 ～ 70 岁人群。常见症状有牙痛、三叉神经区域麻木或感觉异常、病理性骨折或出血。

【CT 表现】

颌骨转移性肿瘤常发生于下颌骨的后部和髁突。转移肿瘤的病变边界可以表现为有明显的侵袭性，也可以相对较为清楚，但通常没有明显密质骨边界或软组织包膜。病变常不规则，形态多样。肿瘤可以表现为单发或多发的骨破坏区，病变内部为残余的骨小梁结构和骨溶解破坏区域。转移性肿瘤在 CT 检查时通常表现为无骨化的软组织影像，某些腺源性癌也可以出现硬化性转移瘤，如前列腺癌或乳腺癌等。病变的边界可以表现为不规则的骨硬化表现，或者引起骨膜反应，表现为针样边界（图 9-4-18）。恶性肿瘤的典型表现为病变累及骨硬板并导致牙周间隙的不规则增宽。

【比较影像学】

X 线和 CT 检查是诊断颌骨转移性肿瘤的主要检查方法，MRI 检查有助于观察颌骨周围软组织受累的情况。怀疑转移肿瘤时可以行全身核素骨扫描或者 PET-CT 检查，以确定全身其他骨骼有无可疑转移灶。转移性病灶多呈放射性核素浓集或代谢活性增高表现。

【病理学表现】

颌骨转移性肿瘤多来自乳腺、肺、肾等器官的恶性肿瘤，常为腺癌、透明细胞癌等，病理学表

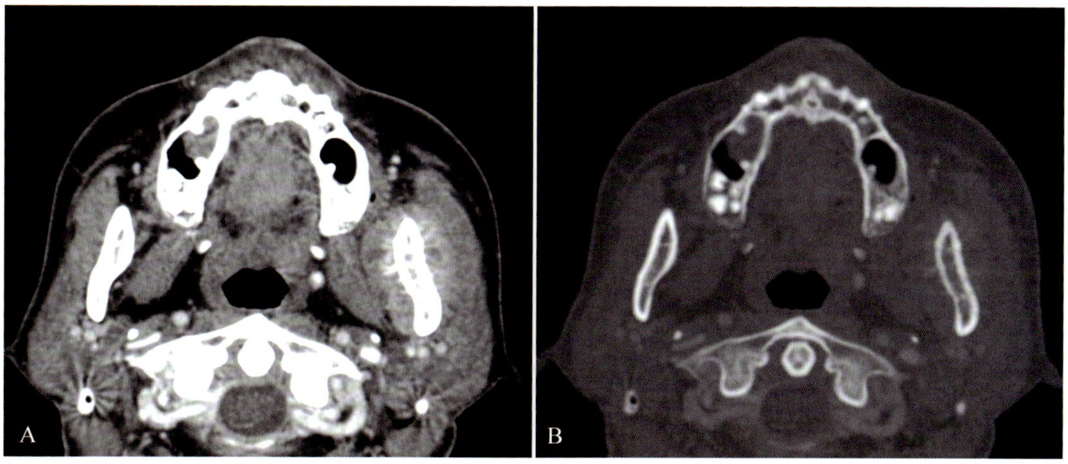

图 9-4-18　左侧升支前列腺癌转移瘤
增强 CT 软组织窗轴位示左升支周围软组织肿块影像，边界不清，CT 骨窗轴位升支周围见针样成骨

现与原发肿瘤相同。。

【鉴别诊断】

在原发疾病病史明确的情况下，转移肿瘤的诊断并不困难。多发性骨髓瘤易与转移性肿瘤相混淆，但是多发性骨髓瘤的边界较清楚。转移性肿瘤可能发生于牙周间隙、根尖区或者发育的牙乳头中，这些情况表现可以类似于牙周炎或根尖周炎。根尖炎症导致的根周膜增宽常发生于牙周间隙的最宽处，并且以根尖为中心。而转移性肿瘤所导致的增宽常为不规则，并沿牙根发展。牙源性囊肿在继发感染的情况下，其边界不清也可以表现为类似转移性肿瘤。

第五节　颌骨瘤样病变

一、骨纤维异常增殖症

【概述】

骨纤维异常增殖症也称纤维结构不良（fibrous dysplasia）是一种在骨发育或改建过程中发生的松质骨和密质骨被异常纤维状编织骨所取代的疾病[1, 5]。

骨纤维异常增殖症常发病于儿童和青少年，病变常引起颌骨的膨隆变形为其主要临床表现。患者通常无疼痛等感觉异常。病变随生长发育进展缓慢，青春期以后可停止生长。骨纤维异常增殖症常见有三种临床类型：单骨型（monostotic）、多骨型（polyostotic）和综合征型。单骨型纤维异常增殖是最常见的类型，约占75%，常见累及下颌骨、上颌骨、颧骨等，以下颌骨体部、上颌骨前磨牙和磨牙区以及颧骨体部多见。多骨型骨纤维异常增殖症常累及两个以上的骨骼结构，可以同时累及颅骨、颌骨、面骨、肋骨、长骨或骨盆。颅面部多骨型骨纤维结构不良常累及额骨、蝶骨、筛骨、颞骨、枕骨等，可仅累及一侧或双侧对称或不对称性发生。颅面部多骨型骨纤维异常增殖症并不一定伴有综合征表现。McCune-Albright综合征还包括皮肤色素沉着、内分泌异常（垂体功能亢进引起的巨人症和肢端肥大症、甲状腺功能亢进、甲状旁腺功能亢进等）、性早熟等。Jaffe-Lichtenstein综合征指的是多骨型纤维结构不良伴皮肤改变，但不伴有内分泌异常的情况。

【CT表现】

骨纤维异常增殖症可以发生于颌骨的任何部位，同时也可以累及其他颅面骨。单骨型骨纤维异常增殖症可明显局限于正常骨边界（图9-5-1，2），而多骨型骨纤维异常增殖症常累及互相毗邻的骨骼（图9-5-3）。上颌骨易和与其毗邻的颧骨、蝶骨、筛骨等同时受累及。

骨纤维异常增殖症的典型CT表现有：①受累骨整体或局部较均匀膨隆变形，与骨化纤维瘤不同，受累骨骼膨隆多有沿原骨骼形态膨隆的特点（图9-5-4）。②松质骨密度异常，病变多始于松质骨内，病变密度取决于病变内纤维组织与骨组织的相对比例，以纤维组织为主者，病灶内密度较低，可类似骨囊肿（图9-5-5）；骨化钙化较明显的部分，可以表现为高密度病灶；高、低密度区域经常混杂出现。而最常见的密度是毛玻璃样均匀钙化影像，其病理基础是纤维组织背景下均匀分布的骨小梁结构。③病变一般界限不清，当病变没有累及骨骼的整体时，病变部分与正常骨之间呈渐进式过渡。当单骨型病变累及骨骼整体时，病变止于与毗邻骨相接的骨缝。④病变累及密质骨时，密质骨变薄或消失。⑤发生在承牙区的病变通常不导致牙齿萌出异常、牙根吸收或牙移位。⑥牙槽嵴受累时，牙周骨硬板影像消失，但牙周间隙存在。⑦发生在神经管走行区域的病变，下牙槽神经管和眶下神经管位于病变内部，是识别骨纤维异常增殖症的重要依据之一。

骨纤维异常增殖症也有相对少见的影像学表现：①颌骨膨隆不均匀，局部外突明显，似球形（图9-5-6）；②病变与正常骨之间的边界较清楚，甚至出现硬化边界（图9-5-7）；③有明显的牙根吸收或牙移位；④内部骨密度异常致密（图9-5-8），典型骨纤维异常增殖症中形成非成熟骨小梁，而部分变异表现的骨纤维异常增殖症中可以形成大量成熟板层骨，故而呈现明显高于毛玻璃密度

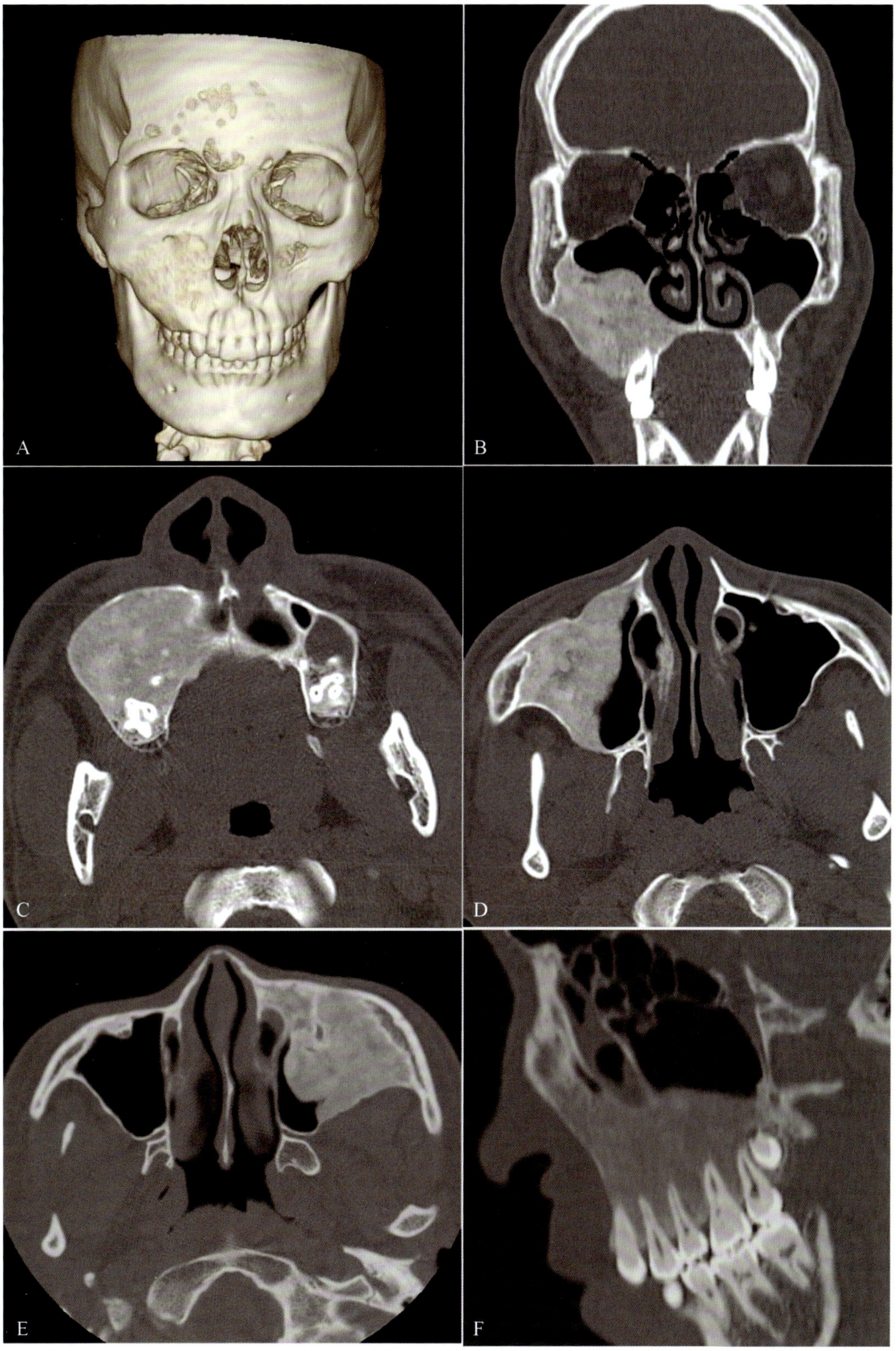

图 9-5-1 上颌骨单骨型骨纤维异常增殖症

右侧上颌骨膨隆变形（**A**：CT 三维重组），平扫 CT 骨窗显示右上颌骨牙槽突、腭突、颧牙槽嵴均匀膨隆变形（**B**、**C**），病变突入上颌窦内（**D**、**E**），病变累及牙根间牙槽骨，牙移位不明显，牙周骨硬板影像消失（**F**），病变呈均匀毛玻璃样影像

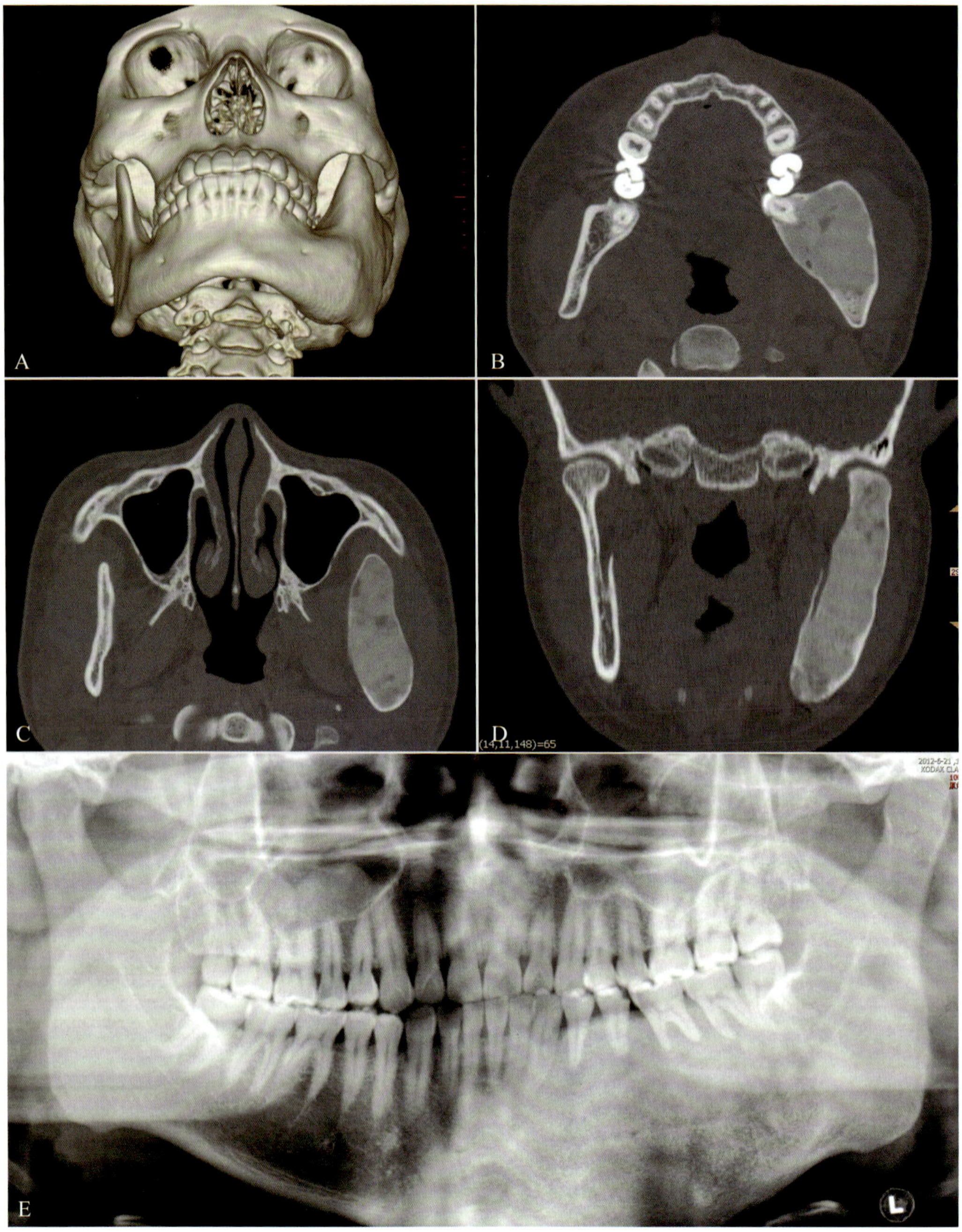

图 9-5-2　下颌骨单骨型骨纤维异常增殖症

左侧下颌骨均匀膨隆变形（**A**：CT三维重组），平扫CT骨窗显示密质骨影像不均匀变薄（**B**、**C**），内部可见局部低密度区（**C**），下牙槽神经管走行于病变内部（**D**），牙轻度移位（**E**：曲面体层片）

的致密骨影像。

【比较影像学】

曲面体层片是检查和诊断骨纤维异常增殖症的重要方法，在下颌骨病例中可以准确地显示病变的范围、内部密度、边界特征、与牙的位置关系、下牙槽神经管等特征，一般可以满足诊断需求。在上颌骨病例中，曲面体层片显示病变范围受限，一般需要进行CT检查辅助诊断。在非典型的骨纤维性病变中，CT检查十分有必要。CT三维成像有助于全面观察受累骨骼的膨隆变形情况，有助于指导手术治疗和疗效评价。

【病理学表现】

骨纤维异常增殖症病变主要由增生的梭形成纤维细胞和不成熟编织骨构成（图9-5-9），不成熟

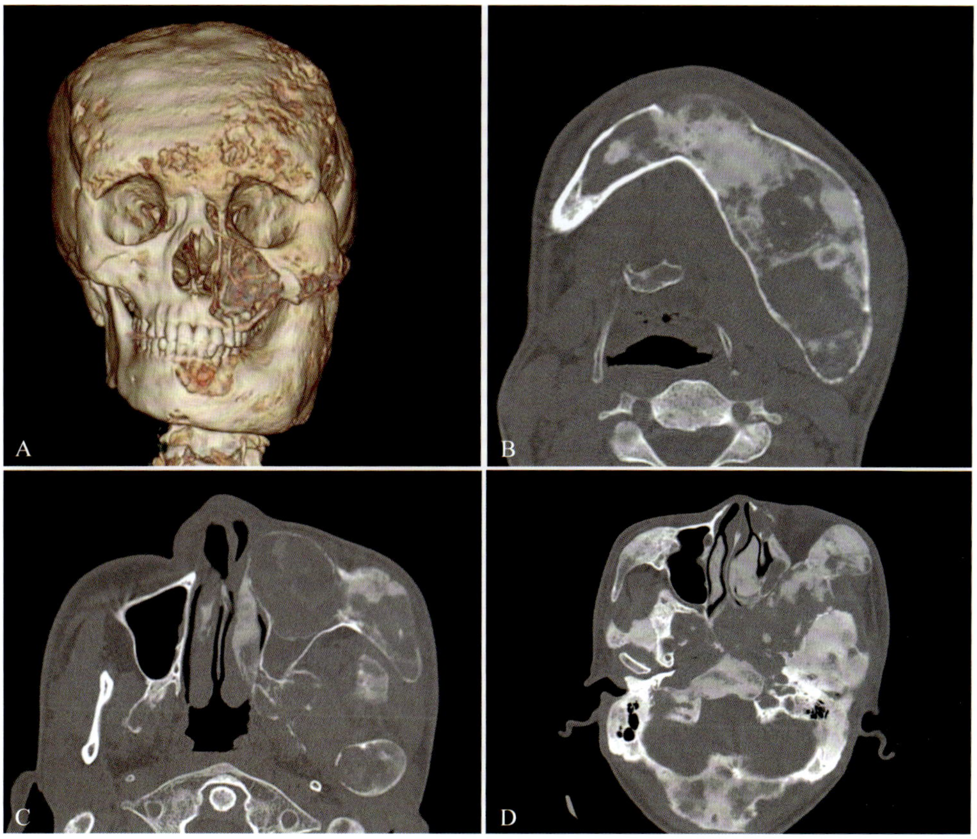

图 9-5-3　颅颌面部多骨型骨纤维异常增殖症

颅颌面部多骨异常膨隆变形（**A**：CT 三维重组），平扫 CT 骨窗密质骨影像不均匀变薄（**B**、**C**），内部可见较多低密度区（**C**、**D**）

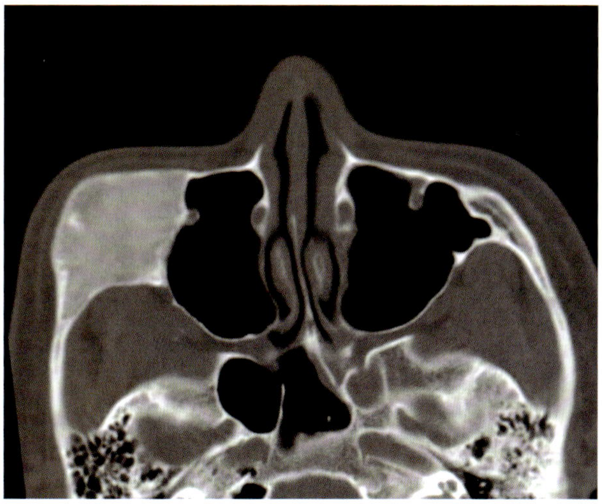

图 9-5-4　颧骨单骨型骨纤维异常增殖症

CT 骨窗轴位示右侧颧骨均匀膨隆变形，密质骨变薄，内部为均匀毛玻璃样影像

的骨小梁之间缺少连接，骨小梁周围缺少成骨细胞，无层板结构，纤细呈弓形，或类似 O、C、U、L 等英文字母的形态。纤维结构不良来源于在胚胎发育时期骨成熟相关基因的缺失或突变。如果基因变异事件发生在多细胞胚胎早期（6 周以前），将

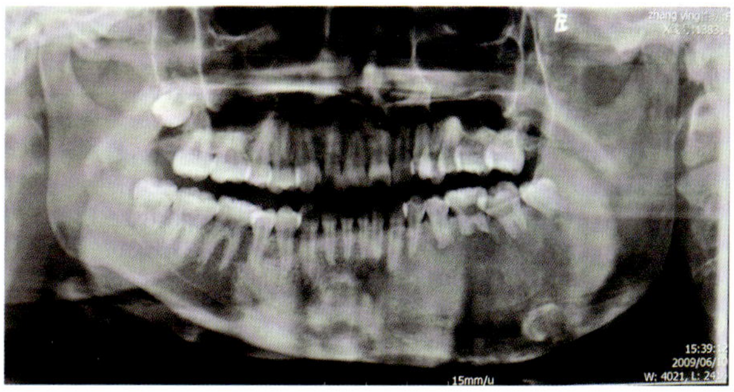

图 9-5-5　左下颌骨骨纤维异常增殖症

曲面体层片示病变区牙根吸收明显

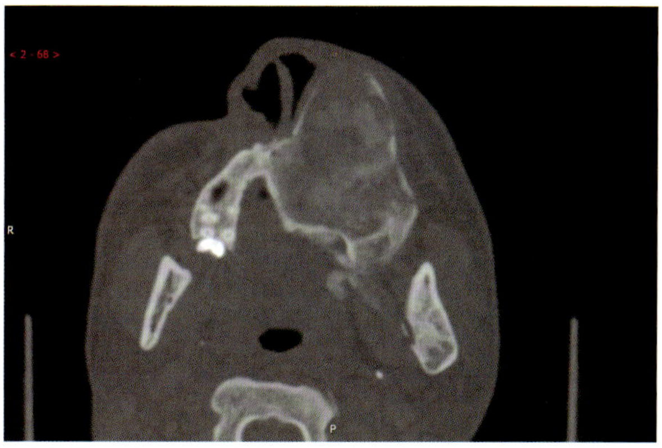

图 9-5-6　左上颌骨骨纤维异常增殖症

平扫 CT 骨窗轴位示病变形态不规则，局部呈球形外突

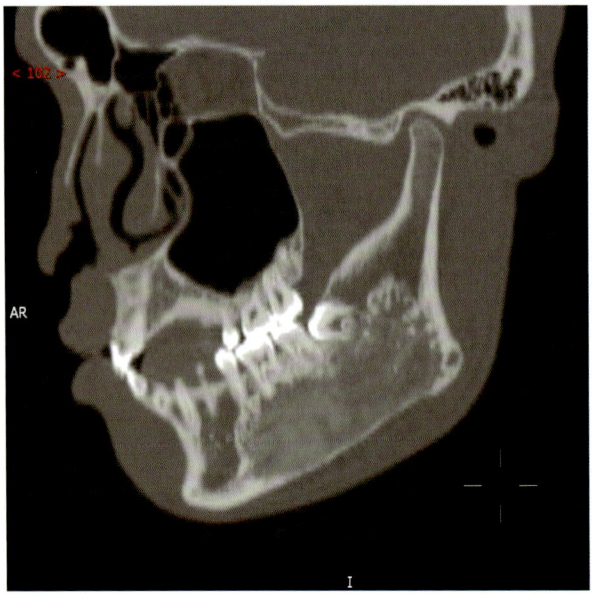

图 9-5-7　下颌骨骨纤维异常增殖症

平扫 CT 骨窗斜矢状位示病变与正常骨之间存在明显硬化边界

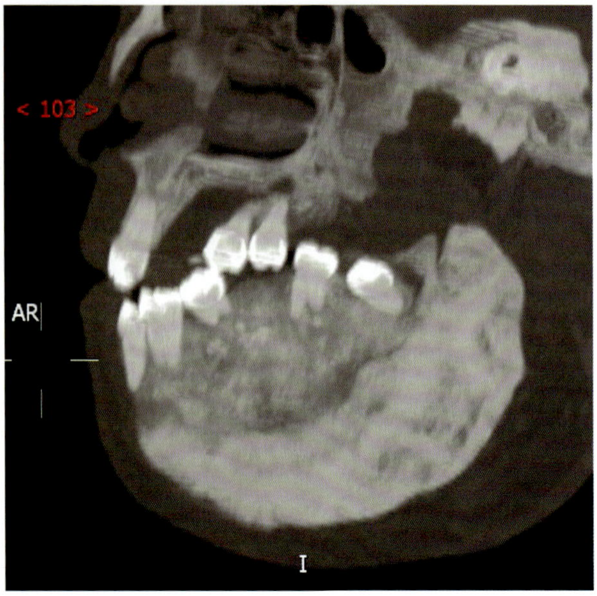

图 9-5-8　下颌骨骨纤维异常增殖症

CT MIP 图像显示病变区呈致密骨结构，病理检查示内部由成熟板层骨组成

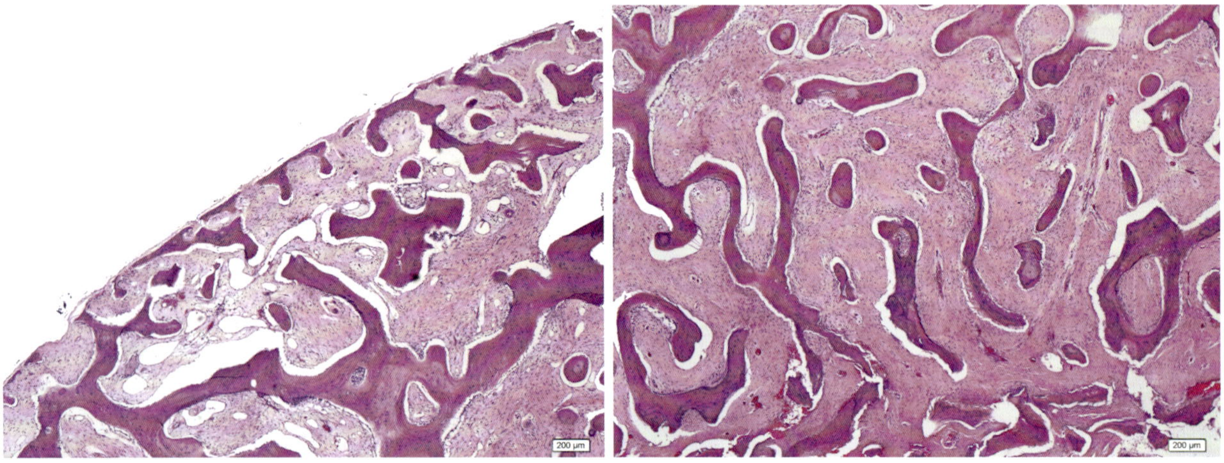

图 9-5-9　骨纤维异常增殖症的病理学表现

可见病变由幼稚骨和纤维组织组成（HE，×100）

导致全身多发的纤维结构不良。如果基因事件可以累及骨始基以外的皮肤始基、内分泌腺始基，则可导致 McCune-Albright 综合征或 Jaffe-Lichtenstein 综合征。而发生在胚胎中晚期的基因事件仅导致局部或单个骨骼受累。

【鉴别诊断】

1. 骨化纤维瘤　骨纤维异常增殖症最主要的鉴别诊断是骨化纤维瘤（表 9-4）。

2. 慢性硬化性骨髓炎　由于慢性硬化型骨髓炎在病变进展过程中颌骨周围骨膜缓慢持续反应性增生，呈弥漫性病变，边界不清，可导致颌骨膨隆变形，骨膜新生成的骨质密度呈毛玻璃样，原密质骨影像逐渐被病变组织取代，牙周骨硬板影像消失，以上特点与纤维结构不良相似。二者鉴别可根据临床病程，慢性硬化型骨髓炎呈慢性炎症病程，反复肿胀伴疼痛等特点与纤维结构不良不同。二者的鉴别点还在于慢性硬化型骨髓炎的影像学检查可以观察到残存的密质骨轮廓、葱皮层状骨膜成骨，与纤维结构不良不同。

二、牙骨质-骨结构不良

【概述】

牙骨质-骨结构不良（cemento-osseous dysplasia）是指发生于颌骨承牙区根尖周区域的特发性病

表 9-4　颌骨骨纤维异常增殖症与骨化纤维瘤的影像学鉴别诊断

特点	骨纤维异常增殖症	骨化纤维瘤
部位	上、下颌骨，颧骨，其他颅面骨或全身骨骼	上、下颌骨，鼻窦，眶周等
病灶数	以多发病例常见	绝大多数为单一病灶
形态	随颌骨形态发生	圆球形或椭圆球形
边界	不清楚	清楚
内部密度	均匀毛玻璃样密度，或间杂大小不等的低密度区	混杂密度或完全低密度
牙根吸收	无牙根吸收、无明显牙移位	有轻度牙根吸收
牙移位	牙移位不明显	可包绕牙根或移位明显
下牙槽神经管	走行于病变内部	移位至病变周围
密质骨	变薄或消失，被病变组织取代	受压变薄或膨隆

变，其特点是正常骨组织被纤维组织和化生性骨取代，又称为骨异常增生、骨结构不良（osseous dysplasia）、根尖周牙骨质结构不良（periapical cemental dysplasia）、根尖周牙骨质瘤（periapical cementoma）。

根据 2005 年 WHO 头颈肿瘤分类[2]，将牙骨质-骨结构不良有三种主要类型：①仅累及少数牙的病变称为局灶性骨结构不良（focal osseous dysplasia）（图 9-5-10）。②繁茂型骨结构不良（florid osseous dysplasia），可弥漫发生于双侧上、下颌骨的多个牙位，甚至可以累及颌骨的四个象限的全部恒牙。③巨大型牙骨质瘤（gigantiform cementoma），是一种可导致明显的颌骨膨隆变形的情况。巨大型牙骨质瘤有时伴有明显家族史，则称为家族性巨大型牙骨质瘤（familial gigantiform cementoma），为常染色显性遗传病。

2017 年 WHO 头颈肿瘤分类[3]中将牙骨质-骨结构不良分为三个类型：①发生在下颌前牙区多牙根尖周；②发生于单个牙根尖周；③繁茂型累及多个部位或象限。将家族性巨大型牙骨质瘤作为一种单独类型的骨纤维性病变。

牙骨质-骨结构不良在不导致颌骨膨隆的情况

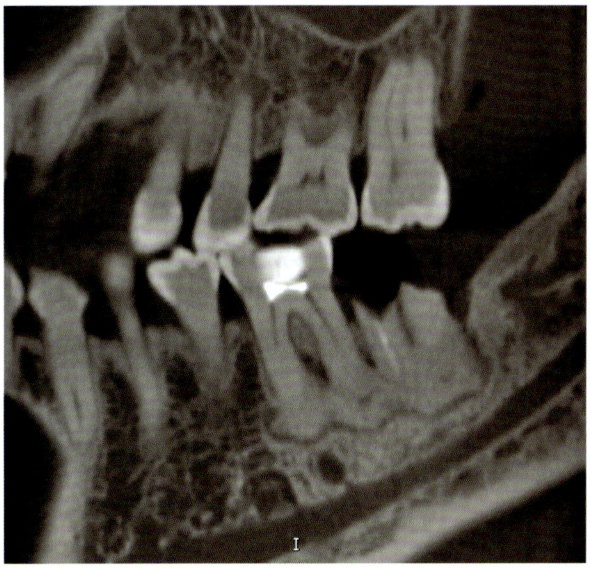

图 9-5-10　局限型根尖周骨结构不良

CBCT 斜矢状位显示第一、第二磨牙根端致密骨性团块，外周见均匀低密度带

下一般无自觉症状，通常在 X 线检查时偶然发现。早期患者无自觉症状，病原牙牙髓活力正常，不松动。连续观察病例，可见病变有自限性。在病灶相关牙拔除后，可出现拔牙创不愈合以及继发骨髓炎。患者常因病变继发感染或拔牙创不愈合而就诊。除巨大型牙骨质瘤外，颌骨膨隆不是牙骨质-骨结构不良的常见表现[2]。牙骨质-骨结构不良为良性病变，极少数情况下可发生恶性变。

【CT 表现】

牙骨质-骨结构不良以透射影为主，可见透射及阻射混合密度影像或阻射影像为主的表现[5]（图 9-5-10）。在透射及阻射混合密度或阻射影像为主的病变中，病变与根尖之间有低密度带分隔。局灶性牙骨质-骨结构不良多见于下前牙，在根尖周呈圆形，边界清楚，一般较小，直径通常不超过 1 cm。繁茂型牙骨质-骨结构不良可发生于多个象限或上、下颌四个象限同时受累（图 9-5-11），单颌者下颌多见，具有对称性发病特点，可四个象限每个牙根尖周均有病变。当病变继发感染后，致密性骨性团块周围低密度条带增宽，可形成游离死骨。巨大型牙骨质瘤除上述影像特点外，还应伴有明显颌骨膨隆变形（图 9-5-12）。

【比较影像学】

X 线、CBCT 和螺旋 CT 检查均对牙骨质-骨

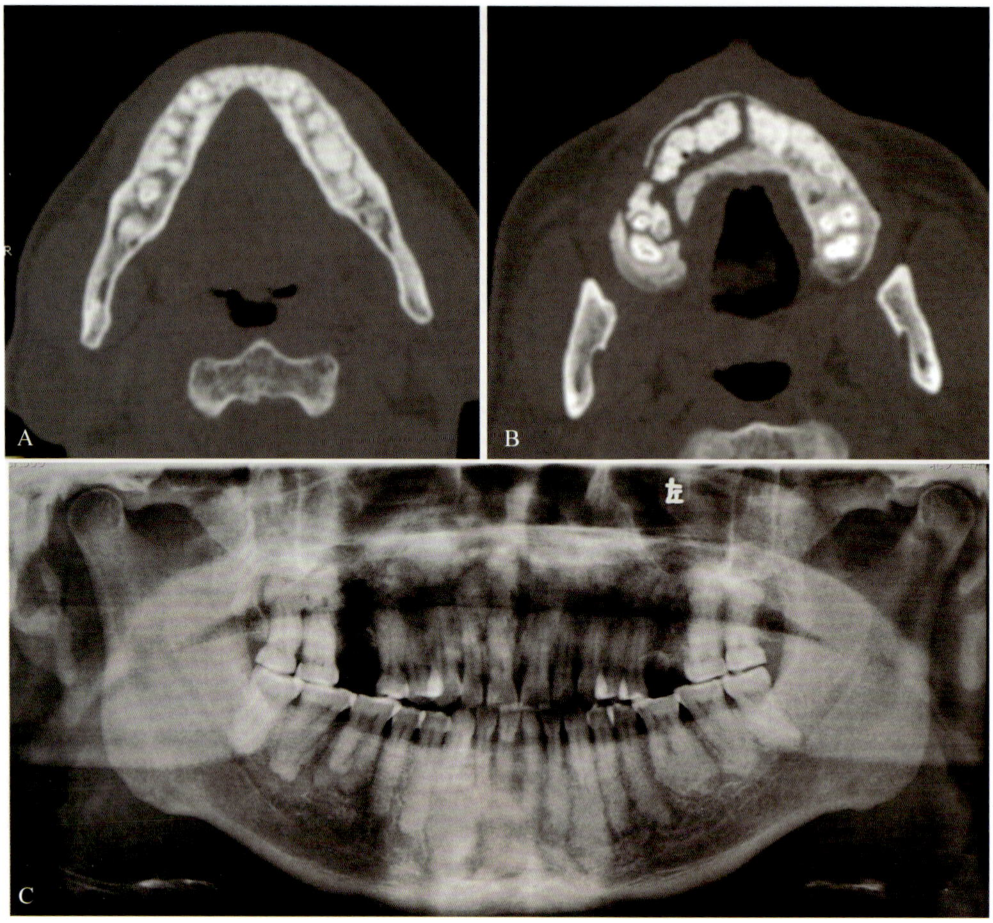

图 9-5-11　弥漫型根尖周牙骨质-骨结构不良

CT 和曲面体层片可见上、下颌骨四个象限内恒牙根尖周均有致密骨性团块，周围见低密度带，右上颌骨致密骨性团块周围伴有明显低密度带，为病变伴感染后的表现，上、下颌骨骨骼外形并无明显膨隆

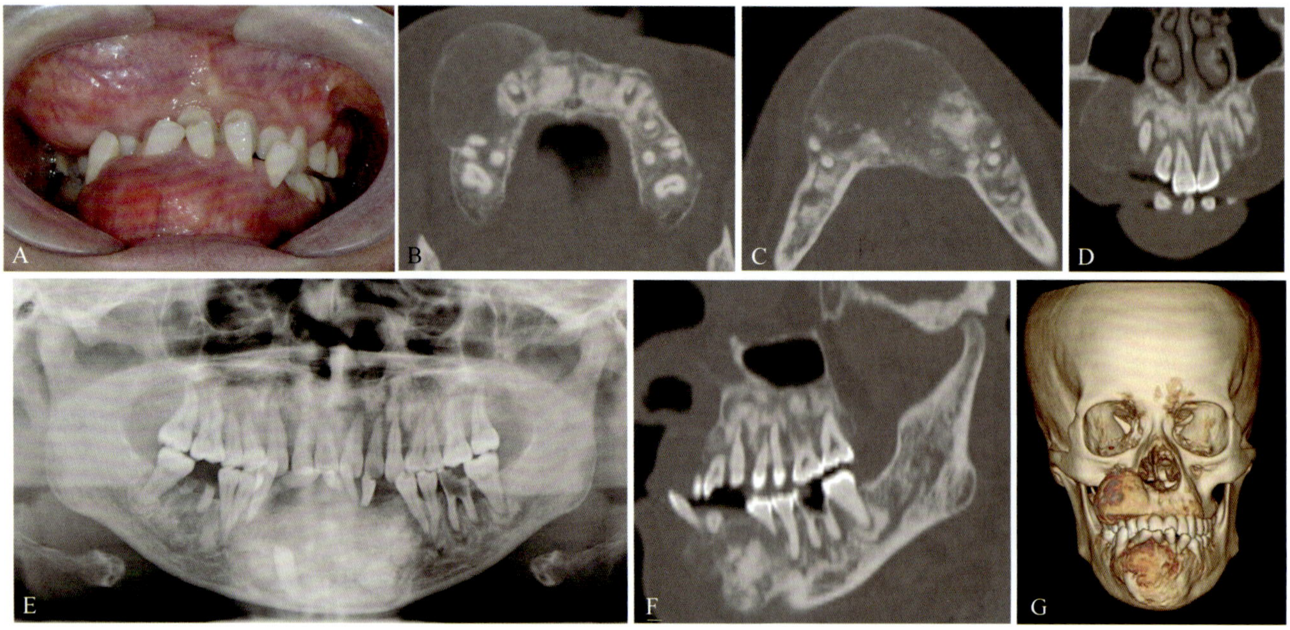

图 9-5-12　巨大型牙骨质瘤

病变区颌骨异常膨隆变形（**A**），病变局部以外凸性生长为主（**B**～**D**：CT 骨窗图像，**G**：CT 三维重组图像），根尖周致密骨性团块与牙根之间可见低密度带（**E**、**F**），病变区牙移位明显

结构不良的诊断有帮助。部分病例是在根尖片检查时偶然发现的，病变区牙可以是活髓。对于根尖周骨结构不良，根尖片可以较好地反映病变与根尖的位置关系，可以清楚显示病变周围的低密度带。曲面体层片有助于发现其他部位是否存在骨结构不良。CBCT 检查可以较清楚地反映病变颊舌侧的范围，牙骨质-骨结构不良一般不累及密质骨。螺旋 CT 检查对于巨大型牙骨质瘤与其他成骨性肿瘤的鉴别有所帮助。

【病理学表现】

牙骨质-骨结构不良均由富含细胞的纤维组织构成，其中含有层板骨和牙骨质样物质（图 9-5-13），病变与受累牙牙根之间不粘连。病变没有包膜，可融合于周围的骨组织。一般认为骨结构不良来源于牙周膜。

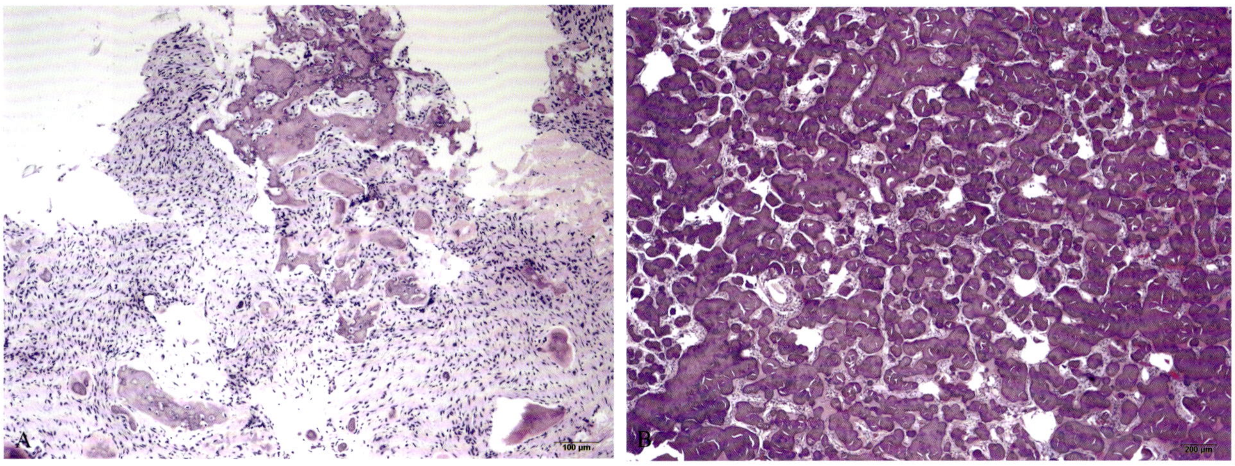

图 9-5-13　骨结构不良的病理学表现

A：可见纤维组织中含有层板骨或牙骨质样物质（HE，×100）；B：矿化程度较高的骨结构不良中纤维成分减少（HE，×40）

【鉴别诊断】

1. 根尖周肉芽肿　根尖周牙骨质-骨结构不良呈现完全透射影像时，与慢性根尖周炎非常相似。但根尖周肉芽肿受累牙多为死髓牙。

2. 特发性骨硬化　特发性骨硬化有时可包绕牙根，其与牙根的位置关系有时非常类似骨结构不良。特发性骨硬化的骨化密度一般较均匀，与周围正常松质骨和牙根之间没有低密度分隔带。

3. 良性成牙骨质细胞瘤　此肿瘤有时与根尖周骨结构不良表现相类似。此肿瘤根尖周呈圆形或不规则形的致密团块与牙根紧密相连。本病好发于前磨牙、磨牙区。患者常因继发感染而有肿痛病史。

三、巨颌症

【概述】

巨颌症（cherubism）是一种良性自限性病变，也称家族性巨颌症（familial cherubism）、家族性颌骨多囊性病（familial multilocular cystic lesions of jaws）[1]，常见于儿童，约 80% 的病例有家族遗传倾向，是一种常染色体显性遗传疾病。患者幼年时即可出现临床表现，可造成双侧颌骨增大，使患儿出现一种“天使”样面容，单侧发病者较罕见。下颌骨常先被侵犯。典型者表现为无痛性、对称性颌骨膨隆，触诊多为结节状骨性硬度，无触痛，黏膜色泽正常。巨颌症由巨细胞肉芽肿样组织组成，并不形成骨基质，可随年龄增长而消退。

【CT 表现】

巨颌症多为颌骨双侧对称性病变，常发生于颌骨后部，导致颌骨明显膨胀变形[5]。下颌常发生于下颌角、升支及磨牙后区。上颌病变易先发生于上颌结节，后累及眶下区或上颌骨前部。病变范围可差异较大，可无明显颌骨膨隆或引起严重颌骨变形。病变为边界清楚或为致密弧形边缘。随年龄增长，弧形边缘增宽且更致密。CT 可显示病变中的骨性分隔和密质骨变薄等，通常没有骨膜反应或软组织受累（图 9-5-14）。病变区为大小不等的多房样影像，分隔多为粗糙的、硬化的弧形或直线形，随年龄增长其囊状低密度影像逐渐被玻璃粉样骨组织代替。下颌病变从牙槽突及升支前缘开始，髁突通常不被侵犯。严重病例整个下颌骨或上、下颌骨均被侵犯。单独发生于下颌前部病变者少见。病变区牙可有移位、阻生、缺失、根弯曲及根吸收等。下牙槽神经管受累时移位明显。除颌骨外，还可累及肱骨、肋骨或股骨颈部。

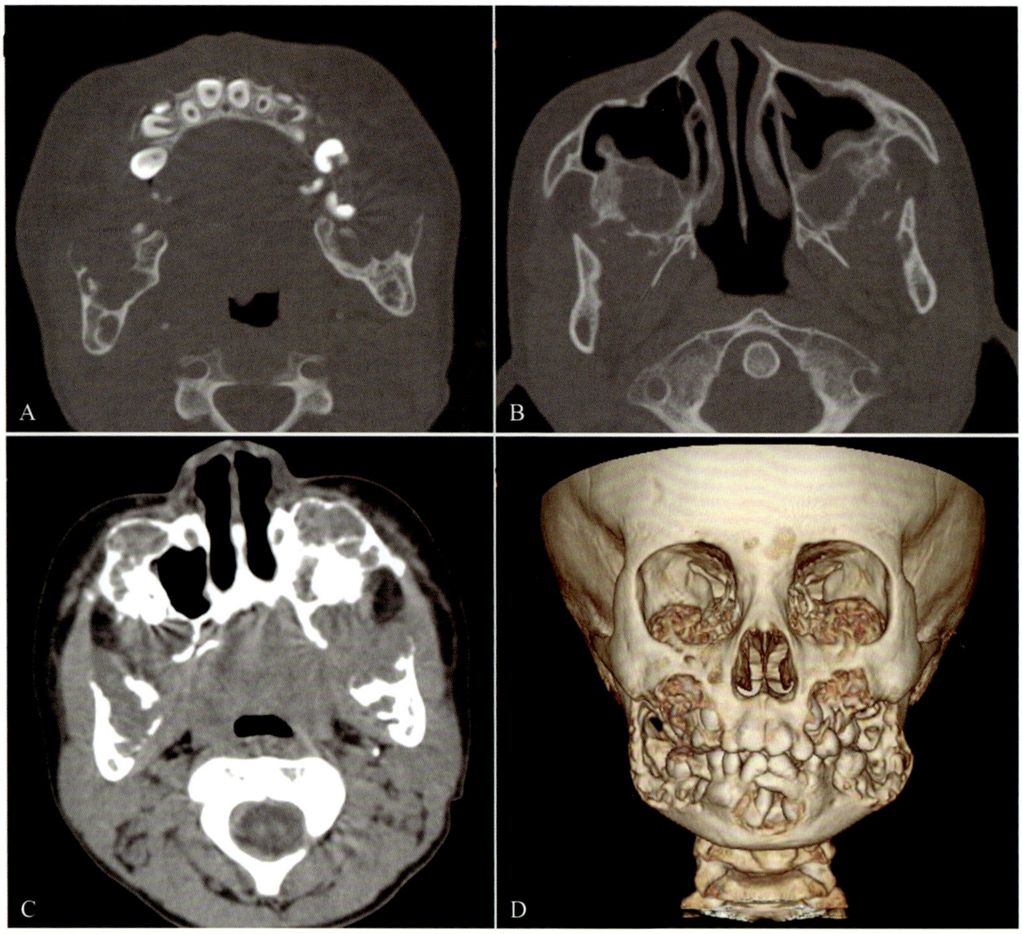

图 9-5-14　巨颌症

CT 轴位骨窗图像示双侧上下颌骨对称性、多房性病变（**A** ～ **B**），CT 软组织窗图像示病变为软组织密度（**C**），三维重组图像（**D**）示病变区颌骨膨隆变

【比较影像学】

曲面体层片根据病变的对称性和部位，一般可以诊断。但曲面体层片不利于反映上颌骨后部、上颌窦后壁等处的病变。CBCT 或 CT 检查有助于明确病变的范围和牙受累情况，显示下颌病变较为理想，可见多为对称性多房性透射性病变。曲面体层片对于显示上颌骨后壁的病变并不理想。MRI 检查可见病变在 T1 加权像中呈中等或低信号，在 T2 加权像中可呈低、等或高信号。

【病理学表现】

肉眼观病变为实性，骨组织被纤维结缔组织取代。镜下观纤维结缔组织中富含血管，在血管周围有多核巨细胞围绕（图 9-5-15），多核巨细胞具有破骨细胞性质。在 20 岁以上患者中纤维结缔组织增多，并可见新骨形成。巨颌症的组织学表现没有特异性，需结合临床表现、影像学表现作出诊断。

【鉴别诊断】

巨颌症的影像学表现具有一定的特异性，根据临床和影像学表现，一般初步诊断并不困难。尤其在儿童颌骨发现对称性多房低密度病变，需考虑巨颌症的可能性。其他的一些变异类型在临床中需

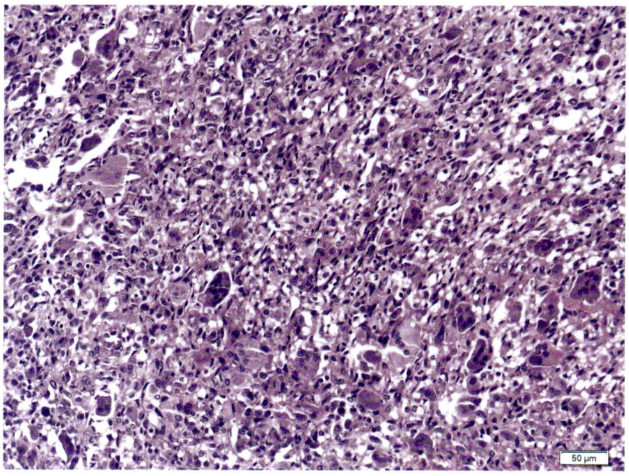

图 9-5-15　巨颌症病理学表现

纤维组织中可见类似破骨细胞的多核巨细胞（HE，×200）

要与骨纤维异常增殖症等相鉴别，在病理中需要与其他富含巨细胞的病变相鉴别。

1. 骨纤维异常增殖症　无家族性发病史，发病年龄较大。病变可见于其他骨骼，多发者常为一侧多骨发病。病变沿患骨外形膨大，多无明显边界。病变区牙无明显移位、脱落、阻生及牙根吸收。

2. 颌骨中心性巨细胞病变　患者无家族史，发病年龄较大。本病无对称性发病特点。病变无多弧形硬化边缘，多囊样者少见，病变内密度较低。

四、颌骨中心性巨细胞病变

【概述】

颌骨中心性巨细胞病变（central giant cell lesion of jaws）是一种局限性、良性病变，有时具有侵袭性骨破坏性病变。骨组织被增生的纤维组织取代，其中伴有出血、含铁血黄素沉积、破骨细胞样巨细胞的反应性成骨[1, 5]。本病的曾用名词包括颌骨中心性巨细胞肉芽肿（central giant cell granuloma）、巨细胞修复性肉芽肿（giant cell reparative granuloma）。2005 年 WHO 分类中将其命名为颌骨中心性巨细胞病变。本病与巨细胞瘤的关系并不很明确。目前国外有些学者认为将两者统称为颌骨巨细胞病变更为合适。

颌骨中心性巨细胞病变多见于 30 岁以下年轻人，常发生于下颌牙列区。病变增长缓慢，颌骨膨隆，牙松动、移位。患者通常无自觉不适。本病的病因不清，一些学者认为可能是对颌骨内某种不明刺激的反应。病变由成熟程度不一的纤维结缔组织构成，其中含有分布不均的多核巨细胞。病变区血管丰富并常见出血灶。

【CT 表现】

颌骨中心性巨细胞病变多见于下颌骨体部，病变呈边界清楚的密度减低区，病变边界可模糊或有密质骨边界，多呈类圆形改变，少数可表现为不规则形。病变内部为软组织密度，增强 CT 显示呈中等强化，有时可有少量骨性分隔。病变较大时颌骨破坏明显，颊舌侧密质骨不连续，可伴有牙移位和牙根吸收（图 9-5-16）。

【比较影像学】

X 线检查示颌骨中心性巨细胞病变呈低密度 X 线透射改变。平扫 CT 显示病变为软组织密度影表现。部分病变内可见细小的颗粒样钙化。增强 CT 显示病变可呈强化表现。MRI 检查示颌骨中心性巨细胞病变在 T1 和 T2 加权像上多呈低信号表现，但也可表现为 T1WI 上的中等略高信号和 T2WI 上的均匀高信号。

【病理学表现】

本病是以颌骨内病变组织含有出血、含铁血黄素沉积、破骨细胞样巨细胞和反应性成骨为特点的良性反应性病损。该病损多呈局限性，但偶有侵袭性。

【鉴别诊断】

颌骨中心性巨细胞病变应与成釉细胞瘤、牙源性黏液瘤和动脉瘤样骨囊肿等相鉴别。

1. 成釉细胞瘤　无论是单房还是多房成釉细胞瘤，有时都需要与颌骨中心性巨细胞病变相鉴别。前者较多见，边界清楚并有高密度骨边缘影，多房者为多弧形分隔，边界清晰，边缘可有切迹，牙根吸收更多见。

2. 牙源性黏液瘤　牙源性黏液瘤的特点为病变内常有纤维锐利的垂直骨性分隔，骨性分隔数目较多，呈“火焰状”。牙源性黏液瘤肿瘤密度较低，与液体密度接近，无明显强化。

3. 动脉瘤样骨囊肿　动脉瘤样骨囊肿内部呈现出有分隔者也易与颌骨中心性巨细胞病变混淆。

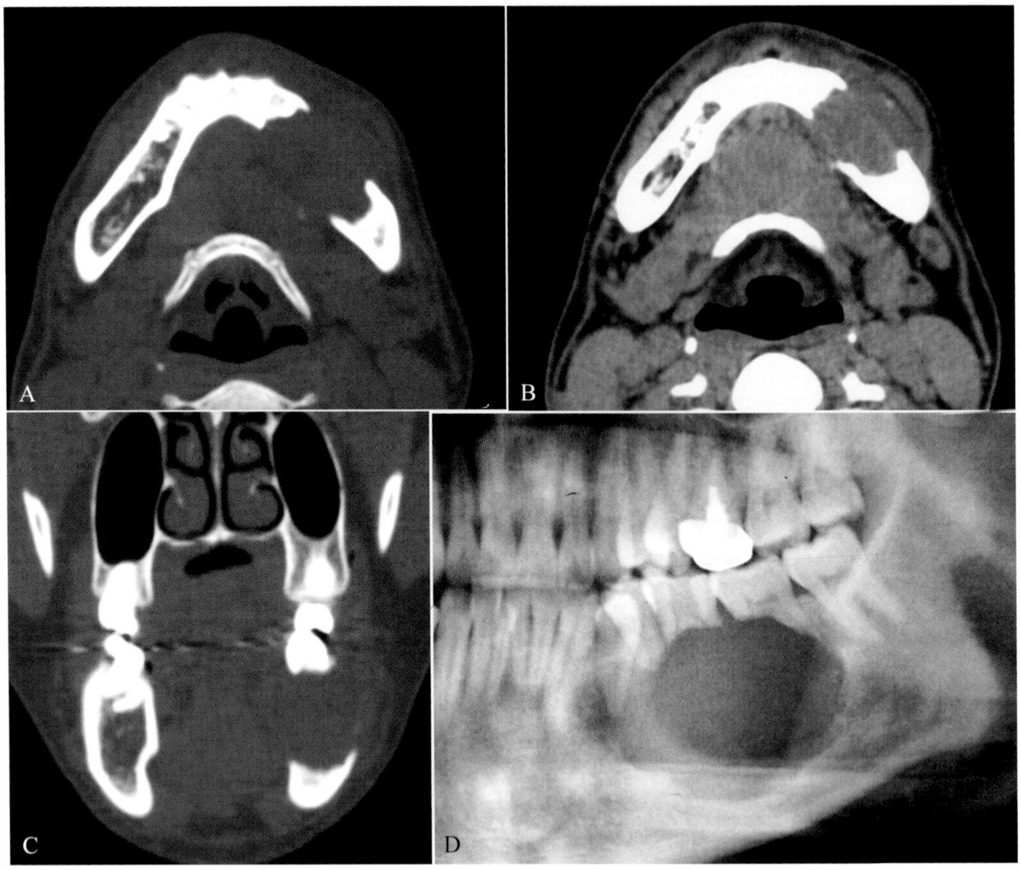

图 9-5-16　左下颌骨中心性巨细胞修复性肉芽肿

CT 轴位（**A**、**B**）和冠状位（**C**）图像示病变区颌骨颊舌侧破坏严重，颊舌侧密质骨影像完全消失，牙根吸收明显（**D**：曲面体层片局部）

但动脉瘤样骨囊肿常发生于颌骨后部，有明显颌骨膨胀表现，并常有液-液平面征象。

4. 棕色瘤　也是一种含有巨细胞的病变，因甲状旁腺功能亢进所导致，在影像学和组织病理学上也常与颌骨中心性巨细胞病变相似。甲状旁腺素水平的检测有助于鉴别诊断。此外，与颌骨中心性巨细胞病变相比，棕色瘤多见于年长者，且病变常以多发为特点。

五、单纯性骨囊肿

【概述】

单纯性骨囊肿（simple bone cyst）是骨内假囊肿性质病变，囊内充满浆液或含血性液体，无上皮囊壁衬里。同义名包括孤立性骨囊肿（solitary bone cyst）、创伤性骨囊肿（traumatic bone cyst）、出血性骨囊肿（haemorrhagic bone cyst）等。

单纯性骨囊肿好发于青少年，较多病例通常在影像学检查中意外发现，患者一般无明显疼痛、麻木、牙移位等临床症状。在口腔临床中常为正畸前检查发现。病变几乎全部发生于下颌骨，可见于颏部、体部或升支，以单发病变较多见，上颌骨病例罕见。发病无明显性别差异。通常，颌骨膨隆变形程度较轻。当病变范围较大累及牙槽突时，部分患者可主诉有咀嚼无力的症状，但病变区牙为活髓牙，且移位不明显。患者也罕见有病变区外伤史。下颌骨体部病变较大时，虽然常导致神经管骨壁吸收，术中可见下牙槽神经悬浮于病变骨腔中，但并不破坏神经结构，不出现下唇麻木等症状。

【CT 表现】

颌骨的单纯性骨囊肿几乎全部发生于下颌骨，可以发生在下颌骨的任何部位，最常见的是颏部、体部和升支，上颌骨罕见。病变直径通常在 1.0 cm 以上。病变有时较局限，通常不导致下颌骨膨隆或仅有轻微膨隆变形，当病变局限于骨髓腔内时可不导致密质骨变化（图 9-5-17）。病变以单发、单房性病变为主要表现，无硬化边界，无骨白线，边界

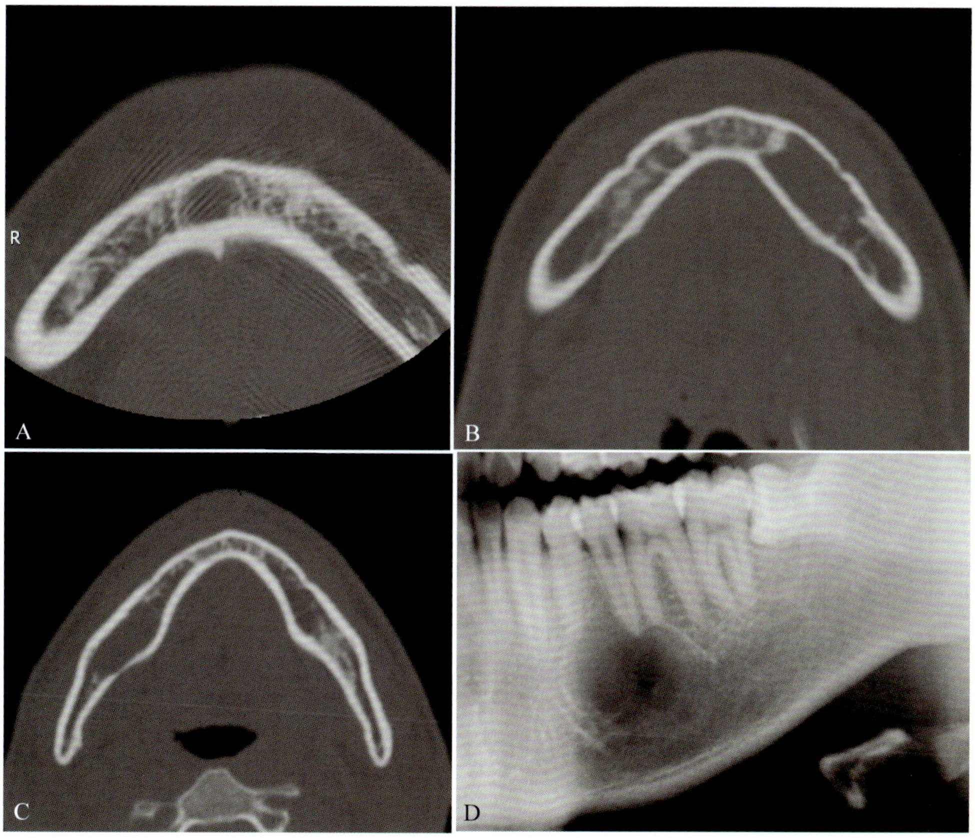

图 9-5-17　局限性单纯性骨囊肿

病变局限于松质骨髓腔内，未累及密质骨；**A**：CBCT 示颏部病变；**B**、**C**：螺旋 CT 示体部病变；**D**：曲面体层片（局部）示体部病变

常为骨小梁结构断面。此断面虽然并不完全连续光滑，但不同于恶性病变的虫蚀样表现。CT 检查可见内部主要为液体密度（图 9-5-18）。X 线检查为低密度透射影像，内部可见残余骨小梁（图 9-5-19）。较少的情况可观察到单纯性骨囊肿伴有明显成骨表现（图 9-5-20），提示无症状的单纯性骨囊肿可能通过内部再成骨的过程自愈。

病变体积较大时可导致密质骨轻度膨隆变形、变薄，但保持其连续性。病变较小时可不累及根尖周组织。当病变体积较大时病变可沿牙根间牙槽骨累及牙槽突，但并不导致明显的牙移位或牙根吸收。牙可保持活髓。如果病变累及下牙槽神经管走行区域骨质结构时，下牙槽神经管移位不明显。下牙槽神经管在病变区并不移位，而是漂浮于骨腔内（图 9-5-21），神经管骨壁可被吸收或残留有余迹，因此，可表现出下牙槽神经管的“截断”征（图 9-5-22）。

【比较影像学】

由于单纯性骨囊肿患者通常没有显著临床症状和体征，因此有较多青少年患者是在口腔正畸前拍摄曲面体层片时无意中被发现病变的。曲面体层片可以显示病变的范围和边界，可显示为无明显硬化边界的低密度病灶，有时可以显示病变内部少量骨小梁结构。CT 检查示单纯性骨囊肿一般局限于骨髓腔内，密质骨受累程度轻，下牙槽神经管可表现为有“截断”征。

【病理学表现】

单纯性骨囊肿的骨壁下可见一层膜样的结缔组织结构，而无明确上皮衬里是其特点。组织切片中可仅表现为骨性骨壁。单纯性骨囊肿术中可见病变为骨内空腔、无囊壁等临床特点，对于病理最终确诊十分重要。

【鉴别诊断】

对于口腔正畸前检查发现的无症状的颏部或体部局限性无明显骨白线的低密度影类囊性病变，应考虑到单纯性骨囊肿的可能性。对于较大体积的体部或升支单纯性骨囊肿，若有病变骨小梁边界、

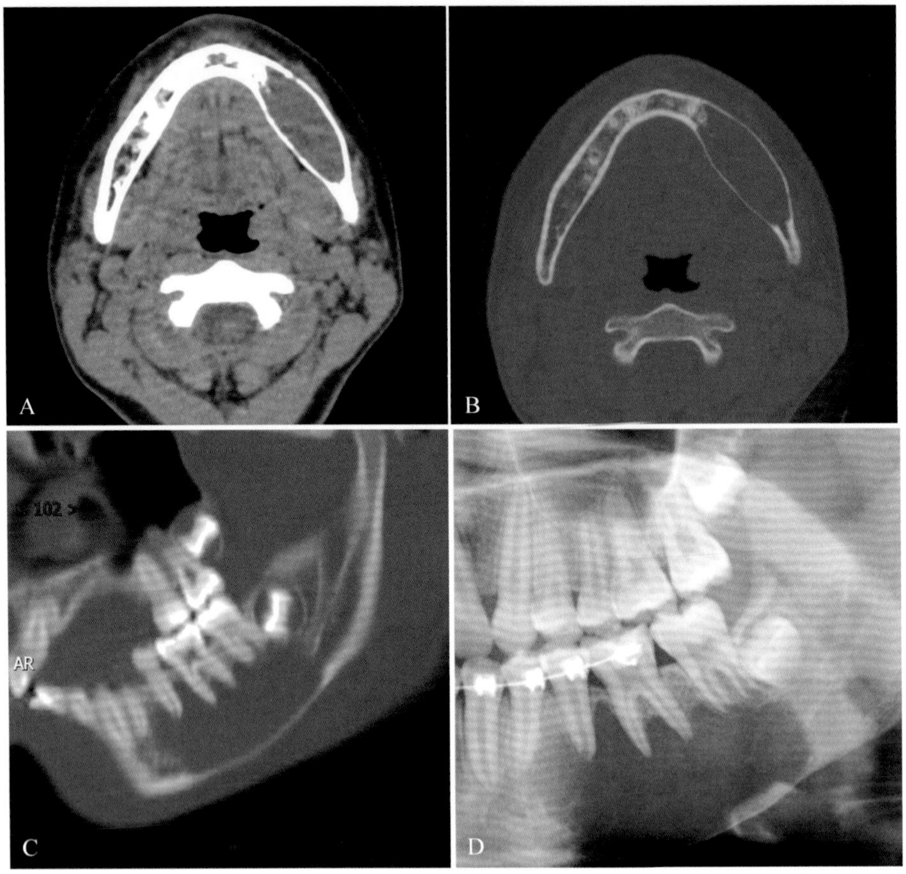

图 9-5-18　单纯性骨囊肿

螺旋 CT 轴位图像可见范围较大病变内部为液体密度（A）；颌骨轻度均匀膨隆变形，皮质骨均匀变薄（B）；与病变相邻的下牙槽神经管呈“截断征”（C、D，术中见下牙槽神经悬浮于病变骨腔内，且临床检查中患者无下唇麻木等神经症状）；曲面体层片（局部）可见病变累及牙根间牙槽骨，但并无明显牙根吸收或牙移位（C、D）

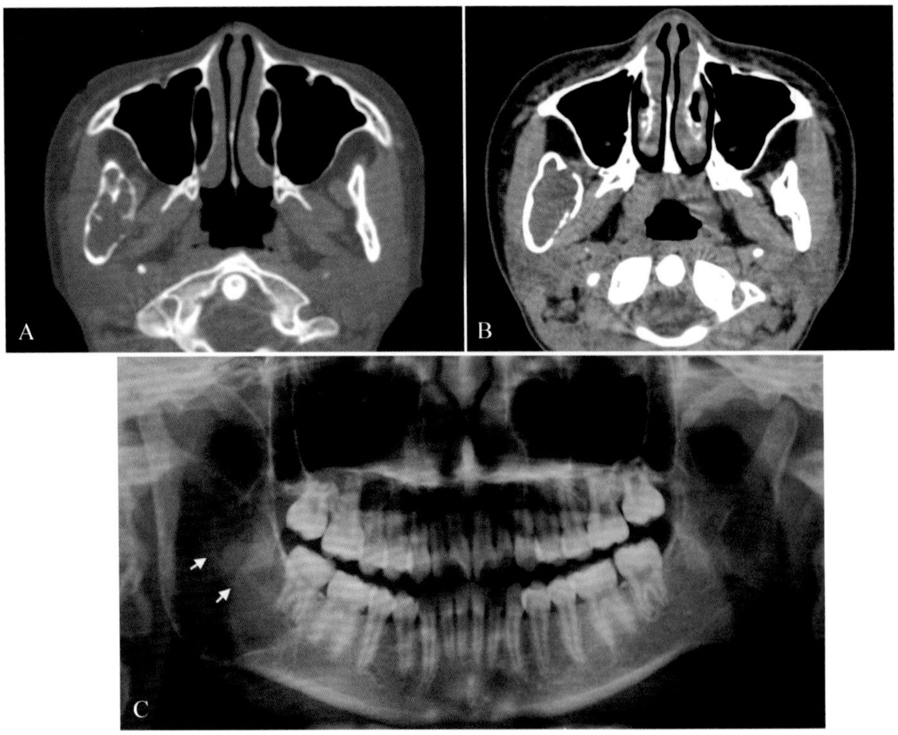

图 9-5-19　升支区单纯性骨囊肿

螺旋 CT 轴位骨窗可见病变内部残余骨影像（A），内部为液体密度（B），曲面体层片可见升支区下牙槽神经管残余部分影像（C，如箭头所示）

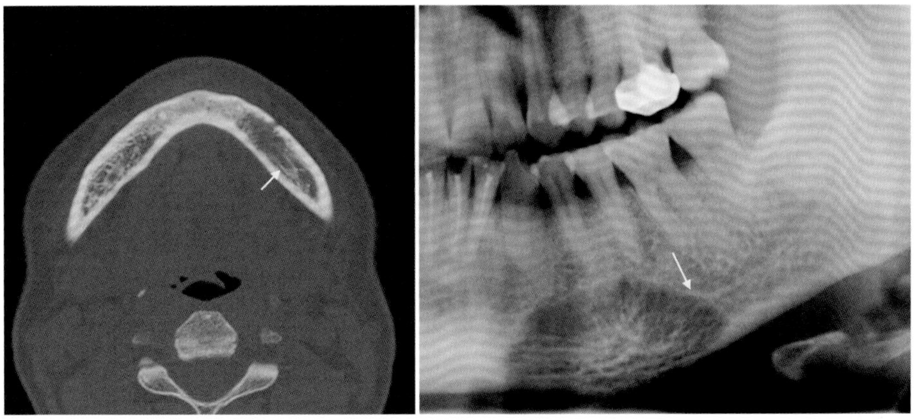

图 9-5-20　单纯性骨囊肿内骨愈合

螺旋 CT 骨窗（**A**）和曲面体层片（局部）可见体部骨密度减低，内部可见下牙槽神经管位置无明显变化，病变内含较多均匀的成骨影像，病变远中正常下牙槽神经管与病变相接部分呈现“截断”样表现，而非移位表现

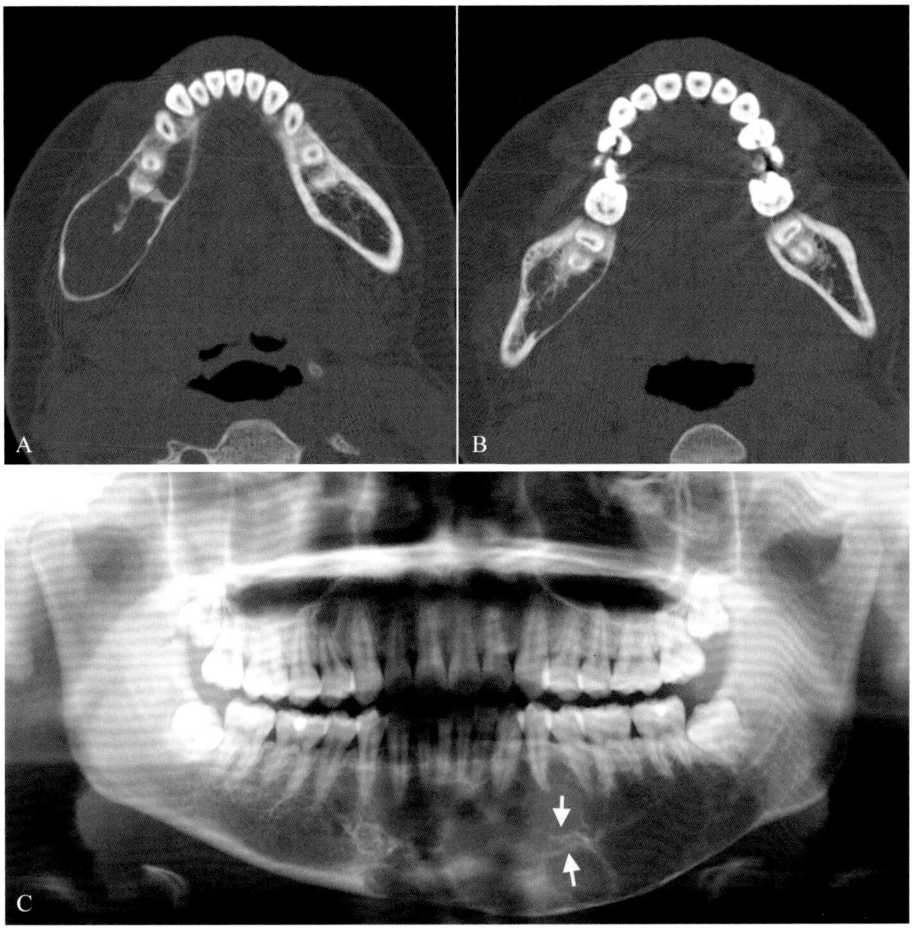

图 9-5-21　单纯性骨囊肿

螺旋 CT 骨窗（**A**）和曲面体层片显示骨腔内可见吸收残余的正常骨（**A**，如箭头所示）以及悬浮于病变内的残余下牙槽神经管壁影像（**B**、**C**，如箭头所示）

病变内残余骨小梁结构、神经管走行于病变内部、神经管“截断”征，需可考虑单纯性骨囊肿的可能性。临床中需与以下疾病相鉴别。

1. *局限性骨髓缺乏症*　其实质为较大的骨髓腔间隙，当体积较大时，表现类似单纯性骨囊肿。在中老年女性骨质疏松症患者中较为常见。

2. *牙源性角化囊肿*　单纯性骨囊肿不同于一般骨囊肿的表现是其缺少典型的硬化边界，且其边界多呈不规则形态而不是圆弧形。与牙源性角化囊肿相比，二者相似的影像学特征包括颌骨膨隆轻、

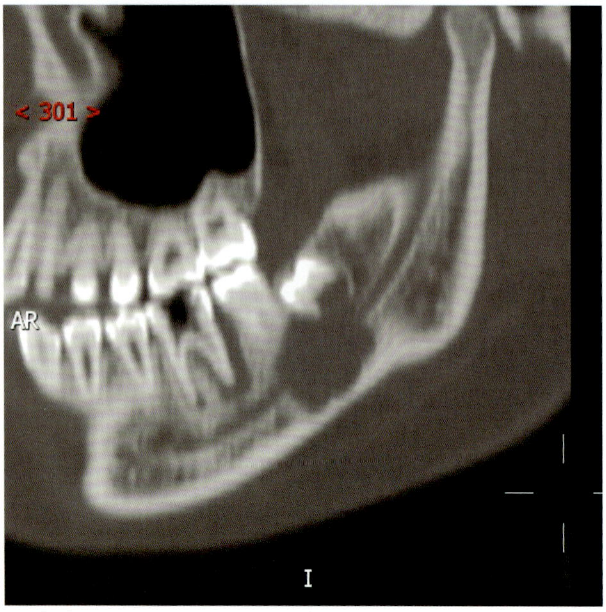

图 9-5-22　单纯性骨囊肿病例典型的下牙槽神经管“截断”征

病变区骨吸收，但下牙槽神经并不移位，且与病变相邻的下牙槽神经管壁呈“截断”样表现，临床中患者并无下唇麻木等神经症状，术中可见神经管悬浮于骨腔内

牙移位或牙根吸收较少。二者不同之处在于牙源性角化囊肿常发生在体部，病变常推挤下颌神经管移位，神经走行于病变外周。而单纯性骨囊肿若累及下牙槽神经管时，神经走行于病变内部。单纯性骨囊肿也极罕见多发的情况。

3. *嗜酸性肉芽肿*　单纯性骨囊肿常无硬化边界，且边界有时并不规则，易与嗜酸性肉芽肿相似。组织细胞病一般常见于婴幼儿，单纯性骨囊肿常见于青少年或年轻成人。嗜酸性肉芽肿有时伴有骨膜反应性增生。

4. *恶性病变*　发生在体部的单纯性骨囊肿累及下牙槽神经管时，可出现明显的神经管“截断”征，易误以为是发展较迅速的恶性肿物破坏所致，需结合临床表现进行鉴别。恶性肿物破坏累及下牙槽神经管时，多伴有下唇麻木等感觉异常。

六、动脉瘤样骨囊肿

【概述】

动脉瘤样骨囊肿（aneurysmal bone cyst，ABC）是一种非牙源性、骨相关性病变[2]，是由充满血液的囊腔所形成的膨胀性良性病变，可以为原发性，也可以继发于其他肿瘤，一般认为是一种非肿瘤性质的骨源性病变。2013 年 WHO 骨肿瘤分类[4]中将其归类为未明确肿瘤性质的肿瘤（tumors of undefined neoplastic nature）。动脉瘤样骨囊肿的病因机制不清，一般认为是一种反应性病变，某些原发于骨的先存病变可能引起血管畸形或局部血流动力学变化，继而发生囊肿性改变。

一般发生在 30 岁以前，主要发生在长骨和脊柱。由于病变内可有新鲜出血，临床中常有短期内病变体积增加较快的特点，骨破坏较重。一般表现为局部骨膨隆，可伴有疼痛或肿胀，多不伴有明显的功能障碍或麻木感觉。颌骨原发性动脉瘤样骨囊肿以下颌骨后部（升支和髁突）为常见部位，继发性动脉瘤样骨囊肿可继发于骨纤维异常增殖症、骨化纤维瘤、中心性巨细胞肉芽肿、纤维肉瘤或骨肉瘤等原发肿瘤中。

【CT 表现】

下颌骨较上颌骨多见，以下颌骨磨牙区、升支和髁突为多见。病变大小不一，较大体积病变直径可达 10 cm 以上，可伴有较严重的骨破坏。病变一般形态为多房，呈肥皂泡样形态融合的多个圆形、椭圆形，单房病变见于体积较小者。病变在 X 线检查时表现为骨膨隆性改变，似骨囊肿，有时可见骨性分隔。CT 检查可见病变虽导致密质骨膨隆明显，边界清楚，但不侵犯周围软组织，增强后可以清楚显示病变内部的残余骨分隔、软组织分隔以及周围边界。病变内容物为液体密度影或轻度强化的软组织密度影，二者之间若可见液-液平面，则是提示动脉瘤样骨囊肿较可靠的诊断依据（图 9-5-23）。变换体位扫描时液-液平面随体位翻转（图 9-5-24），说明轻度强化的软组织密度影并不是实性瘤体，而代表了血液中沉积的部分。但并非所有病例中均可出现典型的液-液平面现象（图 9-5-25，26），这与囊腔内血性成分的变化有关。如果下颌骨体部发生动脉瘤样骨囊肿，则下牙槽神经管可以走行于病变之中。

【比较影像学】

增强 CT 和 MRI 检查可以清楚地反映动脉瘤样骨囊肿中的液-液平面是诊断动脉瘤样骨囊肿的重要依据（图 9-5-27）。体积较大且颌骨破坏明显的动脉瘤样骨囊肿在曲面体层片上的表现有时类似

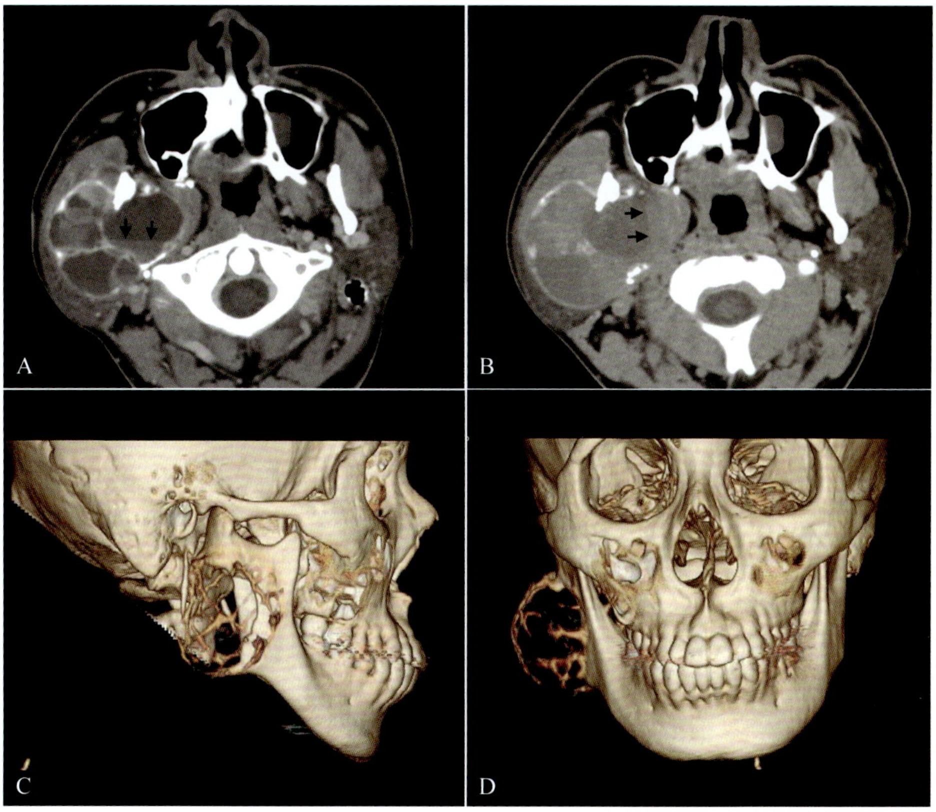

图 9-5-23 动脉瘤样骨囊肿
病变内部呈泡沫样多房性影像，各病灶之间以纤维残余骨或软组织分隔，并可见各灶内部的液-液平面（**A**，如箭头所示）。变换体位投照后液平面可以随体位翻转，**A** 图为仰卧位投照，**B** 图为向左侧体位投照，可见 **B** 图中液-液平面翻转。液-液平面代表了骨腔中血液内红细胞的沉积现象。**C**、**D** 为三维重建图像

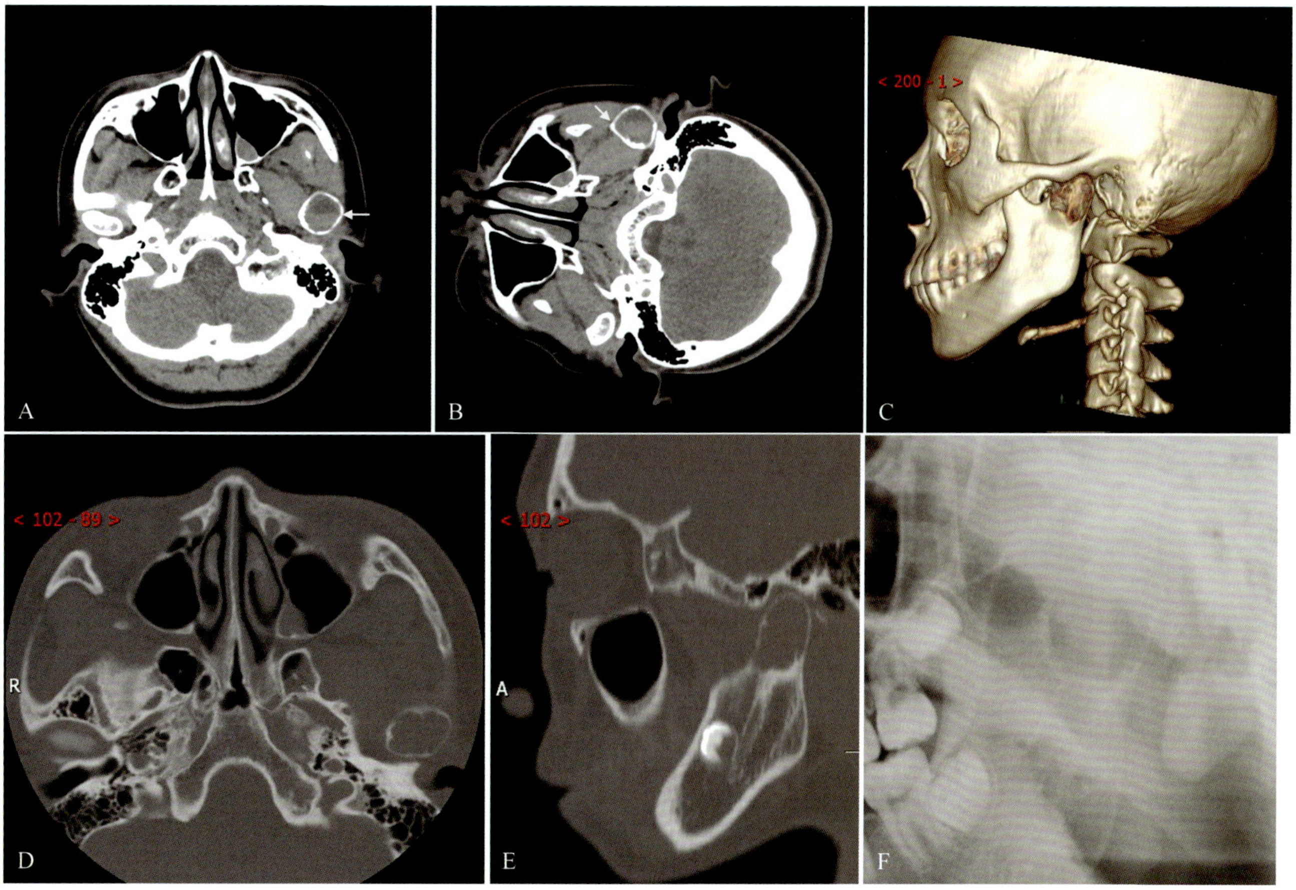

图 9-5-24 髁突动脉瘤样骨囊肿
髁突轻度膨隆变形，内部为单房结构，增强 CT 检查可见液-液平面（**A**），侧体位扫描时液-液平面翻转（**B**），保持与水平面平行，髁突均匀膨隆变形（**C** ～ **F**），骨腔内侧壁可见呈突起状的残余骨影像（**D**、**E**）

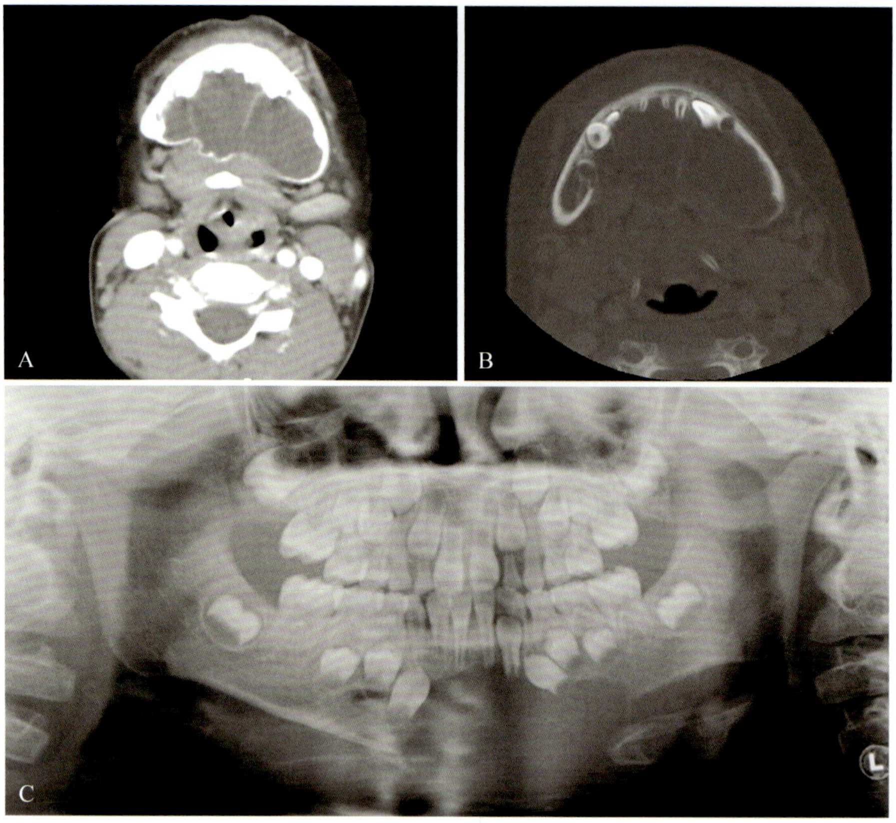

图 9-5-25　颏部动脉瘤样骨囊肿

增强 CT 软组织窗（**A**）和骨窗（**B**）显示骨异常膨隆变形，内部可见分隔，无明显液-液平面，曲面体层片（**C**）示病变骨破坏重，下颌骨下缘破坏明显，似恶性表现

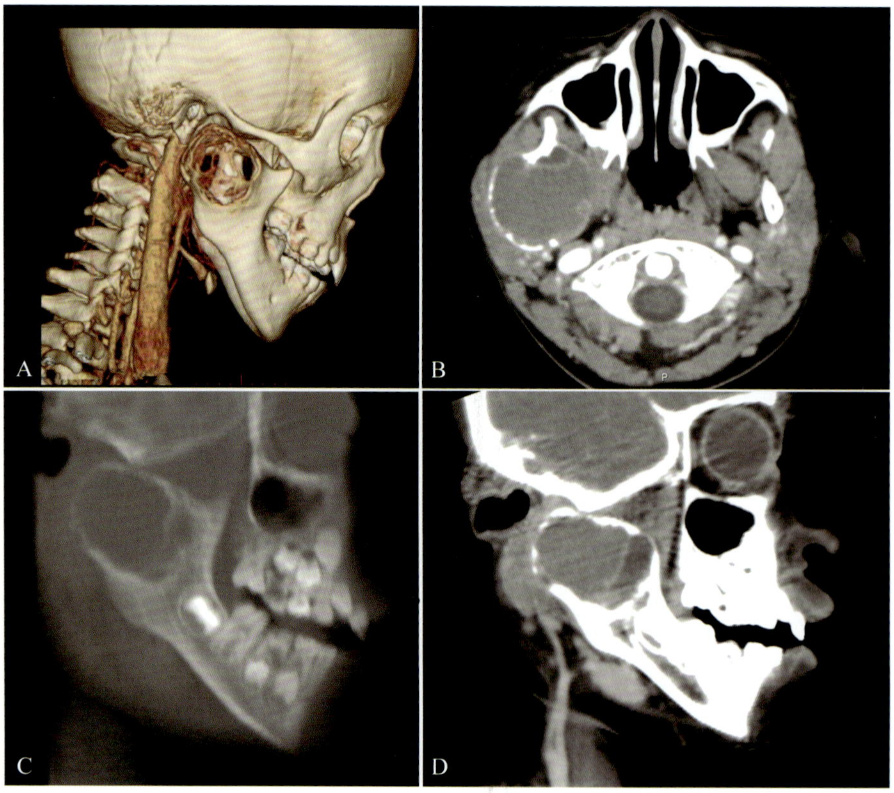

图 9-5-26　升支髁突动脉瘤样骨囊肿

三维重组图像可见髁突、髁突颈部明显膨胀变形（**A**），增强 CT 检查可见内部可见多房结构，一较大囊腔和一个不规则较小囊腔（**B** ～ **D**），其间可见纤细软组织分隔，此软组织分隔实际是残余骨吸收的残留结构，与 **C** 图中的残余骨结构相对应

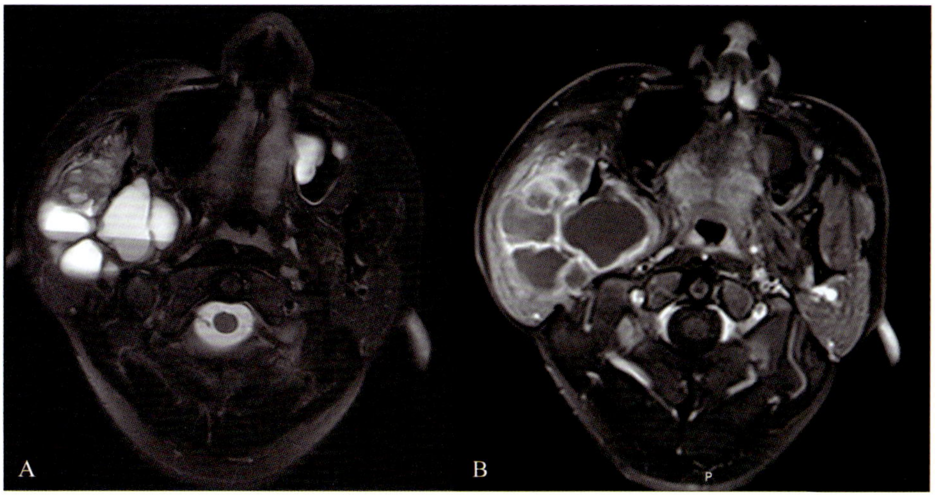

图 9-5-27　下颌骨动脉瘤样骨囊肿 MRI 表现　A：抑脂 T2 加权像中可见病灶中的多房性分隔，“液-液”平面与水平面平行；**B**：增强 MRI 扫描显示病灶分隔信号增强

恶性。对于较小的病变，CT 检查显示病变内结构的效果不及 MRI。进行 MRI 检查时，抑脂 T2 加权像中显示液平面影像最为清楚，上层的液体呈高信号，下层的血液成分呈中等信号。

【病理学表现】

肉眼可见为大小不等的囊腔，腔内含血液。镜下可见囊肿由许多充满红细胞的、大小不一的血窦或血腔构成。囊腔面无衬里上皮或内皮细胞，腔内可有血栓形成和机化，在出血灶附近有多核巨细胞，囊壁中常可见反应性新生骨。

【鉴别诊断】

在 CT 检查时主要应该与成釉细胞瘤、牙源性角化囊肿等常见的囊性病变相鉴别。牙源性良性肿瘤即使在体积很大的情况下，也可以在 CT 检查结果中观察到走行在病变旁的移位的下牙槽神经管，而在动脉瘤样骨囊肿的病变区一般观察不到下牙槽神经管结构。牙源性角化囊肿和单囊性成釉细胞瘤多以单囊性表现为主。较大体积的病变在 X 线检查时经常表现为密质骨不连续，易被诊断为恶性肿瘤，需要与尤文肉瘤等相鉴别。巨细胞修复性肉芽肿和骨巨细胞瘤等的基本表现为中等强化的骨内软组织占位，囊性成分较少。

参考文献

[1] 于世凤 . 口腔组织病理学 . 7 版 . 北京：人民卫生出版社，2012.

[2] Barnes L.，Eveson J.W. Reichart P.，Sidransky D. World Health Organization Classification of Tumours. Pathology and Genetics of Head and Neck Tumours. IARC Press：Lyon，2005.

[3] El-Naggar A.K.，Chan J.K.C.，Grandis J.R.，Takata T.，Slootweg P.J. WHO Classification of Head and Neck Tumours. 4th edition. IARC：Lyon，2017.

[4] Christopher D.M.Fletcher，Julia A.Bridge，Pancras C.W.Hogendoorn，Fredrik Mertens. WHO Classification of Tumours of Soft Tissue and Bone. IARC：Lyon，2013.

[5] 马绪臣 . 口腔颌面医学影像诊断学 . 6 版 . 北京：人民卫生出版社，2012.

[6] Kramer I.R.H.，Pindborg J.J.，Shear M. Histological typing of odontogenic tumours. 2nd edition. Berlin：Springer-verlay，1992.

[7] White S.C.，Pharoah M.J. Oral radiology：principles and interpretation. 6th ed. St. Louis，Missouri：Mosby，2009.

（孙志鹏　孙丽莎　张建运　李铁军）

第十章

口腔颌面颈部软组织囊肿、肿瘤及瘤样病变

对于颌面颈部软组织肿块性病变，普通 X 线检查的诊断作用是很有限的。超声、CT 及 MRI 等现代医学影像学检查手段的出现，为这类疾病的诊断提供了极大的便利。CT 检查对于口腔颌面颈部囊肿、肿瘤及瘤样病变的诊断具有重要价值。

第一节　颌面颈部软组织囊肿

一、皮样囊肿和表皮样囊肿

【概述】

皮样囊肿（dermoid cyst）及表皮样囊肿（epidermoid cyst）多见于口底或颏下区，也偶见于鼻腔或面颈部。囊肿表面光滑，为圆形或卵圆形无痛性包块，生长缓慢，界限清楚，触之可有面团样柔韧感。一般多见于儿童和青少年。多数人认为皮样和表皮样囊肿发生于胚胎发育性上皮剩余，或是外伤植入上皮所致。发生于口底的囊肿可能是第一、第二对鳃弓融合时残留的上皮所发生的。囊壁组织内含有皮肤附属器者为皮样囊肿，不含有皮肤附属器者则为表皮样囊肿[1-2]。

【CT 表现】

皮样囊肿好发于眼眶、口底和鼻等中线区域，表皮样囊肿多发生于面颈部皮下、腮腺区。发生于口底的皮样和表皮样囊肿可分三种类型：①口内型，囊肿位于舌下区、颏舌肌间，颏舌骨肌上方（图 10-1-1）；②口外型，囊肿位于下颌舌骨肌及颏舌骨肌下的颏下三角内（图 10-1-2）；③哑铃型，即囊肿同时累及颏下区和舌下区（图 10-1-3）。发生于口底的皮样和表皮样囊肿经常位于中线，左、右对称，也可偏移而位于一侧下颌下区（图 10-1-4）。

皮样和表皮样囊肿多为单囊状结构，呈圆形或类圆形，边缘光滑、清晰。囊肿壁较薄，平扫 CT 显示囊壁呈软组织密度，增强 CT 显示囊壁可有强化表现（图 10-1-2 ～ 10-1-4）。皮样囊肿内容物不同，CT 密度不同，多数呈均匀液体密度影（图 10-1-1 ～ 10-1-4）；有时呈完全均匀的脂肪密度影（图 10-1-5）。脂肪密度影像来源于囊肿壁中皮脂腺分泌的油脂样内容物，其 CT 值可达－140 HU 左右，低于脂肪瘤 CT 值。少数病例囊肿内容物可以呈液体和脂肪的混杂密度影（图 10-1-4，10-1-6）。囊肿内容物在增强 CT 中无强化表现。少数皮样囊肿内可见钙化。表皮样囊肿内容物多为无强化的均匀液体密度影（图 10-1-7）。

【比较影像学】

超声检查示皮样囊肿和表皮样囊肿多为不均匀低回声表现。病变内部可见散在且强弱不一的光

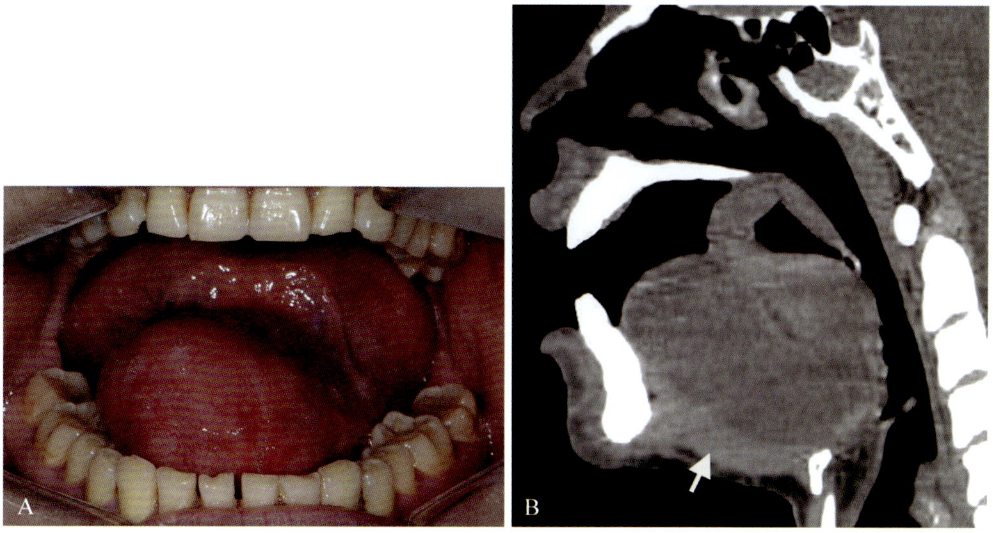

图 10-1-1　口底皮样囊肿

A：临床照片显示口底舌下区正中肿物，舌受推压向后移位，呈“双重舌”表现；**B**：平扫 CT 矢状面显示囊肿位于颏舌骨肌（如箭头所示）上方，呈类椭圆形液体密度肿块影像

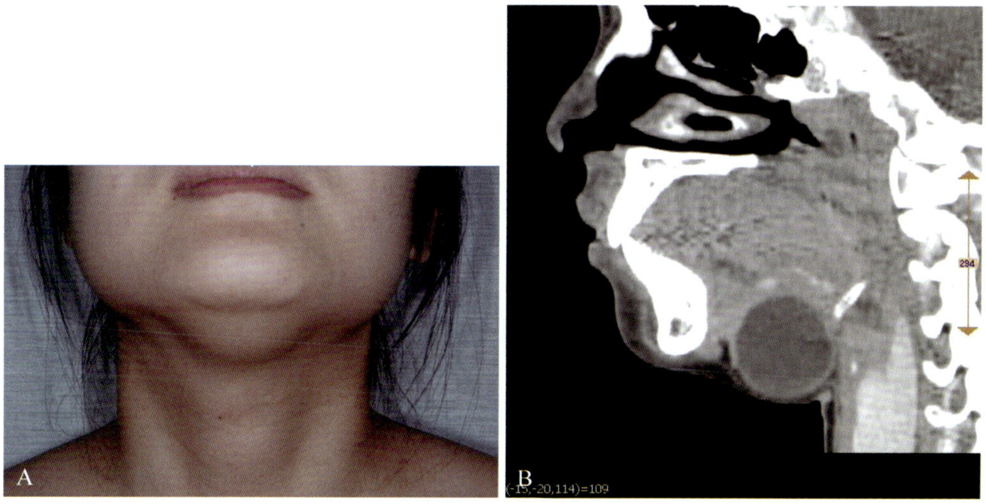

图 10-1-2　颏下区皮样囊肿

A：临床照片显示颏下区正中肿物；**B**：增强 CT 矢状面图像显示圆形囊性肿物影像，囊壁轻度强化，内容物为无强化液化密度

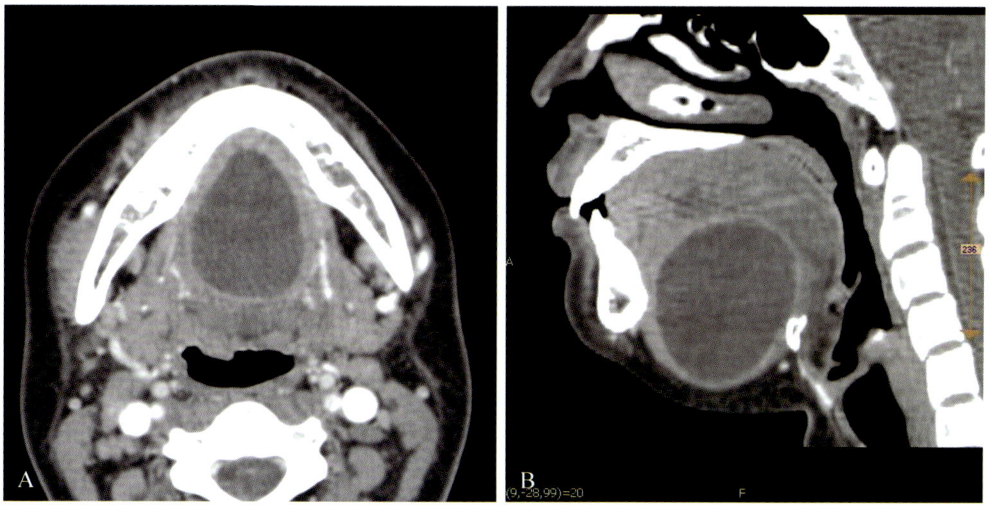

图 10-1-3　口底及颏下区皮样囊肿

增强 CT 横断面（**A**）和矢状面（**B**）图像显示囊肿位于颏舌骨肌肌间，囊肿累及口底及颏下区

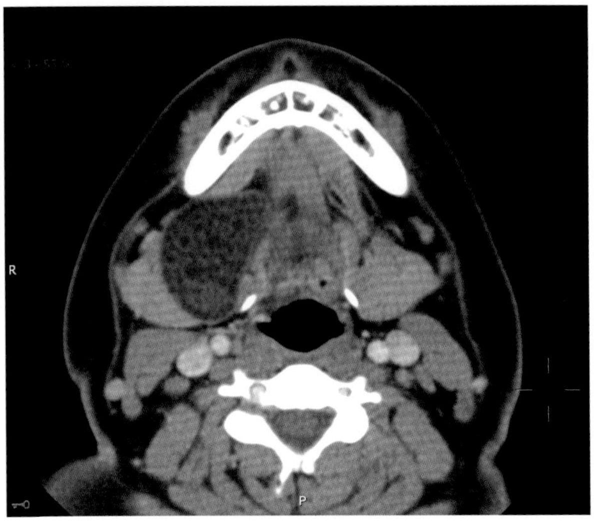

图 10-1-4　下颌下区皮样囊肿

增强 CT 横断面图像显示右侧下颌下区囊性肿物，内容物为网格状脂肪与液体混杂密度，病变周围可见完整囊壁

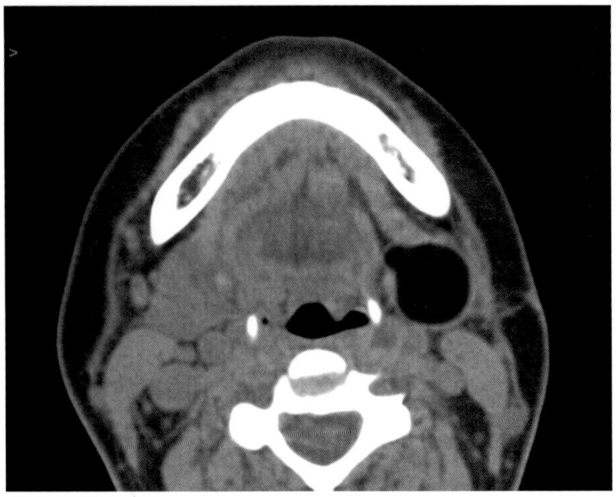

图 10-1-5　下颌下区皮样囊肿

平扫 CT 横断面显示左侧下颌下区囊性肿物，内容物呈完全均匀的类脂肪样低密度影像，CT 值约为－140 HU，较脂肪瘤的 CT 值低，且更加均一

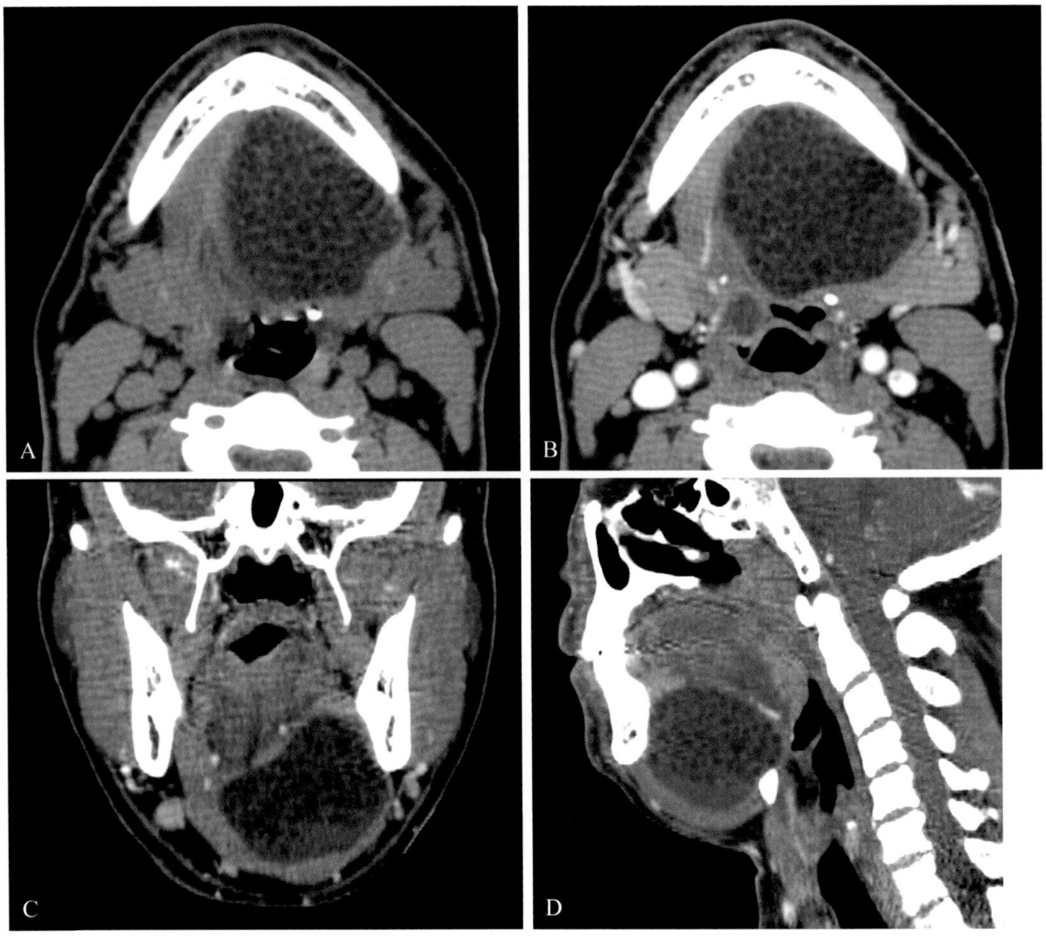

图 10-1-6　颏下及下颌下区表皮样囊肿

A：平扫 CT 横断面示左侧下颌下及颏下区椭圆形低密度肿块影，病变内密度不均，近呈网格状；**B**：增强 CT 横断面示病变内无强化，但包膜更清晰；增强 CT 冠状位（**C**）及矢状位（**D**）示左侧下颌下及颏下囊性肿块影，包膜较厚，界限清晰

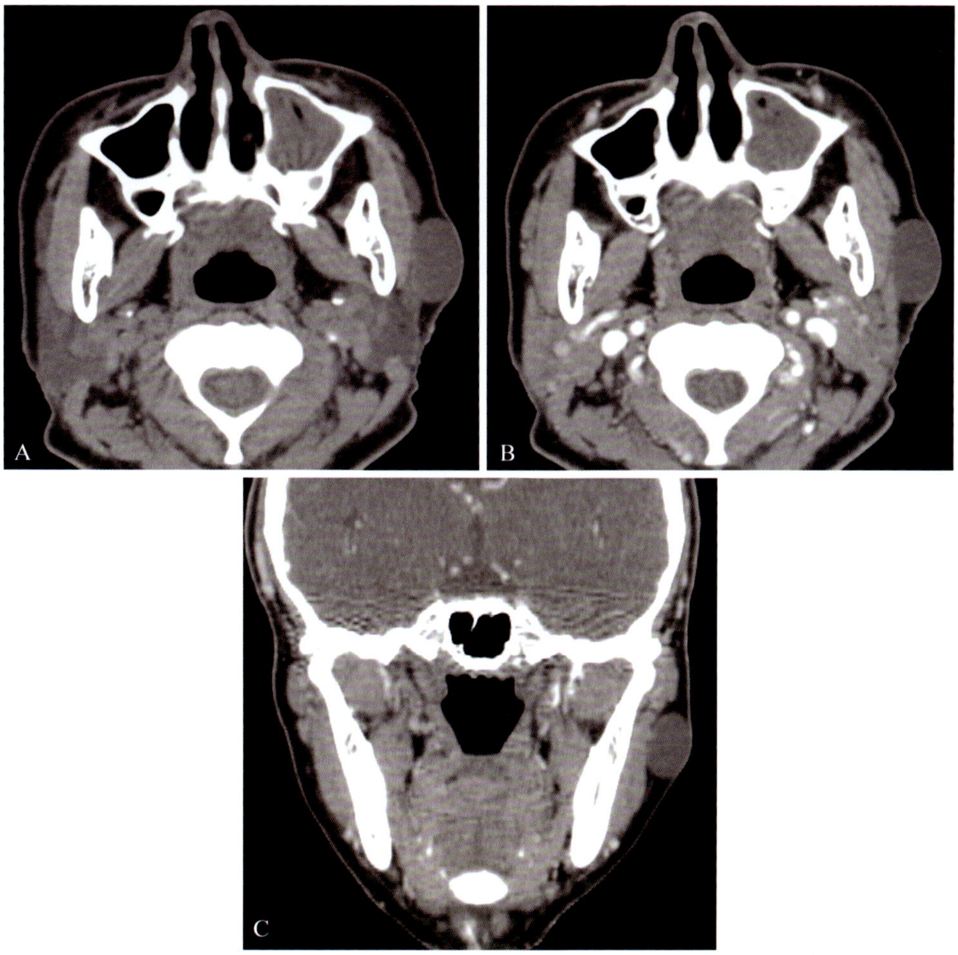

图 10-1-7　腮腺区皮下表皮样囊肿

A：平扫 CT 横断面示左侧腮腺区皮下囊性肿物影像，内容物呈均匀液体密度；增强 CT 横断面（**B**）及冠状面（**C**）未见强化

点，实时检查时可见光点呈翻滚样表现。后方回声可有增强，有边缘反射光带，界限清晰。MRI 检查示富含脂肪的皮样囊肿在 T1 和 T2 加权像上均为高信号表现。含液体的囊肿在 T1 加权像上为低信号，在 T2 加权像上为高信号。囊肿的包膜在 T1 加权像上为低信号，在 T2 加权像上为略高信号。

【病理学表现】

肉眼见囊壁较薄，囊腔内有灰白色豆腐渣样物。镜下见囊壁衬里为角化的复层鳞状上皮（图 10-1-8）。结缔组织囊壁内没有皮肤附属器者称为表皮样囊肿；若囊壁内含有毛发、毛囊、皮脂腺及汗腺等皮肤附属器结构，则称为皮样囊肿。囊腔内为排列成层的角化物质，偶见钙化。

【鉴别诊断】

1. 甲状舌管囊肿　位于颈部中线附近的皮样

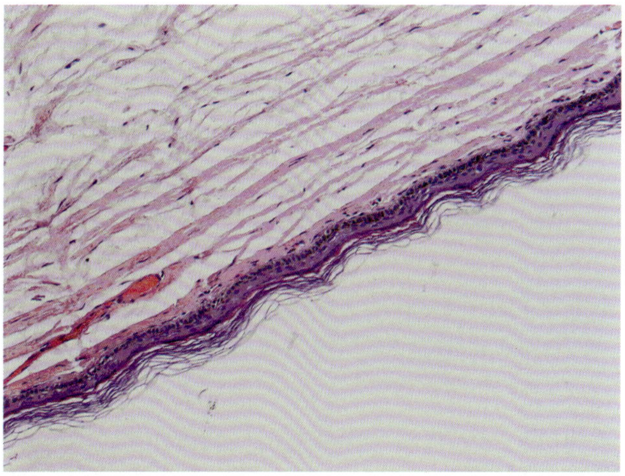

图 10-1-8　表皮样囊肿的病理学表现　光镜观察见纤维性囊肿壁，复层鳞状上皮衬里，囊壁内未见皮肤附属器，囊腔内为排列成层的角化物（HE，×200）

囊肿和表皮样囊肿主要应与甲状舌管囊肿相鉴别。如果皮样囊肿的内容物以脂肪组织为主，则其 CT 密度和 MRI 信号表现与甲状舌管囊肿明显不同，

鉴别比较容易。如果病变内部以含水液为主，则鉴别较困难，但甲状舌管囊肿多位于舌骨上下，多能随吞咽动作上、下移动。

2. 脂肪瘤　当皮样囊肿内容物以脂肪密度为主时，十分类似脂肪瘤。依据以下三点可以鉴别：①皮样囊肿囊壁较厚，脂肪瘤包膜较薄；②部分皮样囊肿内容物 CT 值可达－140 HU ～－150 HU，而脂肪瘤 CT 值通常在－100 HU ～－110 HU；③皮样囊肿内容物密度一般较均一，而脂肪瘤的脂肪密度之间多存在纤细的结缔组织影像。

二、鳃裂囊肿

【概述】

鳃裂囊肿（branchial cleft cyst）又称颈部淋巴上皮囊肿（lymphoepithelial cyst），一般认为鳃裂囊肿源于鳃裂或咽囊的上皮剩余。位于外耳道以下和下颌角以上者为第一鳃裂囊肿，下颌角以下和肩胛舌骨肌以上者为第二鳃裂囊肿，位于颈根部的为第三、第四鳃裂囊肿。临床上，第二鳃裂囊肿多见，占 90% 以上，表现为颈部无痛性包块，质地较软。鳃裂囊肿可继发感染，表现为鳃裂瘘（branchial cleft fistula）。第三、第四鳃裂囊肿较罕见，且多表现为鳃裂瘘。本病可发生于任何年龄，但以 20 ～ 50 岁多见。对于鳃裂囊肿，手术完整切除后罕见复发，但对于鳃裂瘘，手术常不能完全切除，遗留部分瘘管组织可导致复发[1-2]。

【CT 表现】

第一鳃裂囊肿主要发生于外耳道周围、腮腺内或咽旁间隙（图 10-1-9）。第二鳃裂囊肿主要位于下颌角水平、下颌下腺后外侧的颈深部组织间隙内（图 10-1-10）。第三鳃裂囊肿主要位于上颈部的颈后间隙和中下颈部的胸锁乳突肌前缘。第四鳃裂囊肿可见于梨状窝至甲状腺的任何部位。

鳃裂囊肿多为单囊性表现，形态规则，呈类圆形，边界光滑，直径为 3 ～ 5 cm。

鳃裂囊肿内容多表现为无强化、均匀的液体密度。鳃裂囊肿感染时，囊内蛋白质含量增多，其密度增高，可接近软组织密度，囊壁可增厚，增强后表现为不均匀的环形强化边缘，应注意与转移性淋巴结或淋巴结结核相鉴别。

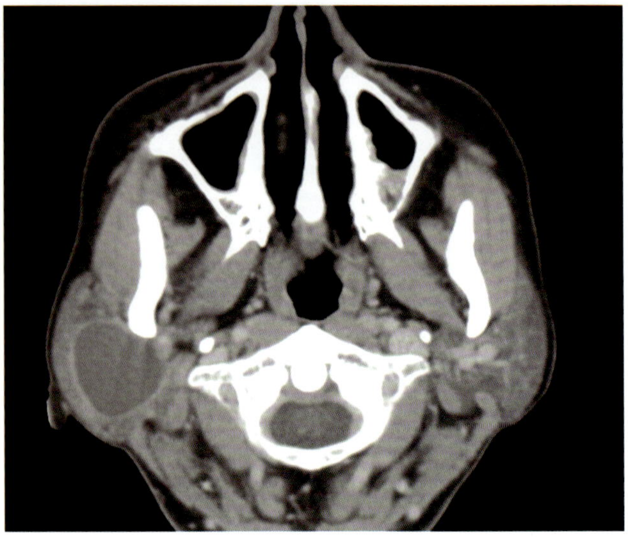

图 10-1-9　腮腺第一鳃裂囊肿

增强 CT 横断面示右侧腮腺内囊性肿物，可见囊壁轻度强化、薄而均匀，内容物为无强化、均匀的液体密度影

【比较影像学】

超声图像上，鳃裂囊肿多为椭圆形液性暗区。病变内部回声多不均匀，中心区多为液性暗区。MRI 检查示，鳃裂囊肿信号呈多样性，T1 加权像上可以是低信号或中等信号，蛋白质含量高时也可形成高信号；T2 加权像上一般表现为高信号。瘘管造影可显示瘘管的走行和范围，并可鉴别不完全瘘（图 10-1-11）和完全瘘（图 10-1-12）。

【病理学表现】

肉眼见囊腔内容物为黄绿色或棕色清亮液体，或含黏稠胶样、黏液样物。90% 以上的囊壁内衬复层鳞状上皮，可伴或不伴角化，部分囊肿可内衬假复层柱状上皮，纤维囊壁内含有大量淋巴样组织形成淋巴滤泡（图 10-1-13）。

【鉴别诊断】

第一鳃裂囊肿应与腮腺内的腮腺囊肿和中心液化坏死的肿大淋巴结相鉴别。第二鳃裂囊肿应与坏死性淋巴结及呈囊状表现的神经鞘瘤相鉴别。仅根据影像学表现很难将鳃裂囊肿与腮腺囊肿鉴别开来。神经鞘瘤多位于颈动脉间隙和咽旁间隙，较少出现于下颌下区。坏死性淋巴结多见于转移瘤和结核，可根据病史和临床表现鉴别。第三或第四鳃裂囊肿多位于颈后三角区，应与囊性水瘤鉴别。后者

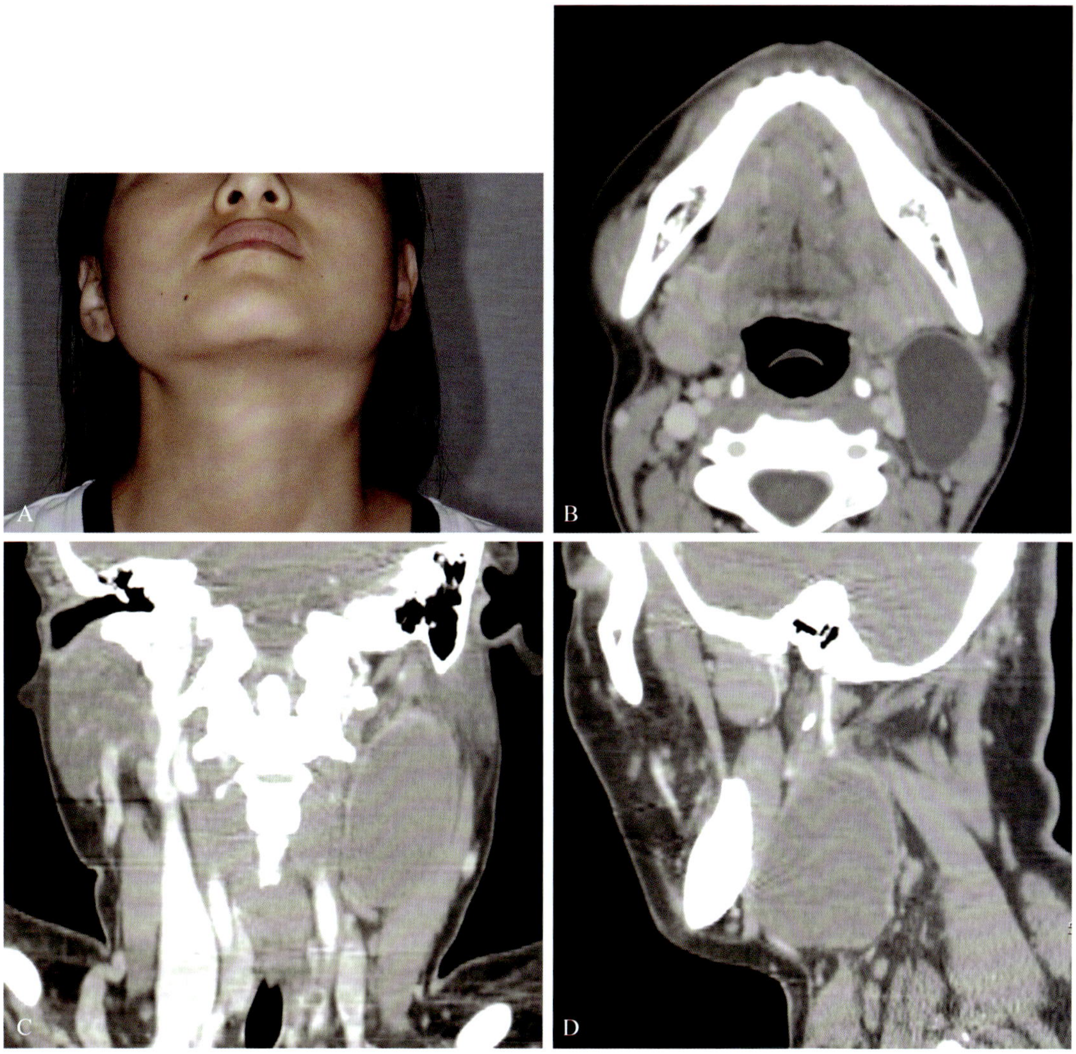

图 10-1-10　颈部第二鳃裂囊肿

A：临床照片显示典型第二鳃裂囊肿位于下颌角水平；增强 CT 横断面（**B**）、冠状面（**C**）及矢状面（**D**）见囊壁轻度强化，界限清晰

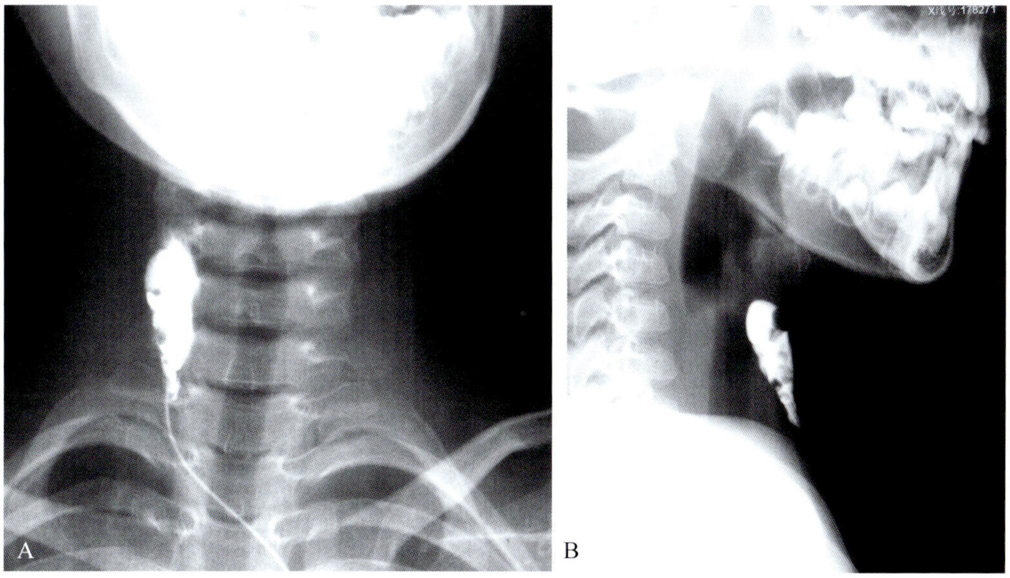

图 10-1-11　右侧颈部第二鳃裂瘘（不完全瘘）

右侧颈部瘘道造影正位片（**A**）及侧位片（**B**）示瘘道自颈中部向上后走行，呈粗细不均的管道状，未见内瘘

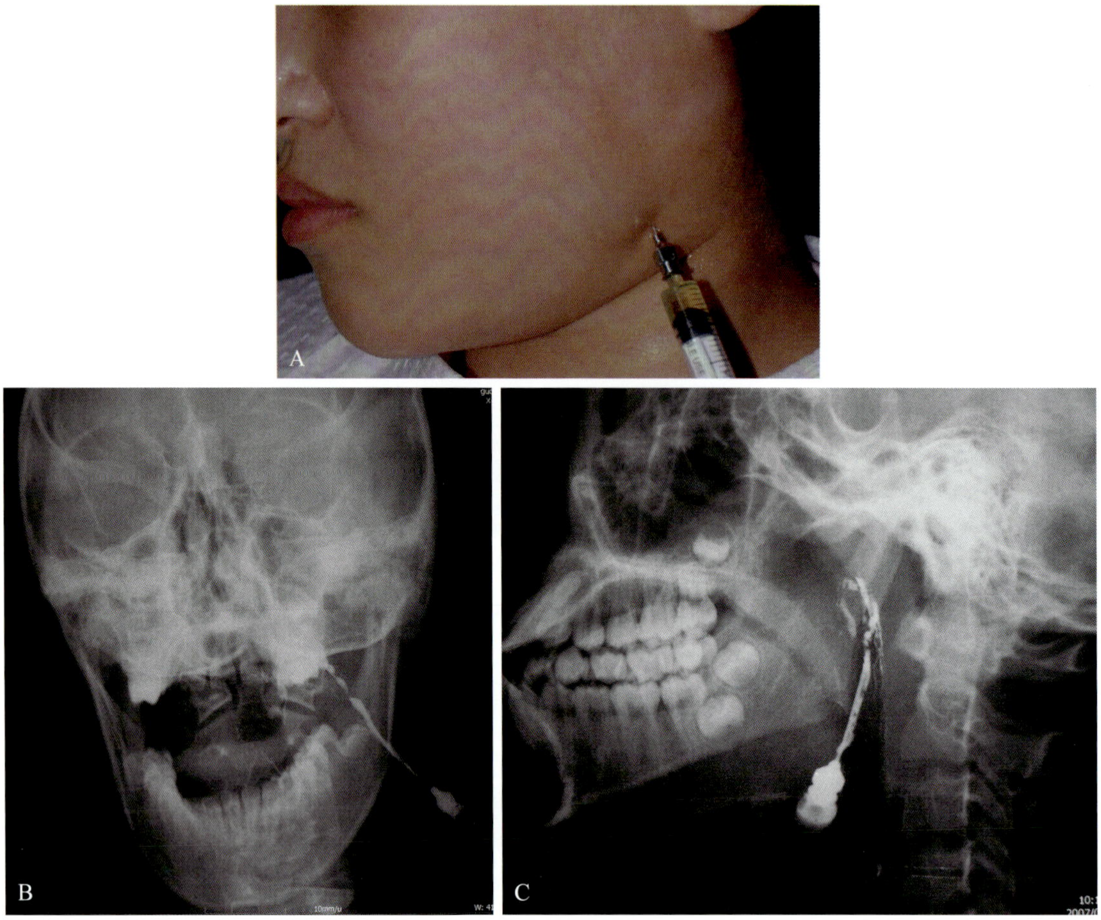

图 10-1-12　左侧第二鳃裂瘘（完全瘘）

A：临床照片示左侧下颌下区先天性皮肤瘘管，常有黄色黏稠液体排出；左侧颈部瘘管造影正位片（B）及侧位片（C）示瘘管自下颌下区向上内侧走行，达咽腔，咽壁黏膜可见造影剂

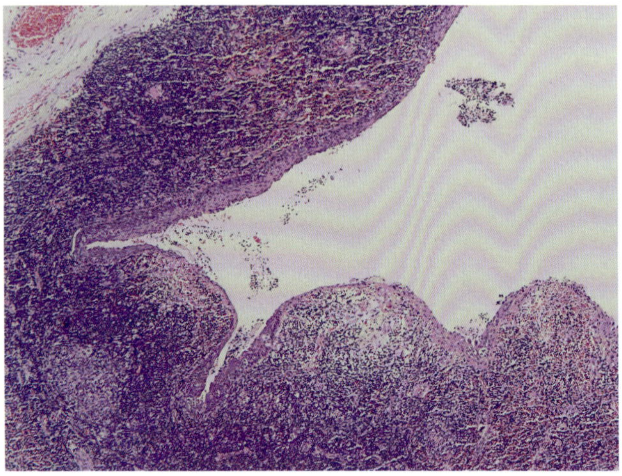

图 10-1-13　鳃裂囊肿的病理学表现

光镜观察见囊壁内衬复层鳞状上皮，纤维囊壁内含有大量淋巴样组织，淋巴滤泡形成（HE，×100）

常为多囊状，形态可不规则，且临床上质地更加柔软。另外，第三或第四鳃裂囊肿非常罕见，且多以鳃裂瘘的形式出现，一般不宜将鳃裂囊肿作为首要诊断。

三、甲状舌管囊肿

【概述】

甲状舌管囊肿（thyroglossal tract cyst）是甲状舌导管残余上皮发生的囊肿，可发生在舌盲孔与甲状腺之间导管经过的任何部位，以舌骨上下发生者最多见，青少年多见。囊肿常位于颈部中线或近中线处，直径一般为 2 ～ 3 cm，表面光滑，边界清楚，触之有波动感，能随吞咽动作上下活动。囊内容物为清亮的黏液样物质，可继发感染。有研究报道约 1% 以下的甲状舌管囊肿有癌变。[1-2]

【CT 表现】

甲状舌管囊肿可位于舌盲孔至甲状腺之间的任何区域，多位于颈中线区，以甲状软骨和舌骨水平为常见。

甲状舌管囊肿一般呈圆形或类圆形低密度影

表现，囊壁与周围软组织密度影相近。增强 CT 显示较薄的囊壁可以有轻度强化表现（图 10-1-14）。继发感染者，增强 CT 可见囊壁不规则增厚，且强化较明显。

【比较影像学】

超声图像上，甲状舌管囊肿一般表现为圆形、均匀的低回声暗区，边缘清晰。MRI 检查示甲状舌管囊肿的囊液在 T1 加权像上信号一般为低信号，在 T2 加权像上多为高信号。囊壁一般在 T1 及 T2 加权像上均表现为略低信号或等信号，继发感染时，囊壁在 T2 加权像上呈高信号表现。

【病理学表现】

囊壁可内衬假复层纤毛柱状上皮或复层鳞状上皮，常见二者的过渡形态，邻近口腔的囊肿衬里多为复层鳞状上皮，而位置靠下者多为纤毛柱状上皮衬里。纤维性囊壁内偶见甲状腺或黏液腺组织（图 10-1-15）。

【鉴别诊断】

位于颈部中线的甲状舌管囊肿应与皮样囊肿相鉴别。如果皮样囊肿的内容物为脂肪，则其密度与甲状舌管囊肿明显不同，鉴别相对容易。少数甲状舌管囊肿位于颈侧区域，需要鉴别的病变包括鳃裂囊肿、坏死性淋巴结及囊性水瘤。应结合病史、临床特点及影像学表现综合考虑。

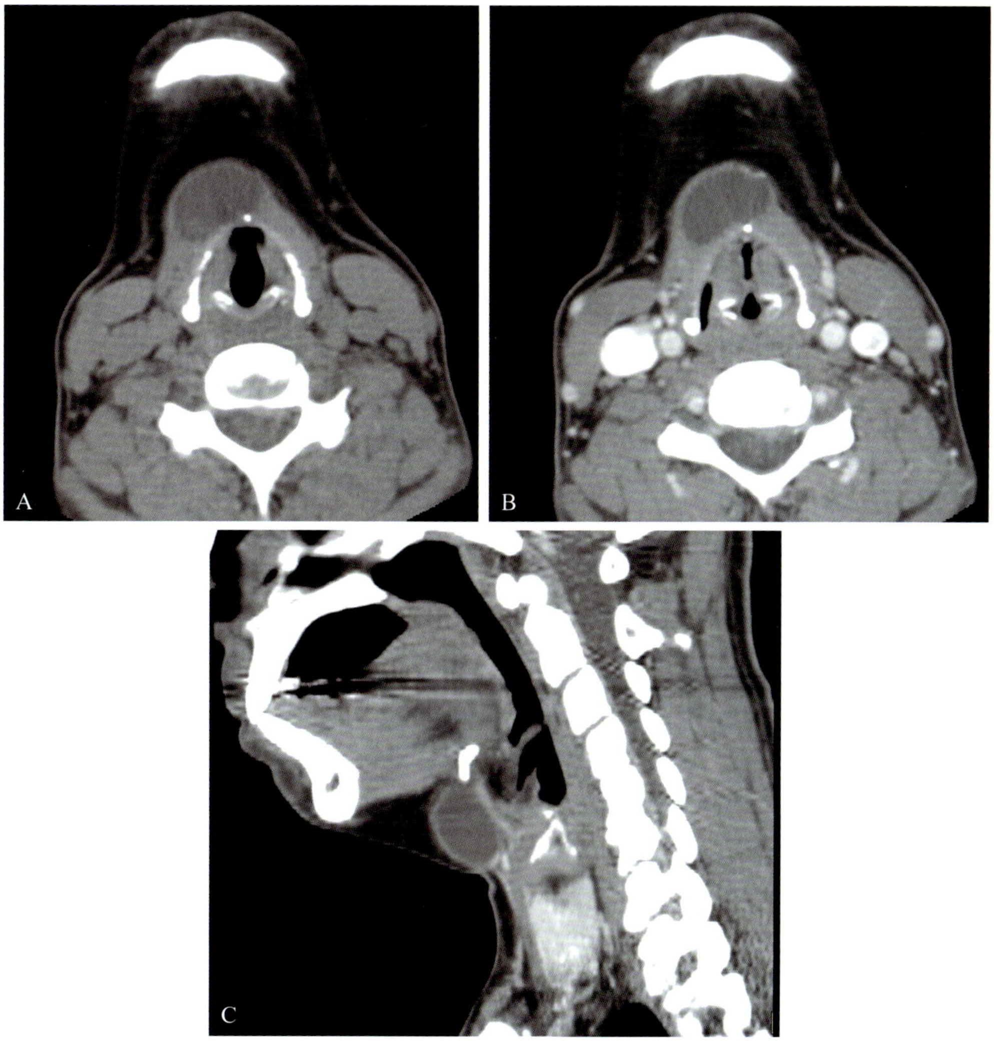

图 10-1-14　甲状舌管囊肿

A：平扫 CT 横断面示中线相当于甲状腺与舌骨之间囊性肿物影；增强 CT 横断面（**B**）及矢状面（**C**）见囊壁轻度强化，界限清晰

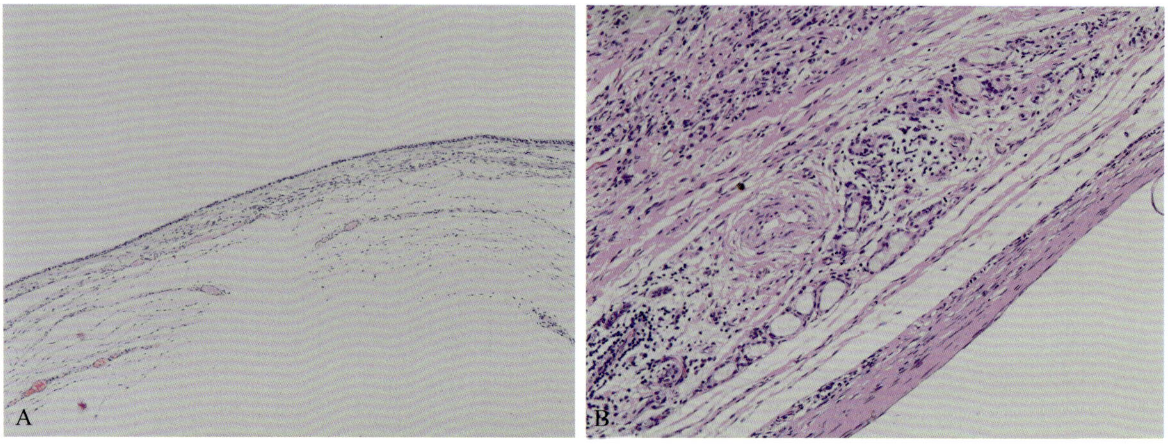

图 10-1-15　甲状舌管囊肿的病理学表现

A：光镜观察见纤维性囊肿壁，囊壁内衬较薄的假复层纤毛柱状上皮衬里（HE，×100）；**B**：高倍镜观察见囊壁内少许甲状腺滤泡（HE，×200）

第二节　颌面颈部软组织良性肿瘤及瘤样病变

一、牙龈瘤

【概述】

牙龈瘤（epulis）是指牙龈局限性慢性炎症性增生所形成的肿瘤样病损或对损伤的一种反应性增生。女性较男性多见，80% 位于前牙区。牙龈瘤临床上多表现为牙龈区圆形或椭圆形软组织隆起，有时呈分叶状，可有蒂或无蒂。手术后可复发。[3-4]

【CT 表现】

CT 图像上，牙龈瘤多为牙龈区域圆形增生的软组织肿块，边界清楚，可有钙化。相应牙槽骨可见弧形骨质吸收（图 10-2-1）。血管性牙龈瘤在增强 CT 图像上可有明显强化表现。

【比较影像学】

由于位置表浅，对于多数牙龈瘤不需要进行影像学检查即可初步诊断，影像学检查的目的在于判断是否存在骨破坏。临床上比较常用的根尖片可显示牙龈瘤软组织影，体积较小的早期病变 X 线检查可无明显骨吸收或破坏，长期存在的较大牙龈瘤可压迫牙槽骨吸收，导致牙周膜增宽。较大的牙龈瘤可见牙移位。部分牙龈瘤内可见钙化（图 10-2-1），并可显示牙槽骨受压，呈弧形吸收改变。

【病理学表现】

牙龈瘤根据病理学表现分为血管性、纤维性和巨细胞性牙龈瘤。

血管性牙龈瘤呈紫红色，质软，易出血。镜下观察瘤体小血管丰富，血管内皮细胞呈条索状或片状增生，伴有炎症细胞浸润。本病可见于妊娠期患者，又称妊娠性龈瘤。若病变期内中性粒细胞明显增多，又称化脓性肉芽肿。

纤维性牙龈瘤可有蒂或无蒂，质地坚实，颜色与附近牙龈颜色相近或发白。镜下观察瘤体由富含细胞的肉芽组织和增生的纤维组织构成。胶原纤维间见浆细胞浸润。部分病例可见钙盐沉着和（或）在成纤维组织出现化生性骨小梁（图 10-2-1）。

巨细胞性牙龈瘤又名外周性巨细胞肉芽肿，包块暗红色，质地不硬，可贯穿牙间而呈哑铃状。镜下观察瘤体类似于颌骨内的巨细胞肉芽肿，富于血管和纤维结缔组织的间质内含有分布不均的多核破骨细胞样巨细胞。

【鉴别诊断】

1. *牙龈癌*　二者临床表现不同，预后不同。

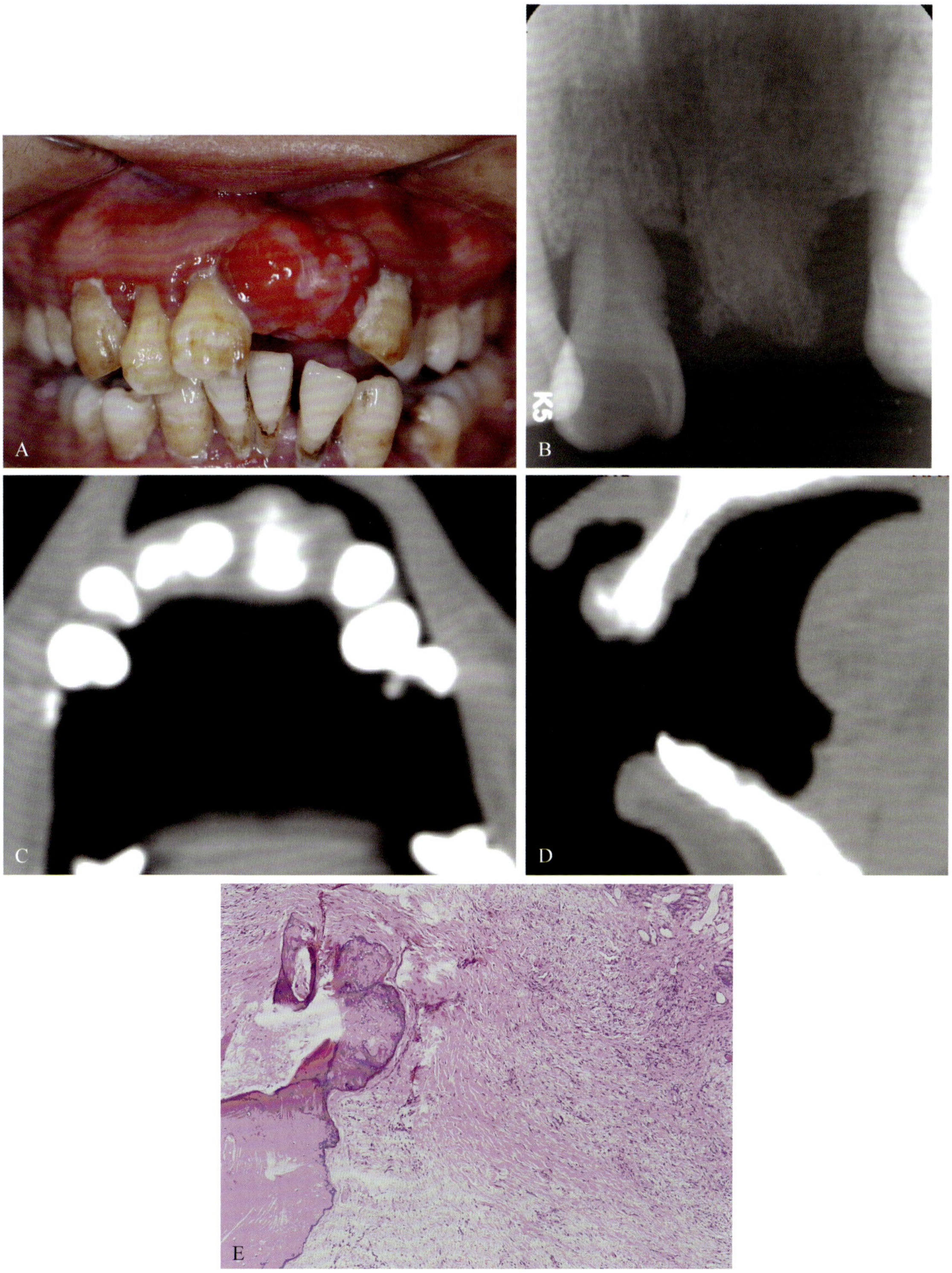

图 10-2-1　上颌前部纤维性牙龈瘤伴骨质增生

A：临床照片显示 21、22 缺失，局部粉色肿物直径约 2 cm 大小；**B**：根尖片示 21、22 缺牙区牙槽骨增生，局部牙龈肿物影，11 近中及 23 近中可见角形骨质吸收；平扫 CT 横断面（**C**）及矢状面（**D**）示 21、22 缺牙区软组织肿物，伴牙槽骨增生；**E**：光镜检查见纤维组织增生，散在炎症细胞浸润，化生骨形成（HE，×100）

牙龈瘤对牙槽骨的侵犯程度较轻或不侵犯，有侵犯时表现为压迫性骨吸收。牙龈癌多引起颌骨侵蚀性破坏，发展迅速。

2. 血管畸形　单纯从 CT 表现看，血管性牙龈瘤与累及牙龈的血管畸形均可见强化效应。血管畸形多数边界不清晰，范围较广泛，颌骨受累范围也较广泛；而牙龈瘤较局限，边界清晰。多数结合临床表现可予以鉴别。

二、脂肪瘤

【概述】

脂肪瘤（lipoma）是软组织中最常见的良性肿瘤，由发育成熟的白色脂肪细胞所构成。脂肪瘤病（lipomatosis）是指成熟的脂肪组织弥漫性过度生长，可累及身体不同部位或伴有多种疾病背景。

脂肪瘤可发生于身体任何有脂肪的部位，尤其是躯干和颈部的皮下组织，年龄以 30 ～ 50 岁多见，男性发病多于女性，可单发或多发。绝大多数脂肪瘤表现为无痛性、生长缓慢的肿块，大小不一，质地软，境界可不清。瘤体增大时可压迫周围神经致疼痛[3-4]。

【CT 表现】

发生于口腔颌面部的脂肪瘤常位于颈部皮下（图 10-2-2）、腮腺（图 10-2-3，4）、咬肌、颞下窝、咽旁间隙（图 10-2-5）等部位。普通型脂肪瘤发生于皮下组织者称为表浅型脂肪瘤（图 10-2-2），发生于深部软组织者称为深部脂肪瘤（图 10-2-4，5），发生于骨表面者称为骨旁脂肪瘤。位于骨骼肌之内或骨骼肌之间者称为肌内脂肪瘤或肌间脂肪瘤。颈部还常见有双侧对称性表浅弥漫性脂肪瘤（图 10-2-6），也称 Madelung 病。

脂肪瘤的形态和大小变异较大，皮下局限型脂肪瘤多呈规则的椭圆形。弥漫型脂肪瘤多沿结缔组织间隙分布，形态不规则。脂肪瘤边界清晰，可见包膜。脂肪瘤有时包膜菲薄，不易与皮下脂肪或组织间隙区分。

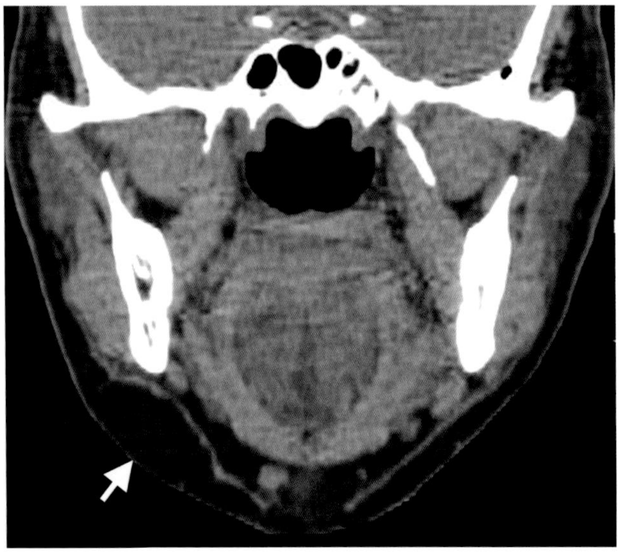

图 10-2-2　皮下表浅型脂肪瘤

平扫 CT 冠状面显示右侧下颌下区皮下椭圆形脂肪密度肿物，包膜菲薄

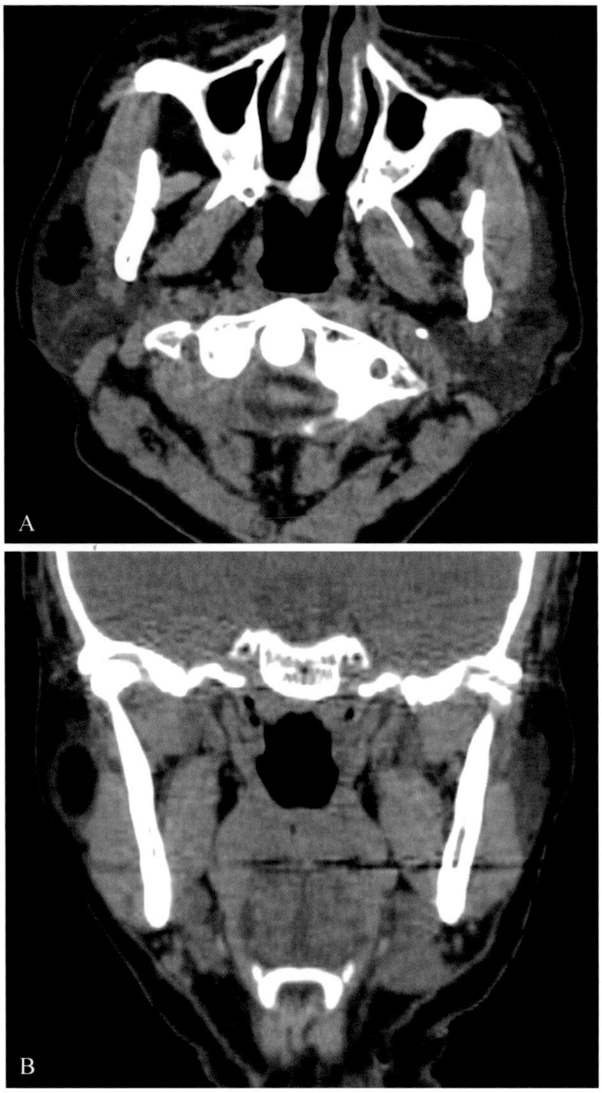

图 10-2-3　右腮腺区脂肪瘤

平扫 CT 横断面（**A**）及冠状面（**B**）示右腮腺区低密度肿物影，边界清晰但欠平整，CT 值－110 HU

脂肪瘤内部密度均匀，CT 值一般为－100 HU 左右，内部可有纤维条索分隔。增强 CT 显示脂肪瘤无强化。

【比较影像学】

超声检查显示脂肪瘤呈实质性低回声或等回声区，境界清晰，多呈椭圆形。不同部位脂肪瘤可有不同表现。通常有明显的包膜反射光带，后方回声改变不明显或增强。MRI 检查显示脂肪瘤在 T1 加权像和 T2 加权像上均为高信号表现，且随回波时间延长，信号依次衰减。病变内信号分

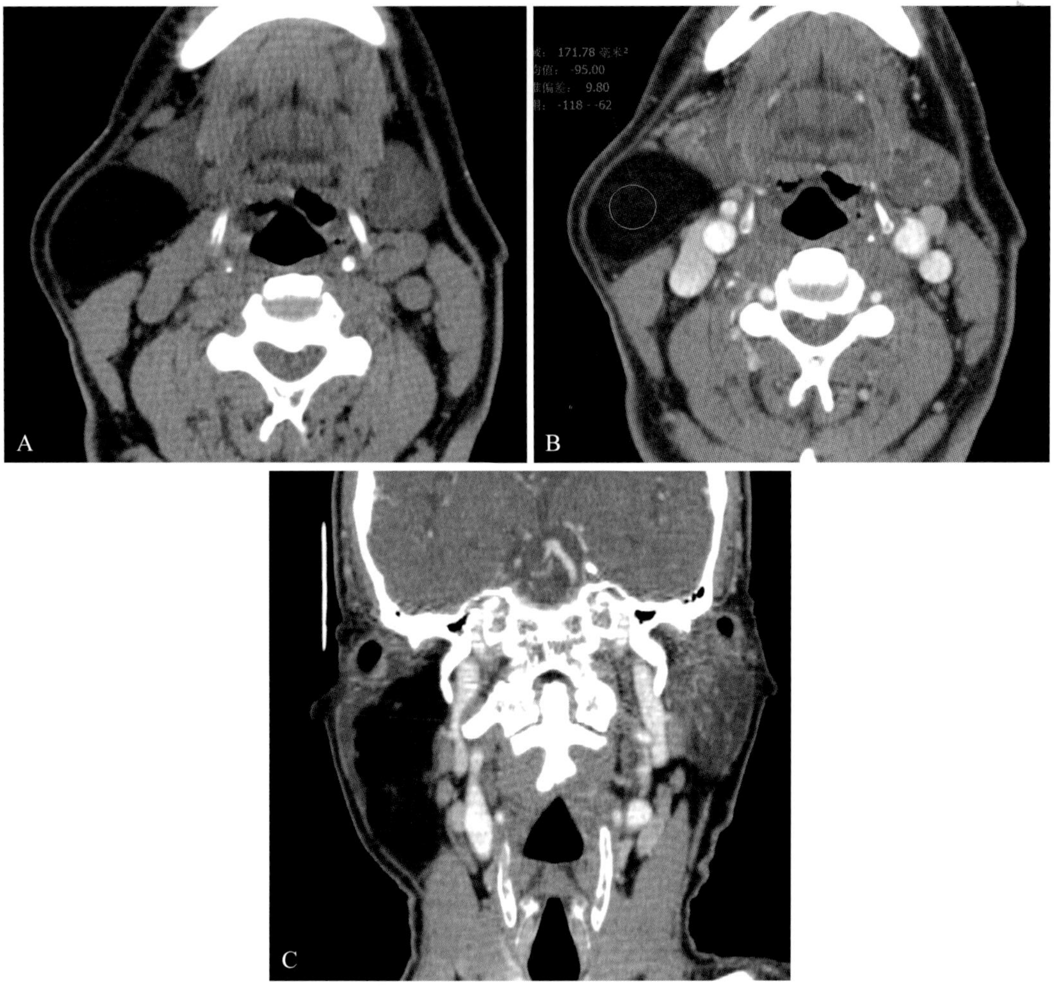

图 10-2-4　右侧面颈部脂肪瘤

平扫 CT 横断面（**A**）示右上颈部低密度肿物影，边界清晰，CT 均值为－ 95 HU；增强 CT 横断面（**B**）及冠状面（**C**）显示肿物范围大，自上颈部达颅底，无强化

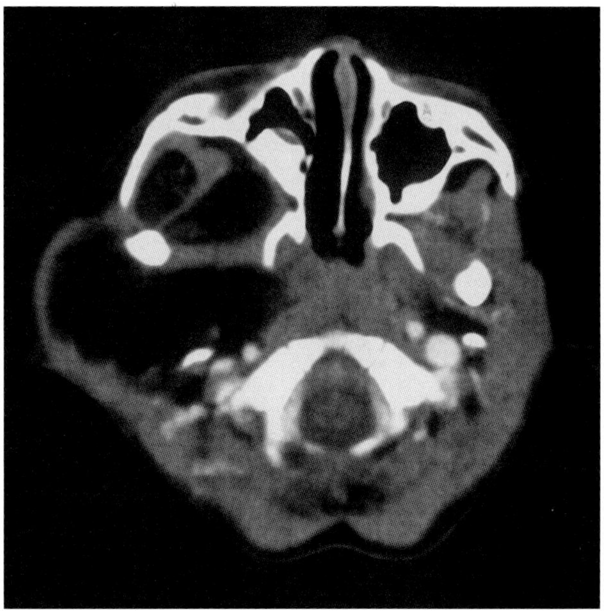

图 10-2-5　腮腺深叶、颞下、咽旁间隙脂肪瘤

增强 CT 横断面显示腮腺内部、腮腺深叶、颞下间隙、咽旁间隙沿组织间隙分布脂肪密度肿物，无强化表现

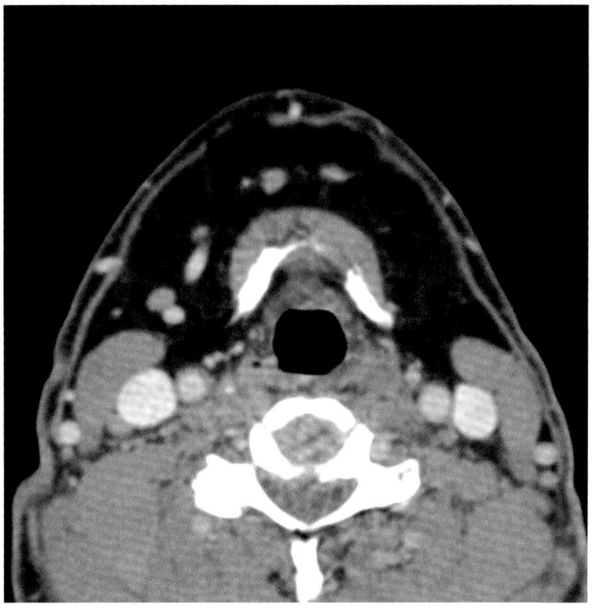

图 10-2-6　上颈部弥漫型脂肪瘤病，Madelung 病

增强 CT 横断面显示上颈部双侧对称性沿颈阔肌深面分布的无明显包膜的脂肪肿块影像，内部可见淋巴结和血管影像

布多不均匀，偶可见低信号条索状纤维隔或流空的血管影。MRI 脂肪抑制成像序列的应用对诊断脂肪瘤具有特殊意义。静脉注入对比剂后，脂肪瘤内无强化表现。

【病理学表现】

肉眼观察常有菲薄的纤维性包膜，多呈类圆形或分叶结节状，淡黄色或黄色，质地柔软，切面有油腻感。显微镜下可见脂肪瘤由分化成熟的脂肪组织组成，常被纤维组织分隔成不规则的小叶状，其中可见分布不均的毛细血管（图 10-2-7）。根据其内掺杂成分和发病部位不同，可冠以不同的名称，如纤维脂肪瘤、黏液脂肪瘤、肌脂肪瘤、血管脂肪瘤、多形性脂肪瘤等。

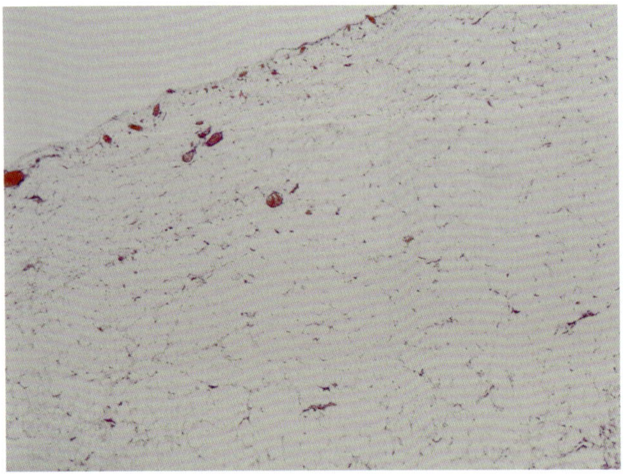

图 10-2-7　脂肪瘤的组织病理学表现

肿瘤有菲薄的包膜，由分化成熟的脂肪组织组成，可见分布不均的毛细血管（HE，×40）

【鉴别诊断】

超声图像上，脂肪瘤需要与局部脂肪增多相鉴别，如无包膜反射光带则为局部脂肪增多，有包膜反射光带则为脂肪瘤。脂肪瘤的 CT 密度表现及 MRI 的信号表现具有特征性，一般不会与其他囊肿或肿瘤相混淆。

三、神经鞘瘤

【概述】

神经鞘瘤（neurilemmoma）又称施万瘤（schwannoma），来源于神经鞘膜的施万细胞。该肿瘤多见于中年人，无性别差异。发生于颌面部的神经鞘瘤主要源于脑神经（如三叉神经、面神经、迷走神经和舌下神经等），其次是周围神经和交感神经。肿瘤为圆形或梭形，一般体积较小，可呈分叶状，质地较软。穿刺有不凝结的血性液体。一般而言，来源于颈鞘内迷走神经的神经鞘瘤和交感神经的神经鞘瘤较为多见。肿瘤体积增大易发生黏液变性。神经鞘瘤生长缓慢，属良性肿瘤，极少发生恶变[3-4]。

【CT 表现】

神经鞘瘤可呈实性或囊实性表现，富含细胞的 Antoni A 型神经组织密度较高，细胞少、脂质含量高并有黏液变性的 Antoni B 型神经组织密度低，两者构成比不一，是肿瘤 CT 密度和增强后肿瘤内部密度不均的病理基础之一。平扫 CT 表现为椭圆形或梭形均匀等密度或略低密度肿块，或边缘呈低密度环包绕的中央栅栏状、云雾状或岛状高密度区，或周围呈高密度区包绕的中央低密度区，或高、低混杂密度影，可有钙化。增强 CT 显示肿瘤实性部分不同程度强化，囊腔部分无强化。位于咽旁间隙、颞下间隙等深部间隙的神经鞘瘤多使周围组织移位，并可使相邻骨质发生吸收。迷走神经鞘瘤一般位于颈鞘内，压迫颈动脉和颈内静脉，使这两支血管分离移位（图 10-2-8，9）。

【比较影像学】

超声声像图上，颈部神经鞘瘤多为圆形或椭圆形，内部呈混合性低回声或中等回声，分布欠均匀，内有散在的无回声区，后方回声增强或不变，边界清晰，包膜反射光带完整。MRI 检查示神经鞘瘤在 T_1 加权像上为中等信号，T_2 加权像上为高信号。增强 MRI 检查示病变实质区可有强化表现。

【病理学表现】

肉眼观察肿瘤多呈球形或卵圆形，切面呈灰白色或灰黄色，包膜完整。有时可有黏液样变或囊性变，形成大小不等的囊腔。显微镜下分为两型：Antoni A 型，由短束状平行排列的施万细胞组成，胞质丰富，呈淡嗜伊红色。细胞核呈梭形，常排列成栅栏状。Antoni B 型，由零乱的星芒状施万细胞组成，瘤细胞稀少，排列成疏松的网状结构，常见黏液性变或囊性变，形成微囊。有时可见大而不规则的血管（图 10-2-8D）。

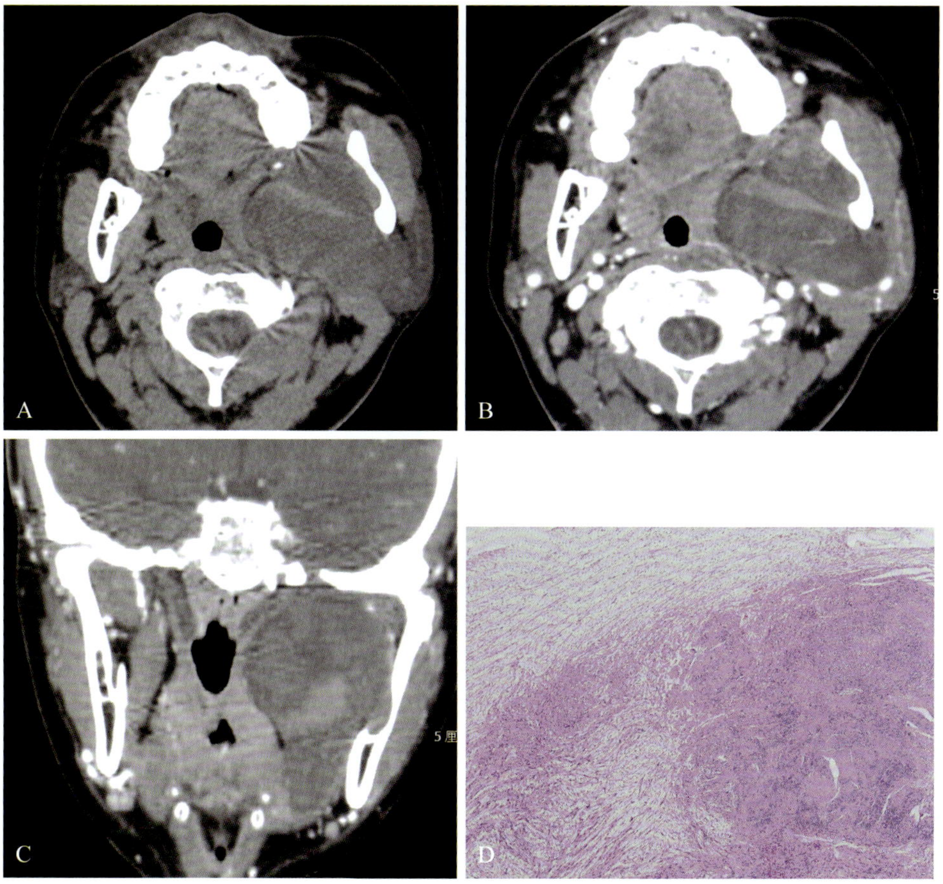

图 10-2-8　左侧咽旁、颅底神经鞘瘤

A：平扫 CT 横断面示左侧下颌升支内侧及咽旁间隙软组织肿物影，CT 值为 30 HU，界限大致清晰，升支骨质压迫性吸收；增强 CT 横断面（**B**）及冠状面（**C**）示瘤内不均匀轻度强化，周界更清晰，CT 值为 40 ～ 66 HU，瘤体内可见分隔，肿瘤范围较大，下界位于下颌角平面，上至颅底，咽侧壁轻度受压。**D**：光镜下见肿瘤由 Antoni A 和 Antoni B 区组成，Antoni A 区细胞密集，由短束状平行排列的施万细胞组成，胞质丰富，呈淡嗜伊红色，细胞核呈梭形，常排列成栅栏状（右）；Antoni B 型，由零乱的星芒状施万细胞组成，瘤细胞稀少，排列成疏松的网状结构（左）（HE，×40）

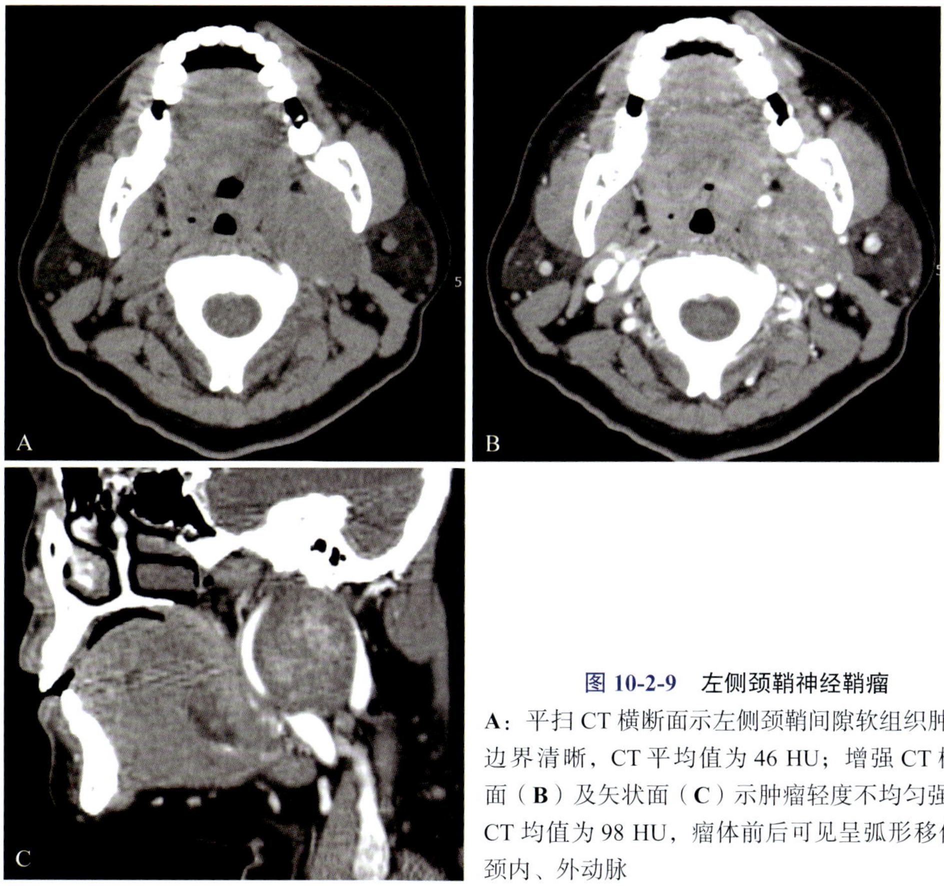

图 10-2-9　左侧颈鞘神经鞘瘤

A：平扫 CT 横断面示左侧颈鞘间隙软组织肿物，边界清晰，CT 平均值为 46 HU；增强 CT 横断面（**B**）及矢状面（**C**）示肿瘤轻度不均匀强化，CT 均值为 98 HU，瘤体前后可见呈弧形移位的颈内、外动脉

【鉴别诊断】

颈部神经鞘瘤多发生于颈鞘内，需要与鳃裂囊肿、囊性水瘤、肿大淋巴结及副神经节瘤相鉴别。神经鞘瘤多为实性与囊性相间的密度影，纯囊性表现者极少。囊性水瘤临床检查质地柔软，形态多不规则，CT 表现为多囊性病变，内部可见弧形纤维分隔。坏死性肿大淋巴结见于转移性肿瘤和结核，可表现为淋巴结外侵犯和淋巴结相互融合现象，增强扫描可见边缘强化或环形强化，另外需结合病史以资鉴别。副神经节瘤血供丰富，强化明显，一般情况下不难鉴别。位于咽旁间隙的神经鞘瘤应与腮腺深叶多形性腺瘤相鉴别。起源于咽旁间隙的肿瘤一般与腮腺深叶间可见一层脂肪带影相隔。

四、神经纤维瘤

【概述】

神经纤维瘤（neurofibroma）是由神经鞘细胞及成纤维细胞两种主要成分组成的良性肿瘤，包括单发和多发两种，多发性神经纤维瘤是神经纤维瘤病（neurofibromatosis）的一个临床表现，多见于年轻人，可发生于周围神经的任何部位。在颌面部，神经纤维瘤主要沿三叉神经和面神经分布，位于颜面皮下组织。临床上，神经纤维瘤常表现为大小不等的棕色斑，触诊可及瘤结节，可有压痛，多发性瘤结节沿皮下神经呈念珠状或丛状分布。有时病变区结缔组织异常增生，皮肤松弛、下垂，可遮盖眼部、颈部，导致严重面部畸形和功能障碍。肿瘤质地柔软，血运丰富，但一般不能压缩。颌骨和颅骨可受压发生明显畸形和缺损。神经纤维瘤病有遗传倾向，为常染色体显性遗传[3-4]。

【CT 表现】

颌面部神经纤维瘤多表现为大小不一的软组织弥漫性增生（图 10-2-10）和肿物（图 10-2-11）。位于颈动脉间隙的神经纤维瘤可呈梭形。病变多表现为稍低密度的软组织影像，其平扫 CT 值低于神经鞘瘤。增强 CT 显示，神经纤维瘤可有轻度强化表现。病变与周围组织界限不清。另外，部分病变可见颌骨、颅骨畸形或缺损（图 10-2-10）。

【比较影像学】

MRI 检查示神经纤维瘤一般在 T_1 加权像上为低或中等信号，但在富含脂肪的区域可表现为高信号。T_2 加权像上，病变信号分布多欠均匀，表现为高信号和中等信号的混合。增强 MRI 显示病变区可有不同程度的强化表现。

【病理学表现】

肿瘤一般无被膜，质软而有弹性，可含有各种神经组织成分，包括轴索、施万细胞、神经束膜样细胞，纤维母细胞，以及形态介于神经束膜样细胞和其他细胞之间的移行细胞。大多数细胞梭形，带波浪状或蛇形的两端变尖的核。间质常有黏液变性。无包膜。神经穿行在肿瘤之中而不是受压移位，常为实性，也可有出血、囊性变等表现（图 10-2-10D）。

【鉴别诊断】

颌面颈部神经纤维瘤有时与神经鞘瘤相似。神经纤维瘤病的临床表现和影像学表现均较突出，鉴别诊断较容易。

五、颈动脉体瘤

【概述】

颈动脉体瘤（carotid body tumor）属于神经内分泌肿瘤，也称副神经节瘤（paraganglioma）、化学感受器瘤。该肿瘤是来源于副神经节细胞的良性肿瘤，血运丰富。头颈部副神经节瘤分为四种：①鼓室球瘤，②颈静脉球瘤，③迷走神经节瘤，④颈动脉体瘤。颈动脉体瘤相对较常见，源于颈总动脉分叉处的颈动脉体，肿瘤生长缓慢，质地偏韧，不能沿颈部上下活动，触诊可有动脉搏动感，较大病变听诊可闻及吹风样杂音。压迫周围神经可出现声音嘶哑、舌下神经麻痹等症状，交感神经受损后可出现 Horner 综合征[3-5]。

【CT 表现】

颈动脉体瘤常位于颈动脉分叉处，CT 表现为软组织实性肿物，边缘光整。由于肿瘤血运丰富，增强 CT 显示病变呈明显强化（图 10-2-12）。CT 可显示肿瘤与颈动脉及其分支的关系。颈动脉被肿

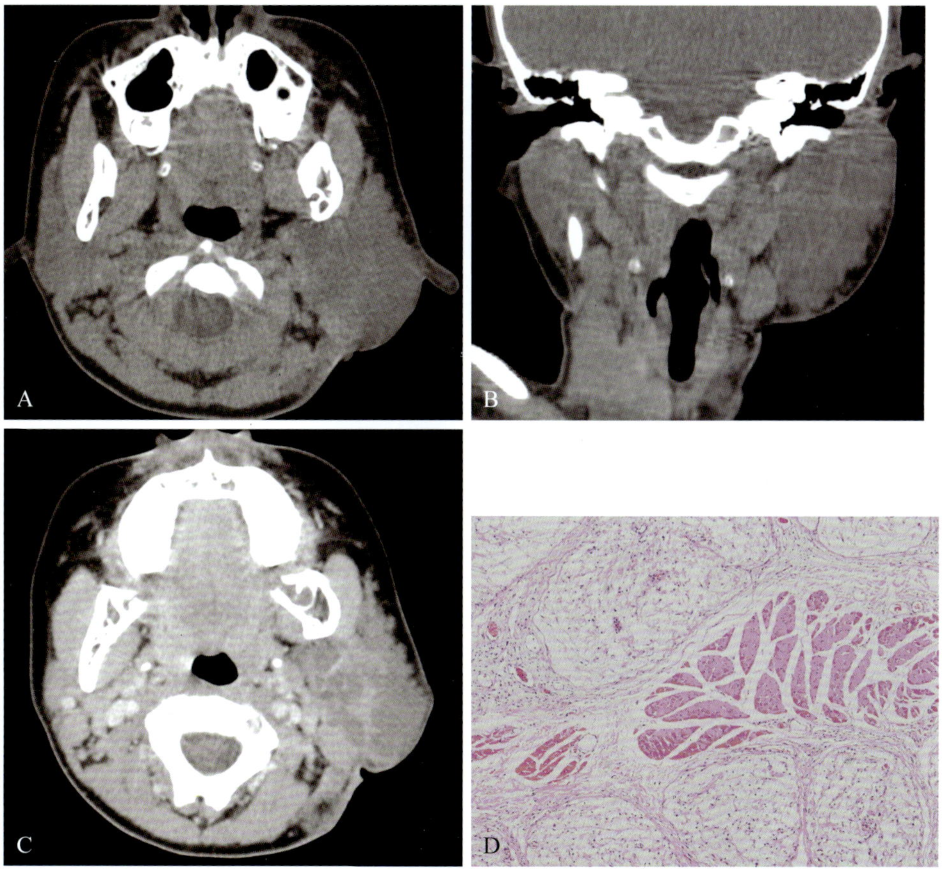

图 10-2-10　左侧面颈部神经纤维瘤

平扫 CT 横断面（**A**）及冠状面（**B**）示左侧腮腺及颈部大范围软组织肿物影，界限不清晰，下颌升支后缘受压改变，CT 均值为 20 HU；**C**：增强 CT 横断面示肿瘤轻度不均匀强化，强化部分呈网栅状；**D**：光镜下表现为肌肉组织中见多个迂曲、膨大的神经束组成，细胞呈梭形，核细长且弯曲，有大量弯曲的纤维分隔，间质黏液变性（HE，×100）

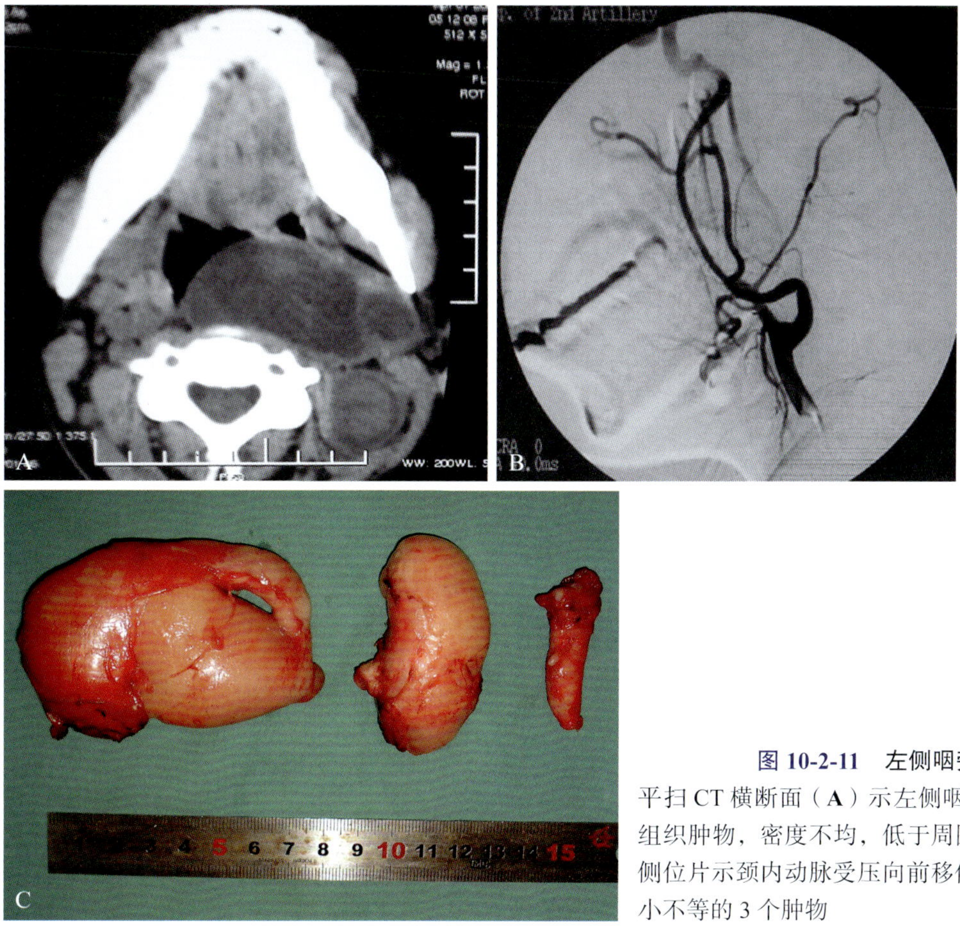

图 10-2-11　左侧咽旁及颈部神经纤维瘤

平扫 CT 横断面（**A**）示左侧咽旁间隙腮腺区及后颈部多发软组织肿物，密度不均，低于周围肌肉；**B**：左侧颈总动脉造影侧位片示颈内动脉受压向前移位呈弧形；**C**：术后标本可见大小不等的 3 个肿物瘤完全侵蚀者，手术易损伤大动脉（图 10-2-13）。部分病例可见多发肿瘤，可为单侧多发，也可为双侧发生（图 10-2-14）。

【比较影像学】

超声声像图上，颈动脉体瘤大多为圆形或椭圆形实质性低回声，回声分布欠均匀，内部有较强的中等回声光点，边界清晰，多有包膜反射光带，通常包绕或紧邻颈总动脉及其分叉。多普勒血流图显示肿瘤内部血流丰富。MRI 显示，病变一般在 T_1 加权像上为等信号，在 T_2 加权像上为高信号，并有特征性的“椒盐”征。DSA 显

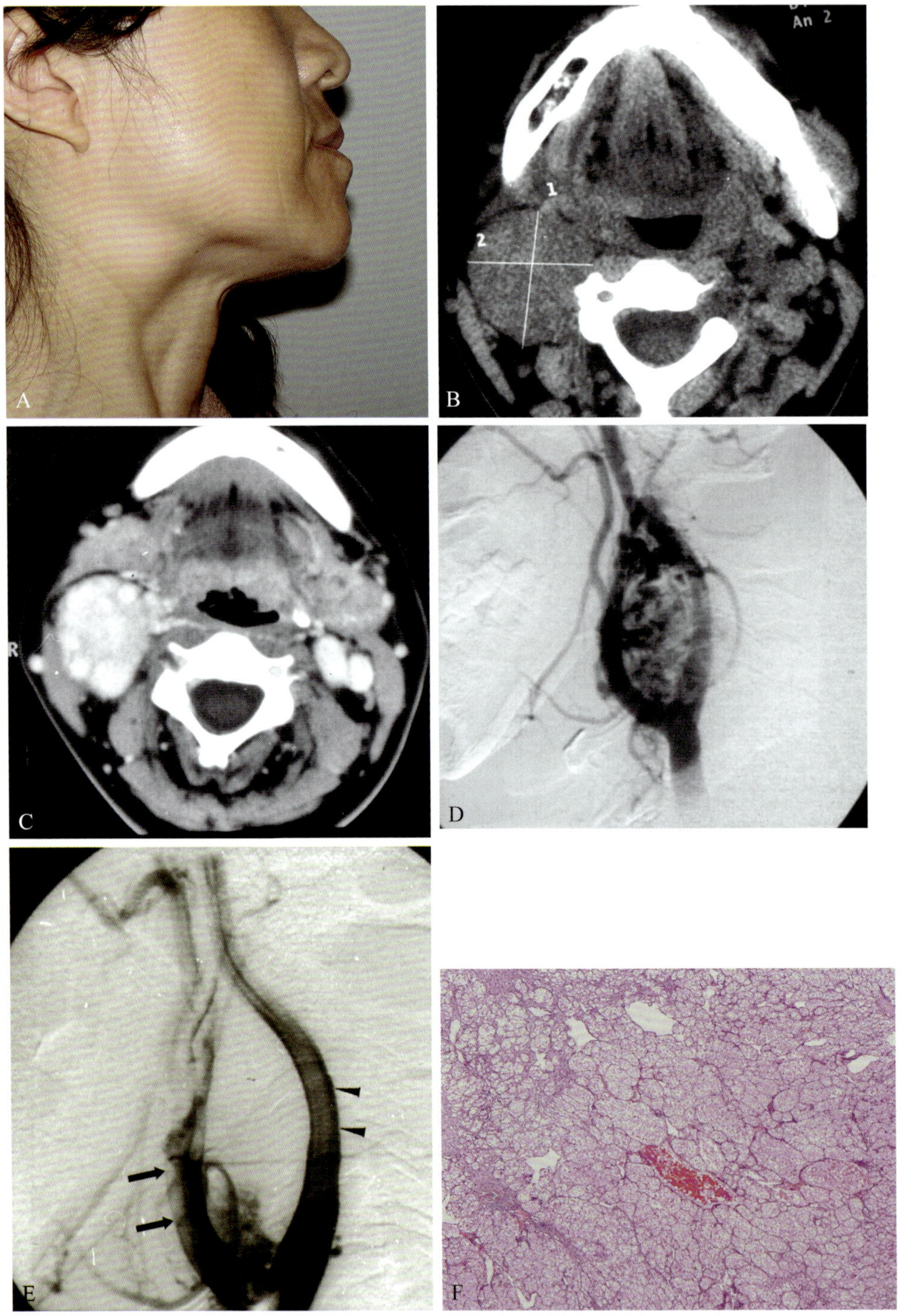

图 10-2-12　右侧颈动脉体瘤

A：临床照片显示右颈部颈动脉三角区肿物；**B**：平扫 CT 横断面示右上颈部软组织肿物，类圆形，边界清晰；**C**：增强 CT 横断面示瘤区明显强化，与周围组织分界清晰；**D**：DSA 检查显示颈动脉分叉处增宽，瘤体血供丰富；**E**：经颈外动脉分支超选择性栓塞后，右颈总动脉造影侧位片示瘤体供血明显减少，可见颈内动脉（▲）后移位，颈外动脉（⬆）前移位；**F**：病理学表现为肿瘤实质由排列成器官样结构的卵圆形或多边形细胞组成，器官样结构之间为丰富的纤维血管组织（HE，×40）

示，颈动脉体瘤表现为特征性的肿瘤“染色”，位于颈总动脉分叉处。颈动脉分叉常增宽（图 10-2-12D）。多数病例颈内动脉向后外移位，颈外动脉向前内移位。颈内动脉管壁光滑无血供者，手术一般难度相对较小。血管造影时可判断颅内Willis 环发育情况（图 10-2-13E）。另外，对于颈外动脉分支，可进行选择性栓塞治疗，减少瘤体血供，以利于术中肿瘤的剥离和摘除（图 10-2-12E，图 10-2-14F）。

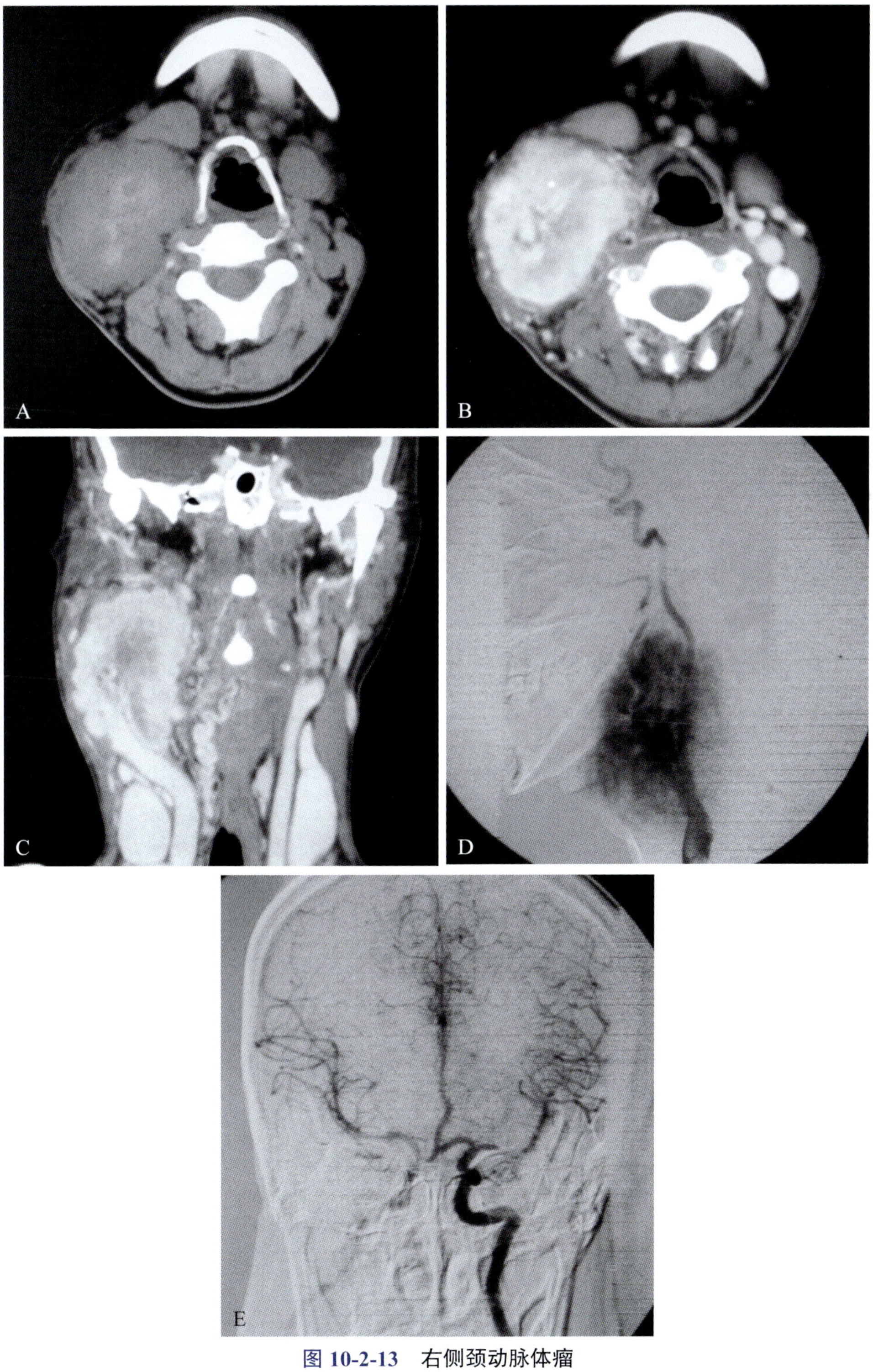

图 10-2-13　右侧颈动脉体瘤

A：平扫 CT 横断面示右上颈部软组织肿物，边界清晰；增强 CT 横断面（**B**）及冠状面（**C**）示肿瘤明显强化，与周围组织分界清晰，颈总动脉被包裹；**D**：右侧颈动脉造影侧位片示颈总动脉分叉部高血运肿瘤，瘤体包裹颈总动脉及其分叉部；**E**：压闭右侧颈总动脉后，左侧颈总动脉造影正位片示患侧大脑前及大脑中动脉显影良好，提示大脑前交通动脉通畅

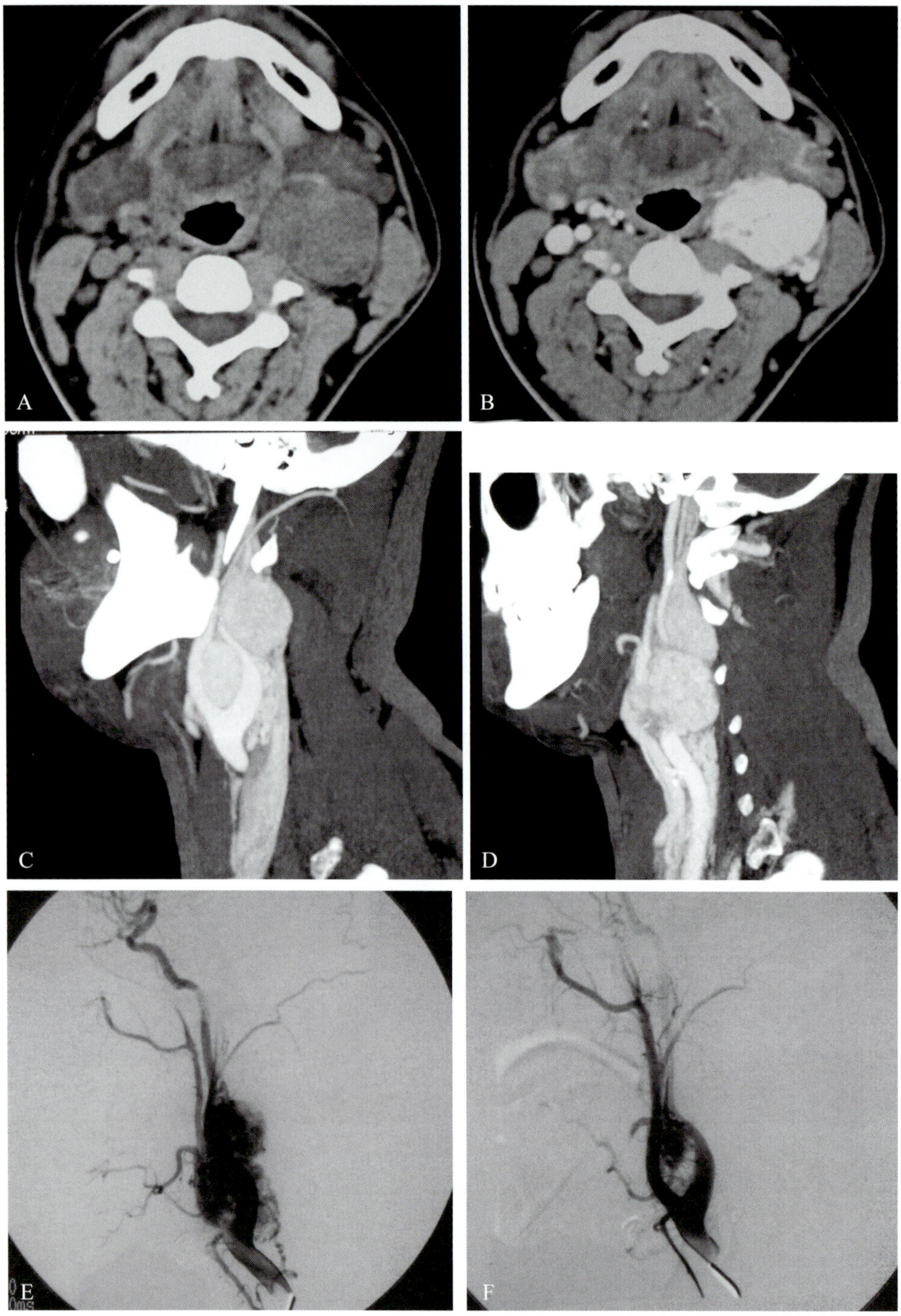

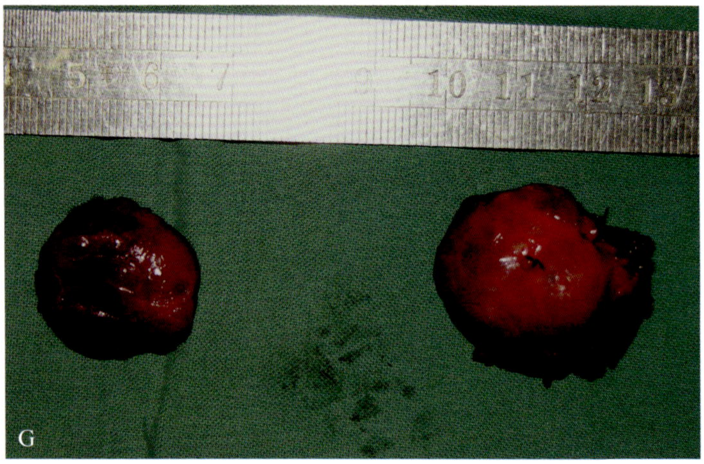

图 10-2-14　左侧多发颈动脉体瘤

A：平扫 CT 横断面示左侧颈部下颌下腺层面软组织肿物，边界清晰；**B**：增强 CT 横断面示瘤体强化明显；**C**、**D**：增强 CT 矢状面显示左侧颈动脉分叉部及其远端两处肿瘤，颈动脉分叉增宽；**E**：左侧颈总动脉造影侧位片示颈动脉分叉处肿瘤染色，肿瘤分为两部分；**F**：经颈外动脉栓塞后，左颈动脉造影侧位片示瘤体染色明显减少；**G**：术后标本示两个瘤体，直径分别为 2 cm 和 3 cm

【病理学表现】

肉眼观察肿瘤有纤维性包膜，常与动脉血管粘连，切面多呈棕褐色或灰黄色。镜下可见肿瘤由两种类型的细胞组成，即主细胞（1 型细胞）和支持细胞（2 型细胞）。前者多呈上皮细胞样，核大，深染，胞质红染或透明，可呈空泡状。支持细胞呈扁梭形，胞质中缺乏神经内分泌颗粒。它们排列为腺泡状或器官样结构，支持细胞分布在其外周。间质稀少，伴有丰富的血管网（图 10-2-12F）。良性肿瘤，只有发生侵犯包膜或血管，局部淋巴结转移或远处转移时才能诊断为恶性。

【鉴别诊断】

主要应与神经鞘瘤和神经纤维瘤相鉴别。因颈动脉体瘤 CT 和 MRI 表现均为颈动脉间隙的富血运肿瘤，具有特征性，故鉴别诊断较容易。

六、血管瘤及脉管畸形

【概述】

根据中华口腔医学会口腔颌面外科专业委员会于 2005 年发表的《口腔颌面血管瘤及脉管畸形的诊断和治疗指南》，脉管性疾病首先分为血管瘤（hemangioma）和脉管畸形（vascular malformation）。血管瘤于婴幼儿早期发病，可分为增殖期和退化期。脉管畸形分为微静脉畸形、静脉畸形、动静脉畸形、淋巴管畸形和混合性血管畸形。血管畸形为先天发生，随着年龄增长渐明显。它不会退化，但会因外伤、内分泌和感染等因素而增大[6-7]。

【CT 表现】

婴儿血管瘤表现为皮肤、皮下或腮腺区占位性病变，边界多较清晰（图 10-2-15），造影剂注入后可见明显强化。微静脉畸形一般表浅，不需要特

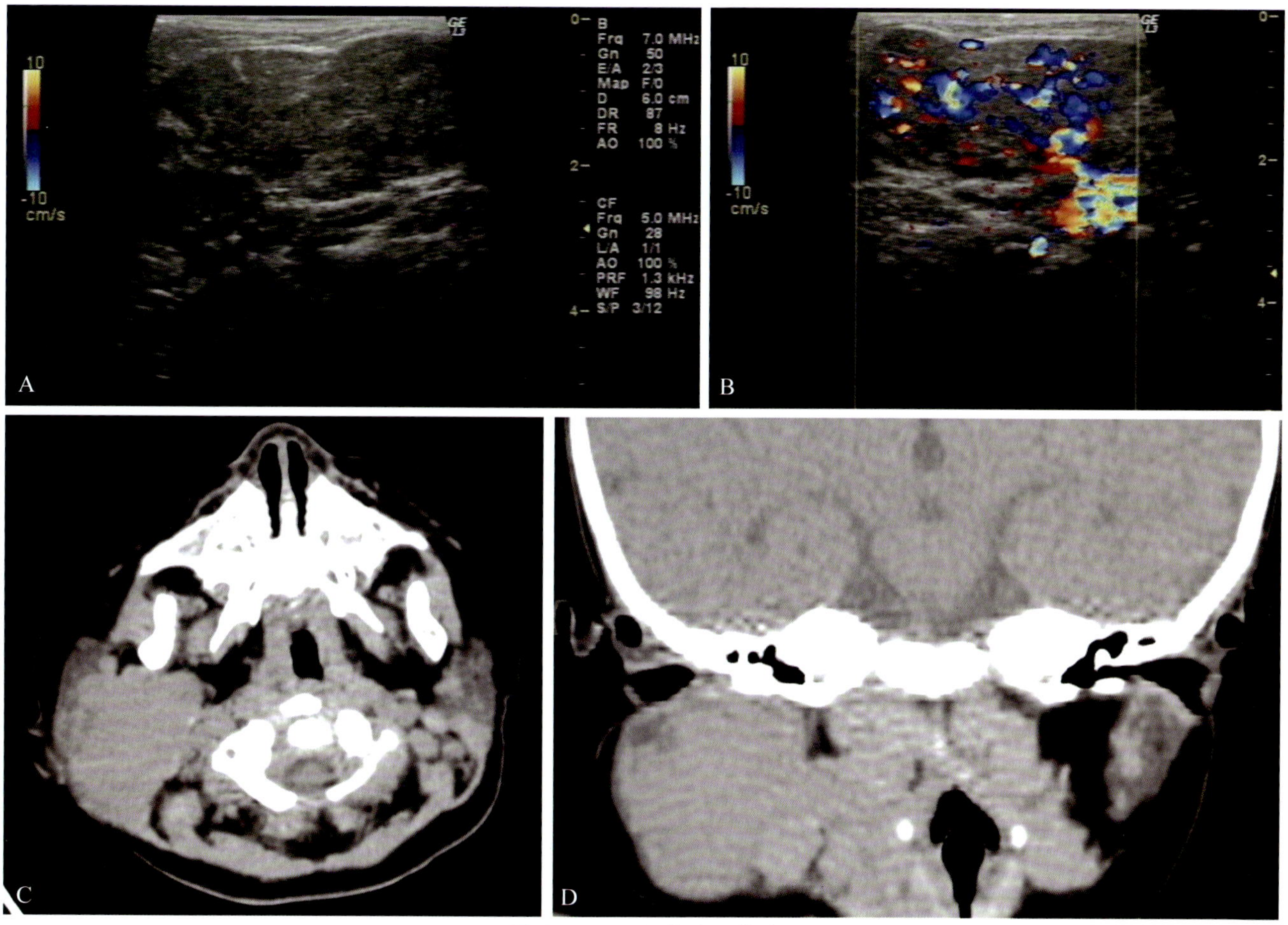

图 10-2-15　婴幼儿血管瘤

A：超声检查显示右腮腺区边界较清晰的不均匀低回声区，其间可见小囊状低回声；**B**：彩色多普勒血流显像显示病变内丰富的血流信号；平扫 CT（**C**）横断面及冠状面（**D**）示右腮腺区软组织肿物影，边界基本清晰

殊影像学检查即可诊断。平扫CT显示静脉畸形和微囊性淋巴管畸形表现相近，表现为皮下或组织间隙内软组织占位影，形态多不规则。静脉畸形可见静脉石，可位于肌肉组织内（图10-2-16，17）。另外，CT图像可观察相应颌骨、颅骨的畸形或受侵情况。增强CT显示，部分病变可见轻度不均匀强化（图10-2-17）。大囊型淋巴管畸形CT显示多为单囊或多囊状水样密度肿物，边缘光滑（图10-2-18）。造影剂注入后，囊壁可见强化征象。动静脉畸形可见大量畸形扩张、迂曲的动脉和静脉，增强后强化明显，可同期观察骨内受累情况。（图10-2-19，20）

【比较影像学】

超声检查婴幼儿血管瘤显示为边界清晰或不清楚的低回声区，内部回声不均匀，彩色多普勒血流图可见较丰富的血流信号（图10-2-15B）。静脉畸形表现为均匀或不均匀低回声，边界清楚或不清，病变内可见管道或腔隙性无回声区。有时病变可压缩或增大，伴静脉石时可见强回声区，多普勒检查无动脉性血流。大囊型淋巴管畸形声像图上可见液性无回声区，边界清晰，后壁回声增强。动静脉畸形声像图上呈低回声，可见管道样腔隙，供血动脉注入病变。多普勒检查可见丰富的动脉和静脉血流。

MRI检查增殖期血管瘤表现为软组织肿物，伴高流速征象，T_1加权像上为等信号，在T_2加权像上信号增强，较大病变也可见流空现象。DSA检查可见滋养动脉扩张及肿瘤样血管“染色”。静脉畸形在T_1加权像上为中等信号，在T_2加权像上为高信号、均匀的团块影（图10-2-16C，D）。MRI可较好地显示病变范围及与周围结构的关系，是明确诊断及指导硬化治疗的最佳手段。静脉石在MRI图像上为低信号影，多发静脉石的存在也

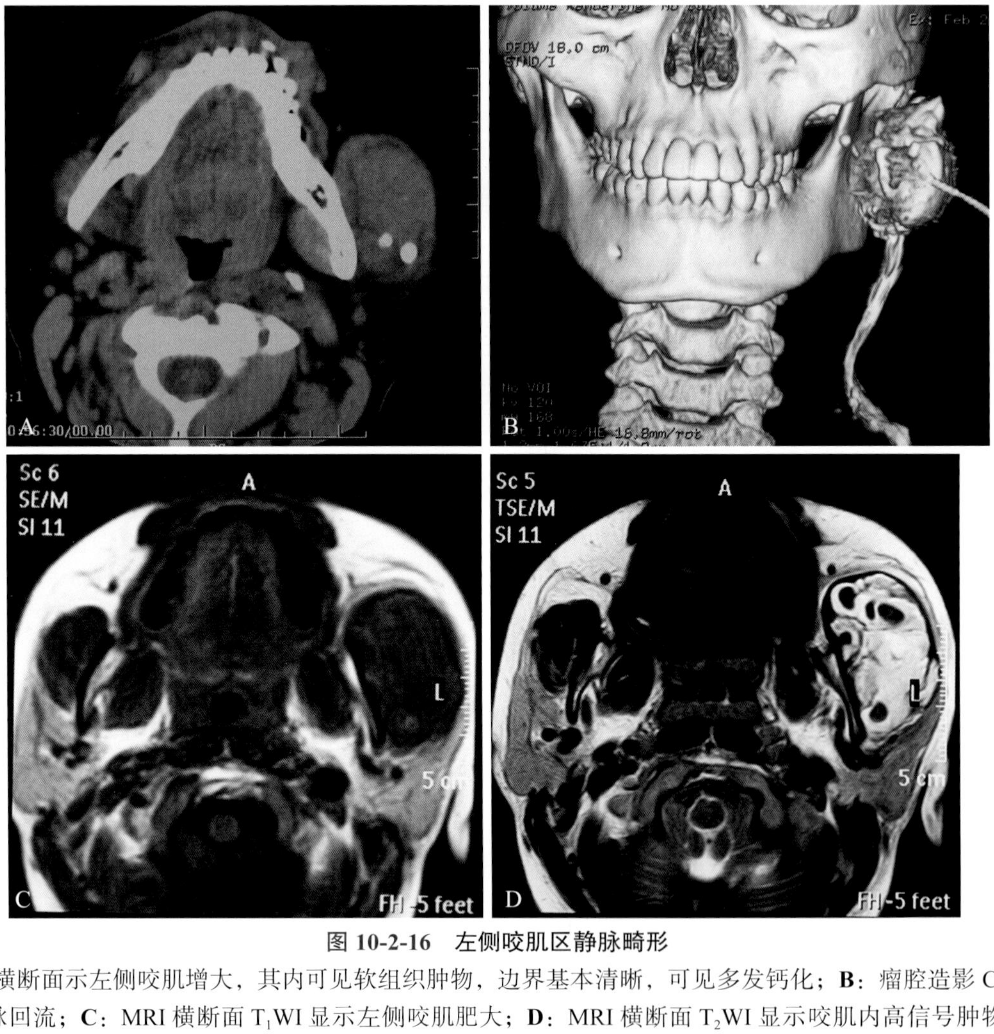

图10-2-16　左侧咬肌区静脉畸形

A：平扫CT横断面示左侧咬肌增大，其内可见软组织肿物，边界基本清晰，可见多发钙化；**B**：瘤腔造影CT三维重建示瘤腔及其静脉回流；**C**：MRI横断面T_1WI显示左侧咬肌肥大；**D**：MRI横断面T_2WI显示咬肌内高信号肿物，边界清晰，可见多发低密度影（静脉石）

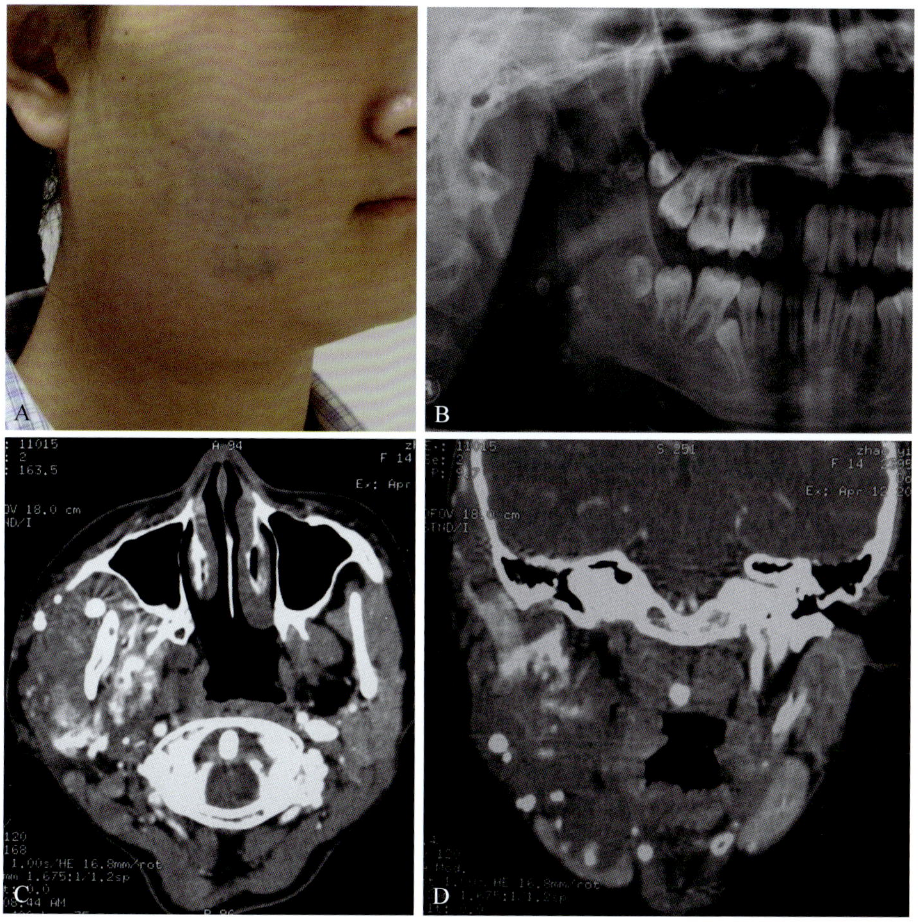

图 10-2-17　右侧面部静脉畸形

A：临床照片示右侧面颊部、上颈部肿大，伴皮色青紫，低头试验阳性；**B**：曲面体层片示右侧下颌升支及下颌下区多发钙化影（静脉石）；增强 CT 横断面（**C**）及冠状面（**D**）示右侧腮腺颊部及上颈部大范围肿物，密度不均，部分低于肌肉组织，边界不清，可见不均匀强化及迂曲血管影像，伴多发钙化

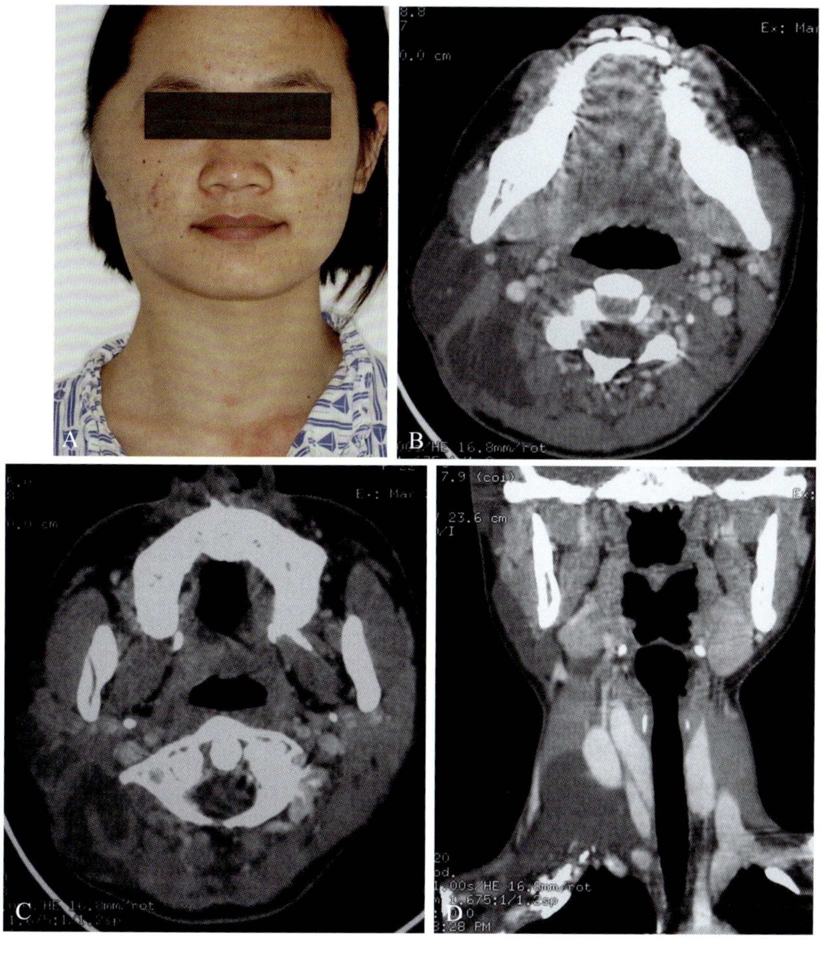

图 10-2-18　右侧颅面颈部淋巴管畸形

A. 临床所见：右侧面颈部大范围肿物，上至颞部头皮，下至颈根部，穿刺液为浅粉色；增强 CT 横断面（**B**、**C**）及冠状面（**D**）示右侧面颈部多囊性病变，范围巨大，边界清晰，无明显强化

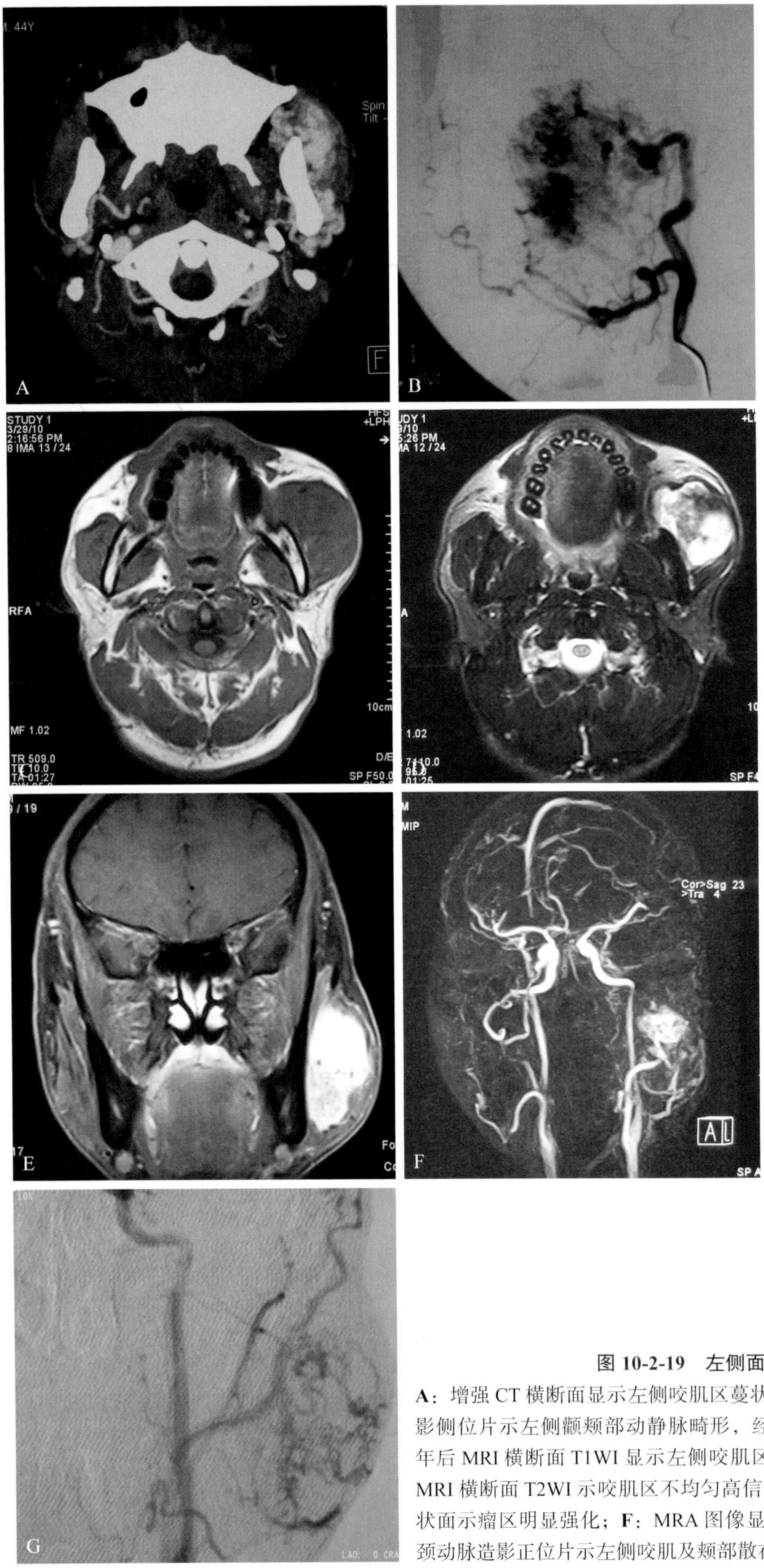

图 10-2-19　左侧面颊部动静脉畸形

A：增强 CT 横断面显示左侧咬肌区蔓状血管畸形表现；**B**：左侧颈外动脉造影侧位片示左侧颧颊部动静脉畸形，经动脉栓塞后，畸形血管消失；**C**：4 年后 MRI 横断面 T1WI 显示左侧咬肌区病变复发，可见左侧咬肌肿大；**D**：MRI 横断面 T2WI 示咬肌区不均匀高信号病变，边界清晰；**E**：增强 MRI 冠状面示瘤区明显强化；**F**：MRA 图像显示病变较 4 年前范围缩小；**G**：左侧颈动脉造影正位片示左侧咬肌及颊部散在畸形的动静脉网

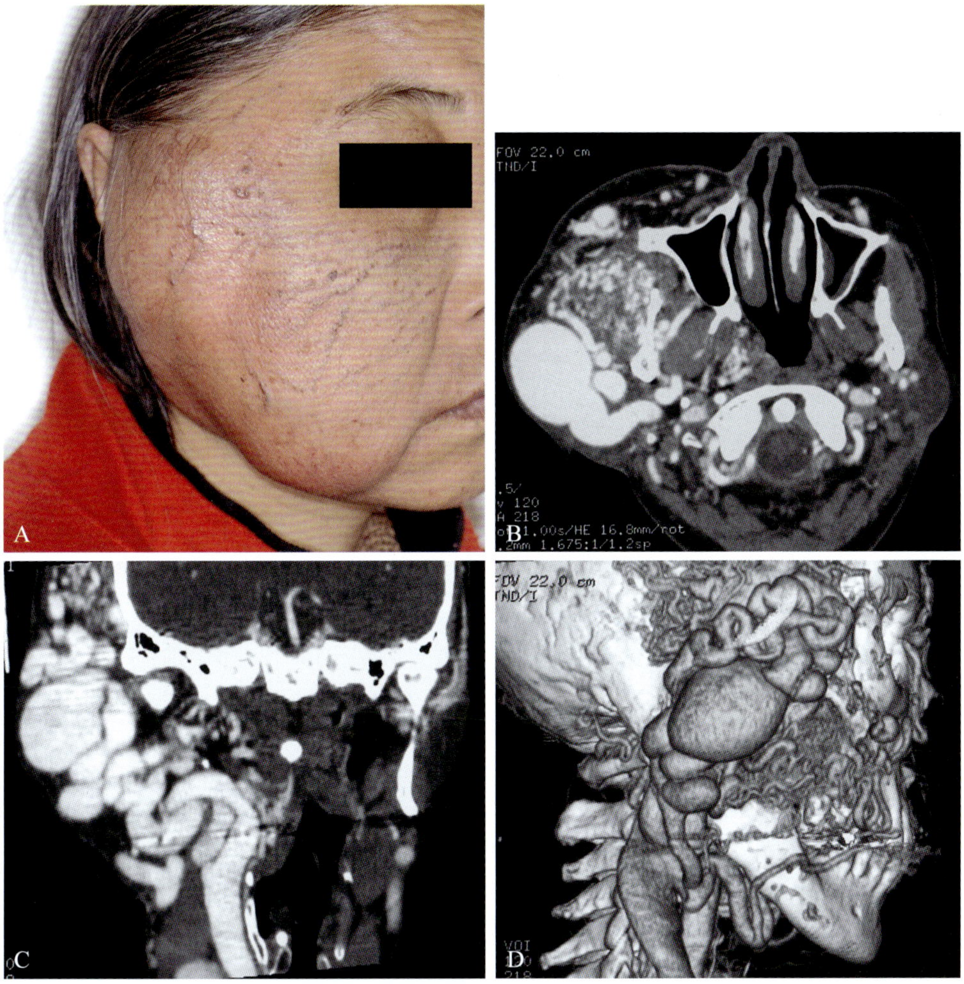

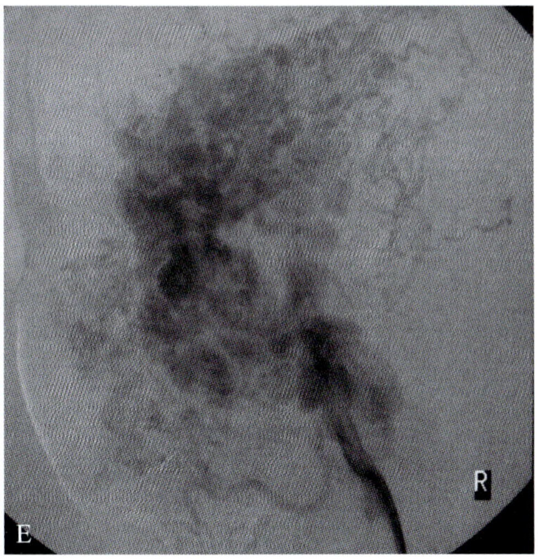

图 10-2-20　右侧颅面部动静脉畸形

A. 临床所见：右侧颅面部巨大肿物，皮色略红，可见扩张的表浅血管，有明显动脉搏动和吹风样杂音；增强 CT 横断面（**B**）及冠状面（**C**）示右侧面部广泛动静脉畸形，可见粗大、迂曲的畸形动静脉；**D**：CT 血管重建（CTA）图像可直观地显示病变区畸形血管；**E**：右侧颈总动脉造影侧位片示颅面部巨大动静脉畸形表现

是静脉畸形的特征性表现。动脉造影一般不能显示静脉畸形的瘤腔，仅病变巨大时可见动脉分支增多和部分静脉腔。瘤腔造影可显示静脉瘤腔及回流静脉（图 10-2-21），借此可指导硬化治疗。回流静脉粗、分支多者治疗难度大[8]。大囊型淋巴管畸形在 T_1 加权像上可表现为低、中等和高信号，在 T_2 加权像上为均匀高信号（图 10-2-22），可呈多囊状，内部有纤维分隔，病变周围可有中等信号的包膜显示。动静脉畸形在 T_1 及 T_2 加权像上均为混合性信号，可见不规则扩张的血管流空影。DSA 可较好地显示病变的供血动脉、畸形血管网及回流静脉，并可同期进行选择性栓塞治疗[9]（图 10-2-19B，图 10-2-20E）。

【病理学表现】

婴儿血管瘤组织学表现分为增生期、退化期。

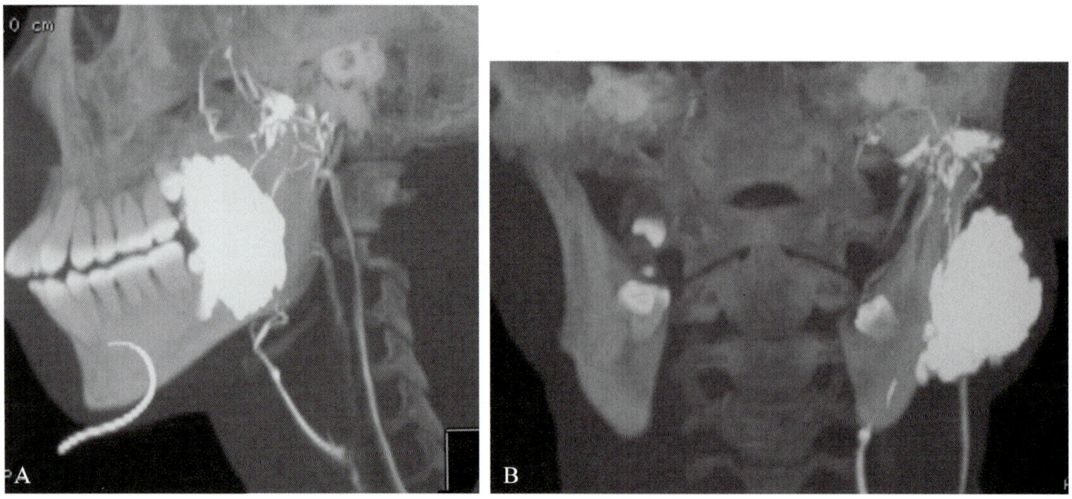

图 10-2-21　左侧腮腺咬肌区静脉畸形

瘤腔造影 CT 矢状面（**A**）及冠状面（**B**）示左侧咬肌区较大瘤腔，可见数个回流分支，经颌后及面前静脉回流

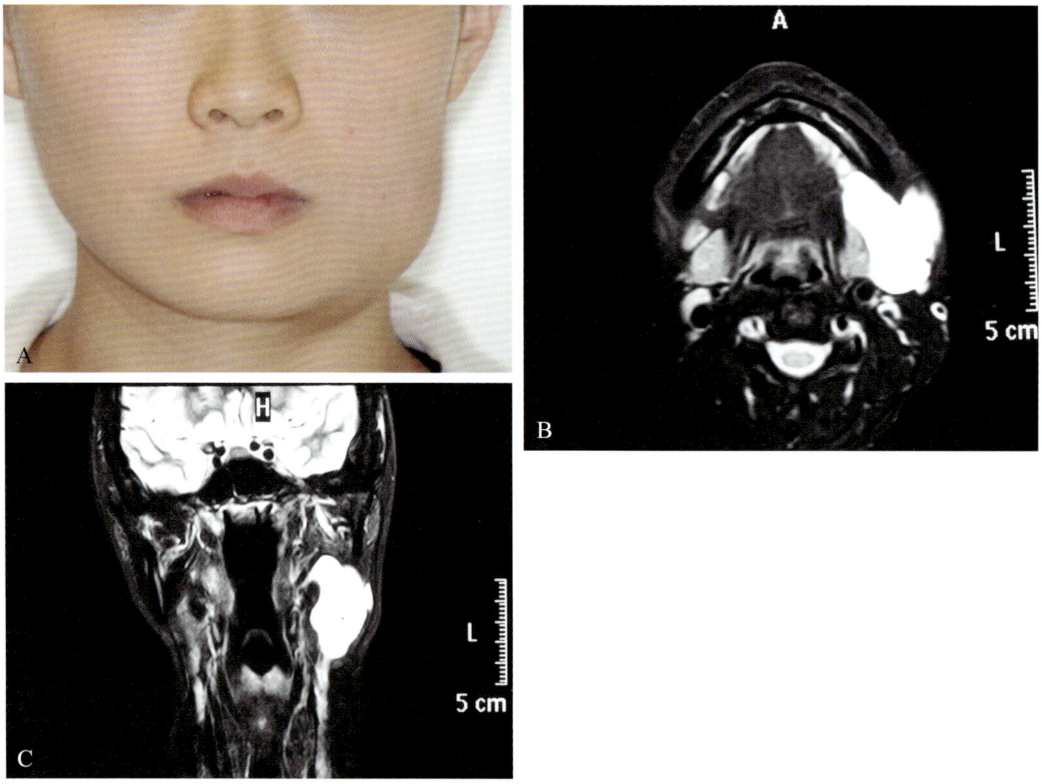

图 10-2-22　左侧下颌下区淋巴管畸形

A. 临床所见：左下颌下区局部软组织肿大，质软，皮温不高，穿刺为淡黄色液体，不黏稠，镜检见淋巴细胞。MRI T2WI 横断面（**B**）及冠状面（**C**）示左下颌下区及颌后区高信号病变，边界清晰

增生期以丰富的增生性内皮细胞构成无包膜的团块状小叶为特点，其中有外皮细胞参与。血管团中央形成含红细胞的小腔隙（图 10-2-23）。退化早期，血管数量增加，扩张的毛细血管排列紧密，结缔组织间质少。随着退化进展，血管数量减少，纤维性或纤维脂肪结缔组织增多。在退化末期，病变表现为纤维和（或）脂肪性背景上少量近乎正常的毛细血管和静脉。

血管畸形根据其分类和组织学表现不同，可包括毛细血管或微静脉网、扩张的静脉窦腔（图 10-2-24）、异常动静脉交通、畸形淋巴管网或腔。细胞更新正常，结缔组织间质丰富。其中含大量动静脉异常交通的动静脉畸形为高流速血管畸形（图 10-2-25）。部分病变含上述多种组织，为复杂组合

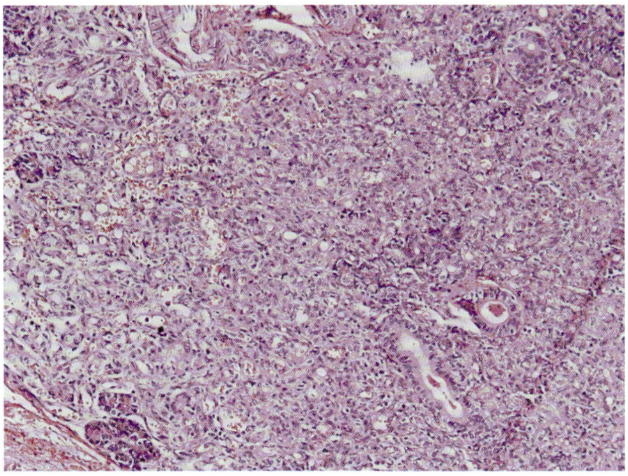

图 10-2-23　婴幼儿血管瘤的病理学表现

肿瘤由密集的血管内皮细胞组成，腔小壁薄，腔内可见红细胞（HE，×200）

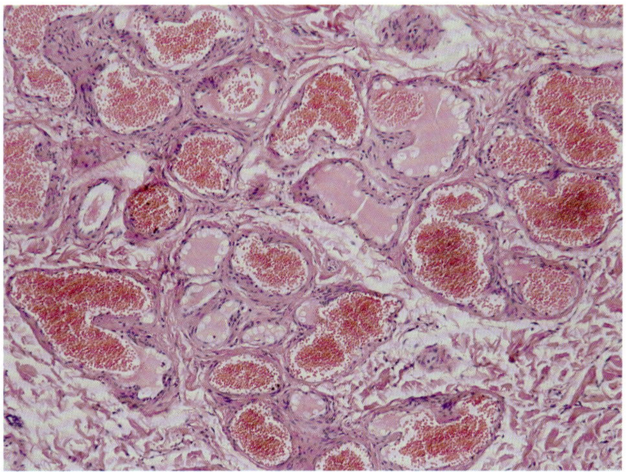

图 10-2-24　静脉畸形的病理学表现

低倍镜下见大量壁较薄的静脉腔隙，腔隙内可见大量红细胞（HE，×200）

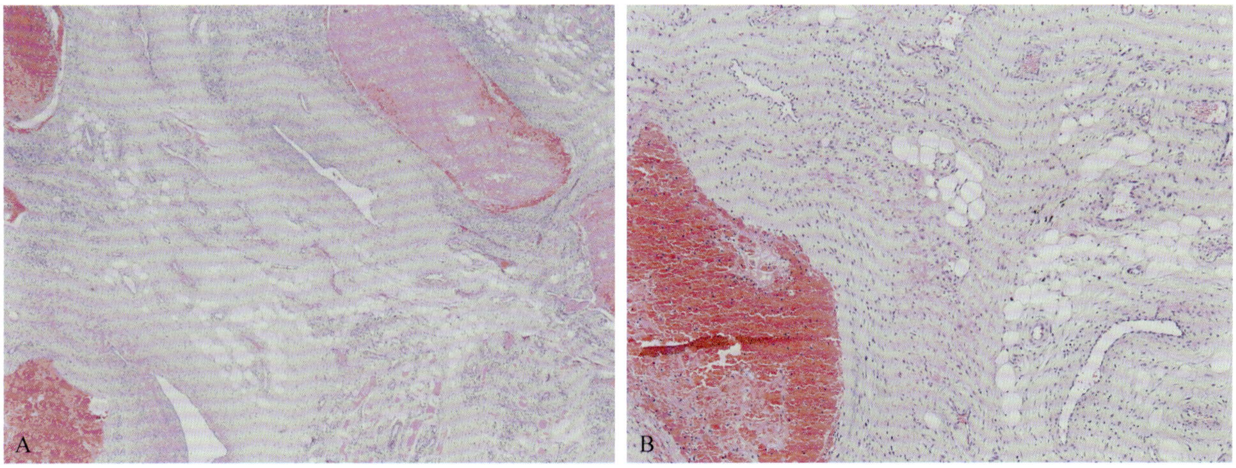

图 10-2-25　左侧颧颊部动静脉畸形的病理学表现

A：软组织中大量的厚壁血管，可见毛细血管增生（HE，×40）；**B**：厚壁血管可见静脉与动脉相邻（HE，×100）

型血管畸形。

淋巴管畸形由淋巴管组成，淋巴管可显著扩张，甚至有肉眼可见的囊样结构。淋巴管通常弥漫浸润邻近软组织，管腔内衬的内皮细胞很薄，有些管腔可见蛋白样液体，偶尔可见淋巴细胞。口腔内肿块的典型表现是淋巴管紧接于黏膜上皮下方，通常替代了结缔组织乳头，肿块位于表浅位置导致了临床上透明的水泡状外观。也可见淋巴管扩展至深部的结缔组织和肌肉（图 10-2-26）。

【鉴别诊断】

表浅的血管瘤及血管畸形单纯通过临床检查即可明确诊断。动静脉畸形含动静脉交通，临床检查可触及搏动感，听诊可及吹风样杂音。增强 CT 及 MRI 主要用于判断病变范围及颌骨侵犯情况。血管造影可明确供血动脉、回流静脉及血管网，并同期行栓塞治疗。颈部搏动性病变可能包括神经鞘瘤、颈动脉体瘤及动脉瘤，通过增强 CT 多可鉴别。面颈部囊性病变包括坏死性淋巴结、囊性水瘤及静脉畸形等。坏死性淋巴结可见多淋巴结融合、增强 CT 边缘强化等表现，多可明确。囊性水瘤为多囊性，且可见纤维分隔，质地柔软，穿刺液为淡黄色或血性液体。静脉畸形穿刺液为鲜血，并有低头试验阳性等表现，若可见静脉石则有助于明确诊断。

七、异位甲状腺

【概述】

异位甲状腺（ectopic thyroid）是胚胎期甲状腺始基不全下降或未下降所致。本病好发于年轻女性。病变出现在舌根至正常甲状腺之间的任何中线部位，以舌根部多见。本病的主要临床表现是无痛性颈中线部肿块。病变增大可引起吞咽、言语或呼吸功能障碍。

【CT 表现】

异位甲状腺的 CT 密度和正常甲状腺相同，呈高密度表现，边界清晰，对比剂注入后强化明显（图 10-2-27）。异位甲状腺组织可继发甲状腺组织疾病（图 10-2-28）。

【比较影像学】

MRI 显示为 T_1 及 T_2 加权像上中等信号表现。超声声像图上，异位甲状腺一般为边界清楚的实质性低回声区，分布较均匀，后方回声增强，有包膜反射光带。

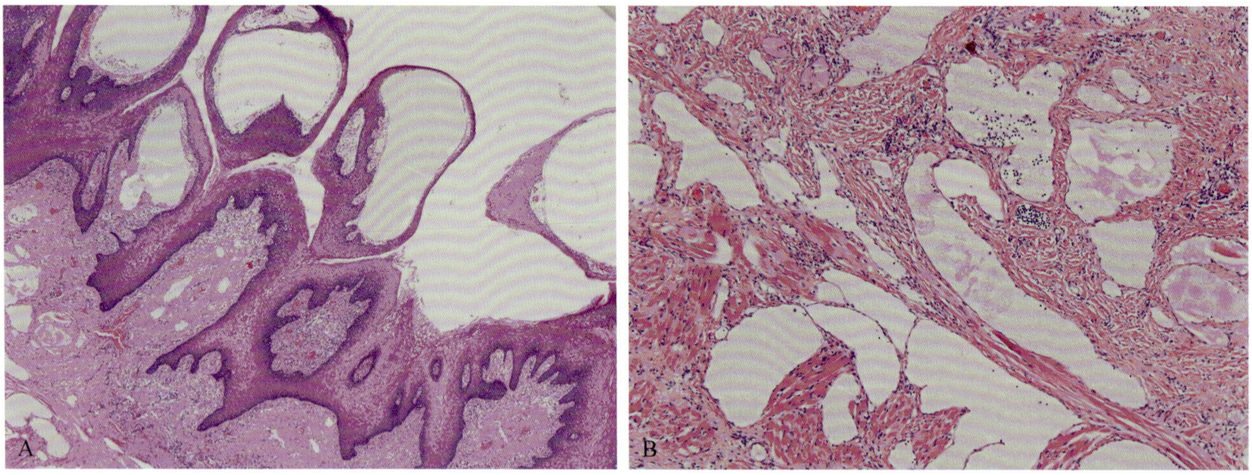

图 10-2-26　舌背淋巴管畸形的病理学表现

A：光镜下可见扩张的淋巴管紧接于黏膜上皮下方，替代了结缔组织乳头，淋巴管扩展至深部的结缔组织和肌肉（HE，×40）；**B**：光镜下可见淋巴管弥漫浸润肌肉组织，管腔内衬的内皮细胞很薄，有些管腔内可见粉染的蛋白样液体及淋巴细胞（HE，×100）

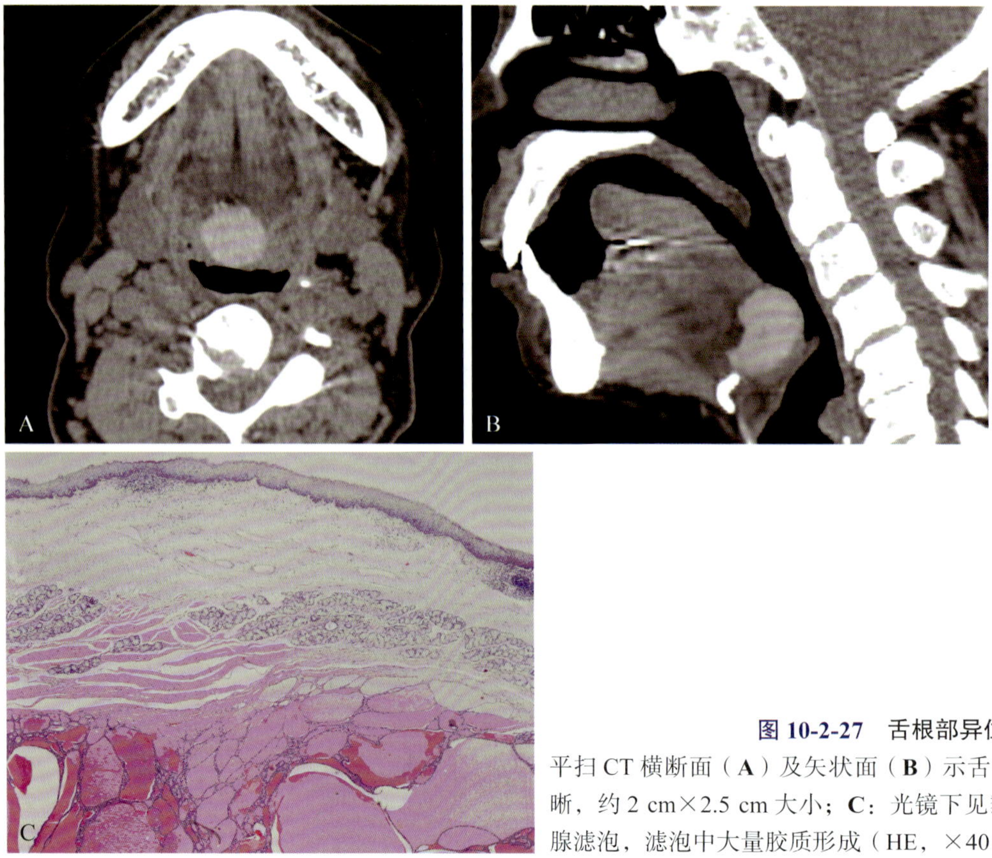

图 10-2-27　舌根部异位甲状腺

平扫 CT 横断面（**A**）及矢状面（**B**）示舌根中部高密度肿物，边界清晰，约 2 cm×2.5 cm 大小；**C**：光镜下见黏膜下肌肉组织中可见甲状腺滤泡，滤泡中大量胶质形成（HE，×40）

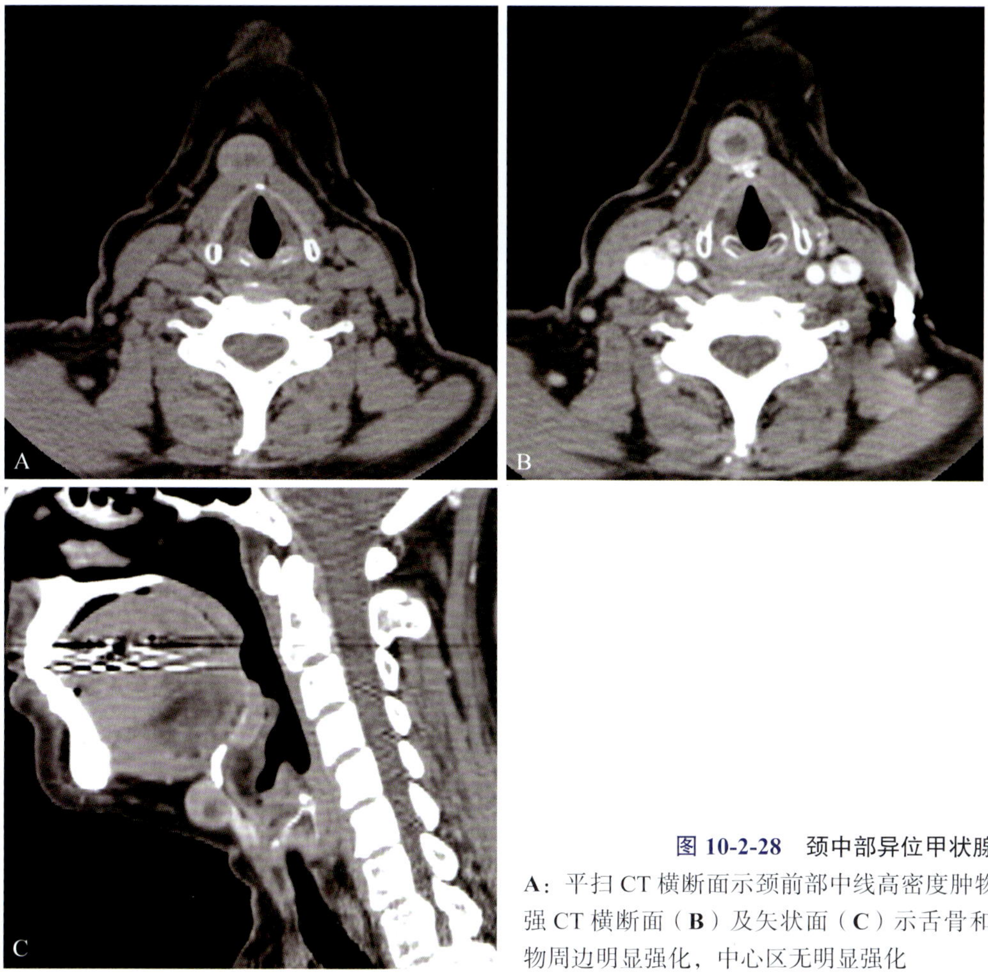

图 10-2-28 颈中部异位甲状腺伴甲状腺病变

A：平扫 CT 横断面示颈前部中线高密度肿物，肿物内可见低密度区；增强 CT 横断面（**B**）及矢状面（**C**）示舌骨和甲状软骨间类圆形肿物，肿物周边明显强化，中心区无明显强化

【病理学表现】

病理学表现为正常甲状腺组织结构（图 10-2-27C）。

【鉴别诊断】

发生于颈部中线或中线旁的病变除异位甲状腺外，还有甲状舌管囊肿。甲状舌管囊肿在 CT 图像上主要为囊性低密度影，鉴别一般不难。由于该病发生率非常低，一般难以考虑该病的可能，故在颈部或舌根部中线或中线旁肿物手术前应常规行 CT 检查，并扫描整个颈部，以除外甲状腺异位的可能，避免造成误切后甲状腺功能低下的问题。

第三节 颌面颈部软组织恶性肿瘤

一、鳞状细胞癌

【概述】

鳞状细胞癌（squamous cell carcinoma）简称鳞癌，是口腔颌面部最常见的恶性肿瘤，多发生于 40 ～ 60 岁的成人，男性发病多于女性。鳞癌在口腔颌面部的好发部位依次为舌、牙龈、颊、唇、口底和腭部。病变早期表浅，临床检查多表现为口腔黏膜的溃疡性病变。鳞癌的发生部位不同，其恶性程度、影像学特点、转移部位及治疗方法不同。本节主要讨论舌、牙龈、颊、口底以及位于软腭舌根部的口咽鳞癌及上颌窦癌。硬腭癌主要为腺上皮癌，故不在此讨论[10-11]。

1. *舌癌* 舌癌是最常见的口腔癌。舌前 2/3 属口腔癌范畴，舌后 1/3 属口咽癌的范畴。舌癌绝大多数属于鳞癌。男性发病略多于女性，最常累及的部位为舌侧缘中 1/3，其次为舌腹和舌背，舌尖最少受累。舌癌可表现为溃疡、外生和浸润型三种。部分病变疼痛明显。当舌癌广泛侵袭舌肌时，舌体运动受限，疼痛多较剧烈。因舌体淋巴及血液循环丰富，且运动频繁，故舌癌淋巴结转移率高，可达40%～80%。

2. *牙龈癌* 牙龈癌的发生率仅次于舌癌，但略呈下降趋势。牙龈癌的发生与口腔卫生不良或不良修复体有关。临床上可表现为溃疡型或外生型，以溃疡型多见。病变可源于唇（颊侧）或舌（腭）侧牙龈，病变发展可通过牙间隙向对侧侵犯。向颊侧可累及唇颊沟和颊黏膜，舌腭侧可累及口底或腭部黏膜。

3. *颊黏膜癌* 颊黏膜癌指原发于颊黏膜的癌性病变。90%以上为鳞癌，少数为腺源性上皮癌。鳞癌临床表现多为溃疡型，基底及周围有浸润。腺上皮癌主要为浸润硬结型。早期无明显症状，病变发展或继发感染后可有轻中度疼痛，颊肌或咀嚼肌受侵时可出现开口受限。晚期癌可穿破颊部形成窦道，侵犯颌骨和牙龈，引起牙松动、疼痛和颌骨破坏，向后可波及翼下颌韧带、咽侧壁和软腭。颊黏膜癌淋巴结转移率较高，可达30%～50%。

4. *口底癌* 口底癌指发生于口底黏膜的癌，应与舌下腺来源的唾液腺癌鉴别。多发生于舌系带的两侧，早期表现为小硬结或红斑，后发展为溃疡。病变易侵犯对侧口底、牙龈、下颌骨舌侧骨板、舌肌和口底肌群，出现下颌牙松动、舌运动受限等。这时患者可有疼痛、流涎和进食困难等症状。发生于口底后部的鳞癌易早期侵犯下颌骨和舌腹。区域淋巴结转移率较高，占35～70%

5. *口咽癌* 此处主要讨论发生在舌根及软腭的癌瘤，大多数为鳞癌。

舌根癌早期症状为舌根部异物感或吞咽疼痛，病变发展可造成吞咽困难、言语不清及耳深部疼痛。肿物易向舌体、会厌及咽旁间隙扩展，75%的舌根癌就诊时颈部可触及淋巴结。

软腭鳞癌早期表现为轻度咽痛，中晚期患者吞咽困难、言语不清，软腭破坏穿孔可致食物反流至鼻腔，肿瘤常向腭弓及硬腭扩展，侵袭鼻咽、咽旁间隙导致开口受限、头痛、耳鸣等症状，颈淋巴结转移率约为50%。

6. *上颌窦癌* 上颌窦癌主要包括鳞癌和腺上皮癌，以鳞癌多见。上颌窦癌是鼻腔和鼻窦癌中最常见的癌瘤之一，在口腔颌面外科也较多见。早期肿瘤位于窦内，尚未破坏黏膜基底层时，常无明显自觉症状。肿瘤生长破坏窦壁及周围组织时，临床上可出现相应的症状和体征。发生于窦下壁者，常有牙龈麻木、牙痛、牙松动及龈颊部肿胀。发生于窦前外壁者，面部和龈颊沟肿胀，随肿瘤增长可出现皮肤受侵破坏，眶下区感觉异常或麻木。肿瘤发生于窦内壁者，可有鼻塞、异常分泌物或鼻出血，鼻泪管受阻可出现泪溢症状。肿瘤发生于上颌窦上壁时，可破坏眶底导致眼球突出，眼球运动受限、复视等，并可伴眶下区麻木。肿物源于窦后壁时，早期侵及翼内肌、翼外肌，可引起张口受限和开口偏斜等。晚期上颌窦癌导致上述诸壁及筛窦、蝶窦、颧骨及颅底等部位受侵，可引发相应症状。上颌窦癌颈部淋巴结转移率较低，为10%～20%，常转移至下颌下及颈深上淋巴结。远处转移少见。

【CT表现】

1. *舌癌* 舌为肌性器官，表面被覆黏膜。CT平扫表现为舌缘较僵直、凹凸不平或结节状占位，病灶密度可为低、等、高或混杂密度。增强扫描后，病变区呈轻至中度强化，病变范围及边界较平扫时清楚（图10-3-1，2）。肿瘤进一步发展，可侵犯口底，并进一步导致下颌骨溶骨性破坏，表现为下颌骨舌侧骨皮质虫蚀状改变。向后发展可累及咽侧壁。除显示原发病灶外，增强CT检查的目的还在于判断淋巴结转移的情况，以便进行临床分期（图10-3-3）。

2. *牙龈癌* 多为分化程度较高的鳞状细胞癌，CT表现为局部软组织肿块，病变早期可见牙槽骨局部溶骨性破坏（图10-3-4），继续发展颌骨可呈扇形骨质破坏（图10-3-5），边缘可较整齐即压迫吸收型（图10-3-6），或呈虫蚀状即浸润破坏型（图10-3-7）。病变严重时可导致病理性骨折。下颌牙龈癌可侵犯口底和颊部软组织，上颌牙龈癌可侵犯腭部和上颌窦。

3. *颊黏膜癌* 表现为颊间隙异常软组织肿块，形态常不规则，可有低密度坏死。晚期病变可累及咬肌、上下颌骨及颞下间隙。造影剂注入后可有部分强化（图10-3-8）。早期病变难以显示，采用憋气鼓颊后扫描，可有利于显示病灶

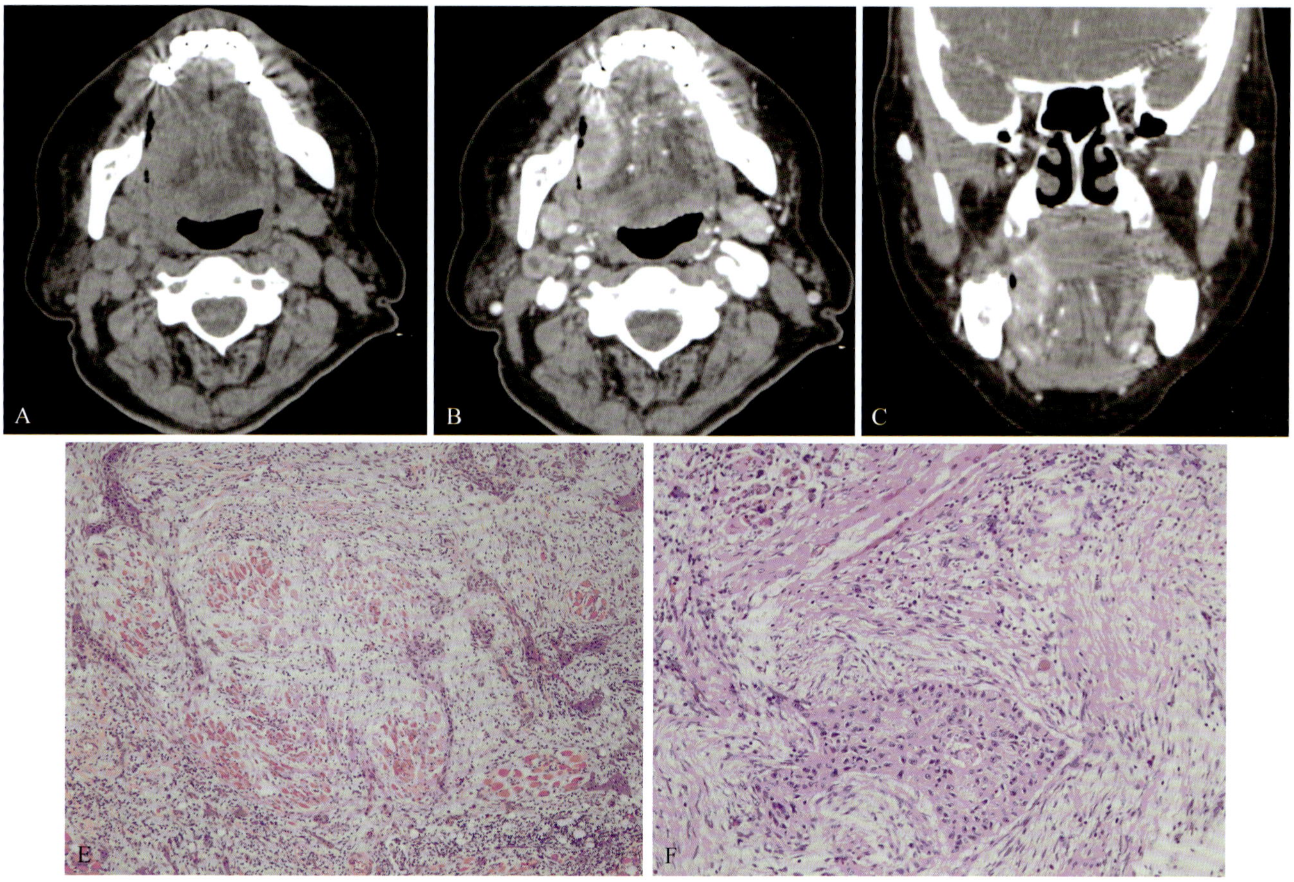

图 10-3-1 右舌鳞癌

A：平扫 CT 横断面示右舌侧缘凹陷，相应舌侧缘软组织占位影。**B**：增强 CT 横断面可见病变明显强化，界限变清晰。右侧上颈部可见肿大淋巴结，周缘可见环形强化。**C**：增强 CT 冠状面示右舌缘肿物，浸润深度为 1.5 ～ 2 cm。**D**：光镜下可见肿瘤细胞呈小团状、条索状，浸润肌肉组织（HE，×100）。**E**：光镜下可见细胞巢层次分明，外为基底细胞，中为棘细胞，鳞状分化，异型性及角化不明显（HE，×200）

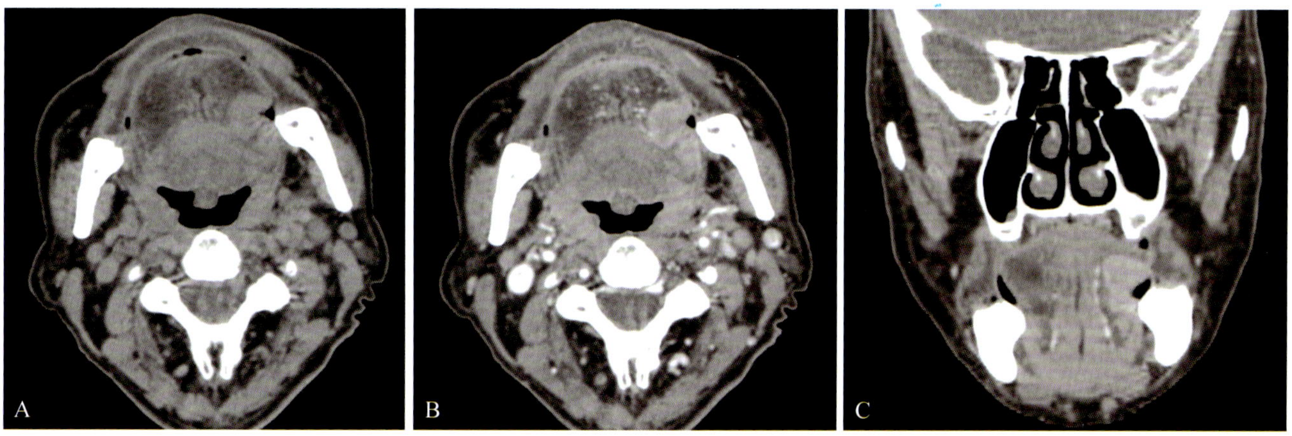

图 10-3-2 左舌鳞癌

A：平扫 CT 横断面示左舌侧凹陷，局部软组织肿物，密度高于周围肌肉；增强 CT 横断面（**B**）及冠状面（**C**）示肿物有一定强化，边界较清晰，浸润深度约为 1.5 cm

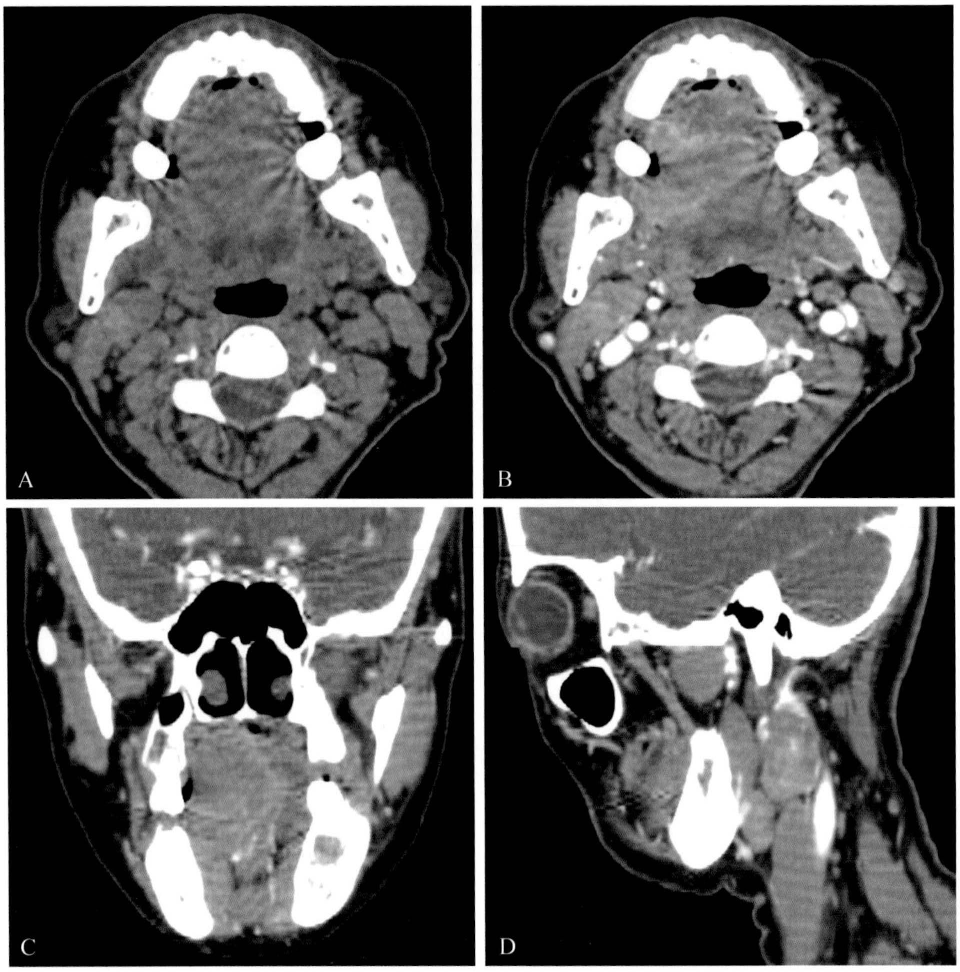

图 10-3-3　右舌鳞癌

A：平扫 CT 横断面示右舌侧面肿物，但欠清晰；**B**：增强 CT 横断面示病变有明显强化，边界大致可见；**C**：增强 CT 冠状面示肿物浸润超过中线；**D**：增强 CT 矢状面示右侧上颈部淋巴结肿大，有不均匀强化

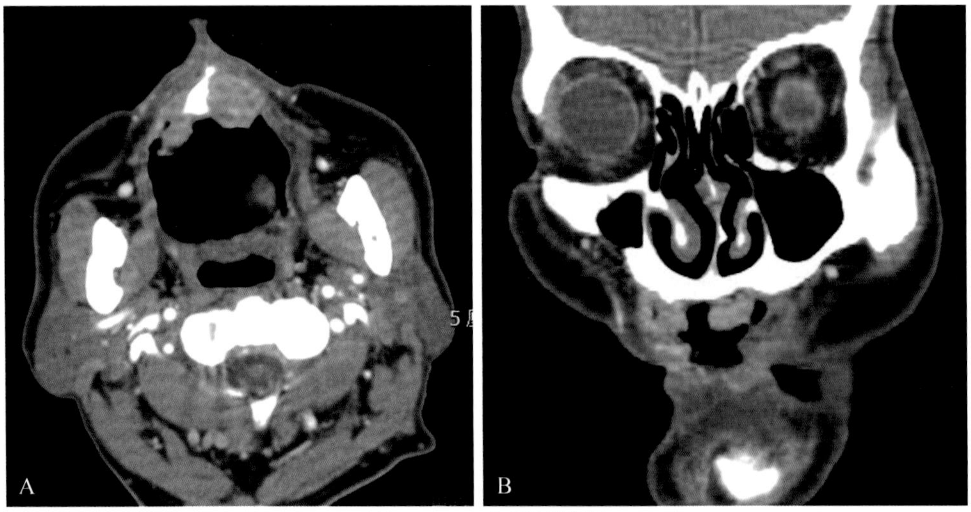

图 10-3-4　上颌牙龈癌

增强 CT 横断面（**A**）及冠状面（**B**）图像示上颌前部牙龈肿物，有轻度强化，基底骨质部分破坏吸收

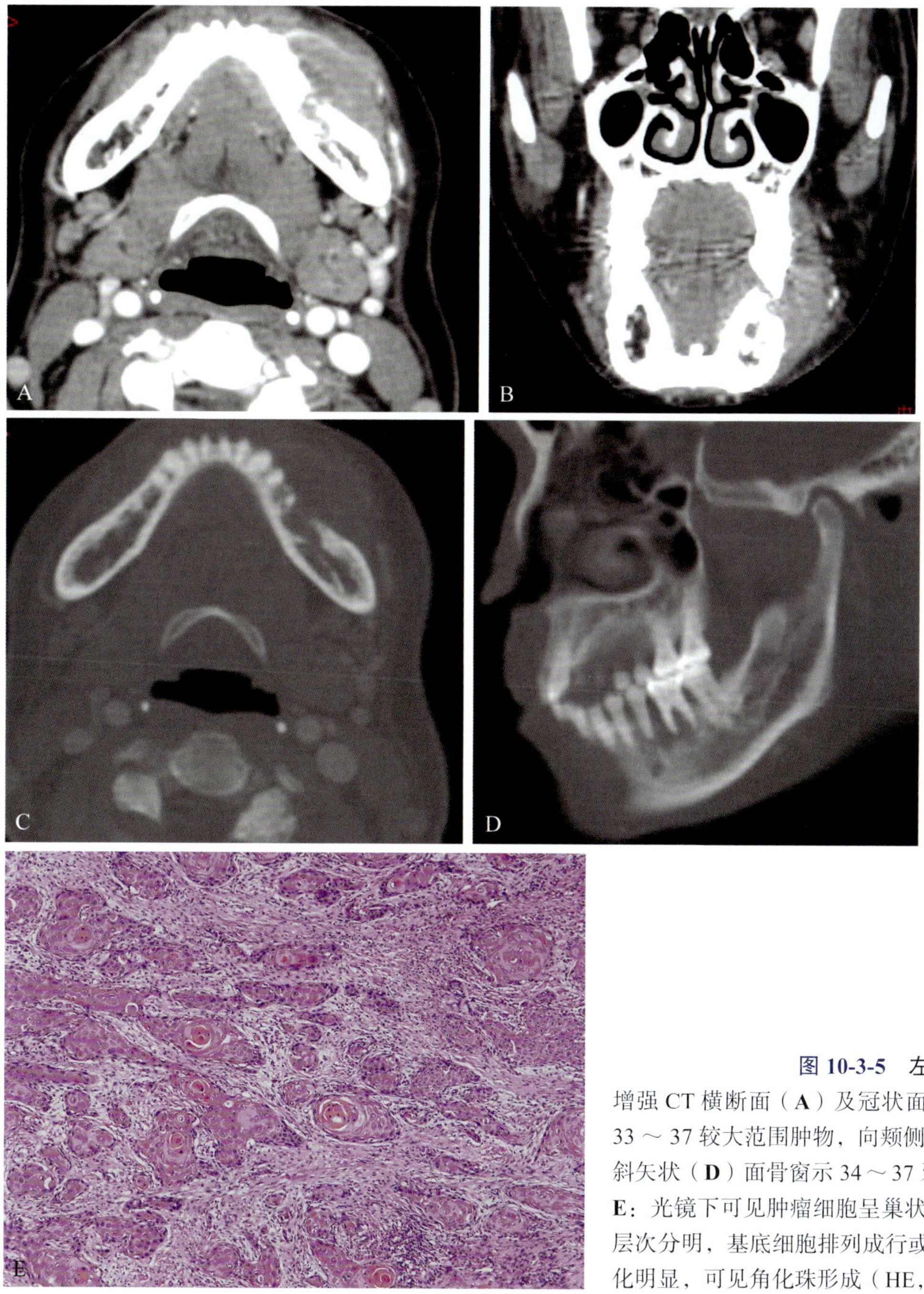

图 10-3-5　左下颌牙龈癌

增强 CT 横断面（**A**）及冠状面（**B**）示左侧下颌牙龈相当于 33 ～ 37 较大范围肿物，向颊侧生长；CT 横断面（**C**）骨窗及斜矢状（**D**）面骨窗示 34 ～ 37 牙槽骨被侵蚀破坏，近呈扇形；**E**：光镜下可见肿瘤细胞呈巢状，浸润性生长，癌巢上皮细胞层次分明，基底细胞排列成行或略显不整齐，中为棘细胞，角化明显，可见角化珠形成（HE，×100）

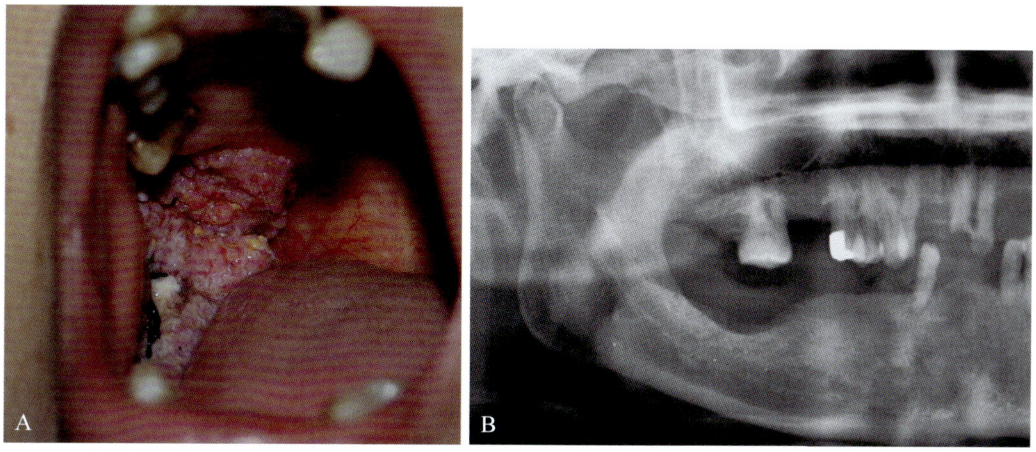

图 10-3-6　右下颌牙龈鳞癌

A. 临床所见：右下颌后牙区菜花样肿物，范围较大，累及翼下颌韧带；**B**：曲面体层片示右下颌后牙区及升支前缘牙槽骨骨质破坏，边缘基本清晰（压迫吸收型）

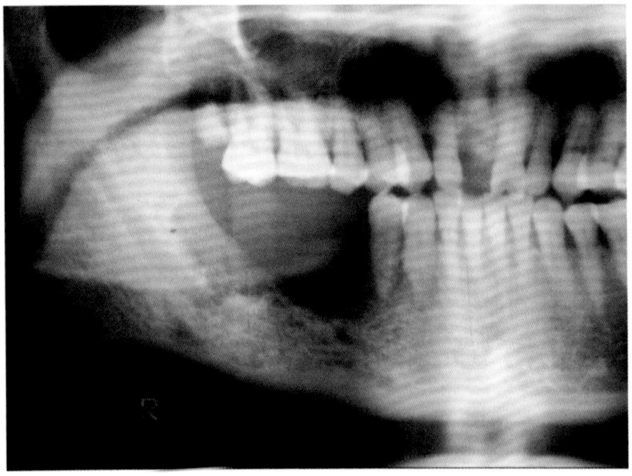

图 10-3-7　右下颌牙龈鳞癌

曲面体层片示右下颌后牙区及升支前下骨质破坏，边缘呈虫蚀状（浸润破坏型）

（图 10-3-9）。

4. 口底鳞癌　多表现为舌下区异常占位影，与相邻肌肉密度相等，使下颌舌骨肌和颏舌骨肌之间的舌下间隙消失。强化检查可有不同程度强化（图 10-3-10）。肿瘤可侵犯舌体、舌根及下颌下区，向外侧可侵犯下颌骨（图 10-3-11）。

5. 口咽癌　中晚期舌根及软腭鳞癌 CT 表现为局部软组织肿块，密度与周围相近。舌根鳞癌在造影剂注入后可有不同程度强化（图 10-3-12），软腭鳞癌强化多不明显。CT 可显示癌瘤对周围软硬组织的侵犯及淋巴结转移情况。（图 10-3-13）

6. 上颌窦癌　CT 表现为不规则软组织密度肿块，增强扫描可见强化反应，借此可与上颌窦炎鉴别。当肿瘤增大充满整个窦腔时，窦壁膨胀，窦壁骨质破坏，是诊断上颌窦癌的重要征象。肿瘤多为实性，偶见密度较低的液化坏死。病变进一步发展，窦腔内软组织沿窦壁向外侵蚀形成肿块。肿瘤向内侵犯，上颌窦内壁破坏，鼻腔出现软组织肿块；向上侵犯破坏眶底和眶下管，伴有眶下软组织肿块，下直肌和下斜肌受累；向前侵犯致窦前壁破坏中断，伴面颊部软组织肿块，并可破坏颧骨。晚期病变可累及翼腭窝、颞下窝、翼内间隙，翼突

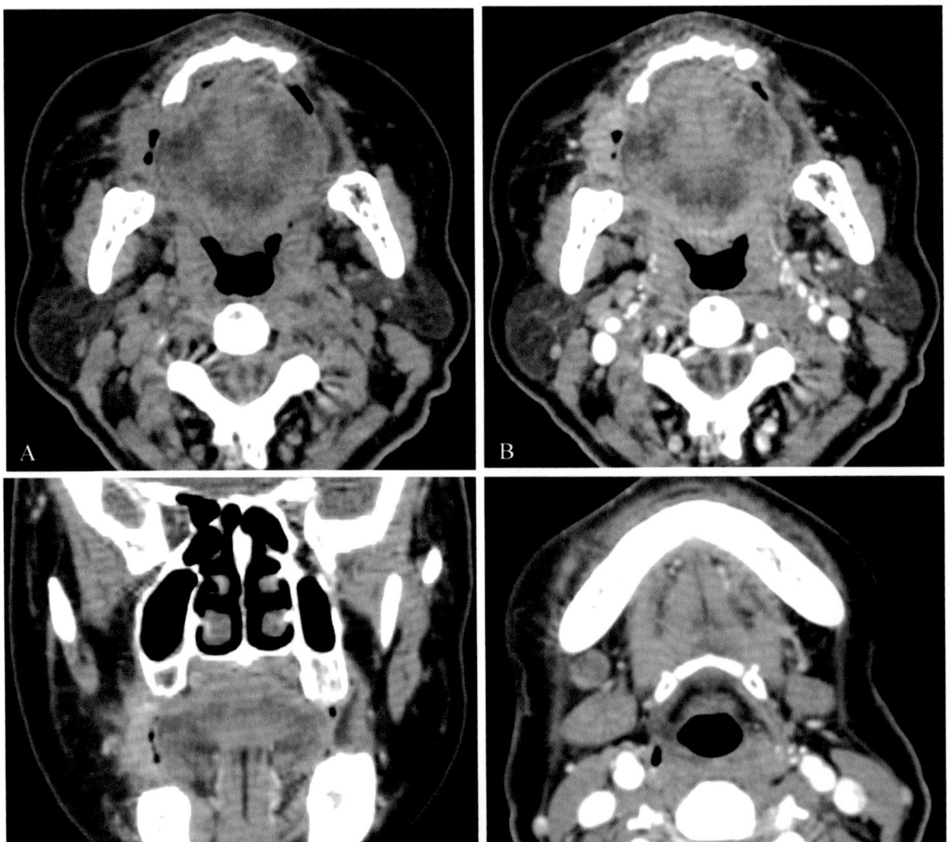

图 10-3-8　右颊鳞癌

A：平扫 CT 横断面示右颊黏膜高密度肿物，深度为 1 ～ 1.5 cm.，表面不平整；增强 CT 横断面（**B**）及（**C**）冠状面示肿物有强化，浸润深度不一；**D**：增强 CT 横断面示右下颌下区淋巴结肿大，有轻度环形强化

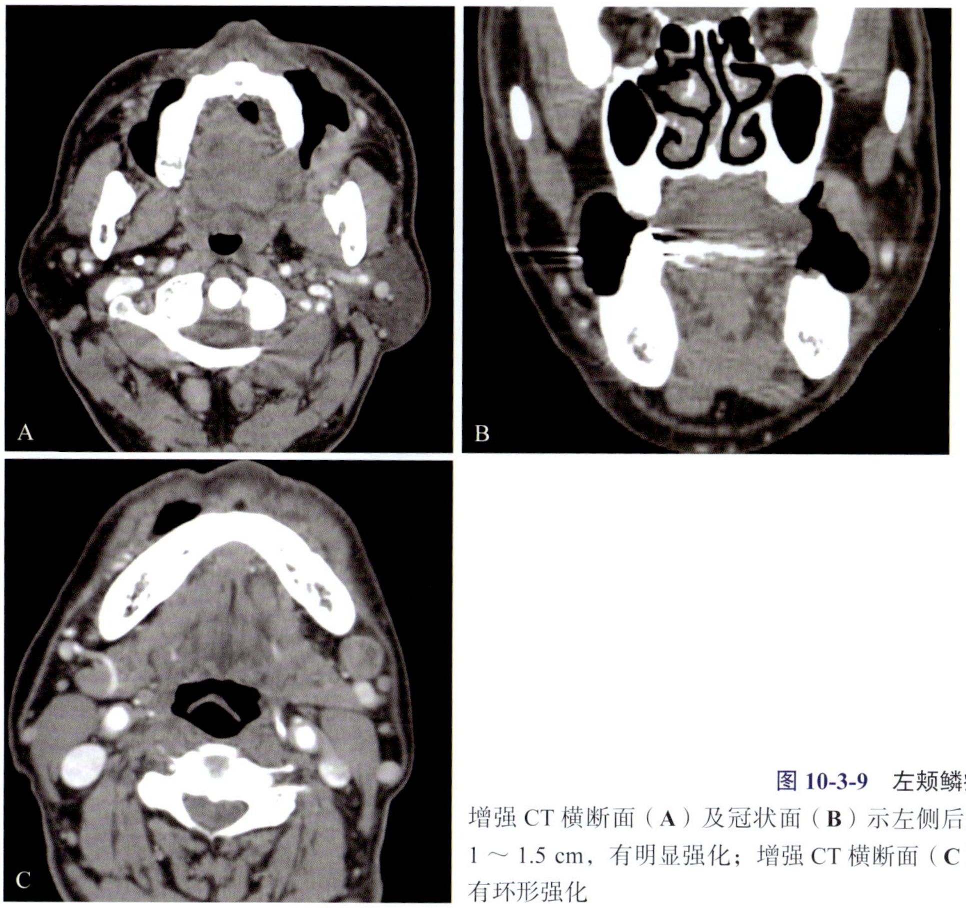

图 10-3-9　左颊鳞癌

增强 CT 横断面（**A**）及冠状面（**B**）示左侧后颊部黏膜肿物略突出，深度为 1 ～ 1.5 cm，有明显强化；增强 CT 横断面（**C**）可见左下颌下肿大的淋巴结，有环形强化

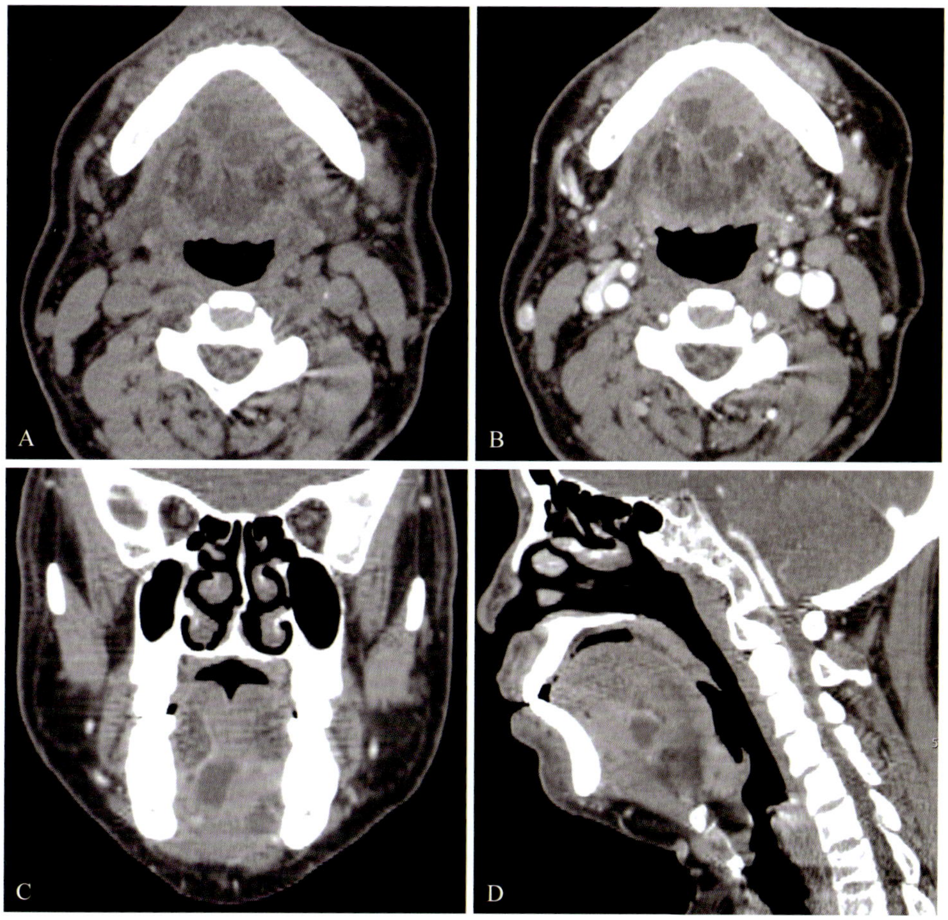

图 10-3-10　口底鳞癌

A：平扫 CT 横断面示口底前部及两侧软组织结构异常，界限不清，部分区域密度减低（CT 值为 20 HU）；**B**：增强 CT 横断面见不均匀强化，颌骨无明确受累表现；增强 CT 冠状面（**C**）及矢状面（**D**）示肿物累及舌体及舌下肌群，部分区域液化坏死

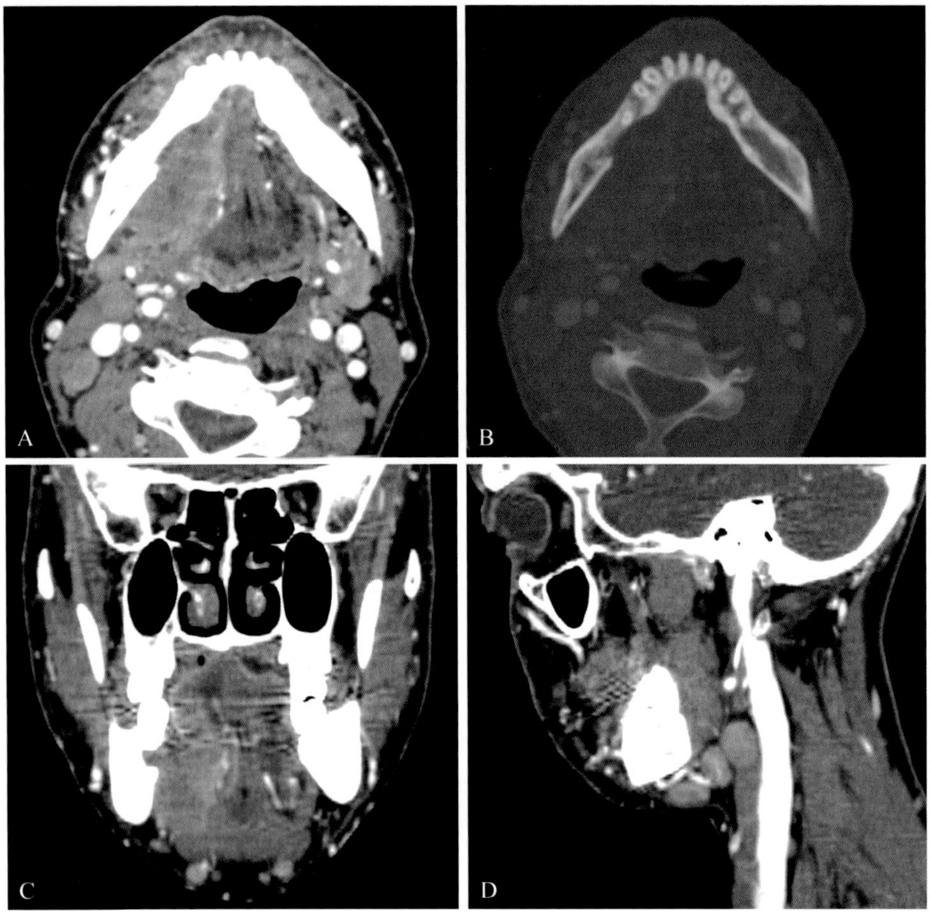

图 10-3-11　右侧口底鳞癌

A：增强 CT 横断面示右侧口底较大范围软组织肿物影，颈内静脉前、后可见肿大淋巴结；**B**：增强 CT 横断面（骨窗）示右下颌骨舌侧骨质破坏；**C**：增强 CT 冠状面示肿物侵及舌体，内侧达中线；**D**：增强 CT 矢状面示下颌下区及上颈部多枚淋巴结肿大

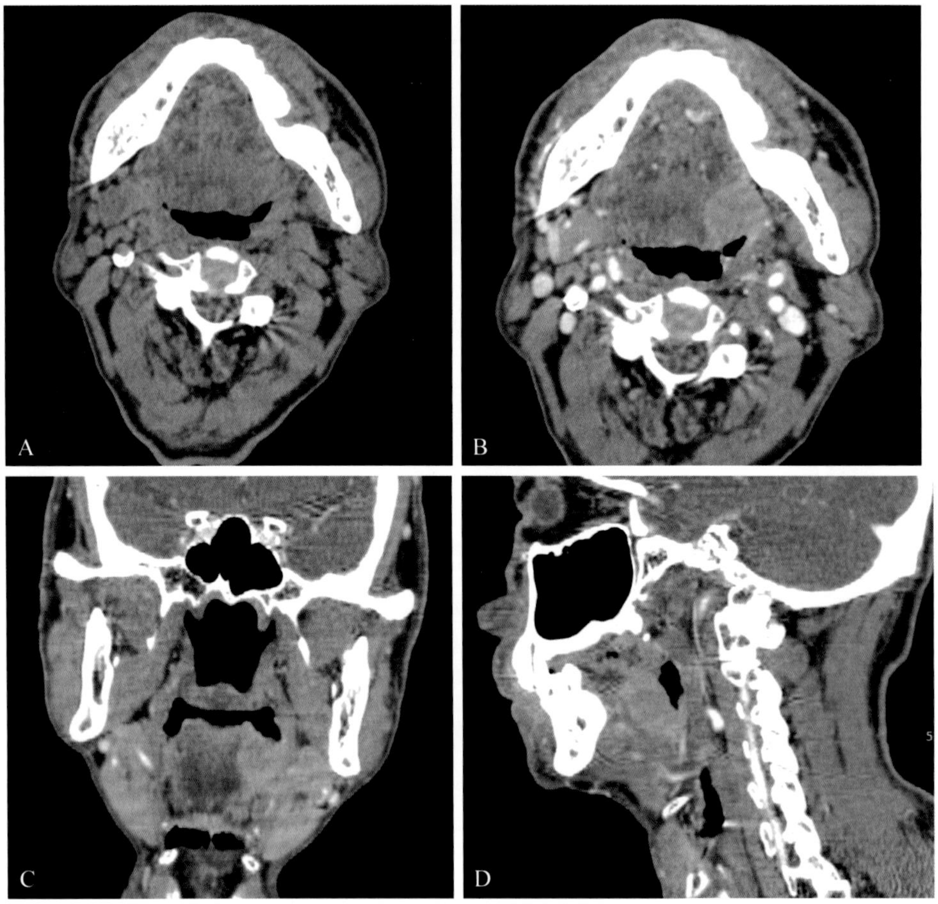

图 10-3-12　左侧舌根鳞癌

A：平扫 CT 横断面示左侧舌根部组织密度稍异常；（**B**）增强 CT 横断面可见病变明显强化，界限大致清晰，范围为 1.5 ～ 2 cm；增强 CT 冠状面（**C**）及矢状面（**D**）示肿瘤侵蚀深度约 2 cm，与下颌下腺之间尚有界限

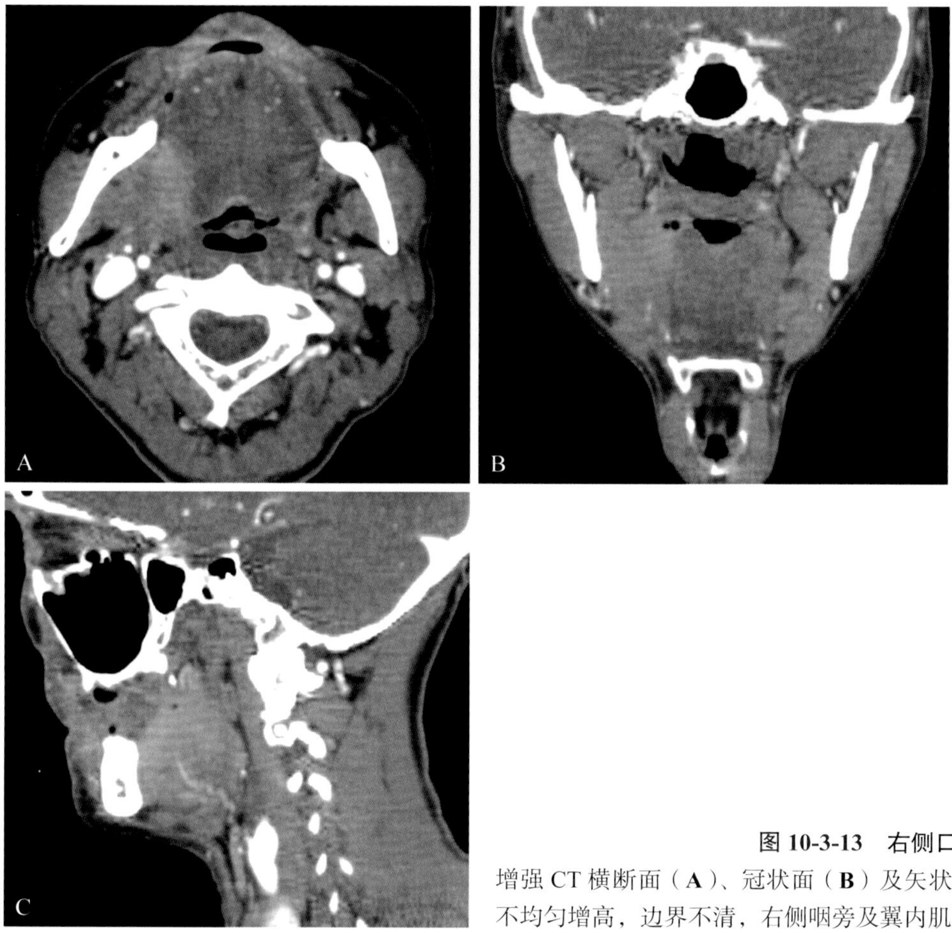

图 10-3-13 右侧口咽鳞癌

增强 CT 横断面（**A**）、冠状面（**B**）及矢状面（**C**）示右侧舌根部组织密度不均匀增高，边界不清，右侧咽旁及翼内肌界限不清

内、外板被破坏，进而向颅中窝和鼻咽旁间隙扩展（图 10-3-14 ～ 17）。CT 可清晰显示窦壁破坏情况，部分病变区可见骨性分隔或残留骨。

【比较影像学】

1. *舌癌* MRI 检查示，舌癌在 T_1 加权像上多为中等信号，T_2 加权像多呈中等或高等信号。增强 MRI 检查可见不同程度强化。应注意的是，由于舌容易因吞咽而移动，CT 或 MRI 扫描时应嘱患者保持舌部静止不动，可咬橡皮塞开口降舌后再进行扫描。冠状位图像对于显示病变具有较好的效果。

2. *牙龈癌* 对于颌骨受累情况，根尖片、咬合片和曲面体层片等普通 X 线检查具有较好的显示效果。而对于判断邻近软组织受累情况及颈部淋巴结转移情况，则需要进行 CT 或 MRI 检查。

3. *颊癌、口底癌及口咽癌* MRI 检查示 T_1 加权像上多为中等信号，T_2 加权像多为混合高信号，边缘不规则，Gd-DTPA 注入后可有不同程度强化。

4. *上颌窦癌* 华特位 X 线或口腔曲面体层片可显示，上颌窦癌主要表现为窦腔密度增高、软组织肿块形成和窦壁骨质破坏。但普通 X 线检查对上颌窦癌的大小、范围及骨壁侵犯情况的显示有限（图 10-3-14）。MRI 检查示，上颌窦癌在 T_1 加权像上多为中等信号，T_2 加权像上多为混合或均匀高信号。增强 MRI 检查示，上颌窦癌的实性部分呈强化表现。对于窦壁破坏情况，MRI 的显示效果不如 CT 清晰。

【病理学表现】

显微镜下可见，鳞状细胞癌由鳞状上皮增殖而成。增殖的上皮侵入结缔组织内，形成许多互相连接的细胞巢（癌巢），在癌巢中进行着类似表皮的角化过程，形成轮层状小体者，称为癌珠，与基底层相似的细胞排列在癌巢的外围和结缔组织间质相接。根据恶性程度、分化程度及增殖活性，鳞癌可分为三级：Ⅰ级，恶性程度最低，分化相对较好，含有数量不等的基底细胞和具有细胞间桥的鳞状细胞，角化明显，核分裂象少，病理性核分裂象少，多形性不明显；Ⅲ级，恶性程度高，分化较差，角化非常少，细胞间桥几乎不能发现，有大量核分裂象，病理性核分裂象多见。（图 10-3-1）

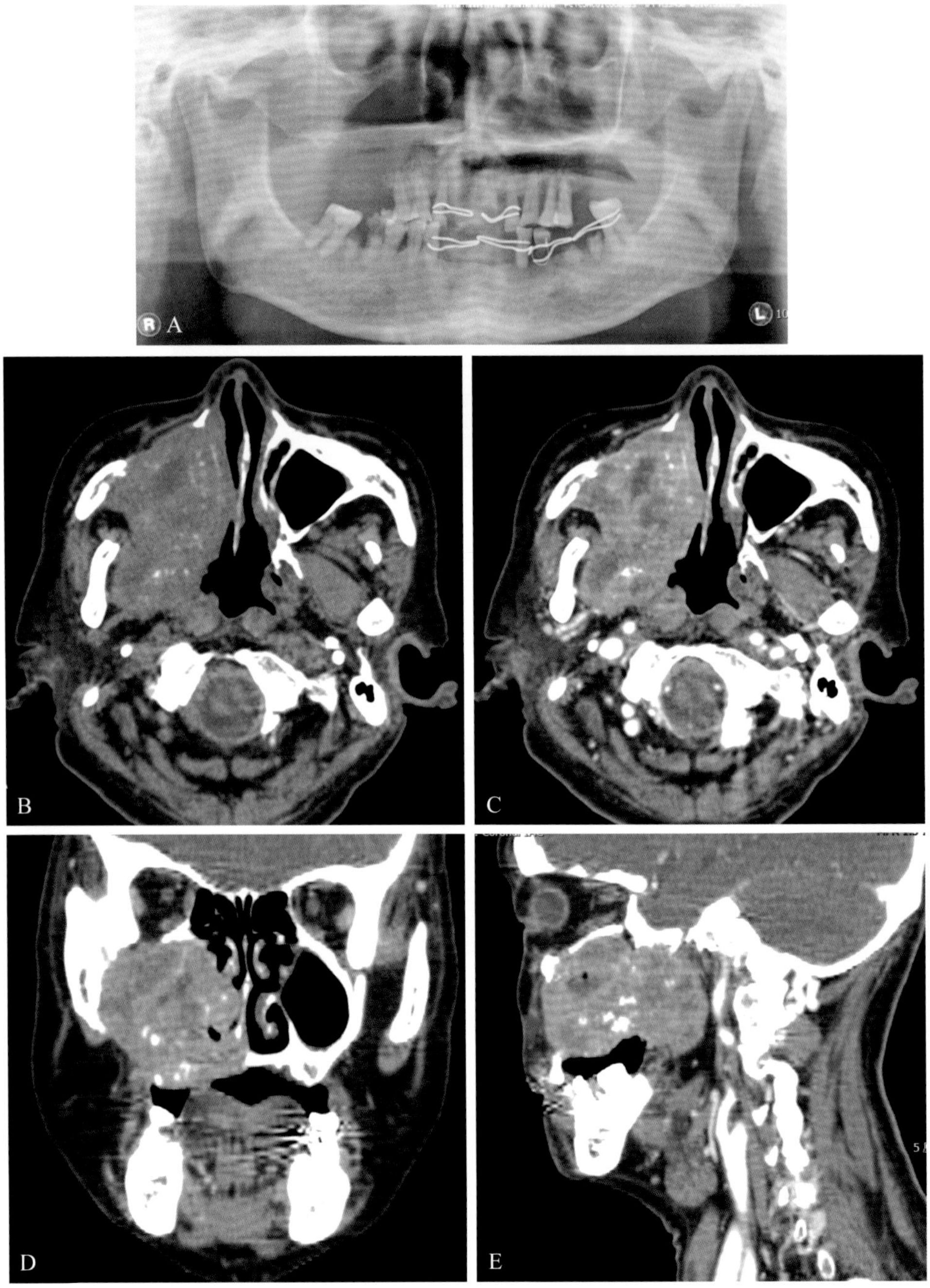

图 10-3-14　右上颌窦鳞癌

A：曲面体层片示右上颌骨及上颌窦正常形态消失，呈广泛骨质破坏；**B**：平扫 CT 横断面示右上颌窦肿物，密度不均，部分区域可见坏死，部分可见钙化；**C**：增强 CT 横断面示病变有轻度不均匀强化，上颌窦前壁、内壁、后外壁及颧骨均可见骨质破坏，肿物向后发展侵及颞下窝及翼腭窝；增强 CT 冠状面（**D**）及矢状面（**E**）示肿物充满上颌窦，侵及鼻腔、硬腭、牙槽骨、眶底及颧骨，病变下份可见多发钙化

【鉴别诊断】

1. *舌癌*　舌癌根据临床表现诊断并不困难，确诊需做活体组织检查，增强 CT 检查是术前评估的重要依据。舌癌临床诊断中主要应该与舌部白斑、扁平苔藓等口腔黏膜病相鉴别，防止延误诊断。一旦怀疑舌癌，应该及时进行活体组织检查确诊。对于临床确诊病例行 CT 检查，应注意观察原发灶范围、颌骨和淋巴结情况。对于颈部不明原因的淋巴结异常，应该注意观察患者舌部是否存在可疑病灶。

2. *牙龈癌*　主要应与牙龈瘤相鉴别。牙龈瘤骨质破坏少见，边缘呈压挤样，而牙龈癌骨质破坏呈虫蚀状，边界不整，软组织包块向周围浸润。

3. *颊癌*　颊间隙可有良性病变，包括血管畸

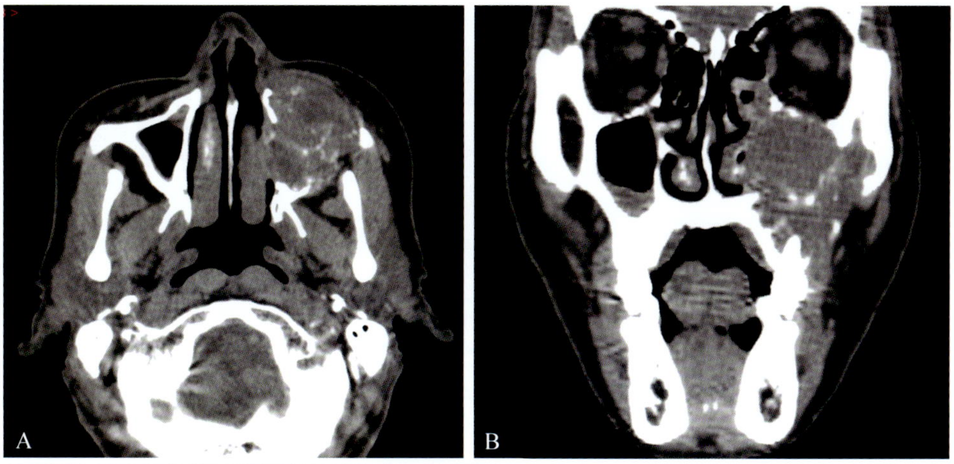

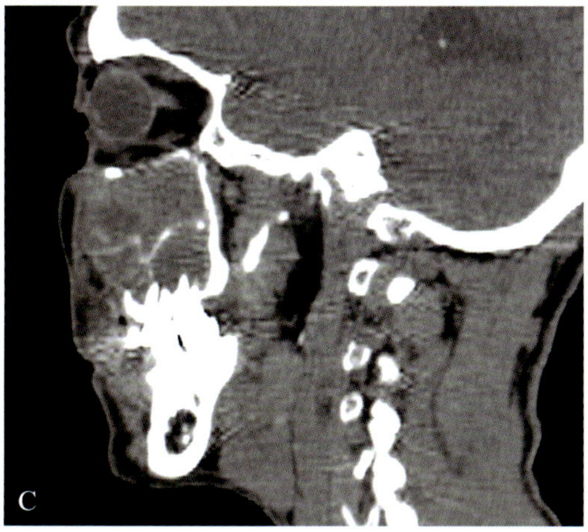

图 10-3-15　左上颌窦鳞癌

平扫 CT 横断面（**A**）、冠状面（**B**）及矢状面（**C**）示左上颌窦满布肿物，密度不均，CT 值 10 ～ 40 HU，病变下份可见不完整骨性分隔；上颌窦前壁、内壁、后外壁、牙槽骨及眶底骨质破坏

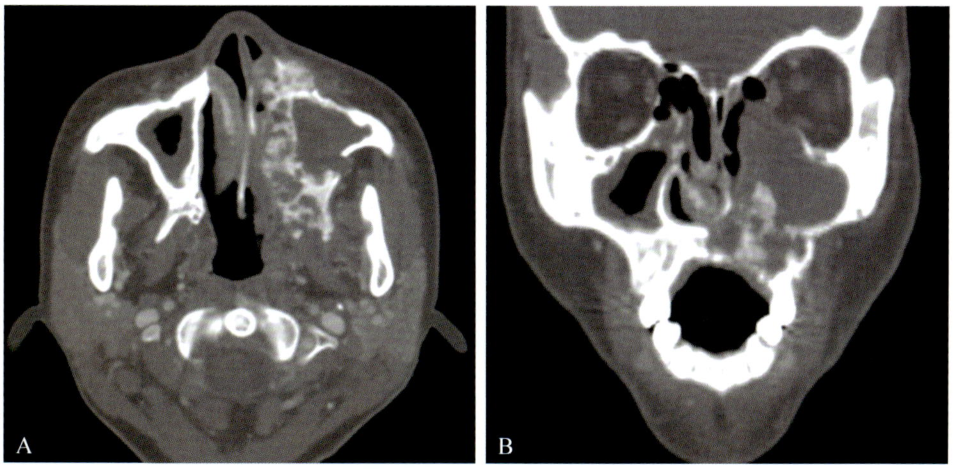

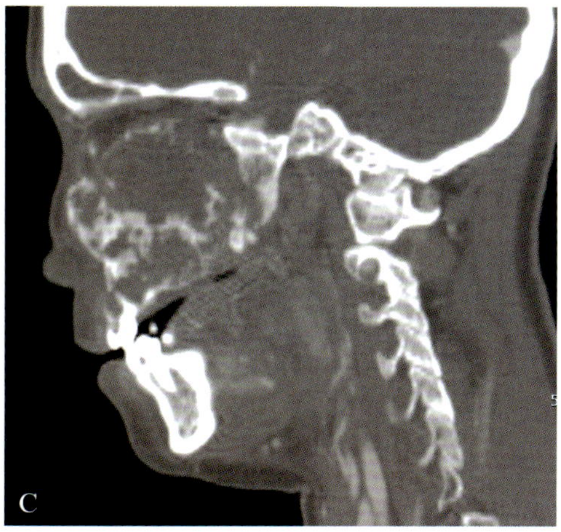

图 10-3-16　左上颌窦腺癌

增强 CT 横断面（**A**）、冠状面（**B**）及矢状面（**C**）示左上颌窦满布肿物，病变内部可见蜂窝状骨性分隔，上颌窦诸壁均可见破坏。左侧翼突破坏，病变部分越过上颌中线

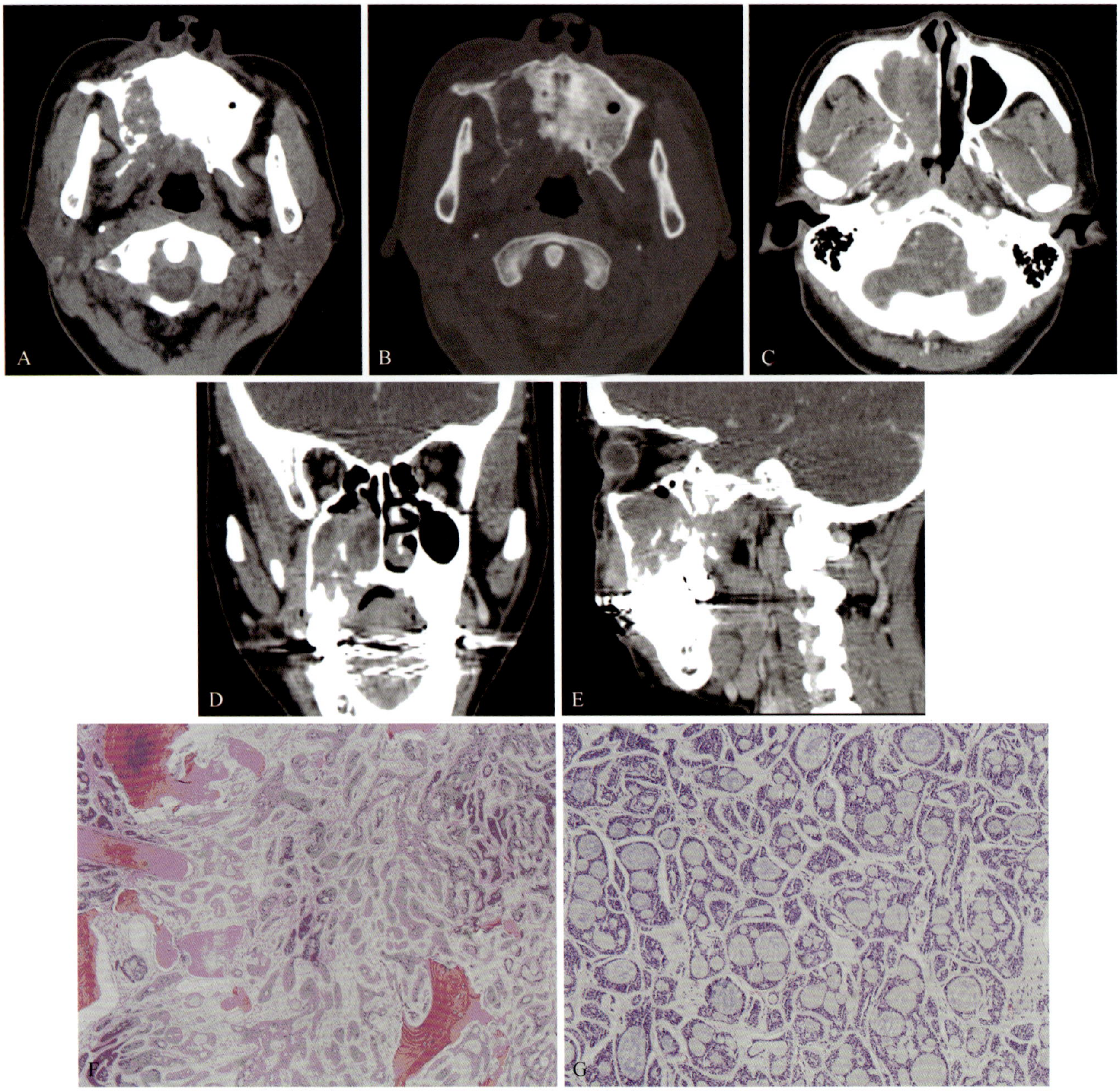

图 10-3-17　右上颌窦腺样囊性癌

平扫 CT 横断面（**A**）软组织窗及骨窗（**B**）示右上颌骨骨质破坏，上颌窦壁前方、外侧及窦后方可见软组织肿物影；增强 CT 横断面（**C**）、冠状面（**D**）及矢状面（**E**）示病变有轻度不均匀的强化，右侧鼻腔内大部被肿物占据，病变下份可见不完整骨性分隔。**F**：光镜下可见肿瘤浸润骨组织（HE，×100）；**G**：光镜下可见细胞排列成小管状、筛状，细胞大小一致，形态较温和，胞质少（HE，×100）

形、唾液腺肿瘤等。良性病变一般边界清晰，有包膜；而颊癌边界模糊，无包膜。

4. 口底癌　口底的良性病变包括舌下腺囊肿、口底皮样表皮样囊肿。CT 表现为囊性，界限清晰，结合临床多不难鉴别。另外，尚应考虑与舌下腺腺源性肿瘤的鉴别。舌下腺恶性肿瘤早期口底黏膜完整，进一步发展可累及下颌骨和舌肌。

5. 口咽鳞癌　舌根鳞癌应与位于舌根的良性占位鉴别，包括血管畸形和异位甲状腺、皮样表皮样囊肿，根据病史及 CT 表现，鉴别一般不难。软腭鳞癌尚应考虑小唾液腺来源的恶性肿瘤及恶性淋巴瘤的可能，其影像学表现缺乏特异性，鉴别相对较难。

6. 上颌窦炎性病变　上颌窦癌的影像学表现有时和上颌窦炎相似。前者多有窦腔膨大，窦壁溶解破坏，增强扫描后强化较明显；后者窦壁一般不膨大，窦壁可增厚，可伴轻微吸收，一般无骨性破坏，增强检查无或仅有轻微强化。

二、恶性淋巴瘤

【概述】

恶性淋巴瘤（malignant lymphoma）是发生于淋巴结和淋巴结外的淋巴组织及单核巨噬细胞系统的恶性肿瘤，是一种全身性病变，但其主要病变和临床表现可局限于一个特定部位。病理上分为霍奇金淋巴瘤（Hodgkin lymphoma，HL）和非霍奇金淋巴瘤（non-Hodgkin lymphoma，NHL）两大类。颌面颈部以非霍奇金淋巴瘤居多，按其发生部位可分为结内型和结外型。恶性淋巴瘤在欧美国家发病率较高，我国发病率仅为欧美国家发病率的1/6～1/4。恶性淋巴瘤的发病可能与病毒感染有关，如EB病毒。

发生于淋巴结者（结内型）常为多发性，表现为颈部、腋下、腹股沟等处淋巴结肿大。淋巴结大小不等，可活动，质地韧而有弹性，无压痛。随病变发展，淋巴结互相融合，活动性差，可被误诊为淋巴结炎或结核。颌面部发生于淋巴结外者（结外型）常为单发性病变，可位于牙龈、腭、颊、舌根、扁桃体和颌骨等，临床表现呈多样性，可为肿块、坏死和炎症等。约1/3患者可伴全身症状，包括发热、盗汗、乏力、贫血、消瘦等。由于恶性淋巴瘤的临床表现往往缺乏特异性，因此确诊需要依靠组织学检查[10-11]。

【CT表现】

结外型恶性淋巴瘤大多为软组织肿块，部分可为黏膜增厚表现。注入造影剂后，病变可有增强表现。结外型恶性淋巴瘤多为实质性，少数有液化、坏死表现，病变边缘与周围组织界限不清。结内型恶性淋巴瘤一般发生在颈部，可为孤立性肿块、多发性肿块或为融合性肿块，直径一般大于1 cm。CT平扫表现为实质性肿块，病灶内部可有液化坏死而呈低密度表现。对比剂注入后低密度病变的边缘可有环形增强表现。多发性病灶可相互融合，呈分叶状。恶性淋巴瘤的CT表现主要是病变的多发性，可以是多个结外型病灶或多个结内型病灶，也可以是结外型病灶伴有单个或多个结内型病灶（图10-3-18～21）。

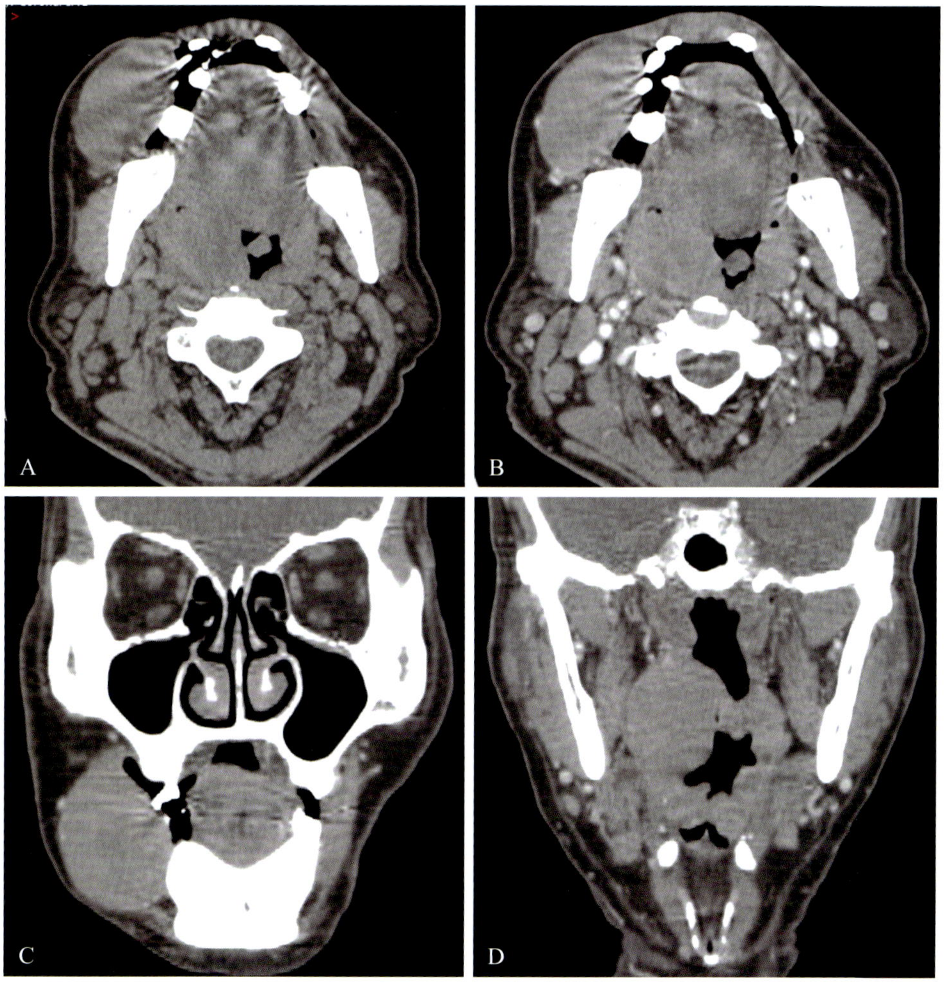

图10-3-18　右颊部恶性淋巴瘤
A：平扫CT横断面示右侧颊部及软腭软组织肿物，边界清楚；B：增强CT横断面显示病变轻度均匀强化；增强CT冠状面（磨牙层）（C）及冠状面（软腭层）（D）显示右颊部及软腭肿物，密度基本均匀，边界清晰

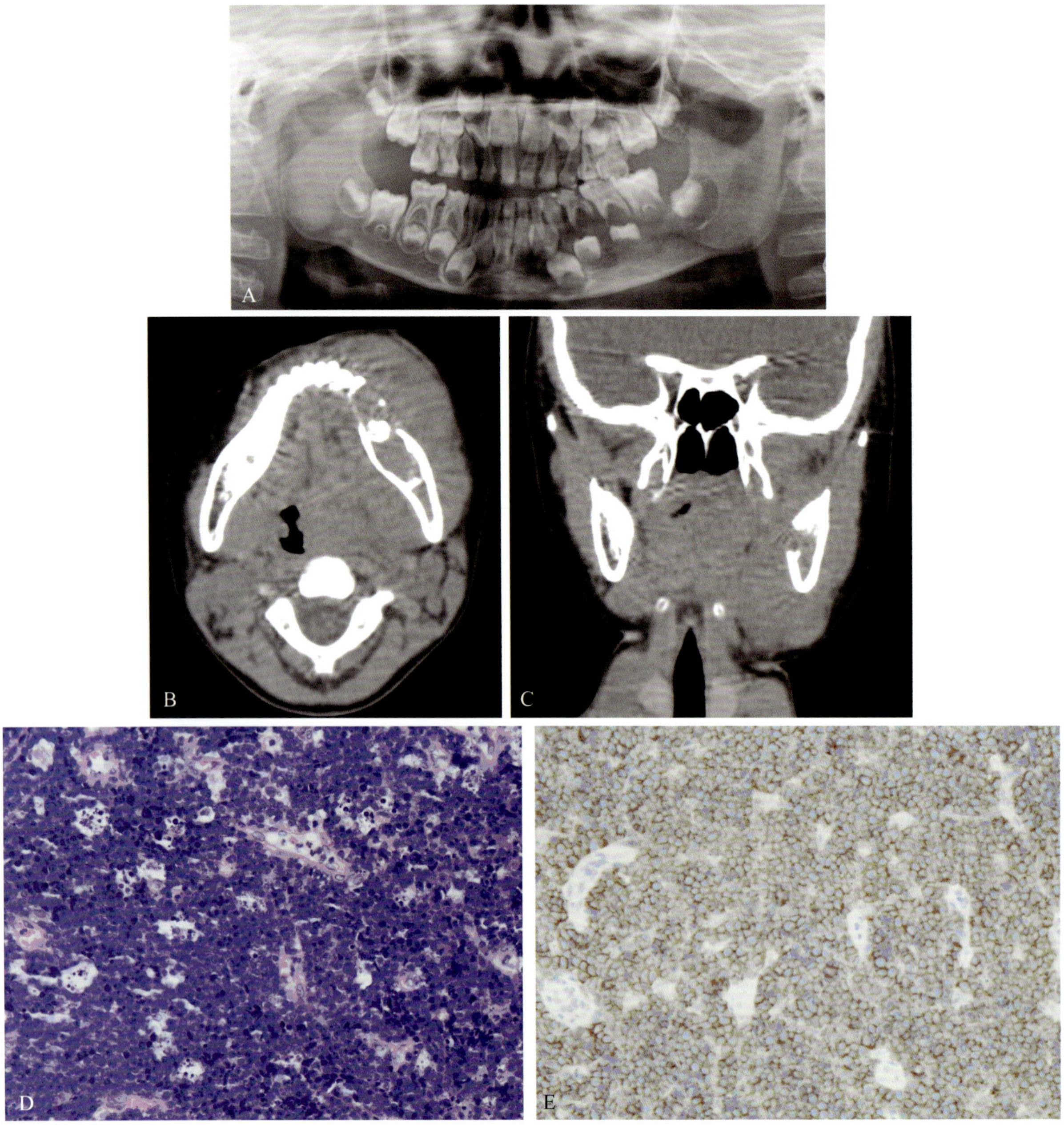

图 10-3-19　左下颌骨 Burkitt 淋巴瘤

A：曲面体层片示左侧下颌乳牙根尖区及恒牙冠根周围骨质不均匀破坏；平扫 CT 横断面（**B**）及冠状面（**C**）示左侧面下部软组织明显肿大，向颊舌侧突出，密度均匀，界限不清，咽腔变小，对应下颌骨骨质明显破坏，颊舌侧骨皮质部分中断；**D**. 光镜下表现（HE，×400）：肿瘤性淋巴细胞弥漫性浸润，形态单一，中等大小，胞质量少或中等；胞核染色质粗，可见大量核分裂象。大量瘤细胞凋亡，被巨噬细胞吞噬，这些巨噬细胞分散于瘤细胞之间，形成“满天星”样表现；**E**. 免疫组化（IHC，×200）：可见表达广泛的 B 细胞抗原标记，CD20（＋）

【比较影像学】

MRI 检查示，恶性淋巴瘤在 T_1 加权像上多为中等信号，T_2 加权像上多为中等信号或高信号。Gd-DTPA 注入后病变内部可有强化。

【病理学表现】

1. 霍奇金淋巴瘤　颈部淋巴结多见，口腔少见。霍奇金淋巴瘤分为两大类型：①结节性淋巴细胞为主。②经典型霍奇金淋巴瘤，又分为淋巴细胞为主型、结节硬化型、混合细胞型和淋巴细胞消减型。瘤组织内都有一种独特的瘤巨细胞，即 Reed-Sternberg 细胞，还常可见各种炎症细胞浸润。预后与组织类型有关，一般以淋巴细胞为主型最好，淋巴细胞消减型最差。

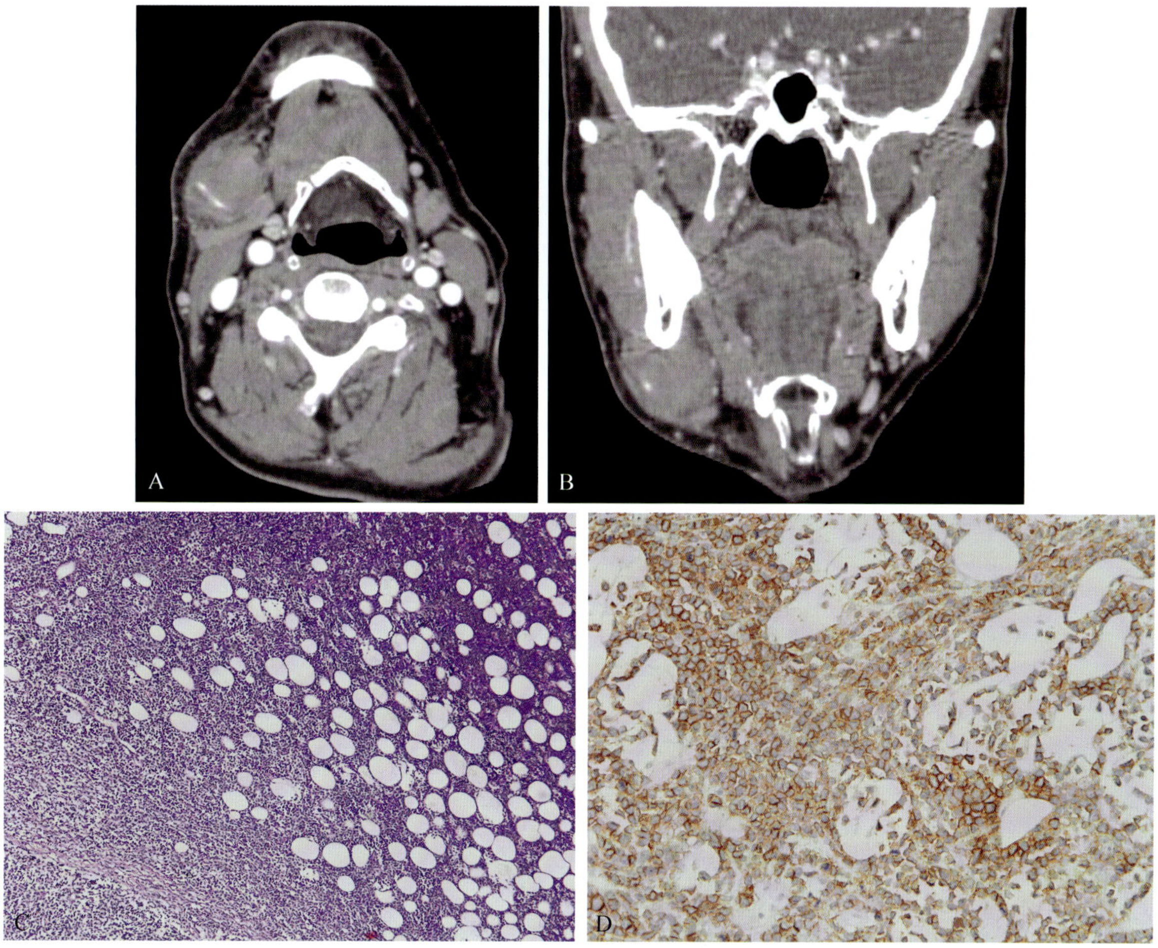

图 10-3-20　右下颌下弥漫大 B 细胞淋巴瘤

增强 CT 横断面（**A**）及冠状面（**B**）示右侧下颌下腺外侧淋巴结异常肿大，大小为 2.0×2.0 cm，边界大致清楚；**C.** 光镜下表现（HE，×100）：大小均匀的小细胞弥漫浸润性生长，浸润脂肪组织，细胞较正常淋巴细胞大，胞质少；**D.** 免疫组化（IHC，×200）：可见表达广泛的 B 细胞抗原标记，CD20（＋）

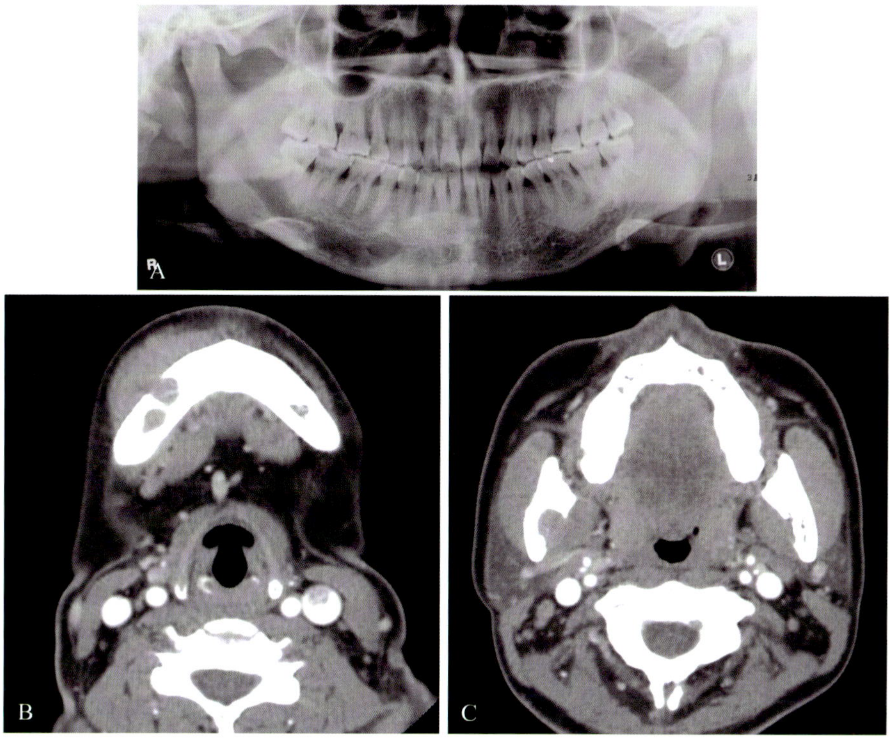

图 10-3-21　右下颌骨恶性淋巴瘤

A：曲面体层片示右侧下颌管全程明显增宽；**B：**增强 CT 横断面示右侧颏孔明显增大，相应颊侧可见软组织肿物；**C：**增强 CT 横断面示下颌孔增大，相应内侧软组织肿物

2. 非霍奇金淋巴瘤　多发生于颈部淋巴结并可累及纵隔、肠系膜和腹膜后等深淋巴结，仅 1/3 发生于淋巴结外淋巴组织，如 Waldeyer 环。口腔淋巴结外淋巴瘤可累及口腔软组织和颌骨，口腔各部黏膜均可发生，以腭部和牙龈多见，也可见于舌、口底、颊、唇、腭扁桃体、舌扁桃体或口咽部。非霍奇金淋巴瘤类型众多，分类意见不一，主要有：弥漫性大 B 细胞淋巴瘤（图 10-3-20）、套细胞淋巴瘤、滤泡细胞淋巴瘤、结外边缘区 MALT 型 B 细胞淋巴瘤、Burkitt 淋巴瘤（图 10-3-19）和 T 细胞淋巴瘤。

【鉴别诊断】

孤立性结外型恶性淋巴瘤的影像学表现缺乏特征性。颌面颈部的多发性病变并不多见，出现多发性病变不应忽略恶性淋巴瘤的可能。结内型恶性淋巴瘤和颈部淋巴结转移性肿瘤、淋巴结结核的影像学表现有一定的相似性。颈部淋巴结转移性肿瘤发生液化、坏死的概率高于恶性淋巴瘤。淋巴结结核影像学表现既可以是现病变中心有低密度液化、坏死和边缘强化，又可以是淋巴结实性肿大。但淋巴结结核较少呈融合状态，部分淋巴结结核病变内部的低密度区可呈多囊性表现。

三、软组织肉瘤

软组织肉瘤（soft tissue sarcoma）是一组起源于间叶组织的恶性肿瘤，成年人发病者占 80% ～ 90%，儿童发病者占 10% ～ 20%。关于其致病因素，目前还知之甚少。部分肿瘤可能与放射治疗、创伤或病毒有关。从病理类型看，分为以下几种：①纤维肉瘤（fibrosarcoma）；②恶性纤维组织细胞瘤（malignant fibrous histiocytoma）；③脂肪肉瘤（liposarcoma）；④神经纤维肉瘤（neurofibrosarcoma）；⑤嗅神经母细胞瘤（olfactory neuroblastoma）；⑥血管肉瘤（angiosarcoma）；⑦卡波西肉瘤（Kaposi sarcoma）；⑧平滑肌肉瘤（leiomyosarcoma）；⑨横纹肌肉瘤（rhabdomyosarcoma）；⑩滑膜肉瘤（synovial sarcoma）；⑪腺泡状软组织肉瘤（alveolar soft part sarcoma）。

临床上，肉瘤的共同表现为：发病年龄较癌为轻。病程发展较快，多为实质性肿块，可有分叶，表皮或黏膜血管扩张、充血，晚期可出现溃疡或有溢脓、出血。肿瘤侵犯周围正常结构后出现功能障碍，如呼吸不畅、张口受限等。一般较少发生淋巴结转移，但血液循环转移较多见。大多数须经病理活检后方能明确其病理类型。晚期肿瘤肿块巨大，患者可出现恶病质。

这里主要介绍纤维肉瘤、脂肪肉瘤、横纹肌肉瘤、滑膜肉瘤和腺泡状软组织肉瘤[10-11]。

（一）纤维肉瘤

【概述】

纤维肉瘤（fibrosarcoma）是颌面颈部较常见的一种间叶组织恶性肿瘤。是一种由成纤维细胞及其产生的数量不等的胶原构成的恶性肿瘤。多见于颌面部皮下组织、颊、腭和颞下窝等深部间隙。年龄以 20 ～ 40 岁多见。临床上，纤维肉瘤多为孤立的无痛性肿物，质地偏硬，活动欠佳，边界不清。病变较大时可引起麻木、开口受限或疼痛等症。

【CT 表现】

纤维肉瘤多为密度均匀的软组织肿块，内部偶有钙化。病变可破坏颌面骨和颅骨。（图 10-3-22，23）

【比较影像学】

MRI 上，纤维肉瘤在所有成像序列上多为低信号或中等信号；部分在 T_2 加权像上可为高信号。Gd-DTPA 注入后病变内部可有强化。

【病理学表现】

肉眼观察表现为边界清楚的白色或褐色肿物，硬度与胶原含量有关。显微镜下肿瘤由梭形细胞组成，排列成方向一致的束状结构，形成人字形、鱼肉样或编席样，间质含有大量数量不等的胶原成分。分化较差的纤维肉瘤细胞成分丰富，异型性明显，核分裂多见，可见局灶性圆形细胞和多核细胞。（图 10-3-22）肿瘤预后与分化程度有关。细胞成分富有，核分裂多及有坏死者预后不佳。易复发，可转移至肺和骨。

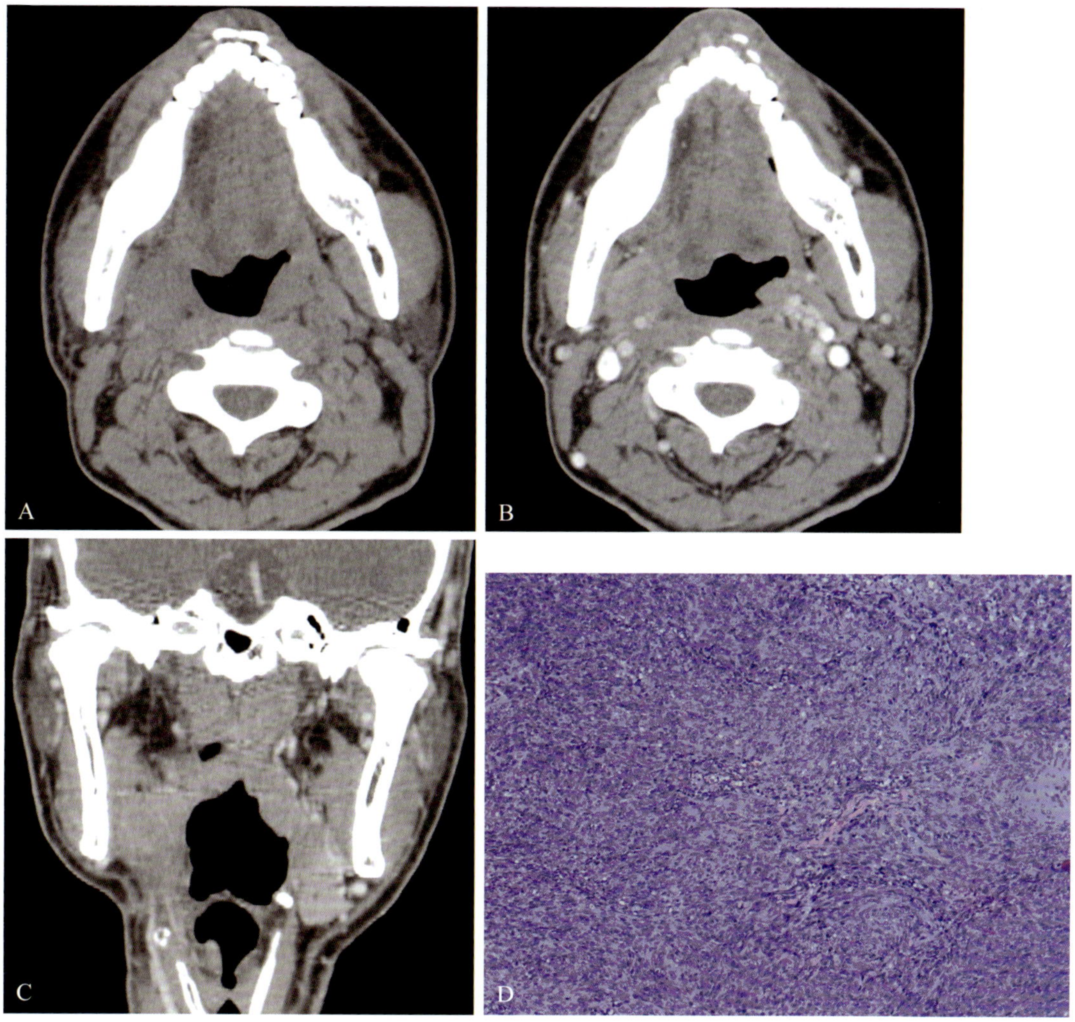

图 10-3-22　右侧咽旁间隙纤维肉瘤

（**A**）平扫 CT 横断面示示右侧咽旁间隙约 2 cm 软组织肿物，（**B**）增强 CT 横断面及（**C**）冠状面示病变有轻度强化，部分边界欠清晰；（**D**）光镜见病变由密集的梭形细胞构成，异型性明显，核分裂象多见。胞质稀少，淡嗜伊红色，细胞周界不清（HE，×200）。免疫组化只表达 vim，其他表型阴性

【鉴别诊断】

纤维肉瘤在颌面部的影像学表现多无特异性，不易与其他软组织恶性肿瘤鉴别。但通过分析病史体征及 CT 影像学表现，多可提示其恶性间叶组织肿瘤的可能性。

（二）脂肪肉瘤

【概述】

脂肪肉瘤（liposarcoma）是一种由分化程度及异型程度不同的脂肪细胞组成的恶性肿瘤。根据其分化程度可分为分化良好型、黏液样型、圆形细胞型、多形型等几种类型，前两型多见。本病主要发生于 40 ～ 70 岁的成年人。病变主要位于下肢深处和腹膜后，少数位于头颈部。临床上起病多隐匿，生长缓慢，病程较长者可达 20 年以上。患者就诊时肿块可巨大，引起相应部位压迫症状，可伴有疼痛。

【CT 表现】

CT 表现呈多样性。分化程度较高的脂肪肉瘤多为低密度表现，边界清晰，和脂肪瘤相似。分化程度低的脂肪肉瘤呈软组织肿块密度影，边界模糊不清。（图 10-3-23，24）

【比较影像学】

MRI 检查示 T_1 加权像上多为低或中等信号，T_2 加权像上多为高信号。MR 脂肪抑制技术能更清

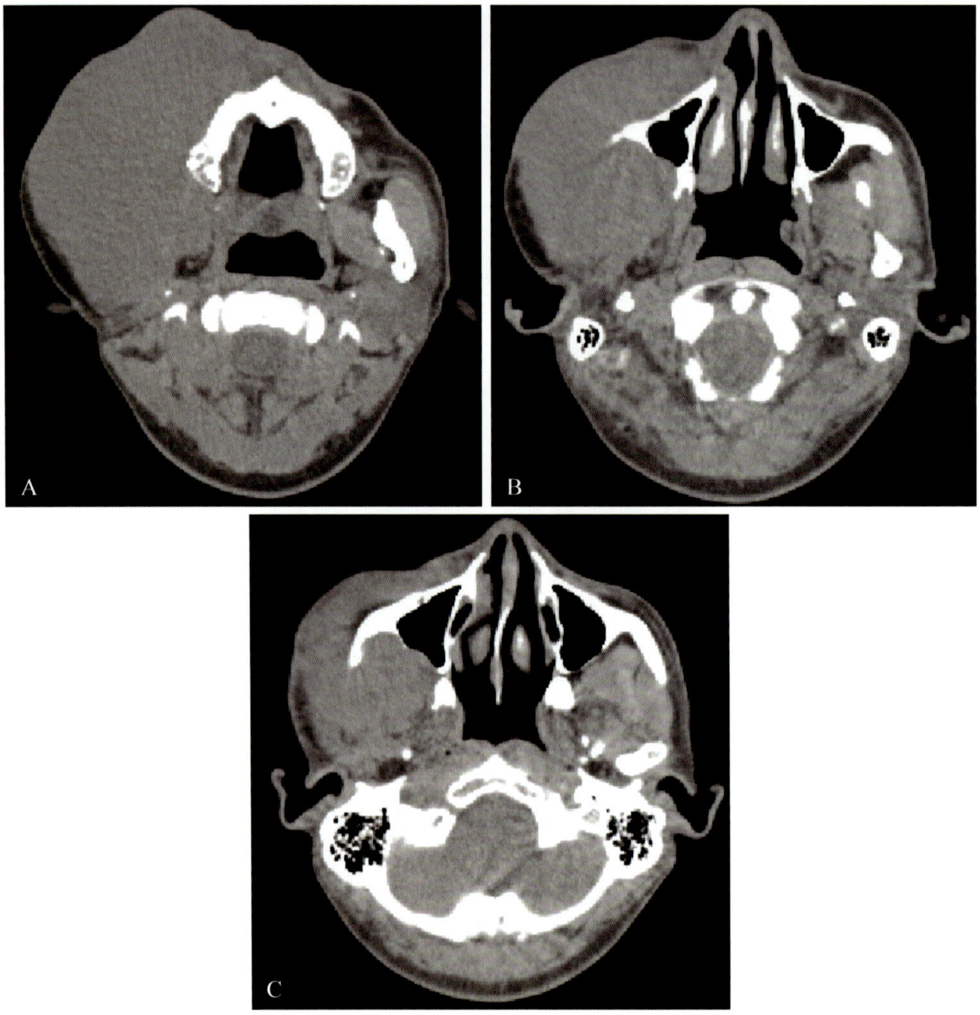

图 10-3-23　右侧面颊部纤维肉瘤

（A～C，自下至上）平扫 CT 横断面示右侧面颊部、腮腺区、颞下窝巨大软组织肿物，内部密度大致均匀，上颌骨及颧骨部分受累

晰地显示病变。

【病理学表现】

肉眼观肿瘤多呈结节状或分叶状，常有菲薄的纤维性包膜，边界清楚。切面可呈黄色，类似脂肪瘤，或呈灰黄色半透明状，或呈较为密实的灰白色，或有出血、坏死和囊性变区域。显微镜下可见肿瘤由圆形、卵圆形或短梭形的原始间叶细胞、大小不等的脂肪母细胞、分支状的毛细血管网和富含酸性黏多糖的黏液样间质组成。胞核有一定异型性。显微镜下诊断脂肪肉瘤最为重要的依据是脂肪母细胞，表现呈较小的单泡状或较大的多泡状细胞。但在一些分化良好的脂肪肉瘤有时很难找到典型的脂肪母细胞。分化良好型脂肪肉瘤是一种由近似成熟的脂肪细胞所组成，有时可见核深染的异型梭形细胞。（图 10-3-24）

【鉴别诊断】

分化程度高的脂肪肉瘤和脂肪瘤的影像学表现很相似，鉴别较难。一般认为，若含脂肪密度的肿块内出现较粗的软组织条索、结节、斑块，且对比剂注入后呈强化表现，多应考虑脂肪肉瘤。分化较差的脂肪肉瘤和其他类型的软组织恶性肿瘤鉴别较难。若发现软组织病变内部有部分脂肪密度区出现，则不应忽略脂肪肉瘤的可能。

（三）横纹肌肉瘤

【概述】

横纹肌肉瘤（rhabdomyosarcoma）是一种具有骨骼肌分化特点的软组织性肿瘤，有三种主要类型：胚胎性、腺泡性和多形性。头颈部常见的为胚胎型，多见于眼眶、鼻咽、鼻窦和颞下间隙和咽旁

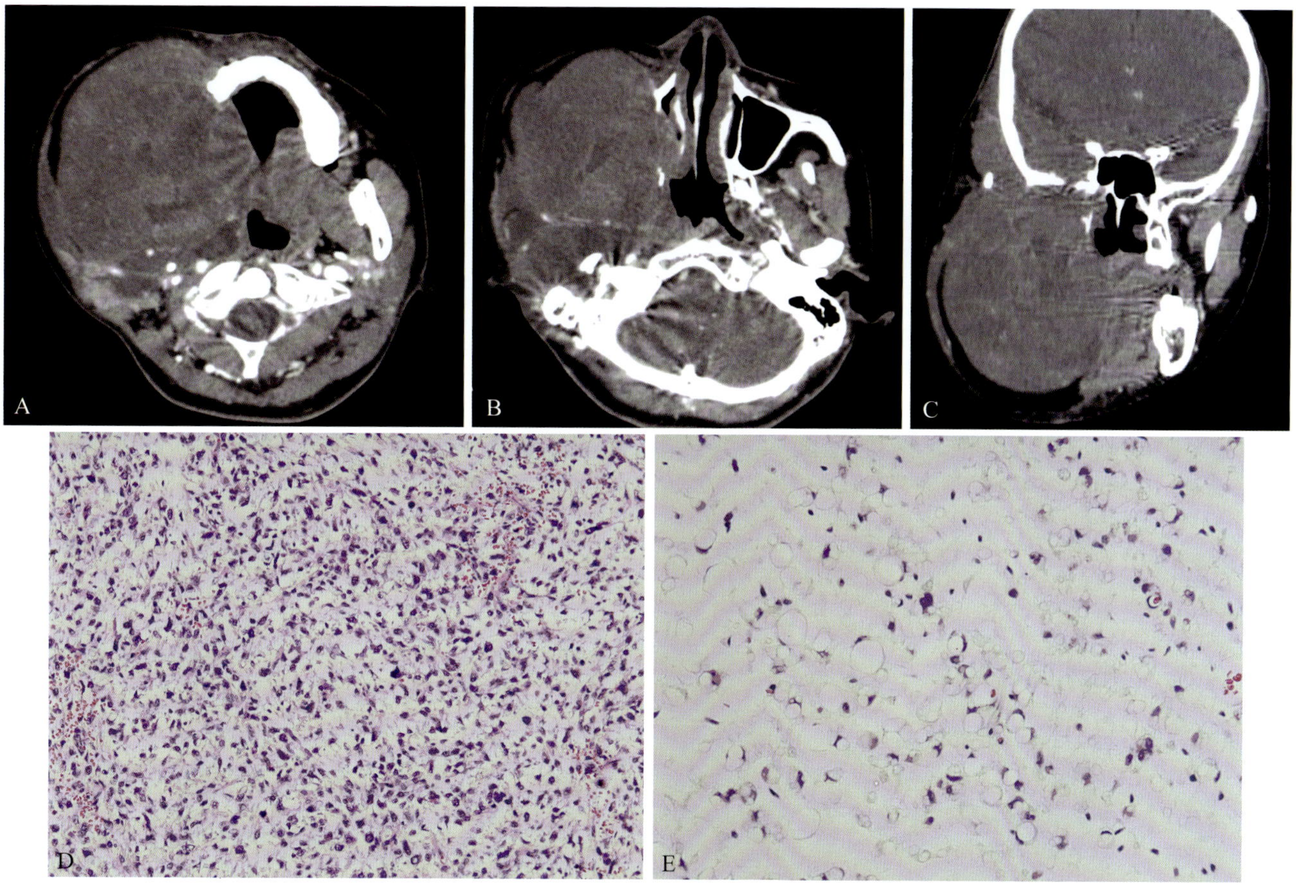

图 10-3-24 右侧颞下窝黏液样脂肪肉瘤

增强 CT 横断面（**A**、**B**）及冠状面（**C**）示右侧颅面部巨大软组织肿物，后部边界欠清晰，右侧颅底及上颌骨广泛破坏，肿物内部密度欠均匀；**D**：光镜下可见肿瘤由圆形、卵圆形或短梭形的原始间叶细胞、大小不等的印戒样脂肪母细胞、分支状的毛细血管网和富含酸性黏多糖的黏液样间质组成，胞核有一定异型性（HE，×200）；**E**：高倍镜下可见胞质内含脂滴，呈空泡状，细胞核被推挤到细胞边缘，呈印戒样（HE，×400）

间隙，好发于 3 ～ 12 岁儿童，男性稍多见。临床上，颌面深部的横纹肌肉瘤常出现面部麻木和张口受限等症。浅表部位横纹肌肉瘤多为质地偏硬的肿块状表现。

【CT 表现】

CT 检查示横纹肌肉瘤多为侵袭性软组织肿块表现，病变内部偶见钙化，常可侵犯颌面骨结构。可出现骨重建、骨硬化和骨膜反应等现象（图 10-3-25 ～ 27）。

【比较影像学】

MRI 检查示，横纹肌肉瘤在 T_1 加权像上多为中等信号，T_2 加权像上多为高信号。病变边界较清晰，有时可见病变边缘低信号假包膜形成。Gd-DTPA 注入后病变内部可有强化。

【病理学表现】

肉眼观察肿瘤境界不清，颜色发白或呈浅褐色，质地软，肉质感。显微镜下可见胚胎性横纹肌肉瘤由不同发育阶段的成肌性原始间叶细胞构成，细胞多为小圆形、星形或梭形。蝌蚪形、带状或蜘蛛形细胞不多见，胞质强嗜碱性，多有明显的肌管分化，围绕血管周围的细胞丰富，少数散在分布于黏液样间质中，细胞稀疏交替存在或紧贴上皮下方致密排列的未分化的瘤细胞带。

腺泡状横纹肌肉瘤的瘤细胞小，呈圆形或卵圆形，核深染。肿瘤细胞聚集成巢并由纤维分隔，细胞巢周围细胞呈单层附着于纤维分隔上，而中央细胞附着丧失，漂浮于有空隙的腺泡样结构中（图 10-3-26）。

多形性横纹肌肉瘤瘤细胞排列松散、无定向、形态各异、大小不一，瘤细胞多形性明显，部分细

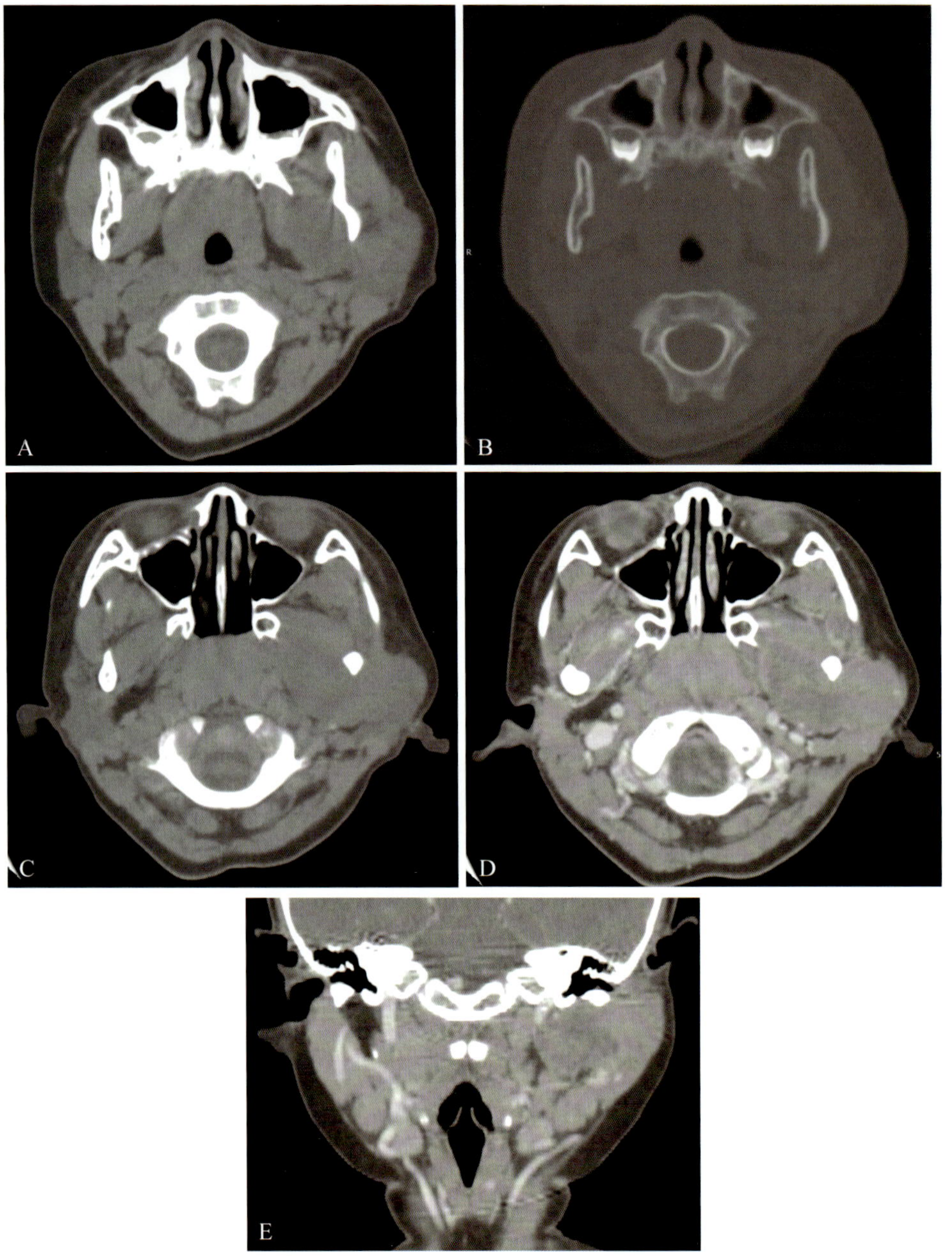

图 10-3-25 左侧颞下窝横纹肌肉瘤

平扫 CT 横断面（A ～ C） A：升支中部软组织窗；B：升支中部骨窗，C：关节层面软组织窗示左侧颞下间隙软组织肿物，向外累及腮腺及关节区，边界大致可见，升支及髁突骨质不同程度破坏；D：增强 CT 横断面示肿物有轻度强化；E：增强 CT 冠状面示肿物向上累及颅底骨质

胞胞质红染。

免疫组化染色显示，细胞表达横纹肌的抗原，desmin、myoD1、myogennin、myoglobin 可为阳性。

横纹肌肉瘤局部呈浸润性生长，可出现淋巴结和远处转移。

【鉴别诊断】

颌面部横纹肌肉瘤好发于儿童和青少年，但其 CT 和 MRI 表现缺乏特异性。应分析肿块的侵袭性特点，尤其是伴发不同形式骨破坏时，不应忽略该瘤的可能性。

（四）腺泡状软组织肉瘤

【概述】

腺泡状软组织肉瘤（alveolar soft part sarcoma）较少见，又称恶性器官样颗粒肌母细胞瘤和恶性非嗜铬副节瘤，目前认为是由肌源性衍生而来的。本

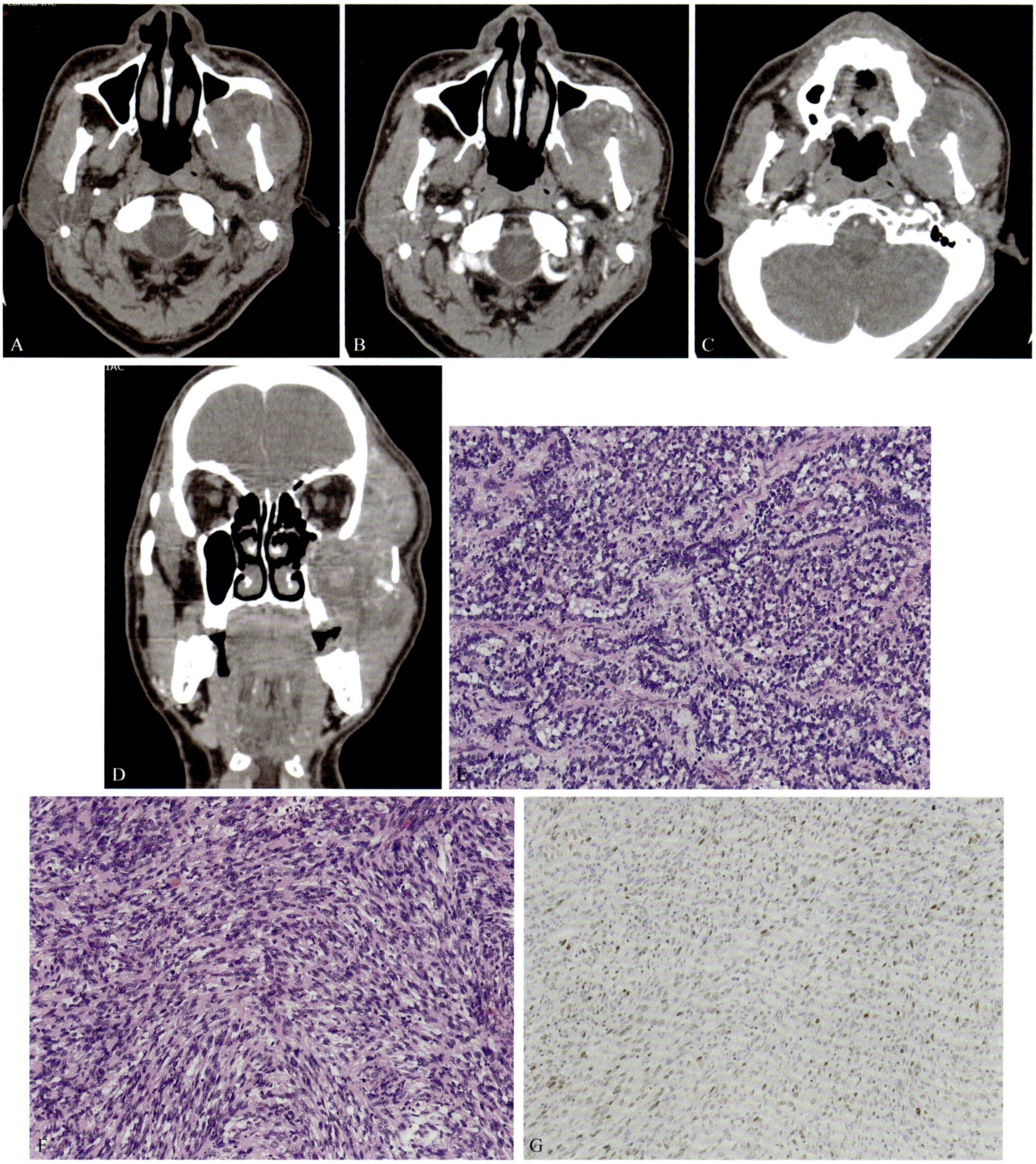

图 10-3-26　左侧颞下窝横纹肌肉瘤

A：平扫 CT 横断面示左侧颞下窝及咬肌间隙肿物，包绕下颌升支，上颌窦后壁受压改变，瘤体密度欠均匀；**B**：增强 CT 横断面示肿物有轻度不均匀强化；增强 CT 横断面（**C**）及冠状面（**D**）示肿瘤范围较大，累及颞间隙、颞下间隙、咬肌间隙、颊间隙及上颌窦，下颌升支、颧弓、眶底及上颌骨骨质均被侵及；**E**. 光镜下表现（HE，×100）：肿瘤细胞局部排列为腺泡状，瘤细胞小，圆形或卵圆形、核深染，胞质少。细胞聚集成巢，纤维分隔。细胞巢周围细胞呈单层附着于纤维分隔上，中央细胞附着丧失，形成腺泡样结构；**F**：高倍镜（HE，×200）下可见见局部细胞短梭形，排列成交织的条束状，核长呈卵圆形；**G**. 免疫组化染色：myogenin（＋）（IHC，×200）

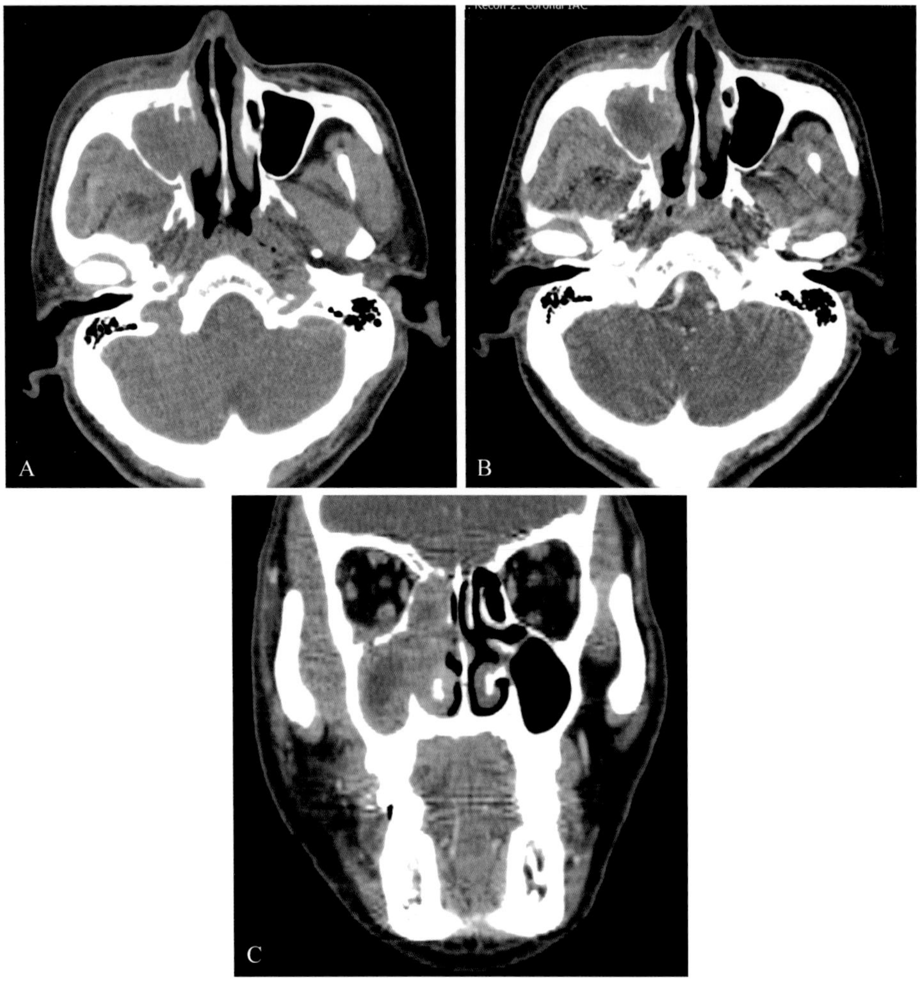

图 10-3-27　右侧上颌窦横纹肌肉瘤

A：平扫 CT 横断面示右上颌窦软组织密度肿物，窦内壁破坏；增强 CT 横断面（**B**）及冠状面（**C**）示肿物轻度不均匀强化，中心可见坏死表现，筛窦、右侧鼻腔及眶内可见肿物

病发病年龄多在 15 ～ 35 岁，以女性多见。腺泡状软组织肉瘤多发生于颌面颈部软组织的深部间隙内，眼眶和舌是儿童及婴幼儿最常见的发病部位。临床症状多为无痛性肿块，可伴开口受限等症状。肿瘤内部血运丰富，可伴搏动和杂音。

【CT 表现】

CT 表现多为软组织肿块影，病变边界欠清晰。对比剂注入后，瘤内可见明显强化（图 10-3-28）。

【比较影像学】

MRI 检查示，该肿瘤多表现为 T_1 加权像上中等信号，T_2 加权像上多为高信号。此外，肿瘤内部可见小圆形的低信号流空血管。Gd-DTPA 注入后病变信号有明显增高。DSA 检查可显示肿瘤血运较丰富。

【病理学表现】

肉眼观肿块呈结节样，一般边界不清，浅灰色或浅黄色，中等硬度，体积较大时可见局部坏死或出血区。显微镜下可见，瘤细胞为大圆形或多角形，胞质丰富，呈嗜酸性颗粒状，含 1 ～ 2 个泡状核，核仁明显，核分裂象不多见。细胞内含菱形或棒状晶体样包含体。瘤细胞排列成泡巢状结构，中心细胞分散，形成典型的假腺泡状，巢间有薄的窦状血管分隔（图 10-3-28）。PAS 染色瘤细胞胞质内可见 PAS 阳性的颗粒状或棒状、针形或菱形的结晶，淀粉酶消化不褪色。免疫组化染色肌源性标记 SMA、Des 可阳性，Syn、CgA 阴性。

【鉴别诊断】

在血供丰富的软组织恶性肿瘤中，腺泡状软组织肉瘤的影像学表现无明显特征，鉴别诊断较

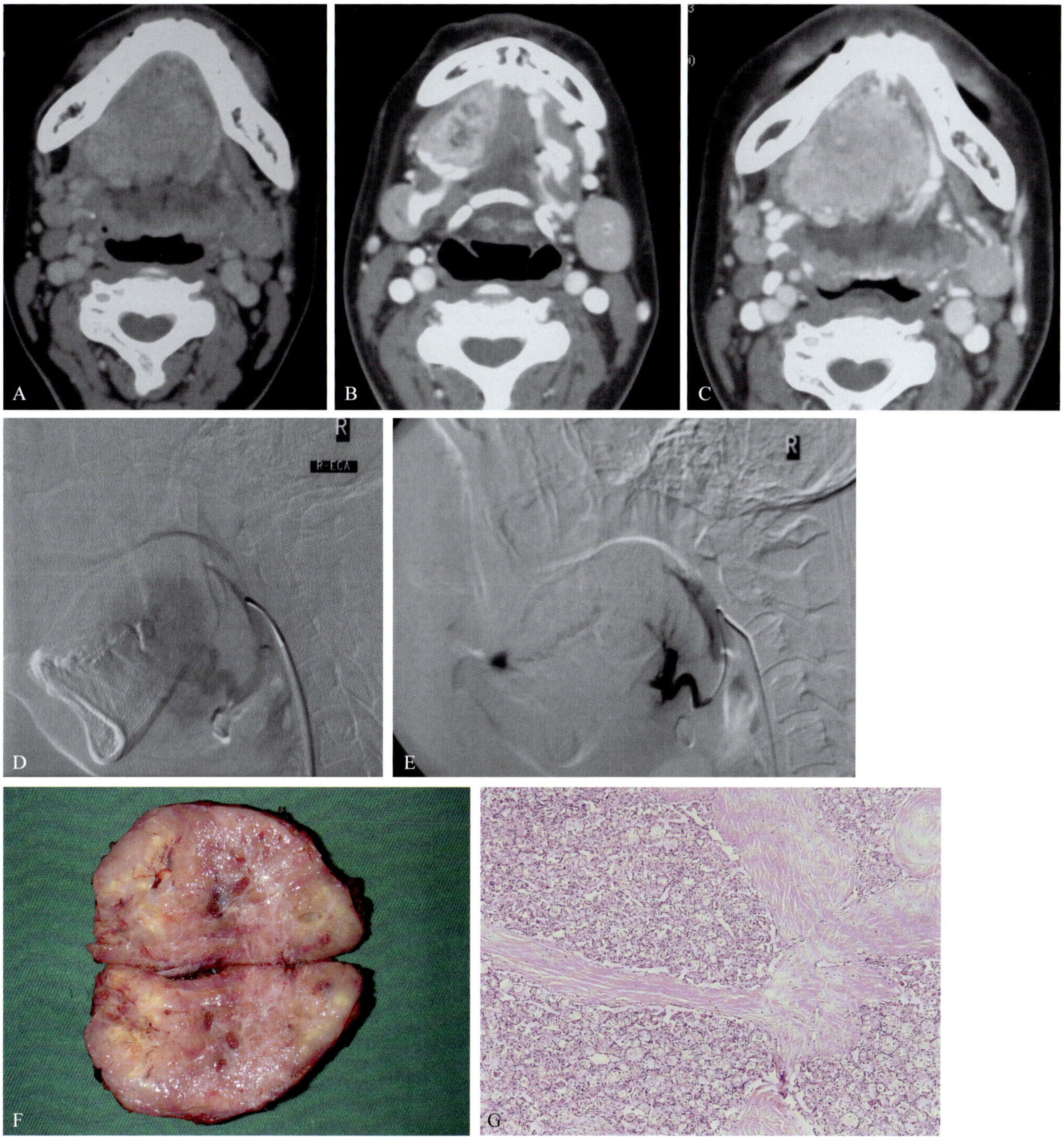

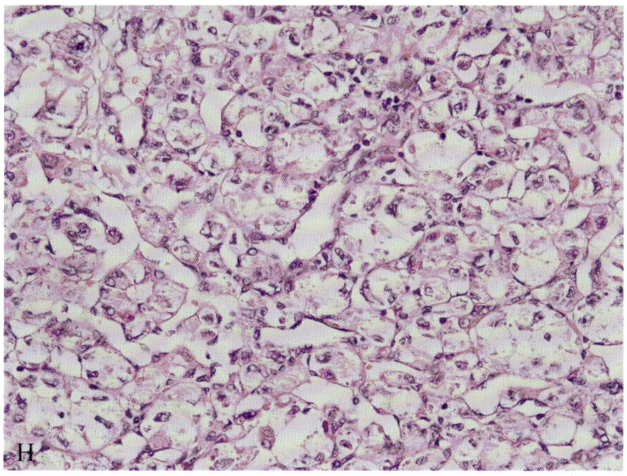

图 10-3-28　舌部腺泡状软组织肉瘤

A：CT 横断面示舌部较大范围软组织肿物；**B**、**C**：增强 CT 横断面示右下颌下及舌部巨大肿物影，边界清晰，有明显强化；**D**：右侧舌动脉造影侧位片示舌动脉增粗，于舌根部形成肿瘤染色；**E**：动脉栓塞后，舌动脉造影侧位片示瘤体异常供血明显减少；**F**：手术标本示瘤体剖面；**G**：光镜下可见肿瘤由排列成器官样或腺泡状的瘤细胞构成，细胞团之间有宽窄不等的纤维性分隔腺泡之间为裂隙状的毛细血管网，内衬扁平的单层内皮细胞（HE，×100）；**H**：高倍镜下可见瘤细胞的大小和形状较为一致，呈圆形或多边形，胞质丰富，内含嗜伊红色颗粒（HE，×400）；免疫组化 CgA（－），Syn（－）

难。应考虑的病变包括横纹肌肉瘤、副神经节瘤及脉管性肿瘤。

（五）滑膜肉瘤

【概述】

滑膜肉瘤（synovial sarcoma）是一种间叶组织来源的梭形细胞肿瘤，但显示一定程度的上皮分化（包括腺体形成），曾有腱鞘滑膜肉瘤、滑膜细胞肉瘤和滑膜母细胞瘤之称，其实滑膜肉瘤与滑膜组织无关。本病多发生于四肢大关节，也可发生于前臂、大腿、腰背部的肌腱和筋膜上。约 5% 位于头颈部。临床上，滑膜肉瘤主要症状为肿块状表现，可伴有麻木和疼痛等症状。累及咀嚼肌群可引起开口受限。

【CT 表现】

CT 上，滑膜肉瘤多为软组织密度肿块，有时可表现为黏液和软组织混合密度，1/3 病例可出现钙化。病变边界可清晰或不清晰。增强扫描可见强化（图 10-3-29）。

【比较影像学】

MRI 检查示，该肿瘤在 T1 加权像上主要为中等信号，在 T2 加权像上为高信号。

【病理学表现】

肉眼观肿瘤多数边界清楚，结节或分叶状，无包膜，质地实，呈灰粉色，常见局部钙化。显微镜下典型病例表现为双向结构，即具有上皮和梭形细胞成分，二者比例不定。上皮样细胞大小较一致，常形成腺样腔隙或乳头结构，衬覆单层细胞。梭形细胞多形态单一，相对较小，胞质少，细胞边界不清。瘤细胞可排列成旋涡状。约 1/3 的肿瘤具有局灶性肿瘤性钙化，伴或不伴有骨化，仅少数肿瘤可发生广泛性钙化，称为钙化性滑膜肉瘤。钙化性滑膜肉瘤预后较好。免疫组化：CK、EMA、vim、calponin、CD99 可为阳性（图 10-3-29）。

【鉴别诊断】

滑膜肉瘤一般无特征性影像学表现，1/3 的滑膜肉瘤 CT 和 MRI 表现类似于良性肿瘤，鉴别诊断较难。如在咽旁、咽后和咽前区出现出血的双液平面现象，则应考虑滑膜肉瘤的可能。

四、恶性黑色素瘤

【概述】

恶性黑色素瘤（malignant melanoma）是一种少见的由黑色素细胞或黑色素前体细胞发生的恶性肿瘤。该肿瘤以中老年患者多见。病变可发生于颌面部皮肤或皮下组织、牙龈、腭和上颌窦黏膜等。临床上，恶性黑色素瘤患者多有斑痣史。发生恶性变的斑痣多有色素加深和迅速增大，表面可有溃疡形成，与周围组织分界不明显。肿瘤周围可有多个子瘤出现。恶性黑色素瘤恶性度很高，早期可出现淋巴结和肺转移[10-11]。

【CT 表现】

一般颌面部恶性黑色素瘤位置表浅，不需要进行影像学检查即可早期诊断。影像学检查的目的在于明确病变范围，观察有无深部组织的侵犯。CT 检查示，颌面部恶性黑色素瘤早期无明显肿块表现，可出现病变区黏膜增厚。相邻的骨组织可见破坏吸收，并可见淋巴结转移（图 10-3-30）。

【比较影像学】

MRI 检查示，恶性黑色素瘤可具有一定特征，即 T1 加权像为高信号，T2 加权像为低信号。但颌面部恶性黑色素瘤极少出现此特征。

【病理学表现】

肉眼检查典型病损表现为多发或广泛的黑色素斑点、斑片或突出于表面的结节，结节型约占 50% 以上，结节表面光滑，可有溃疡，切面为黑色。显微镜下可见，口腔黑色素瘤多由片状或岛状上皮样黑色素细胞构成，排列成器官样或腺泡样，瘤细胞质染色浅，核大，核仁明显，可见病理性核分裂象，也可见梭形瘤细胞，排列成束状或片状，90% 以上细胞内含黑色素颗粒（图 10-3-30）。

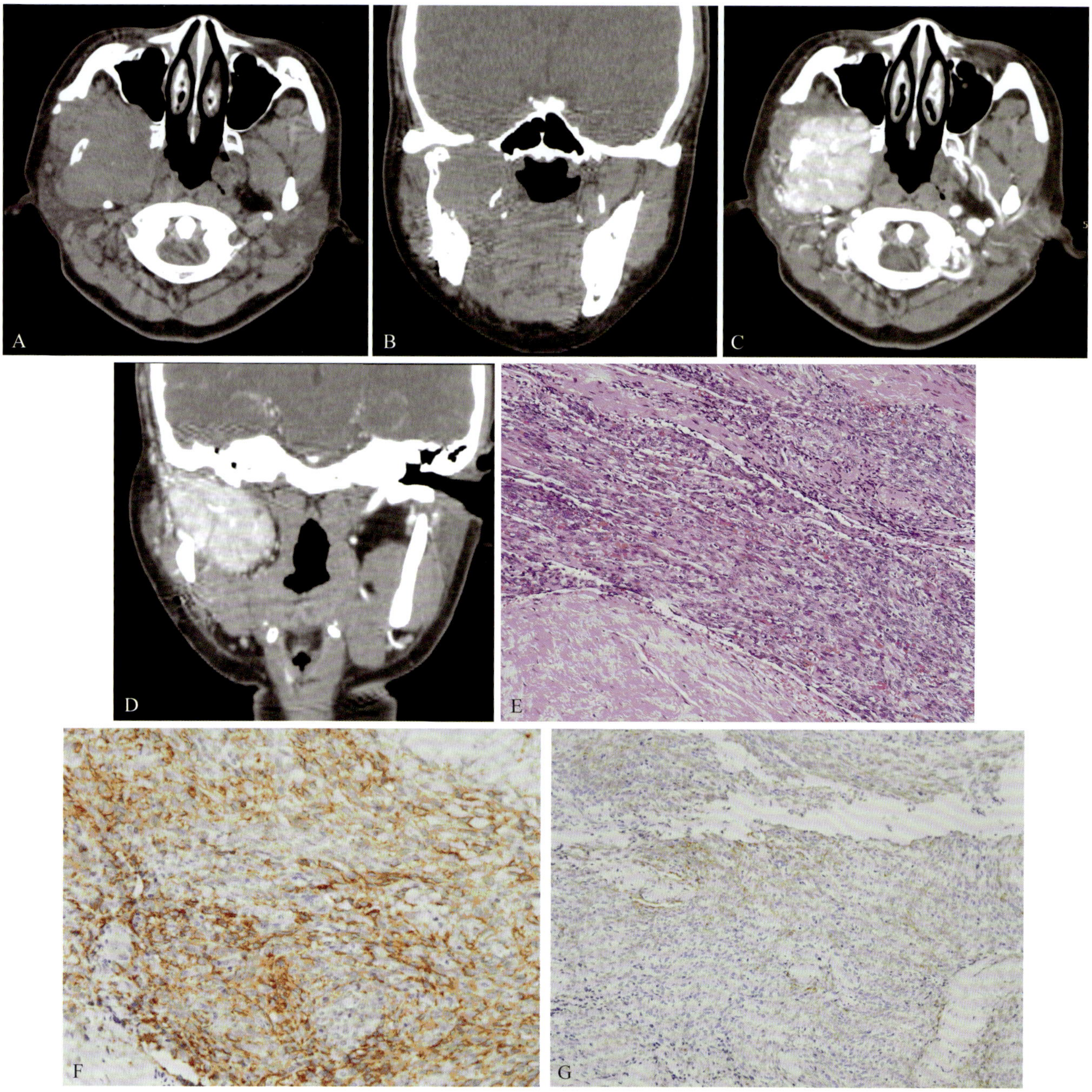

图 10-3-29　右侧颞下窝滑膜肉瘤

平扫 CT 横断面（**A**）及冠状面（**B**）示右侧颞下窝及关节区肿物，呈侵蚀性生长，右侧上颌窦后壁、颅底及下颌升支骨质破坏；增强 CT 横断面（**C**）及冠状面（**D**）示肿瘤有较明显强化表现，边界大致清晰；**E**：光镜下可见肿瘤由交织的短束状梭形成纤维细胞样细胞组成（HE，×200）；**F.** 免疫组化：CD99（＋）（IHC，×400）；**G.** 免疫组化：EMA（＋）（IHC，×400）

【鉴别诊断】

临床上，位置表浅的恶性黑色素瘤早期诊断一般不难，且不易与其他肿瘤混淆。颌面部恶性黑色素瘤一般无明显肿块表现，且有时不能在 CT 或 MRI 检查时得到清晰的显示，但病变区域早期可见骨质结构破坏，淋巴结转移率也较高，这些特点对病变的发展具有警示意义。

五、颈部淋巴结转移性肿瘤

【概述】

颈部淋巴结常见病变包括细菌、真菌、病毒所致的炎性病变，淋巴结慢性增生性病变及各种肿瘤性病变，后者包括恶性淋巴瘤以及各种头颈部、胸腹部恶性肿瘤引起的颈部淋巴结转移。伴有淋巴结

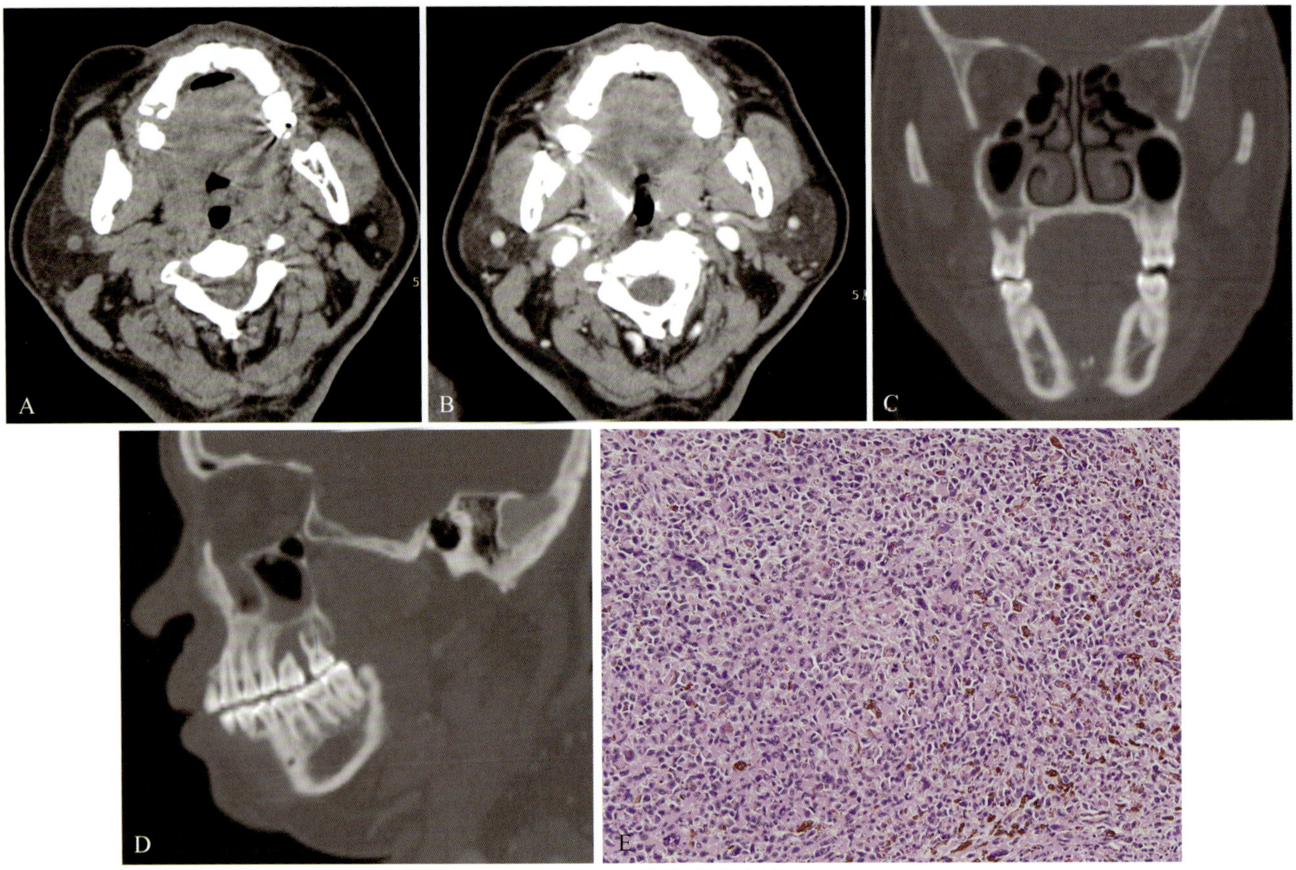

图 10-3-30　上颌恶性黑色素瘤

A：平扫 CT 横断面示 16、17 颊腭侧及牙间隙肿物，**B**：增强 CT 横断面示局部有轻度强化；平扫 CT 冠状面（**C**）及矢状面（**D**）骨窗示 16、17 牙槽骨破坏，窦底黏膜增厚；**E**：病理学表现为肿瘤细胞呈多边形，核异形性明显，胞质内黑色素形成（HE，×200）

转移，特别是对侧或双侧淋巴结转移，以及淋巴结的包膜外侵犯，可显著降低恶性肿瘤的生存率[12-13]。

熟悉头颈恶性肿瘤的淋巴结转移规律有助于及时发现转移淋巴结，还有助于通过已发现的淋巴结转移性病变来寻找未知的原发灶。这里主要讨论口腔颌面部起源于上皮组织的恶性肿物即癌的淋巴结转移。大多数淋巴结转移通常出现在原发灶同侧。对侧淋巴结转移较同侧转移少见。当原发灶部位接近中线时，对侧淋巴结转移的可能性增大。原发于口底的鳞癌发生双侧淋巴结转移的风险亦较其他部位高。当已出现同侧转移时，对侧淋巴结转移的风险增大，并且对侧淋巴结转移通常遵循同侧淋巴结转移的模式。

唇癌的主要淋巴引流组为Ⅰ A 区和Ⅰ B 淋巴结。舌前 2/3 部癌主要淋巴引流区为Ⅰ B 区、Ⅱ区、Ⅲ区淋巴结，舌尖 1/3 部位的癌可引流至Ⅰ A 区。口底癌的主要淋巴引流区为Ⅰ B 区、Ⅱ区、Ⅲ区淋巴结，口底前部癌可引流至Ⅰ A 区。磨牙后三角及前扁桃腺支柱的癌主要引流区为Ⅰ B 区、Ⅱ区、Ⅲ区淋巴结[13-15]。

Ⅱ区淋巴结中有一个体积较大的淋巴结，位于二腹肌下缘至面静脉汇入颈内静脉处，通常称颈内静脉二腹肌淋巴结（jugulodigastric lymph nodes）或角淋巴结。口腔癌时，此淋巴结多受累及（图 10-3-31）。

左侧锁骨上单个肿大淋巴结称为 Virchow 淋巴结（Virchow's node），腹部恶性肿瘤特别是胃癌肿瘤细胞可经胸导管、左颈淋巴干逆流至左锁骨上淋巴结。Virchow 淋巴结是腹部恶性肿瘤的特征性体征之一。

【CT 表现】

颈部淋巴结转移的 CT 检查对于临床治疗计划的确定、预后评估、追踪随访都具有重要的意义。增强 CT 是检查颈部淋巴结转移较为理想的影像学方法之一。颈部转移淋巴结的 CT 诊断主要依据淋

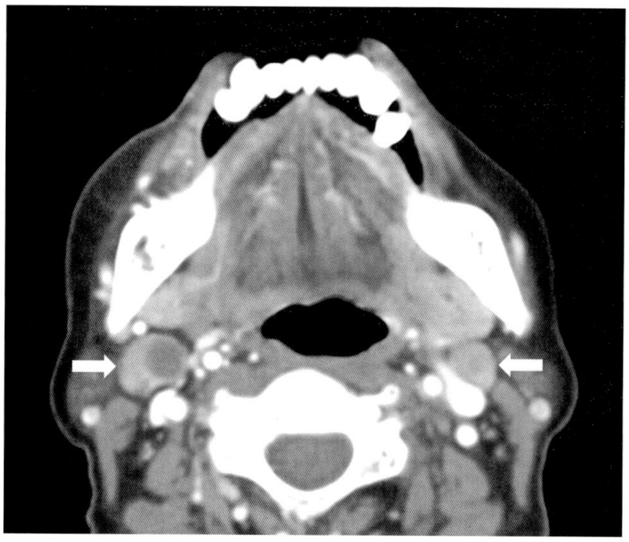

图 10-3-31　双侧颈二腹肌淋巴结鳞癌转移

增强 CT 横断面示双侧颈二腹肌淋巴结（如箭头所示）明显肿大，右侧为著，并伴液化

巴结的大小、形态、内部结构、数目和周围组织结构的改变[15-17]。

1. 淋巴结的大小和形态　淋巴结大小是评价颈部淋巴结病变的重要标准，特别是当淋巴结比较均质，且边界清晰时。一般采用轴位图像上淋巴结的最长径或最小径作为评价标准。最小径的定义为与轴位图像上淋巴结的最长径相垂直的最宽径。Ⅱ A 区（图 10-3-31）和Ⅰ B 区（图 10-3-32，33）淋巴结是口腔及口咽区域引流的主要途径，因此通常这两区的淋巴结较其他区域淋巴结大，并且可伴有由于慢性刺激导致的淋巴结门的脂肪增生。

目前广泛接受的区分转移淋巴结与正常或良性反应性淋巴结的诊断阈值见表 10-3-1[17]。

正常或反应性增生的淋巴结一般呈椭圆形，长径与短径之比近似 2。转移淋巴结多呈球形，长短径相接近（图 10-3-34）。可采用淋巴结最长径与最小径的比值作为评价淋巴结形态的标准。最长径与最小径越接近，怀疑为淋巴结转移的可能性越大[18]。

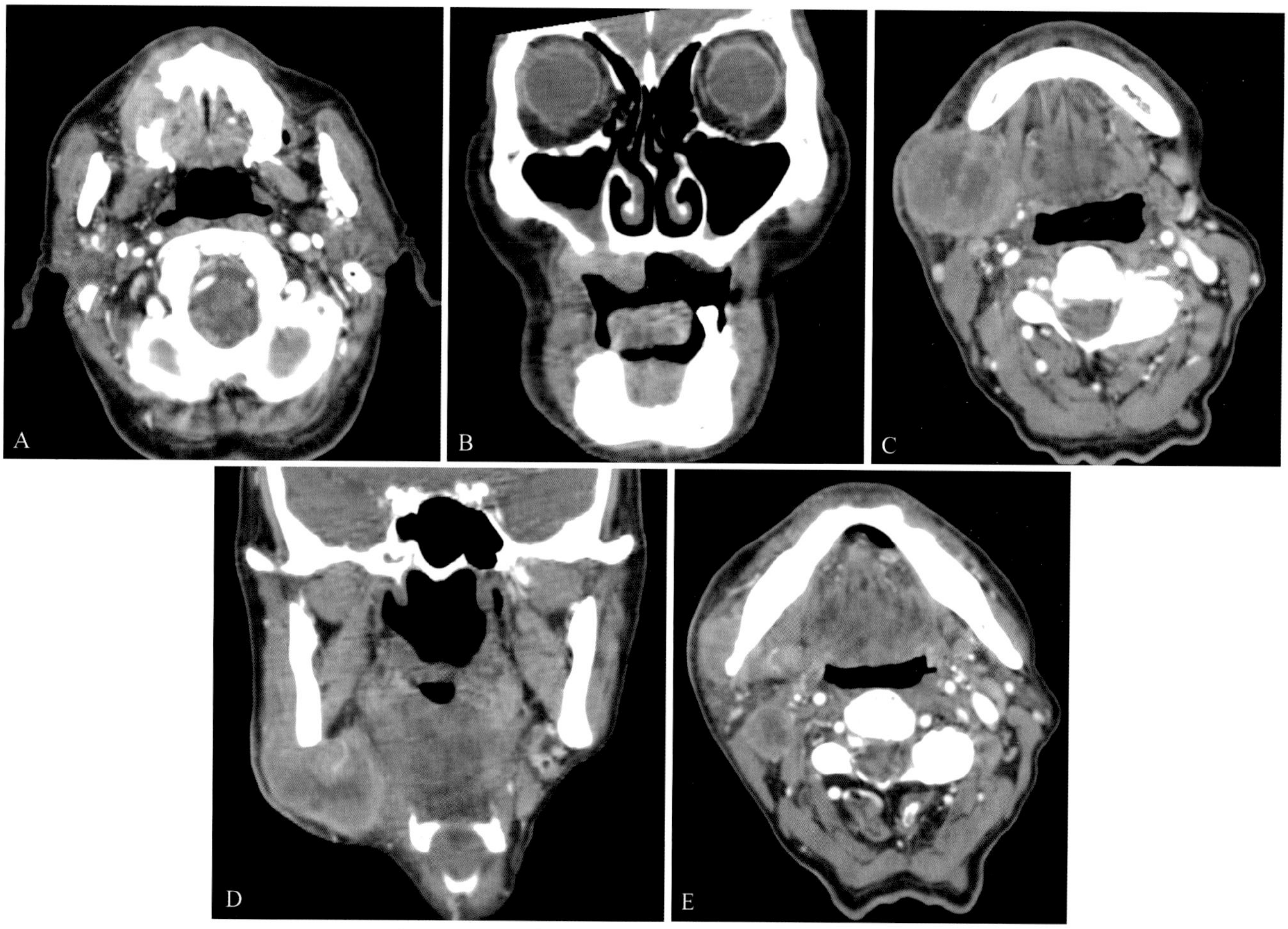

图 10-3-32　右上颌鳞癌颈部 Ⅰ/Ⅱ 组淋巴结转移

增强 CT 横断面（**A**）及冠状面（**B**）见右侧上颌前磨牙及磨牙区广泛骨质破坏并伴有不规则外生性肿物，右上颌窦底骨质破坏不完整，右上颌窦黏膜增厚；增强 CT 横断面（**C**）及冠状面（**D**）示右下颌下区淋巴结肿大，直径约 4.5 cm，呈球形，中心液化，与下颌骨下缘粘连；**E**：增强 CT 横断面见右侧颈Ⅱ区淋巴结肿大，直径 2.0 cm，中心液化、坏死

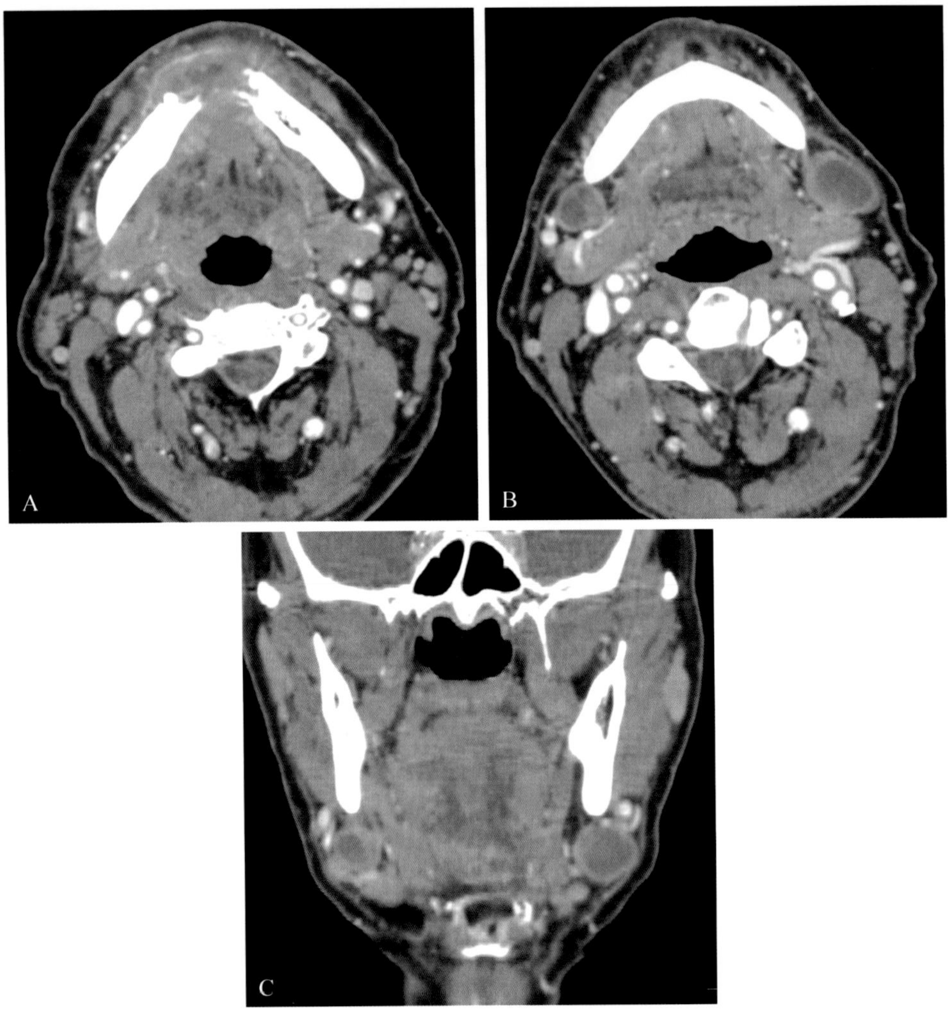

图 10-3-33　下颌牙龈鳞癌颈部淋巴结转移

A：增强 CT 横断面示下颌前部骨质破坏，唇舌侧软组织肿物影，边界欠清；增强 CT 横断面（**B**）及冠状面（**C**）示双侧下颌下区淋巴结肿大，部分中心液化

2. 淋巴结簇集　淋巴结簇集是指在肿瘤原发灶的引流区域出现三个或以上相邻的淋巴结（图 10-3-35）。淋巴结簇集时，淋巴结大小诊断阈值较单个出现降低 1 ～ 2 mm（表 10-3-1）。除了淋巴结转移，淋巴瘤或慢性淋巴细胞性白血病也会出现广泛的淋巴结增多，多见于较年轻的患者，需加以鉴别。

3. 淋巴结内部结构　恶性肿物转移至淋巴结可出现结内组织坏死。坏死的成分包含肿瘤的坏死组织、角蛋白、纤维组织、水肿和出血等的混合物。CT 表现为淋巴结内的密度减低区，可低至与液体密度近似。增强 CT 扫描时显示为边缘强化，呈环形或不规则，伴中心低密度无强化区（图 10-3-31 ～ 33，图 10-3-36）。无论淋巴结大小如何，只要出现内部坏死，就高度提示淋巴结转移。

淋巴结门结构消失亦为淋巴结转移的重要征象。正常淋巴结门富含脂肪组织，淋巴结受侵后，转移性瘤体的增大使淋巴结门逐渐闭塞，同时伴有脂肪组织的消失。

淋巴结钙化不常见，多见于颈部淋巴结结核及炎症等。甲状腺乳头状癌颈部淋巴结转移常伴有钙化，为细颗粒状钙化。淋巴瘤以及来源于乳腺、肺部、结肠、前列腺等肿物的转移淋巴结也有报道可出现淋巴结钙化[19]。

4. 淋巴结边缘及包膜外侵犯　正常及反应性淋巴结一般边界清晰。如果出现边界不规则，则提示淋巴结病变可能性。肿瘤侵犯淋巴结一般始于包膜下，随病程进展，肿瘤可突破被膜进一步侵犯周围的软组织，包括颈动脉、脑神经及颅底等，称为淋巴结包膜外侵犯。当出现包膜外侵犯时，肿物复发及远处转移风险显著增加，患者的生存率明显降低。淋巴结包膜外侵犯在增强 CT 上表现为淋巴结

表 10-3-1 淋巴结转移中淋巴结大小诊断参考标准

对于边界清晰、内部均质、非簇集的淋巴结		
以最小径作为标准		
颈内静脉二腹肌淋巴结（Ⅱ区）		异常：≥ 11 mm
咽后淋巴结		异常：≥ 5 mm
其余颈部淋巴结		异常：≥ 10 mm
以最大径作为标准		
颈内静脉二腹肌淋巴结（Ⅱ区）及下颌下区淋巴结（Ⅰ区）		异常：＞ 15 mm
咽后淋巴结	正常：≤ 8 mm；	异常：＞ 8 mm
其余淋巴结	正常：≤ 10 mm；	异常：＞ 10 mm
对于边界清晰、内部均质、在原发灶引流区的簇集的淋巴结（除外咽后淋巴结）		
以最小径作为标准		
颈内静脉二腹肌淋巴结（Ⅱ区）		异常：≥ 9 ～ 10 mm
其余淋巴结		异常：≥ 8 ～ 9 mm

此表引自 Forghani R，et al. Imaging evaluation of lymphadenopathy and patterns of lymph node spread in head and neck cancer. Expert Rev Anticancer Ther. 2015；15：207-224.

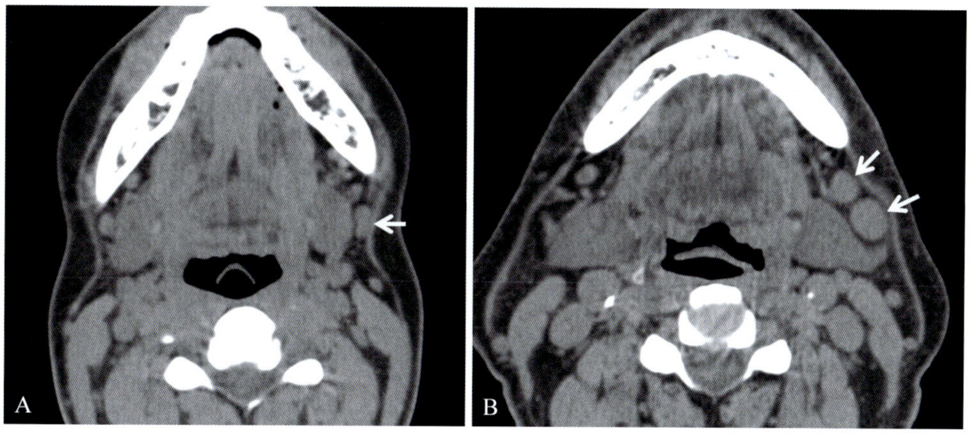

图 10-3-34 下颌下区反应性增生淋巴结与鳞癌转移淋巴结

A：平扫 CT 横断面示反应性增生淋巴结（如箭头所示）体积较正常淋巴结增大，但长径与短径之比仍近似 2；**B**：平扫 CT 横断面示转移淋巴结（如箭头所示）肿大呈类圆形，长短径之比近似 1

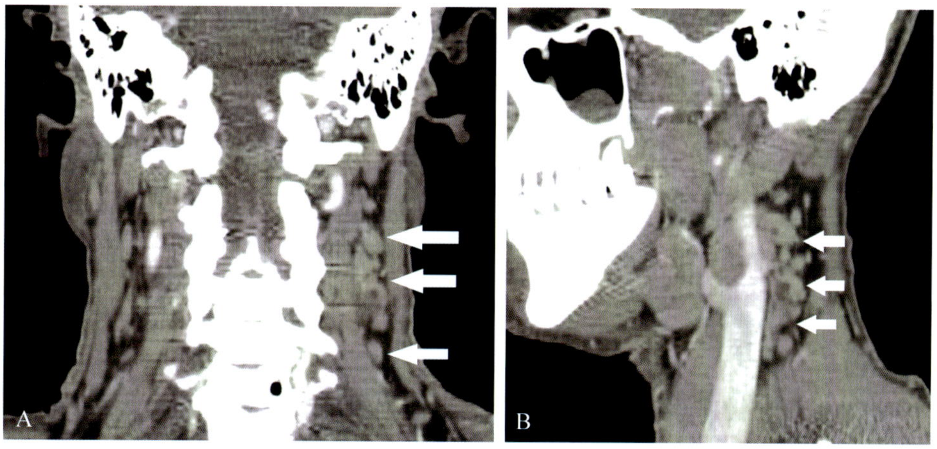

图 10-3-35 转移淋巴结簇集

增强 CT 冠状位（**A**）及矢状位（**B**）示左颈Ⅱ～Ⅲ区颈内静脉后方淋巴结（如箭头所示）数目较右侧明显增多，呈簇状聚集；淋巴结大小不等，部分肿大，伴液化

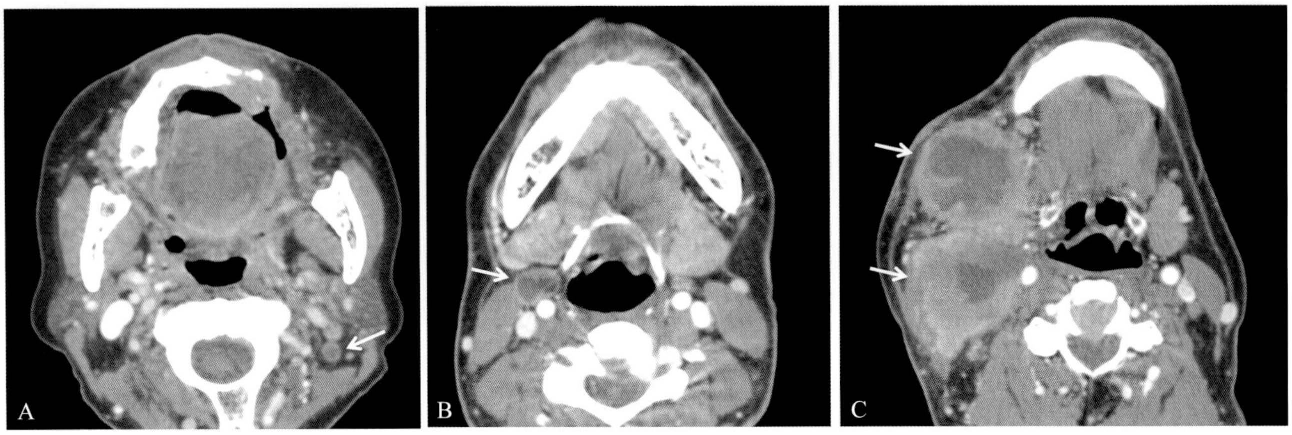

图 10-3-36　转移淋巴结坏死表现

A ～ C：增强 CT 横断面示不同大小的转移淋巴结（如←所示）均可发生坏死、液化；增强相淋巴结边缘强化，可呈环形或不规则，中心坏死部分无强化

边缘增厚模糊、有强化，累及邻近的脂肪间隙或其他软组织结构（图 10-3-37）。颈内静脉二腹肌转移淋巴结包膜外侵可累及舌下神经及舌神经。

淋巴结炎症及手术、放疗、化疗等治疗后也可出现包膜外侵犯类似的 CT 表现，需要综合考虑近期是否有淋巴结感染、手术或放疗、化疗等。综上所述，淋巴结转移的 CT 诊断需结合上述多个影像学表现，以提高诊断的灵敏度及特异度，并且必须结合临床信息，才能做出比较准确的诊断。Dmytriw 等于 2014 年提出了诊断头颈部转移淋巴结的"CRISPS"标准，即 Clustering（簇集），Rounded shape（圆形），Inhomogeneity（不均匀性），Size（大小），Periphery（边缘），Sentinel location（前哨部位）的首字母缩写，这一诊断标准全面包括了上述诊断指标，并且简洁，便于记忆[16]。"CRISPS"标准也适用于 MRI 和超声检查。

【比较影像学】

超声、CT 和 MRI 均可作为检查颌面颈部淋巴结病变的主要影像学检查方法。超声具有操作方便的特点，能够清晰显示病灶内钙化成分，更适宜于显示位置表浅的下颌下区、腮腺区淋巴结。对于已诊断的口腔癌或鼻咽癌患者进行全面的颈部淋巴结检查，需要进行增强 CT 或 MRI 检查。

超声检查示，颈部淋巴结转移性肿瘤未突破包膜时，多为椭圆形或不规则形肿块，病变内部回声为实质性低回声，部分回声不均，后方回声增强或衰减，边界清晰或不清晰，包膜回声光带或有或无。典型特征是淋巴结门结构不清或消失。

MRI 检查示 T_1 加权像上多为中等信号，T_2 加权像上可为中等或高信号。病变可单发，也可多发。多发病变可相互融合，界限不清。侵犯颈部大动脉或静脉时，表现为肿块包绕血管。

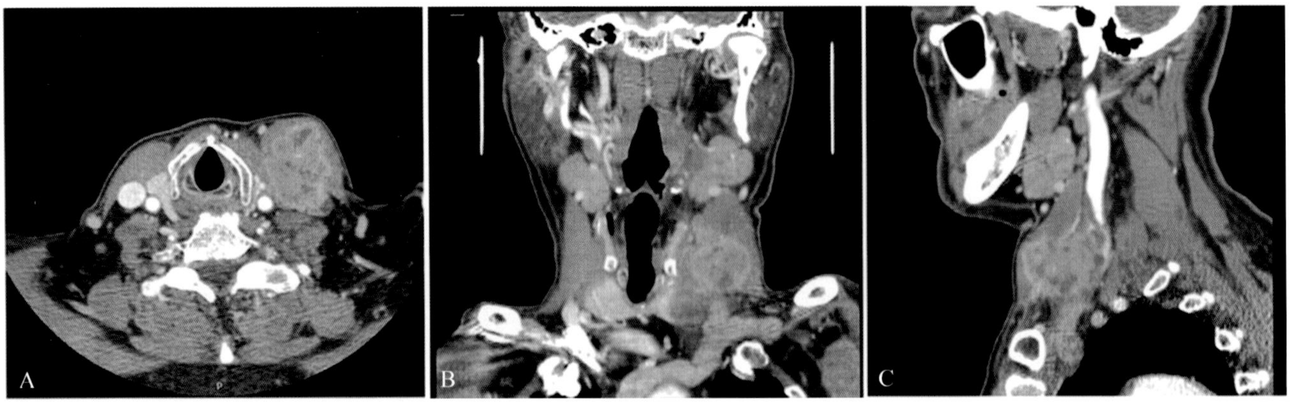

图 10-3-37　转移淋巴结累及周围组织

增强 CT 横断面（**A**）、冠状面（**B**）及矢状面（**C**）显示左侧颈Ⅲ区、Ⅳ区异常肿大液化淋巴结，累及胸锁乳突肌，左侧颈内静脉受压闭塞

近年来 PET-CT 也被越来越多地应用于头颈部恶性肿物的检查。PET-CT 可检测到转移早期代谢活动升高，但形态尚正常的淋巴结。因此，对于此类淋巴结的检测较 CT 及 MRI 有更高的敏感性。同时，PET-CT 检查尚有助于发现全身远处转移以及用于术后复查检测是否有肿物复发等。然而，对于直径＜7 mm 的淋巴结，以及大范围坏死代谢活动所剩无几的淋巴结，PET 检测可能较为困难。因此，PET 检查结果的解读必须结合 CT 或 MRI。多种非肿瘤性疾病（如炎症或感染）、放疗术后改变等也会导致代谢活动增加，造成假阳性。了解 PET-CT 检查的这些局限性有助于正确地解读检查结果。

【鉴别诊断】

1. 淋巴结转移所致的内部密度不均需要和淋巴结门的脂肪组织、淋巴结门脂肪化生或淋巴结脓肿相鉴别。淋巴结门的脂肪组织、脂肪化生表现为淋巴结内边界清楚的低密度区，与脂肪密度相同。淋巴结脓肿患者一般伴有急性感染症状，淋巴结边界多欠规则，密度不均匀，可伴周围脂肪间隙炎性改变（图 10-3-38）。必要时应密切追踪，短期内复查 CT。如果已知头颈部鳞状细胞癌的患者近期无颈部手术，无感染及结核史，肿大淋巴结出现边缘强化、内部低密度坏死，应高度怀疑为淋巴结转移。

2. *淋巴瘤*　结内型淋巴瘤可以累及颈部单侧或双侧多个淋巴结，大小不一，形态多呈较规则的圆形或椭圆形，平扫 CT 淋巴瘤多表现为接近肌肉的软组织密度，增强 CT 检查常可见体积较大的淋巴结呈均匀强化、无明显强化或中心液化及坏死表现（图 10-3-20）。结内型淋巴瘤可同时伴发结外病变。在无明确头颈部恶性肿瘤病史的病例中发现上述表现淋巴结，应该考虑淋巴瘤的可能性。在有明确口腔癌或鼻咽癌的病例中出现形态异常的淋巴结，应首先考虑转移性淋巴结。与转移性淋巴结相比，结内型淋巴瘤出现液化、坏死表现者并不多见。

3. *淋巴结结核*　淋巴结结核可以表现为单发或多发淋巴结异常，可以形成融合性肿块，伴有干酪样坏死的淋巴结内部可出现液化、坏死的 CT 表现，呈多个小囊样表现。纤维钙化期淋巴结可出现淋巴结内钙化影像。

4. *淋巴结反应性增生*　由于炎症等原因可以导致淋巴结反应性增生，故可表现为淋巴结肿大，但淋巴结门影像存在，形态呈椭圆形，可伴强化，较少出现中心液化性坏死表现。

5. *结节病*　颈后三角区淋巴结是结节病最易发生的区域之一。结节病具有多发性的特点，受累淋巴结表现为多个类圆形结节。结节病一般没有淋巴结包膜外侵犯。结节病易与淋巴瘤相混淆。

6. Castleman 病　又称巨大淋巴结增生，病变直径较大，可达 10 cm 以上，多呈实性均匀密度和信号，极少有液化和坏死表现，无包膜外侵犯表现。

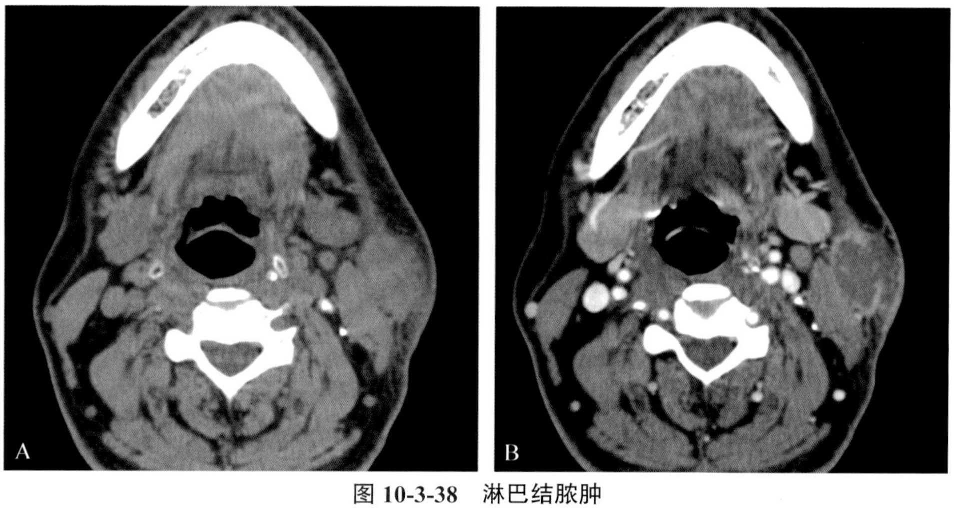

图 10-3-38　淋巴结脓肿

平扫 CT 横断面（**A**）及增强 CT 横断面（**B**）见左侧胸锁乳突肌外侧淋巴结明显肿大，边界模糊，累及皮下脂肪间隙，中心可见坏死、液化；左侧胸锁乳突肌内侧两枚淋巴结可见钙化

参考文献

[1] 马绪臣 . 口腔颌面医学影像诊断学 . 6 版 . 北京：人民卫生出版社，2012.

[2] 马绪臣 . 口腔颌面医学影像诊断学 . 2 版 . 北京：北京大学医学出版社，2014.

[3] 李铁军 . 口腔病理诊断 . 北京：人民卫生出版社，2011.

[4] 孟存芳 . 口腔颌面部疾病 CT 诊断学 . 北京：人民卫生出版社，2008.

[5] Liu Denggao，Ma Xuchen，Li Baomin，et al. Clinical study of preoperative angiography and embolization of hypervascular neoplasms in the oral and maxillofacial region. Oral Surg Oral Med Oral Pathol Oral Radiol Endod，2006，101：102-109.

[6] 张志愿，赵怡芳 . 头颈部血管瘤与脉管畸形 . 上海：世界图书出版公司，2007.

[7] 赵福运 . 头颈部血管瘤与脉管畸形 . 北京：科学技术文献出版社，2010.

[8] Liu Yu，Liu Denggao，Wang Yixiang，et al. Clinical study of sclerotherapy of maxillofacial venous malformation using absolute ethanol and pingyangmycin. J Oral Maxillofac Surg，2009，67：98-104.

[9] 柳登高，赵福运，张建国 . 口腔颌面部软组织动静脉畸形血管构筑初探与治疗分析 . 现代口腔医学杂志，2008，22：561-564.

[10] 余强，王平仲 . 颌面颈部肿瘤影像诊断学 . 上海：世界图书出版公司，2009.

[11] 高岩，李铁军 . 口腔组织学与病理学 . 2 版 . 北京：北京大学医学部出版社，2013.

[12] 沙炎，罗德红，李恒国 . 头颈部影像学—耳鼻咽喉头颈外科卷 . 北京：人民卫生出版社，2014.

[13] 屠规益，唐平章，徐震纲 . 颈淋巴结转移癌临床—经典与现代理念 . 北京：人民卫生出版社，2010.

[14] Mukherji SK，Armao D，Joshi VM. Cervical nodal metastases in squamous cell carcinoma of the head and neck：what to expect. Head Neck，2001，23：995-1005.

[15] Som PM，Curtin HD. Head and neck imaging. 4th ed. St. Louis：Mosby，2003.

[16] Dmytriw AA，El Beltagi A，Bartlett E，et al. CRISPS：a pictorial essay of an acronym to interpreting metastatic head and neck lymphadenopathy. Can Assoc Radiol J，2014，65：232-241.

[17] Forghani R，Yu E，Levental M，et al. Imaging evaluation of lymphadenopathy and patterns of lymph node spread in head and neck cancer. Expert Rev Anticancer Ther，2015，15：207-224.

[18] Krišto B，Buljan M. The lymph node roundness index in the evaluation of lymph nodes of the neck. Coll Antropol，2015，39（1）：165-169.

[19] Sakai O，Curtin HD，Romo LV，et al. Lymph node pathology. Benign proliferative，lymphoma，and metastatic disease. Radiol Clin North Am，2000，38：979-998.

（柳登高　陈　艳　刘木清）

第十一章

唾液腺疾病

第一节 唾液腺发育异常

【概述】

唾液腺发育异常（developmental abnormalities of salivary glands）包括唾液腺缺失及发育不全、导管先天性闭锁、先天性唾液腺瘘、迷走唾液腺及唾液腺异位等。

1. 唾液腺先天缺失及发育不全 唾液腺先天缺失或发育不全较罕见，任何唾液腺均可发生，可单侧亦可双侧发生。大唾液腺可部分缺失或全部缺失，可单独发生或伴有头颈部的其他异常，如鳃弓综合征、先天性泪点、泪腺和（或）泪道缺失、半侧颜面萎缩、下颌-面骨发育不全、泪器-耳-牙-指趾综合征、多发面部畸形等。多个腺体先天缺失或严重发育不全时，可出现口干症状，并可发生猖獗龋，临床检查时可见导管口缺失。

2. 唾液腺异位和迷走唾液腺 唾液腺异位（ectopic salivary gland）可发生于腮腺或下颌下腺，可为单侧或双侧发生。腮腺常沿咬肌前缘或下缘异位，可异位至耳前区和颞部，异位腺体可突起如肿块，进食时可有胀感，也可发生副腮腺异位。下颌下腺可异位至扁桃体窝、舌下间隙、咽喉处等。临床上，如果通过导管口注入对比剂，有时可见异位腺体肿胀。异位唾液腺可发生唾液腺瘘、脓肿及肿瘤。

迷走唾液腺（aberrant salivary gland）指唾液腺的部分始基异位于正常情况下不含唾液腺组织的部位，而正常唾液腺可存在。迷走唾液腺最常见于颈侧、咽部及中耳，也可见于颌骨体内，称为静止性骨腔（static bony cavity）。1942 年 Stafne 以“位于下颌角附近的骨腔”为题首次报道，因此也称为 Stafne 骨腔，患者多无症状，通常在 X 线检查时无意被发现[1]。

【CT 表现】

影像学检查对于确定唾液腺先天性缺失及发育不全的诊断是非常重要的。CT 可显示大唾液腺影像缺失（图 11-1-1），可为脂肪组织取代，或仅显示少数软组织影像。

唾液腺发生异位时，CT 检查可见大唾液腺的缺失，异位的部位可见异位腺体呈软组织肿块表现，界限清楚或不清楚，形态规则或不规则（图 11-1-2）。应结合核医学检查，如软组织肿块可见放射性核

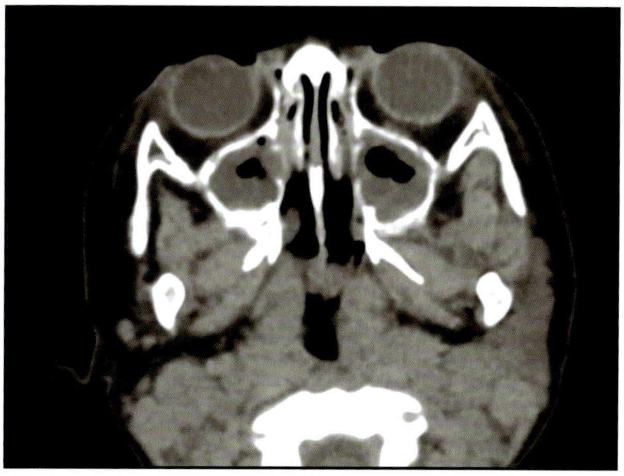

图 11-1-1 右腮腺先天缺失

CT 平扫横断面图像示右腮腺缺失，仅显示少量软组织影像

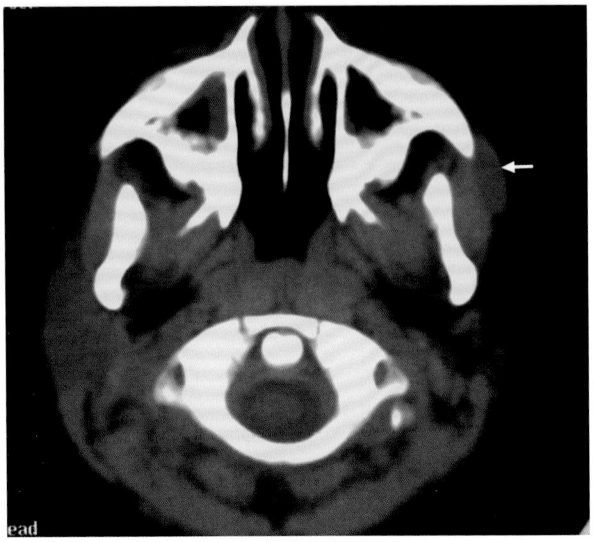

图 11-1-2　左侧腮腺异位

CT 平扫横断面图像示左侧腮腺区无腮腺影像显示，左侧咬肌外侧可见椭圆形软组织影像（↑），边界清楚，约 2.1 cm×2.7 cm×0.8 cm 大小，CT 值 32 ～ 51 HU

素浓聚，则可进一步证实为唾液腺异位表现。

静止性骨腔在 CT 检查时表现为圆形或卵圆形密度减低区，边缘清晰，有时可见骨质硬化带环绕，通常位于下颌管与下颌下缘之间，下颌角的前方，多为单侧发生，范围多在 0.5 ～ 2.0 cm。CT 检查可见静止性骨腔舌侧骨板消失或不完整，这是传统二维检查方法不易发现的。下颌下腺造影可见有部分腺体位于此密度减低区中（图 11-1-3）。也有在下颌前牙区发现静止性骨腔的报道。

【比较影像学】

核医学检查、磁共振成像及 B 超检查都可用于

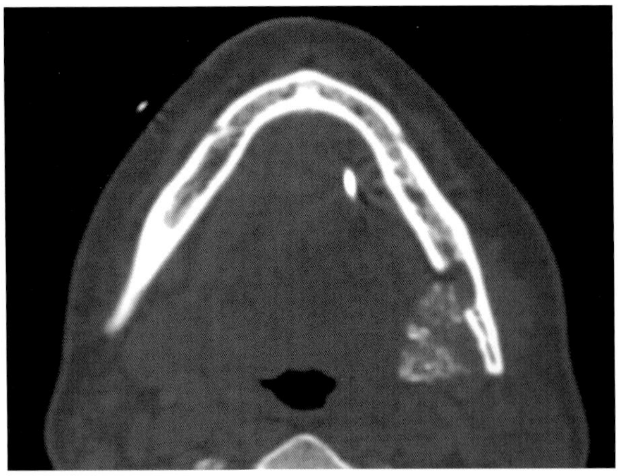

图 11-1-3　左侧下颌骨静止性骨腔

左侧下颌下腺 CT 造影示左侧下颌骨近下颌角处骨质密度减低区，边界清楚，舌侧骨板消失，腺体造影剂充盈，并自下颌骨舌侧进入骨质密度减低区

唾液腺缺失的检查。核素显像检查看不到放射性聚集现象，或仅有少量放射性分布，影像模糊不清。

对异位唾液腺如有完整的导管系统和导管口，可进行造影检查，可表现为发育不全的唾液腺，导管系统可伴有异常。有些异位唾液腺没有完整的导管系统，可进行核素检查，可见在异位部位有放射性核素聚集。

静止性骨腔可在 X 线检查时发现，如曲面体层等（图 11-1-4）。

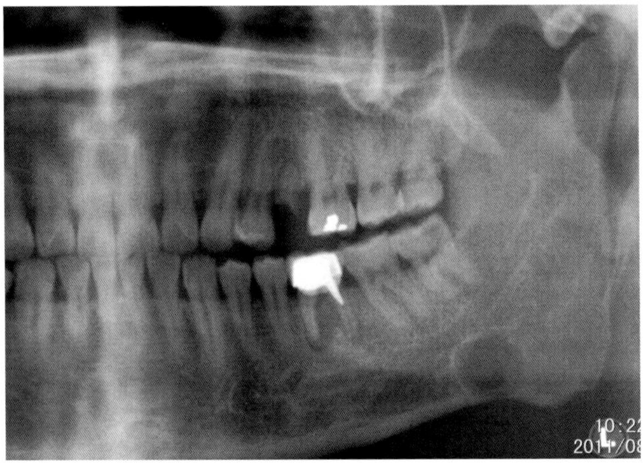

图 11-1-4　左侧下颌骨静止性骨腔

曲面体层片显示左侧下颌骨角前切迹处可见类圆形骨质密度减低区，边界清楚，位于下颌管下方

【病理学表现】

1. 唾液腺缺失　缺失部位腺体组织缺如，可为脂肪组织取代。

2. 唾液腺异位　在异位的位置可见唾液腺的腺泡及导管，有时黏液外渗可引起炎症。偶尔可见导管内分泌物潴留形成囊肿。

3. 静止性骨腔　部分下颌下腺位于下颌骨的凹陷中。在少见情况下，凹陷的骨腔中仅见脂肪与纤维组织。

【鉴别诊断】

唾液腺缺失的影像学诊断有其特异性，不易混淆。但是应注意详细了解患者的全身疾病史、手术史、放疗史、用药史等信息，核医学检查显示唾液腺区无放射性浓聚时，应结合其他影像学检查方法，与干燥综合征、放疗等造成的唾液腺摄取功能下降鉴别。

唾液腺异位应注意与头颈部肿瘤相鉴别，核

医学检查有助于鉴别诊断。

静止性骨腔位置及形态具有特征性，不易混淆，有时需要与颌骨囊肿相鉴别，舌侧骨板消失或不完整是静止性骨腔的特点。

第二节 唾液腺结石病

【概述】

唾液腺结石病（sialolithiasis）是指唾液腺导管及腺体内形成结石，并引起一系列病征，以下颌下腺最多见，约占全部唾液腺结石的 80% 以上，其次为腮腺，约占 10%，而舌下腺及小唾液腺均少见。临床上唾液腺结石早期可没有症状，当唾液腺结石阻塞导管时，腺体可有进食肿胀、疼痛，进食后不久肿胀及疼痛消失。导管口黏膜红肿，挤压腺体有少许脓性分泌物溢出。导管结石处压痛，可触及硬结，其周围有炎性浸润。唾液腺腺体肿胀、疼痛。

【CT 表现】

阻射 X 线的结石称为阳性结石。阳性结石呈单个或多个圆形、卵圆形或柱状高密度影像，大小可为数毫米至数厘米，沿导管走行方向及位置排列（图 11-2-1）。软组织窗可见导管增粗和腺体肿胀表现。

【比较影像学】

诊断阳性结石可用 X 线检查，如对下颌下腺导管结石患者可进行下颌横断咬合片（图 11-2-2）或下颌下腺侧位片（图 11-2-3）检查，对腮腺导管结石患者可进行口内片（图 11-2-4）或鼓颊后前位片检查等。

超声检查也可用于唾液腺结石的检查，可见结石呈强回声光点或光团，后方可伴有声影（图 11-2-5）。使用高频换能器可提高对唾液腺导管结石的检出率，可观察到直径 2 mm 以上的唾液腺导管结石。

不阻射 X 线的结石称为阴性唾液腺结石，因其在 X 线检查时不能显示，故需用唾液腺造影术检查，显示为导管内圆形或卵圆形充盈缺损（图 11-2-6）。

唾液腺内镜可在直视下观察唾液腺导管内的结石形态及大小（图 11-2-7），了解导管管腔及管壁情况，发现 CT 及 X 线检查无法发现的阻塞因素，如黏液栓、息肉、异物等，并可以通过微创方法去除阻塞性因素。目前观察唾液腺导管结石所采用的影像学检查方法看到的都是间接征象，无法明确显示高密度或强回声影像与导管的确切关系，而唾液腺内镜可以直接显示导管管腔和管壁，可在直

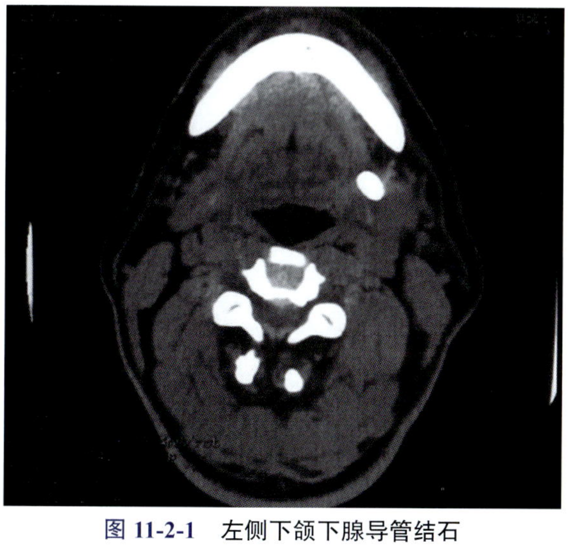

图 11-2-1 左侧下颌下腺导管结石

CT 平扫横断面图像示左侧下颌下腺导管走行区近腺门处可见高密度影像，呈椭圆形，边界清楚

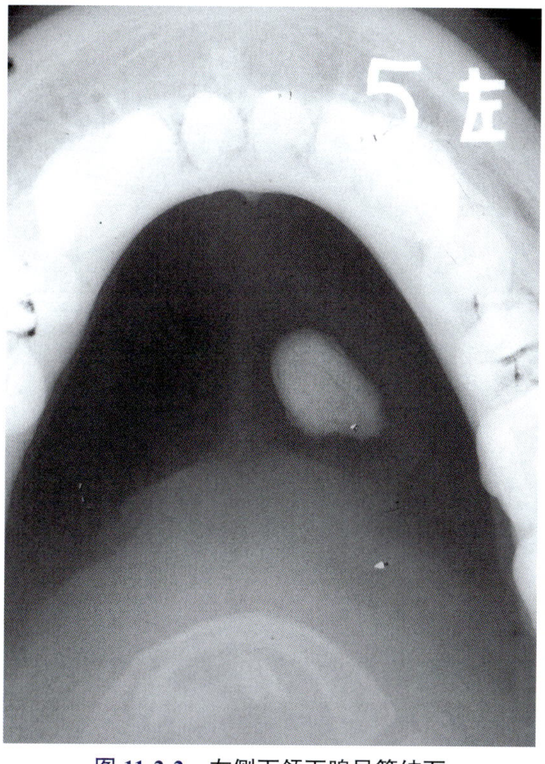

图 11-2-2 左侧下颌下腺导管结石

下颌横断咬合片显示左侧下颌下腺导管走行区近导管口处可见高密度影像，形态不规则，内部可见同心圆结构

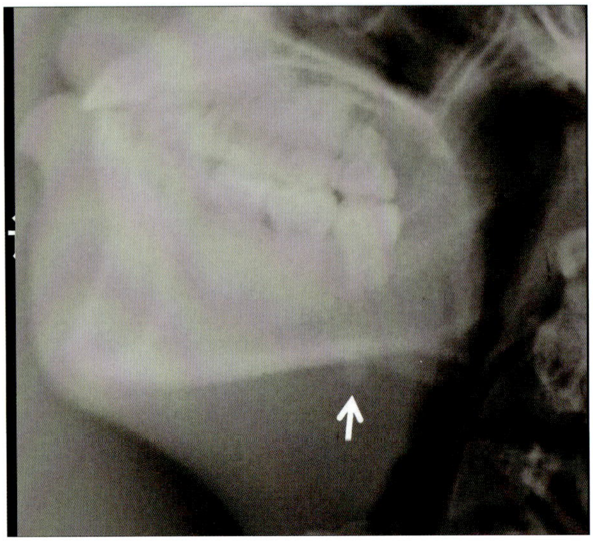

图 11-2-3　右下颌下腺导管结石

下颌下腺侧位片示下颌下腺导管走行区一枚椭圆形高密度影与下颌骨下缘重叠（如箭头所示）

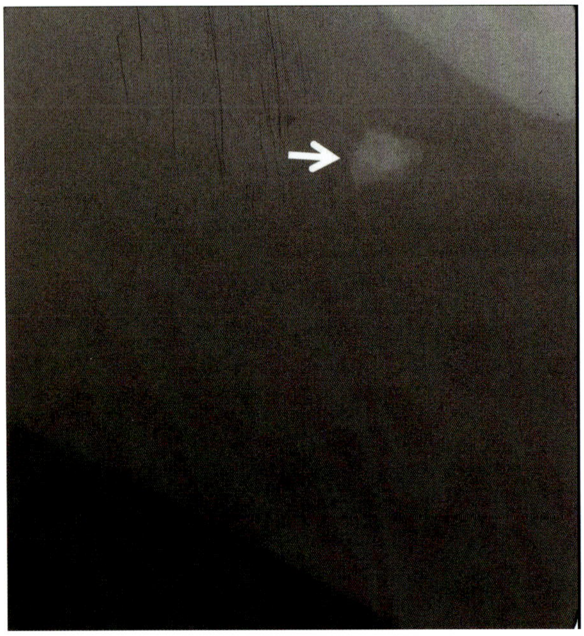

图 11-2-4　腮腺导管结石

口内含片示腮腺导管走行区一枚不规则形高密度影（如箭头所示）

视下观察唾液腺导管结石，具有其优越性。

【病理学表现】

唾液腺结石病的特点为导管阻塞、扩张，导管周围慢性炎症细胞浸润，以及不同程度的腺泡萎缩，间质纤维化。扩张的导管内有分泌物潴留。导管腔面糜烂或溃疡，导管上皮可见鳞状化生、黏液化生、嗜酸性变。导管内可形成唾液腺结石，呈白色或淡黄色，常呈同心圆状钙化。如分泌物外渗，则可见异物反应（图 11-2-8）。

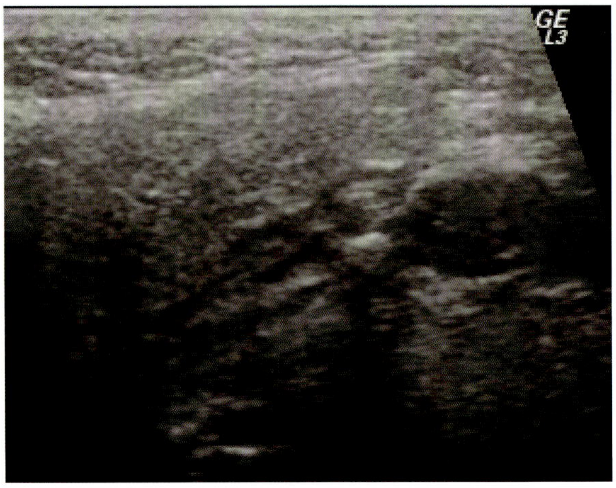

图 11-2-5　右侧下颌下腺导管结石

超声检查结果显示右侧下颌下腺导管走行区强回声光团，后方伴有声影

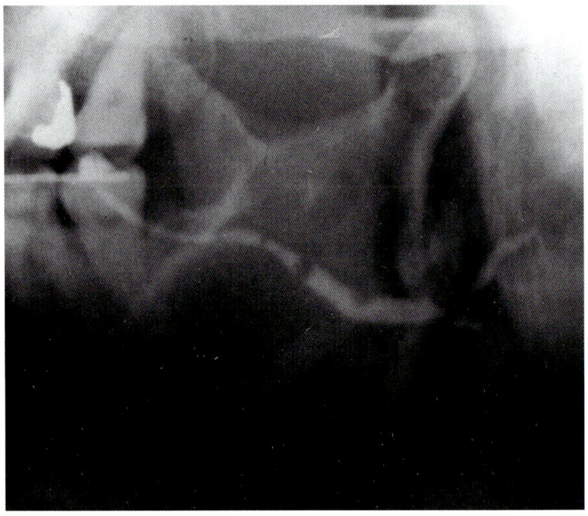

图 11-2-6　右侧腮腺导管结石

右侧腮腺造影显示主导管内多发充盈缺损，腺内段主导管扩张

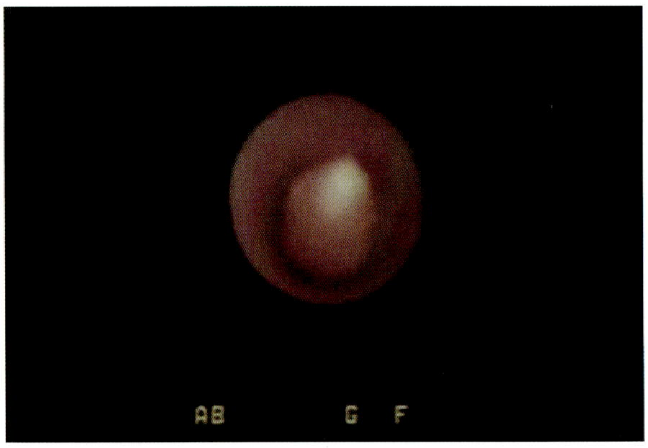

图 11-2-7　下颌下腺导管结石

唾液腺内镜显示下颌下腺导管内结石，结石表面不整齐，主导管管壁光整

【鉴别诊断】

下颌下区的钙化淋巴结有时易与下颌下腺导管结石混淆，淋巴结钙化多呈不规则的点状聚集，

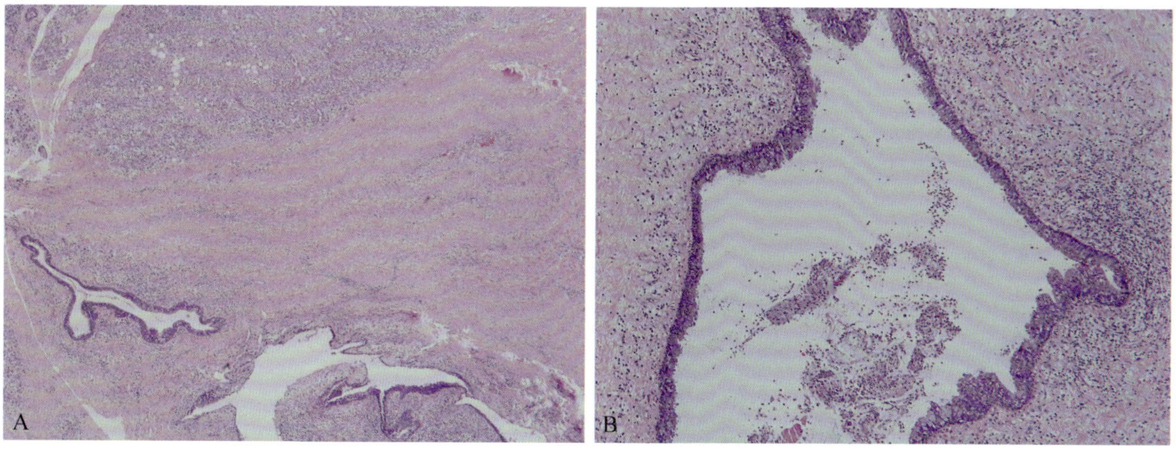

图 11-2-8　唾液腺结石病

A：导管扩张明显，导管周围慢性炎症细胞浸润，腺泡萎缩，间质纤维化。扩张的导管内有分泌物的潴留（HE，×40）。**B**：导管内可见分泌物及炎症细胞，导管上皮黏液化生（HE，×200）

常多发，可位于唾液腺导管走行区以外的部位（图11-2-9）。唾液腺导管结石还应与脉管畸形中的静脉石进行鉴别，结合 CT 的软组织窗表现及增强 CT 表现，不难鉴别（图 11-2-10）。

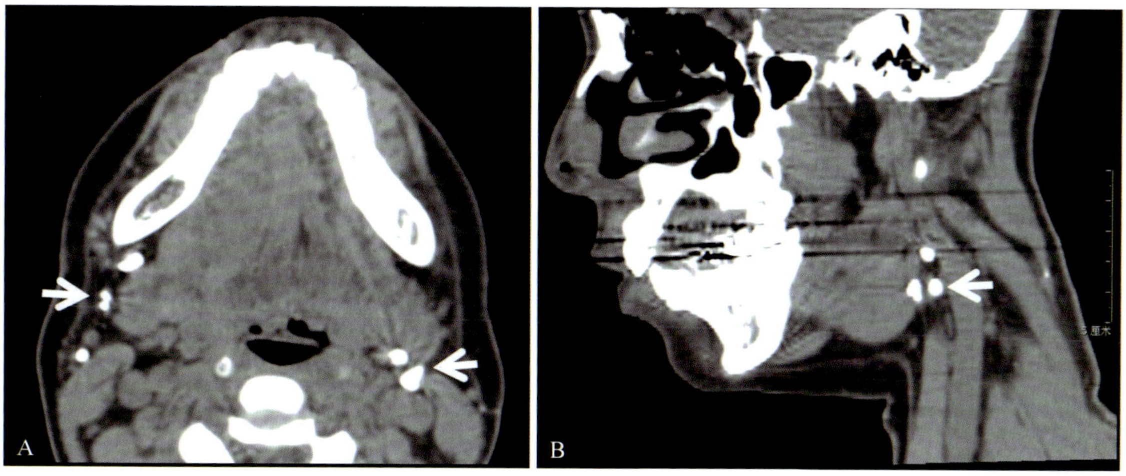

图 11-2-9　双侧下颌下区多发淋巴结钙化

A：螺旋 CT 横断面图像示双侧下颌下区多发钙化影（如箭头所示）；**B**：螺旋 CT 矢状面图像示右下颌下区及右上颈部多枚钙化影（如箭头所示）

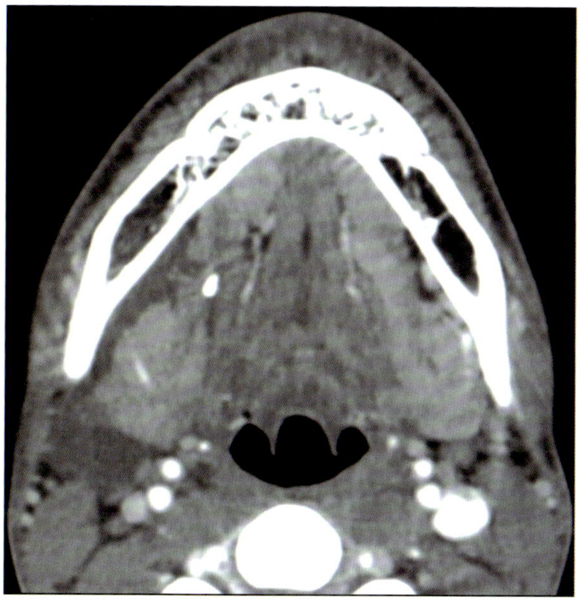

图 11-2-10　右下颌下区及右口底静脉畸形

螺旋 CT 横断层面示右下颌下区至右口底不规则液性密度区，可见钙化影

第三节　唾液腺瘘

【概述】

唾液腺瘘（salivary fistula）多发生在腮腺，可因外伤，感染或不正确的手术切口而形成，腺体或导管损伤后，唾液由创口外流，形成瘘管。外瘘唾液经瘘口流至面颊部，内瘘的唾液流入口腔。根据唾液腺瘘发生部位，可分为腺瘘和导管瘘，腺瘘为发生在腺体的唾液腺瘘，导管瘘是发生在主导管的唾液腺瘘，可有透明或混浊的唾液外流至面颊部。唾液可对皮肤造成刺激，引起红肿、瘙痒、湿疹等。

【CT 表现】

腮腺的唾液腺瘘可见颊部软组织肿块，与皮肤相连，注入造影剂后有时可见唾液腺充盈。（图 11-3-1）

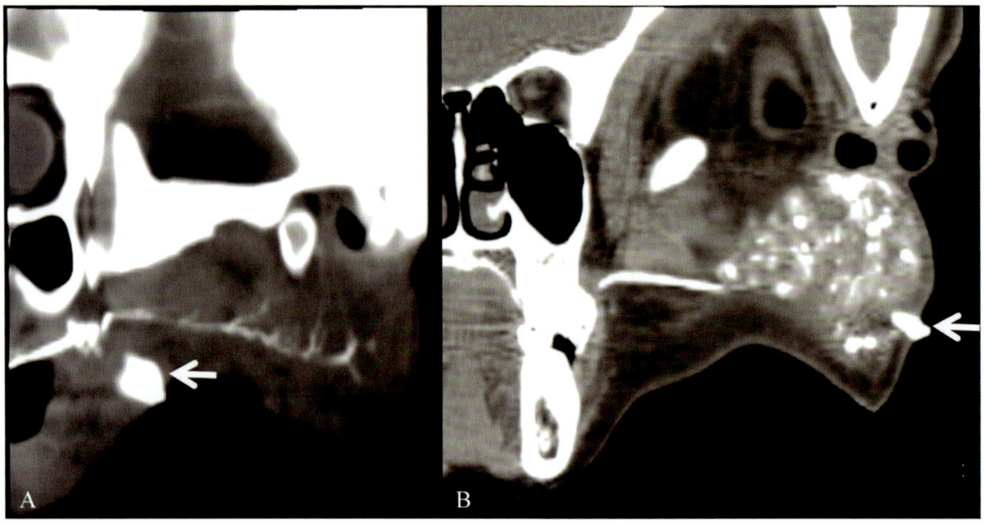

图 11-3-1　唾液腺瘘

A：左腮腺导管瘘，造影螺旋 CT 曲面重组图像示左腮腺导管注入造影剂后，左颊部可见造影剂溢出，与左腮腺主导管相通（如箭头所示）；B：左腮腺腺瘘，造影螺旋 CT 曲面重组图像示左腮腺导管注入造影剂后，造影剂自腺体向皮肤外漏

【比较影像学】

对唾液腺瘘患者进行唾液腺造影，可鉴别腺瘘及导管瘘，并观察瘘口与自然导管口及腺门的关系。造影时应使用油性造影剂，可自口内唾液腺导管口注入造影剂，也可经瘘口注入造影剂。唾液腺瘘在造影图像上显示造影剂自导管系统破损处或腺体部外漏（图 11-3-2），有时可见唾液腺导管扩张。

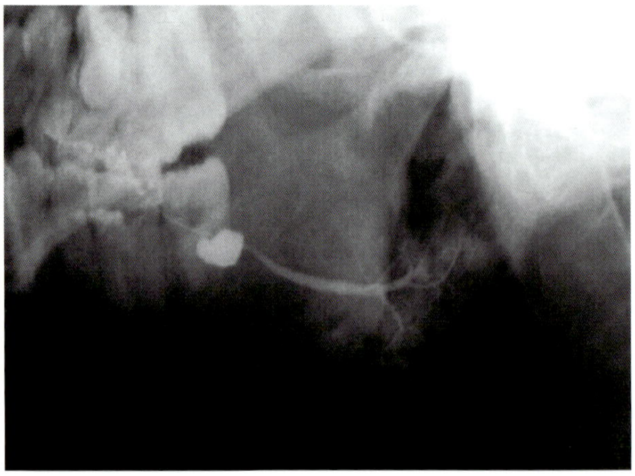

图 11-3-2　右腮腺导管瘘

右腮腺造影侧位片显示主导管处造影剂外漏，腺内段主导管扩张

第四节 唾液腺炎症

【概述】

唾液腺炎包括唾液腺的化脓性、病毒性、特异性感染以及由唾液腺结石及放射等因素引起的唾液腺炎症。本节将仅主要叙述慢性阻塞性唾液腺炎、慢性复发性腮腺炎、急性化脓性腮腺炎和IgG4相关唾液腺炎的CT表现及相关内容。

慢性阻塞性唾液腺炎（chronic obstructive sialadenitis）可发生于腮腺或下颌下腺，阻塞原因包括导管狭窄、瘢痕、创伤、过敏、黏液栓、异物及阴性结石等。典型临床症状是腺体进食肿胀，可自觉口内有咸味分泌物。检查时可见唾液腺腺体肿大，有些可触及导管粗硬，呈条索状，挤压腺体及导管时可见脓性或黏稠、混浊的分泌物。

慢性复发性腮腺炎多为儿童期发病，称为儿童复发性腮腺炎（juvenile recurrent parotitis），多认为与儿童免疫系统发育不成熟易发生逆行性感染有关。儿童复发性腮腺炎多在学龄前发病，最小年龄可仅几个月，患儿腮腺反复肿胀、疼痛，皮肤潮红，体温升高。发作期为数天至数周，间隔期为数周至数月不等，有些可间隔1～2年。随年龄增长，间隔期变长，到青春期可自愈。如到青春期后仍未痊愈，则称为成人复发性腮腺炎，但发作次数逐渐减少，直至临床痊愈。

急性化脓性腮腺炎（acute suppurative parotitis）多单侧受累，典型症状是腺体明显肿大，皮温增高，皮色发红，疼痛明显，导管口可发红，并有脓性分泌物。患者可伴发高热、乏力等全身中毒症状。目前临床上较少见，可继发于慢性阻塞性腮腺炎、慢性复发性腮腺炎、舍格伦综合征或结石病等急性化脓性感染，也可发生于因严重的全身性疾病导致全身及腮腺抵抗力极度低下的患者。

IgG4相关唾液腺炎（IgG4-related sialadenitis，IgG4-RS）是以唾液腺无痛性肿大，并伴组织内IgG4阳性细胞浸润为特点的免疫介导的纤维化炎症性疾病。IgG4-RS可累及单个或多个唾液腺，最常表现为单侧或双侧下颌下腺肿大，腮腺、舌下腺等可同时受累。也可伴发泪腺肿大，同时出现血清IgG4水平升高。全身多个器官系统可受累，若胰腺、肝胆系统、呼吸系统等受累，则可能引起较为严重的并发症[2]。

【CT表现】

慢性阻塞性唾液腺炎及慢性复发性腮腺炎一般采用普通唾液腺造影来明确诊断。CT扫描多用于排除结石、异物及占位性病变。

在CT平扫图像上，轻症慢性阻塞性唾液腺炎患者可无明显异常。典型患者可见导管扩张，腺体外形增大，密度不均匀（图11-4-1）。进行唾液腺CT造影检查可三维观察导管系统的形态改变，明确导管扩张及狭窄的程度及部位，也可观察分支导管的分布及形态变化（图11-4-2）。

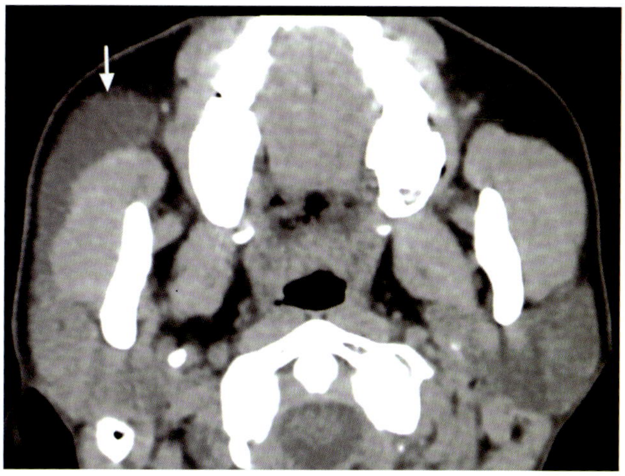

图11-4-1 右侧慢性阻塞性腮腺炎

CT平扫横断面图像示右腮腺主导管明显扩张（如箭头所示），导管内可见液性潴留，右腮腺腺体外形大，密度不均匀增高

慢性复发性腮腺炎常双侧腮腺对称发生，CT平扫可见腺体外形增大，内部密度不均匀，可见多发小囊样密度减低影（图11-4-3）。腮腺CT造影显示分支导管减少，末梢导管呈点状、球状扩张，甚至呈腔状扩张（图11-4-4）。

急性化脓性腮腺炎CT平扫表现为腺体明显增大，密度不均匀增高，伴发脓肿形成时，可见大小

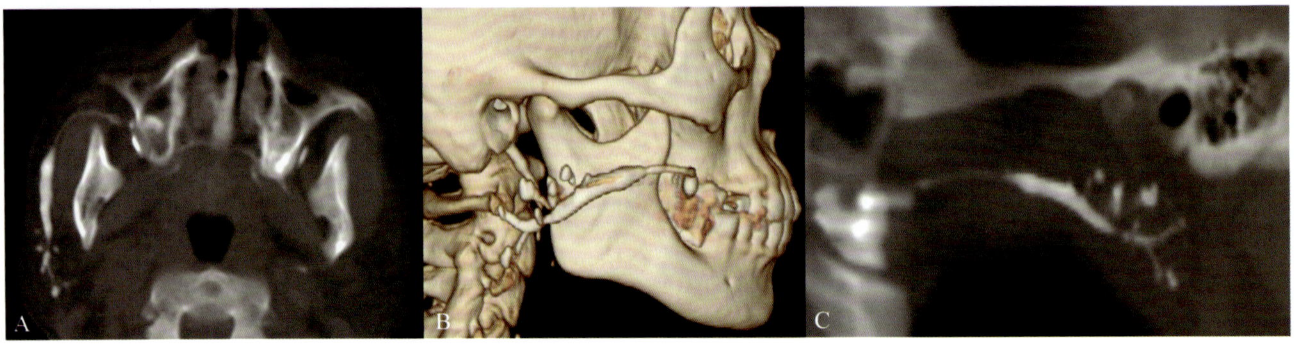

图 11-4-2　右侧慢性阻塞性腮腺炎

A、B、C：右腮腺 CT 造影的横断面图像、3D 重建图像及曲面重建图像可三维观察右腮腺主导管及部分分支导管不均匀扩张，并可明确导管扩张及狭窄的程度及部位

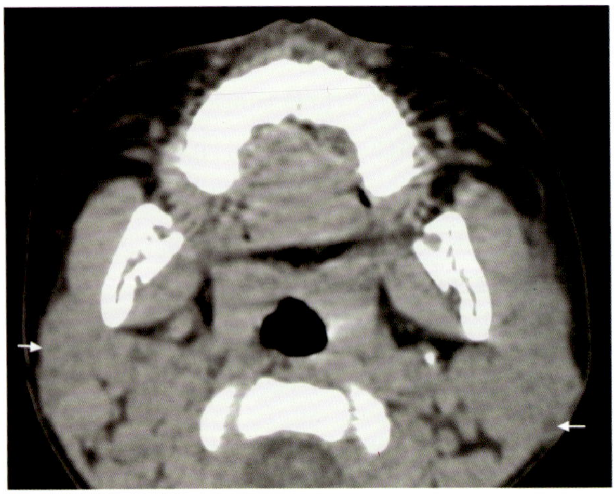

图 11-4-3　儿童复发性腮腺炎

CT 平扫横断面图像示左腮腺腺体外形增大，双腮腺密度不均匀，可见多发小囊样密度减低影（如箭头所示）

不等的液化区域（图 11-4-5），部分可突破腮腺筋膜累及周围软组织。

IgG4-RS 多表现为下颌下腺受累，典型患者 CT 平扫可表现为受累腺体弥漫性增大（图 11-4-6），增强扫描时可有较明显强化；部分患者腮腺受累，CT 平扫可表现为腺体浅表部位区域性密度增高（图 11-4-7）。泪腺受累患者可见泪腺外形增大（图 11-4-8）。双侧下颌下腺、腮腺及泪腺可以对称性受累，也可主要表现在一侧。较常伴有颈部淋巴结肿大。

【比较影像学】

慢性阻塞性唾液腺炎和儿童复发性腮腺炎都以导管改变为主要表现，因此主要检查方法为唾液腺造影。慢性阻塞性唾液腺炎可见导管系统扩张不整，粗细不均，呈腊肠状，逐渐波及叶间及小叶间导管（图 11-4-9），晚期可见主导管明显扩张呈枯枝状。儿童复发性腮腺炎表现为末梢导管扩张呈点状、球状，少数甚至可呈腔状。副腺体也可以被侵犯（图 11-4-10）。排空功能迟缓，主导管可扩张，分支导管显示较少。随着年龄增长，末梢导管扩张数目也逐渐减少，直至完全消失。儿童复发性腮腺炎少数患者可迁延发展到成人，即为成人复发性腮腺炎。成人复发性腮腺炎也表现为末梢导管扩张，

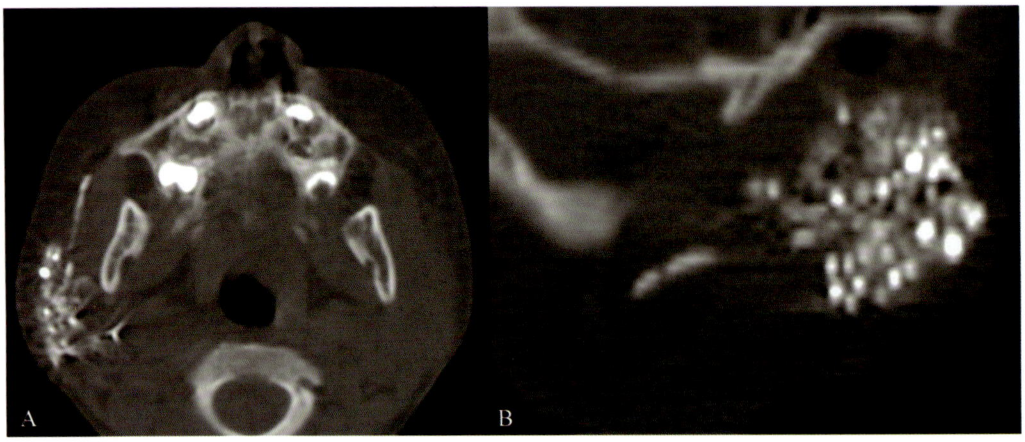

图 11-4-4　儿童复发性腮腺炎

A、B：右腮腺 CT 造影横断面图像及曲面重建图像可见右腮腺分支导管减少，末梢导管呈点状、球状、腔状扩张

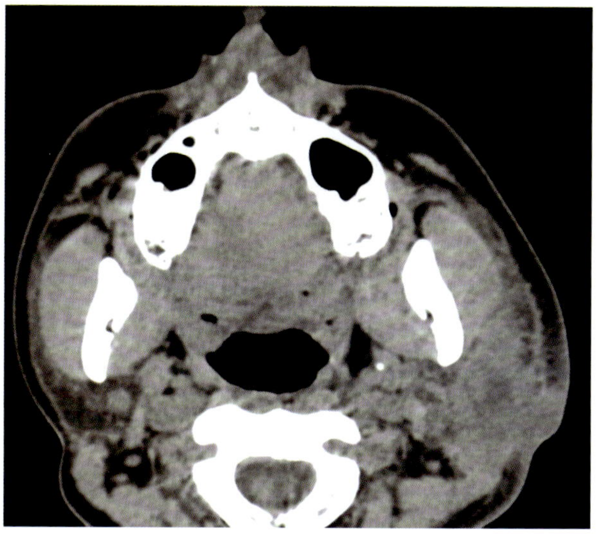

图 11-4-5　左侧急性化脓性腮腺炎

CT 平扫横断面图像示左腮腺腺体明显增大，密度不均匀增高，可见不规则液化区域，突破腮腺筋膜，累及皮肤

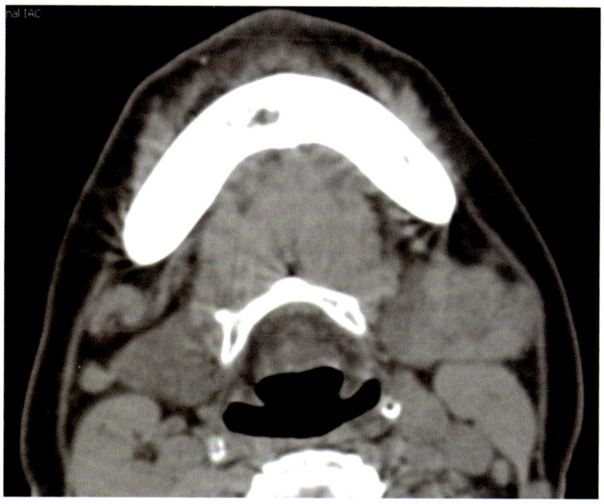

图 11-4-6　IgG4-RS 下颌下腺受累

CT 平扫横断面图像示左下颌下腺外形弥漫性增大，密度不均匀

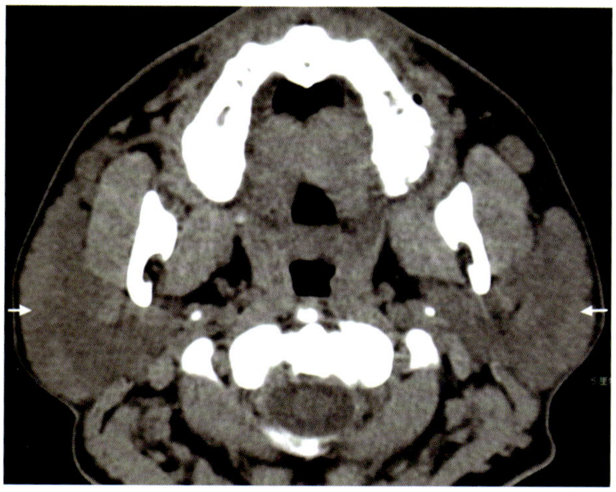

图 11-4-7　IgG4-RS 腮腺受累

CT 平扫横断面图像示双腮腺外形增大，可见浅表区域带状密度增高区（如箭头所示）

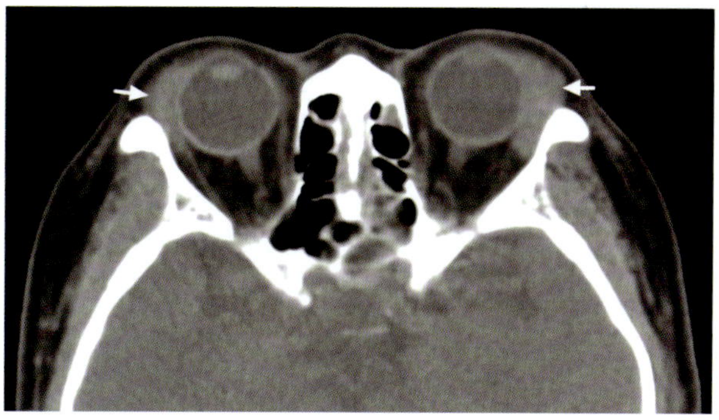

图 11-4-8　IgG4-RS 泪腺受累

CT 平扫横断面图像示双泪腺外形增大（如箭头所示）

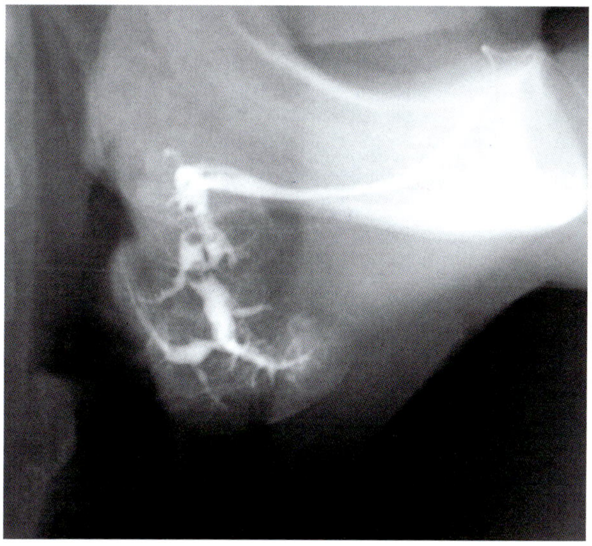

图 11-4-9　左侧下颌下腺阻塞性炎症

左侧下颌下腺造影显示腺内段主导管及分支导管扩张，粗细不均，导管内可见多数充盈缺损

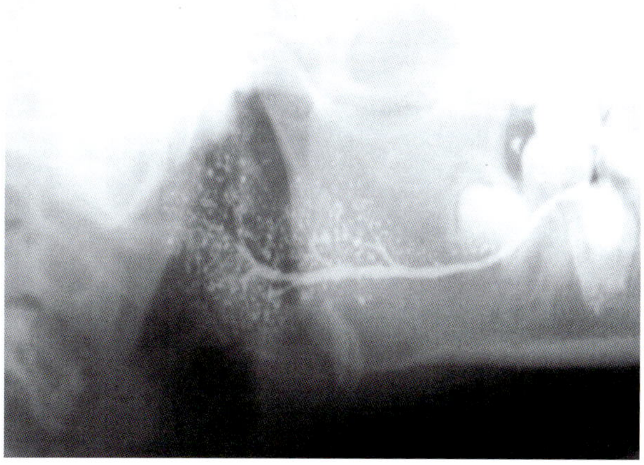

图 11-4-10　左侧儿童复发性腮腺炎

左侧腮腺造影显示多数末梢导管扩张，呈点状和球状，副腺体亦可见末梢导管扩张

数量较少。对急性化脓性腮腺炎患者不宜做腮腺造影检查。目前唾液腺造影对 IgG4-RS 的诊断价值尚未明确。

超声检查时，对于慢性阻塞性唾液腺炎可以

观察到主导管的扩张、狭窄情况，也可观察到腺体内回声不均匀改变。慢性复发性腮腺炎表现为腺体增大，典型病例可见多发小囊样低回声。急性化脓性腮腺炎伴发脓肿形成时，可见无回声液性区。IgG4-RS 轻症患者可无明显异常，典型表现为腺体浅层低回声带或腺内多发低回声。

【病理学表现】

慢性阻塞性唾液腺炎的特点为导管阻塞、扩张，导管周围有慢性炎症细胞浸润，以及不同程度的腺泡萎缩，间质纤维化。扩张的导管内有分泌物潴留。导管上皮可见鳞状化生、黏液化生、嗜酸性变（图 11-4-11）。

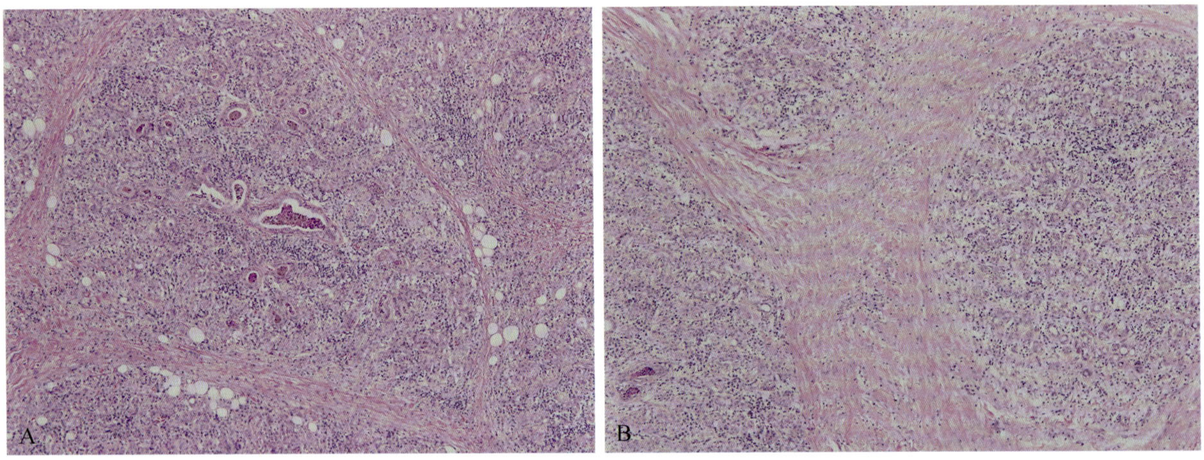

图 11-4-11　慢性阻塞性唾液腺炎

A：唾液腺导管阻塞、扩张，导管内分泌物潴留，导管周围有慢性炎症细胞浸润（HE，×100）**B**：腺泡萎缩，间质纤维化（HE，×200）

慢性复发性腮腺炎小叶间及小叶内导管扩张，有的导管扩张呈囊状，小囊可相互融合，扩张的导管上皮为 1～2 层扁平或柱状细胞。导管上皮可出现鳞状化生，腺泡消失，被增生的纤维组织代替。导管周围的间充质内有淋巴细胞和浆细胞浸润，可形成淋巴滤泡。管腔内有慢性炎症细胞、黏液及变性坏死组织。

IgG4 相关唾液腺炎在大体标本上可见受累腺体增大，呈实性，但保持其正常的外形。切面在不同的区域表现不同。在最严重的区域表现为均质、边界不清的肿块，呈灰白色或淡黄色。仔细检查，仍可见腺体的分叶结构。未累及的区域仍保持正常腺体的结构。镜下见腺体有明显的淋巴浆细胞浸润，浸润的淋巴细胞为 T 细胞和 B 细胞的混合。淋巴滤泡形成，有大而不规则的“地图样”的生发中心。腺实质尤其是腺泡萎缩，小叶间纤维化，成纤维细胞丰富，内可见淋巴细胞、浆细胞浸润。浆细胞成熟且无异型性。部分病例可见嗜酸性粒细胞浸润。部分病例中出现由炎症浸润和纤维化造成的闭塞性静脉炎。病变程度（如炎症、纤维化和腺实质受累）的差异很大，不同的病例间、同一病例不同腺小叶间均可有不同。小叶结构通常存在，但在晚期病变，由于明显的纤维化和腺实质的破坏或萎缩，小叶结构可紊乱。

【鉴别诊断】

慢性阻塞性唾液腺炎有时要和成人复发性腮腺炎进行鉴别，其鉴别主要依靠病史及唾液腺造影。慢性阻塞性唾液腺炎唾液腺造影表现以主导管系统扩张为主，而成人复发性腮腺炎造影表现为少数或个别末梢导管扩张，且末梢导管扩张数目逐渐减少。对于主导管及末梢导管有明显形态改变的患者，CT 平扫、特别是造影 CT 具有一定的诊断价值。

儿童复发性腮腺炎在临床上应与流行性腮腺炎区别。流行性腮腺炎是病毒感染引起的急性传染性疾病，病史、流行病学及实验室检查有助于诊断。一般不采用 CT 作为鉴别诊断的手段。

急性化脓性腮腺炎依靠病史及临床检查，诊断并不困难。CT 检查可用于鉴别结石病继发感染及咬肌间隙感染或上颈部急性感染性疾病等累及腮腺。

IgG4-RS 应与慢性阻塞性唾液腺炎及舍格伦综合征相鉴别。鉴别要点包括临床表现、实验室检查及病理检查。CT 图像可在一定程度上用于鉴别诊断。IgG4-RS 多表现为双下颌下腺弥漫性增大，腮腺及泪腺也可受累。慢性阻塞性唾液腺炎继发感染时形态可增大，密度增高，但无继发感染时形态可大致正常，主要表现为导管系统的形态改变。舍格伦综合征可表现为受累腺体不均匀密度减低，严重者可表现为腺体萎缩。

第五节　唾液腺肿瘤

唾液腺肿瘤（tumors of salivary gland）是口腔颌面部常见肿瘤，多为良性肿瘤，恶性肿瘤相对少见。唾液腺肿瘤主要发生于腮腺、下颌下腺、舌下腺及小唾液腺；其中腮腺的原发性上皮性肿瘤最为常见（64%～80%），且多见于腮腺浅叶，其中 68%～85% 为良性肿瘤；发生于下颌下腺者占 7%～11%，其中良性肿瘤为 55%～59%；发生于舌、口底、磨牙后区等小唾液腺者占 9%～23%，以恶性肿瘤最为多见；发生于舌下腺者较为少见（约 1%），70%～90% 为恶性肿瘤[3]。

2005 年 WHO 分类将唾液腺肿瘤分为良性上皮性肿瘤、恶性上皮性肿瘤、软组织肿瘤、淋巴造血系统肿瘤、导管乳头状瘤及继发性肿瘤六大类。良性上皮性肿瘤包括多形性腺瘤、沃辛瘤、基底细胞腺瘤、肌上皮瘤等；恶性上皮性肿瘤包括黏液表皮样癌、腺样囊性癌、腺泡细胞癌、鳞状细胞癌等；软组织肿瘤包括血管瘤；淋巴造血系统肿瘤包括霍奇金淋巴瘤、弥漫性大 B 细胞淋巴瘤、结外边缘区 B 细胞淋巴瘤；导管乳头状瘤包括内翻性导管乳头状瘤、导管内乳头状瘤和乳头状唾液腺瘤[4]。

2017 年，WHO 对唾液腺肿瘤又重新做了分类。新分类中，将导管乳头状瘤归入良性上皮性肿瘤中，并将其中的乳头状唾液腺瘤单独列出，保留内翻性导管乳头状瘤和导管内乳头状瘤，原来的管状腺瘤改为管状腺瘤及其他导管腺瘤。恶性上皮性肿瘤中增加了分泌性癌，将原来的大细胞癌、小细胞癌更名为大细胞神经内分泌癌和小细胞神经内分泌癌，与未分化癌一起归入低分化癌，将多形性低度恶性腺癌更名为多形性腺癌，将囊腺癌和黏液腺癌归到非特异腺癌中，删掉了皮脂淋巴腺癌和转移性多形性腺瘤。将软组织肿瘤更名为软组织良性病变，其中增加了唾液腺脂肪瘤、结节性筋膜炎。新分类中淋巴造血系统肿瘤仅包含黏膜相关淋巴组织淋巴瘤。删除了原来的继发性肿瘤，新增了非肿瘤性上皮病变，包含硬化性多囊性腺病、结节性嗜酸性粒细胞增生、淋巴上皮样唾液腺炎及闰管增生[5]。

超声检查、CT 检查、MRI 检查和核医学检查等均为临床常用的唾液腺肿瘤影像学检查方法。超声检查操作简便，无放射性损害，目前已被认为是位置浅表的唾液腺肿瘤的首选检查方法，可确定腺体内有无占位性病变，并且可由超声引导进行活体组织检查。CT 和 MRI 可清晰显示唾液腺肿瘤与周围组织结构的关系，特别是对于位置深在或范围较大的唾液腺肿瘤，应进行 CT 或 MRI 检查。CT 检查在发现腺体及肿瘤内的微小钙化及观察邻近骨质受累情况方面尤其具有优势。MRI 检查无放射性损害，观察软组织优于 CT。因此，CT 和 MRI 检查对于唾液腺肿瘤的诊断具有互补性，不能简单地概括为孰优孰劣。

随着 PET-CT 技术的出现和进步，核医学检查对于唾液腺肿瘤的诊断能力得到了提高，有助于判断恶性唾液腺肿瘤的局部和远隔部位转移。

本章主要介绍唾液腺较常见的良性及恶性上皮性肿瘤的影像学表现及相关内容。

一、多形性腺瘤

【概述】

多形性腺瘤（pleomorphic adenoma）又称混合瘤，是最常见的唾液腺良性上皮性肿瘤，约占全部良性肿瘤的 70% 以上。多形性腺瘤 80%～90% 发生于腮腺，浅叶多见，其次为下颌下腺，舌下腺罕见。小唾液腺以腭腺最多见。此外，多形性腺瘤可发生在口腔邻近部位（如鼻腔、鼻窦、咽部和皮肤等），也可发生在发育过程中异位的唾液腺组织，如副腺体及下颌骨中的异位腺体组织等。

多形性腺瘤生长缓慢，无任何自觉症状，多呈结节状生长，质地软硬不等，从囊性到软骨样硬度，可活动，与周围软组织无粘连。约 10% 的肿瘤发生于腮腺深部，活动度小，可向咽侧壁突出，易被认为是咽旁肿物。腭部肿物多位于硬腭、软腭交界处或软腭，黏膜颜色正常[3, 6]。

【CT 表现】

典型的唾液腺良性肿瘤的 CT 特征为表面光滑，有些可呈结节状，皮下脂肪层及腮腺咬肌筋膜等组织层面清楚，咬肌、翼内肌、胸锁乳突肌和二腹肌后腹等邻近结构清晰可见。当肿瘤位于腮腺深叶时，需与咽旁间隙肿物鉴别，以助于手术设计。咽旁间隙形成的低密度间隙是鉴别腮腺深叶肿瘤和咽旁间隙肿瘤的标志，肿瘤来自腮腺深叶时，咽旁间隙位于肿瘤和咽肌环之间，肿瘤来自咽旁间隙时，低密度间隙位于肿瘤和腮腺深叶之间（图 11-5-1）。

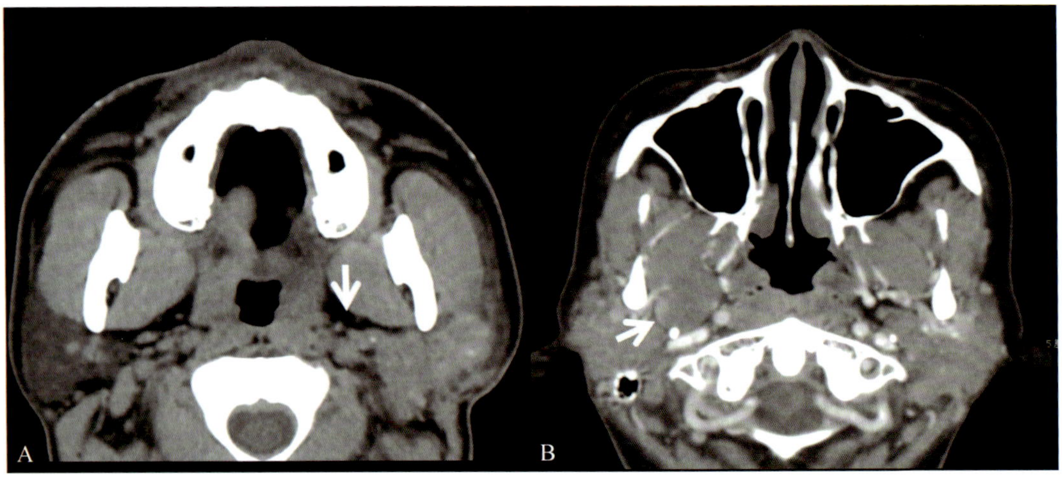

图 11-5-1　腮腺深叶肿瘤与咽旁间隙肿瘤的比较

A：螺旋 CT 横断面图像示左腮腺深叶肿物，咽旁间隙（如箭头所示）位于肿瘤和咽肌环之间；**B**：增强螺旋 CT 横断面图像示右咽旁间隙肿物，肿瘤和腮腺深叶之间可见低密度间隙（如箭头所示）

多形性腺瘤好发于腮腺下极，CT 平扫图像显示边缘清晰，可呈圆形、椭圆形或多结节分叶形，内部呈软组织密度，多高于腮腺组织密度，密度均匀或不均匀。有时可见低密度的陈旧性出血和囊性变区，偶见钙化斑点（图 11-5-2）。Burke 等认为多形性腺瘤直径越大者，其不均匀性越明显[7]（图 11-5-3）。腮腺或下颌下腺的较大的分叶状软组织肿块，或病变内部有明显的骨化或钙化，应首先考虑多形性腺瘤（图 11-5-4）。

CT 增强扫描时，较小的肿瘤可无明显强化亦可有均匀强化；而较大的肿瘤则多为不均匀强化，

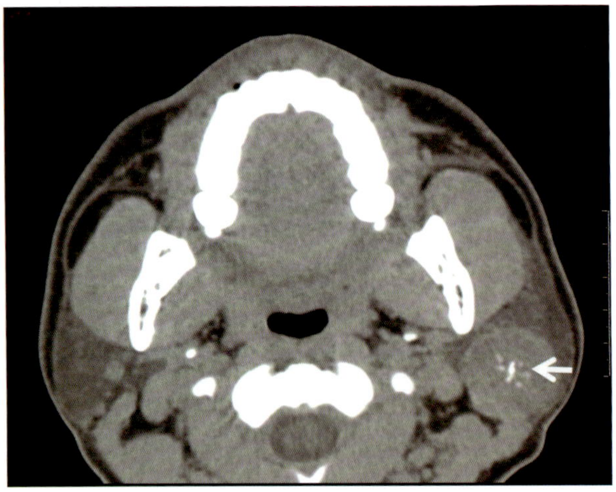

图 11-5-2　左腮腺多形性腺瘤

螺旋 CT 横断面图像示左腮腺区软组织肿块，边界清楚，内部可见点状钙化（如箭头所示）

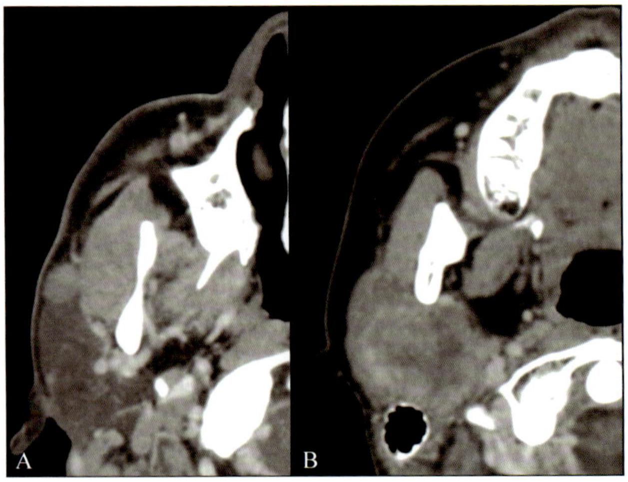

图 11-5-3　腮腺多形性腺瘤

增强螺旋 CT 横断面示 **A**：右腮腺浅叶多形性腺瘤，直径较小，内部密度较均匀；**B**：右腮腺多形性腺瘤，直径较大，内部密度不均匀，可见不规则液化、坏死区

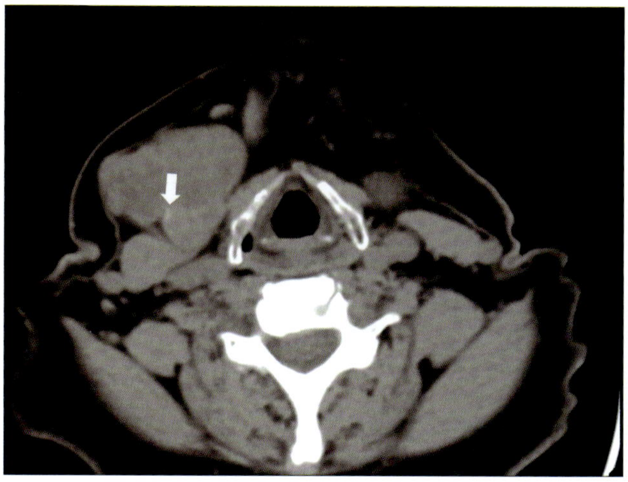

图 11-5-4　右下颌下腺多形性腺瘤

平扫螺旋 CT 横断面示右下颌下腺较大的分叶状软组织肿块，内部可见点状钙化（如箭头所示）

强化特征为缓慢持续强化表现（图 11-5-5）。

外形较小的多形性腺瘤一般不会对其周围的血管造成影响，肿瘤与血管分界清晰。外形较大的肿瘤可推移邻近血管，或肿瘤与血管分界不清。生长缓慢的肿瘤可引起邻近骨的受压吸收。发生在腭部的多形性腺瘤可引起邻近骨质的受压吸收，边缘光整（图 11-5-6）。

【比较影像学】

唾液腺肿瘤 B 超检查主要用于观察肿瘤的形态、边界回声、内部回声及后方回声（图 11-5-7），有助于鉴别良、恶性肿瘤（图 11-5-8）。有些唾液腺肿瘤同时具有良性肿瘤表现和恶性肿瘤的表现，

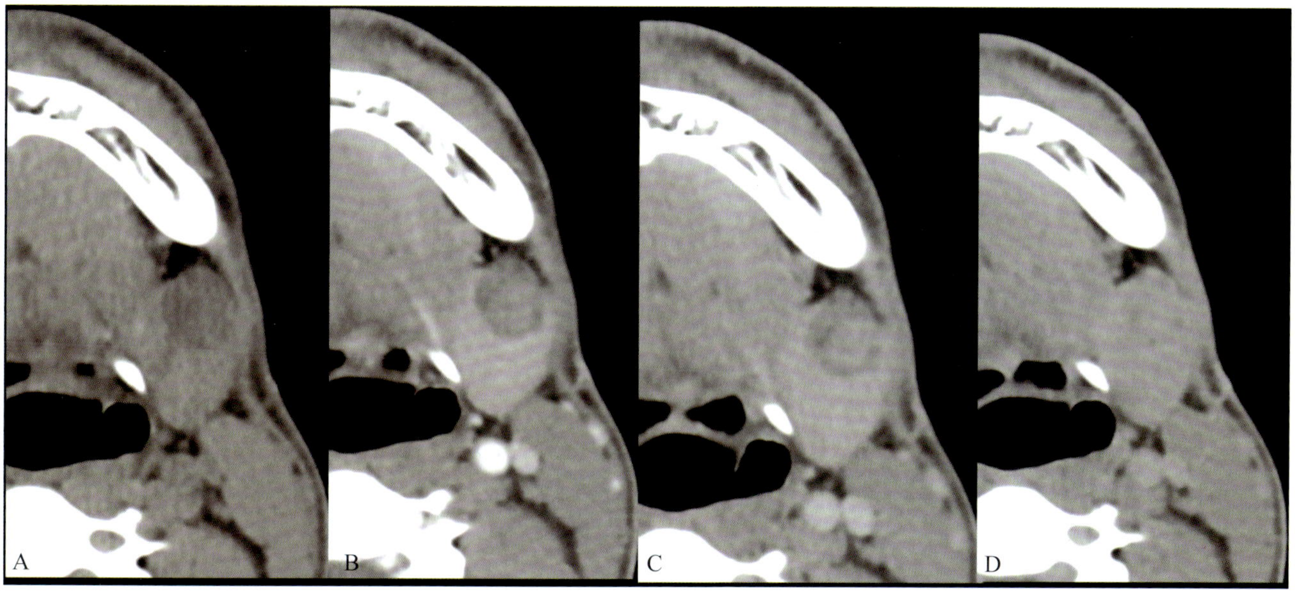

图 11-5-5　左下颌下腺多形性腺瘤

A、**B**、**C**、**D** 分别为增强螺旋 CT 的平扫期、强化早期、强化后期、延迟期，肿瘤表现为缓慢持续强化的强化特征

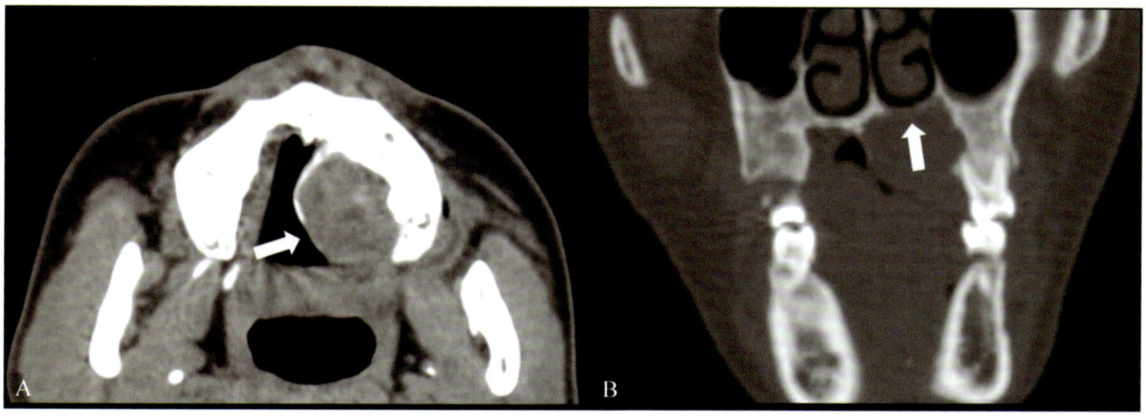

图 11-5-6　左侧腭部多形性腺瘤

A：平扫螺旋 CT 横断面示左侧腭部软组织肿物，硬腭骨质受压吸收，边缘光整（如箭头所示）；**B**：平扫螺旋 CT 冠状面示左侧腭部肿物，左侧硬腭骨质受压吸收，边缘光整（如箭头所示）

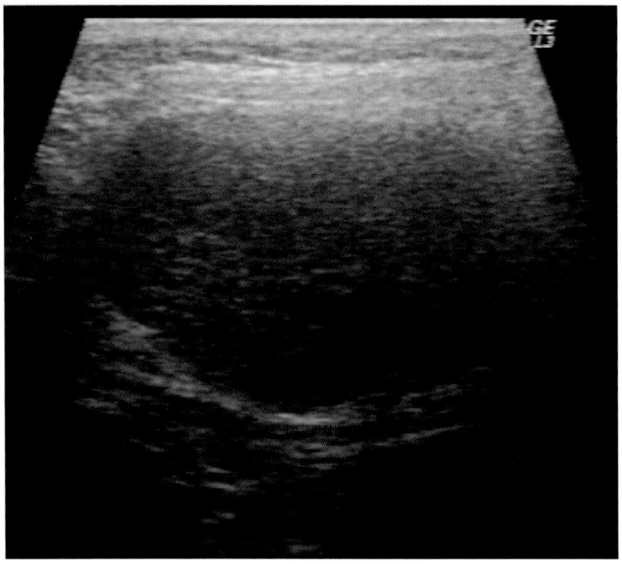

图 11-5-7　腮腺沃辛瘤

超声声像图显示腮腺低回声区，形态规则，边界清楚，内部回声均匀，后方回声增强

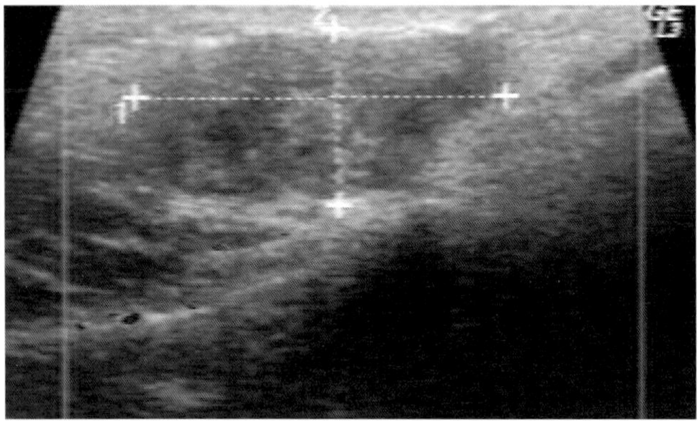

图 11-5-8　右腮腺腺癌

超声声像图显示右腮腺低回声区，形态不规则，边界不清楚，内部回声不均匀，后方回声增强

称为临界征。对于位置深在的唾液腺肿瘤，B 超检查有局限性。

多形性腺瘤的超声表现无特异性，形态为圆形、椭圆形、不规则形或分叶状，多表现为边界清楚的低回声病变，内部回声取决于肿瘤组织的成分及排列，可均匀或不均匀。有时可见囊性无回声区，偶见钙化，血流不丰富，有后方回声增强（图 11-5-9）。苗润琴、杨立将多形性腺瘤的内部回声表现分为四种：①均质实性结构；②实性不均匀结构；③囊实性；④囊性。其中实性不均匀结构最为多见，单纯囊性最少见[8]。

MRI 检查无放射性损害，具有良好的软组织信号，更适于唾液腺肿瘤检查（图 11-5-10）。

MRI 检查示，多形性腺瘤 T1WI 上多呈等或低信号，少数高信号，T2WI 上呈中等信号或不均匀高信号。如发生坏死、囊变，则 T2WI 呈高信号。增强 MRI 显示肿瘤实性部分中等至明显强化，

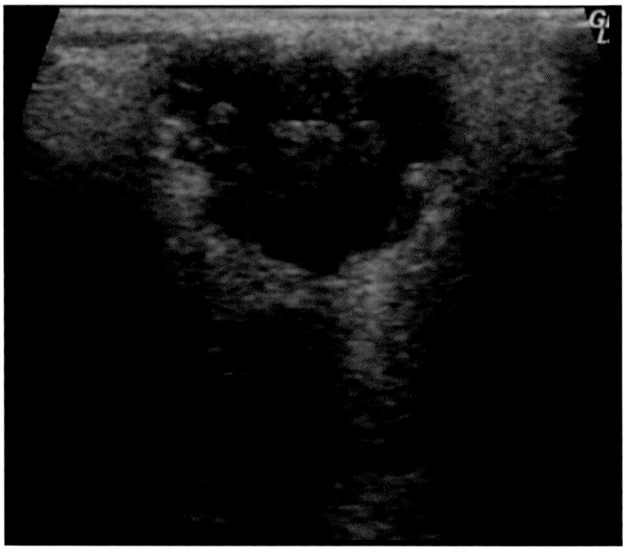

图 11-5-9　左腮腺多形性腺瘤

超声声像图示左腮腺低回声区，边界清楚，形态不规则，分叶状，内部回声不均匀，后方回声增强

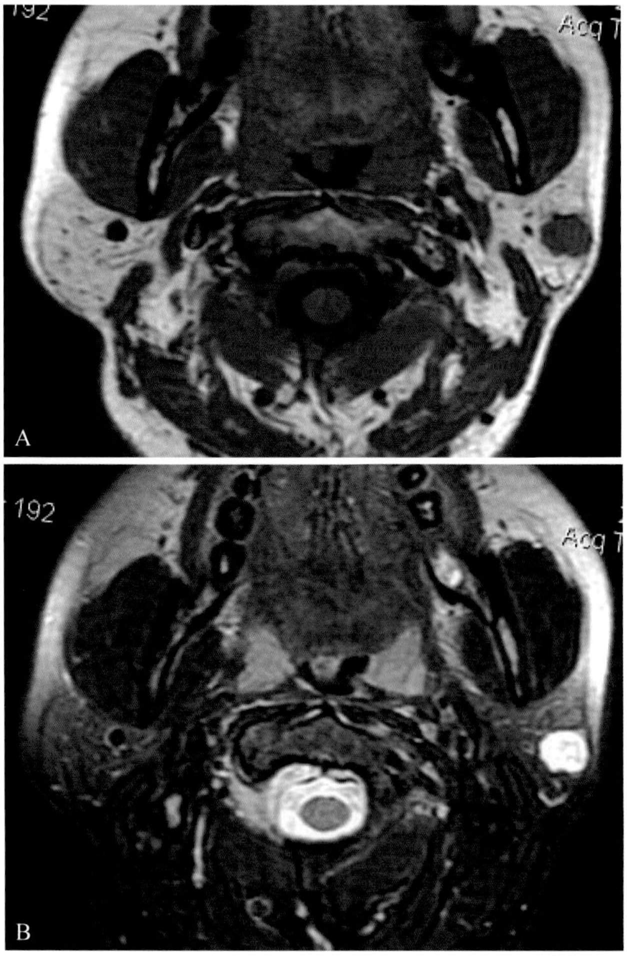

图 11-5-10　左腮腺多形性腺瘤

左腮腺 T1WI 可见等信号肿块，边缘清楚，信号强度均匀，T2WI 呈为不均匀的高信号表现

部分延迟强化[3，9-10]。

【病理学表现】

多形性腺瘤具有多形性特征，既含有肿瘤性上皮，又含黏液、软骨样基质。上皮细胞常组成腺管结构或团片状。腺上皮呈立方形或矮柱状细胞，核为圆形或卵圆形，呈空泡状。胞质微嗜酸性，主要形成导管样结构的内衬上皮，腺管的外围为梭形或星形的肌上皮细胞，胞质少，核染色深。管腔内有粉染的均质性黏液。肌上皮细胞可构成多形性腺瘤的主要成分，细胞形态可为浆细胞样、梭形细胞、透明肌上皮细胞或腺上皮样表现。浆细胞样成分多见，呈片状或弥漫散在，细胞呈圆形或卵圆形，核偏位或中位，胞质嗜酸性呈均质状。梭形细胞类似于平滑肌细胞，常排列成束，偶见胞质透明的肌上皮细胞。在腺管及上皮团片常见上皮细胞疏松排列，逐渐移行为黏液样组织和软骨样组织。此外，还可见鳞状化生。肿瘤的间充质较少，纤维组织常发生玻璃样变性，偶见纤维组织折叠形成菊花团样结构。少数肿瘤还可见脂肪组织、纤维化骨、钙化及大片出血（图 11-5-11）。

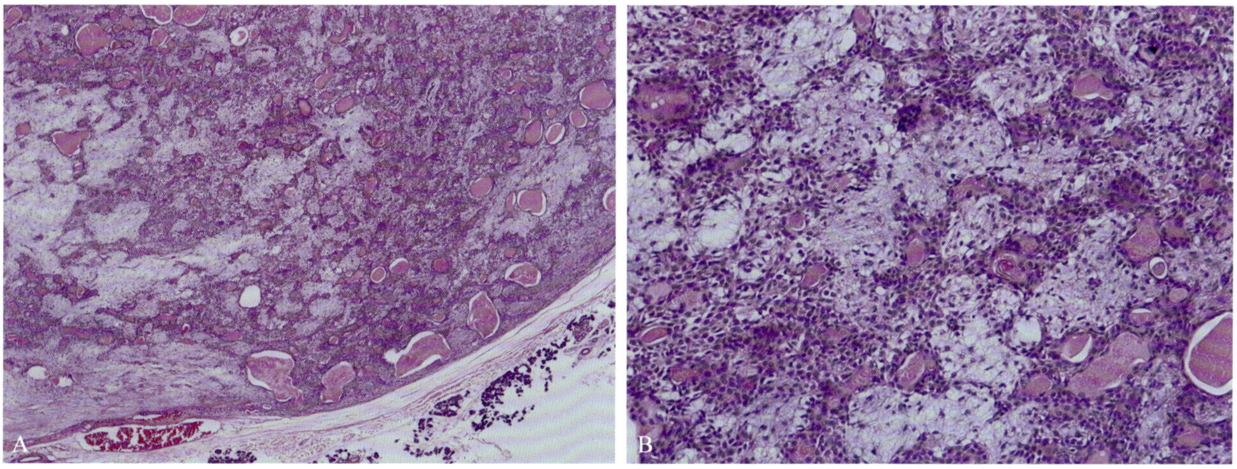

图 11-5-11　多形性腺瘤

A. 肿物有包膜，与正常腺体组织分界清楚。可见肿瘤性上皮，及黏液样组织（HE，×40）。**B.** 上皮细胞形成腺管结构，腺上皮呈立方形或矮柱状细胞，核圆形或卵圆形，形成导管样结构的内衬上皮，管腔内有粉染的均质性黏液。腺管的外围为梭形或星形的肌上皮细胞，逐渐移行为黏液样组织（HE，×200）

二、沃辛瘤

【概述】

沃辛瘤（Warthin tumor）又称腺淋巴瘤，是唾液腺肿瘤中临床和影像学特点相对比较明显的一种肿瘤。沃辛瘤好发于中老年男性，患者多有吸烟史。沃辛瘤绝大部分发生在腮腺，以腮腺后下极多见，可多发，有消长史，是唾液腺第二常见的良性肿瘤，仅次于多形性腺瘤。肿瘤生长缓慢，病程较长，呈圆形或椭圆形，边界清楚，可活动，触之柔软，可有囊性感[3，6，10]。

【CT 表现】

沃辛瘤绝大部分发生在腮腺内，常累及腮腺下极，可多发，有单侧多发、双侧多发及伴其他部位多发。

CT 平扫图像上沃辛瘤呈圆形或类圆形软组织密度肿块，边界清楚，边缘光滑，多可见完整包膜。沃辛瘤内部结构呈多样化：①均匀的软组织密度；②部分低密度囊性变表现；③完全囊性变；④罕有钙化。

增强相表现为对比剂快速流入和快速流出的特点（图 11-5-12）。增强早期迅速强化，延迟期强化减退，多可见贴边血管征。

沃辛瘤一般外形较小，边界清楚，多无侵犯周围正常组织的表现。

【比较影像学】

沃辛瘤的超声表现为边界清楚的低回声，内部可见管道样或网格样结构，有时可见无回声囊变区，后方回声增强。

MRI 平扫 T1WI 可呈等信号，偶有稍高信号；

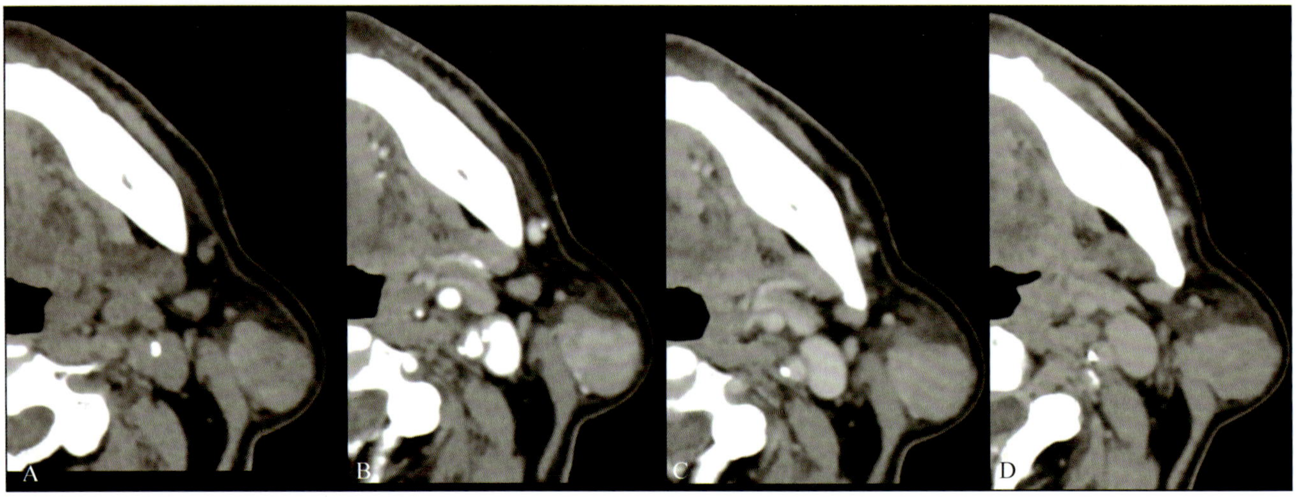

图 11-5-12 左腮腺沃辛瘤

A、**B**、**C**、**D** 分别为增强螺旋 CT 的平扫期、强化早期、强化后期、延迟期，可见左腮腺肿瘤呈对比剂快速流入和快速流出的强化特征

T2WI 上可呈等信号，常有多发小囊状表现，T2WI 呈高信号或混杂信号。增强相可见不均匀强化，包膜和实性部分多中度以上强化[3, 10-11]。

核素扫描显示沃辛瘤浓聚 ^{99m} 锝，多呈特征性“热结节”表现。

【病理学表现】

沃辛瘤由上皮和淋巴样间质组成。上皮成分形成不规则的大腺管或囊腔并呈乳头状突入管腔内。上皮细胞排列成假复层。柱状细胞胞质为颗粒状，呈嗜酸性，胞核小，近细胞顶端。立方或锥形细胞核排列杂乱。但两种上皮的核大致排列为上、下两排。间质中大量淋巴细胞，可见淋巴滤泡形成。淋巴样组织中还可见浆细胞、嗜酸性粒细胞。纤维间充质不多，常发生玻璃样变性（图 11-5-13）。

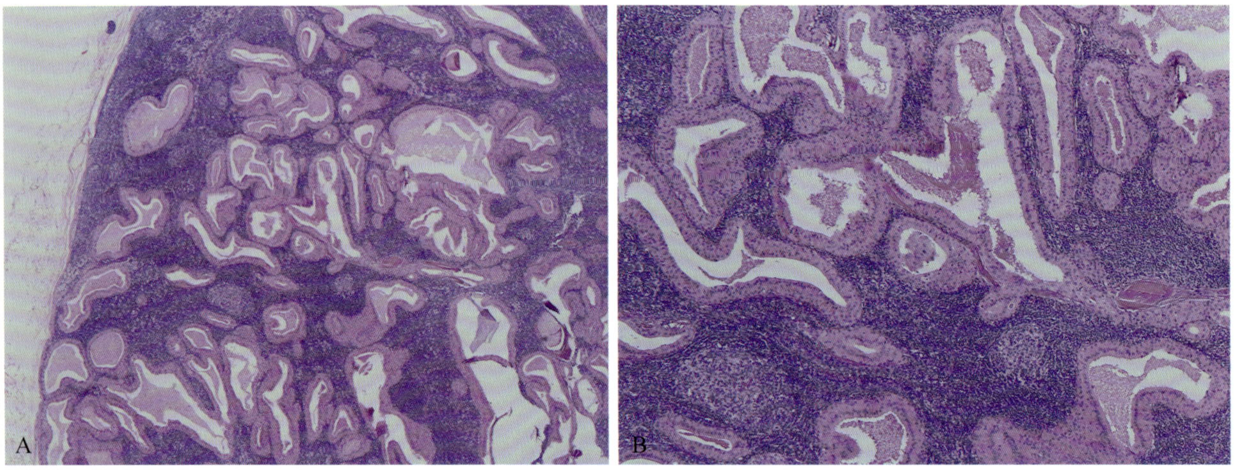

图 11-5-13 腺淋巴瘤

A：肿瘤有包膜，由上皮和淋巴样间质组成。上皮成分形成不规则的大腺管或囊腔并呈乳头状突入管腔内（HE，×40）。**B**：上皮细胞排列成假复层。柱状细胞胞质为颗粒状，呈嗜酸性，胞核小，近细胞顶端。立方或锥形细胞核排列杂乱。但两种上皮的核大致排列为上、下两排。间质中大量淋巴细胞，可见淋巴滤泡形成（HE，×100）

三、基底细胞腺瘤

【概述】

基底细胞腺瘤（basal cell adenoma，BCA）是由单形性基底样细胞构成的肿瘤，为较少见的良性唾液腺上皮性肿瘤，70% 以上发生在腮腺。小唾液腺中可发生于上唇、腭、颊、下唇和舌，而下颌下腺和舌下腺罕见。基底细胞腺瘤几乎全部发生在成人，生长缓慢，肿物较小，边界清楚，可活动，中

等硬度，常有局部囊性感，少数伴有疼痛[3, 6, 10]。

【CT表现】

基底细胞腺瘤好发于腮腺，CT平扫呈圆形或类圆形软组织密度影，边界清楚，边缘光滑，肿物一般较小，内部表现为实性软组织密度。部分可见囊性低密度区，增强相则表现为对比剂快速持续流入的强化特点（图11-5-14），早期明显强化。

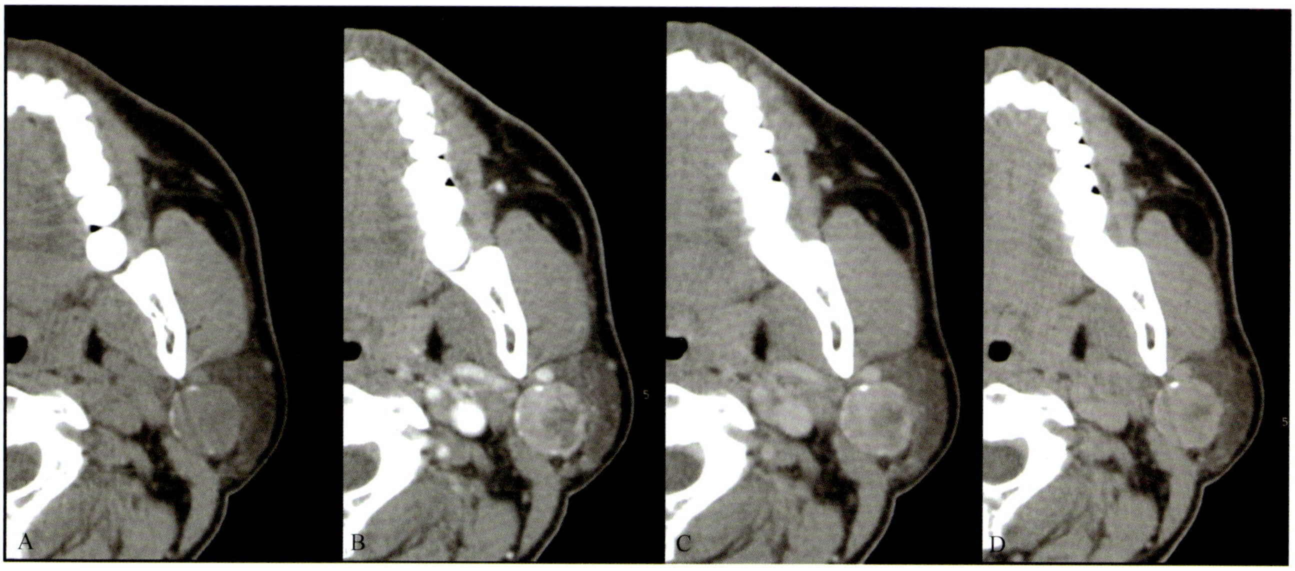

图 11-5-14　左腮腺基底细胞腺瘤

A、B、C、D 分别为增强螺旋CT的平扫期、强化早期、强化后期、延迟期，可见左腮腺肿瘤表现为对比剂快速持续流入的强化特点，包膜可见钙化

基底细胞腺瘤生长缓慢、外形较小，极少侵犯周围正常组织结构。

【比较影像学】

基底细胞腺瘤的超声表现为边界清楚的低回声，内部有时可见无回声囊变区，后方回声增强（图11-5-15）。

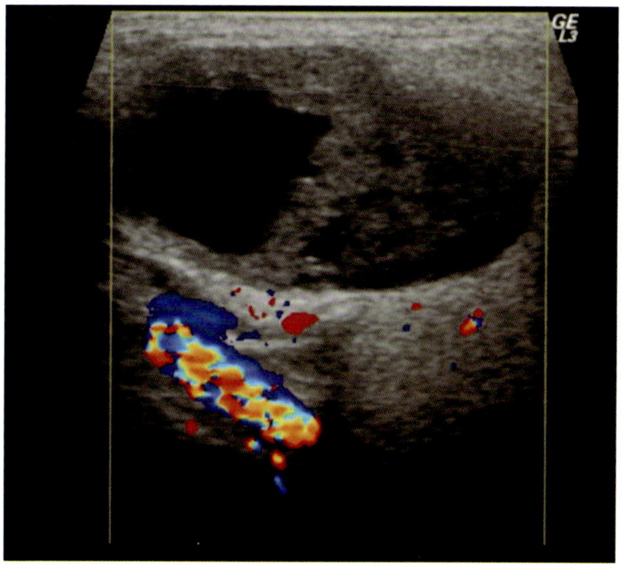

图 11-5-15　左腮腺基底细胞腺瘤

超声声像图示左腮腺低回声区，边界清楚，内部回声不均匀，可见无回声囊变区，后方回声增强

MRI检查示，基底细胞腺瘤的实性部分呈T1WI低信号、T2WI高信号或稍低信号。囊性部分在T1WI和T2WI上均呈高信号。增强相表现为中度以上强化[3, 12]。

【病理学表现】

基底细胞腺瘤的肿瘤细胞由基底细胞组成，细胞呈立方或柱状，胞核呈圆形或卵圆形，胞质少，微嗜碱性。该瘤的特点是周边部细胞排列呈栅栏状，与纤维间充质之间有明显的基底膜样物，PAS染色阳性。肿瘤常发生囊性变。组织学分型包括小梁型、管状型、实性型及膜状型。小梁型肿瘤细胞排列成小梁或条索，有的条索彼此连接形成网状，形成假性腺腔，其间是含血管的纤维结缔组织。管状型由双层立方或柱状细胞排列呈管状结构，管腔大小不等，管腔内有嗜酸性黏液。实性型呈实性团块，团块周边为柱状细胞排列成栅栏状，中央细胞排列疏松，或见不规则的囊腔样裂隙。膜状型少见，肿瘤细胞团周边部为矮柱状细胞，排列成栅栏状，中央细胞较大，为多边形。此型的特点是细胞团周围有增厚的基底膜样物，可存在于细胞间、肿瘤细胞团周围或间充质中的毛细血管周围。

四、腺样囊性癌

【概述】

腺样囊性癌（adenoid cystic carcinoma，ACC）是头颈部较常见的恶性肿瘤，最常发生在唾液腺组织，小唾液腺发病者比大唾液腺者多，是最常见的唾液腺恶性肿瘤之一。

腺样囊性癌多见于中老年患者，大唾液腺者最常发生于腮腺，小唾液腺者多见于为腭腺，也可发生于下颌下腺、舌和口底、唇、颊、舌下腺、磨牙后区、牙龈。极少数可发生于颌骨中央，是由颌骨异位腺体发生。肿瘤呈圆形或结节状，较硬，周围组织有浸润。肿瘤生长缓慢，病程较长，可伴受累部位分布的神经症状（如疼痛和麻木感），有的患者甚至在发现肿块之前就出现疼痛等神经症状。腺样囊性癌易在早期侵犯神经组织，发生于腮腺者可出现面瘫，发生于腭部者可形成溃疡或腭骨穿孔，而发生于下颌下腺者则常侵犯舌神经和舌下神经，出现舌麻木及舌下神经麻痹等症状。舌下腺肿瘤可引起其导管囊肿，也可导致同侧下颌下腺导管阻塞。腺样囊性癌是最常见的易发生肺转移的头颈部恶性肿瘤之一，但颈淋巴结转移少见[3, 6, 13-14]。

【CT 表现】

典型的恶性肿瘤表现为形态不规则，界限不清楚，内部密度不均，增强相可见不均匀强化。对应皮下脂肪层及腺体筋膜平面可消失，皮肤、咬肌、胸锁乳突肌及翼内肌受肿瘤侵及时影像变得模糊不清（图 11-5-16），有时可见邻近骨质破坏（图 11-5-17）。可有颈部淋巴结转移，典型的转移淋巴结表现为外形肿大，类圆球形，内部可见液化、坏死区，偶见淋巴结融合，增强相可见环形强化。

较小的腺样囊性癌可呈良性肿瘤的特点：类圆形，边界清晰。较大的病变则多呈恶性肿瘤特点：不规则形，边缘模糊，肿瘤内部可有多发囊样变或坏死，密度不均匀，表现为多个小囊状低密度影形成筛孔样改变。增强扫描检查肿瘤一般为中度强化，肿瘤较大时多为不均匀强化[3]。

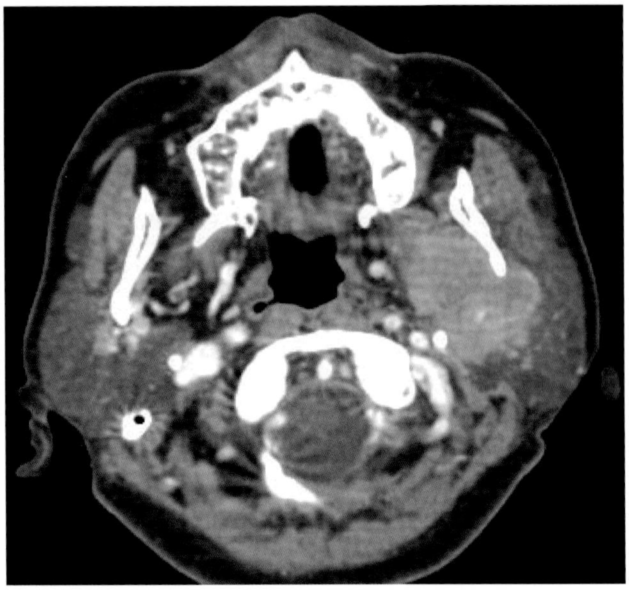

图 11-5-16　左腮腺黏液表皮样癌

CT 平扫横断面图像示左腮腺深叶软组织肿块，形态不规则，部分界限不清楚，密度不均匀，增强扫描不均匀强化，翼内肌影像模糊不清

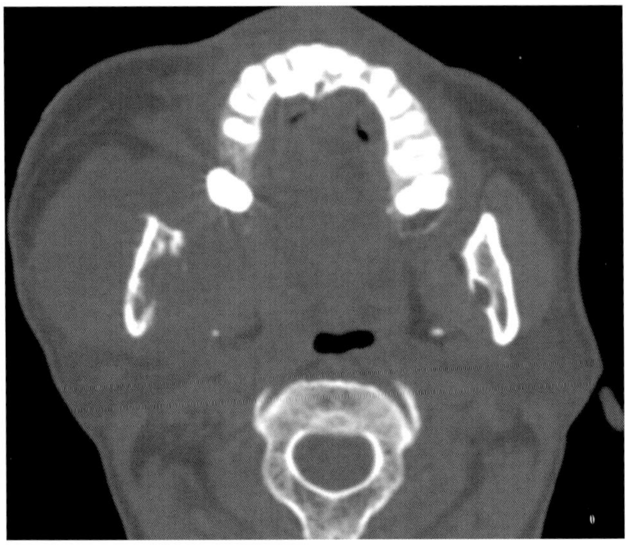

图 11-5-17　右腮腺腺样囊性癌

右腮腺腺样囊性癌，CT 平扫横断面图像示右侧下颌骨升支骨质破坏，舌侧骨板消失

腺样囊性癌常沿神经组织侵犯和扩散，主要征象表现为：①受累的翼腭管增宽，内部密度增高，邻近骨质受累破坏（图 11-5-18）；②颅底神经浸润时颅底骨性孔管（圆孔、卵圆孔和翼管）异常扩大；③受累神经支配的肌肉萎缩[3, 10]。

CT 检查可较清楚显示肿瘤对邻近骨质侵蚀情况：受累颌骨可有溶骨性破坏，也可有膨胀，呈多囊性破坏，有时可见牙根吸收。也有影像学检查未见骨质改变，实际骨髓腔内已充满肿瘤组织[3, 10]。

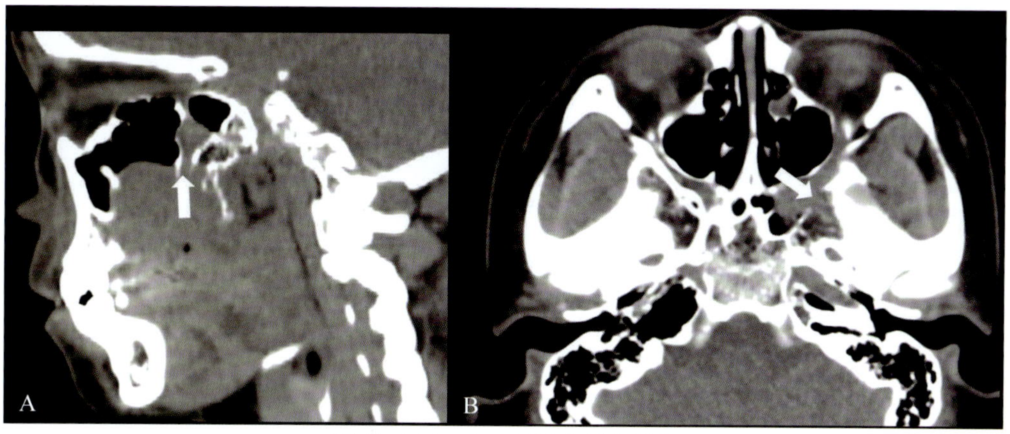

图 11-5-18　左上颌骨腺样囊性癌

A：平扫螺旋 CT 矢状面示左上颌骨软组织肿块影，边界不清，左上颌骨、翼板骨质被破坏，左侧翼腭窝增宽，可见软组织肿块影（如箭头所示）；B：左翼腭管明显增宽，可见软组织肿块影，左侧蝶骨骨质破坏（如箭头所示）

【比较影像学】

超声检查表现可为边界不清、内部回声不均匀的低回声肿块影，局部可见无回声区。

相较于 CT，MRI 检查在腺样囊性癌的诊断中具有较明显的优势，可以清晰地显示病灶的形态、轮廓及周围关系，并可显示肿瘤对神经的侵犯情况。

腺样囊性癌的 MRI 表现为 T1WI 低或稍低信号，T2WI 多表现高信号或高、低混杂信号，内部可见囊性变明显高信号影。增强相可见中等或明显不均匀强化。神经受侵时可见神经变得粗大及不规则的异常强化。另外，去神经的肌萎缩是间接提示神经受侵犯的重要征象[3, 10, 15]。

【病理学表现】

腺样囊性癌的腺上皮细胞和肌上皮细胞形成团块，其间有大小不等的筛孔状腔隙，常围绕或侵犯神经和血管，而不伴随间充质反应。腺上皮细胞呈立方状、卵圆形，大小较一致，胞质少，核为圆形或卵圆形，着色较深，核分裂象少见。肌上皮细胞呈扁平状、梭形或不规则形。上述两种细胞可排列成筛状型、管状型和实性型，在同一肿瘤中可出现多种排列方式。筛状型细胞排列呈大小不等的团块，其间有筛孔状囊样腔隙，与藕的断面相似。筛孔内有嗜酸性或嗜碱性黏液样物质。有的腔隙内为粉染的玻璃样变性的间充质。腔隙周围有基底膜样结构。在这些团块的周围为肌上皮细胞。管状型细胞排列呈小管状或条索状。小导管由 2 ～ 3 列细胞形成，管腔外围为肌上皮细胞。管腔内有粉染的黏液，PAS 染色强阳性。条索周围常为大量玻璃样变性的间充质。实性型形成大小不等的上皮团，大的团块中心组织可变性、坏死，有的形成囊腔。此型细胞较小，胞质少，嗜碱性，核分裂象较多，肿瘤团块间的间充质较少（图 11-5-19）。

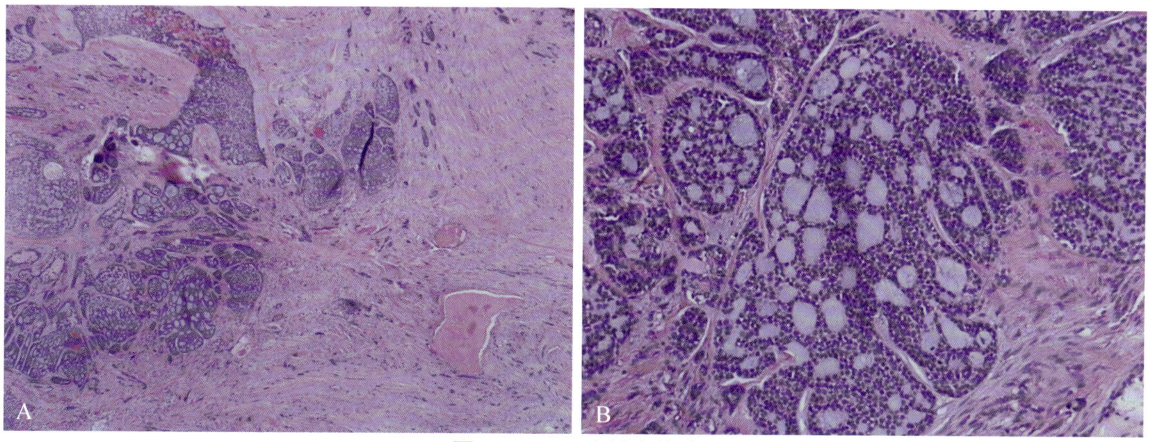

图 11-5-19　腺样囊性癌

A：肿物无包膜，肿瘤细胞呈浸润性生长（HE，×40）；B：腺上皮细胞和肌上皮细胞形成团块，其间有大小不等的筛孔状腔隙，与藕的断面相似（HE，×200）

五、黏液表皮样癌

【概述】

黏液表皮样癌（mucoepidermoid carcinoma，MEC）是最常见的唾液腺恶性上皮性肿瘤之一。常见的好发部位为腮腺和小唾液腺，下颌下腺及舌下腺少见。小唾液腺黏液表皮样癌中以腭部多见，其次为颊、舌、颌骨、磨牙后区、唇、鼻窦等。发生在磨牙后腺的恶性肿瘤应首先考虑黏液表皮样癌，颌骨中枢性唾液腺肿瘤的大部分为该肿瘤[3，6]。

黏液表皮样癌的患者年龄分布广泛，任何年龄均可发生，是儿童最常见的唾液腺恶性肿瘤，但10岁以下儿童少见[6]。

低度恶性的黏液表皮样癌的临床表现与多形性腺瘤相似，肿瘤生长缓慢，病程较长，无疼痛，肿物较小，质地较硬，部分区域有囊性感，患者很少出现面瘫。发生在小唾液腺者可表现为蓝色或紫红色，实性或有波动，表面光滑或呈乳头状，有时有液体溢出。发生于磨牙后腺者，常为囊性，黏膜呈浅蓝色，易被误诊为囊肿[3，6]。

高度恶性的黏液表皮样癌生长迅速，病程短，肿物较大，活动性差，可出现皮肤溃烂，常出现疼痛及面瘫。颌骨中枢性黏液表皮样癌多发生于下颌骨，较常见于下颌角或升支，可发生肿胀、疼痛及开口受限等症状。病变可发生局部淋巴结转移及远处转移[3，6]。

【CT表现】

低度恶性的黏液表皮样癌边缘清晰，高度恶性者边缘模糊。病变内部密度可表现为多样化：①为密度均匀的软组织团块；②内部囊变、坏死（图11-5-20）；③可有钙化。增强相可均匀或不均匀强化[3，10]。

黏液表皮样癌具有局部侵袭性的特点，可以侵犯邻近神经组织、血管，可见受累骨质吸收、破坏。

黏液表皮样癌的CT表现无特异性，可根据边缘模糊及强化较明显等征象提示恶性病变的可能[16]。

【比较影像学】

黏液表皮样癌的超声影像多表现为不均匀低回

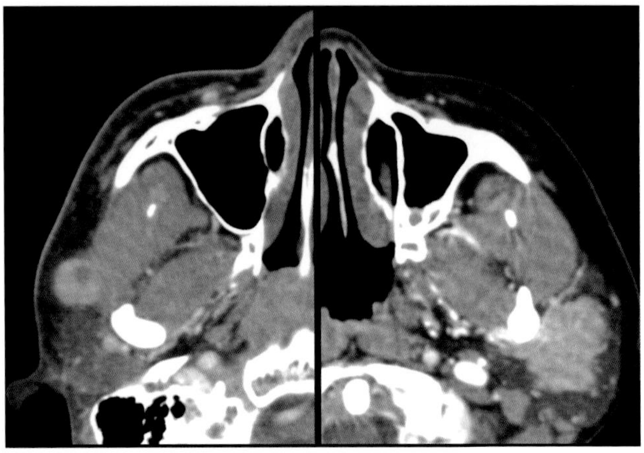

图11-5-20　黏液表皮样癌

A：增强螺旋CT横断面示右腮腺不均匀密度肿块影，边界较清楚，内部液化、坏死区无明显强化；**B**：增强螺旋CT横断面示左腮腺不规则软组织强化肿块影，内部密度较均匀

声，低度恶性者边界清晰，高度恶性者边界模糊。

MRI表现为T1WI等信号，T2WI多表现为低信号、等信号或高信号。增强相可表现为均匀强化或不均匀强化[3]。

【病理学表现】

黏液表皮样癌光镜下可见主要由三种细胞成分构成：黏液样细胞、表皮样细胞和中间型细胞。黏液样细胞为柱状或杯状，胞质呈泡沫状或网状，胞核小，位于基部。表皮样细胞为多边形，可见细胞间桥，很少发生角化。中间型细胞似基底细胞，为多边形，体积小，胞质少，核为圆形，大小一致。根据三种主要细胞成分的比例及细胞分化程度不同分为三种类型：①高分化型，以黏液细胞和表皮样细胞为主，占50%以上，中间型细胞较少。细胞排列呈巢状或片状，常形成囊腔，衬里上皮细胞为黏液细胞，可形成乳头突入囊腔。腔内有粉染的黏液，并可见囊壁破裂，黏液溢出，形成“黏液湖”。此型间充质成分较多，常见结缔组织玻璃样变性，并有淋巴细胞聚集，或形成淋巴滤泡。②低分化型，以表皮样细胞和中间型细胞为主，排列成片或实性上皮团，黏液细胞较少，比例＜10%，散在于成片的表皮样细胞之间，有时易被误诊为鳞状细胞癌，需通过黏液染色才能鉴别。此型细胞大小不一，可见核浓染及核分裂象，并有核异形性及多核巨细胞。间充质中“黏液湖”较少，缺乏淋巴细胞。肿瘤明显向周围组织浸润。③中分化型，介于上述两型之间，黏液细胞比例＞10%，中间型细胞和表皮样细胞也很显著，常为实性团块，囊腔较少，偶见细胞异形性及核分裂象（图 11-5-21）。

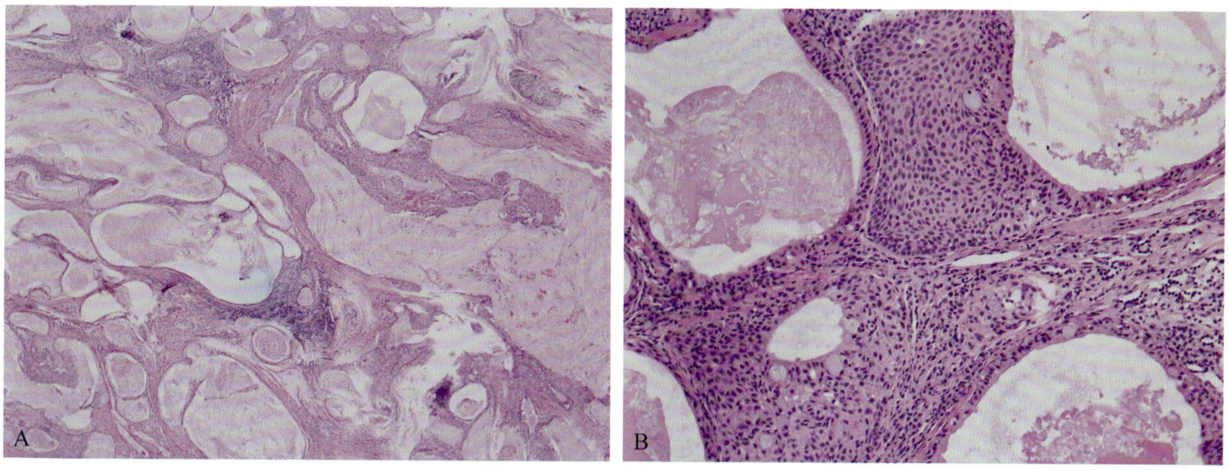

图 11-5-21　黏液表皮样癌

A. 高分化黏液表皮样癌可见大量囊腔，衬里上皮细胞为黏液细胞，形成乳头突入囊腔。腔内有粉染的黏液，并可见囊壁破裂，黏液溢出，形成“黏液湖”。间质淋巴细胞聚集（HE，×40）。**B.** 可见黏液样细胞、表皮样细胞和中间型细胞。黏液样细胞为柱状或杯状，胞质呈泡沫状或网状，胞核小，位于基部。表皮样细胞为多边形，可见细胞间桥，很少发生角化。中间型细胞似基底细胞，为多边形，体积小，胞质少，核为圆形，大小一致（HE，×200）

六、腺泡细胞癌

【概述】

腺泡细胞癌（acinic cell carcinoma）是常见的唾液腺低度恶性肿瘤，可多发。腺泡细胞癌好发于腮腺，也可发生在小唾液腺，以颊、上唇及腭多见。

腺泡细胞癌多生长缓慢，病程较长，多为实性肿块，有活动性。有些患者可出现面部疼痛。腺泡细胞癌少数生长较快，伴疼痛、面神经麻痹，肿物活动性差，与皮肤和深部组织固定[3, 6]。

【CT 表现】

大多数腺泡细胞癌的 CT 表现与多形性腺瘤相似，类圆形，界限清楚（图 11-5-22）。局部侵袭性的腺泡细胞癌具有恶性肿瘤的影像学特点，形态不规则，边界欠清晰[3, 17]（图 11-5-23）。

腺泡细胞癌内部密度多为实性软组织密度，少数可有囊性表现。

腺泡细胞癌多局限于腺体内生长，较少侵犯腺体外组织。

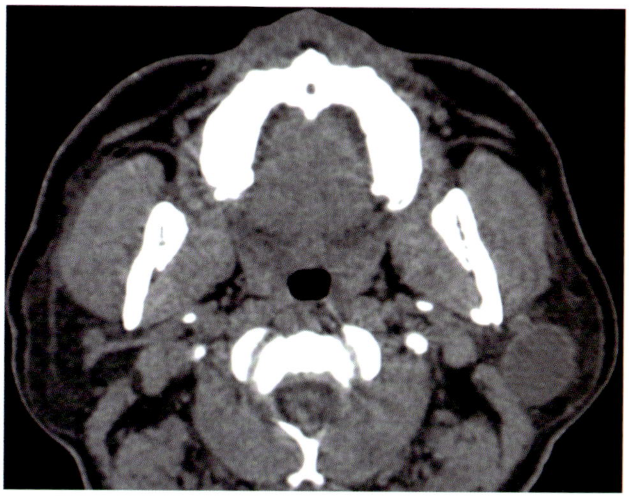

图 11-5-22　左腮腺腺泡细胞癌

平扫螺旋 CT 横断面示左腮腺类圆形软组织肿块影，边界清楚，内部可见囊性区，与良性肿瘤相似

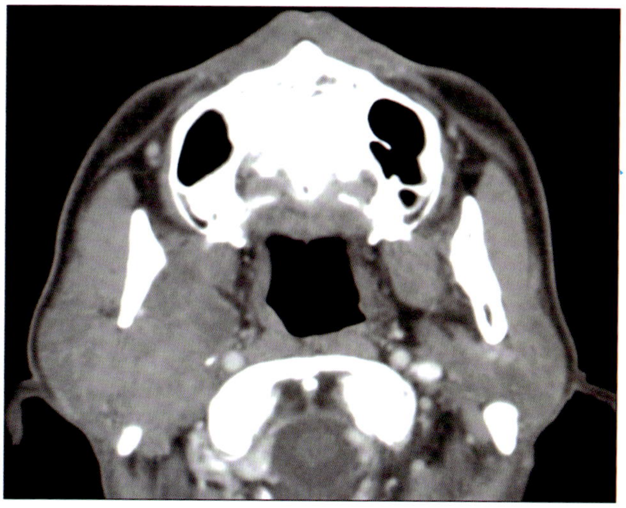

图 11-5-23　右腮腺腺泡细胞癌

增强螺旋 CT 横断面示右腮腺深叶不均匀强化软组织肿块影，边界不清，左升支骨质受累吸收

【比较影像学】

腺泡细胞癌的超声影像多表现为不规则形低回声，内部回声多不均匀，边界可清晰或不清晰，少数可见囊样无回声区[18]。

MRI表现为T1WI等信号，T2WI为混杂高信号。增强相可表现为均匀强化或不均匀强化[3, 17]。

【病理学表现】

腺泡细胞癌镜下见肿瘤细胞为腺泡细胞，胞质内含嗜碱性颗粒，胞质内或细胞间有微囊是此瘤的主要病理特征。但肿瘤内可出现四种类型细胞：腺泡样细胞、闰管样细胞、空泡细胞及透明细胞。不同类型的肿瘤细胞，可在同一肿瘤中存在，或以某一种细胞类型为主。根据肿瘤细胞类型和组织结构可分为四种类型：实体型（约占50%）、微囊型（约占30%）、乳头囊状型（约占5%）及滤泡型（约占15%）。肿瘤内间充质多少不一，偶见胶原纤维玻璃样变性及钙化，包膜常不完整或无明显包膜。

【鉴别诊断】

1. 腮腺深叶肿瘤与咽旁间隙肿瘤的鉴别　咽旁的脂肪间隙是鉴别腮腺深叶肿瘤和咽旁间隙肿瘤的标志，肿瘤来自腮腺深叶时，咽旁间隙位于肿瘤和咽肌环之间；肿瘤来自咽旁间隙时，低密度间隙位于肿瘤和腮腺深叶之间。

2. 唾液腺良、恶性肿瘤的鉴别　一般而言，典型的唾液腺良性肿瘤表面光滑，边界清楚，有完整包膜，与周围唾液腺组织分界清晰，邻近组织可被推挤，层次清楚、解剖结构清晰可见，无淋巴结转移。而典型的恶性肿瘤形态不规则，罕有包膜，与周围唾液腺组织分界不清晰，邻近组织可有受侵蚀性改变，周围结构层次不清，影像模糊，可有颈部淋巴结转移。但是，部分恶性程度较低的肿瘤或恶变的良性肿瘤在形态、密度及强化程度上有时与唾液腺良性肿瘤表现极为相似，从CT图像上难以与良性病变鉴别。因此，由于唾液腺肿瘤CT表现的多样性及往往缺乏特异性等特点，需要综合多种影像学表现、病史、检查等信息来鉴别唾液腺肿瘤的良恶性。

3. 常见唾液腺良、恶性肿瘤的鉴别

虽然唾液腺肿瘤的CT表现常缺乏特异性，但不同的肿瘤各有其特点。

（1）多形性腺瘤体积较小时，病变内部密度较均匀，而体积较大时，囊变坏死更多见，病变内部密度多不均匀。多形性腺瘤的强化特点多为慢进慢出。

（2）沃辛瘤最常多发，常位于腮腺后下极，内部坏死囊变较多，即使瘤体较小也常出现囊变。患者年龄、性别等信息也有助于鉴别诊断。沃辛瘤的强化特点多为快进快出。

（3）基底细胞腺瘤一般较小，增强相表现为对比剂快速持续流入的强化特点，早期明显强化。

（4）腺样囊性癌常沿神经组织侵犯和扩散，CT影像可表现为：①受累的神经管增宽，密度增高，邻近骨质受累破坏；②颅底神经浸润时颅底骨性孔管（圆孔、卵圆孔和翼管）异常扩大；③受累神经支配的肌肉萎缩。腺样囊性癌是最常见的易发生肺转移的头颈部恶性肿瘤之一，但颈淋巴结转移少见。

（5）黏液表皮样癌的CT表现无特异性，低度恶性的黏液表皮样癌与唾液腺良性肿瘤较难鉴别。

（6）大多数腺泡细胞癌的CT表现与良性肿瘤相似，类圆形，界限清楚，较难进行鉴别，多局限于腺体内生长，较少侵犯腺体外组织。

4. 唾液腺肿瘤与唾液腺良性肥大鉴别

CT扫描可以对绝大多数唾液腺肿瘤进行准确定位。而唾液腺良性肥大的CT表现为双侧唾液腺外形对称性增大，密度可减低，腺体内部无占位性病变。病史、临床检查及造影、超声检查等有助于鉴别诊断。

5. 唾液腺肿瘤与舍格伦综合征的鉴别　多数舍格伦综合征的CT表现为唾液腺腺体对称性、弥漫性改变，密度不均匀减低，内部可见脂肪密度影聚集，可多腺体受累。有时可见唾液腺内多发钙化，多无占位征象。以上CT表现与唾液腺肿瘤明显不同。舍格伦综合征唾液腺造影有末梢导管扩张表现，结合临床上唾液流率、眼科检查及血清学检查等不难鉴别。结节型舍格伦综合征与唾液腺肿瘤更难鉴别，但唾液腺仍具有舍格伦综合征的CT表现及造影特征，并且结节可多发，形态可不规则，边缘可不光整。

6. 唾液腺肿瘤与嗜酸性淋巴肉芽肿的鉴别　嗜酸性淋巴肉芽肿的CT表现为受累腺体体积增大，

内部可见局灶性结节或弥漫性肿块，形态不规则。周围脂肪层可层次不清，密度增高，无明显囊变、坏死及钙化，可多腺体受累。结合病史、临床检查及血常规结果，有助于与唾液腺肿瘤相鉴别。

第六节　舍格伦综合征

【概述】

舍格伦综合征（Sjögren syndrome）是一种以外分泌腺淋巴细胞浸润为特征的自身免疫性疾病，主要累及泪腺和唾液腺，可导致口干和眼干。舍格伦综合征可分为原发性及继发性，经临床检查证实有口干及眼干者为原发性舍格伦综合征，又称为干燥综合征。口干和（或）眼干伴有结缔组织病者为继发性舍格伦综合征，常见的结缔组织病有类风湿关节炎、系统性红斑狼疮、硬皮病和多发性肌炎等。舍格伦综合征多见于中老年女性，男女之比约为1∶10。临床表现主要有口干、眼干及结缔组织病。患者口干，可影响进食、吞咽及说话。检查可见舌背丝状乳头萎缩，舌面光滑，可有舌裂。患者常伴有白念珠菌感染及多发龋。唾液腺可反复肿胀，或呈弥漫性肿大。若表现为腺体内的局限性肿块，则称之为结节型舍格伦综合征。舍格伦综合征发生恶性淋巴增殖的相对危险率是正常人群的44倍，因此应注意鉴别结节型舍格伦综合征与淋巴瘤。

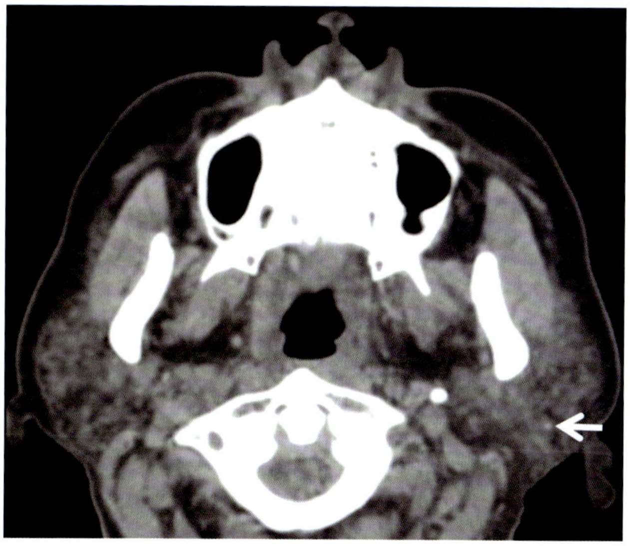

图 11-6-1　舍格伦综合征

螺旋CT横断面图像示双腮腺腺体密度不均匀，可见不规则脂肪密度影聚集，左腮腺腺体内可见点状钙化影像（如箭头所示）

【CT表现】

舍格伦综合征可多腺体受累，双侧对称发生。受累唾液腺腺体外形可弥漫增大，腺体密度不均匀减低。典型病例可见多发小点状圆形低密度区，呈脂肪组织密度，有时可见腺体内点状钙化影像（图11-6-1），增强扫描时可不均匀强化。晚期患者唾液腺大部分被脂肪组织代替，腺体呈萎缩表现。结节型舍格伦综合征的CT平扫可表现为腺体内密度增高的占位性改变，唾液腺CT造影可见不规则充盈缺损区（图11-6-2）。舍格伦综合征CT造影主

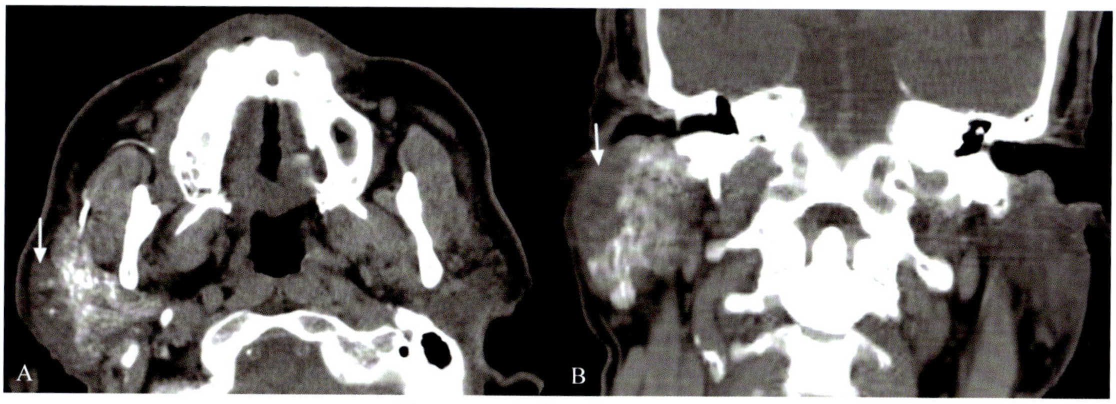

图 11-6-2　结节型舍格伦综合征

A、B：右腮腺CT造影横断面及冠状面图像示右腮腺腺体充盈不均匀，浅叶可见不规则充盈缺损区，临床检查可及右腮腺肿块，抗炎治疗后肿块减小

要表现特征与普通唾液腺造影特征相同。

【比较影像学】

唾液腺造影是舍格伦综合征诊断的重要检查方法。末梢导管扩张是舍格伦综合征的典型表现（图 11-6-3）。末梢导管扩张一般分为点状、球状、腔状。在病变晚期，腺体周围的导管及腺泡被破坏，不能显示。除末梢导管扩张外，还可以看到主导管扩张，阴性唾液腺结石，主导管边缘不整齐呈羽毛状、花边状、葱皮状及腺泡充盈缺损表现。

舍格伦综合征的超声表现是腺体回声不均匀减低，结节型舍格伦综合征可表现为局限性低回声区。

核医学检查也是评价舍格伦综合征唾液腺受累情况的检查方法，可表现为唾液腺摄取或分泌功能下降。

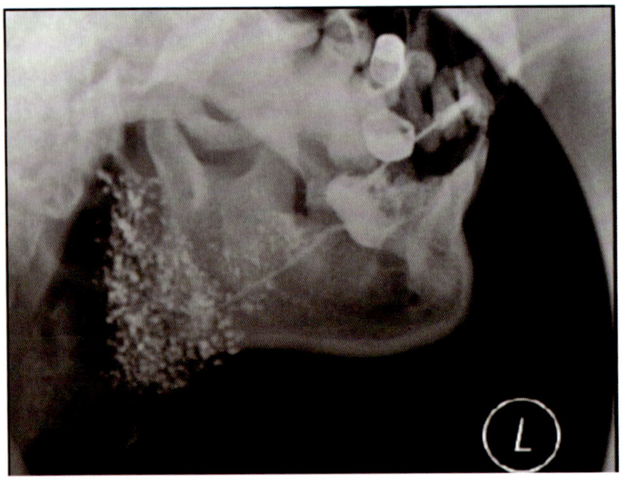

图 11-6-3　舍格伦综合征的造影表现

左腮腺造影侧位片示左腮腺主导管毛糙、欠光整，分支导管减少，末梢导管点状、球样扩张

【病理学表现】

病变从小叶中心开始。早期淋巴细胞浸润于腺泡之间，逐渐增多，腺泡破坏、消失，被淋巴细胞、组织细胞取代，有时淋巴滤泡形成。腺小叶轮廓仍保留。小叶内导管上皮增生，形成上皮团块即上皮岛。上皮细胞圆形或多边形，有时可见泡状核。小叶内导管增生扩张可形成囊腔，衬里上皮扁平或残缺不全。腺小叶内缺乏纤维修复（图 11-6-4）。

【鉴别诊断】

1. 舍格伦综合征与唾液腺肿瘤鉴别　详见本章第 5 节。

2. 舍格伦综合征与成人复发性腮腺炎相鉴别　鉴别要点主要包括病史、唾液腺造影、实验室检查及病理检查。CT 平扫及唾液腺 CT 造影具有一定的诊断价值。舍格伦综合征的受累唾液腺 CT 表现可为多发小点状圆形低密度区，呈脂肪组织密度，有时可见腺体内点状钙化影像。晚期患者唾液腺大部分被脂肪组织代替，腺体呈萎缩表现。唾液腺 CT 造影主导管边缘可毛糙如羽毛状、花边状，甚至葱皮状表现。而追踪成人复发性腮腺炎的 CT 表现为受累腺体内的小囊样密度减低影逐渐减少。唾液腺 CT 造影可见主导管边缘多光整，末梢导管扩张数目亦逐渐减少，直至痊愈。

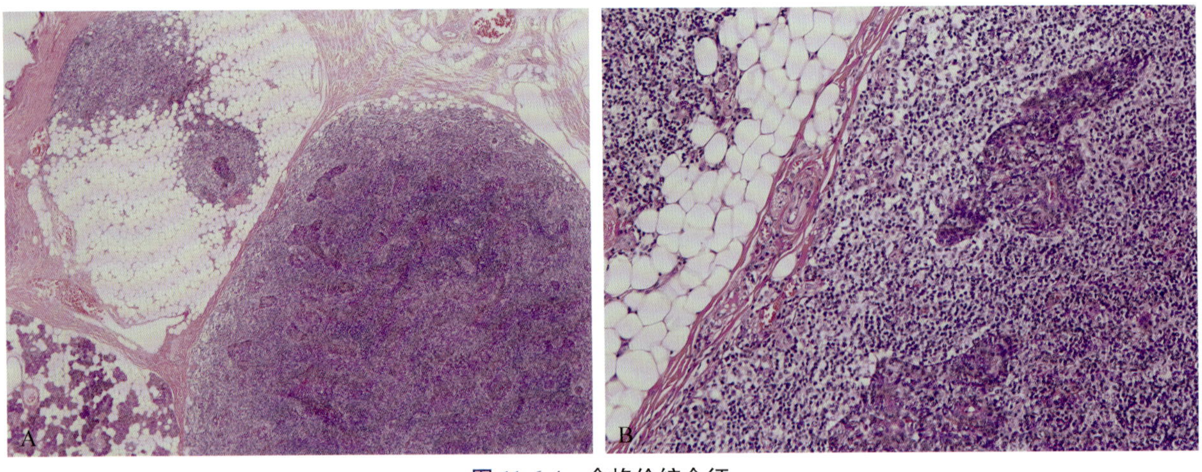

图 11-6-4　舍格伦综合征

A. 病变从小叶中心开始。淋巴细胞浸润于腺泡之间，腺泡破坏、消失，被淋巴细胞、组织细胞取代。腺小叶轮廓仍保留（HE，×40）。**B.** 小叶内导管上皮增生，形成上皮团块，即上皮岛（HE，×200）

第七节 唾液腺良性肥大

【概述】

唾液腺良性肥大（sialadenosis）以唾液腺非肿瘤性、非炎症性、慢性、无痛性肿大为特点，常见于腮腺，下颌下腺也可以发生。唾液腺良性肥大的发生可能和内分泌疾病、营养代谢障碍、肥胖、肝硬化、慢性酒精中毒及服用某些药物有关。临床上中老年人发病多见，常表现为双侧腮腺对称性弥散性肿大，柔软。有时患者也可以出现口干症状。

【CT 表现】

CT 检查可见唾液腺增大，腺体密度均匀，CT 值可降低（图 11-7-1），常对称发生。

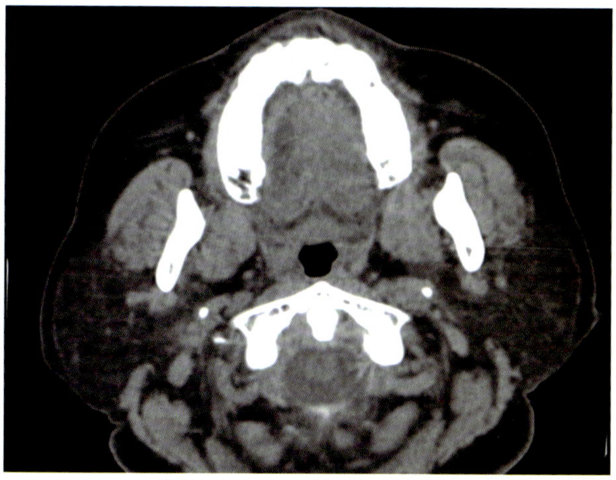

图 11-7-1 双腮腺良性肥大

螺旋 CT 横断面图像示双腮腺外形增大，腺体密度均匀

【比较影像学】

超声声像图上，唾液腺良性肥大表现为腺体外形增大，内部回声均匀。

【病理学表现】

浆液性腺泡增大，为正常的 2～3 倍，腺泡细胞水肿，彼此之间界限不清，腺泡腔被挤压不易辨认。腺泡细胞内有许多小空泡，似蜂窝状，腺泡顶端的分泌颗粒消失。胞核多位于基底部，核小，核仁不清晰。闰管及分泌管基本正常，偶见核周小空泡。间质结缔组织水肿，有玻璃样变或脂肪样变性（图 11-7-2）。

【鉴别诊断】

1. 慢性阻塞性唾液腺炎　慢性阻塞性唾液腺炎的 CT 表现为：炎症发作期腺体外形大，密度不均匀增高，可累及邻近软组织。可看到导管扩张。唾液腺造影以主导管系统扩张为主。而唾液腺良性肥大的 CT 表现为：多双侧唾液腺对称性外形大，密度可均匀减低，邻近软组织层次清晰。唾液腺造影以腺体外形增大、分支导管密集为主。结合临床病史及检查不难鉴别。

2. 舍格伦综合征　舍格伦综合征的 CT 表现为唾液腺密度不均匀减低，内部可见脂肪密度影

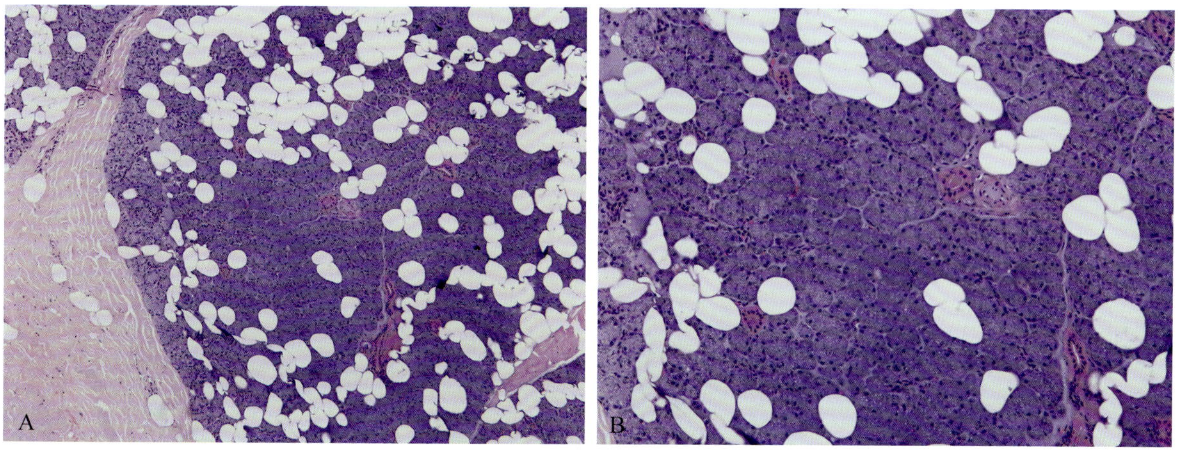

图 11-7-2 唾液腺良性肥大

A. 浆液性腺泡增大，为正常的 2～3 倍，腺泡细胞水肿，彼此之间界限不清，腺泡腔被挤压不易辨认，伴脂肪变性（HE，×100）。**B.** 腺泡细胞内有许多小空泡，似蜂窝状，腺泡顶端的分泌颗粒消失。胞核多位于基底部（HE，×200）

聚集，有时可见唾液腺内多发钙化。唾液腺造影有分支导管减少及末梢导管扩张表现，CT 及唾液腺造影表现与唾液腺良性肥大明显不同。结合病史、唾液流率、眼科检查及血清学检查等多可明确诊断。

3. 咬肌肥大　咬肌肥大的 CT 表现为双侧咬肌外形对称性增大，密度均匀，无占位征象。而唾液腺良性肥大的 CT 表现为多双侧唾液腺对称性增大，结合病史及检查，较易鉴别。

参考文献

[1] 马绪臣 . 口腔颌面医学影像诊断学 . 6 版 . 北京：人民卫生出版社，2012.

[2] Li W，Xie XY，Su JZ，et al. Ultrasonographic features of immunoglobulin G4-related sialadenitis. Ultrasound Med Biol，2016，42（1）：167-175.

[3] 余强，王平仲 . 颌面颈部肿瘤影像诊断学 . 上海：世界图书出版公司，2009.

[4] Barnes L，Eveson JW，Reichart PA，et al. World Health Organization classification of tumours：pathology and genetics of tumours of the head and neck. Lyon：IARC，2005.

[5] EI-Naggar AK，Chan JKC，Grandis JR，Takata T，Slootweg PJ.WHO Classification of Head and Neck Tumours. 4th. Lyon：IARC，2016.

[6] 俞光岩，马大权 . 唾液腺病学 . 2 版 . 北京：人民卫生出版社，2014.

[7] Burke CJ，Thomas RH，Howlett D. Imaging the major salivary glands. Br J Oral Maxillofac Surg. 2011，49（4）：261-269.

[8] 苗润琴，杨立 . 腮腺混合瘤的超声诊断及其价值 . 肿瘤研究与临床，2003，15（2）：104-105.

[9] 李耀俊，忻文雷，邱甜甜 . 腮腺多形性腺瘤核磁共振成像的临床分析 . 口腔颌面外科杂志，2011，21（2）：112-114.

[10] 王铁梅，余强 . 口腔医学-口腔颌面影像科分册 . 北京：人民卫生出版社，2015.

[11] 吕亮靓，王中秋 . 腮腺腺淋巴瘤 MRI 表现与病理亚型的相关性分析 . 中国 CT 和 MRI 杂志，2014，12（3）：21-25.

[12] 李颖，马林，程流泉 . 腮腺基底细胞腺瘤 CT 和 MRI 特点 . 中国医学影像学杂志，2012，20（4）：252-254.

[13] Christopher JB，Robert JA，John WW，et，al. Adenoid cystic carcinoma of the head and neck. Am J Otolaryngol，2012，33（5）：510-518.

[14] Andrés CP，Juan PR，Patrick JB，et al. Adenoid cystic carcinoma of the head and neck-An update. Oral Oncol，2015，51（7）：652-661.

[15] 金志发，龙晚生，胡茂清 . 头颈部腺样囊性癌的 CT、MRI 诊断 . 医学影像学杂志，2012，22（10）：1602-1605.

[16] 杨林，陈燕萍，林志春 . 腮腺区常见占位性病变的 CT 鉴别诊断 . 中国临床医学影像杂志，2008，19（2）：77-80.

[17] 江明祥，俞炎平，邵国良 . 涎腺腺泡细胞癌的 CT 和 MR 表现 . 中华放射学杂志，2013，47（2）：152-156.

[18] 李佳，熊屏，龚霞 . 腮腺腺泡细胞癌的超声表现 . 中国超声医学杂志，2014，30（5）：385-387.

（张祖燕　谢晓艳　陈　艳）

第十二章

颞下颌关节疾病

第一节 颞下颌关节紊乱病

【概述】

颞下颌关节紊乱病（temporomandibular disorders，TMDs）是指累及颞下颌关节及（或）咀嚼肌而有关节弹响或杂音及（或）咀嚼肌疼痛、下颌运动异常等相同或相似症状的一组疾病的总称，包括咀嚼肌紊乱疾病、结构紊乱疾病、滑膜炎和（或）关节囊炎以及骨关节病等[1]。咀嚼肌紊乱疾病为关节外疾患，其余几类则为发生于关节内的疾病。颞下颌关节紊乱病发病因素并未完全清楚，且始终存有争议。多数学者接受多因素致病学说，包括咬合因素、精神心理因素、免疫学因素、遗传学因素、自身解剖因素等。

【CT 表现】

颞下颌关节紊乱病的 CT 检查包括对关节间隙、关节骨性结构的检查以及通过 CT 关节造影对关节盘病变的检查等，一般均采用口腔颌面锥形束 CT（cone beam CT，CBCT）。

1. 关节间隙改变　一般采用 CBCT 小视野检查，在关节横断面图像上调整髁突水平角至 0° 后重组出关节矫正矢状位图像，用于观察关节间隙变化。王瑞勇、马绪臣等研究表明，健康成人在正中𬌗位时，关节上间隙 3.26±0.74 mm ～ 3.46±0.79 mm；关节前间隙为 2.19±0.57 mm ～ 2.59±0.75 mm；关节后间隙 2.26±0.59 mm ～ 2.56±0.68 mm。该项研究同时表明，43% ～ 65% 的健康成人髁突位于颞下颌关节窝的中央位置。大多数颞下颌关节紊乱病患者均有关节间隙改变，包括关节前间隙增宽、后间隙变窄，即髁突后移位；关节前间隙变窄、后间隙增宽，即髁突前移位；以及整个关节间隙变窄或增宽等（图 12-1-1）[2]。由于健康人关节间隙变异较大，故不能将上述单纯的关节间隙改变作为颞下颌关节紊乱病的诊断依据，必须结合临床及其他检查情况。在关节盘存在移位时，可表现为不同的关节间隙改变，但亦无确定诊断意义。对于关节盘移位需进行磁共振检查或关节造影检查。在关节盘发生退行性变而明显变薄时，会出现关节间隙变窄，为骨关节病晚期比较常见的表现之一。在患者存在滑膜炎而关节腔内有渗液时，关节间隙可有明显增宽表现[1-2]。

2. 关节盘移位及穿孔　依据 CBCT 关节造影可对关节盘移位及穿孔作出比较准确的诊断。关节造影可分为关节上腔造影及下腔造影。本章仅介绍我国较常用的 CBCT 关节上腔造影表现。

（1）关节盘移位：颞下颌关节紊乱病最为常见的关节盘移位为可复性盘前移位及不可复性盘前移位。此外，尚可有关节盘的侧方移位、旋转移位及后移位等。其中，关节盘后移位在临床上少见，可由创伤、过大开口及不当关节盘复位手术而致。此时，由于关节盘附着的损伤及不当手术操作，常可致关节盘本体部于开闭口位时均位于髁突后方。

可复性盘前移位 CBCT 关节造影闭口位片上可见关节盘前移、盘后带的后缘位于髁突顶部的

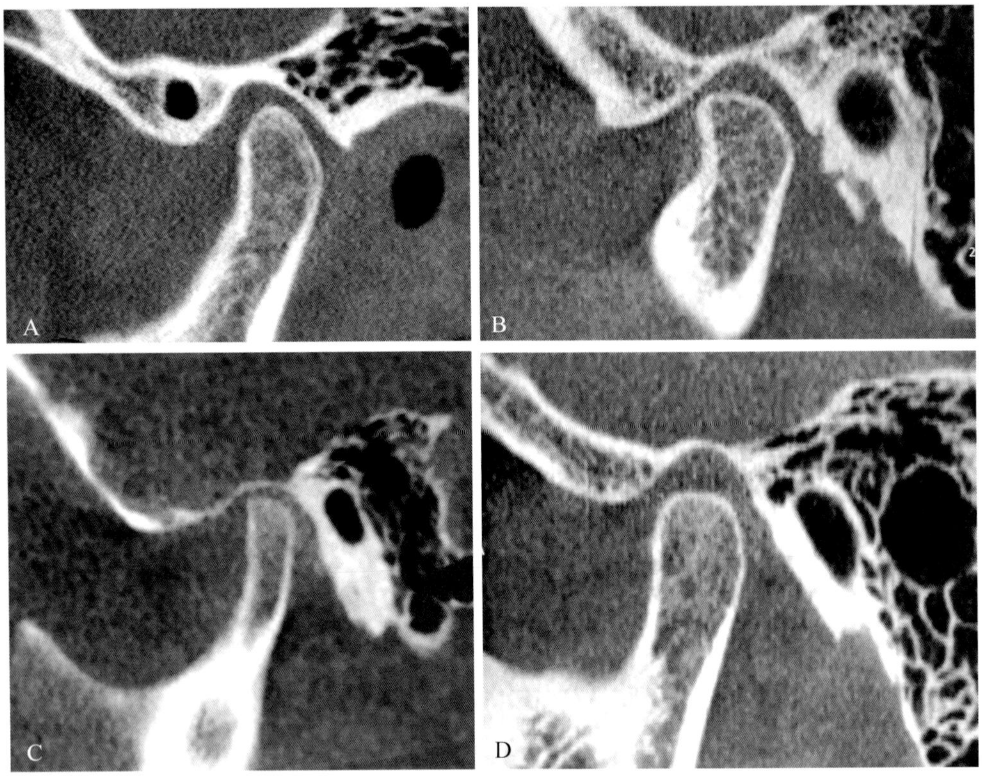

图 12-1-1　颞下颌关节紊乱病几种常见的关节间隙改变

A. 髁突后移位，关节前间隙增宽，后间隙变窄；**B**. 髁突前移位，关节前间隙变窄，后间隙增宽；**C**. 髁突上移位，关节间隙整体变窄；**D**. 髁突下移位，关节间隙整体增宽

前方；而在开口位片上，关节盘和髁突位置恢复正常，即髁突顶部恰好与关节盘的中带相对应，前上隐窝的造影剂大部或全部进入后上隐窝（图 12-1-2）。但由于健康成人关节盘位置存在正常变异范围，约 1/3 的健康成人经关节盘后带后缘的切线不是恰好与髁突顶部相对应，而是与经髁突顶的垂线形成夹角，通常在前后 10° 之内。因此，关节盘位于此区间内时，不能仅据影像学表现就作出诊断，而应密切结合临床情况，否则易于误诊。不可复性盘前移位 CBCT 关节造影闭口位片上可见关节盘前移，而在开口位片上关节盘不能恢复正常位置，仍然位于髁突前方，且往往由于髁突在开口时向前下方运动的压力挤压作用而发生变形（图 12-1-3）[1-2]。

关节盘侧方移位包括内侧移位及外侧移位。关节盘内侧移位指关节盘大部移位于髁突内侧，CBCT 造影冠状位片上可见髁突内极与造影剂之间宽度明显变大（图 12-1-4）。关节盘外侧移位指

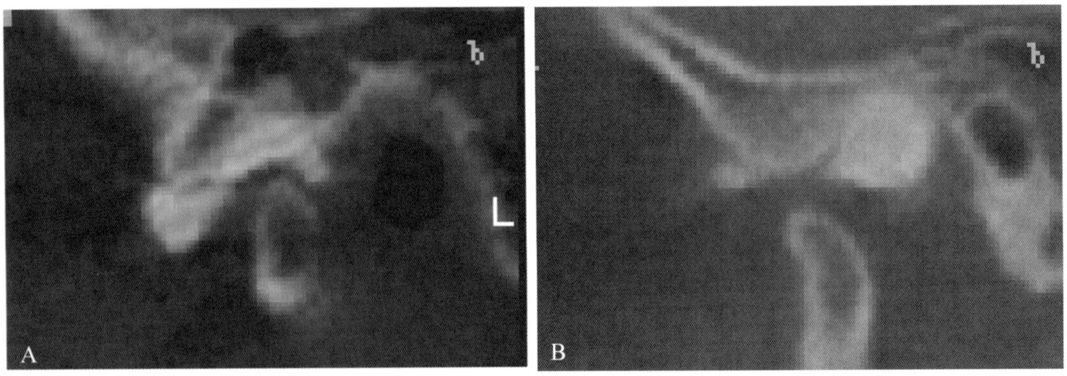

图 12-1-2　可复性盘前移位

A：CBCT 关节上腔造影闭口位示盘前移位；**B**：CBCT 关节上腔造影开口位片示关节盘位置恢复正常

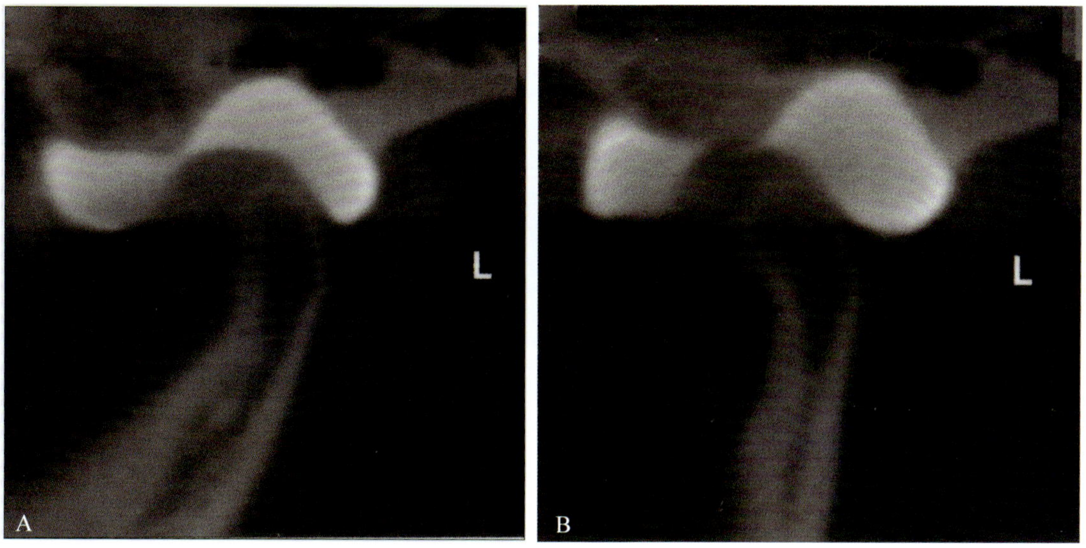

图 12-1-3 不可复性盘前移位

A：CBCT 关节上腔造影闭口位片示盘前移位；**B**：CBCT 关节上腔造影开口位片示关节盘未能恢复正常位置而仍位于髁突前方，且伴盘变形

关节盘大部移位于髁突外侧，CBCT 造影冠状位片上可见髁突外极与造影剂之间宽度明显变大（图 12-1-5）[1-2]。

关节盘旋转移位是指关节盘在前移位的同时伴有向内或向外的移位。在 CBCT 造影检查时可以同时观察到关节盘前移位及内、外移位的特征。

关节盘后移位在 CBCT 造影检查时可以观察到闭口位时盘本体部向后移位超越正常范围，开口位时可以恢复正常位置，或依然位于后位而不能恢复正常位置。

（2）关节盘穿孔：进行关节造影检查时，多只进行关节上腔或下腔的造影。同时进行关节上腔及下腔造影检查在临床上较少应用。我国目前多只进行关节上腔造影检查。当将造影剂注入关

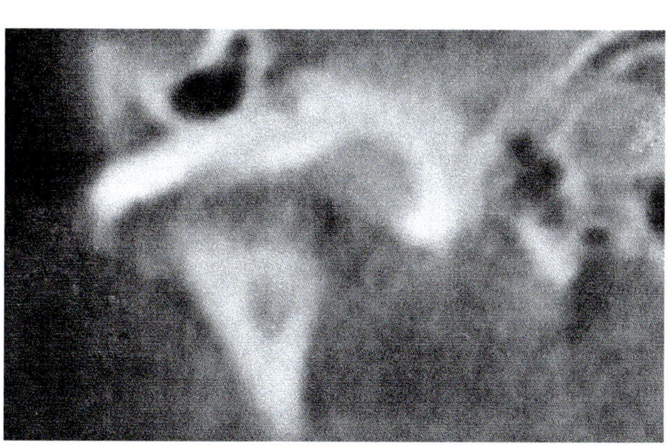

图 12-1-4 关节盘内移位

CBCT 关节上腔造影冠状位片上可见髁突内极与造影剂之间宽度明显变大

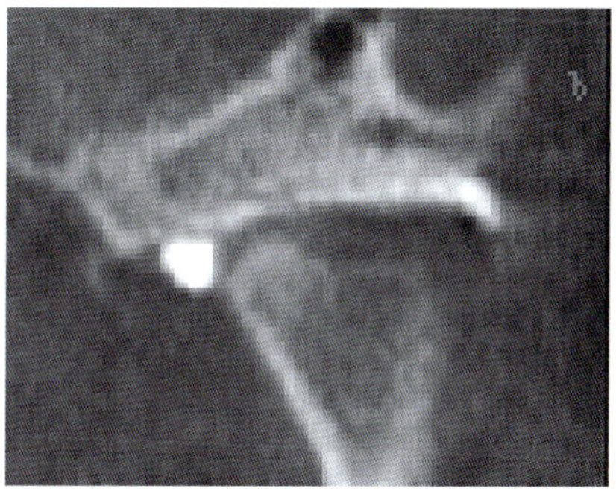

图 12-1-5 关节盘外移位

CBCT 关节上腔造影冠状位片上可见髁突外极与造影剂之间宽度明显变大

节上腔后，关节上、下腔同时显示造影剂的影像。在除外操作技术造成的假象后，一般均可以得出比较准确的关节盘穿孔诊断（图 12-1-6）[1-2]。关节盘穿孔时，在 CBCT 造影冠状位和矢状位图像上均可清楚显示。关节盘穿孔常伴有髁突的退行性改变及关节盘移位，特别是关节盘不可复性前移位。

3. 关节腔积液　在颞下颌关节紊乱病滑膜炎患者无明显关节腔内渗液时，CBCT 检查对诊断滑膜炎几乎无意义。但当滑膜炎及（或）关节囊炎导致关节腔内渗液积聚时，则可表现出关节间隙增宽，髁突向前下方移位等。

4. 骨关节病　CBCT 对骨关节病有重要诊断价值，为目前颞下颌关节病临床上常用的 X 线检查方法。主要表现为髁突硬化、破坏、囊样变、骨

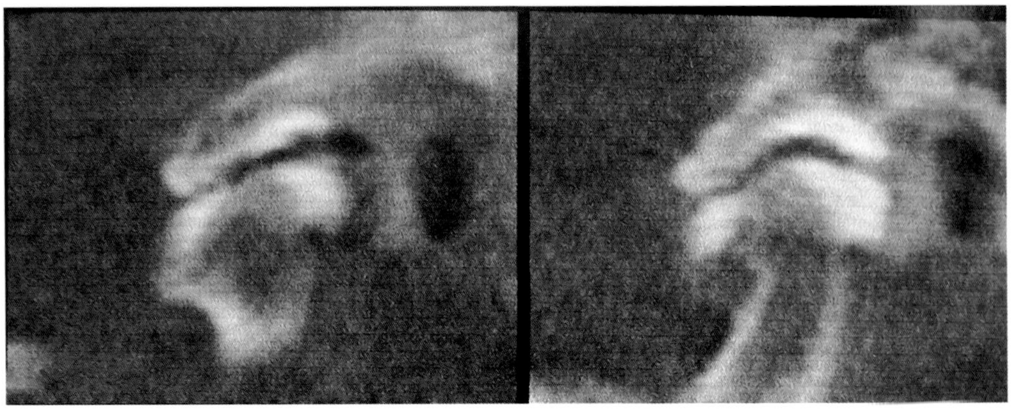

图 12-1-6　关节盘穿孔

CBCT 关节上腔造影示关节上、下腔均显示造影剂充盈

质增生、磨平、变短、关节窝及关节结节硬化、关节窝变浅平宽大等（图 12-1-7）。髁突硬化可有密质骨硬化、不均匀增厚；髓质骨不均匀硬化或广泛硬化。髁突破坏可表现为密质骨模糊不清、髁突的小凹陷缺损及广泛破坏。髁突的囊样变多为单发，但也有多发者。髁突骨质增生较小者称为“唇样变”，较大者称为骨赘。关节结节及关节窝硬化可表现为密质骨增厚，也可表现为整个关节结节及关节窝普遍性的硬化。髁突磨平、变短及关节窝浅平、宽大多为骨关节病的晚期改变，常伴有关节间隙的明显变窄，有的患者可见有一个或几个游离体（图 12-1-8）[1-3]。

此外，CBCT 尚可显示骨关节病时髁突骨小梁的改变，包括髁突骨小梁排列结构紊乱，髁突浅区

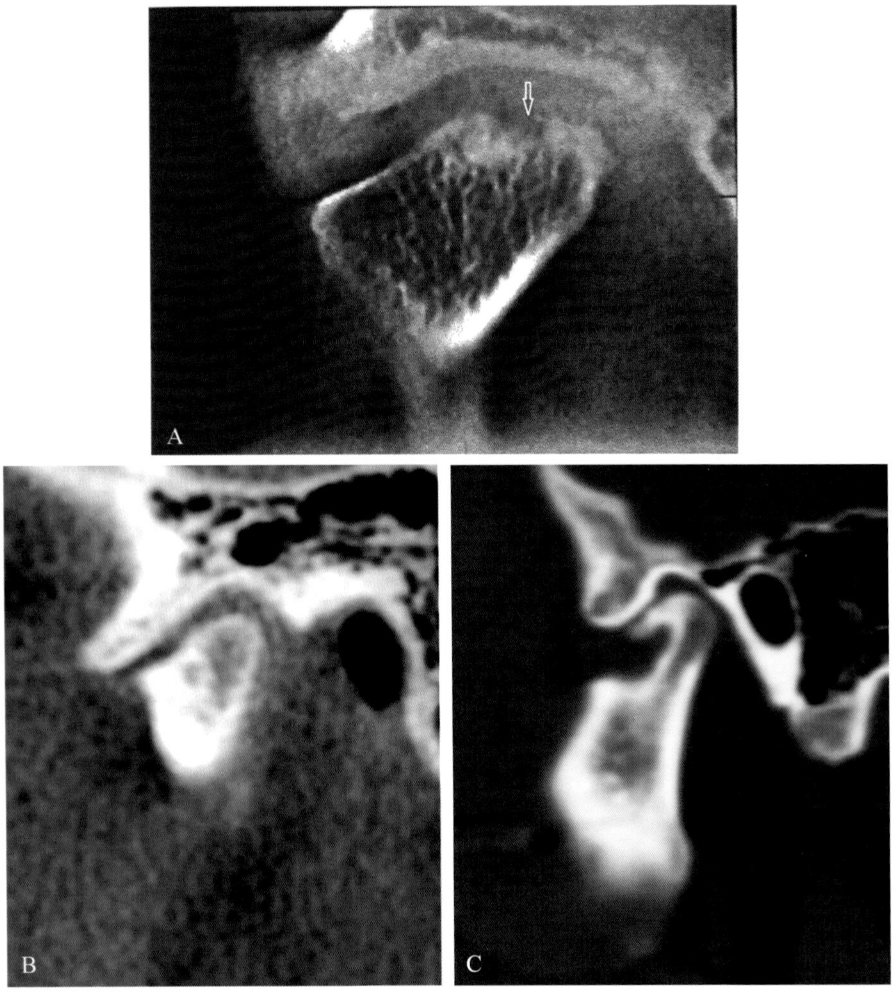

图 12-1-7　骨关节病

A：CBCT 示髁突顶部内侧凹陷缺损（↑）、硬化；**B**：螺旋 CT 矢状位重组片示髁突磨平、硬化及囊样变；**C**：螺旋 CT 矢状位重组片示髁突硬化、骨赘，以及关节窝、关节结节硬化

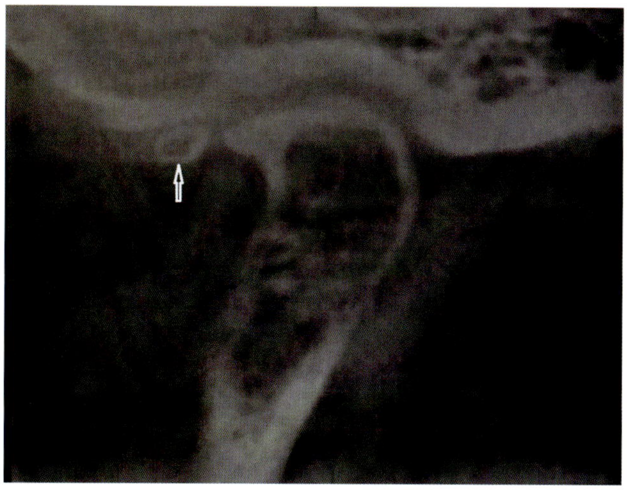

图 12-1-8　骨关节病

CBCT 片示关节结节和关节窝硬化、变浅平，关节间隙变窄；髁突骨赘及其前方形成的游离体（↑）

骨小梁厚度增加、数目减少等变化。

【比较影像学】

临床上对于颞下颌关节紊乱病常用的 X 线检查包括许勒位、髁突经咽侧位、曲面体层及 CBCT 等。医用全身 CT 亦曾用于颞下颌关节紊乱病的检查，但随着 CBCT 的不断普及，以其对关节骨病变的高分辨率和相对较低辐射剂量的突出优点，目前已完全取代了医用全身 CT 对于颞下颌关节紊乱病的检查。CBCT 可以较许勒位片更准确地反映关节间隙的变化，但对于因关节腔积液导致的关节腔增宽，仅据许勒位片即足以作出正确诊断。MRI T2 图像除可显示关节间隙增宽外，更重要的是可以直接显示腔内积液的高信号改变，对于关节腔内积液的诊断具有重要价值（图 12-1-9）。CBCT 关节造影可以准确反映关节盘移位及穿孔的情况，但在对关节盘移位的诊断上，仍远不如 MRI。MRI 可以直接显示关节盘的位置和形态，直观而清晰（图 12-1-9，图 12-1-10）。对于关节盘穿孔，依据 CBCT 造影和 MRI 均可作出诊断，但 CBCT 造影较 MRI 的灵敏度要高。此外，对于需要了解关节盘形态及位置而又有 MRI 检查禁忌证的患者，CBCT 造影则是重要的替代检查方法。对于关节骨质病变的检查，许勒位片由于投照时颅骨影像重叠，对关节骨质情况的显示往往不够满意。髁突经咽侧位和曲面体层片多可比较清楚地显示髁突骨质病变，但其灵敏度不如 CBCT，特别是对较轻的骨质破坏和小的囊样变，较易漏诊（图 12-1-11）。MRI 检查除可显示髁突骨赘、硬化、破坏及髁突形态外，尚可以清楚地显示髁突髓质骨病变，特别是对于髁突无菌性坏死的诊断具有重要价值。

【病理学表现】

本节仅叙述发生于颞下颌关节内的几种颞下颌关节紊乱病亚类的病理学表现。颞下颌关节紊乱病骨关节病及病程迁延的关节盘移位主要表现为关节盘、髁突及滑膜的退行性改变。

肉眼观察可见髁突表面凹凸不平，关节软骨

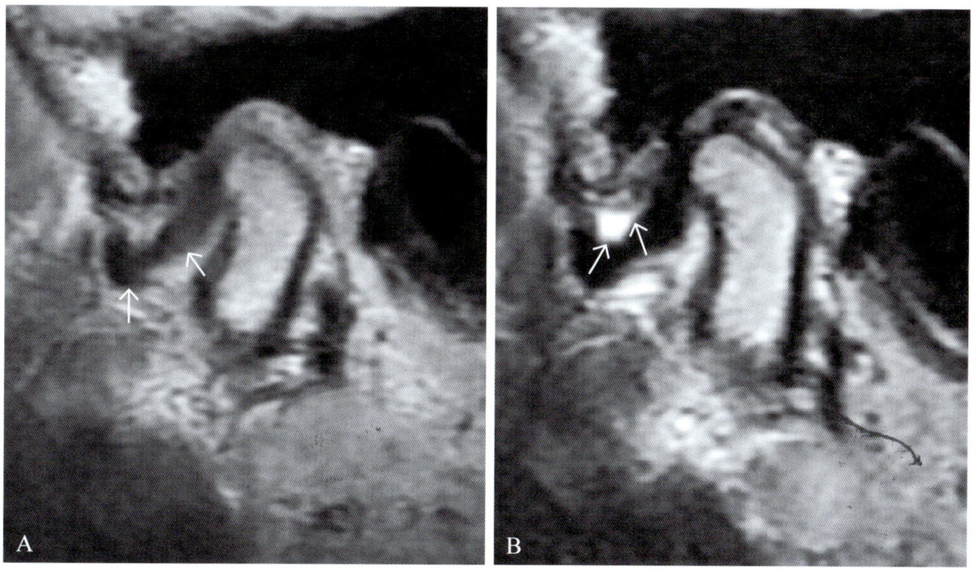

图 12-1-9　不可复性盘前移位伴关节腔内积液

A：闭口位 MRI 示盘前移位（↑）；**B**：开口位 MRI T2 示关节盘仍位于髁突前方，髁突运动受限，关节上腔前部积液，呈高信号（↑）

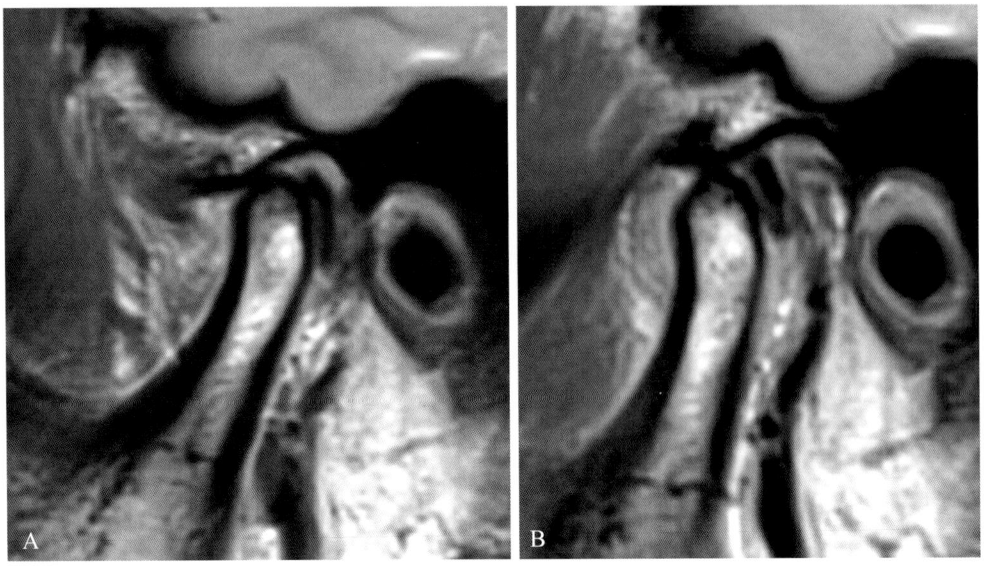

图 12-1-10　不可复性盘后移位

A：闭口位 MRI 图像示关节盘后移；**B**：开口位 MRI 图像示关节盘本体部依然位于髁突后方，未能恢复正常位置，且可见盘前附着断裂

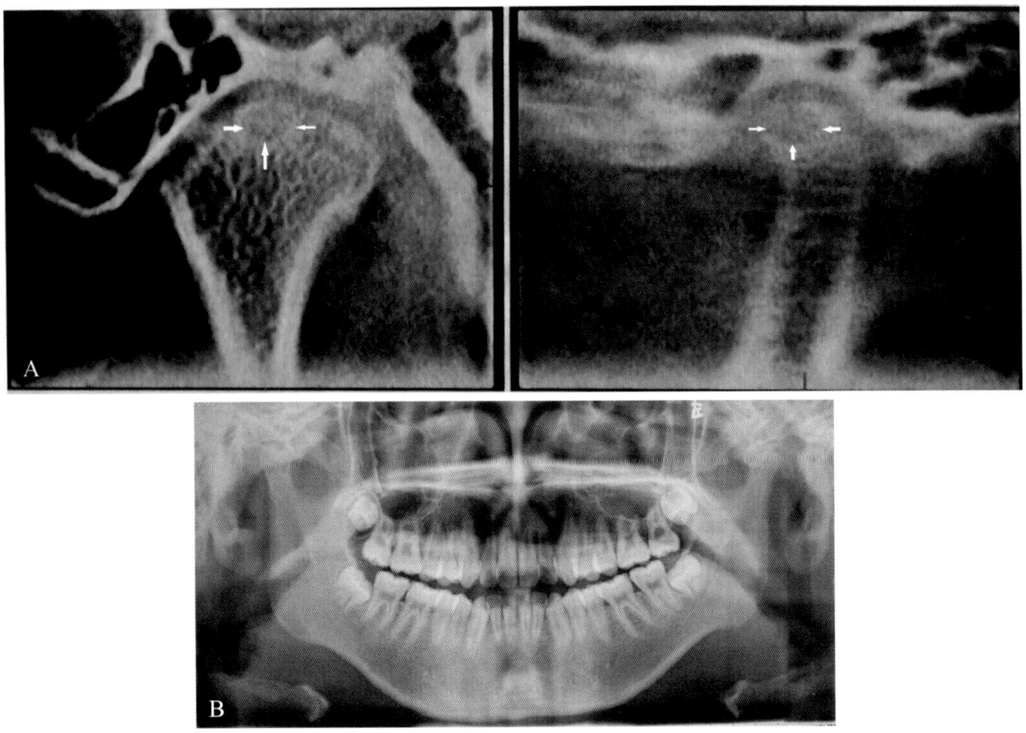

图 12-1-11　骨关节病

A：CBCT 冠状位片（左）及矢状位片（右）示右髁突顶部囊样变（如↑所示）及外侧密质骨板破坏呈模糊不清表现；**B**：同一患者曲面体层片几乎看不到右侧髁突的囊样变及破坏性改变

呈侵蚀破坏，局部甚至完全剥脱，使深层的骨组织暴露。光镜下观察，软骨板表面带的胶原纤维变性，呈均质化，增殖带消失或变得不明显，纤维软骨带及钙化软骨带发生软骨基质变性、溶解，呈嗜碱性颗粒状，软骨细胞变性。在整个软骨板内可见大小不一、深度不等的横裂和纵裂，有些纵裂可由表面一直深入至软骨下方的骨质中。局部变性的软骨组织剥脱，下方的密质骨变薄或断裂，骨髓内出现炎性肉芽组织，部分骨小梁被吸收，邻近的骨组织变性，可见骨细胞固缩，甚至消失，骨陷窝空虚。严重者骨组织断裂、溶解，并可形成假性囊肿，内含脱落的骨碎屑（图 12-1-12A）。电镜下观

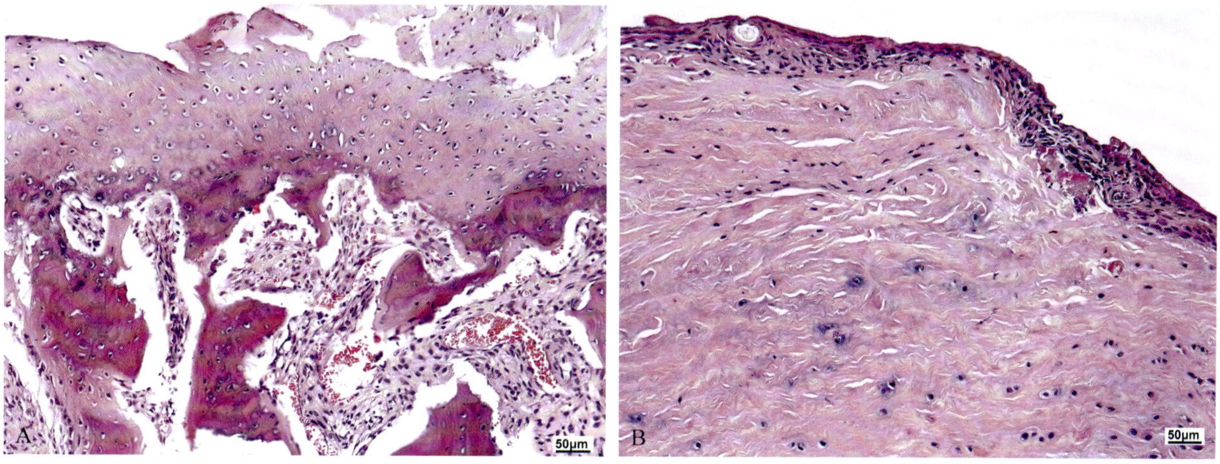

图 12-1-12　骨关节病

A：光镜观察见髁突软骨表面带破坏，局部剥脱，增殖带大部消失，软骨细胞变性，深层骨髓内出现炎性肉芽组织（HE×200）；**B**：光镜观察见关节盘退行性变，可见胶原纤维玻璃样变性，形成裂隙，出现较多软骨细胞，表面滑膜细胞变性，下方血管减少、管腔闭塞（HE×200）

察可见髁突软骨内胶原原纤维走行紊乱、变性、断裂以及“蚓状小体”。关节盘常见变薄、变性，表面不规则增生、破坏乃至穿孔。光镜下见胶原纤维排列紊乱，呈玻璃样变性或溶解断裂，并出现裂隙（图 12-1-12B）。中带及后带可出现大量软骨细胞，后带还可见较多新生的毛细血管。双板区则血管减少，纤维成分增多，并发生钙化。伴有滑膜炎及关节囊炎的患者，肉眼观察可见滑膜充血，可有增厚、变薄或消失。光镜下可见结缔组织水肿、玻璃样变性，血管减少、管腔闭塞，滑膜细胞减少，绒毛坏死、脱落。局部亦可见滑膜细胞增生，血管扩张、充血及慢性炎症细胞浸润。

早期关节盘移位者肉眼及光镜观察往往无明显异常改变，或仅有轻微的胶原纤维排列紊乱等异常改变，而透射电镜观察则常可发现在盘双板区内存在类似骨关节病髁突软骨内的“蚓状小体”结构，表明也已发生了退行性变化。在病程迁延的不可复性盘前移位患者盘双板区内，“蚓状小体”结构更为常见[3]。

【鉴别诊断】

颞下颌关节紊乱病的鉴别诊断涉及关节内及关节外的多种疾病。本章仅就发生于颞下颌关节内、与影像学诊断关系密切的相关疾病进行描述。

在应用 CBCT 关节造影对不可复性关节盘前移位进行诊断时，主要应注意与可复性盘前移位伴暂时性锁结相鉴别。在可复性盘前移位伴暂时性锁结病例发生锁结时，进行开口位扫描可显示为不可复性盘前移位表现；而在患者解除锁结状态、恢复到正常开口度时进行开口位扫描，则可显示为正常的关节盘与髁突的位置关系。此时，应密切结合临床，否则极易误诊。此外，如果 CBCT 关节造影时造影剂注入过多，则在开口位片上显示造影剂不能全部或大部由关节前隐窝流入后隐窝。此时，不能仅据造影剂在前隐窝滞留就作出不可复性盘前移位的诊断，而应仔细观察关节盘与髁突的位置关系是否已恢复正常，再行判断[1-2]。

颞下颌关节紊乱病关节间隙改变中，对关节间隙增宽的鉴别诊断是很重要的。关节腔内积液、关节内占位性病变亦均可导致关节间隙增宽，其增宽程度取决于占位性病变的大小及关节腔内积液量的多少。但一般而言，关节腔内积液和关节内占位性病变所致关节间隙增宽均较颞下颌关节紊乱病更为明显。关节腔内积液可因类风湿关节炎、强直性脊柱炎等疾病累及颞下颌关节以及颞下颌关节的化脓性炎症、外伤等所致，应结合临床情况及关节骨质改变情况予以鉴别。关节内的占位性病变致关节间隙增宽，应同时注意观察关节骨质改变，以及其他影像学检查所见（如螺旋 CT、MRI 表现等），进行综合判断。

颞下颌关节紊乱病骨关节病存在较大的骨赘时应注意与髁突骨瘤相鉴别。骨关节病同时所伴有的关节骨性结构退行性改变征象有助于鉴别，如髁突囊样变、硬化及关节间隙明显狭窄等。骨关节病存在有比较严重的骨质破坏时，应注意与关节内的占位性病变以及类风湿关节炎、强直性脊柱炎、关节炎型银屑病等累及颞下颌关节和化脓性关节炎等可以导致关节骨性结构破坏的疾病进行鉴别[1]。密切观察临床情况并综合分析疾病多方面的影像学检查所见对于这些疾病的鉴别诊断是十分有必要的。本章将在相关部分对这些疾病的影像学表现予以叙述。对于由多种原因所致的继发性骨关节病的鉴别诊断，单纯依靠影像学表现往往比较困难，必须结合病史及其他相关检查。

第二节　髁突发育异常

【概述】

髁突发育异常（developmental abnormalities of condyle）是指髁突大小及形态的发育性异常，主要包括髁突发育不良（condylar hypoplasia）、髁突发育过度（condylar hyperplasia）及双髁突畸形（bifid condyle）等[1, 3-4]。任何可能影响髁突软骨生长发育的因素均可导致髁突发育不良，常同时伴有同侧下颌骨升支及体部的发育不良。单侧髁突发育不良多因婴儿时期受到创伤、感染、辐射损害等局部因素所致，而双侧髁突发育不良则主要由遗传学因素、胎儿期受到辐射损害、内分泌异常、维生素D缺乏、先天性关节肌肉发育不良以及类风湿关节炎等全身因素引起。单侧髁突发育过度又称髁突良性肥大（hypertrophy of condyle），可为单纯髁突发育的体积较大，但多同时伴同侧下颌骨体及升支发育过度。单侧髁突发育过度的真实原因尚不完全清楚，可能与局部感染刺激及创伤有关，而双侧髁突发育过度则可能与遗传因素及内分泌异常等有关。双髁突畸形可因胚胎发育异常以及髁突纵向线性不完全骨折所致。除上述三种髁突发育异常外，尚有一些其他类型的非典型性发育畸形，但相对较少。

髁突发育异常可能为颞下颌关节紊乱病的一个潜在的解剖学因素，因此部分患者可能会存在关节弹响、杂音、疼痛及开口异常等颞下颌关节紊乱病的常见临床表现。单侧髁突发育不良和发育过度均可导致下颌骨发育不对称及错殆畸形等。双侧髁突发育过度可致下颌前突及反殆畸形，而双侧髁突发育不良则可导致小颌畸形、颏后缩等。双髁突畸形常无明显临床症状而多由于其他原因在进行X线检查时偶然被发现。双髁突畸形由髁突外伤骨折引起者，可能会有不同程度的关节疼痛、杂音及开口障碍等。

【CT表现】

CBCT或螺旋CT关节矢状位、冠状位及曲面重组图像均可显示髁突发育异常情况。因CBCT辐射剂量较低，临床一般多采用CBCT检查（图12-2-1）。髁突发育不良可见患侧髁突扁平、短小，髁颈变短，有的患者可表现为髁突细小。但髁突密质骨一般均光滑、完整，髓质骨纹理清晰（图12-2-2）。在下颌骨侧位重组图像上，可见升支短小，下颌角前切迹较深，乙状切迹较浅，冠突相对较长。在螺旋CT及CBCT大视野冠状位及曲面重组图像上，可见下颌中线向患侧偏移。双侧髁突均发育不良者，在螺旋CT三维立体图像上可见明显的小下颌畸形、颏后缩及前牙开殆等。髁突发育过度可见髁突总体变大、变长，但一般均基本保持髁突的正常形态（图12-2-3）。有的患者，患侧髁突顶部可较对侧髁突相对扁平，但骨纹理正常，无新生物征象。在下颌骨侧位重组图像上可见下颌骨升支及体部变长，常伴有下颌骨体部增厚等。螺旋CT三维重组图像上，单侧髁突发育过度可见下颌明显偏向健侧，双侧髁突发育过度者，可见下颌前凸及反殆畸形等。双髁突畸形CT表现可为两个几乎完全分离的髁突（图12-2-4），形态可与正常髁突类

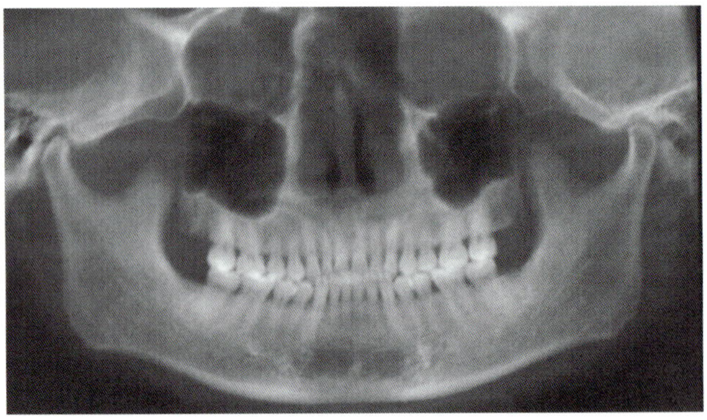

图12-2-1　CBCT曲面体层重组图像可清楚显示双侧髁突及上、下颌骨情况

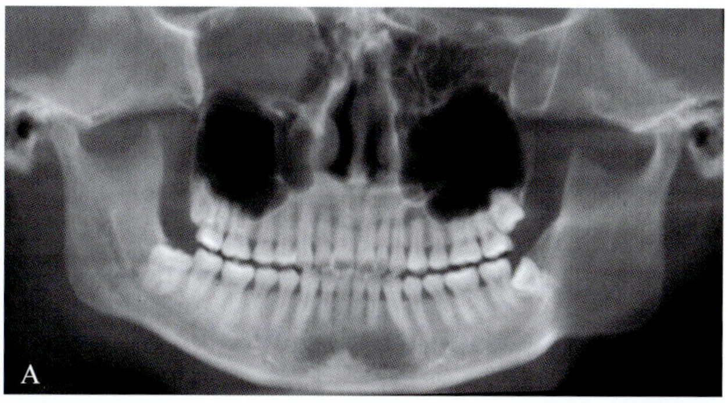

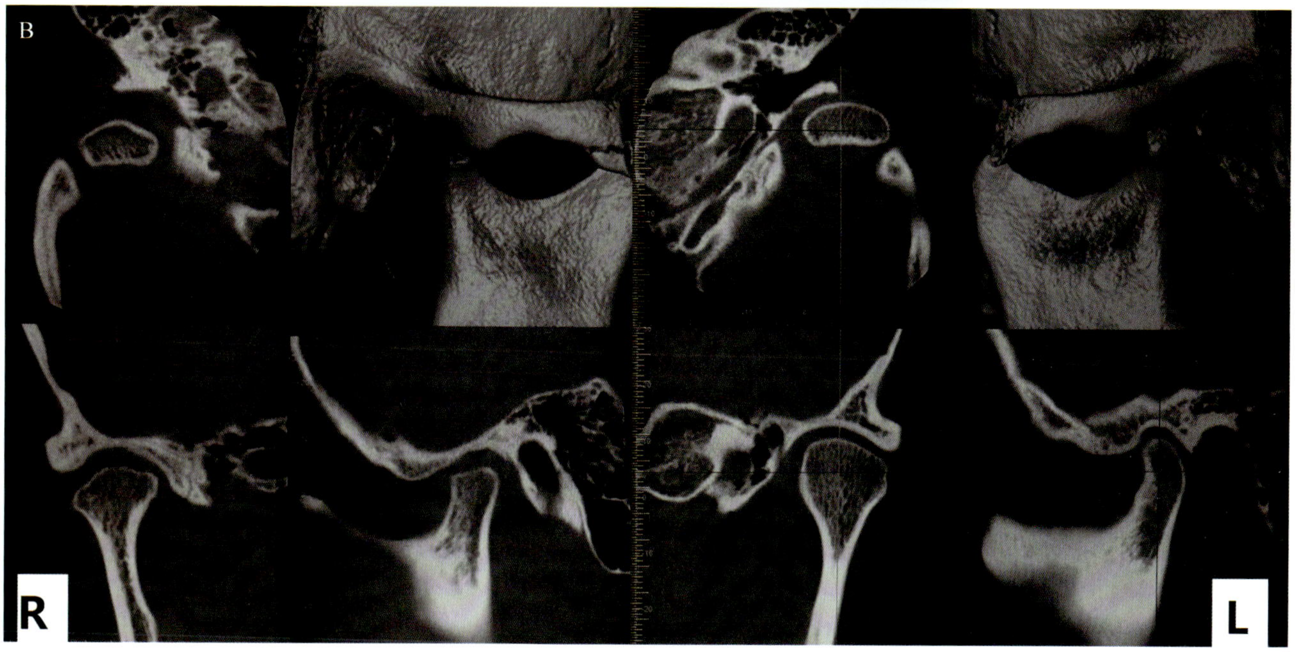

图 12-2-2　髁突发育不良

A：大视野 CBCT 扫描曲面体层重组片示右侧髁突较对侧短小，右侧下颌骨体小于对侧，下颌骨右侧偏斜；**B**：关节小视野 CBCT 扫描图像示右侧髁突较对侧短小，但髁突密质骨板完整、光滑

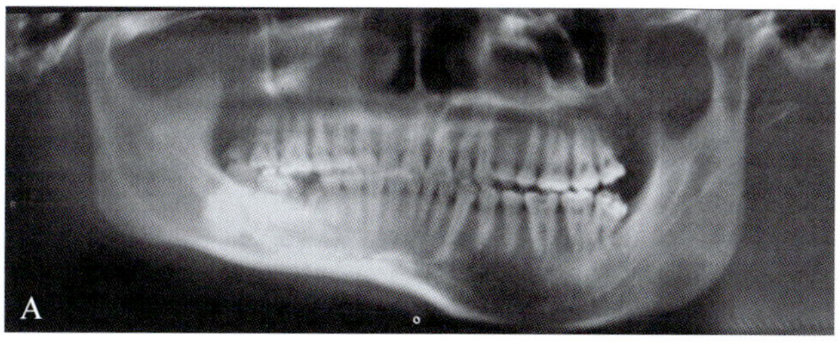

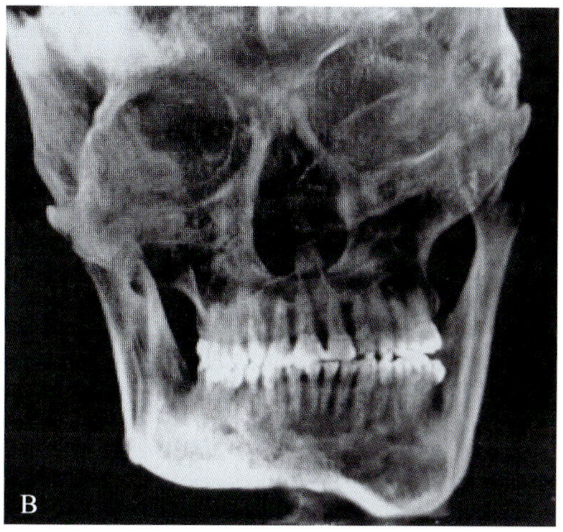

图 12-2-3　髁突发育过度

A：CBCT 曲面体层重组图像示左侧髁突肥大伴同侧下颌骨肥大，下颌偏斜畸形；**B**：CBCT 三维图像示左髁突肥大伴同侧下颌骨肥大及偏斜畸形

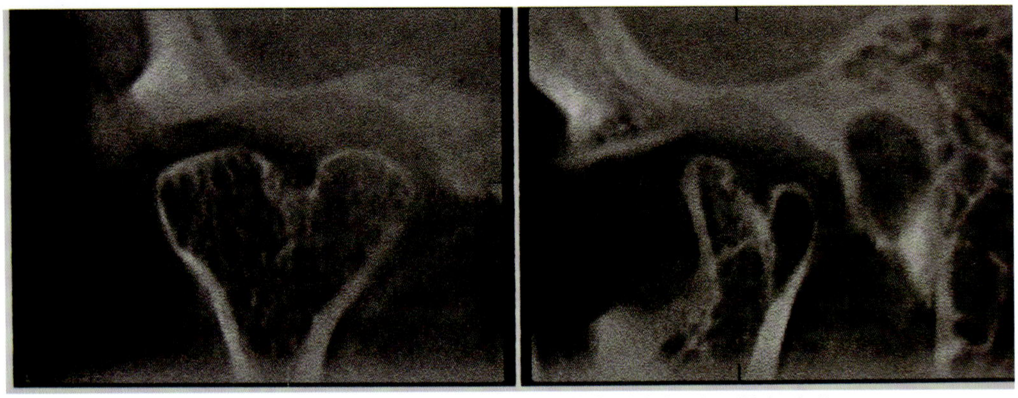

图 12-2-4 CBCT 冠状位（左）及矢状位（右）示双髁突畸形

似，也可有不同程度的改变，可能与其发生原因有关。也可为髁突顶部中间存在不同深度的凹陷畸形或裂隙。髁突畸形常同时伴有关节窝相应的适应性形态变化。

【比较影像学】

曲面体层片为髁突发育不良和发育过度最为常用和简便、易行的 X 线检查方法，其不仅可以显示髁突的发育情况，而且可以同时显示双侧下颌骨的发育异常和不对称的情况。对于双髁突畸形，则可能显示得不够满意，而螺旋 CT 或 CBCT 则可清楚显示。MRI 除可显示双髁突畸形外，尚可显示关节盘的影像。对于胚胎发育异常所致的双髁突畸形，往往可以见到部分关节盘下垂于髁突的凹陷内。对于外伤所致的双髁突畸形，则可能会伴有不同情况的关节盘移位。

【病理学表现】

髁突发育不良肉眼观髁突体积多小于正常髁突，发育性双髁突畸形亦多仅为形态学上的异常表现，而组织病理学上表现往往大致正常。髁突发育过度肉眼可见髁突体积增大，但其外形与正常髁突基本一致。在髁突增生的活跃期，镜下可见髁突软骨明显增生、变厚，表面纤维层变宽，增殖带增生、活跃，下方有钙化及新骨形成（图 12-2-5）。生长停止后，组织学形态与正常髁突相同。

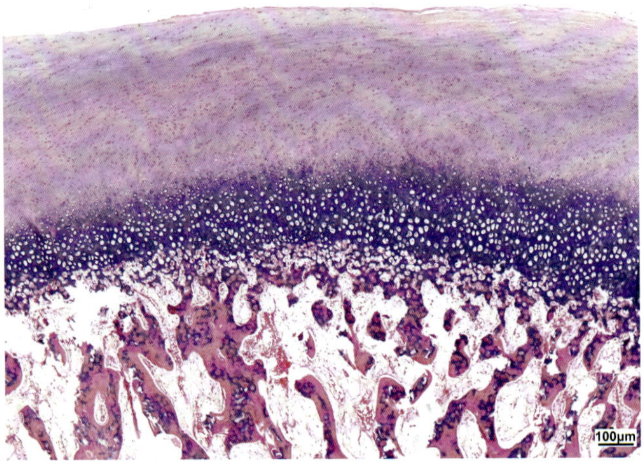

图 12-2-5 髁突发育过度

光镜观察可见增生活跃期的髁突软骨明显变厚，纤维层增宽，增殖带活跃，下方见软骨内成骨（HE×100）

【鉴别诊断】

依据影像学表现，髁突发育异常的诊断并不困难。髁突发育不良应注意与骨关节病的髁突磨平变短进行鉴别。后者常同时伴有其他的退行性改变表现，如髁突的硬化、破坏及关节窝浅平、宽大等，对于鉴别有参考价值。髁突发育不良者较易发生继发性骨关节病，但髁突发育不良者常伴有同侧下颌骨的发育不良表现，对于鉴别可能有一定帮助。此外，髁突发育不良尚需注意与髁突溶解症进行鉴别诊断，后者是一种不明原因的髁突骨质吸收、溶解，往往呈进行性加重表现，其中严重者髁突可以完全消失。单侧髁突发育过度或髁突良性肥大有时应注意与髁突骨瘤或骨软骨瘤进行鉴别，后两者均为髁突的骨性或骨软骨性不同形态的新生物，而髁突良性肥大则基本上保留了髁突的正常形态，且一般伴有同侧下颌骨肥大，这对鉴别诊断有重要意义。

第三节　颞下颌关节化脓性关节炎

【概述】

颞下颌关节化脓性关节炎（suppurative arthritis of temporomandibular joint）可由关节邻近部位化脓性感染直接扩散引起，也可因败血症血源性播散而致。但有些患者发病时缺乏明确的感染来源证据，而且临床症状相对较轻，易于被漏诊。化脓性关节炎一般起病较快，常见关节区红肿、明显触压痛、开口受限、患侧咬合无力甚至开聆，患者常伴有发热、无力等全身症状及白细胞计数增高等。关节穿刺多可抽吸出脓性渗液。化脓性关节炎分为浆液性渗出期、浆液纤维蛋白性渗出期及脓性渗出期，可发生于任何年龄。早期正确的治疗可望疾病痊愈，而延误治疗可致关节结构的严重破坏，关节功能不同程度的丧失，乃至最终发生关节纤维性或骨性强直[1, 3]。

【CT 表现】

在化脓性关节炎早期，关节骨性结构可无明显异常征象。在关节腔内有渗液积聚时，CT 矢状位及冠状位片均可显示关节间隙增宽（图 12-3-1A），增宽程度取决于腔内渗液量的多少。在关节腔内渗液很少时，关节间隙可无明显增宽，但若与对侧比较，可能仍会发现些许改变。若疾病未能得到及时、正确的治疗，会导致关节骨性结构不同程度的破坏（图 12-3-1B）。破坏较轻者，可见髁突密质骨板模糊不清、表面粗糙。破坏严重者，可见髁突、关节窝乃至关节结节的广泛破坏。晚期则可导致关节的纤维性强直或骨性强直。关节强直的 CT 表现见本章第十节。关节骨质破坏相对较轻、病程较长者，可发生关节骨质的退行性改变征象，如髁突硬化、骨赘、磨平、变短等。

【比较影像学】

对于关节腔内积液致关节间隙增宽改变，许勒位为最常应用、最便捷的检查方法，结合临床可以作出比较准确的诊断，此时无需进行 CT 检查。MRI T2WI 对于关节腔内渗液的诊断具有重要价值，可以直接、清楚地显示渗液的高信号影像。对于关节骨质破坏，髁突经咽侧位、曲面体层片及 CT 均具有诊断价值，但 CT 检查可以观察得更为清楚和全面。CBCT 既可获得关节骨结构高分辨率的图像，又具有辐射剂量相对较低的优点，为拟单纯对于关节骨质改变进行观察时的首选检查方法。但若化脓性关节炎是由其周围邻近组织结构的化脓性感染扩散而来，则螺旋 CT 检查为首选检查方法，其既可显示关节自身的改变，又可同时显示相关结构的病变及颌面间隙感染的情况，对于临床诊断和治疗均有重要意义。

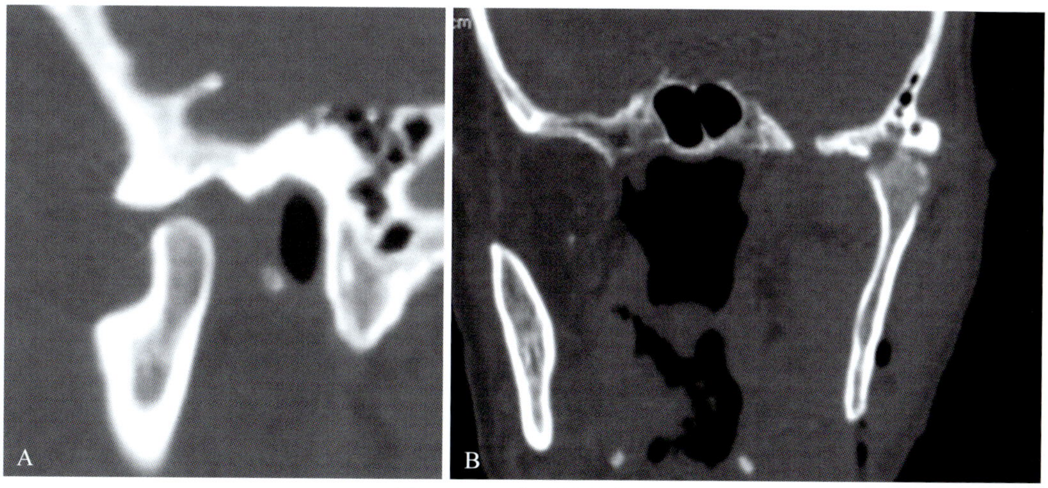

图 12-3-1　化脓性关节炎

A：螺旋 CT 矢状位重组片示关节间隙增宽，髁突向前下移位；**B**：螺旋 CT 冠状位重组片示左髁突广泛骨质破坏伴关节窝骨质破坏

【病理学表现】

化脓性关节炎通常是葡萄球菌和链球菌感染，急性期主要表现为滑膜炎，滑膜结缔组织内血管扩张、充血，大量中性粒细胞浸润，组织水肿、坏死，滑膜细胞脱落。关节腔内初期为浆液性纤维素样渗出物，以后为脓性渗出物。慢性炎症期形成大量肉芽组织，关节软骨和关节盘破坏，髁突的骨组织发生骨髓炎，死骨形成，髁突变形。肉芽组织逐渐转化为致密的瘢痕组织，还可发生营养不良性钙化和骨化，代替了正常的关节组织，可导致纤维性强直和骨性强直。

【鉴别诊断】

在影像学上，较常需要注意与关节的占位性病变以及类风湿关节炎等风湿类疾病所引起的关节渗液及关节骨质破坏相鉴别。此时，密切结合临床情况将十分有利于鉴别诊断。有关颞下颌关节占位性病变及相关风湿类疾病的影像学表现见本章第五、六、十一、十二节的相关描述。

第四节　颞下颌关节结核

【概述】

颞下颌关节结核（tuberculosis of temporomandibular joint）十分少见，仅有少数病例报道，大多数患者为女性。临床表现无特征性，主要表现为耳前、关节区肿胀、疼痛，可伴有开口受限、开口偏斜以及低热等，与其他伴有疼痛的颞下颌关节疾病常难以鉴别。有的病例可形成耳前瘘管。患者可有或无肺结核，可为独自发生，也可继发于结核性中耳炎。严重的颞下颌关节结核亦可累及中耳及邻近组织。因颞下颌关节结核为罕见疾病，故在颞下颌关节疾病的鉴别诊断中常易被忽略而漏诊。对于来自结核病高发区且伴有关节区肿胀的患者，在诊治中应予注意。

【CT 表现】

CT 检查可见髁突膨胀并伴有髁突及关节窝骨质的明显破坏，严重者髁突溶骨性破坏可形成较大的空洞（图 12-4-1A）。增强 CT 检查可见髁突空洞性骨破坏病灶内无增强表现。髁突密质骨可因破坏而失去连续性，一般无骨质增生改变。可伴有同侧翼外肌肿胀（图 12-4-1B）。若关节结核病变累及中耳及外耳道等部位，则可见相应受累部位骨质破坏及软组织肿胀等改变[1, 5-6]。

【比较影像学】

髁突经咽侧位及曲面体层等普通 X 线检查方法与 CT 检查均可以显示结核病变骨破坏（图 12-

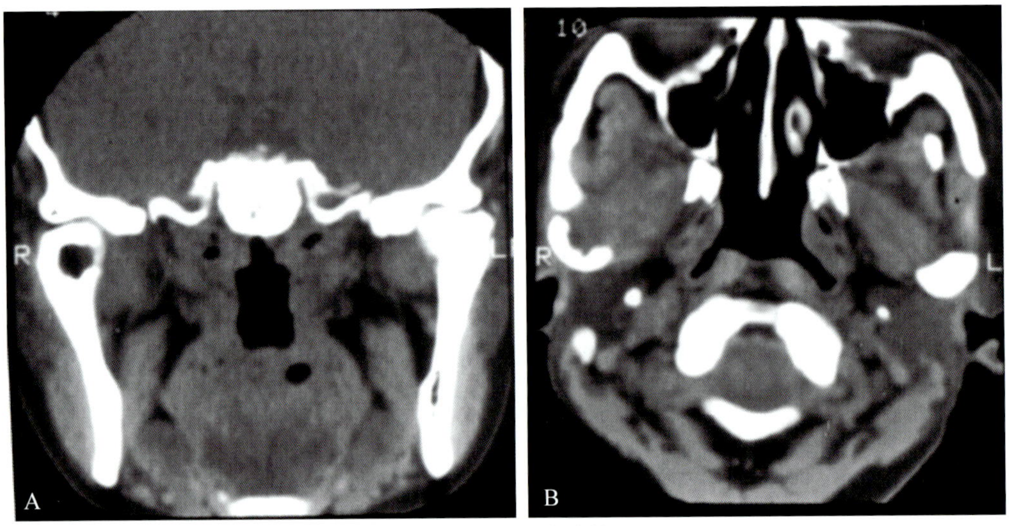

图 12-4-1　髁突结核

A. 螺旋 CT 冠状位片示右髁突破坏呈空洞样；B. 螺旋 CT 横断面片示右侧髁突破坏伴同侧翼外肌肿胀

4-2），但螺旋CT不仅可以显示关节骨质病变，而且可以同时显示关节周围软组织的改变，如翼外肌肿胀等。此外，螺旋CT尚可进行增强扫描检查，对于诊断有所帮助。CT显示关节骨质改变较普通X线检查要清楚和全面，特别是CBCT对于患者的辐射剂量较螺旋CT相对较低，为关节骨质改变早期检查的重要方法。MRI检查可以显示髁突膨胀、髁突及关节窝骨质破坏，以及病变和病变周围组织的改变，但亦无特异性诊断指征。

【病理学表现】

颞下颌关节结核可由邻近组织的结核病灶扩散而来，从髁突、关节窝及关节结节的骨组织或关节囊的软组织开始，随后累及关节软骨和滑膜。也可见血行播散，先发生滑膜结核，再进一步累及关节软骨和骨，最终均可发生全关节结核，即骨、关节软骨及滑膜均受累破坏。髁突发生结核后，骨髓腔内形成结核性肉芽组织，由上皮样巨噬细胞、朗汉斯巨细胞以及淋巴细胞、浆细胞等聚集，形成所谓的结核结节。结节中心可见干酪样坏死，周围为增生的纤维组织，而骨新生少见。骨结核常造成大量骨组织坏死。滑膜感染结核后，充血、水肿明显，形成大量炎性渗出物，可见典型的结核结节，但干酪样坏死不常见。以后滑膜病变区纤维化，肥厚质硬，表面粗糙。骨和滑膜结核如未能控制，均可波及关节软骨，使关节软骨破坏或剥脱，缺损处被纤维组织修复，失去原有的光滑面。骨与关节结核进展缓慢，结核性肉芽组织逐渐变为纤维组织，有的发生骨化，关节可发生强直。

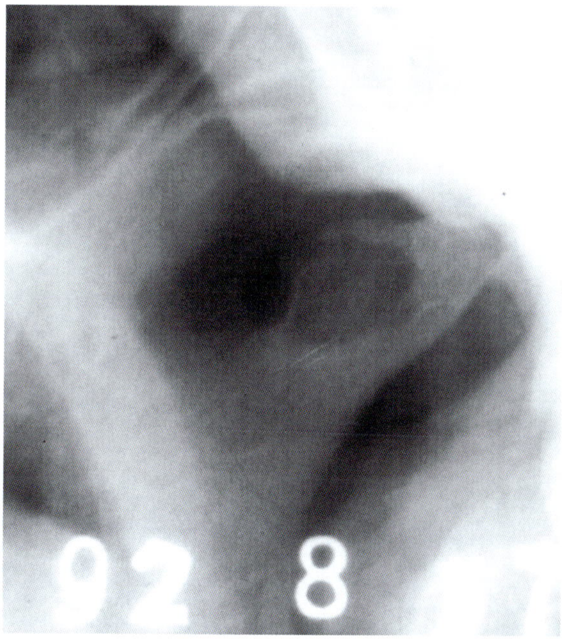

图 12-4-2　髁突结核

经咽侧位片示髁突前方严重骨质破坏

【鉴别诊断】

由于颞下颌关节结核在临床表现上无特异性体征，故较易与颞下颌关节紊乱病等混淆。在行常规普通X线检查后，一旦发现关节骨质的明显破坏，在进行鉴别诊断中就要考虑到关节结核的可能性。需注意与关节的恶性肿瘤进行鉴别，但仅依据影像学表现往往比较困难，需密切结合临床情况。髁突的膨胀性改变及空洞样破坏，以及增强CT检查显示病变无增强改变和患者有结核病史或来自结核高发区等可能对鉴别诊断有一定参考意义。

第五节　类风湿性关节炎累及颞下颌关节

【概述】

类风湿性关节炎（rheumatoid arthritis）是以关节组织慢性炎症性病变为主要表现的全身性疾病，病因尚未完全明确，一般认为是由多种因素诱发机体的自身免疫反应所致[7]。类风湿性关节炎常对称性地累及全身多个关节，有作者报道类风湿患者中4.7%～84%（平均约50%）可累及颞下颌关节，临床上可出现颞下颌关节疼痛、开口受限、咀嚼肌疼痛及僵硬等。在关节内有渗液时，会发生咬合关系紊乱及关节区肿胀。颞下颌关节临床症状的严重程度常与全身关节症状一致。此外，由于关节骨质破坏、髁突变短小，部分患者可能出现前牙开骀及颏后缩等。疾病晚期可以发生关节继发性退行性改变。疾病未得到控制、关节病变严重者可以发生纤维性关节强直或骨性关节强直[1, 3]。

【CT表现】

CBCT或MSCT表现与关节受累严重程度、病程及病期等密切相关。在疾病早期两者均可无明显异常表现，在有关节腔内渗液时，关节间隙可有不同程度的增宽。病变进展累及骨质时，可见髁突骨质疏松、骨量减少，髁突及关节结节、关节窝不同程度的破坏，严重者髁突和关节结节可以全部被破坏，很少有成骨改变（图12-5-1）。但病程较长、疾病比较稳定的患者，可以发生继发性退行性改变，此时可表现为关节骨质破坏与骨质硬化、增生、骨赘及关节窝浅平硬化等退行性改变同时存在的征象。部分病情未得到控制、关节病变严重者最终可致关节纤维性强直或骨性强直，其CT表现参见本章第十节。

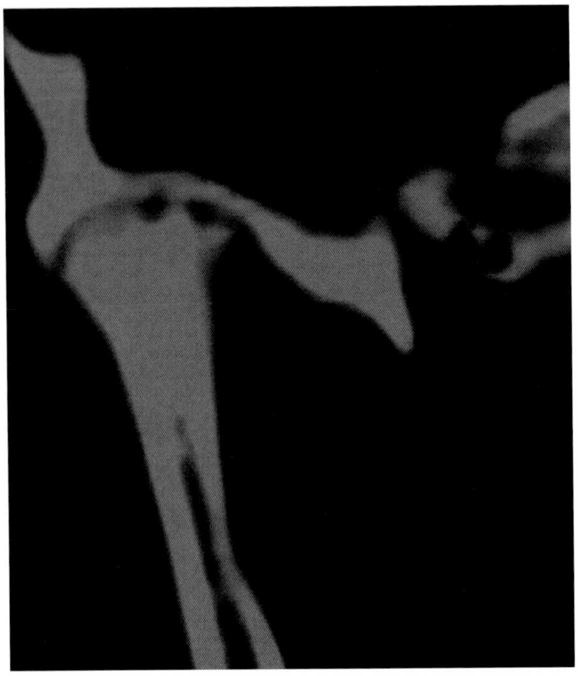

图12-5-1　类风湿性关节炎累及颞下颌关节

螺旋CT冠状位片示右侧髁突及关节窝骨质破坏

【比较影像学】

曲面体层等普通X线检查与CT检查均可显示关节骨质改变情况，如骨质破坏和较晚期可能发生的骨质硬化、增生等退行性改变，以及关节可能发生的纤维性强直或骨性强直病变等。但CT所显示的病变较普通X线检查要清楚和全面得多，特别是在检查较早期的关节骨性粘连时，普通X线检查往往不能显示或显示得很不确切，而CT检查则可清楚显示骨性粘连的部位和程度。在患者有关节积液时，许勒位片、关节侧位体层片和CT均可显示关节间隙增宽改变，可提示关节积液的存在，但均为间接影像学征象。而MRI检查则具有明显优势，可直接显示关节腔内积液，在T2WI上可见积液呈明确的高信号表现。此外，MRI检查对于髁突髓质骨病变的检查亦具有重要价值，在存在炎性水肿时，T2WI上髓质呈信号增高表现，在髓质存在硬化时，T1WI及T2WI均呈信号减低表现。同时，MRI检查尚可显示关节盘的位置和形态，亦为普通X线检查和CT检查所无法达到的。

【病理学表现】

类风湿性关节炎为慢性自身免疫性疾病，主要表现为滑膜渗出性炎症，并较早出现纤维化，最终导致关节软骨破坏。镜下见滑膜呈乳头状增生，表面有中性粒细胞及纤维素渗出，滑膜细胞增生、肥大。滑膜结缔组织内有密集的淋巴细胞、浆细胞和巨噬细胞浸润，一般呈灶性浸润，多围绕小血管，可见淋巴滤泡形成。淋巴滤泡常位于增生的乳头顶端，使其末端膨大。组织内还可见血管充血，组织水肿，成纤维细胞增生。滑膜的病变累及关节软骨，使软骨表面也覆盖纤维素性炎症渗出物，并逐渐机化，被富于血管的炎性肉芽组织所取代，称为关节翳（pannus）。其覆盖整个关节表面，使软骨细胞不能从滑液中获取营养而坏死，还释放基质金属蛋白酶溶解软骨基质。软骨细胞周围基质溶解后，软骨陷窝异常扩大，是类风湿性关节炎的典型表现。关节软骨被肉芽组织取代后，下方骨组织也呈慢性炎症表现，破骨细胞增多，关节骨质破坏，常有骨质疏松表现。病情得到控制、比较稳定的患者可发生继发性退行性改变，如骨赘及假囊肿形成等。关节盘、关节囊和关节周围的支持组织也常被侵蚀破坏，在关节表面与关节盘间发生纤维粘连，有时纤维组织骨化而发生骨性强直。

【鉴别诊断】

在影像学上，较常需与类风湿性关节炎累及颞下颌关节进行鉴别的是颞下颌关节紊乱病的关节腔内渗液、严重的骨关节病以及恶性肿瘤等某些可以造成关节骨质破坏的疾病。一般而言，颞下颌关节紊乱病滑膜炎导致的关节腔内渗液量较类风湿性关节炎要少，且常伴有颞下颌关节紊乱病的其他症状。但有的类风湿性关节炎患者渗液量亦可较少，此时应密切结合临床及相关生化检查。严重的骨关节病患者可以有重度骨质破坏，但其无类风湿病史，且多同时具有关节骨质硬化甚至有骨赘形成等退行性改变，不同于类风湿性关节炎很少有成骨表现。仅依据影像学表现对类风湿性关节炎晚期继发的骨关节病与原发的骨关节病及因其他疾病导致的继发性骨关节病常难以鉴别。当关节骨质有比较严重破坏时，还应注意与颞下颌关节的恶性肿瘤鉴别。恶性肿瘤骨质破坏多更为严重和广泛，常可累及下颌升支及邻近组织，并具有相关肿瘤的其他相应影像学表现。此外，有的患者尚需与银屑病性关节炎、强直性脊柱炎累及颞下颌关节时发生的关节骨质破坏等病变相鉴别，但仅凭影像学表现进行鉴别诊断往往很困难，需结合临床病史及相关检查。

第六节　强直性脊柱炎累及颞下颌关节

【概述】

强直性脊柱炎（ankylosing spondylitis）是一种原因尚未明确、以侵犯躯干关节为主的慢性、多发性关节炎，属风湿性疾病范畴。大多数患者自骶髂关节发病，并可从下而上逐渐累及整个脊柱，发生强直。髋、膝、踝等关节亦可受累，四肢小关节较少受侵犯，累及颞下颌关节或自颞下颌关节开始发病者少见。颞下颌关节受累时，可出现关节区疼痛、开口受限，伴或不伴关节局部轻度肿胀及关节内摩擦音等，临床上可与常见的颞下颌关节紊乱病混淆。病程较长但病情得以较好控制的病例，可以发生继发性退行性关节病改变。关节骨质破坏严重的病例，最终可导致关节纤维性及骨性强直[1, 3, 5]。

【CT 表现】

主要 CT 表现为关节骨质不同程度的破坏。破坏程度较轻时，可仅表现为髁突骨面模糊不清及边缘呈蚕食状的局限性破坏。随着病变发展，则可见关节骨质严重的破坏（图 12-6-1），可累及关节窝及关节结节，髁突破坏不规则，可呈锯齿状。病程较长的部分病例可见严重的关节退行性改变（图 12-6-2），如髁突破坏伴硬化、磨平变短、骨赘等。破坏病变严重者，则可导致关节纤维性强直甚至骨性强直。此外，尚可见患者冠突变长。

【比较影像学】

髁突经咽侧位、曲面体层等普通 X 线检查亦均可显示关节的骨质破坏改变、退行性改变及关节强直等征象，但均不如 CT 清楚和全面。MRI 检查除可显示关节骨性结构的病变外，尚可显示关节盘的位置及病变，为其优点。但一般而言，对于关节骨病变的观察，仍以 CT 为主要检查方法，特别是 CBCT。

【病理学表现】

病理学表现与类风湿性关节炎相似，主要为

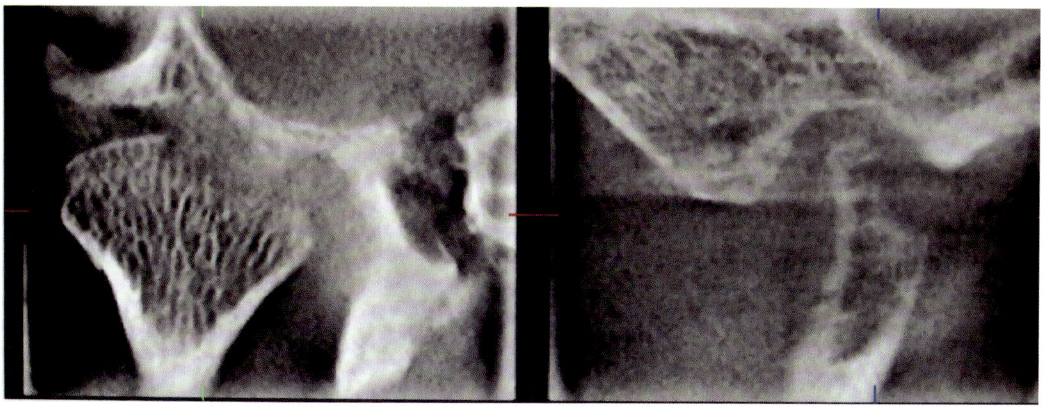

图 12-6-1　强直性脊柱炎累及颞下颌关节

CBCT 冠状位（左）示髁突内侧骨质破坏，CBCT 矢状位（右）示髁突后侧骨质破坏

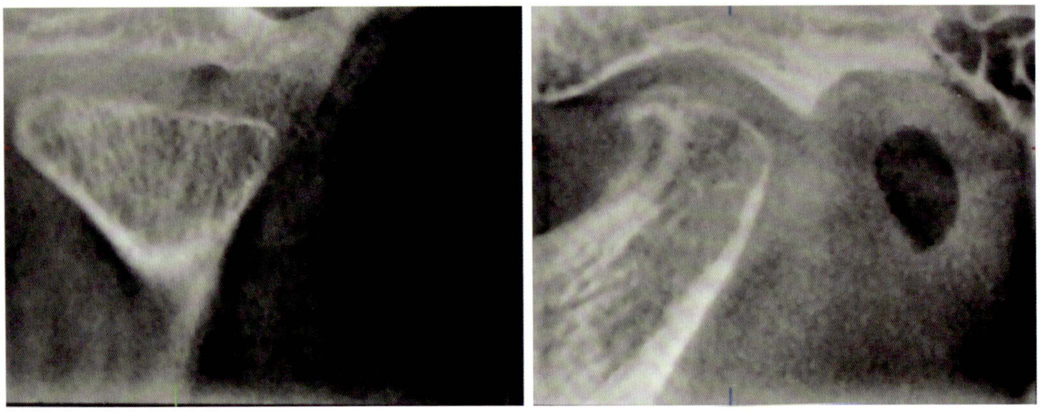

图 12-6-2 强直性脊柱炎累及颞下颌关节

病情得以控制的病程迁延患者，CBCT 片示退行性改变（左为冠状位片示髁突磨平变短，右为矢状位片示髁突前方骨赘形成）

滑膜非特异性炎症性增生，但程度比类风湿性关节炎轻。镜下见淋巴细胞、浆细胞及巨噬细胞浸润，形成淋巴滤泡，组织水肿，表面滑膜细胞增生，有纤维素渗出。富含血管的肉芽组织可在关节表面形成关节翳，也较类风湿性关节炎轻。关节软骨和下方的骨组织被破坏，被增生的纤维组织取代，并常发生软骨化生及骨化，导致关节骨性强直。

【鉴别诊断】

强直性脊柱炎累及颞下颌关节主要应与其他风湿类疾病累及颞下颌关节及骨关节病和恶性肿瘤鉴别。在口腔医学临床中，相对较为常见的可以累及颞下颌关节的风湿类疾病为类风湿性关节炎与银屑病性关节炎。仅凭颞下颌关节的 X 线表现，对于这三种疾病很难进行鉴别，而必须结合临床及相关血液生化指标检查和病史。脊柱和骶髂关节受累有助于提示强直性脊柱炎的诊断。对称性地累及双侧多个关节、特别是指趾关节的影像学征象有助于提示类风湿性关节炎的诊断。而关节炎型银屑病史则有助于提示可能为其累及颞下颌关节。以上三种疾病均可导致关节强直，仅依据影像学表现难以区分其来源。强直性脊柱炎累及颞下颌关节发生骨质破坏与比较严重的骨关节病骨质破坏也常存在 X 线检查鉴别上的困难，但骨关节病常可伴有髁突硬化、骨赘、关节间隙狭窄等退行性改变，对鉴别诊断有所帮助。发生于关节的恶性肿瘤，CT 及 MRI 检查可见有肿块及其他相关表现。关节肿瘤的具体影像学表现见本章第十二节相关描述。

第七节　颞下颌关节创伤性关节炎

【概述】

创伤性关节炎（traumatic arthritis）是指由关节区遭受直接暴力或颏部、下颌角等下颌骨部位遭受暴力打击及头颈部鞭伤等导致的关节间接创伤所引发的关节损伤性疾病，分为急性和慢性两种。急性创伤性关节炎创伤较轻者，可仅有关节区疼痛、不同程度开口受限、伴或不伴耳前区的肿胀等。重度创伤则往往伴有髁突及（或）下颌骨其他部位的骨折，可有关节区比较明显的肿胀、局部压痛、髁突动度明显减低、开口重度受限或不能闭口以及咬合紊乱等。治疗不当时，部分病例可以发生关节内纤维性粘连，甚至关节骨性强直，特别是伴有关节囊内骨折的患者，发生概率相对较高。部分急性创伤性关节炎可能会衍化为慢性创伤性关节炎，并可发展为继发性骨关节病，而表现为关节区钝痛或隐痛、咀嚼肌酸胀不适、关节内摩擦音以及不同程度的开口受限等[1, 3, 5]。

【CT 表现】

急性创伤性关节炎的 CT 表现因创伤程度及受累关节受损程度的不同而不同。创伤很轻时，关节CT检查可无异常改变。在造成创伤性滑膜炎发生关节内渗液或创伤致关节内积血时，关节CT矢状位及冠状位片均可见受累关节间隙增宽。在创伤较重时，常可见髁突骨折，如髁颈部骨折、髁突矢状骨折等（图12-7-1）。骨折断端常伴有移位，但也可无明显移位，而仅表现为线状骨折线。有的患者髁突顶端发生骨折，可见小的骨折碎片与髁顶部分离，甚至可以游离进入关节腔。慢性创伤性关节炎常可见骨折错位愈合及退行性改变。部分病例可发生关节强直，具体CT表现详见本章第十节。

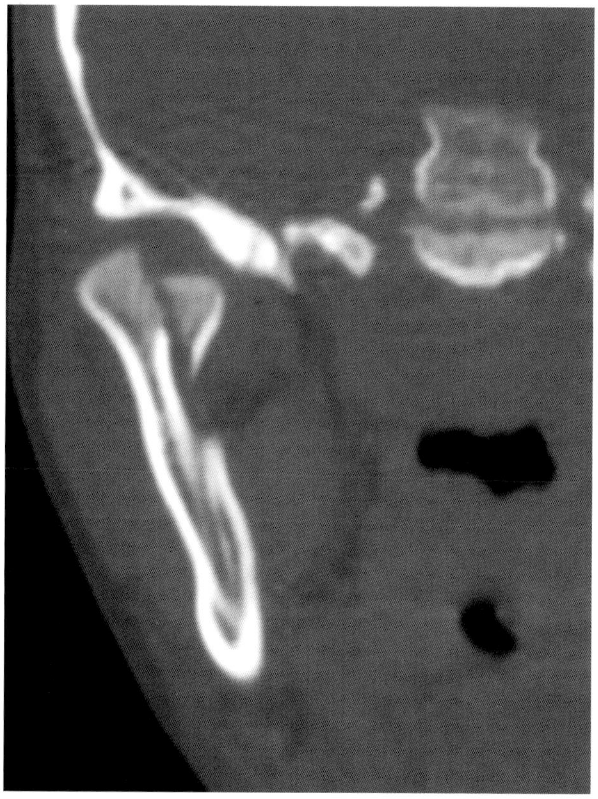

图12-7-1 髁突矢状骨折
螺旋CT冠状位片示右髁突矢状骨折

【比较影像学】

在关节腔内存有渗液或积血时，许勒位、关节体层片及CT均可显示关节间隙增宽改变。MRI T2WI则可清楚显示关节渗液及关节腔内早期出血的高信号改变，对于关节腔内积液的诊断具有明显优势。此外，在髁突骨折移位时，关节盘常伴随髁突断端一并发生移位。MRI检查可同时显示关节盘的位置和形态以及关节囊和关节盘双板区的变化，对于手术治疗设计有指导意义，亦为普通X

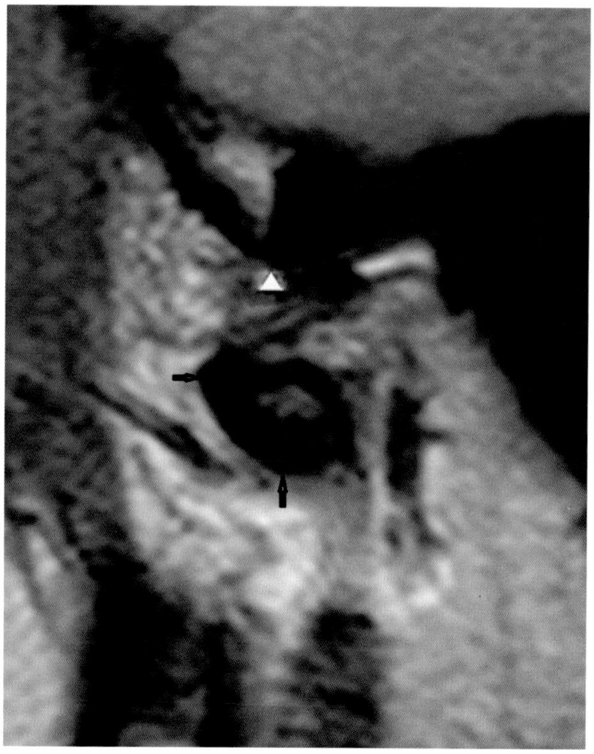

图12-7-2 慢性创伤性关节炎
MRI示髁突断端向前下方脱出关节窝（如↑所示），同时可见关节盘移位至关节结节下方（如△所示）

线检查及CT检查所不及（图12-7-2）。对于关节骨折的观察，曲面体层（图12-7-3）、髁突经咽侧位等普通X线检查与CT均可清楚显示，但对于比较严重的创伤建议应用CT检查，以便同时发现颌面部其他部位的骨折，以避免漏诊。

【病理学表现】

急性创伤可造成关节韧带和关节囊撕裂、关节软骨与骨质分离、关节盘撕裂或移位、髁突骨折、关节囊内血肿形成等。镜下可见滑膜及关节囊等软组织炎症，组织出血、水肿，渗出增加，关节软骨和关节盘损伤变性，关节面不平整。创伤愈合期或慢性创伤的情况下，软组织可形成纤维瘢痕

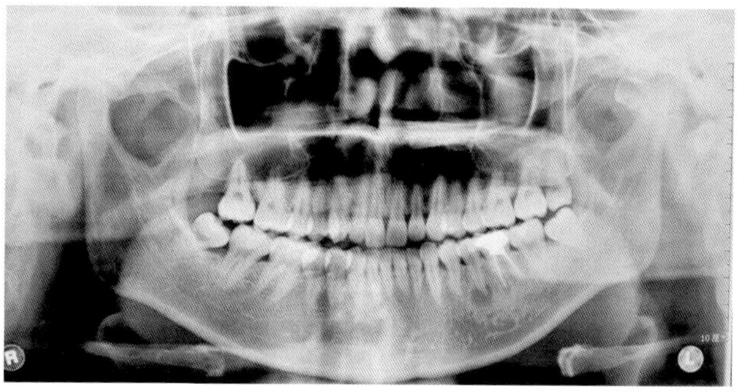

图12-7-3 颞下颌关节创伤 曲面体层片示左髁突骨折

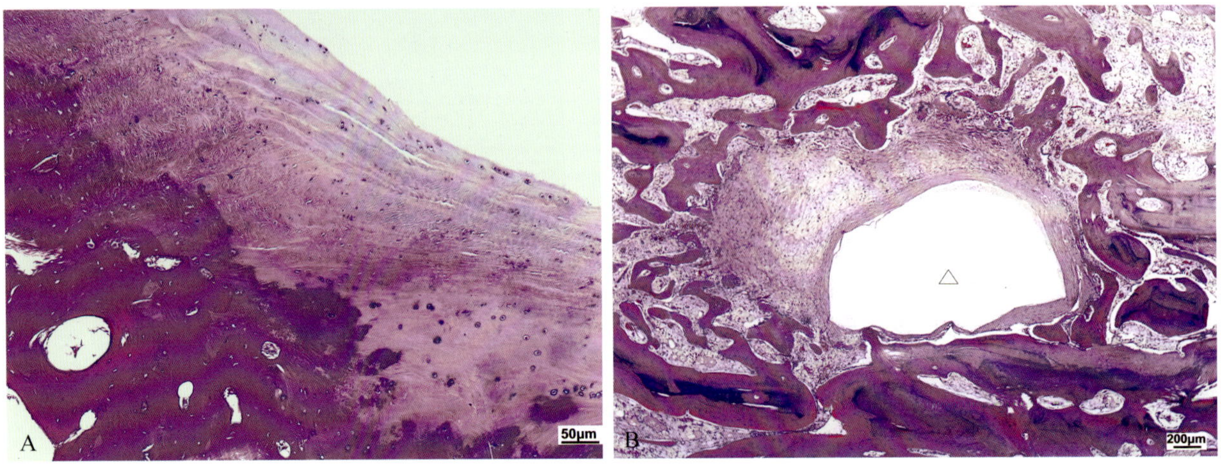

图 12-7-4 慢性创伤性关节炎

A：光镜观察见髁突关节面退行性变（HE×200）；B：光镜观察见髁突骨组织变性，骨髓组织慢性炎症，并可见纤维化及水肿，部分骨小梁吸收，形成假性囊肿（如△所示）（HE×40）

组织，关节面因遭受异常的磨损和破坏，可继发软骨增生、骨化等退行性改变，关节边缘可有骨赘形成，软骨下骨质可发生囊性变（图 12-7-4）。

【鉴别诊断】

结合临床信息，对创伤性关节炎的诊断一般没有困难。在影像学诊断上，创伤性关节炎关节间隙增宽应与可以发生关节内积液的疾病（如风湿类疾病累及颞下颌关节）、化脓性关节炎等所致关节间隙增宽以及关节内的占位性病变所致关节间隙增宽相鉴别。在创伤性关节炎发生继发性骨关节病或最终发生关节强直时，仅凭影像学表现往往难以区分其原发疾病。此时，仔细询问病史对于发现其原发疾病是十分重要的。对于有的慢性创伤性关节炎继发骨关节病患者，可通过 CT 或其他 X 线检查发现关节骨性结构陈旧性骨折畸形愈合、改建征象，或可见有残存的游离骨片，对于鉴别诊断可能有一定帮助。

第八节　髁突特发性吸收

【概述】

髁突特发性吸收（idiopathic condylar resorption）是一种病因尚未明确的髁突骨质吸收性疾病，又称髁突溶解症（lysis of condyle）、不明原因的髁突吸收（idiopathic condylysis）及进行性髁突吸收（progressive condylar resorption）等，多发生于青春期女性，20 岁之后发病的患者罕见，有作者报道女性与男性发病比例约为 9∶1。可仅发生于单侧髁突，但多累及双侧髁突。发病可能与性激素状况、髁突缺血性坏死、颌骨创伤、副功能以及关节负荷过重等因素有关。在髁突骨质改变之前，常有关节囊松弛、不可复性关节盘移位等关节软组织改变[8-11]。临床表现可有关节痛、肌筋膜痛、关节内杂音或摩擦音、开口受限等关节紊乱症状，但一般均较轻微，亦常可无明显临床症状。因髁突吸收变短，可致不同程度的继发性开殆及受累侧下颌升支短于对侧，引起双侧下颌骨不对称。如双侧髁突均受累，则可出现下颌后缩畸形。

【CT 表现】

CT 检查可对髁突体积的大小、形态及骨质与骨量的变化进行观察。在髁突骨质破坏活动期，可见髁突骨质凹陷破坏吸收，可累及髓质骨。随着髁突骨质破坏进行性加重，髁突高度逐渐减低，体积变小，骨量减少。严重者，髁突骨质可以完全吸收，甚至髁突完全丧失，但这种患者临床上极为罕见（图 12-8-1）。多数患者可逐渐进入稳定修复期，重新形成髁突骨皮质，但髁突变得扁平、短小。患侧下颌骨升支、下颌骨体部的发育常受累，而较对

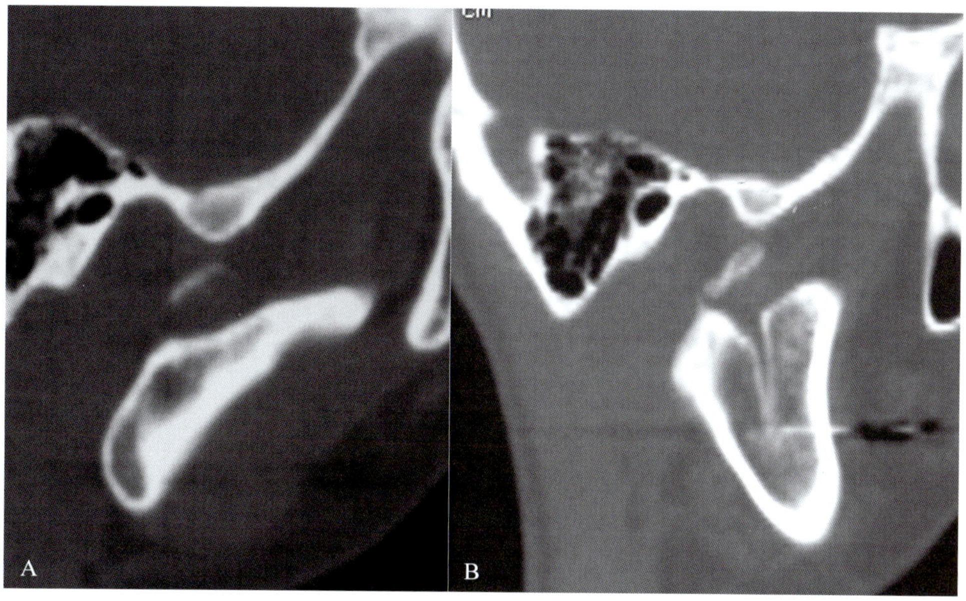

图 12-8-1 髁突特发性吸收
螺旋 CT 矢状位片（**A**、**B**）示双髁突骨质重度吸收，但仍可见髁突残留骨质

侧短小。

【比较影像学】

曲面体层（图 12-8-2）及髁突经咽侧位等普通X线检查亦均可比较清楚地显示髁突的破坏吸收改变，但对早期病变的显示以 CBCT 为最佳。CBCT 及 MSCT 均可对髁突体积的大小、形态及骨质与骨量的变化进行观察。但一般而言，CBCT 显示得更为清晰，且对患者辐射剂量相对较小，为观察髁突骨质改变的最佳检查方法。MRI 检查可用于观察关节盘的位置、质量及髁突骨髓的病变，常可见患者伴有关节盘的移位和退行性变性，部分患者可伴有髁突的缺血性坏死表现。

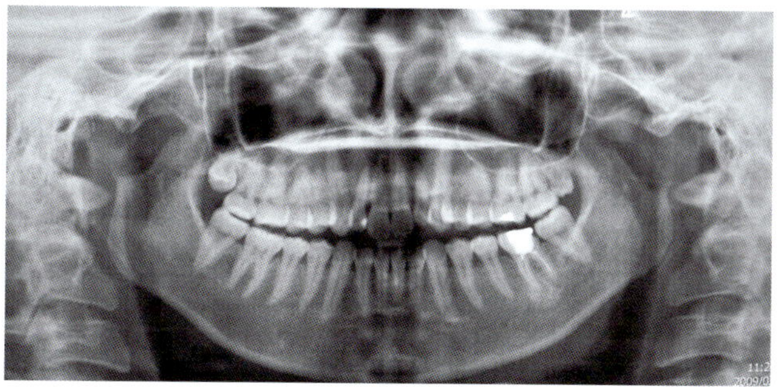

图 12-8-2 髁突特发性吸收 与图 12-8-1 为同一患者，曲面体层片示双髁突吸收殆尽，髁突残余骨质显示远不如 CT 清楚

【病理学表现】

镜下见滑膜组织增生，呈均质状，血管少，无明显炎症。关节窝及髁突表面的纤维软骨层完整，下方的骨组织发生吸收，使髁突外形改变。关节盘发生移位后，可被挤压变形，并出现退行性变。

【鉴别诊断】

髁突特发性吸收应注意与先天性髁突发育不良、骨关节病髁突磨平变短以及青少年特发性关节炎相鉴别。先天性髁突发育不良虽髁突体积相对较小，但髁突骨质情况一般比较稳定，无髁突进行性骨吸收、破坏改变过程。骨关节病髁突的磨平变短程度远不及髁突特发性吸收的髁突变小、变短，多同时可见骨质硬化、囊样变，甚至骨赘形成、关节窝硬化和浅平宽大等比较典型的退行性改变，且血清 β- 雌二醇、松弛素水平正常。青少年特发性关节炎常为双侧髁突对称性受累破坏，且可伴有颈椎受累，如寰枢关节半脱位、椎体融合等。

第九节　颞下颌关节脱位

【概述】

颞下颌关节脱位（dislocation of temporomandibular joint）通常指髁突脱出关节窝之外而不能自行复位的临床情况，可仅单侧发生，也可双侧同时发生。根据脱位性质可分为急性脱位、复发性脱位及陈旧性脱位。根据髁突脱出的方向可分为前方、后方及侧方脱位。临床上以前脱位为最常见，多因过大开口引起，主要表现为患者呈开口状，不能正常闭口。其他方向的脱位常与外伤有关，取决于受外伤时力的作用方向和大小，可伴有髁突骨折，严重外伤时可伴有颌面骨多发骨折，甚至颅底骨折等[1, 3]。

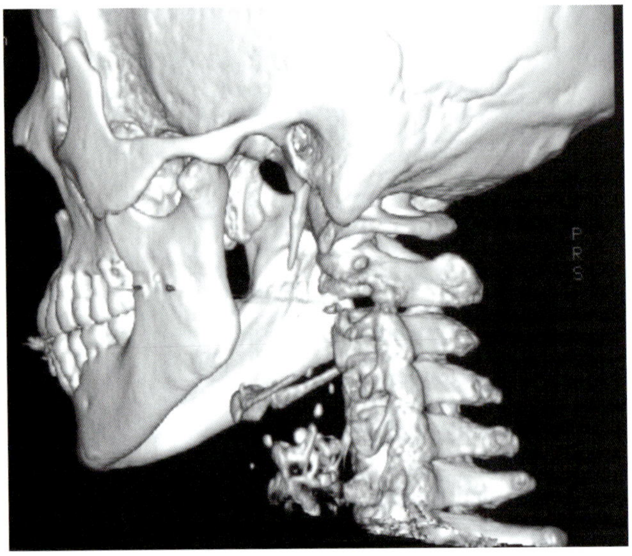

图 12-9-1　颞下颌关节前脱位

螺旋 CT 三维重组图像示左髁突脱出关节窝，位于关节结节前上方

【CT 表现】

通过 CT 检查可对各种类型的关节脱位作出诊断。前方脱位者于 CT 矢状位、三维重组图像闭口片上均可见髁突脱出关节窝，位于关节结节的前上方（图 12-9-1）。在颌面外伤骨折伴有髁突脱位者，CT 可清楚显示因不同受力方向所致的髁突不同的脱出方向及位置，并同时显示颌面骨骨折的情况（图 12-9-2，3）。

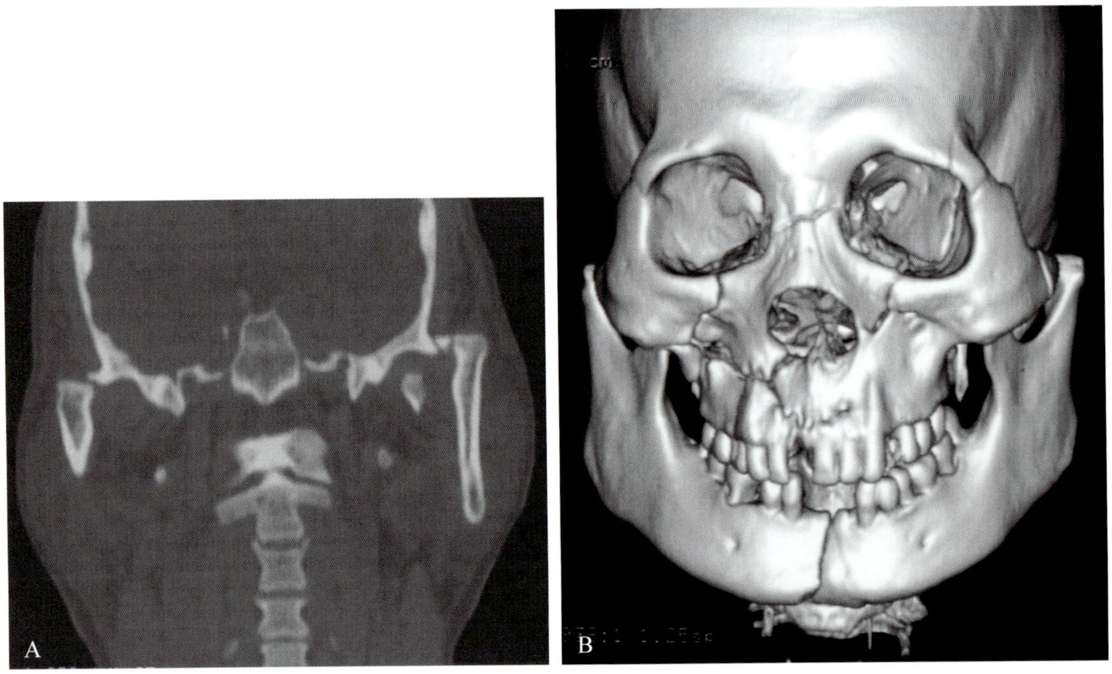

图 12-9-2　颞下颌关节外脱位

螺旋 CT 冠状位（A）及三维重组图像（B）示双髁突外脱位伴颌面骨多发骨折

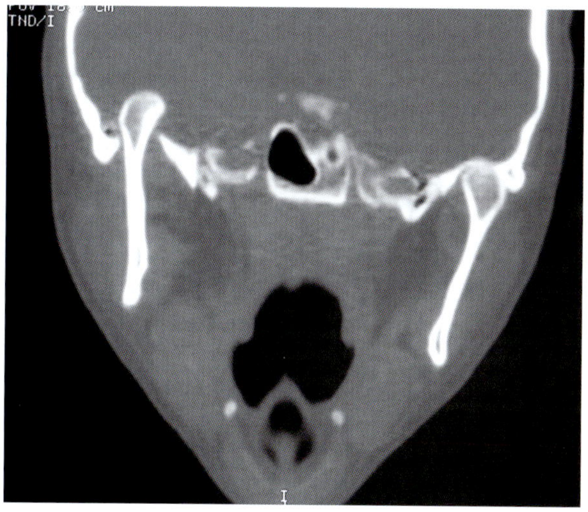

图 12-9-3　髁突上脱位

CT 冠状位示右髁突上脱位、穿破关节窝顶进入颅内

【比较影像学】

对于临床上最常见的关节前脱位，许勒位片为最常用、最简易的检查方法，可用于明确诊断（图 12-9-4）。对于外伤所致关节脱位，特别是严重颌面外伤致颌面骨多发骨折伴髁突脱位，CT 检查则可显示出其优越性。在显示关节脱位的关节盘的位置和形态方面，MRI 具有突出的优越性（图 12-9-5）。此外，在需要除外关节内占位性病变所致脱位时，CT 及磁共振检查更是有必要的。

【病理学表现】

急性脱位时，关节盘附着及韧带撕脱，镜下可见出血、血管扩张及充血、组织水肿等急性炎症反应。陈旧性脱位可见髁突、关节盘周围及关节窝内纤维结缔组织增生，髁突及关节结节退行性变。

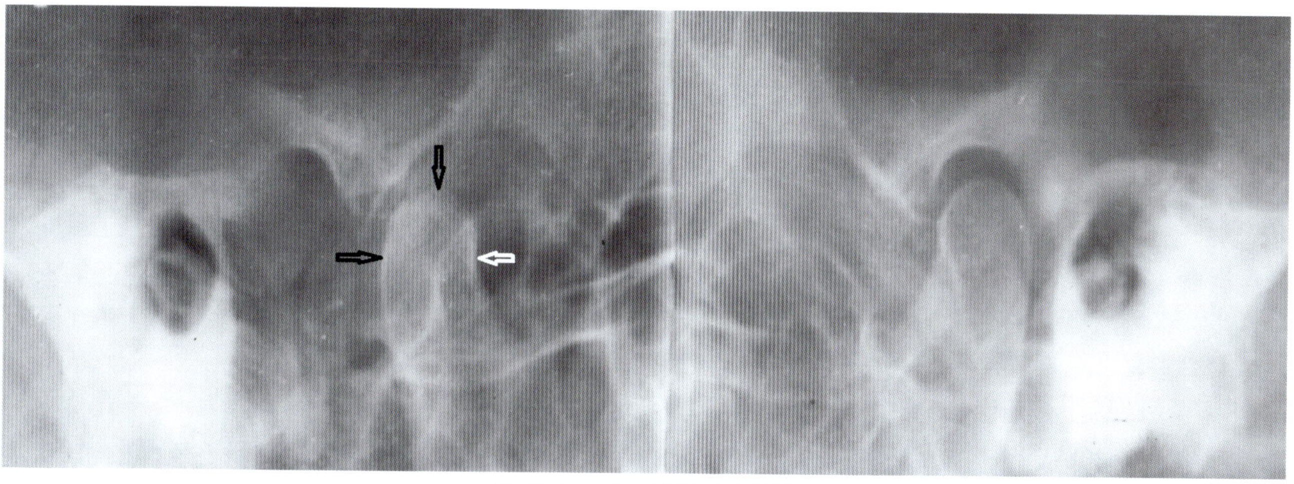

图 12-9-4　颞下颌关节前脱位

许勒位闭口片示左髁突脱出关节窝，位于关节结节前上方（如↑所示）

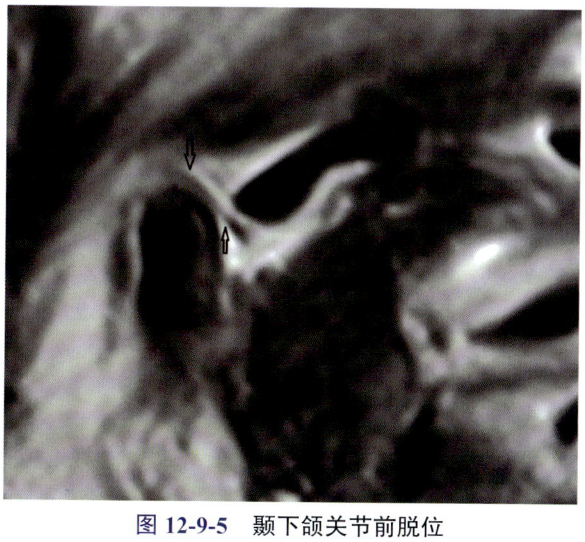

图 12-9-5　颞下颌关节前脱位

MRI 矢状闭口位片示髁突脱出关节窝，位于关节结节前上方，同时可见关节盘随髁突脱出关节窝，位于髁突上方（如↑所示）

【鉴别诊断】

对于颞下颌关节脱位的影像学诊断一般并无困难。在临床上应注意的是单纯关节脱位和关节脱位同时合并颌面骨骨折时的鉴别诊断。在临床上疑有颌骨骨折存在时，除进行关节检查外，还应同时进行曲面体层检查。创伤较重时，应行螺旋 CT 检查以更全面地观察颅、颌面骨是否存在骨折。此外，对于渐进性、发生缓慢的关节脱位，应注意除外关节内的占位性病变。

第十节　颞下颌关节强直

【概述】

关节强直（ankylosis）是指由于疾病、损伤或外科手术而导致的关节固定和运动丧失。颞下颌关节强直分为真性关节强直和假性关节强直。真性关节强直又分为纤维性关节强直（fibrous ankylosis）和骨性关节强直（bony ankylosis）。真性关节强直为关节内病变所致，一般临床上即简称为关节强直。假性关节强直主要是指口腔颌面部软组织瘢痕所致的关节运动丧失，又称关节外强直[1, 3]。本节将主要介绍真性关节强直的CT表现及相关内容。关节外伤及化脓性炎症为发生真性关节强直的最常见原因。此外，类风湿性关节炎、强直性脊柱炎及关节炎型银屑病等风湿性疾病累及颞下颌关节时，亦可导致关节强直。关节强直在临床上主要表现为进行性开口困难加重，最终可导致严重的开口受限甚至完全不能开口。骨性强直患者髁突可以完全没有动度，纤维性强直髁突可有轻微动度。成年后发生关节强直者可无明显的颌骨发育异常；而儿童发育期发生关节强直者，则可影响颌骨发育，而导致明显的颌骨发育异常，如下颌骨短小、颏后缩、咬合关系紊乱等。

【CT表现】

纤维性关节强直CT表现多可见关节骨性结构不同程度破坏，髁突及关节窝、关节结节表面模糊、形态不规则，关节间隙狭窄及密度增高（图12-10-1）。但亦有纤维性关节强直患者，关节骨性结构破坏不甚明显，可大致保存其原有形态，而仅表现为关节间隙的密度增高。骨性关节强直CT表现可有所不同。严重者，关节正常骨性结构形态完全消失，而形成一个致密骨球（图12-10-2）。病变可以累及冠突、颧弓、翼板、乙状切迹及下颌骨升支上份。有的患者可在关节强直骨内观察到密度相对较低的、尚未完全骨化的残存关节盘影像。另有患者并未形成骨球样强直骨块，部分关节间隙依然可见，而是在关节的不同部位形成关节窝、关节结节与髁突间的骨性粘连，在关节外侧发生骨性粘连者相对较多。增强CT检查尚可用于观察强直骨与颌内动脉及颅底重要结构的关系。2002年FI-Hakim IE和Metwalli SA曾依据增强CT检查与手术发现的对照研究，提出颞下颌关节强直的一种分类方法：Ⅰ类，单侧或双侧关节纤维性强直，髁突及关节窝保持其原有形态，颌内动脉保持正常解剖关系。Ⅱ类，单

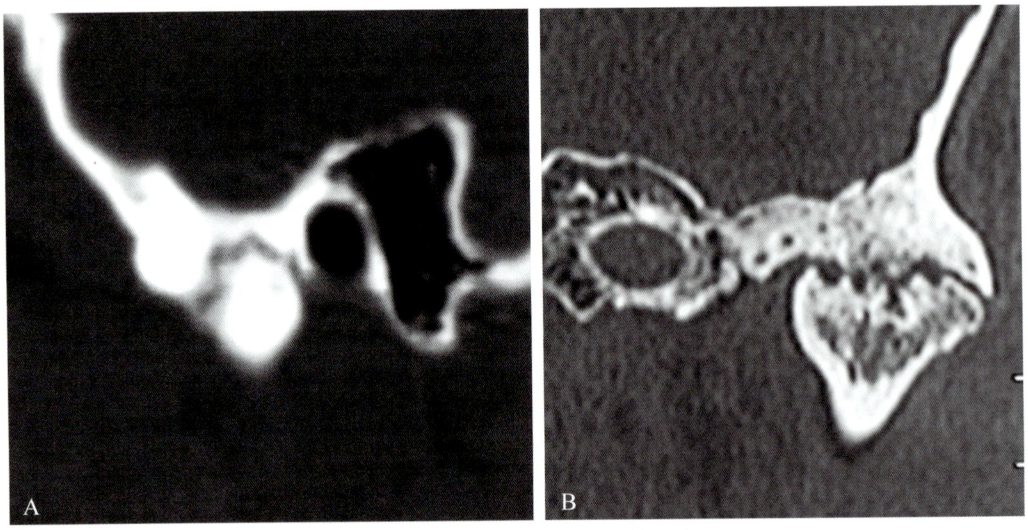

图12-10-1　颞下颌关节纤维性强直

A：螺旋CT矢状位重组图像示髁突、关节窝骨质破坏，关节间隙密度明显增高；**B：**螺旋CT冠状位重组图像示左髁突及关节窝、关节结节骨面破坏、形态不规则及关节间隙变窄

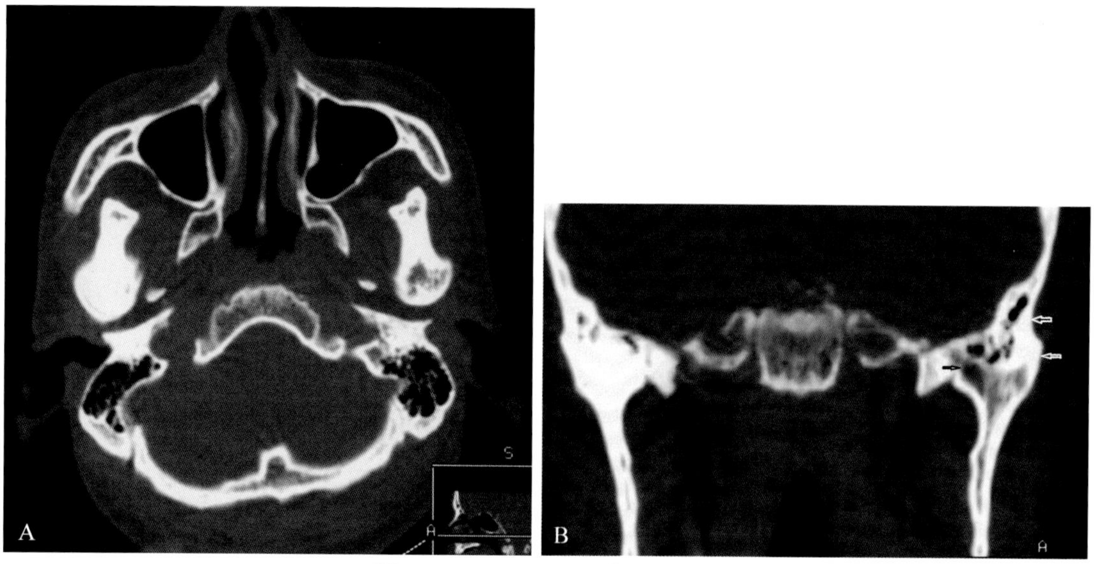

图 12-10-2 颞下颌关节骨性强直

A：螺旋 CT 横断面片示右关节正常结构消失、骨球形成；**B**：螺旋 CT 冠状位片示右侧骨球形成，左侧关节髁突内、外侧与关节窝及关节结节粘连形成骨桥（↑）

侧或双侧髁突与颞骨间形成骨性融合，颌内动脉与强直骨保持正常解剖关系。Ⅲ类，强直侧颌内动脉与髁突内极的距离小于正常侧，或颌内动脉在强直骨内穿过。Ⅳ类，强直骨与颅底骨融合并有广泛的骨形成，特别是在髁突内侧面，强直骨贴近颅底重要结构，如翼板，颈动、静脉孔及棘孔等[12]。此类经 X 线检查已无法确认关节的解剖标志。这一分类对于临床诊断及术前设计有一定指导价值。

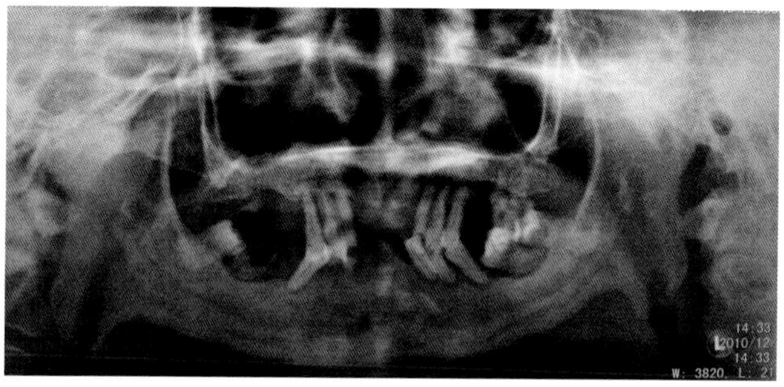

图 12-10-3 颞下颌关节骨性强直

曲面体层片示双侧关节骨性强直，同时可见双侧冠突变长，下颌骨角前切迹明显加深

【比较影像学】

对于纤维性关节强直患者，许勒位片及关节侧位体层片等普通 X 线检查方法亦均可显示关节间隙密度增高及关节骨性结构表面模糊不清、形态不规则等征象，但不如 CBCT 及螺旋 CT 清楚。对于骨性强直患者，侧位体层片及曲面体层片一般亦均可以明确地显示骨球形成及下颌骨的相关改变，如受累侧升支短小、角前切迹加深和冠突过长等（图 12-10-3）。曲面体层片为目前临床上骨性关节强直检查最常用的影像学检查方法，但对于强直骨累及范围较大的患者，螺旋 CT 则可以更清楚、更全面地显示强直骨与周围结构的关系，特别是与颅底重要结构的关系。增强 CT 检查尚可显示强直骨与颌内动脉的关系，这对减少手术出血风险有所帮助。此外，对于尚未形成较大骨球，而仅是在关节的某些部位有骨性粘连的患者，普通 X 线检查则往往因不能清楚显示而造成漏诊。此时，CBCT 检查及螺旋 CT 检查具有明显优势。

【病理学表现】

发生纤维性强直时，关节窝、关节结节和髁突表面的纤维软骨及关节盘的正常组织结构破坏，被富含血管的肉芽组织所取代。镜下见大量毛细血管和成纤维细胞增生，炎症细胞浸润。以后逐渐发生纤维化，形成致密的纤维组织（图 12-10-4A）。同时，软骨下方的骨质也有不同程度的吸收破坏，骨髓腔内见纤维增生及慢性炎症细胞浸润。骨性强直则是在纤维组织基础上，出现营养不良性钙化和骨化，骨化的范围逐渐扩大，正常关节结构被致密而紊乱的骨组织所取代（图 12-10-4B）。

【鉴别诊断】

依据影像学检查诊断关节强直一般不存在困

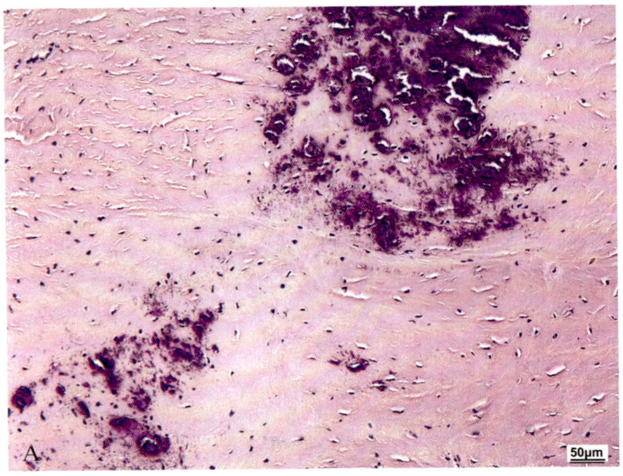

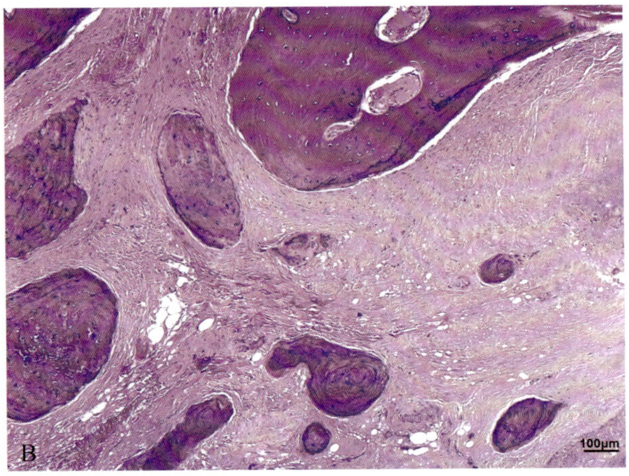

图 12-10-4　颞下颌关节强直

A：纤维性关节强直，光镜观察可见关节正常组织结构破坏，被致密的纤维组织取代，并出现营养不良性钙化（HE×200）；**B**：骨性关节强直，光镜观察可见在纤维组织基础上出现骨化灶（HE×100）

难，特别是对于骨性关节强直的诊断。但多种疾病可以引起不同程度的开口困难，在无确切关节强直证据时，应注意分析患者的临床情况，并进行相应检查，以免误诊。此外，严重创伤或严重感染所导致的关节真性强直，常可伴有口腔颌面部软组织瘢痕，甚至钙化或骨化等，即关节真性强直与关节外强直同时存在。对于此种情况，最好能进行螺旋 CT 检查，以了解软组织瘢痕病变的部位及范围，这对于术前手术方案的设计具有重要意义。

第十一节　颞下颌关节囊肿

一、滑膜囊肿

【概述】

滑膜囊肿（synovial cyst）是具有滑膜细胞上皮衬里的真性囊肿，由关节囊疝入周围软组织而形成，其中充满液体。颞下颌关节滑膜囊肿极为少见，病因尚不完全清楚，其发生可能与钝伤等因素造成的关节腔内压力增高、炎症或胚胎发育期滑膜组织异位等有关。囊肿多与关节腔通连，液体自关节腔进入囊腔，并可因关节腔内压作用而扩大。囊肿亦可与关节腔无通连。囊壁内可见软骨及骨性碎片和含铁血黄素沉积。有作者报道其发病年龄平均为 42 岁，女性与男性发病比例之比约为 7：2。临床表现可为关节区不同程度的膨隆，酸痛，轻、中度开口受限，开口偏向患侧及咬合不适或不严密[1，3，11，13]等。

【CT 表现】

CT 检查对滑膜囊肿的诊断价值很小，关节骨质可以表现正常。对有的患者可观察到关节间隙不同程度的增宽、关节窝受压变形及关节区液性密度占位病变（图 12-11-1），可为诊断提供一些线索。

【比较影像学】

普通 X 线检查对关节滑膜囊肿几乎没有诊断价值，有的患者许勒位闭口片可存在关节窝受压、变形及关节间隙增宽等一些间接征象。CT 可能显示的关节区液性密度病变可提供一些疑似诊断线索。颞下颌关节滑膜囊肿的诊断主要依赖磁共振成像检查，不同患者病变囊疝的形成方向及形态不同，但多与关节腔相通连，T1WI 上表现为均匀的低信号或低至中等信号，T2WI 呈均匀的高信号（图 12-11-2）。

【病理学表现】

肉眼观察，滑膜囊肿一般界限清楚，切面呈单囊或多囊，滑膜囊壁明显增厚，腔内壁因纤维素性渗出物附着而粗糙不平。内容物清亮或混浊，可

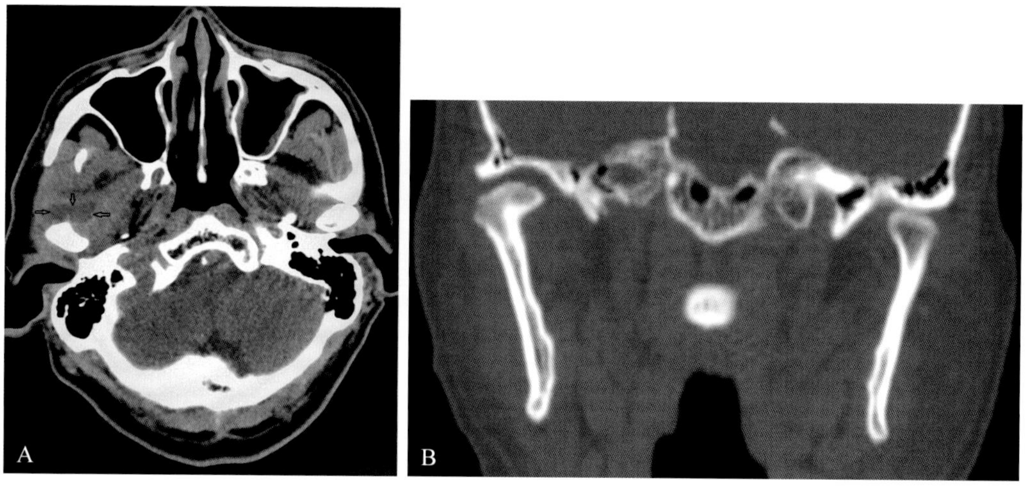

图 12-11-1　颞下颌关节滑膜囊肿

A：螺旋 CT 横断面片示右关节区髁突前方低密度占位影像，边界清楚（如↑所示），周围软组织稍肿胀；**B**：螺旋 CT 冠状位片示右关节间隙较对侧增宽

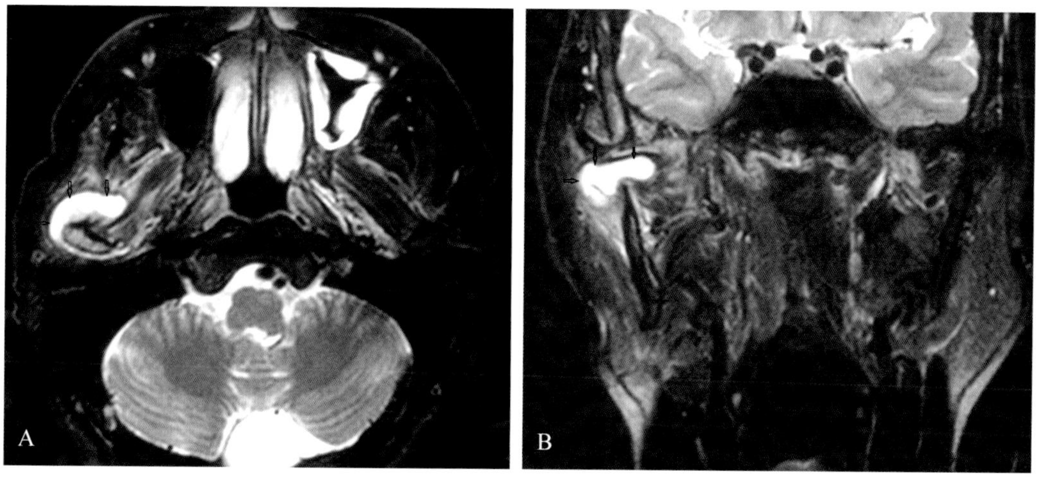

图 12-11-2　颞下颌关节滑膜囊肿

A：磁共振 T2 横断面图像示右髁突前方高信号占位病变，囊液与关节腔内相通连（如↑所示）；**B**：磁共振 T2 冠状面图像示右关节腔高信号积液表现，关节腔内囊液与关节外侧病变相通连（如↑所示）

为滑液或血性液。镜下观囊壁由致密的胶原纤维构成，可呈玻璃样变性，并有慢性炎症细胞浸润，有时可见软骨或骨化生。囊壁局部有滑膜细胞衬里，还可见纤维素性渗出物。

【鉴别诊断】

颞下颌关节滑膜囊肿需与颞下颌关节紊乱病滑膜炎的关节腔内积液、滑膜软骨瘤病及关节腱鞘囊肿鉴别。颞下颌关节紊乱病关节腔内渗液积聚不会发生囊疝，渗液仅局限于关节腔内，渗液量远少于滑膜囊肿的囊液且多可见伴有关节盘的移位或骨关节病等。滑膜软骨瘤病 MRI 表现可见关节囊扩张，关节腔内积液亦可以较多，可能会与滑膜囊肿混淆。但 CT 及 MRI 检查均可见大量游离体的影像，有助于诊断。关节腱鞘囊肿为位于关节附近的囊性病变，边界比较清楚，与关节腔无通连，有助于鉴别。

二、腱鞘囊肿

【概述】

腱鞘囊肿（ganglion cyst）是关节囊或腱鞘的胶原组织黏液样变性而形成的一种囊肿，内含黏液，囊壁为致密的纤维结缔组织，无上皮衬里覆盖。腱鞘囊肿病因尚不完全清楚，常见于腕及足背，发生于颞下颌关节者极少，囊腔与关节腔无通连[1, 3, 10, 13]。临床上表现为耳前区肿块，质地较软，穿刺可吸出黏液，多无明显临床症状，常为患者无意中发现，生长缓慢。有的患者可伴有轻度关节区酸痛，开口向患侧轻度偏斜等。

【CT 表现】

CBCT 检查对腱鞘囊肿的诊断常无帮助。MSCT 平扫可见位于关节外侧的类圆形占位性病变，病变部位相对较深在，邻近髁突外极，边界清楚，密度均匀，呈液性密度（图 12-11-3）。增强 CT 检查病变内无增强改变，但常可见有边缘增强。病变与关节腔不相通，且与腮腺无关连。

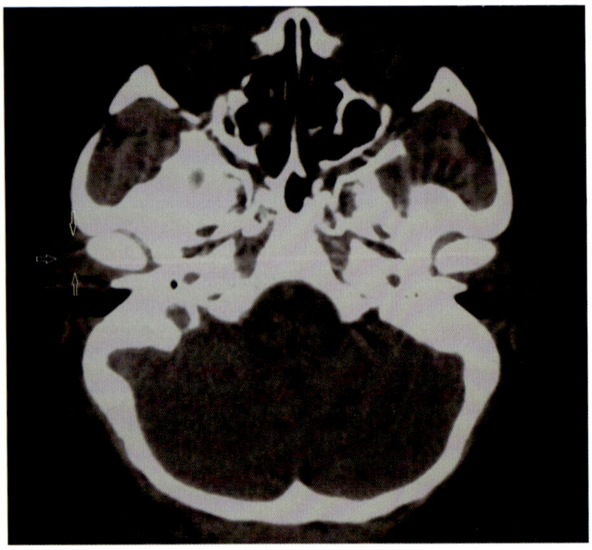

图 12-11-3　颞下颌关节腱鞘囊肿

螺旋 CT 横断面图像示右髁突外侧低密度占位病变，边界清楚（如↑所示）

【比较影像学】

普通 X 线检查对腱鞘囊肿诊断几乎无价值，常无异常发现。MRI 和超声检查对腱鞘囊肿的诊断有重要意义。MRI 检查示 T1WI 病变表现为均匀的低信号，T2WI 表现为均匀的高信号，病变周围常可见低信号边缘（图 12-11-4）。超声检查可见位于关节外侧的无回声或低回声占位性病变。

【病理学表现】

腱鞘囊肿为假性囊肿，多发生于关节的软组织内，是关节韧带或腱鞘的结缔组织因局部过度劳损，发生黏液性退行性变，相邻的变性区逐渐融合，黏液聚积而成。肉眼观察，囊肿界限清楚，呈圆形或椭圆形，囊壁灰白色，有弹性，与关节囊相连，但囊腔不与关节腔相通。切面见单囊或多囊，

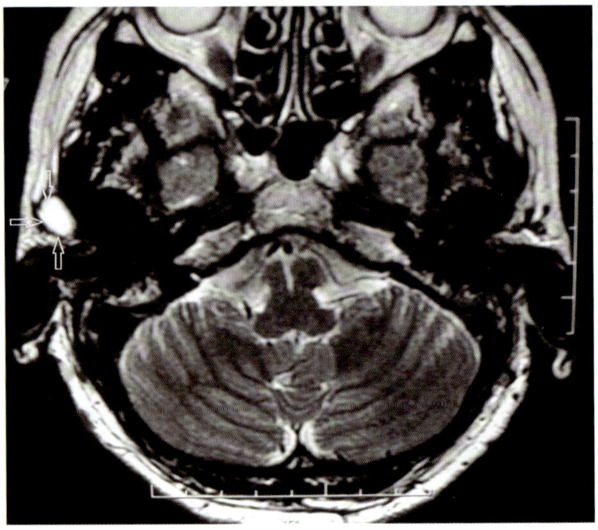

图 12-11-4　颞下颌关节腱鞘囊肿　与图 12-11-3 是同一患者，磁共振 T2 横断面图像示右髁突外侧高信号占位病变，与关节腔无通连（如↑所示）

内壁光滑，内容物为透明的胶冻状黏液。镜下见纤维性囊壁，局部呈黏液变性，一般无炎症反应，无衬里细胞（图 12-11-5）。

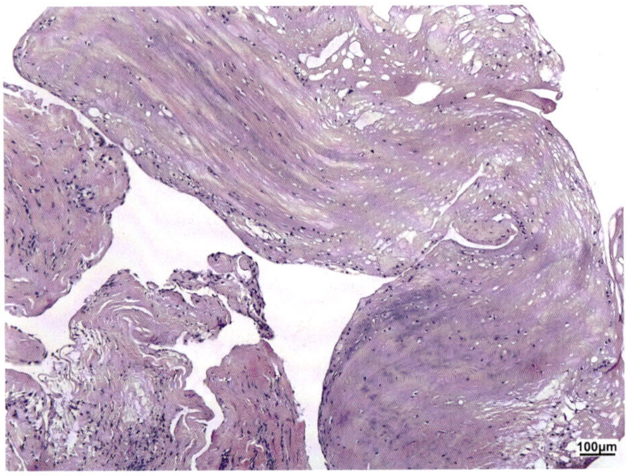

图 12-11-5　颞下颌关节腱鞘囊肿

光镜观察可见囊壁由黏液性退行性变的纤维组织构成，无衬里细胞（HE×100）

【鉴别诊断】

在影像学上，关节腱鞘囊肿需与发生于关节区的第一鳃裂囊肿、表皮样囊肿、腮腺的囊性病变及淋巴结转移性肿瘤等相鉴别。第一鳃裂囊肿较多紧贴外耳道后方，且可伴有瘘管。发生于关节区的表皮样囊肿一般位置较腱鞘囊肿表浅，更贴近皮下，而腱鞘囊肿则更邻近关节。尽管这些表现有助于腱鞘囊肿与发生于关节区的第一鳃裂囊肿和表皮样囊肿的鉴别，但常存在鉴别诊断上的困难。准确观察和确定病变部位及对病变其他

相关表现的分析，有助于腱鞘囊肿与腮腺内囊性病变的区别。发生于该部位的淋巴结转移瘤，CT 增强及 MRI 增强检查均可见病变边缘呈环形强化，中心坏死液化无强化改变。MRI 显示在 T2WI 上，转移瘤多呈不均匀局灶性高信号表现；而腱鞘囊肿在 T1WI 上表现为均匀的低信号，在 T2WI 上表现为均匀的高信号，不同于转移瘤的不均匀信号表现。同时，在鉴别诊断时应密切结合临床情况。如患者有原发性恶性肿瘤病史，则对鉴别诊断更有参考价值。

第十二节　颞下颌关节肿瘤及瘤样病变

一、髁突骨瘤

【概述】

一般认为骨瘤（osteoma）是一种发生于骨表面的由密质骨组成的良性肿瘤。当其发生于骨髓腔时，称为内生骨疣。多发性骨瘤可见于 Gardner 综合征，多发的内生骨疣可见于全身性脆性骨硬化（osteopoikilosis），但多为错构瘤病变。骨瘤多发生于颅面骨及颌骨。有作者提出，因骨瘤是由新生的松质骨或密质骨构成，故将其分为松质骨瘤及密质骨瘤。对于骨瘤是否为真性肿瘤一直存有争议，有作者认为其并非真性肿瘤，而是一种发育性异常。WHO 2013 年关于骨肿瘤的分类将其纳入良性骨源性肿瘤的范畴[14]。髁突骨瘤患者可存在与颞下颌关节紊乱病类似的临床表现，如关节内的弹响或杂音，疼痛及开口偏斜等。髁突骨瘤较大时，可见患侧关节局部不同程度的膨隆、下颌向对侧偏斜及错𬌗畸形等。但髁突骨瘤亦常可无明显自觉临床症状，而在由于其他原因进行 X 线检查时偶然被发现[1，3-4]。

【CT 表现】

CBCT 和螺旋 CT 均可三维显示髁突骨瘤的大小及形态。可见与髁突相连续的高密度新生物影像，边界清楚，密度均匀，可为不同形态，如球形、指状突起及不规则形等（图 12-12-1）。病变与髁突的连接可以有较宽的基底，也可呈蒂状连接。密质骨瘤表现为致密的新生物影像，其中无骨小梁结构。松质骨瘤在骨性新生物内可见与髁突骨髓相延续的骨小梁结构（图 12-12-2）。髁突内生骨疣表现为髁突骨髓质内高密度团块，边界清楚。

【比较影像学】

曲面体层（图 12-12-3）、下颌骨侧斜位及髁突经咽侧位等普通 X 线检查亦均可清楚显示骨瘤病

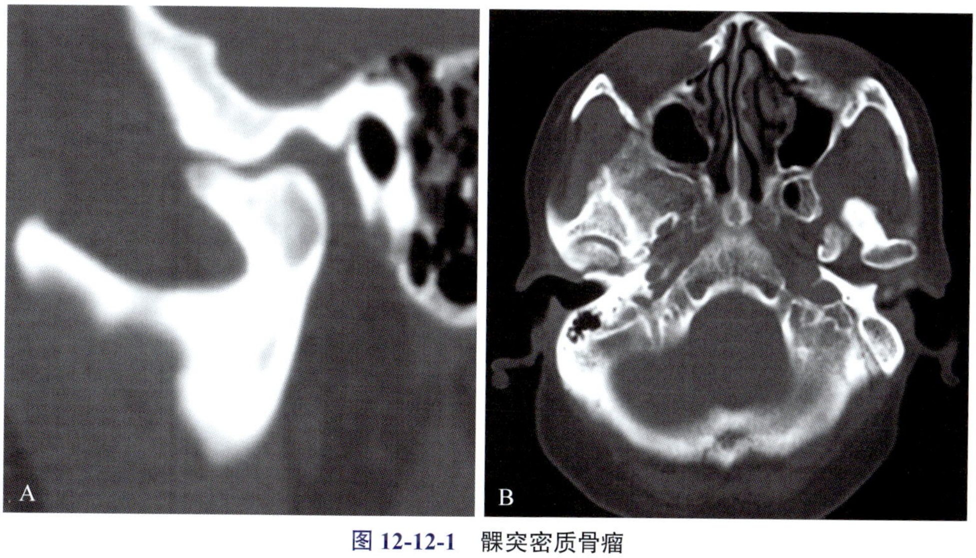

图 12-12-1　髁突密质骨瘤

A：螺旋 CT 矢状位片示髁突前方高密度致密指状新生物；**B**：螺旋 CT 横断面片示左髁突前方高密度致密指状新生物

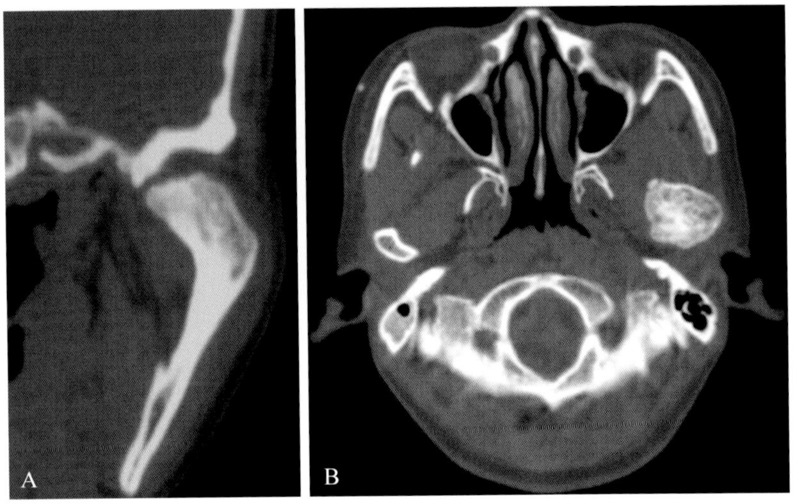

图 12-12-2　髁突松质骨瘤
螺旋 CT 冠状位片（**A**）及横断面片（**B**）示左髁突前内侧骨性新生物，可见其内部与髁突髓质骨相连续的骨小梁结构

变，但均不能进行三维观察，不能显示骨瘤横断面及冠状面的形态及其与周围软组织的关系。对于较大的骨瘤，采用较大视野的 CBCT 检查或螺旋 CT 检查可更有利于诊断及治疗方案的设计。磁共振检查在 T1WI 及 T2WI 上，髁突密质骨瘤均呈与 CT 所见形态相同的病变，均显示为低信号（图 12-12-4）。在髁突松质骨瘤内则可见与髁突髓质骨相延续的信号强度相近的影像学表现。

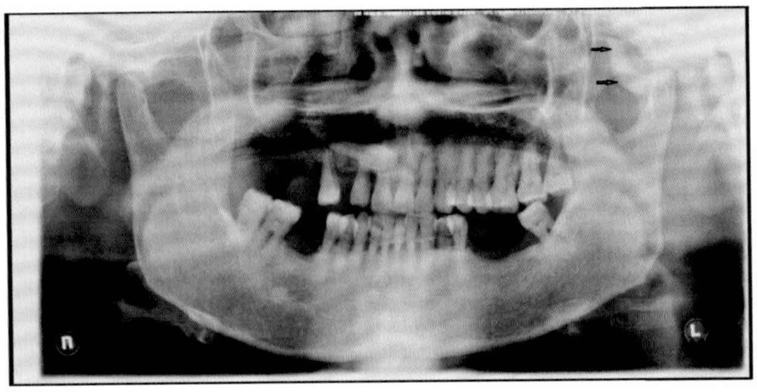

图 12-12-3　髁突密质骨瘤
曲面体层片示左髁突前方指状高密度新生物影像（↑）

【病理学表现】

大体标本观察，肿瘤呈黄白色，质硬，表面不平，形态不一，多数突出于髁突之外，少数向髁突内生长。镜下可分为密质骨瘤和松质骨瘤两种类型。密质骨瘤常见，由致密的层板骨组成，仅有少量纤维血管间质。肿瘤骨组织类似正常的皮质骨，可见沉积线，可有哈弗斯系统（图 12-12-5）。松质骨瘤由骨小梁和纤维间质组成，骨小梁也为成熟的层板骨，但纤细而排列紊乱，其间的间质较多，为疏松的纤维组织，含较多脂肪细胞，类似正常的骨髓。在骨瘤生长活跃期，骨小梁表面可见成骨细胞

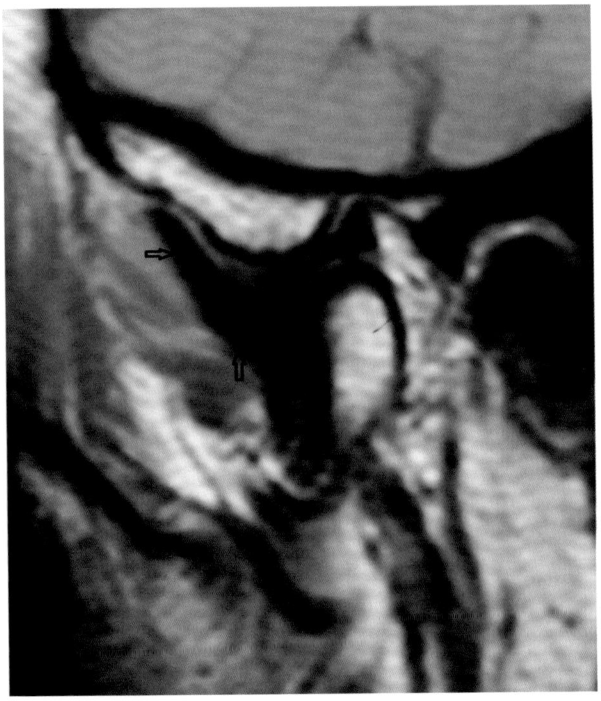

图 12-12-4　髁突密质骨瘤
MRI 矢状位片示髁突前方低信号指状新生物（如↑所示），同时可见位于髁突上方的关节盘影像

和类骨质。

【鉴别诊断】

髁突骨瘤需与单侧髁突发育过度或髁突良性肥大及颞下颌关节紊乱病存在较大骨赘的骨关节病相鉴别。髁突肥大一般保持基本正常的髁突形态，且往往伴有患侧下颌升支及下颌骨体过长，表现为双侧下颌不对称畸形。髁突骨瘤患者，通常可见与髁突相连的骨性新生物为球形、指状或不规则形态，一般无同侧下颌升支及下颌骨体部的伸长、变大等改变。在髁突骨瘤表现为指状骨性突起时，可

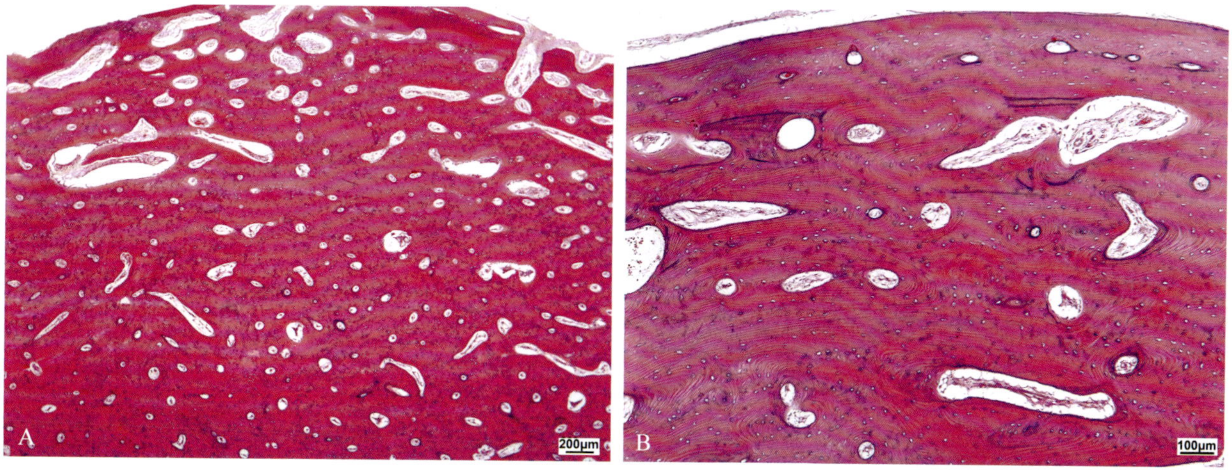

图 12-12-5 髁突密质骨瘤

A：光镜观察见肿瘤组织类似正常的密质骨，由致密的层板骨组成（HE×40）；**B**：光镜观察见骨组织内有沉积线及哈弗斯系统，仅有少量纤维血管间质（HE×100）

与具有较大骨赘的骨关节病混淆。骨关节病除表现为有不同大小的骨质增生外，通常可见有同时存在的其他退行性表现，有助于鉴别。此外，髁突的松质骨瘤与髁突骨软骨瘤的鉴别有时存在困难。在 CT 或 MRI 图像上观察到软骨帽影像时有助于对骨软骨瘤的诊断。

二、髁突骨软骨瘤

【概述】

骨软骨瘤（osteochondroma）是表面带有软骨帽的骨性突起构成的良性软骨源性肿瘤，含有骨髓腔且与髁突的骨髓腔相连续[14]。骨软骨瘤为髁突常见的良性肿瘤，男性与女性发病比例约为 1∶1.5；而发生于长骨的骨软骨瘤则男性稍多于女性。很多骨软骨瘤可无明显临床症状，而在患者因其他疾病接受口腔颌面部 X 线检查时偶然发现。骨软骨瘤体积较大时，可见患侧关节局部膨隆，肿块可随髁突活动，且常伴有错𬌗畸形及下颌偏向对侧。髁突骨软骨瘤较易继发颞下颌关节紊乱病，此时可有关节区疼痛、关节内杂音及开口受限等[1，3-4]。如骨软骨瘤突然生长加快且伴较明显的关节区疼痛时，提示肿瘤有恶变可能。

【CT 表现】

CT 检查可见与髁突相连的混合性高密度肿块，内部密度高低不均（图 12-12-6）。肿瘤大小可有很大差异，肿瘤较大时可影响其周围结构，如关节窝、关节结节形态的变化等。肿瘤形态不一，可为不规则形、花瓣状、球形、指状突起形等，常发生于髁突前方或前内方翼外肌附着部位。肿瘤可以蒂或柄与髁突相连，也可在与髁突连接处为宽大的基底部，与髁突正常骨质之间界限不清楚，其密质骨和内部结构与髁突密质骨和骨小梁相连续。肿瘤顶部有时可见比较明显的软骨帽影像。有的病例表现为髁突不规则增大、变形或局限性的突起，但同侧下颌骨大小基本正常。在髁突及（或）关节结节、关节窝骨质出现不规则破坏时，或体积较大的

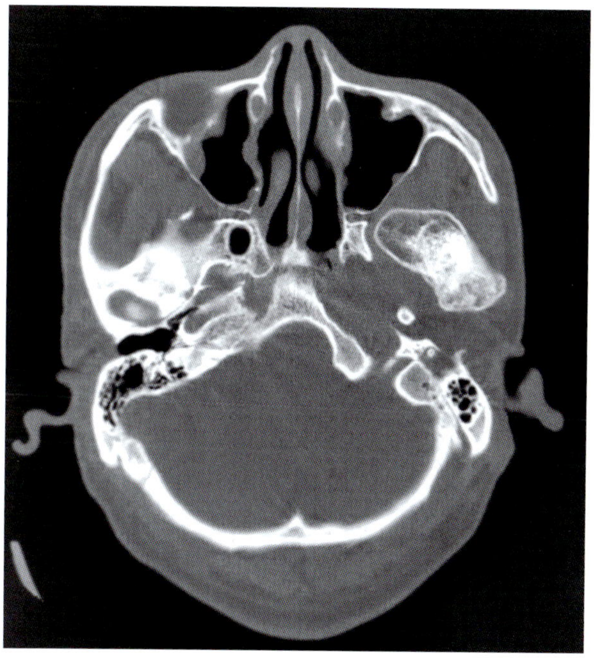

图 12-12-6 髁突骨软骨瘤

螺旋 CT 横断面片示左髁突前方不均匀的高密度新生物影像，形态不规则

骨软骨瘤，软骨帽很快增厚且无钙化或短时间内出现大量不规则钙化时，均应注意肿瘤发生恶变的可能性。

【比较影像学】

髁突经咽侧位、下颌骨侧斜位、曲面体层片等普通 X 线检查方法亦可比较确切地显示骨软骨瘤病变（图 12-12-7），但对肿瘤内部结构的显示不如螺旋 CT 或 CBCT 清晰，亦不能三维显示病变的范围及大小、形态。肿瘤病变较大或在诊断上存在困难时，螺旋 CT 检查可能提供更多有价值的诊断信息资料，如肿瘤边界、内部密度变化及其与周围结构的关系等。在普通 X 线检查及 CT 检查观察肿瘤软骨帽影像不确定时，MRI 检查可能有助于诊断。此外，颞下颌关节下腔造影检查显示下腔造影剂与肿瘤高密度影像之间存在低密度软骨帽影像带时，亦有助于骨软骨瘤的诊断。

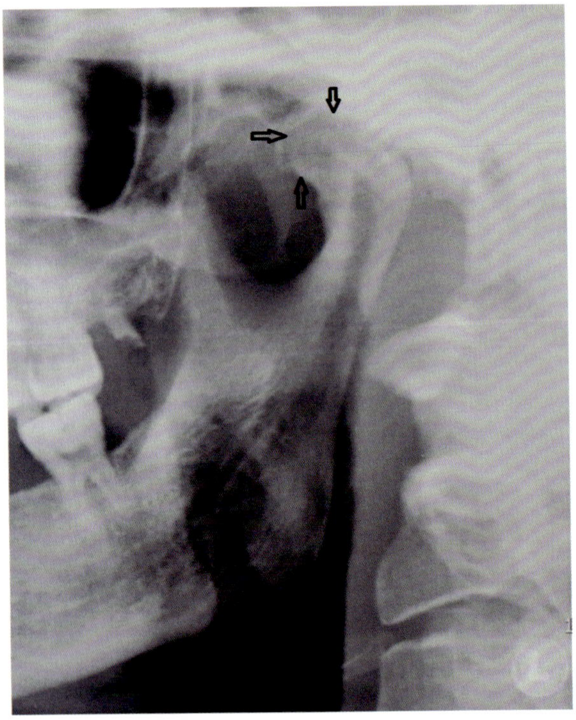

图 12-12-7 髁突骨软骨瘤

曲面体层片（局部）示左髁突前方不均匀的高密度新生物影像（如↑所示）

【病理学表现】

骨软骨瘤是有软骨帽覆盖的骨性隆起。肿瘤表面有纤维骨膜，并与周围正常骨的骨膜相连续。骨膜下方为帽状软骨结构，薄而均匀，内含成簇的软骨陷窝和软骨细胞，为分化良好的透明软骨，类似正常的骺板软骨，在骨骼生长期可有轻度多形性，并出现双核细胞。软骨帽的厚度与患者年龄有关：儿童及青少年厚度可达 3 cm；而成人有时完全缺如；成年人如软骨帽厚度超过 1 cm，应考虑骨软骨瘤恶变的可能。软骨帽深层逐渐发生软骨内骨化，形成肿瘤的骨性基底，由松质骨组成，可见分化成熟的骨小梁和骨髓，并与髁突的松质骨相连续（图 12-12-8）。

【鉴别诊断】

髁突骨软骨瘤常需与单侧髁突发育过度或髁突肥大、髁突骨瘤及具有较大骨赘的骨关节病进行鉴别。髁突肥大时通常保持其基本正常的形态，一般均伴有同侧下颌升支及下颌骨体过度生长，明显

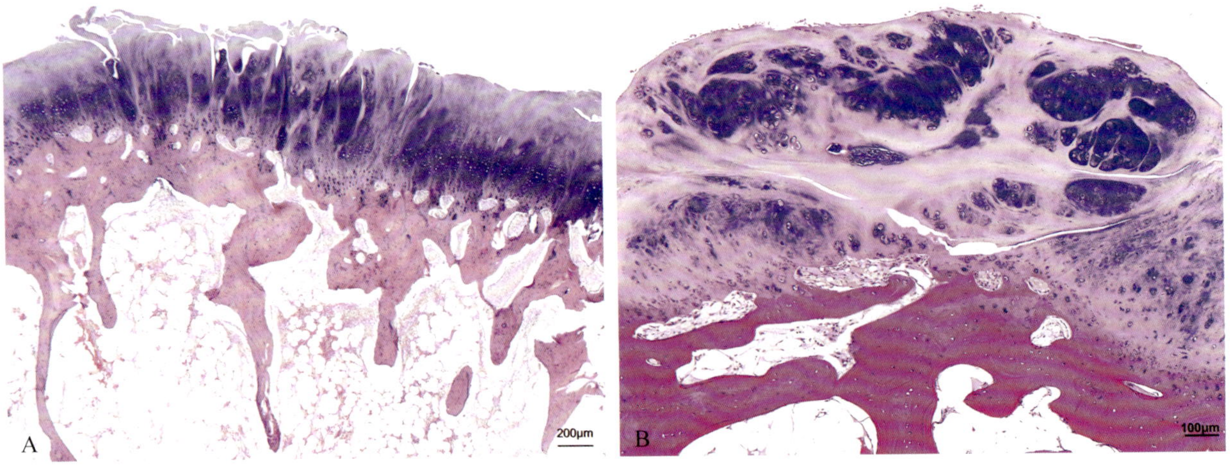

图 12-12-8 髁突骨软骨瘤

A：光镜观察可见表面软骨帽，深层发生软骨内骨化，形成肿瘤的骨性基底（HE×40）；**B**：另一髁突骨软骨瘤光镜观察图像（HE×100）

下颌不对称畸形等。髁突骨软骨瘤，特别是基地较宽、体积较小而对髁突形态影响不甚明显的骨软骨瘤，较易与髁突纵向发育过度、表现为髁突伸长型的髁突肥大混淆。这类骨软骨瘤不存在同侧下颌骨升支及体部的伸长、膨大，有助于鉴别诊断。软骨帽的存在对于骨软骨瘤与骨瘤的鉴别有重要意义。骨关节病的大骨赘，一般均存在关节其他的退行性改变征象，如髁突的囊样变、破坏、硬化及关节间隙狭窄等，有助于鉴别。此外，髁突骨软骨瘤有时尚需与软骨肉瘤鉴别，后者一般存在髁突骨质较严重的破坏以及肿物内斑点、斑片状钙化影像。

三、滑膜软骨瘤病

【概述】

滑膜软骨瘤病（synovial chondromatosis）为关节、滑膜囊或腱鞘的滑膜内发生的良性、结节性软骨增生。当滑膜内的软骨灶及进入关节腔中的软骨结节发生钙化及骨化时，则称为滑膜骨软骨瘤病（synovial osteochondromatosis）。WHO 2013 年 关于肿瘤的分类提出，滑膜软骨瘤病是一种表现为多发透明软骨结节的良性肿瘤，典型表现多见于滑膜下组织[14]。滑膜骨软骨瘤病为其同义词。但关于其性质是新生物还是仅为具有化生活性的慢性炎症仍有争议。

Milgram（1977）曾在病理学上将滑膜软骨瘤病分为三期：Ⅰ期为滑膜内活动性病变，无游离体；Ⅱ期为过渡性病变，既有滑膜内活动性的软骨结节增生，又有关节腔内骨软骨性的游离体形成；Ⅲ期表现为滑膜内病变静止，关节腔内形成多个游离体[15]。这一分期对于滑膜软骨瘤病的诊断及治疗仍有实际指导意义。滑膜软骨瘤病虽为良性病变，但具有局部侵袭性，具有较高的复发率，少数反复复发的病例可以发生恶变，特别是患病时间较长且出现关节区顽固性疼痛时需警惕恶变的可能性。颞下颌关节滑膜软骨瘤病临床上可表现为与颞下颌关节紊乱病相似的症状，二者常发生混淆。部分病例可合并感染，表现为关节区反复发生的肿胀。

【CT 表现】

颞下颌关节滑膜软骨瘤病 CT 检查多可见关节腔内或腔内外均存在多个大小不等的高密度游离体影像（图 12-12-9），骨化较好的游离体可见其周边有类似密质骨样的边缘。常伴有关节间隙增宽，髁突及关节窝、关节结节出现不同程度的硬化、吸收及破坏等。病变区多可见软组织肿胀，呈实性及液性混合密度，增强 CT 可见不均匀强化。部分病例可有较广泛而严重的颅底骨质破坏（图 12-12-10），软组织肿块可不同程度地突入颅内，并可挤压大脑颞叶。部分病例可累及关节毗邻组织结构，如腮腺、翼内肌、翼外肌、外耳道及皮下组织等[1，3-4，11，16-17]。

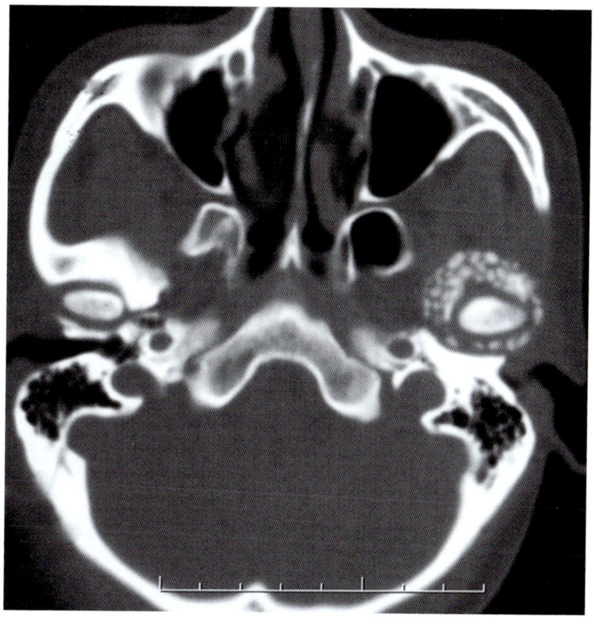

图 12-12-9 颞下颌关节滑膜软骨瘤病

螺旋 CT 横断面片示左关节周围大量大小不等的高密度游离体

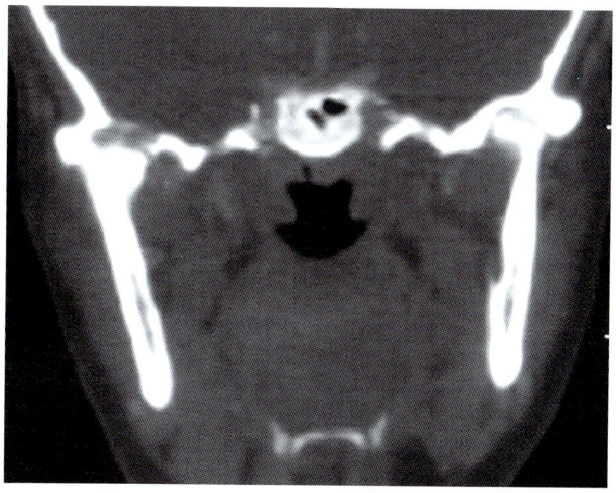

图 12-12-10 颞下颌关节滑膜软骨瘤病

螺旋 CT 冠状位片示右髁突内侧散在游离体及颅底骨质破坏

【比较影像学】

普通X线检查同样可以显示骨化程度较好的游离体、髁突及关节窝、关节结节的骨质改变以及关节间隙增宽等可以提示滑膜软骨瘤病的X线征象（图12-12-11）。但对于骨化程度较低的游离体，以及在X线检查时与毗邻骨性结构重叠的游离体，CT检查较普通X线检查具有较大的优势，可更好地显示病变情况。此外，螺旋CT软组织窗观察较骨窗更易显示骨化程度较低的游离体。MRI检查对于滑膜软骨瘤病的诊断具有重要价值，往往可提供更多的诊断信息，如病变的范围、与毗邻结构的关系、大量的关节腔内积液、关节囊扩张、增厚以及小环形、管状或块状等游离体或滑膜内钙化的影像（图12-12-12）。

【病理学表现】

滑膜软骨瘤病是一种滑膜来源的良性结节性软骨增生。病变开始于滑膜表层下结缔组织内，形成多个细胞丰富的软骨灶。随着疾病的进展，软骨结节脱落进入关节腔，成为游离体，由滑液供其营养而存活。肉眼可见关节腔内游离的软骨结节，常在手术中随滑液流出，数量可由十余个到数百个。这些游离小体呈蓝白色半透明，圆形、卵圆形或不规则；小的可如粟粒，大者可融合成较大的实性团块。切面呈软骨样硬度，有时可见黄白色不透明区，为钙化或骨化区。检查关节的滑膜，通常见充血、肥厚，也可见表面附着有软骨结节。镜下见软骨结节由透明软骨组成，表面覆盖一层纤细的纤维组织，有时有滑膜细胞衬覆。结节内软骨细胞疏密程度不等，成群或岛状，瘤细胞团间有丰富的基质。软骨细胞多数核固缩、深染，但也有部分呈轻度多形性。约60%的病例中可见钙化，但一般钙化的软骨成分不超过全部病变的10%，呈弥漫性或点状钙化，发生骨化的比例更小（图12-12-13）。病变一般局限于关节间隙及滑膜浅层，但有部分病例可呈侵袭性生长并累及关节周围组织。

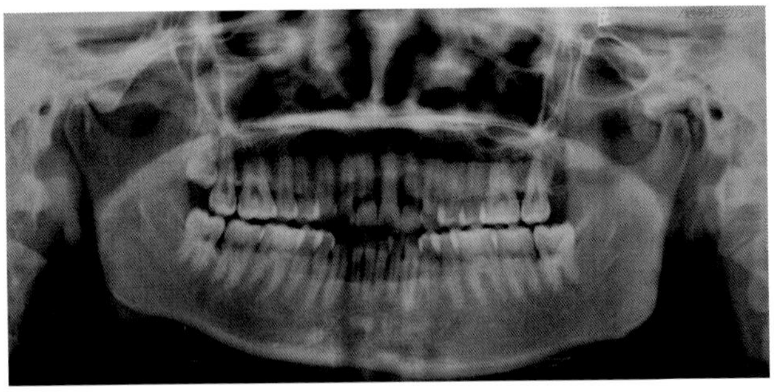

图12-12-11　颞下颌关节滑膜软骨瘤病

曲面体层片示左髁突顶部密质骨硬化，向前下方移位，髁突周围散在大量游离体

【鉴别诊断】

颞下颌关节滑膜软骨瘤病在影像学上主要应与骨关节病、剥脱性骨软骨炎、二水焦磷酸钙结晶沉积病、软骨肉瘤及骨肉瘤鉴别。其中，骨关节病为临床常见疾病。颞下颌关节骨关节病晚期可存在游离体，但其数目一般不超过10个，常同时伴有髁突骨赘、硬化、囊样变、关节间隙变窄等典型的退行性表现。剥脱性骨软骨炎剥脱的骨碎片所形成的游离体常与剥脱部位骨缺损处相对应，多仅为一个，或至多2～3个。滑膜软骨瘤病与二水焦磷酸钙结晶沉积病在普通X线及CT表现方面常存在鉴

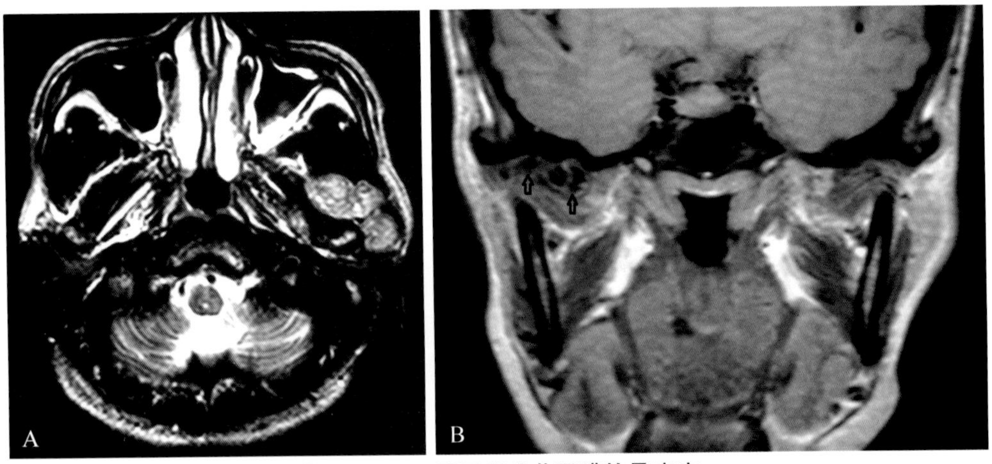

图12-12-12　颞下颌关节滑膜软骨瘤病

A：磁共振T2横断面图像示左髁突前方占位病变，信号高低不均，可见病变内散在大量游离体，呈小环状；**B**：颞下颌关节滑膜软骨瘤病另一病例，磁共振质子图像示右关节占位性病变内多个较大的块状游离体影像，呈低信号表现（如↑所示）

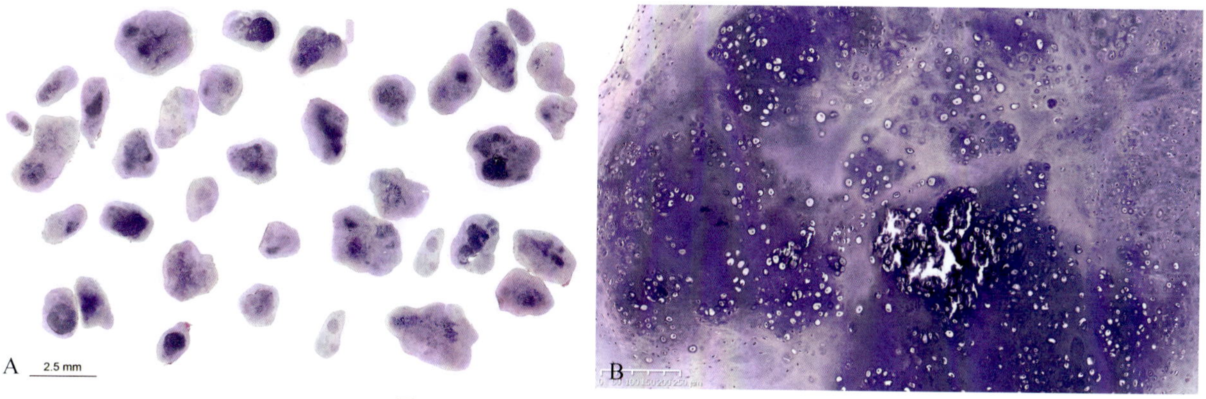

图 12-12-13 颞下颌关节滑膜软骨瘤病

A：光镜观察可见病变内大量游离的软骨结节（HE×25）；**B**：软骨结节由透明软骨组成，局部钙化（HE×100）

别上的困难，前者 MRI 比较典型的表现有助于对于这两种疾病的鉴别。髁突骨肉瘤 X 线可见严重的骨质破坏，可同时存在成骨表现，典型的“日光放射状”骨膜成骨更有助于骨肉瘤的诊断。软骨肉瘤内的钙化可呈弧形、螺旋形及斑片状，对鉴别诊断有一定帮助。

四、色素绒毛结节性滑膜炎

【概述】

色素绒毛结节性滑膜炎（pigmented villonodular synovitis，PVNS）又称弥漫型腱鞘滑膜巨细胞瘤（diffuse type tenosynovial giant cell tumour）、弥漫型巨细胞瘤（diffuse-type giant cell tumour）或色素绒毛结节性腱鞘炎（pigmented villonodular tenosynovitis）。根据 WHO 2013 年关于骨肿瘤的分类，色素绒毛结节性滑膜炎为腱鞘巨细胞瘤或腱鞘滑膜巨细胞瘤中具有破坏性、病变比较弥漫的类型，具有局部侵袭性[14]。PVNS 年发生率约为 1.8/100 万，性别分布相当，较常见于膝、髋、肩、肘、踝等关节，发生于颞下颌关节者很少。颞下颌关节 PVNS 病变可以比较局限，仅累及关节内部分滑膜组织。也可表现为弥漫性病变，关节内、外均受累。临床表现为关节区不同程度的肿胀，开口受限并向患侧偏斜，患侧关节运动度减低及咬合关系紊乱或不严密等，可伴或无明显疼痛。

【CT 表现】

螺旋 CT 检查常可见颞下颌关节周围软组织弥漫性肿胀，或表现为环绕关节周围甚至占据整个颞下窝的巨大软组织密度肿块，可累及周围邻近肌肉、颅底甚至颅内。肿块密度一般稍高于邻近肌肉组织，增强 CT 检查可见有不同程度的不均匀增强表现（图 12-12-14）。部分病例在肿块内可见有散

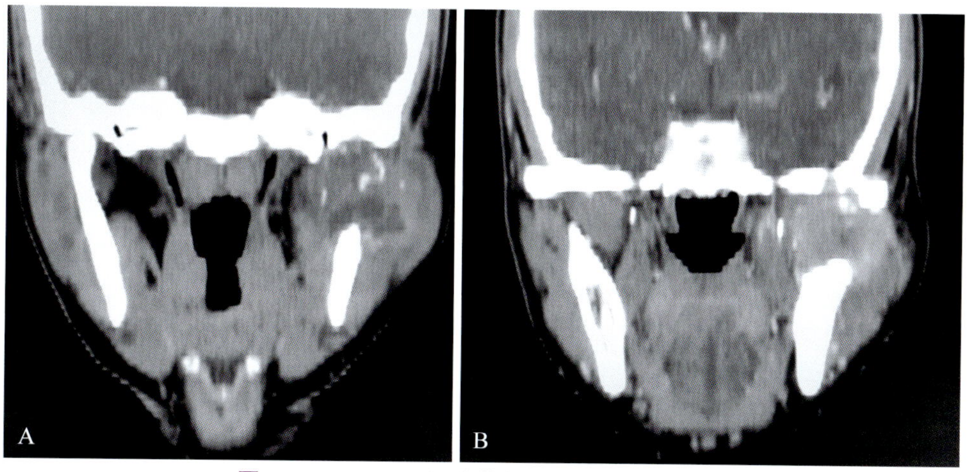

图 12-12-14 颞下颌关节色素绒毛结节性滑膜炎

A：CT 冠状面片示左髁突骨质破坏，关节区占位性病变，其内可见部分区域坏死、液化，呈低密度表现；**B**：CT 冠状面增强图像示左髁突及关节窝骨质破坏，关节周围软组织肿块呈不均匀增强，其中可见无增强改变的低密度囊样变区域

在钙化灶及囊性变。常伴有关节间隙增宽及髁突和关节窝不同程度的骨质破坏、硬化，严重者可以有颅底骨质较广泛的破坏，可累及蝶骨大翼、颞骨等。螺旋 CT 及 CBCT 均可清楚显示 PVNS 的这些骨质改变[3，17-20]。

【比较影像学】

许勒位片、髁突经咽侧位片及曲面体层片等普通 X 线检查结果亦可不同程度地显示关节结构的骨质改变，但均远不如 CT 清楚，且不能显示对诊断具有重要价值的软组织肿块影像。MRI 检查对于 PVNS 的诊断具有重要价值，其可清楚显示软组织肿块的范围，关节腔内积液，且由于含铁血黄素的沉积，大部分病变在 T1WI 和 T2WI 上均呈低信号表现，这对于 PVNS 的诊断具有重要价值（图 12-12-15）。

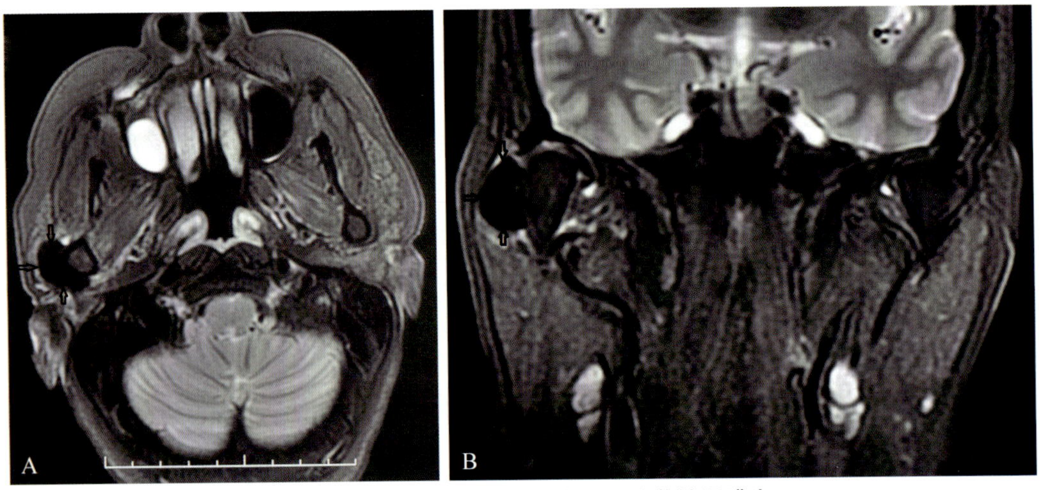

图 12-12-15　颞下颌关节色素绒毛结节性滑膜炎

MRI 检查在 T1WI 横断面（**A**）及 T2WI 冠状面（**B**）上均显示髁突外侧低信号病变（如↑所示）

【病理学表现】

色素绒毛结节性滑膜炎曾被认为是一种炎症增生性病变，现在一般将其作为一种具有局部侵袭性的良性肿瘤。大体标本观察其为一界限清楚的多结节样肿物，内部呈灰红色海绵状或绒毛状结构。镜下见结节主要由圆形或椭圆形单核细胞组成，形成许多绒毛与结节状结构，突入裂隙样腔隙中。病变中还可见成片的泡沫细胞、多核巨细胞、丰富的毛细血管及含铁血黄素沉积（图 12-12-16）。

【鉴别诊断】

颞下颌关节 PVNS 需要与滑膜软骨瘤病、骨关节病、软骨肉瘤及二水焦磷酸钙结晶沉积病相鉴别。滑膜软骨瘤病 X 线检查常可见多个游离体，MRI 图像上可见关节囊扩张、大量积液、大量游离体形成的“小环形”影像等。骨关节病骨质破坏多较局限，一般均伴有骨质硬化、囊样变及关节间隙狭窄等退行性改变。软骨肉瘤造成的骨质破坏多较严重，且在病变内可见斑片、云雾状钙化。二水焦磷酸钙结晶沉积病的钙化团块则表现为弥散性的沙砾样表现。这些影像学表现有助于滑膜软骨瘤病、骨关节病、软骨肉瘤及二水焦磷酸钙结晶沉积病与 PVNS 的鉴别。

五、成软骨细胞瘤

【概述】

成软骨细胞瘤（chondroblastoma）又称为钙化性巨细胞瘤（calcifying giant cell tumor）或骨骺软骨巨细胞瘤（epiphyseal chondromatous giant cell tumour），是一种良性软骨生成的肿瘤，约 75% 以上发生于长骨。颞下颌关节成软骨细胞瘤极为少见，且多为颅底、颞骨成软骨细胞瘤累及颞下颌关节。临床表现可为耳前区疼痛、肿胀、开口受限、外耳道狭窄甚至肿块、耳痛、耳鸣、眩晕、听力减低，甚至听力丧失等[14]。

【CT 表现】

CT 检查多可见关节窝及颅中窝底骨质比较广

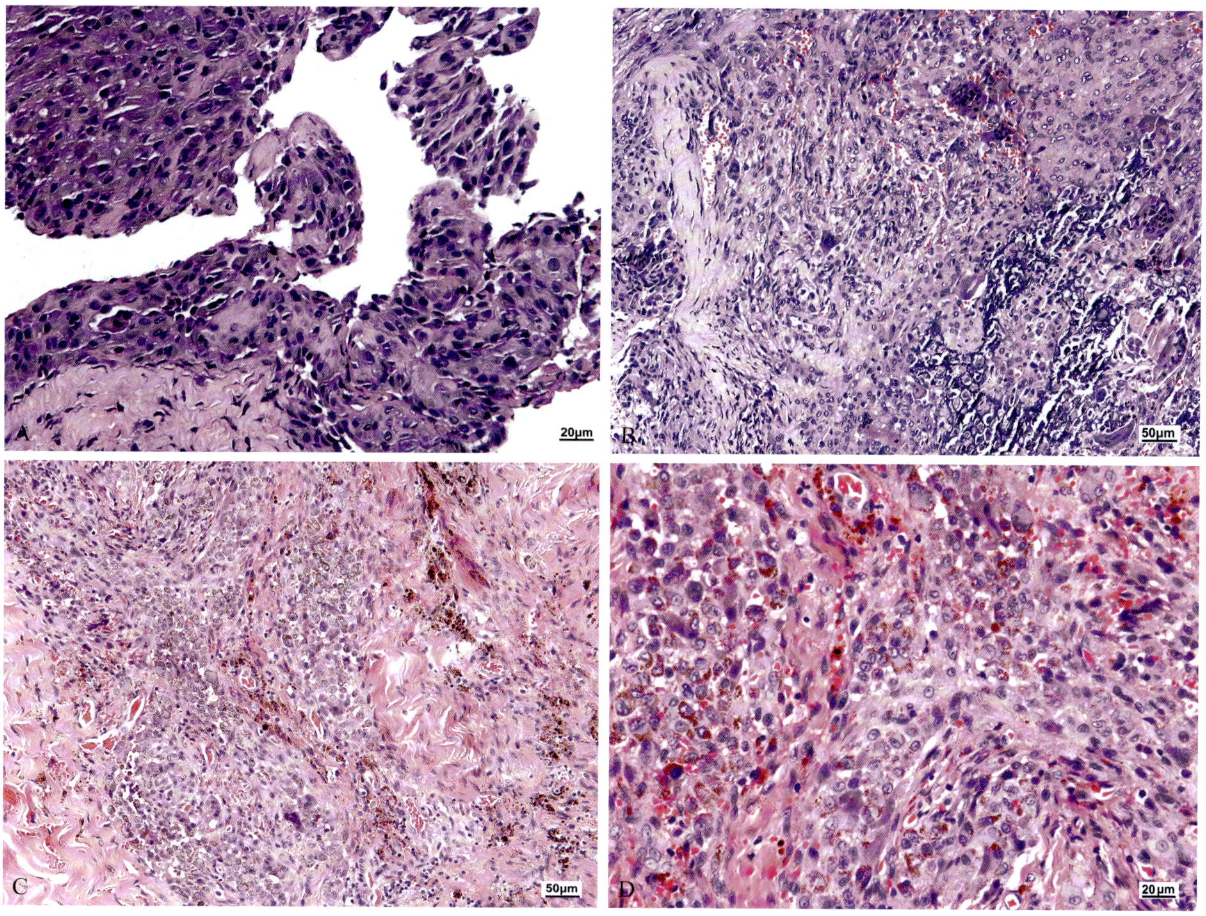

图 12-12-16　颞下颌关节色素绒毛结节性滑膜炎

A：光镜观察见病变内圆形或椭圆形单核细胞形成绒毛状结构（HE×400）；**B**：结节中可见成片的单核细胞、散在的多核巨细胞及丰富的毛细血管，局部钙化（HE×200）；**C**：单核细胞、多核巨细胞聚集成簇，被粗大的纤维条索分隔，病变中可见大量含铁血黄素沉积（HE×200）；**D**：部分单核细胞和多核巨细胞的胞质内可见含铁血黄素颗粒（HE×400）

泛的破坏，可累及颞骨鳞部、岩部及内耳结构，约 1/3 肿瘤病变内可见有钙化灶。尽管成软骨细胞瘤为良性肿瘤，但其骨质破坏表现具有明显的侵袭性。肿瘤病变可同时累及颅内、外，导致颅底骨、关节窝、髁突广泛的骨质破坏以及颞下窝、翼腭窝受累等。肿块密度混杂，增强 CT 检查可见有较明显的强化（图 12-12-17A）。有些病损较大的患者可能会出现骨膜反应，但较少见。颅底成软骨细胞瘤亦可无明显髁突骨质破坏改变，而仅表现为关节间隙增宽、髁突向前下移位等。有的患者髁突可有膨胀性圆形或卵圆形溶骨性破坏改变。

【比较影像学】

对于颞下颌关节成软骨细胞瘤骨质破坏病变的显示以 CT 检查为最佳选择，其可清楚地显示骨破坏的范围，所累及的邻近重要结构情况等，远较普通 X 线检查为优。普通 X 线检查亦可发现关节窝及颞骨的破坏，但所提供的诊断信息常显不足。磁共振检查可以清楚地显示肿块病变的范围及累及毗邻重要结构的情况，T1WI 病变表现为等信号-低信号或不均匀信号改变，T2WI 上肿块呈高低不均的信号或以低信号为主的不均匀信号表现（图 12-12-17B），病变通常有不均匀增强。

【病理学表现】

肉眼观察可见肿瘤界限较清楚，呈灰红色的肉芽样组织，易碎，其中可见散在钙化颗粒，常伴出血和囊性变。镜下可见大片增生的成软骨细胞，呈圆形、椭圆形或多角形，含嗜酸性胞质，细胞核常见核沟。细胞界限清楚，细胞间有粉染的软骨基质，伴灶性钙化颗粒。局部见典型的窗格样钙化，呈线状环绕于单个成软骨细胞之间。间质血管丰富，还可见多核巨细胞、出血及含铁血黄素沉积。肿瘤囊性变较常见（图 12-12-18）。

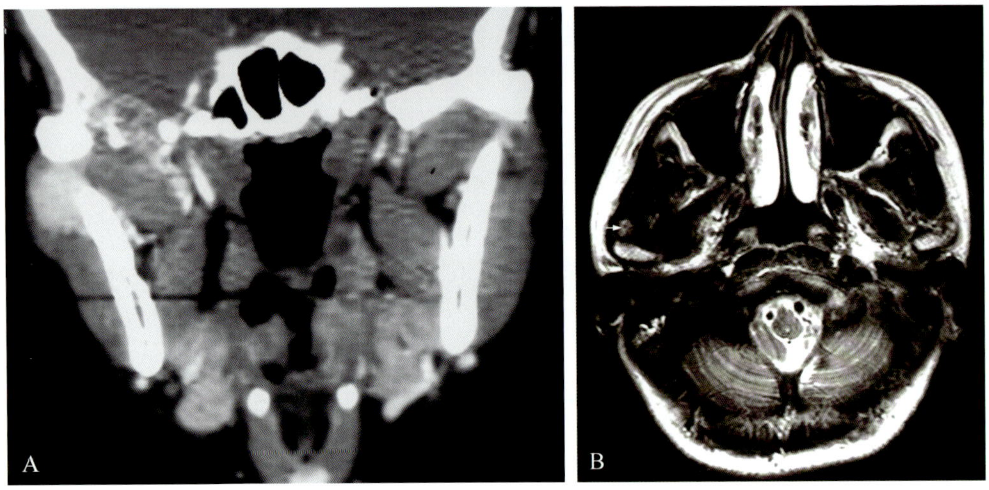

图 12-12-17　颞下颌关节成软骨细胞瘤

A：螺旋CT增强冠状位片示右关节周围占位病变，外侧肿块可见明显增强，颅底骨质广泛破坏；**B**：磁共振T2横断面图像示右髁突周围病变，以低信号为主，外侧部分区域可见等信号–高信号改变（↑）

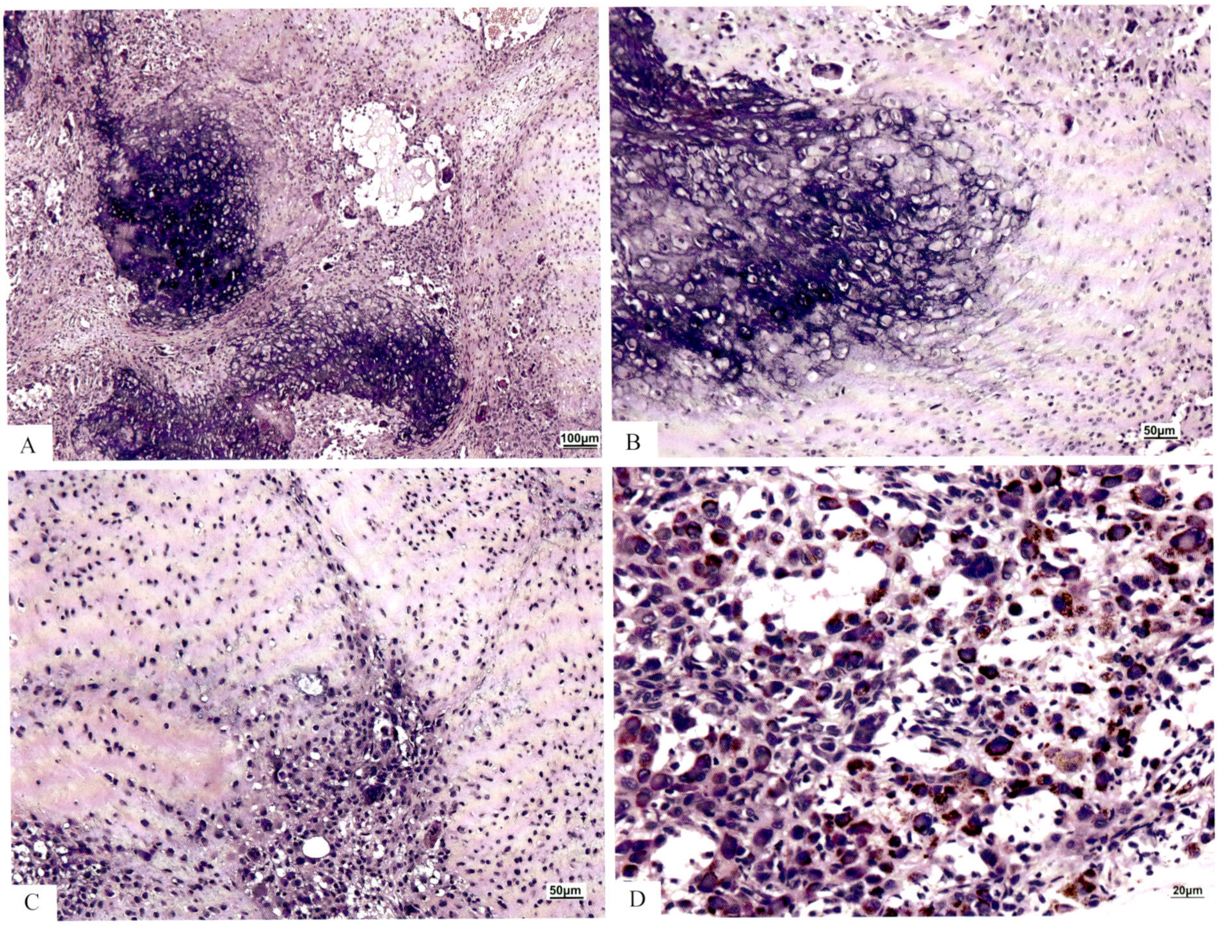

图 12-12-18　颞下颌关节成软骨细胞瘤

A：肿瘤性成软骨细胞间形成粉染的软骨基质，并可见钙化及囊性变区域（HE×100）；**B**：典型的窗格样钙化，呈线状环绕于单个成软骨细胞之间（HE×200）；**C**：肿瘤由细胞密集区和疏松区构成，前者可见密集的成软骨细胞及散在的多核巨细胞，后者主要由肿瘤性软骨基质构成，单个成软骨细胞埋于其中（HE×200）；**D**：肿瘤性成软骨细胞呈圆形、椭圆形或多角形，界限清楚，含丰富的嗜酸性胞质。此病例中还可见较多含铁血黄素（HE×400）

【鉴别诊断】

较常需与颞下颌关节成软骨细胞瘤进行鉴别的是色素绒毛结节性滑膜炎及滑膜软骨瘤病。色素绒毛结节性滑膜炎及滑膜软骨瘤病同样可以发生关节骨性结构的破坏，且均可伴有不同程度的颅底骨质破坏，在鉴别诊断中常发生困难。色素绒毛结节性滑膜炎患者在磁共振检查时，若病变在 T1WI 及 T2WI 均显示为低信号表现时，则对于鉴别诊断有重要的参考价值。在色素绒毛结节性滑膜炎伴有软骨化生时会给鉴别诊断增加困难。成软骨细胞瘤与Ⅰ期滑膜软骨瘤病的鉴别诊断较为困难，若在 MR 图像上显示有大量关节渗液以及众多小环形结构表现，则对于鉴别诊断颇有帮助。在滑膜软骨瘤病Ⅱ期和Ⅲ期病例有较多的游离体存在时对鉴别诊断有重要价值。

六、髁突动脉瘤样骨囊肿

【概述】

动脉瘤样骨囊肿（aneurysmal bone cyst，ABC）是一种由充满血液的多房性囊性病变组成的破坏性、膨胀性的良性骨肿瘤[14]，可发生于任何年龄，但最多发生于 20 岁以下（约 80%），男女发病率无明显差异，也有作者报道女性发病稍多于男性。任何骨均可发生，但常见于长骨的骨骺端，下颌骨较上颌骨相对多见，发生于颞下颌关节髁突者罕见。动脉瘤样骨囊肿可为原发性的，亦可继发于其他有出血性的囊性良、恶性骨病变，最长见于骨巨细胞瘤、成骨细胞瘤、成软骨细胞瘤及骨纤维异常增殖症等。主要临床表现为关节疼痛、耳前区肿胀及开口受限等，可能有关节内杂音。若行刮治手术，则复发率较高。

【CT 表现】

CT 表现为髁突高度膨胀性多房改变，呈卵圆形或梭形，边界清楚，边缘呈水压样膨胀（图 12-12-19）。房间隔呈高密度线条状，与病变边缘垂直[11]。CBCT 及螺旋 CT 均可清楚显示这些骨改变。螺旋 CT 软组织窗图像尚可显示低密度血窦及液平面征象。

【比较影像学】

曲面体层片、下颌骨侧斜位片等普通 X 线检查结果亦可比较清楚地显示髁突的膨胀性病变，但对房腔间骨性分隔的显示则 CT 较普通 X 线检查结果要更清楚。普通 X 线检查不能显示房腔内的液平面影像。MRI T2WI 上则可较 CT 更清楚地显示病变内多个高信号囊腔（图 12-12-20），囊腔间骨性分隔呈线条状低信号表现。此外，MRI 尚可清楚显示关节盘的改变。动脉瘤样骨囊肿患者由于髁突的膨胀性压迫，常可见关节盘移位、变形。

【病理学表现】

肉眼观察，动脉瘤样骨囊肿为界限清楚的多囊性肿物，内含大小不等的血窦样腔隙，呈海绵

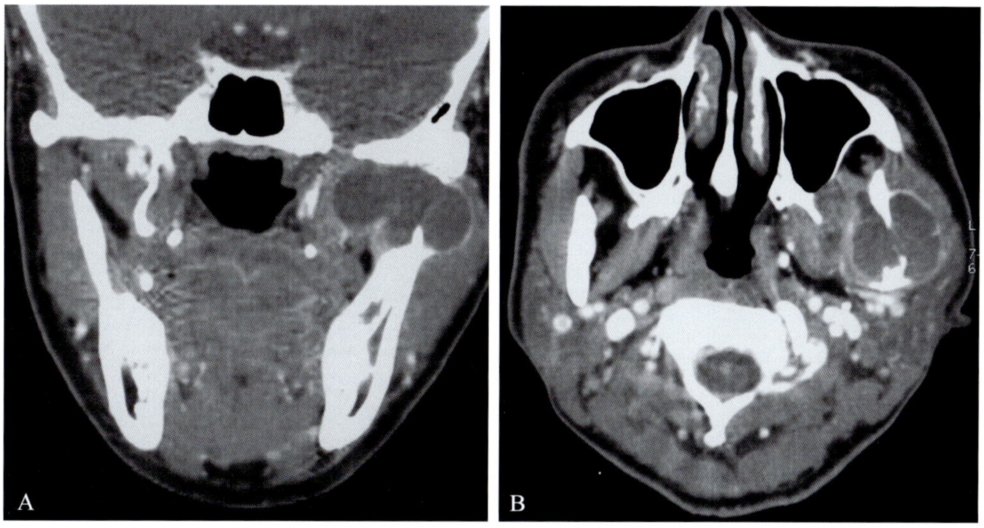

图 12-12-19　髁突动脉瘤样骨囊肿

螺旋 CT 增强冠状位片（A）及横断面片（B）示左髁突呈破坏性膨胀表现，边界清楚，病变内呈液性低密度表现，无增强变化，其内可见较高密度的分隔

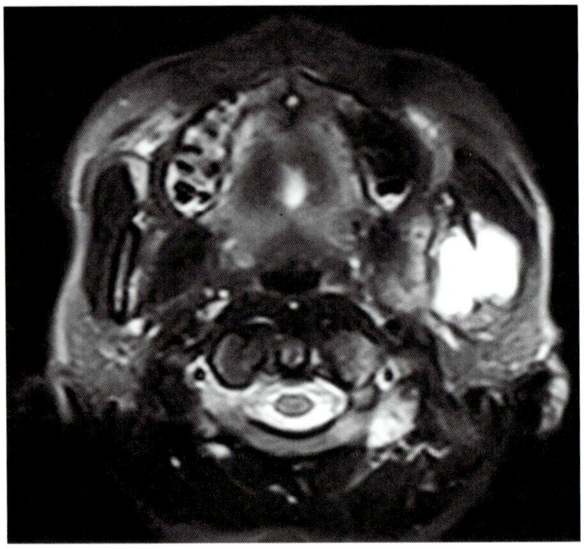

图 12-12-20　髁突动脉瘤样骨囊肿

MRI T2 图像示左髁突病变内呈高信号表现，前部可见低信号分隔

或蜂窝状。囊腔间隔为较薄的红褐色软组织，内含不凝血。镜下观察可见许多不规则的含血腔隙，呈囊腔样，但无内皮或上皮衬里（图 12-12-21A）。其分隔由富含血管的纤维组织构成，细胞丰富，主要是增生的成纤维细胞。此外，还可见大量散在的多核巨细胞及丰富的小血管，也可见含铁血黄素沉积、炎症细胞和组织细胞（图 12-12-21B）。病变中还有反应性骨样组织形成，其形状及排列与所处的囊腔间隔外形相吻合，呈粉染的条带状。多数病例还可见实性区，此区无大囊腔，但高倍镜下的组织学形态与囊腔间隔区类似。对于继发性动脉瘤样骨囊肿，仔细取材还可能查见原发肿瘤或病变区。

【鉴别诊断】

髁突动脉瘤样骨囊肿与中心性巨细胞肉芽肿鉴别常有困难，但前者病变多较后者大，膨胀亦更明显。在动脉瘤样骨囊肿累及下颌升支时，需与巨颌症鉴别。巨颌症一般为双侧病变，有助于两者的鉴别。

七、二水焦磷酸钙结晶沉积病

【概述】

二水焦磷酸钙结晶沉积病（calcium pyrophosphate dehydrate crystal deposition disease）简称 CPPD，又名焦磷酸钙沉积病或焦磷酸钙沉积症、软骨钙质沉积症（chondrocalcinosis）及假痛风（pseudogout）等，为一种代谢性疾病，是由二水焦磷酸钙晶体在关节内沉积引起的急性或慢性炎性关节病。CPPD 较常见于膝、腕等大关节，颞下颌关节很少发生，多见于老年人，一般为良性病变。临床上可见关节区肿胀、疼痛、开口受限及咬合紊乱等。

【CT 表现】

对于较早期或较轻的病例，CBCT 及 MSCT 可见均匀分布于关节腔内环绕髁突的微细的云雾状滑膜钙化及关节软骨内的线状钙化。对于晚期或严重的病例，则可见表现为毛玻璃样外观的广泛钙化团块，环绕在髁突周围。约半数患者同时可伴有髁突及邻近骨结构不同程度的改建、破坏（图 12-12-22）。髁突骨密度亦可增高，并常因受到钙化团块挤压而发生移位。部分患者伴有相应颅底骨及外耳

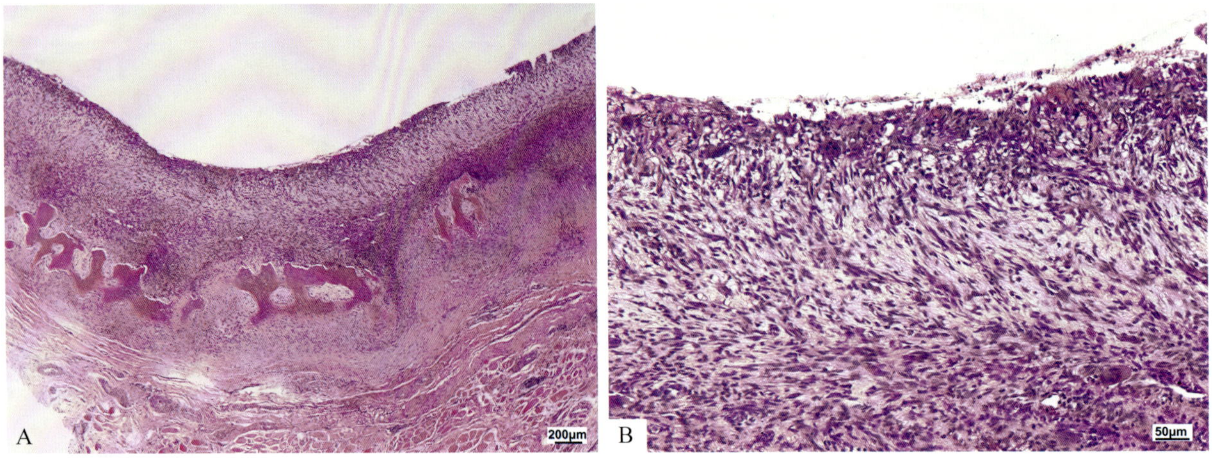

图 12-12-21　髁突动脉瘤样骨囊肿

A：光镜观察可见细胞丰富的纤维组织构成囊壁，外周有反应性骨小梁形成（HE×40）；**B**：囊腔无上皮或内皮衬里，囊壁内成纤维细胞密集，还可见散在的多核巨细胞、炎症细胞及丰富的小血管（HE×200）（北京大学口腔医院病理科高岩教授供图）

道骨质较严重的破坏，甚至可累及颞下窝及颅中窝内，而类似恶性肿瘤表现[11, 21]。

【比较影像学】

CBCT、MSCT 及普通 X 线检查（如曲面体层片等）均可显示 CPPD 的钙化及邻近骨结构的病变（图 12-12-23），但 CT 显示病变比普通 X 线要清楚及全面得多。因此，在对患者进行检查时推荐使用 CT 检查。在 MRI T1 图像上，病变呈低-中等信号改变。可见关节腔内的软组织钙化团块，关节囊和关节腔扩张及关节腔内渗液等。在 MRI T2 图像上，尚可见关节周围软组织肿胀及邻近肌肉水肿，肿块病变呈较低或不均匀信号表现。

【病理学表现】

肉眼观察可见关节软骨、滑膜、关节囊及韧带等多处有晶体沉积，呈细颗粒状，白垩色不透明，也可融合成大块，但疏松易散碎（图 12-12-24A）。HE 染色切片见关节软骨及滑膜内成簇的嗜碱性颗粒，高倍镜下见单个晶体为有棱角的斜方形，有折光性。在偏振光显微镜下，晶体呈较弱的正性双折射。晶体周围组织可有异物反应，见巨噬细胞、多核巨细胞及纤维细胞、淋巴细胞等围绕，但炎症反应轻微（图 12-12-24B）。

【鉴别诊断】

本病在影像学上主要应与滑膜软骨瘤病、软骨肉瘤、骨关节病及剥脱性骨软骨炎等进行鉴别。滑膜软骨瘤病表现为大量大小不等的游离体，一般很少形成较大的、连续性的实性团块病变。MRI 图像上可见关节囊扩张、大量积液及典型的小环状影像。软骨肉瘤钙化可呈弧形、螺旋形及斑片状，与髁突关系密切。髁突常存在较严重的破坏，肿瘤常可累及咬肌间隙、腮腺间隙及颅底骨质等。骨关节病钙化的游离体一般不超过 10 个，且多同时

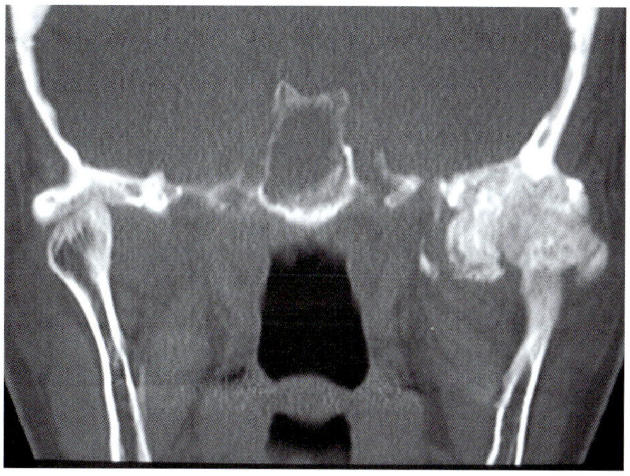

图 12-12-22 颞下颌关节二水焦磷酸钙结晶沉积病

螺旋 CT 冠状位片示左髁突及关节窝比较广泛的骨质破坏，关节腔内及周围可见钙化团块包绕，部分呈毛玻璃样，部分则钙化密度更高

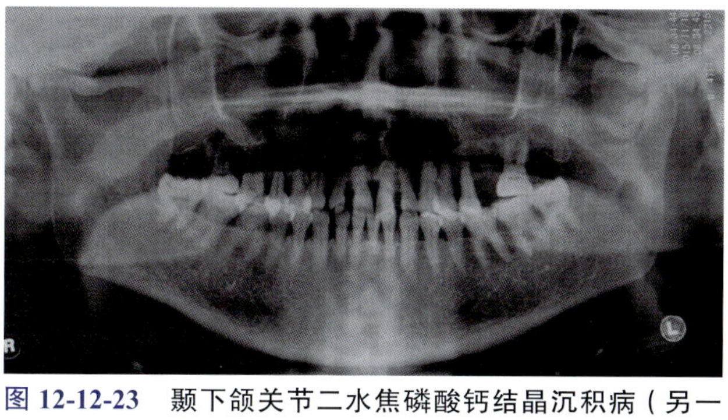

图 12-12-23 颞下颌关节二水焦磷酸钙结晶沉积病（另一名患者）

曲面体层片示左侧髁突周围毛玻璃样钙化团块包绕，髁突骨质无明显破坏，但可见向前下方移位

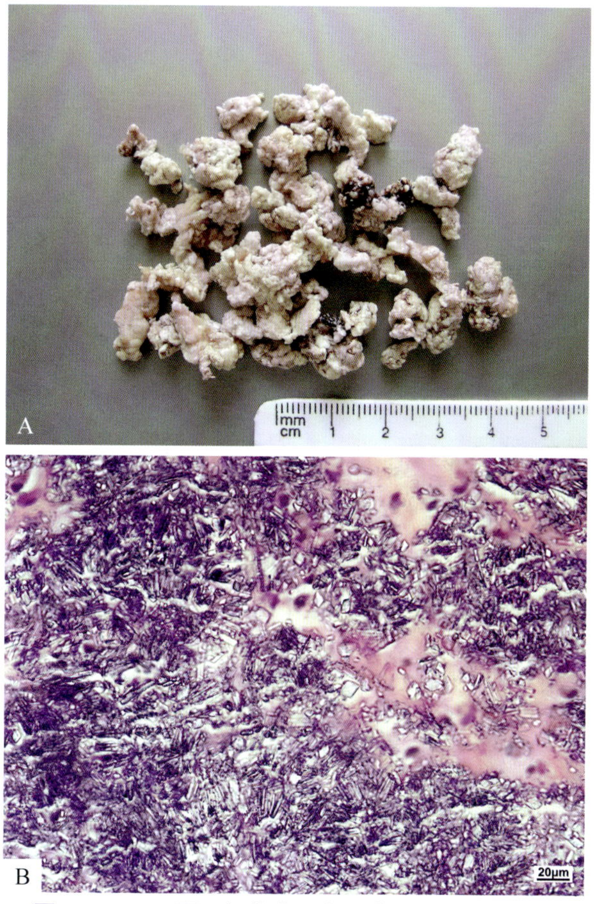

图 12-12-24 颞下颌关节二水焦磷酸钙结晶沉积病

A：肉眼观可见关节内沉积物为白垩色不透明的细颗粒状，可融合成疏松易散碎的大块；B：高倍镜下见晶体呈嗜碱性染色，有折光性，单个晶体为有棱角的斜方形（HE×400）

伴有髁突和关节窝骨质明显的退行性改变。剥脱性骨软骨炎钙化的游离体多仅为一个，或最多 2 ～ 3 个，且剥脱的骨软骨碎片多与髁突的骨缺损部位一致。以上所述影像学表现有助于和本病进行鉴别。

八、髁突朗格汉斯组织细胞增生症

【概述】

朗格汉斯组织细胞增生症为朗格汉斯细胞或其前体细胞的异常增殖而引起的病变，单发于髁突者十分少见，文献中仅有少数病例报道，又称髁突嗜伊红性肉芽肿[22]。临床表现可为关节区疼痛、肿胀，关节内杂音及开口受限等。本病可发生于任何年龄，以年龄偏大的儿童和年轻成人最为常见。由于髁突嗜伊红性肉芽肿所报道的病例甚少，发病年龄及性别特点尚未明确，6 ～ 50 岁者均有报道，男性多于女性。临床上较易与颞下颌关节紊乱病相混淆，应注意鉴别。

【CT 表现】

CT 表现为髁突不同程度的破坏改变，可主要局限于髁突，边界相对比较清楚；也可见骨质破坏比较广泛，边界不规则，并伴有髁突的病理性骨折及髁突周围软组织病变。髁突密质骨外可见骨膜反应性成骨（图 12-12-25A）。病变可单独发生于髁突，也可同时伴有多骨病变，如颅骨、股骨、颌骨、肋骨、椎骨及盆骨等，特别是颅骨受累相对较多[1]。有的病例可见伴有咬肌及翼外肌水肿。有病例报道病变可同时累及颅中窝颅底骨质。

【比较影像学】

髁突经咽侧位等普通 X 线检查亦可以显示髁突骨破坏性改变及骨膜成骨反应等（图 12-12-25B），但远不如 CBCT 和螺旋 CT 清楚。检查范围包括颅骨者，尚可发现可能存在的颅骨病变。磁共振 T1 图像示髁突病变呈等信号，而 T2 图像示病变内呈高信号（图 12-12-25C）。CT 检查是髁突朗格汉斯组织细胞增生症比较好的检查方法。

【病理学表现】

朗格汉斯组织细胞增生症病变由克隆性增生

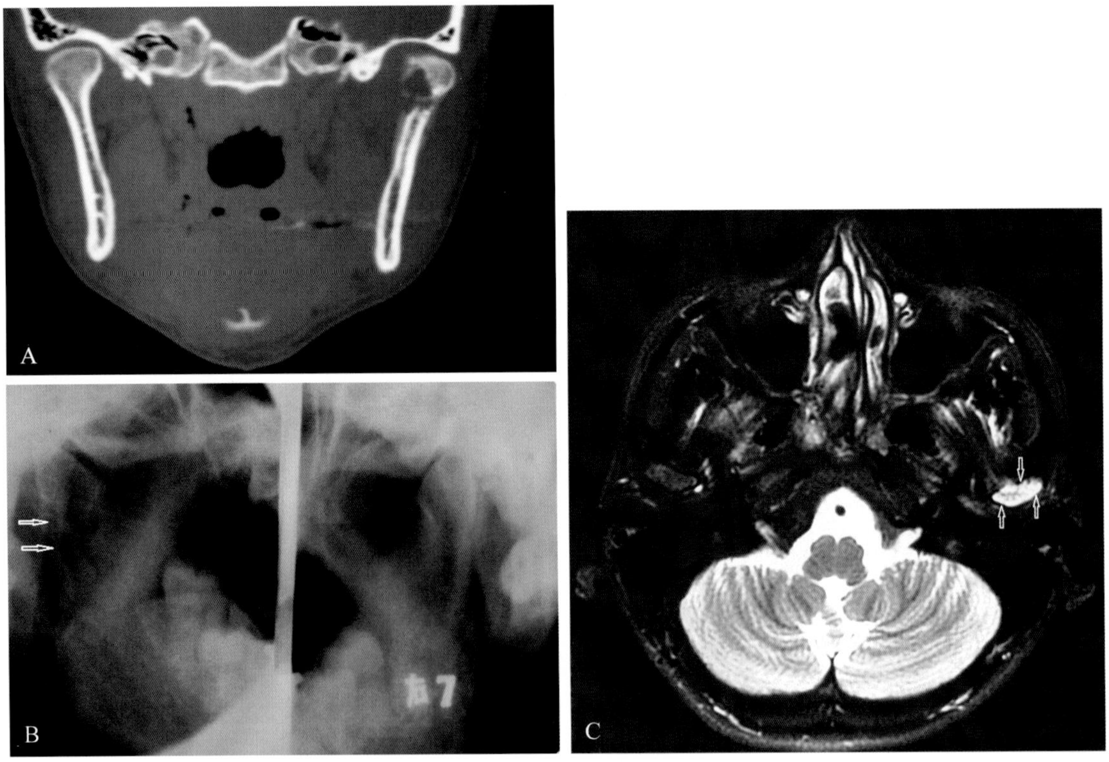

图 12-12-25　髁突朗格汉斯组织细胞增生症

A：螺旋 CT 冠状位片示左髁突骨质破坏，边界尚清楚，髁突及下颌升支上份内侧可见骨膜成骨；**B**：同一患者髁突经咽侧位片示左髁突骨质破坏（↑），但所显示病变远不如 CT 清晰；**C**：同一患者磁共振 T2WI 示左髁突密质骨破坏，边界不光整，髁突骨髓呈高信号表现（↑）

的朗格汉斯细胞和反应性的嗜酸性粒细胞及其他炎症细胞组成，造成溶骨性破坏。肉眼见病变组织界限不清，质软，呈灰红色或暗红色。镜下见朗格汉斯细胞弥漫成片或呈灶性聚集，细胞大，具有特征性的核沟或扭曲的分叶核。病变内还可混杂大量嗜酸性粒细胞、反应性组织细胞、泡沫细胞、淋巴细胞、中性粒细胞等，可见组织水肿，类似一般炎症的表现，这会造成病理诊断的困难。免疫组化染色朗格汉斯细胞呈 S100、CD1-α 和 Langerin 阳性，可辅助确诊（图 12-12-26）。

【鉴别诊断】

在影像学上通常需要进行鉴别诊断的疾病为化脓性关节炎、骨髓炎及恶性肿瘤等。化脓性关节炎及骨髓炎患者通常有比较明确的感染史，有的是由口腔颌面间隙感染造成的，有助诊断。化脓性关节炎及骨髓炎亦可有比较严重的髁突及下颌升支骨质破坏，但在有死骨形成时对诊断则很有帮助。此外，化脓性关节炎在较早期多仅为关节间隙增宽改变，累及骨质往往需要一个过程。与髁突恶性肿瘤的鉴别诊断包括髁突的转移瘤、骨肉瘤等。当存在其他部位原发恶性肿瘤时，有助于髁突转移瘤的诊断。髁突转移瘤以溶骨性破坏较为多见，边界多不规则，一般无线状骨膜成骨表现。骨肉瘤可能会伴有髁突的膨胀性破坏表现以及日光放射状成骨改变，对与髁突朗格汉斯组织细胞增生症鉴别有所帮助。由于髁突朗格汉斯组织细胞增生症在医学影像学诊断上的困难，最终诊断往往需依赖病理学检查。

九、骨肉瘤

【概述】

骨肉瘤（osteosarcoma）指以肿瘤细胞形成骨组织或骨样组织为特征的恶性肿瘤。原发性骨肉瘤

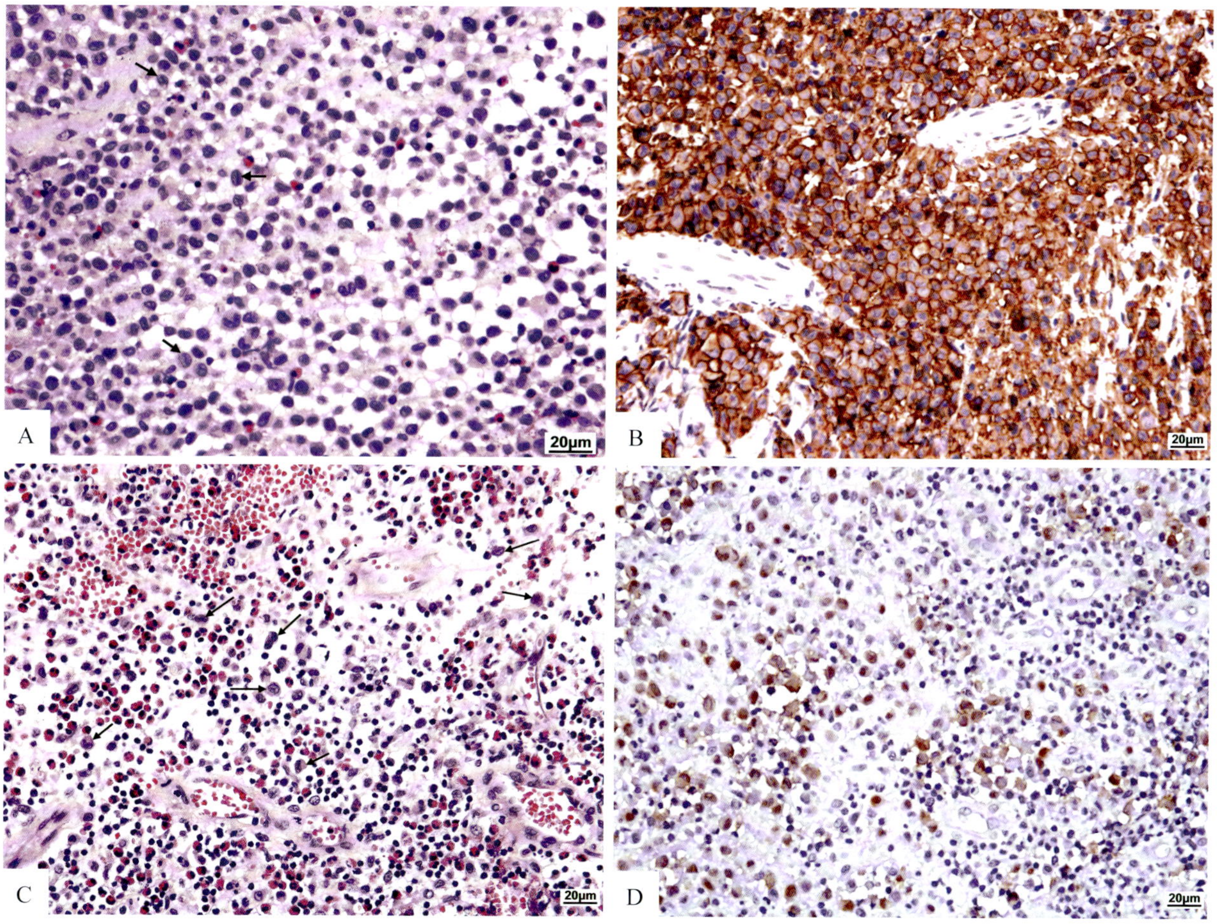

图 12-12-26 髁突朗格汉斯组织细胞增生症

A：朗格汉斯细胞弥漫成片，可见特征性的核沟（如↑所示）或扭曲的分叶核，病变内还混杂有嗜酸性粒细胞（HE×400）；**B**：免疫组化染色朗格汉斯细胞呈 CD1-α 阳性（SP×400）；**C**：与图 12-12-25 为同一患者，髁突病变内混杂大量嗜酸性粒细胞及其他炎症细胞，朗格汉斯细胞较散在（如↑所示），仔细辨认其特征性的核扭曲、核沟等特征形态有助于确诊（HE×400）；**D**：炎症背景下散在的朗格汉斯细胞呈 S-100 阳性（SP×400）

仅 5% ~ 6% 发生于颌骨，上、下颌骨均可发生，但下颌骨较上颌骨常见，发生于颞下颌关节者罕见。有作者报道，其平均发病年龄约为 35 岁，较长骨肉瘤约晚 10 年，发生转移的时间亦晚于长骨肉瘤。主要临床表现为关节区深在的疼痛、局部肿块、开口受限、错𬌗及头痛等。在未形成明显肿块时，可能与颞下颌关节紊乱病混淆。亦有患者在肿瘤较早期无明显临床症状。

【CT 表现】

MSCT 及 CBCT 均可显示髁突骨质的异常改变，但不同患者表现可以有很大区别；可为明显的骨质破坏，也可为明显的成骨性表现，但以成骨和破骨改变混合存在者较为多见（图 12-12-27）。常可见与密质骨垂直的日光放射状骨膜反应成骨，为骨肉瘤的一个重要特征，对其诊断有重要价值。肿瘤可突破髁突密质骨侵入邻近周围组织，形成肿块，增强 CT 检查表现为中度增强的实性占位病变（图 12-12-28）。髁突可变得较为膨大，髁突髓质骨呈斑点、片状表现[11, 14]。

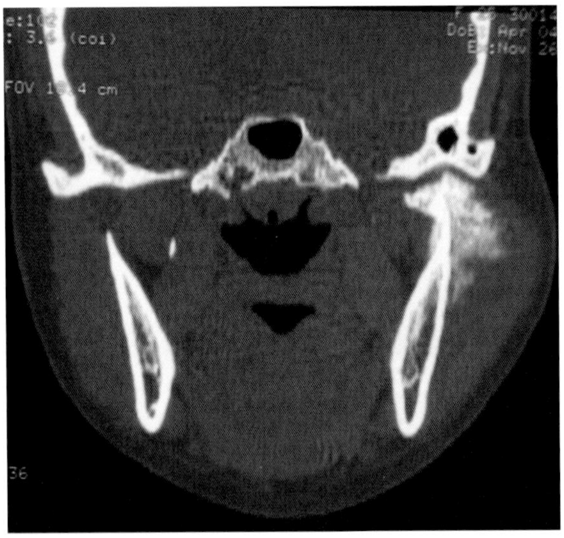

图 12-12-27　颞下颌关节骨肉瘤

螺旋 CT 冠状位片示左髁突骨质破坏及其周围和下颌升支上份的成骨表现

【比较影像学】

曲面体层等普通 X 线检查亦可显示本病的骨改变，如髁突骨质明显的破坏、硬化、骨膜反应成骨及对邻近骨结构的破坏等，但 CT 显示病变更为清晰、全面。增强 MSCT 图像常可见髁突密质骨破坏及肿瘤组织侵入邻近软组织形成的呈中度增强表现的肿块，普通 X 线检查则不能显示。MRI T1WI 及 T2WI 上肿块均呈不均匀信号强度改变，且可以更清楚地显示肿瘤在骨髓内的范围、侵入软组织的范围，以及肿瘤与周围软组织结构的关系等。

【病理学表现】

颞下颌关节骨肉瘤绝大多数为经典型骨肉瘤，其他类型（如毛细血管扩张性骨肉瘤、小细胞骨肉瘤、骨旁骨肉瘤、骨膜骨肉瘤、高级别骨表面骨肉瘤等）均极少见。经典型骨肉瘤为骨髓内原发的高度恶性成骨性肿瘤。肿瘤浸润性生长明显，常突破密质骨而形成软组织内肿块。肿瘤常伴明显的骨膜反应，骨膜下有反应性新骨形成。切面因肿瘤内部不同区域的组织学成分差别较大而显得不均质：细胞丰富区质软，呈鱼肉状，还可见出血、坏死、囊

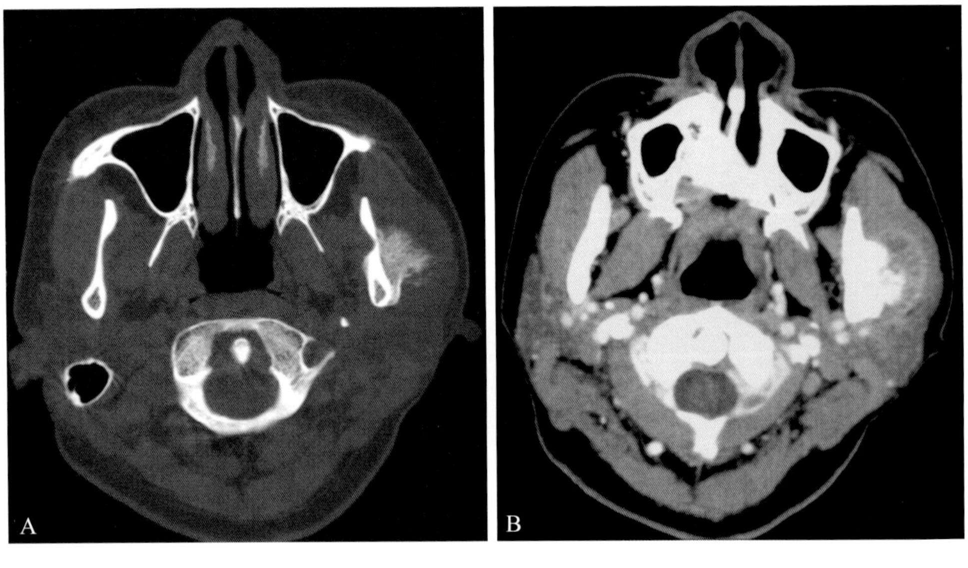

图 12-12-28　**A**：与图 12-12-27 为同一患者，螺旋 CT 横断面平扫片示病变区形成与密质骨板垂直的日光放射状骨膜成骨；**B**：同一患者，螺旋 CT 横断面增强图像示肿块呈中度不均匀强化

性变。软骨成分较多的区域则为蓝灰色半透明。骨形成较多处，则质地坚硬。此外，尚可见黄白色砂砾状钙化灶及坚韧的灰白色纤维结节等。即使有大量骨组织形成的部位，其边缘一般亦均有细胞丰富而质软的区域。镜下观察，最具病理诊断意义的特征为恶性肉瘤细胞直接形成肿瘤性骨样组织或骨组织。肉瘤细胞通常异型性明显，形态多样，并产生较多细胞外基质，可形成肿瘤性骨组织、软骨和纤维。根据其各自所占比例，可将经典型骨肉瘤再分为三种组织学亚型：成骨细胞型、成软骨细胞型和成纤维细胞型，但该分型对肿瘤预后无明显指导意义。颌骨发生的骨肉瘤中，成软骨细胞型及伴较多黏液样基质者较为常见。肿瘤性骨样组织由尚未钙化的骨基质构成，其中的纤维呈幼稚的编织状。不同病例中肿瘤性骨样组织或骨的量和排列形式变化多样，在同一肿瘤的不同区域也有较大差别。可以是纤细的蕾丝样结构，与肉瘤细胞相混杂；也可以是不规则小梁状，间隙中充满肉瘤细胞；还可以融合成片，肉瘤细胞埋于其中，因缺乏营养而发生变性。部分骨样组织中可出现钙化颗粒，部分可完全骨化（图 12-12-29）。

【鉴别诊断】

影像学上较常需与颞下颌关节骨肉瘤鉴别的疾病是发生于颞下颌关节的转移瘤及软骨肉瘤。髁突为恶性肿瘤较易发生转移的部位之一，其 X 线表现与骨肉瘤相似，仅依据影像学表现常难以鉴别。此时，应特别注意结合临床情况，若患者有原发肿瘤病史，则有利于诊断。软骨肉瘤病变内的钙化有一定的特点，呈斑片状，典型者可表现为螺纹形或弧形，对鉴别诊断有所帮助。此外，当髁突骨肉瘤存在髁突膨大时，有时需与动脉瘤样骨囊肿鉴别，后者的典型特征为髁突呈高度膨大的多房性改变，且骨性房间隔与病变边缘垂直，有助于与骨肉瘤区别。

十、软骨肉瘤

【概述】

软骨肉瘤（chondrosarcoma）是一种以肿瘤细胞形成软骨组织为特征的恶性肿瘤，较多见于骨盆骨、长骨及肋骨等，而极少发生于颞下颌关节，冠突较髁突相对常见。有作者报道。颞下颌关节软骨肉瘤于 11 ～ 75 岁均可发病，平均年龄约为 50 岁，女性与男性发病率之比约为 2∶1。颞下颌关节软骨肉瘤患者可以存在关节区肿胀、疼痛，开口受限及开口时下颌偏斜等。

【CT 表现】

颞下颌关节软骨肉瘤 CT 检查可见位于髁突周围及关节间隙内的云雾状的高密度肿块，常无明显增强表现，但亦有患者呈不均匀增强表现[17]，同时伴有关节骨质破坏（图 12-12-30）。肿块形态常不规则，边界弥漫不清，密质骨有浸润改变，但也可以边界清楚、密质骨无明显改变。肿瘤内部钙化呈斑片、云雾状，典型者可见螺旋状及弧形钙化，

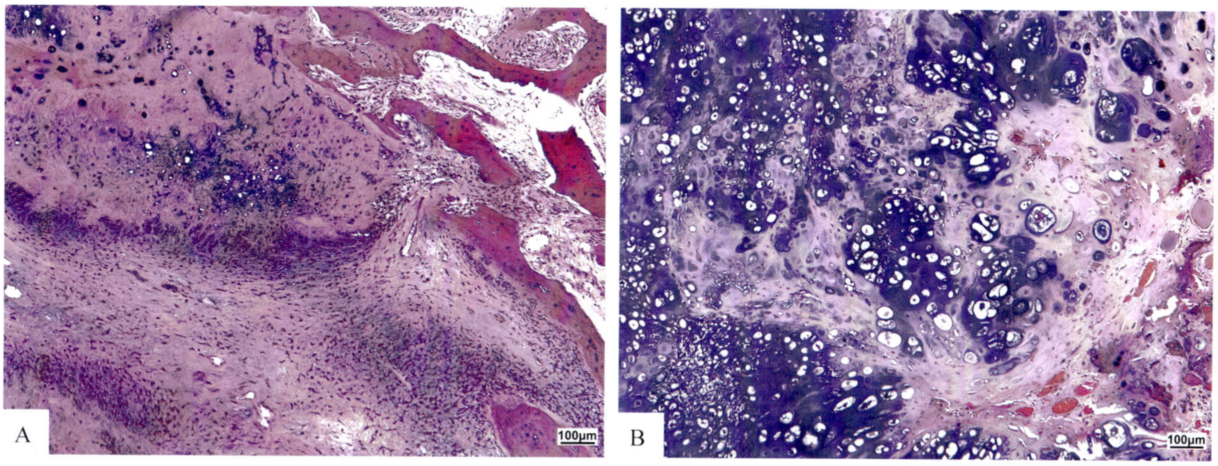

图 12-12-29 颞下颌关节骨肉瘤（成软骨细胞型）

A：光镜观察见肿瘤侵犯、破坏正常骨组织，可见大片粉染的肿瘤性骨基质（HE×100）；**B**：异型性明显的肉瘤细胞形成肿瘤性骨组织和软骨组织（HE×100）

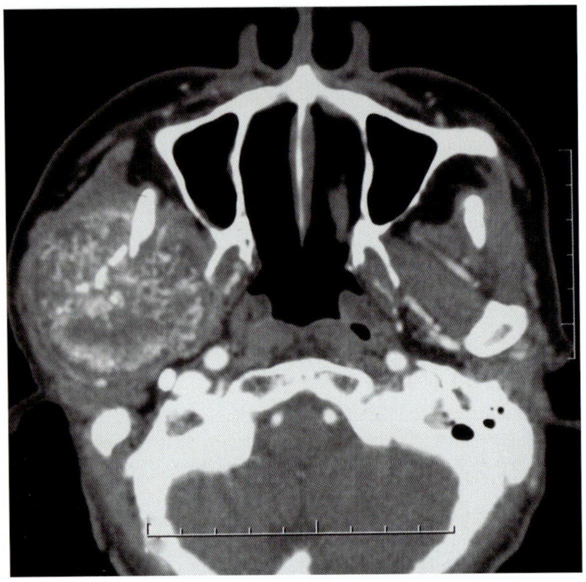

图 12-12-30　颞下颌关节软骨肉瘤

螺旋 CT 横断面增强图像示右髁突及下颌升支上份重度骨质破坏，髁突周围肿块不均匀强化，病变内可见大量散在斑片状钙化

在阻射性高密度肿块内可见透射性低密度影像。髁突可变大、变长，可有髁突内钙化，可有或无明显骨质破坏，可有或无骨膜反应。关节窝可随髁突形态的变化而发生相应的形态改变。由于肿瘤的占据，关节间隙可明显增宽，关节窝骨质可有不同程度的破坏，一般多表现比较严重，且常可伴有颅中窝、颞下窝及颞骨受累[11，14]。

【比较影像学】

影像学检查对于鉴别良性及低度恶性软骨源性肿瘤具有重要价值。普通 X 线检查和 CT 均可显示髁突周围及关节腔内的钙化性病变和关节骨质破坏等改变，但 CT 显示会更清晰和全面。特别是当肿瘤病变比较广泛，累及颅中窝、颞下窝等邻近部位时，CT 尤有明显的优势。MRI T1 图像可见肿块呈低-中等信号表现，低信号改变为肿瘤钙化病灶。MRI T2 图像可见肿块呈高信号表现，其中可见低信号的钙化灶。此外，MRI 尚可显示骨髓及周围软组织受累情况。

【病理学表现】

肿瘤呈侵袭性生长，常突破骨皮质侵入软组织。肿瘤表面可有纤维组织覆盖，切面常呈分叶状，可见蓝白色或灰白色的软骨基质，透明，质地坚实，但尚可分切。其中有散在的黄白色钙化点。有黏液变的区域往往恶性程度较高，呈质软的胶冻状，甚至为稀薄、可流动的黏液样。此外，坏死、囊性变、出血、鱼肉样等其他表现也提示高度恶性。镜下可见肿瘤形成大小形状不同的结节，其中有大量蓝灰色软骨基质，成簇的肿瘤性软骨细胞位于软骨陷窝内，与正常的软骨相比，细胞密集并有一定的异型性。结节内可发生钙化及软骨内骨化，但与骨肉瘤不同的是，没有由肿瘤细胞直接形成的骨或骨样组织。即使在高度恶性的软骨肉瘤中所形成的骨也接近正常骨的形态，而非骨肉瘤中的肿瘤性骨（图 12-12-31）。

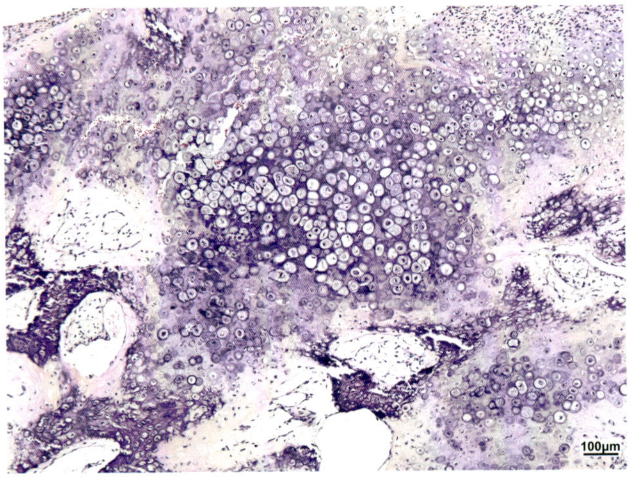

图 12-12-31　颞下颌关节软骨肉瘤

光镜观察可见肿瘤性软骨细胞位于蓝灰色软骨基质内，局部钙化（HE×100）

软骨肉瘤的组织学分级是评估肿瘤生物学行为及预后的重要指标，不同分化肿瘤的主要区别为：

Ⅰ级：呈明显的分叶状，类似正常的软骨，细胞分化好，间质黏液样变少见，钙化或骨化常见，无坏死。肿瘤不转移，5 年生存率可达 90%。

Ⅱ级：黏液样间质增多，细胞有轻度异型性，偶见核分裂象。小叶周边的细胞密集，可见坏死。5 年生存率约为 81%，10% 左右可发生转移。

Ⅲ级：细胞密集，核异型性明显，核分裂象增加，常见小叶周边呈梭形细胞分化，间质黏液样变明显，钙化和骨化少，坏死可较明显。70% 以上的Ⅲ级软骨肉瘤可发生转移，5 年生存率约为 43%。

【鉴别诊断】

在影像学上，颞下颌关节滑膜软骨瘤病、二水焦磷酸钙结晶沉积病（CPPD）、骨肉瘤、转移瘤及骨质破坏严重的骨关节病等由于存在钙化性病变或骨质破坏，常需与软骨肉瘤相鉴别。滑膜软骨瘤病、CPPD 及软骨肉瘤虽均可有髁突周围及关节腔内的钙化性病变，但其特点有所不同。滑膜软骨瘤病的钙化为大量游离体，CPPD 的钙化为云雾状或毛玻璃样的钙化团块，而软骨肉瘤的钙化为髁突周围的斑片状钙化，典型者可呈螺旋状及弧形。尽管其钙化病变的特点有所不同，但这三者的鉴别有时仍存在困难，往往需结合临床表现及其他相关检查。骨肉瘤存在严重骨质破坏的同时，常可见典型的日光放射状骨膜反应特征，有助于诊断。转移瘤可表现为破骨性改变，或破坏与硬化的混合性改变，其多有较明确的原发肿瘤，有助于鉴别。骨质破坏严重的骨关节病一般均可见有伴随的关节骨质退行性改变，如髁突及关节窝硬化、骨赘、囊样变、关节间隙狭窄等，与软骨肉瘤鉴别多不困难。

十一、转移瘤

【概述】

颞下颌关节转移瘤（metastatic tumor）是指身体其他部位的恶性肿瘤转移至颞下颌关节，可由乳腺、肾、肺、结肠、前列腺及甲状腺等部位的恶性肿瘤经血行播散转移而来。在颞下颌关节恶性肿瘤中，转移瘤较关节原发性恶性肿瘤相对多见。有作者报道，颞下颌关节转移瘤较多发生于 40 岁以上，平均年龄约为 54 岁。本病可有与颞下颌关节紊乱病类似的临床表现，如关节区疼痛、开口受限、开口偏斜、关节内杂音及错㕮等，此时应注意与颞下颌关节紊乱病鉴别。当转移瘤累及邻近组织结构时，可引起相应症状，如耳鸣、耳聋、视力减低等。有些隐匿性原发性恶性肿瘤，关节转移瘤为其最早的表现，应注意检查患者全身情况。

【CT 表现】

颞下颌关节转移瘤通常为单侧，但亦有发生于双侧的报道，多伴有下颌骨或全身性的骨转移。转移瘤的 CT 表现具有多样性。多数转移瘤患者 MSCT 或 CBCT 均常显示髁突骨质破坏（图 12-12-32），呈浸润性，边界模糊不清，无明显特征性改变，也无法确定其原发灶来源。骨质破坏可以很严重而累及关节窝、关节结节及颅中窝底等邻近组织，但也可仅表现为局限性的骨质缺损破坏。此外，值得注意的是，前列腺癌、乳腺癌等来源的关节转移瘤可有成骨表现，显示为硬化性或骨质破坏与硬化的混合性改变。也有患者髁突骨质破坏伴一定程度的膨胀，有患者可见髁突骨质破坏后的残余骨岛。MSCT 检查多可见软组织肿块，可有不均匀增强[1, 11]。

【比较影像学】

普通 X 线检查与 CT 检查均可显示髁突及邻近受累骨组织的病变，但 CT 检查常可显示曲面体层等普通 X 线检查所不能显示或显示不清楚的骨病变。此外，MSCT 和 MRI 均可显示肿瘤软组织肿块及其与周围软组织结构的关系（图 12-12-33），远较普

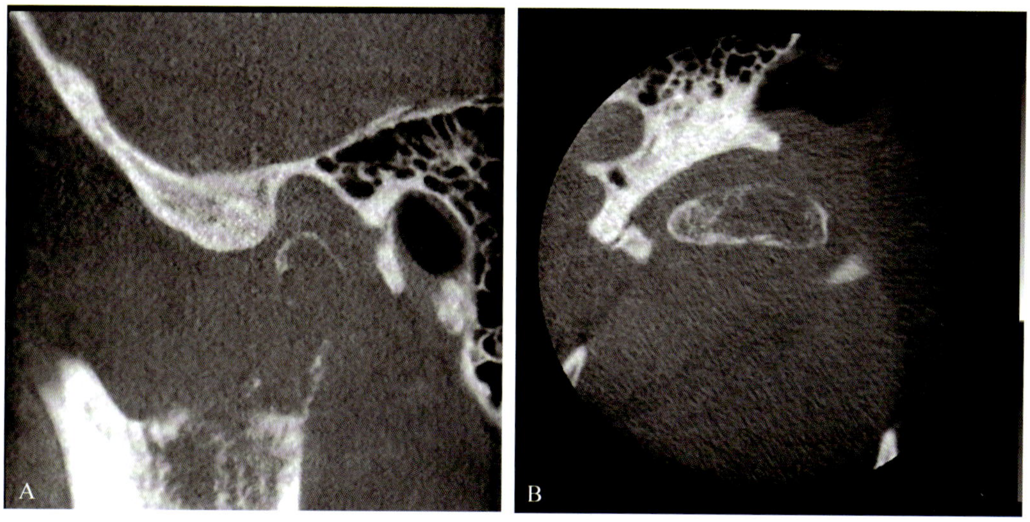

图 12-12-32　结肠癌髁突转移

颞下颌关节 CBCT 矢状位片（A）及横断位片（B）示髁突密质骨及髓质骨重度破坏

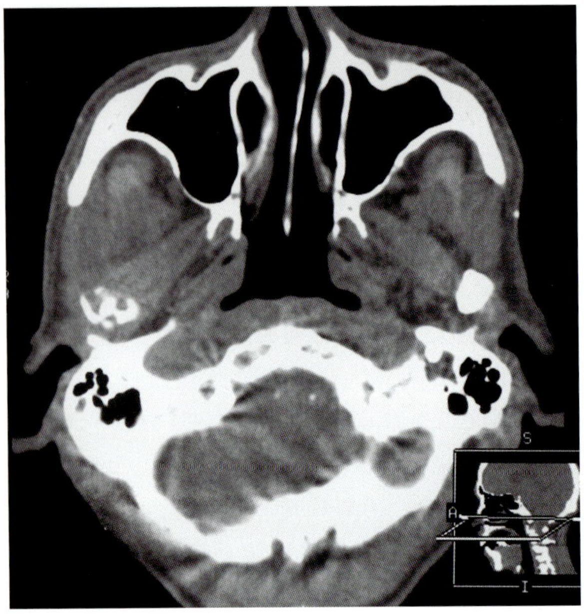

图 12-12-33　肺癌髁突转移

螺旋 CT 横断面片示右髁突骨质明显破坏及髁突周围的软组织肿块累及翼外肌

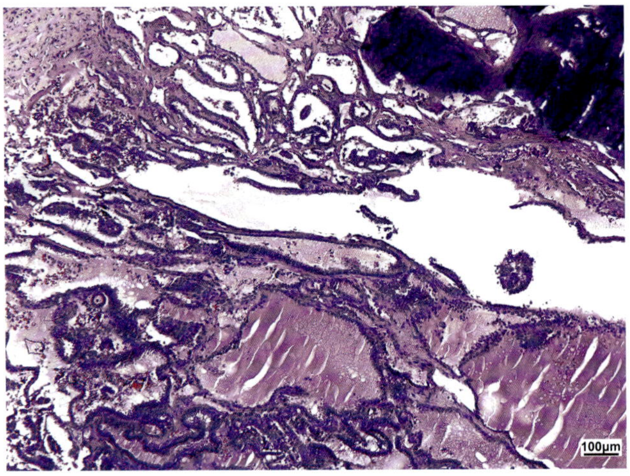

图 12-12-34　颞下颌关节转移性甲状腺腺癌

肿瘤破坏髁突骨组织，图右上角可见残留骨，肿瘤呈乳头囊状及滤泡样结构（HE×100）

通 X 线检查为优。MRI 检查较 CT 可以更清楚地显示髁突髓质骨的受累情况。

【病理学表现】

颞下颌关节的转移性肿瘤通常为癌，全身软组织或骨组织肉瘤转移到颌骨的非常罕见。常发生骨转移的癌包括乳腺癌、前列腺癌、肺癌、结肠癌和肾癌等。转移性肿瘤在骨内呈浸润性生长，边界不清，常产生大量结缔组织间质，肿瘤细胞在其中排列成散在的小条索状或岛状。部分肿瘤可引起间质内明显的成骨反应，如前列腺癌、乳腺癌及甲状腺腺癌等（图 12-12-34）。如转移性肿瘤分化好，组织形态特征明显，如某些肾细胞癌、甲状腺癌等，可由镜下检查提供原发部位的线索。但绝大多数情况下，转移灶表现为低分化肿瘤，确定原发部位困难，甚至不能区分是颞下颌关节原发肿瘤还是转移而来，确诊必须结合免疫组化染色、病史、全身检查、影像学表现和实验室检查等。

【鉴别诊断】

颞下颌关节转移瘤需与关节的骨肉瘤、软骨肉瘤、多发性骨髓瘤及骨髓炎等存在骨破坏的疾病鉴别。应紧密结合临床情况，如有无原发肿瘤病史、有无明显炎性病史及临床表现等。骨肉瘤常可见日光放射状骨膜反应。软骨肉瘤可见斑片状、弧形或螺旋状钙化。多发性骨髓瘤骨破坏病损常有比较清楚的边界，且一般均有下颌骨或其他骨的多发类似病变。骨髓炎常有死骨形成，且其骨膜反应性成骨与密质骨平行等，均有助于鉴别诊断。

（注：本章中图 12-4-1，12-4-2，12-8-2 等图曾在作者以往相关著作[5, 10]中应用）

参考文献

［1］马绪臣．口腔颌面医学影像学．2 版．北京：北京大学医学出版社，2014.

［2］马绪臣．口腔颌面锥形束 CT 的临床应用．北京：人民卫生出版社，2011.

［3］马绪臣．颞下颌关节病的基础与临床．2 版．北京：人民卫生出版社，2004.

［4］White SC，Pharoah MJ. Oral radiology：principles and interpretation. 6th ed. St. Louis：Mosby，2009.

［5］Xu-chen MA（ed）. Atlas of Oral & Maxillofacial Imaging. Beijing：People's Medical Publishing House，2009.

［6］吴恩惠．医学影像学．5 版．北京：人民卫生出版社，2004.

［7］蒋明　朱立平　林孝义．风湿病学．北京：科学出版社，1995.

［8］Arnett，GW，Millam SB，Gottesman L. Progressive mandibular retrusion—idiopathic condylar resorption. Part I. Am J Orthod Dentofac Orthop，1996，110：8-15.

［9］Arnett，GW，Millam SB，Gottesman L. Progressive mandibular retrusion-idiopathic condylar resorption. Part

II. Am J Orthod Dentofac Orthop，1996，110：117-27.
[10] 马绪臣 . 口腔颌面影像医学图谱 . 北京：人民卫生出版社，2004.
[11] Koenig LJ（ed）. Diagnostic imaging. Oral and maxillofacial. 1st ed.，Friesens Altona Manitoba：Amirsys Publishing，Inc.，2012.
[12] FI-Hakim IE，Metwalli SA. Imaging of temporomandibular joint ankylosis：A new radiographic classification. Dentomaxillofac Radiol，2002，31（1）：19-23.
[13] 孟娟红，郭传瑸，马绪臣 . 颞下颌关节腱鞘囊肿和滑膜囊肿的诊断与治疗 . 北京大学学报（医学版），2014，46（1）：43-47.
[14] Christopher D. M. Fletcher，Julia A. Bridge，Pancras C.W. Hogendoorn，Fredrik Mertens. WHO Classification of Tumours of Soft Tissue and Bone. IARC：Lyon，2013.
[15] Milgram JW. Synovial chondromatosis：a histopathologic study of thirty cases. J Bone Joint Surg Am，1977，59A：792-801.
[16] Meng JH，Guo CB，Yi B，ZhaoYP，Luo HY，and Ma XC. Clinical and radiologic findings of synovial chondromatosis affecting the temporomandibular joint. Oral Surg Oral Med Oral Pathol Oral Radio Endod，2010，109：441-448.
[17] 余强，王平仲 . 颌面颈部肿瘤影像诊断学 . 上海：上海世界图书出版公司，2009.
[18] 屈辉 . 色素沉着绒毛结节性滑膜炎的影像诊断 . 磁共振成像，2010，1（1）：68-72.
[19] Le WJ，Li MH，Yu Q，Shi HM. Pigmented villonodular synovitis of the temporomandibular joint：CT imaging findings. Clin Imaging. 2013，71（13）22-30.
[20] 孟娟红，郭玉兴，罗海燕，郭传瑸，马绪臣 . 颞下颌关节弥漫型腱鞘巨细胞瘤的诊断与治疗 . 北京大学学报（医学版），2016，48（6）：1049-1054.
[21] J. Meng，C. Guo，H. Luo，S. Chen，X. Ma：A case of destructive calcium pyrophosphatedihydrate crystal deposition disease of the temporomandibular joint：a diagnostic challenge. Int. J. Oral Maxillofac. Surg，2011，40：1431-1437.
[22] Dalili H，Dalili Kajan Z. Eosinophilic granuloma of the skull base：patient with unique clinical moreover，radiographic presentation. Acta Med Iran，2015，53（1）：69-73.

（马绪臣　罗海燕　傅开元　赵燕平）

索　引

Garré 骨髓炎（Garré's osteomyelitis） 125
IgG4 相关唾液腺炎（IgG4-related sialadenitis，IgG4-RS） 309

B

鼻唇囊肿（nasolabial cyst） 180
鼻腭管囊肿（nasopalatine duct cyst） 177
鼻骨骨折（fracture of nasal bone） 155
壁性成釉细胞瘤（mural ameloblastoma） 186
表皮样囊肿（epidermoid cyst） 244

C

残余囊肿（residual cyst） 158
成软骨细胞瘤（chondroblastoma） 362
成牙骨质细胞瘤（cementoblastoma） 202
成釉细胞癌（ameloblastic carcinoma） 186，204
成釉细胞瘤（ameloblastoma） 185
出血性骨囊肿（haemorrhagic bone cyst） 236
创伤性骨囊肿（traumatic bone cyst） 236
创伤性关节炎（traumatic arthritis） 344
促结缔组织增生型成釉细胞瘤（desmoplastic ameloblastoma） 186

D

单侧下颌骨肥大（hemimandibular hypertrophy） 84
单侧颜面发育不全（hemifacial hypoplasia） 87
单纯性骨囊肿（simple bone cyst） 236
单囊型成釉细胞瘤（unicystic ameloblastoma） 186
动脉瘤样骨囊肿（aneurysmal bone cyst，ABC） 240，365
多层螺旋 CT（multi-slice spiral computed tomography，MSCT） 2
多平面重组（multi-planar reformation，MPR） 9，12
多生牙（supernumerary tooth） 67
多形性腺瘤（pleomorphic adenoma） 313

E

恶性黑色素瘤（malignant melanoma） 294
恶性淋巴瘤（malignant lymphoma） 283
腭裂（cleft palate） 82
儿童复发性腮腺炎（juvenile recurrent parotitis） 309
二水焦磷酸钙结晶沉积病（calcium pyrophosphate dehydrate crystal deposition disease） 366

F

繁茂型骨结构不良（florid osseous dysplasia） 231
非霍奇金淋巴瘤（non-Hodgkin lymphoma，NHL） 283
副腮腺（accessory parotid gland） 45

G

钙化性巨细胞瘤（calcifying giant cell tumor） 362
根侧牙周囊肿（lateral periodontal cyst） 166
根分叉病变（furcation involvement，FI） 116
根分叉缺损（furcation defect） 116
根尖周病（periapical lesions） 102
根尖周囊肿（periapical cyst） 103，158
根尖周肉芽肿（periapical granuloma） 103
根尖周牙骨质结构不良（periapical cemental dysplasia） 231
根尖周牙骨质瘤（periapical cementoma） 231
根尖周炎（periapical periodontitis） 102
孤立性骨囊肿（solitary bone cyst） 236
骨化纤维瘤（ossifying fibroma） 211
骨结构不良（osseous dysplasia） 231
骨瘤（osteoma） 210，355
骨肉瘤（osteosarcoma） 216，369
骨软骨瘤（osteochondroma） 357
骨纤维异常增殖症［纤维结构不良（fibrous dysplasia）］ 226
骨性关节强直（bony ankylosis） 350
关节强直（ankylosis） 350
冠突骨折（fractures of coronoid process） 150
过小牙（microdontia） 73

H

含牙囊肿（dentigerous cyst） 162
颌骨放射性骨坏死（osteoradionecrosis of jaws） 132
颌骨骨髓炎（osteomyelitis of jaws） 123
颌骨囊肿（cysts of jaws） 157
颌骨中心性巨细胞病变（central giant cell lesion of jaws） 235
颌骨中央性血管畸形（central vascular malformation of jaws） 214
颌面骨结核（tuberculosis of facial and jaw bones） 130
横纹肌肉瘤（rhabdomyosarcoma） 288
滑膜囊肿（synovial cyst） 352
滑膜肉瘤（synovial sarcoma） 294
滑膜软骨瘤病（synovial chondromatosis） 359

化脓性颌骨骨髓炎（suppurative osteomyelitis of jaws） 123
混合性牙瘤（complex odontoma） 193
霍奇金淋巴瘤（Hodgkin lymphoma，HL） 283

J

基底细胞腺瘤（basal cell adenoma，BCA） 318
畸形中央尖（central cusp deformity） 75
急性化脓性腮腺炎（acute supurative parotitis） 309
计算机体层成像（computed tomography，CT） 1
家族性巨大型牙骨质瘤（familial gigantiform cementoma） 231
颊侧根分叉囊肿（buccal bifurcation cyst） 160
甲状舌管囊肿（thyroglossal tract cyst） 250
假痛风（pseudogout） 366
腱鞘囊肿（ganglion cyst） 353
浆细胞骨髓瘤（plasma cell myeloma） 222
颈动脉间隙（carotid space） 54
颈动脉体瘤（carotid body tumor） 258
颈后间隙（posterior cervical space） 57
静止性骨腔（static bony cavity） 303
局灶性骨结构不良（focal osseous dysplasia） 231
咀嚼肌间隙（masticator space） 53
巨大型牙骨质瘤（gigantiform cementoma） 231
巨颌症（cherubism） 233
巨细胞修复性肉芽肿（giant cell reparative granuloma） 235

K

颏部正中骨折（median fractures of chin） 149
颏孔区骨折（fractures of mental foramen area） 147
髁突发育不良（condylar hypoplasia） 336
髁突发育过度（condylar hyperplasia） 336
髁突发育异常（developmental abnormalities of condyle） 336
髁突骨折（fractures of condyle） 144
髁突良性肥大（hypertrophy of condyle） 336
髁突特发性吸收（idiopathic condylar resorption） 346
口腔颌面部间隙感染（oral and maxillofacial space infections） 136

L

类风湿关节炎（rheumatoid arthritis） 341
淋巴结（lymph nodes） 60
鳞状细胞癌（squamous cell carcinoma） 271
颅底（skull base） 37
颅骨锁骨发育不良（cleidocranial dysplasia） 90
滤泡囊肿（follicular cyst） 162

M

脉管畸形（vascular malformation） 263
慢性根尖脓肿（chronic apical abscess） 103
慢性根尖周炎（chronic periapical periodontitis） 102
慢性局灶性硬化性骨髓炎（chronic focal sclerosing osteomyelitis） 103
慢性硬化性颌骨骨髓炎（chronic sclerosing osteomyelitis of jaw） 128
慢性阻塞性唾液腺炎（chronic obstructive sialadenitis） 309
弥漫型腱鞘滑膜巨细胞瘤（diffuse type tenosynovial giant cell tumour） 361
弥漫型巨细胞瘤（diffuse-type giant cell tumour） 361
弥漫性钙化（diffuse calcification） 98
迷走唾液腺（aberrant salivary gland） 303

N

囊性成釉细胞瘤（cystic ameloblastoma） 186
黏液表皮样癌（mucoepidermoid carcinoma，MEC） 322
黏液纤维瘤（myxofibroma） 198
颞下颌关节化脓性关节炎（suppurative arthritis of temporomandibular joint） 339
颞下颌关节结核（tuberculosis of temporomandibular joint） 340
颞下颌关节脱位（dislocation of temporomandibular joint） 348
颞下颌关节紊乱病（temporomandibular disorders，TMDs） 329

P

皮样囊肿（dermoid cyst） 244
葡萄状牙源性囊肿（botryoid odontogenic cyst） 166

Q

强直性脊柱炎（ankylosing spondylitis） 343
切牙管囊肿（incisive duct cyst） 177
青少年沙瘤样骨化纤维瘤（juvenile psammomatoid ossifying fibroma，JPOF） 211
青少年小梁状骨化纤维瘤（juvenile trabecular ossifying fibroma，JTOF） 211
曲面重组（curved planar reformation，CPR） 9，13
龋病（caries） 96
颧上颌骨骨折（zygomaticomaxillary complex fractures） 153

R

融合牙（fused tooth） 70
软骨钙质沉积症（chondrocalcinosis） 366
软骨肉瘤（chondrosarcoma） 220，371

S

腮腺（parotid gland） 44
腮腺间隙（parotid space） 54
鳃裂囊肿（branchial cleft cyst） 248
色素绒毛结节性滑膜炎（pigmentd villonodular synovitis，PVNS） 361
色素绒毛结节性腱鞘炎（pigmented villonodular tenosynovitis） 361
上颌骨（maxilla） 28
上颌骨骨折（fractures of maxilla） 151
舌（tongue） 57
舌下腺（sublingual gland） 47
舍格伦综合征（Sjögren syndrome） 325
砷毒性骨坏死（arsenical osteonecrosis） 133
神经鞘瘤（neurilemmoma） 256

神经纤维瘤（neurofibroma） 258
神经纤维瘤病（neurofibromatosis） 258
施万瘤（schwannoma） 256
实性-多囊型成釉细胞瘤（solid/multicystic ameloblastoma） 185
双髁突畸形（bifid condyle） 336
双膦酸盐相关颌骨坏死（bisphosphonate-related osteonecrosis of jaws） 134
髓石（pulp stone） 98

T

替代性吸收（replacement resorption） 108
唾液腺（salivary glands） 44
唾液腺发育异常（developmental abnormalities of salivary glands） 303
唾液腺结石病（sialolithiasis） 305
唾液腺良性肥大（sialadenosis） 327
唾液腺瘘（salivary fistula） 308
唾液腺异位（ectopic salivary gland） 303
唾液腺肿瘤（tumors of salivary gland） 313

W

外周型成釉细胞瘤（peripheral ameloblastoma） 186
弯曲牙（dilaceration） 74
沃辛瘤（Warthin tumor） 317

X

下颌感染性颊囊肿（mandibular infected buccal cyst） 160
下颌骨（mandible） 28
下颌骨骨折（fractures of mandible） 144
下颌角骨折（fractures of mandibular angle） 146
下颌下腺（submandibular gland） 46
纤维肉瘤（fibrosarcoma） 286
纤维性关节强直（fibrous ankylosis） 350
腺泡细胞癌（acinic cell carcinoma） 323
腺泡状软组织肉瘤（alveolar soft part sarcoma） 290
腺样囊性癌（adenoid cystic carcinoma，ACC） 320
血管瘤（hemangioma） 263

Y

牙（tooth） 16
牙槽嵴裂（alveolar cleft） 82
牙槽突骨折（fractures of alveolar process） 143
牙根外吸收（external root resorption） 108
牙根折裂（root fracture） 113
牙根纵裂（vertical root fracture） 113
牙骨质-骨化纤维瘤（cemento-ossifying fibroma） 211
牙骨质-骨结构不良（cemento-osseous dysplasia） 230
牙骨质化纤维瘤（cementifying fibroma） 211
牙瘤（odontoma） 193
牙内吸收（internal resorption） 98
牙内陷（dens invaginatus） 77
牙旁囊肿（paradental cyst） 160
牙髓病（pulp disease） 98
牙髓钙化（pulp calcification） 98
牙龈瘤（epulis） 252
牙源性钙化囊性瘤（calcifying cystic odontogenic tumour） 174
牙源性钙化囊肿（calcifying odontogenic cyst） 174
牙源性角化囊性瘤（keratocystic odontogenic tumour） 168
牙源性角化囊肿（odontogenic keratocyst） 168
牙源性黏液瘤（odontogenic myxoma） 198
牙源性上颌窦炎（odontogenic maxillary sinusitis） 137
牙源性纤维瘤（odontogenic fibroma） 197
牙源性腺样瘤（adenomatoid odontogenic tumor） 190
牙周病（periodontal disease） 115
牙周-牙髓联合病变（combined periodontic-endodontic lesions） 116
咽后间隙（retropharyngeal space） 54
咽黏膜间隙（pharyngeal mucosal space） 52
咽旁间隙（parapharyngeal space） 51
炎症性根侧囊肿（inflammatory collateral cyst） 160
咬肌间隙（masseteric space） 53
遗传性乳光牙本质（hereditary opalescent dentin） 81
异位甲状腺（ectopic thyroid） 269
婴幼儿颌骨骨髓炎（infantile osteomyelitis of jaws） 124
釉质发育不全（amelogenesis imperfecta） 79
原发性骨内癌（primary intraosseous carcinoma，NOS） 206

Z

增强CT扫描（contrast-enhanced CT） 6
真菌性上颌窦炎（fungal maxillary sinusitis） 139
真性牙骨质瘤（true cementoma） 202
脂肪瘤（lipoma） 254
脂肪肉瘤（liposarcoma） 287
致密性骨炎（condensing osteitis） 103
痣样基底细胞癌综合征（nevoid basal cell carcinoma syndrome） 168
中心性巨细胞肉芽肿（central giant cell granuloma） 235
转移瘤（metastatic tumor） 373
椎旁间隙（perivertebral space） 56
锥形束CT（cone beam computed tomography，CBCT） 4
阻生牙（impacted tooth） 68
组合性牙瘤（compound odontoma） 193